Nutriguía®

Manual de nutrición clínica

3.ª edición

Nutriguía®

Manual de nutrición clínica

3.ª edición

Directoras

Rosa M. Ortega Anta
Catedrática de Universidad,
Departamento de Nutrición y Ciencia de los Alimentos,
Área de Nutrición y Bromatología,
Coordinadora de la Unidad Docente de Nutrición,
Universidad Complutense de Madrid.

Ana M. Requejo Marcos
Catedrática Emérita,
Departamento de Nutrición y Ciencia de los Alimentos,
Área de Nutrición y Bromatología, Facultad de Farmacia,
Universidad Complutense de Madrid.

Coordinadores asociados

Ana María López Sobaler
Catedrática de Universidad, Directora del Departamento de Nutrición y
Ciencia de los Alimentos, Área de Nutrición y Bromatología,
Universidad Complutense de Madrid.

José Miguel Perea Sánchez
Profesor Asociado, Departamento de Nutrición Humana, Facultad de
Ciencias de la Salud, Universidad Alfonso X El Sabio, Madrid.

Aránzazu Aparicio Vizuete
Profesora Titular, Departamento de Nutrición y Ciencia de los Alimentos,
Coordinadora del grado de Farmacia y del doble grado de Farmacia y
Nutrición Humana y Dietética, Universidad Complutense de Madrid.

Ana Isabel Jiménez Ortega
Médica Especialista en Gastroenterología y Nutrición, Servicio de Pediatría,
Centro de Salud Joaquín Rodrigo, Madrid.

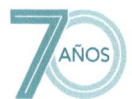

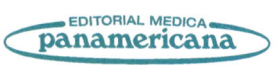

Desde 1953 formando Profesionales de la Salud

Buenos Aires - Bogotá - Madrid - México
www.medicapanamericana.com

2.ª edición, 2015.
3.ª edición, octubre 2024.

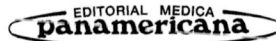

EDITORIAL MÉDICA panamericana

Visite nuestra página web:
http://www.medicapanamericana.com

ARGENTINA
Maipú 1300, Piso 3 (C 1006ACT)
Ciudad Autónoma de Buenos Aires, Argentina
Tel.: (54-11) 5031-6919
e-mail: info@medicapanamericana.com

COLOMBIA
Carrera 7a A. N.º 69-19
Bogotá DC - Colombia
Tel.: (57-1) 235-4068
e-mail: infomp@medicapanamericana.com.co

ESPAÑA
Sauceda, 10 - 5ª planta - 28050 Madrid, España
Tel.: (34-91) 131-78-00
e-mail: info@medicapanamericana.es

MÉXICO
Av. Miguel de Cervantes Saavedra, n.º 233,
piso 8, oficina 801
Col. Granada, Alcaldía Miguel Hidalgo
CP 11520 Ciudad de México, México
Tel.: (52-55) 5250-0664
e-mail: infomp@medicapanamericana.com.mx

ISBN: 978-84-1106-216-9 (Versión impresa + Versión digital)
ISBN: 978-84-1106-217-6 (Versión digital)

Imagen de portada: AdriFerrer y MrVettore/stock.adobe.com

Laboratorios Davur S.L.U. autoriza la utilización de la marca "NUTRIGUIA", número M2295780, titularidad de Teva Pharma, S.L.U.

© Rosa M. Ortega Anta y Ana M. Requejo Marcos

© 2025, EDITORIAL MÉDICA PANAMERICANA, S.A.
Sauceda, 10 - 5ª planta - 28050 Madrid - España
Depósito legal: M-20835-2024
Impreso en España

Autores

Aparicio Vizuete, Aránzazu
Profesora Titular, Departamento de Nutrición y Ciencia de los Alimentos, Coordinadora del grado de Farmacia y del doble grado de Farmacia y Nutrición Humana y Dietética, Universidad Complutense de Madrid (Madrid).

Arcos Castellanos, Lucía
Nutricionista, Unidad de Nutrición Clínica y Dietética, Hospital Universitario La Paz (Madrid).

Baranda Matamoros, Jorge
Dietista-Nutricionista. Centro de Nutrición Pozuelo (Madrid).

Benítez de Gracia, Elvira
Profesora Ayudante Doctora, Nutrición Humana y Dietética, Facultad de Ciencias de la Salud, Universidad Alfonso X El Sabio (Madrid).

Bermejo López, Laura María
Profesora Contratada Doctora, Departamento de Nutrición y Ciencia de los Alimentos, Universidad Complutense de Madrid (Madrid).

Cabañas Alite, Luis
Profesor Asociado, Departamento de Ciencias de la Salud, Universidad Miguel de Cervantes (Valladolid).

Casanova Martínez, Laura
Facultativa Especialista de Área, Servicio de Aparato Digestivo, Hospital Universitario San Rafael (Madrid).

Cea Calvo, Luis
Especialista en Medicina Interna, Laboratorios Merck (Madrid).

Cuadrado Soto, Esther
Profesora Ayudante Doctora, Departamento de Nutrición y Ciencia de los Alimentos, Universidad Complutense de Madrid (Madrid).

Cuevas-Sierra, Amanda
Investigadora Postdoctoral, Programa Nutrición de Precisión y Salud Cardiometabólica, Instituto Madrileño de Estudios Avanzados Alimentación (IMDEA-Alimentación) (Madrid).

Encinas Sotillos, Alfonso
Médico Especialista, Unidad de Aparato Digestivo,
Hospital Universitario Infanta Sofía (Madrid).

Fernández Cruz, Edwin
Profesor Colaborador Docente, Universidad Internacional de la Rioja (UNIR)
(Pozuelo de Alarcón, Madrid).

González Rodríguez, Liliana Guadalupe
Profesora Contratada Doctora, Departamento de Nutrición y Ciencias
de los Alimentos, Universidad Complutense de Madrid (Madrid).

Hernando Requejo, Ovidio
Facultativo Especialista de Área, Servicio de Oncología Radioterápica,
Hospital Universitario HM Sanchinarro (Madrid).

Hernando Requejo, Virgilio
Facultativo Especialista de Área, Servicio de Neurología,
Hospital Universitario Severo Ochoa (Madrid).
Profesor Titular, Departamento de Ciencias Médicas Clínicas,
Universidad CEU San Pablo (Madrid).

Higuera Gómez, Andrea
Investigadora del Programa Nutrición de Precisión y Salud Cardiometabólica,
Instituto Madrileño de Estudios Avanzados Alimentación (IMDEA-Alimentación)
y Hospital Universitario Puerta de Hierro (Madrid).

Jiménez Ortega, Ana Isabel
Médica Especialista en Gastroenterología y Nutrición, Servicio de Pediatría,
Centro de Salud Joaquín Rodrigo (Madrid).

Larrosa, Mar
Profesora Titular, Departamento de Nutrición y Ciencia de los Alimentos,
Universidad Complutense de Madrid (Madrid).

López Plaza, Bricia
Investigadora Adjunta Senior, Unidad de Nutrición Clínica y Dietética,
Servicio de Nutrición, Instituto de Investigación Sanitaria (IdiPAZ),
Hospital Universitario La Paz (Madrid).
Profesora Asociada, Departamento de Medicina, Universidad Complutense
de Madrid (Madrid)

López-Sobaler, Ana María
Catedrática de Universidad, Directora del Departamento de Nutrición
y Ciencia de los Alimentos, Área de Nutrición y Bromatología,
Universidad Complutense de Madrid (Madrid).

Loria Kohen, Viviana
Profesora Titular, Departamento de Nutrición y Ciencias de los Alimentos,
Universidad Complutense de Madrid (Madrid).

Lozano Estevan, María del Carmen
Profesora Ayudante Doctora, Departamento de Nutrición y Ciencia
de los Alimentos, Vicedecana de Estudiantes, Prácticas Tuteladas y Extensión
Universitaria, Universidad Complutense de Madrid (Madrid).

Martínez García, Rosa María
Profesora Contratada Doctora, Departamento de Enfermería, Fisioterapia
y Terapia Ocupacional, Universidad de Castilla-La Mancha (Cuenca).

Mena Valverde, María del Carmen
Departamento de Nutrición y Ciencia de los Alimentos,
Universidad Complutense de Madrid (Madrid).

Morato Martínez, Marina
Dietista-Nutricionista, Departamento Médico, Asociación Española
contra el Cáncer (Madrid).
Profesora Ayudante Doctora, Departamento de Ciencias de la Salud,
Área de Nutrición Humana y Dietética, Universidad Francisco de Vitoria
(Madrid).

Ortega Anta, Rosa María
Catedrática de Universidad, Departamento de Nutrición y Ciencia de los
Alimentos, Área de Nutrición y Bromatología, Coordinadora de la Unidad
Docente de Nutrición, Universidad Complutense de Madrid (Madrid).

Perea Sánchez, José Miguel
Profesor Asociado, Departamento de Nutrición Humana,
Facultad de Ciencias de la Salud, Universidad Alfonso X El Sabio (Madrid).

Pérez-Olleros Conde, Lourdes
Profesora Titular, Departamento de Nutrición y Ciencia de los Alimentos,
Universidad Complutense de Madrid (Madrid).

Requejo Marcos, Ana María
Catedrática Emérita, Departamento de Nutrición y Ciencia de los Alimentos,
Universidad Complutense de Madrid (Madrid).

Rodríguez-Rodríguez, Elena
Profesora Titular, Departamento de Química en Ciencias Farmacéuticas,
Universidad Complutense de Madrid (Madrid).

Rodríguez-Rodríguez, Paula
Facultativa Especialista de Área, Servicio de Neumología,
Hospital Universitario San Pedro (Logroño).

Ruiz-Roso Calvo de Mora, Baltasar
Profesor Titular, Departamento de Nutrición y Ciencia de los Alimentos,
Universidad Complutense de Madrid (Madrid).

Salas González, María Dolores
Ayudante, Departamento de Nutrición y Ciencia de los Alimentos,
Universidad Complutense de Madrid (Madrid).

Veiga Herreros, Pablo
Jefe de Estudios del Grado de Nutrición Humana y Dietética,
Universidad Alfonso X El Sabio (Madrid).

Al Prof. Pedro Andrés Carvajales[†]

Prólogo a la 3.ª edición

En la actualidad, las principales causas de morbilidad y mortalidad guardan relación con los estilos de vida, la alimentación no saludable, la falta de actividad física y el incremento del sedentarismo, fundamentalmente ligado al mal uso y/o abuso de las pantallas. Así, la alimentación y/o la nutrición se convierten en un factor determinante del riesgo metabólico y se hace necesario establecer estrategias de prevención desde edades tempranas.

Debemos destacar que los hábitos y las preferencias alimentarias se inician en los primeros momentos de la vida, y además hoy sabemos que en los «1.000 primeros días», desde el feto hasta el segundo año de vida, se produce la programación metabólica. Por tanto, la alimentación de la mujer, y del hombre según algunos estudios, en edad fértil, durante la gestación y la lactancia, del recién nacido y hasta el segundo año, es una ventana de oportunidad para la intervención nutricional y la prevención de la salud en la infancia, adolescencia y etapa adulta. Además, para la promoción de la salud y la prevención de la enfermedad a lo largo de todo el ciclo vital es fundamental una alimentación adecuada que nos permita cumplir con las recomendaciones nutricionales.

Por otra parte, la nutrición es de gran importancia en el tratamiento de la enfermedad. La nutrición es, en ocasiones, el único tratamiento y siempre es coadyuvante del mismo para un mejor pronóstico. Todo ello pone en evidencia la importancia de la formación del profesional sanitario en esta área de conocimiento, que debe ser actualizada constantemente, dados los importantes avances que la investigación nutricional presenta.

Además, debemos destacar que es mucha la información disponible en este campo y por distintas fuentes , no siempre basada en la evidencia, y que, en ocasiones, genera ruido y desinformación. Disponer de documentación veraz, actualizada y de fácil lectura es de enorme valor.

Agradecemos muy sinceramente que profesionales del prestigio y conocimientos de las Profesoras Rosa M. Ortega y Ana M. Requejo hayan coordinado esta tercera edición de la magnífica «Nutriguía». Su trabajo y experiencia y la participación de destacadísimos autores en el campo de la Nutrición es, sin duda, garantía de éxito. Disfrutamos de la primera y la segunda edición, y estoy segura que la tercera no defraudará. Se han actualizado capítulos e incluido otros nuevos, que dan respuesta a los avances publicados en materia nutricional. Temas como el papel de la microbiota en la salud y cómo prevenir la disbiosis o la crononutrición nos ayudarán al mejor asesoramiento de nuestros pacientes y de la población.

Esta obra sintética y ágil aborda los principales temas nutricionales en la salud y la enfermedad, y no solo va a ser de ayuda para la práctica clínica diaria a lo largo de todo el ciclo vital, sino también para aquellos profesionales que deben aseso-

XII | Prólogo a la 3.ª edición

rar y promover una alimentación saludable. La lucha contra la patología motivada por los estilos de vida es una labor de todos los agentes sociales, el niño, el adolescente y el adulto que padece la enfermedad, la familia, la escuela, la comunidad, las empresas, los medios, los profesionales sanitarios y las administraciones públicas. La *«Nutriguía»* nos mostrará el camino a todos y será también una importante herramienta para la formación de los profesionales de ciencias de la salud.

Queridas amigas Rosa y Ana, no puedo finalizar este prólogo sin expresaros que es para mí un honor y un placer prologar esta tercera edición de la *«Nutriguía»* y que estoy muy agradecida por haberme dado esta oportunidad, que es fruto de vuestro cariño y amistad. Os doy muchas gracias por tantos años de trabajo, generosidad y ayuda para que podamos seguir avanzando en el conocimiento nutricional.

Rosaura Leis
Catedrática de Pediatría de la
Universidad de Santiago de Compostela.
Presidenta de la Fundación Española
de la Nutrición (FEN).

Prólogo a la 1.ª edición

La mejora nutricional de la población es una prioridad para la recién creada Agencia Española de Consumo, Seguridad Alimentaria y Nutrición (AECOSAN); por ello, aquellas iniciativas encaminadas a mejorar los conocimientos de educadores, profesionales sanitarios y colectivos de individuos especialmente interesados en el tema, es respaldada por nuestra agencia con interés y entusiasmo.

La mejora de los hábitos alimentarios de la población general, con especial atención a la población infantil, resulta vital en el mantenimiento de la salud y para la sostenibilidad del sistema. Por tanto, la promoción de una alimentación saludable es un objetivo prioritario para la AECOSAN, desarrollado a través de un conjunto de medidas encaminadas a la mejora de la salud pública, del bienestar y calidad de vida de la población, así como la prevención de las enfermedades crónicas más prevalentes, dado que todo ello implica un beneficio sanitario, económico y social evidente.

Un buen estado nutricional es uno de los principales condicionantes del estado de salud de la persona. Numerosos factores, además de las enfermedades crónicas, contribuyen al deterioro nutricional de los pacientes, lo que conlleva un peor pronóstico y evolución de las enfermedades, tanto agudas como crónicas. En este sentido, el papel de la atención primaria de salud es primordial.

Los profesionales de atención primaria de salud tienen un importante papel también en la promoción de hábitos saludables, tanto en las personas enfermas como en las sanas. Su credibilidad y su contacto con un elevado número de personas que acuden a los centros de atención primaria o que se relacionan con ellos, hacen a estos profesionales estratégicos en esas recomendaciones.

La relación entre la Nutrición y la génesis de las más prevalentes enfermedades no transmisibles está sobradamente demostrada, por lo que las medidas de adecuación nutricional son prioritarias tanto para la promoción de hábitos saludables de vida, como para la prevención de dichas enfermedades.

Al abordar diferentes patologías es importante tener en cuenta la parcela nutricional, analizando los aspectos que ayudan a prevenir diversas enfermedades y las pautas de ayuda en el control de estos procesos, sin olvidar las posibles interacciones nutrientes-fármacos que deben ser objeto de atención creciente.

En el caso de la *«Nutriguía»* nos encontramos con una obra de reconocido prestigio en el entorno universitario y entre profesionales sanitarios; un libro manejable, con elevada calidad y densidad de contenidos, que mantiene el máximo rigor al abordar los diferentes temas, contando, entre los autores, con profesores de Nutrición y profesionales sanitarios del máximo prestigio y formación.

Se trata de una excelente herramienta de trabajo dirigida a los profesionales de atención primaria de salud, profesionales que se encuentran cada vez más implicados en la valoración, diagnóstico e intervención nutricional.

Entre los temas planteados, uno de los grandes retos que tenemos en el momento actual, es la lucha contra la obesidad, problema de prevalencia creciente y con graves repercusiones sanitarias. Las medidas más adecuadas, junto con algunas intervenciones y estudios sobre el tema, son analizados también en el presente texto.

La promoción de una alimentación saludable y la prevención de la obesidad requieren de un abordaje global, multidisciplinar y multisectorial, y como no hay una única causa, la solución pasa por intervenciones en distintos ámbitos que, sumadas, puedan provocar cambios en nuestra alimentación y derivar en una práctica regular de actividad física.

Como directora ejecutiva de la AECOSAN intento contribuir, de manera permanente, a la consecución de estos objetivos y considero que la presente obra supone una ayuda en aspectos prioritarios, como ofrecer garantías de información objetiva a los consumidores y proporcionar apoyo en el desarrollo de estrategias y actuaciones que fomenten la información, educación y promoción de la salud en el ámbito de la nutrición y, en especial, en la prevención de la obesidad.

La nutrición es una ciencia en la que se han hecho avances importantes en los últimos años, por lo que es necesario reactualizar los conocimientos constantemente, y también los textos, especialmente los libros de calidad que han sido pioneros en un campo, siendo necesaria obviamente su actualización, pues la intensa y creciente investigación en el campo de la Nutrición obliga a realizar estos esfuerzos, para conseguir que una obra de consulta tan utilizada como la «Nutriguía», siga siendo texto de referencia para numerosos profesionales y que ayude en la formación de nuestros estudiantes.

Por otra parte, somos conscientes del interés que despierta la Nutrición en la población, ya que el tema se aborda constantemente en múltiples medios de comunicación social y la información prolifera, pero con frecuencia, los mensajes no tienen el adecuado rigor científico. Es indudable que las pautas en alimentación no son cuestión de opinión, ni deben ser el resultado de una experiencia personal; la Nutrición es una ciencia y como tal debe ser abordada y estudiada. En materia nutricional se descansa sobre muchos errores que es necesario desterrar; el presente texto presenta información científica rigurosa, sobre temas que son el centro de atención de las investigaciones nutricionales más recientes, estructuradas por especialistas en las diferentes parcelas.

En la elaboración de esta obra que presentamos han participado expertos con una formación y procedencia multidisciplinar, pero que tienen en común su extensa dedicación al estudio de la Nutrición y con un compromiso, que comparten con la Agencia Española de Consumo, Seguridad Alimentaria y Nutrición, de difundir los mejores conocimientos en esta área para, juntos, contribuir a mejorar la salud de la población.

Angela López de Sá
Directora Ejecutiva de la Agencia Española
de Consumo, Seguridad Alimentaria y
Nutrición.

Prefacio

La primera edición de la «Nutriguía» se publicó en el año 2000, y fue una obra pionera que, en formato corto, abordaba temas de nutrición en la salud y la enfermedad. Se trataba de un texto de calidad, muy bien estructurado y que tuvo un indudable éxito en España y Latinoamérica. Tras algunas reediciones y una nueva edición en 2015, nos encontramos con esta tercera edición en la que se han hecho notables cambios, se han introducido temas nuevos y se han actualizado otros, teniendo en cuenta los impresionantes avances que se han producido en el campo de la Nutrición en los últimos años.

Como en ediciones anteriores, se ha buscado la concreción en los diferentes capítulos, intentando transmitir la información de forma clara, pero resumida y centrada en el tema objeto de estudio. La «Nutriguía» nació pensando en un libro de bolsillo para consulta rápida por parte de los sanitarios interesados en las pautas para la mejora de la salud y el control de la enfermedad, y aunque se ha aumentado algo su extensión, se ha intentado mantener esa esencia, para poder encontrar en un texto corto la información necesaria, que posteriormente puede despertar en muchos lectores el deseo de profundizar en alguno de los apartados en los que desea especializarse.

Los primeros capítulos del texto se dedican a la Nutrición en la salud; concretamente, la *sección I* incluye las herramientas básicas en la planificación y valoración de la alimentación de individuos y colectivos, profundizando en temas como las guías en alimentación, el concepto de dieta adecuada y equilibrada, indicadores de la calidad de la dieta, pautas de hidratación (que resulta insuficiente en un porcentaje elevado de individuos), ingestas de referencia, objetivos nutricionales y estimación del gasto energético, que son las bases indispensables para juzgar y mejorar la alimentación de cualquier individuo o colectivo.

La *sección II* se centra en la valoración del estado nutricional, considerando el estudio dietético, antropométrico, hematológico, bioquímico y funcional, incluyendo los últimos avances, las correlaciones que deben existir entre estos métodos, la importancia de su utilización conjunta para validar los resultados y hacer un diagnóstico nutricional más fiable, los indicadores de la validez de los datos y de la posible infravaloración o sobrevaloración de la ingesta, entre otros.

Para analizar la problemática nutricional en diferentes etapas y circunstancias de la vida, en la *sección III* se presta atención a los problemas más frecuentes, las pautas más convenientes y los errores más extendidos en materia nutricional en el primer año de vida, infancia, adolescencia, adulto, mujer en etapa fértil, embarazo y lactancia en menopausia y en personas mayores. También se estudia la problemática de un colectivo creciente, el de los deportistas y personas físicamente activas, grupo muy heterogéneo (en función de la actividad realizada, tiempo de práctica y motivación principal: salud o éxito deportivo) y muy preocupado por temas nutricionales, que con frecuencia recibe información errónea sobre las pautas más convenientes en función de la actividad que realiza.

Teniendo en cuenta que la población general puede mejorar su salud presente y futura, la *sección IV* se centra en la nutrición más adecuada en el mantenimiento y promoción de la salud, abordando las pautas más convenientes en el control de peso (tema de interés prioritario dado que más de la mitad de la población padece sobrepeso/obesidad y son cientos las pautas de pérdida de peso que circulan sin servir de ayuda o poniendo en riesgo la salud). Otro tema, abordado en esta sección, que preocupa a las personas que planean un embarazo es el de la mejora de la alimentación pensando en la fertilidad y salud de la madre y el descendiente. También se analizan las pautas para luchar contra el insomnio y mejorar la calidad del sueño, problemas de prevalencia creciente, poco diagnosticados y con repercusiones sanitarias y funcionales negativas, considerando que la nutrición puede afectar profundamente a las hormonas y el grado de inflamación, lo que directa o indirectamente afecta la calidad del sueño. Los últimos temas de esta sección se centran en la problemática nutricional asociada al consumo excesivo de alcohol, de tabaco (fumadores activos y pasivos) y los que pueden surgir al seguir dietas alternativas, junto con las recomendaciones específicas más convenientes en cada caso.

Como temas de interés prioritario sobre los que se han hecho numerosas investigaciones en los últimos años se aborda la nutrigenética y epigenética, la microbiota y la crononutrición, aspectos con impacto en la situación nutricional y la salud, que están siendo objeto de interés creciente. La nutrigenética/nutrigenómica desempeña un papel importante no solo en el tratamiento de enfermedades, sino también en la promoción de la salud y el bienestar, y es fundamental para el futuro de la nutrición personalizada y la atención sanitaria de precisión, analizando la interacción entre nutrición y genes. Diversos factores, entre los que se encuentra la dieta (también el estrés, el humo, la contaminación, etc.) pueden modificar la expresión genética a través de cambios epigenéticos, como la metilación del ADN y las modificaciones de las histonas, mecanismos moleculares que establecen y mantienen patrones mitóticos estables de expresión génica sin alterar la secuencia del ADN.

También es vital prestar atención, y se aborda en esta sección, a la microbiota intestinal, el ecosistema simbiótico más grande con el huésped, que desempeña un papel importante en el mantenimiento de la homeostasis intestinal, influyendo en el funcionamiento del sistema inmune y modulando la salud física y mental. La alimentación tiene gran impacto en el mantenimiento de la microbiota y del microbioma y puede favorecer su deterioro, la disbiosis y el riesgo sanitario asociado.

La crononutrición analiza el impacto de los momentos en los que se ingieren alimentos y puede tener una importante implicación en la nutrición personalizada, en términos de reducción de las enfermedades crónicas, dada la interacción entre el ritmo circadiano en la situación nutricional, epigenómica y el microbioma.

Todos estos temas son aplicables a población sana, que debe mejorar su alimentación pensando en su salud presente y futura, y dada la dificultad que conlleva el cambio de hábitos alimentarios, se concluye la *sección IV* con un tema dedicado al *coaching* nutricional (nuevas técnicas de educación alimentaria).

La *sección V* se dedica a la importancia de la nutrición en la prevención y control de la enfermedad, analizando el impacto de la dieta en las patologías digestivas, renales, endocrinas, cardiovasculares, cáncer, enfermedades respiratorias, oculares y otros problemas sanitarios, dedicando el último tema a las interacciones nutrientes-fármaco dado que ha aumentado mucho el conocimiento en este tema que debe ser considerado a la hora de prescribir un fármaco, y todavía más en el caso de personas polimedicadas en las que las interacciones se multiplican.

Con el objetivo de mantener el formato pequeño del libro, pero con la idea de aportar importante contenido en los anexos, se ha incorporado gran cantidad de material complementario para su consulta en la versión digital del libro.

Numerosos estudios han puesto de relieve la importancia de una alimentación correcta en la lucha contra enfermedades no comunicables y también en la mejora de la defensa inmunitaria y para combatir enfermedades infecciosas. Muchas de las enfermedades que son la principal causa de muerte en poblaciones desarrolladas y en vías de desarrollo tienen en su etiología un impacto de la alimentación, que debe ser aprovechado para el beneficio de todos los individuos.

En ocasiones, la población percibe la Nutrición como algo conocido, que forma parte de sus vidas, pero se trata de una ciencia que necesita estudio permanente y actualización para no quedarse en conocimientos ya desterrados, y para evitar el ser influidos por algunos mensajes que circulan en las redes y medios de comunicación carentes de fundamento.

La «Nutriguía» es una obra dirigida a profesionales y estudiantes del campo de la salud, licenciados/graduados y estudiantes de Medicina, Nutrición humana y Dietética, Enfermería, Farmacia, Ciencias de la actividad física y el deporte, Ciencia y tecnología de los alimentos, Veterinaria, dietistas, biólogos, ingenieros agrónomos, psicólogos, trabajadores sociales, profesores de secundaria, formación profesional, de educación infantil o primaria y otros educadores. Y también para las personas interesadas en tener información fiable en el campo de la Nutrición. También resulta de gran utilidad para personas que tienen que dar pautas en Nutrición para personas sanas o enfermas.

Queremos agradecer a todas las personas que han colaborado en esta obra el tiempo y los conocimientos que han dedicado para obtener este valioso texto, y esperamos que el libro resulte de utilidad e interés para todos los lectores que lo consulten.

Rosa M. Ortega Anta
Ana M. Requejo Marcos

Abreviaturas

AAP	Asociación Americana de Pediatría
ADA	*American Diabetes Association*
ADH	alcohol-deshidrogenasa hepática
ADN	ácido desoxirribonucleico
AGB	área grasa del brazo
AGCC	ácidos grasos de cadena corta
AGM	ácidos grasos monoinsaturados
AGP	ácidos grasos poliinsaturados
AGPICL	ácidos grasos poliinsaturados de cadena larga
AHA	*American Heart Association*
AINE	antiinflamatorios no esteroideos
5-ALA	5-aminolevulinato
ALDH	aldehído-deshidrogenasa hepática
AMB	área muscular del brazo
AMPc	monofosfato de adenosina cíclico
AN	anorexia nerviosa
AR	artritis reumatoide
AREDS	*Age-Related Eye Disease Study*
ARN	ácido ribonucleico
ATP	trifosfato de adenosina
BLISS	*Baby Led Introduction to SolidS*
BMES	*Blue Mountains Eye Study*
BN	bulimia nerviosa
CAFI	coeficiente de actividad física individual
CDRR	ingesta para reducir el riesgo de enfermedades crónicas
CFCA	Cuestionario de frecuencia de consumo de alimentos
CHCM	concentración de hemoglobina corpuscular media
CIE	Clasificación Internacional de Enfermedades
CMB	circunferencia muscular del brazo
CoA	coenzima A
DASH	*Dietary Approaches to Stop Hypertension*
DHA	ácido docosahexaenoico
DM	diabetes mellitus
DMAE	degeneración macular asociada a la edad

DRE	desnutrición relacionada con la enfermedad
DRI	*Dietary Reference Intakes*
DSG	dieta sin gluten
EAT10	*Eating Assessment Tool-10*
ECOG	*Eastern Cooperative Oncology Group*
ECV	enfermedad cardiovascular
EFSA	Autoridad Europea de Seguridad Alimentaria
ENRICA	Estudio de nutrición y riesgo cardiovascular en España
EPA	ácido eicosapentaenoico
EPIC	*European Prospective Investigation into Cancer and Nutrition*
EPIRCE	Epidemiología de la insuficiencia renal crónica en España
EPOC	enfermedad pulmonar obstructiva crónica
EPR	epitelio pigmentario de la retina
ERC	enfermedad renal crónica
ERO	especies reactivas de oxígeno
ESPEN	*European Society for Clinical Nutrition and Metabolism*
ESPGHAN	*European Society of Paediatric Gastroenterology, Hepatology and Nutrition*
FA	factor de actividad
FACE	Federación de Asociaciones de Celíacos de España
Fan	factor anabólico
FARME	fármacos antirreumáticos modificadores de la enfermedad
FE	factor de estrés
FESS	fibroendoscopia de la deglución
FEV$_1$	volumen espiratorio forzado en el primer segundo
FIGLU	ácido formiminoglutámico
FNB-IoM	*Food and Nutrition Board* del *Institute of Medicine*, actualmente NASEM
FODMAP	oligosacáridos, disacáridos, monosacáridos y polioles fermentables
FQ	fibrosis quística
GEB	gasto energético basal
GET	gasto energético total
GLIM	*Global Leadership Initiative on Malnutrition*
GMB	gasto metabólico basal
GMPc	monofosfato de guanosina cíclico
GMR	gasto metabólico en reposo
GnRH	hormona liberadora de gonadotropina
GSH	glutatión
GWAS	*Genome Wide Association Studies*
G6Pasa	glucosa-6-fosfatasa
HCM	hemoglobina corpuscular media
HDL	lipoproteínas de alta densidad (colesterol HDL)
HTA	hipertensión arterial
HTG	hipertrigliceridemia familiar

IA	ingesta adecuada de nutrientes
IAS	índice de alimentación saludable
IBP	inhibidores de la bomba de protones
ICF	Clasificación Internacional del Funcionamiento, la Discapacidad y la Salud
IDR	ingestas dietéticas de referencia
IDDSI	*Dysphagia Diet Standardisation Initiative*
IgE	inmunoglobulina E
IL	interleucina
IMAO	inhibidores de la monoaminooxidasa
IMC	índice de masa corporal
IMT	ingesta máxima tolerable
IN	índice nutricional
IOM	*Institute of Medicine* de EE.UU.
IR	ingesta recomendada de nutrientes
ISAPP	*International Scientific Association for Probiotics and Prebiotics*
KDIGO	*Kidney Disease: Improving Global Outcomes*
KDOQI	*Kidney Disease Outcome Quality Initiative*
LDL	lipoproteínas de baja densidad (colesterol LDL)
LPL	lipoproteína lipasa
LPS	lipopolisacárido
MCP	malnutrición caloricoproteica
MECV-V	método de exploración clínica volumen-viscosidad
MEOS	sistema oxidativo microsomal del etanol
MNA	*Mini Nutritional Assessment*
NAD	nicotinamida-adenina-dinucleótido
NADH	nicotinamida-adenina-dinucleótido reducido
NADP	nicotinamida-adenina-dinucleótido-fosfato
NADPH	nicotinamida-adenina-dinucleótido-fosfato reducido
NAF	nivel de la actividad física
NASEM	Academia Nacional de Ciencias, Ingeniería y Medicina de EE.UU.
ncARN	ácidos ribonucleicos no codificables
NFK	*National Kidney Foundation*
NSQ	núcleo supraquiasmático del hipotálamo
OMS	Organización Mundial de la Salud
PAI-1	inhibidor del activador del plasminógeno-1
PCR	proteína C-reactiva
PEW	desgaste proteico energético (*protein-energy-wasting*)
PEX	porfiria eritropoyética ligada al cromosoma X
PGE	prostaglandina E
PKU	fenilcetonuria
PLP	piridoxal fosfato en plasma
Ppi	pérdida involuntaria de peso
PRI	ingesta de referencia para la población (EFSA)

RBP	proteína transportadora de retinol
RCI	retraso en el crecimiento intrauterino
RDA	*Recommended Dietary Allowances* (ingestas dietéticas recomendadas)
RE	recuento eritrocitario
REE	requerimientos estimados de energía
RGE	reflujo gastroesofágico
RME	requerimientos medios de energía
RNBPEG	recién nacidos con bajo peso para su edad gestacional
ROS	especies reactivas de oxígeno
SAM	S-adenosilmetionina
SEEDO	Sociedad Española para el Estudio de la Obesidad
SEEN	Sociedad Española de Endocrinología, Nutrición y Metabolismo
SENC	Sociedad Española de Nutrición Comunitaria
SIBO	sobrecrecimiento bacteriano del intestino delgado
sida	síndrome de inmunodeficiencia adquirida
SII	síndrome del intestino irritable
SNP	*single nucleotide polymorphism*
SOP	síndrome de ovario poliquístico
SPPB	*Short Physical Performance Battery*
StoP	*Stomach Cancer Pooling Project*
TCA	trastornos de la conducta alimentaria
TCM	triglicéridos de cadena media
TFG	tasa de filtrado glomerular
TIBC	capacidad de fijación del hierro
TMAO	óxido de trimetilamina
TMO	trasplante de médula ósea
TNF-α	factor de necrosis tumoral alfa
TPA	trastorno por atracón
TRS	terapia renal sustitutiva
TSH	hormona estimulante del tiroides
TSI	inmunoglobulina estimulante del tiroides
TUG	*Timed Up and Go* (prueba)
USDA	Departamento de Agricultura de los Estados Unidos
VCM	volumen corpuscular medio
VFSS	videofluoroscopia de la deglución
VHS	virus del herpes simple
VIH	virus de la inmunodeficiencia humana
VLDL	lipoproteínas de muy baja densidad
VLTH	virus linfotrópico T humano
VO$_2$ máx	consumo máximo de oxígeno
VPM	volumen plaquetario medio
Z	valor Z normalizado (*Z-score*)

Índice de capítulos

SECCIÓN I: HERRAMIENTAS BÁSICAS EN LA PLANIFICACIÓN Y VALORACIÓN DE LA ALIMENTACIÓN DE INDIVIDUOS Y COLECTIVOS 1

Capítulo 1 Guías en alimentación e hidratación: consumo aconsejado de alimentos y bebidas 3
A. Aparicio Vizuete

Capítulo 2 Ingestas dietéticas de referencia de nutrientes y objetivos nutricionales 13
A. M. López-Sobaler

Capítulo 3 Gasto energético e ingestas dietéticas de referencia de energía 26
A. M. López-Sobaler

SECCIÓN II: VALORACIÓN DEL ESTADO NUTRICIONAL 41

Capítulo 4 Estudio dietético 43
L. G. González Rodríguez y M. C. Lozano Estevan

Capítulo 5 Estudio antropométrico 53
A. M. López-Sobaler

Capítulo 6 Estudio hematológico y bioquímico 64
A. Aparicio Vizuete

Capítulo 7 Estudio funcional 78
B. López Plaza

SECCIÓN III: PROBLEMÁTICA NUTRICIONAL EN DIFERENTES ETAPAS Y CIRCUNSTANCIAS DE LA VIDA 91

Capítulo 8 Nutrición en el primer año de vida 93
A. I. Jiménez Ortega

Capítulo 9 Nutrición en la infancia 104
A. I. Jiménez Ortega y A. M. Requejo Marcos

Capítulo 10   Nutrición del adolescente y del joven 114
L. M. Bermejo López

Capítulo 11   Nutrición del deportista y de las personas físicamente activas . . . 124
R. M. Ortega Anta

Capítulo 12   Nutrición de la mujer en la edad fértil 135
E. Cuadrado Soto y M. D. Salas González

Capítulo 13   Nutrición en gestación y lactancia 145
L. M. Bermejo López y R. M. Martínez García

Capítulo 14   Nutrición en la menopausia 160
J. M. Perea Sánchez

Capítulo 15   Nutrición en personas mayores 167
J. M. Perea Sánchez

**SECCIÓN IV: NUTRICIÓN EN EL MANTENIMIENTO
Y PROMOCIÓN DE LA SALUD** 177

Capítulo 16   Dieta y control del peso corporal 179
J. M. Perea Sánchez

Capítulo 17   Fertilidad 190
R. M. Martínez García

Capítulo 18   Insomnio y mala calidad del sueño 200
R. M. Ortega Anta y A. Encinas Sotillos

Capítulo 19   Nutrición y consumo elevado de alcohol 206
L. Pérez-Olleros Conde

Capítulo 20   Nutrición del fumador 216
R. M. Ortega Anta

Capítulo 21   Problemática nutricional en individuos con dietas alternativas . . . 226
E. Fernández Cruz y A. Higuera Gómez

Capítulo 22   Nutrigenética y epigenética 240
V. Loria Kohen

Capítulo 23   Modulación nutricional de la microbiota y su impacto en la salud . . 248
M. Larrosa

Capítulo 24   Crononutrición y salud 259
V. Loria Kohen

Capítulo 25   Nuevas técnicas de educación alimentaria: *coaching* nutricional . . 267
A. Aparicio Vizuete

SECCIÓN V: NUTRICIÓN EN LA PREVENCIÓN Y CONTROL DE ENFERMEDADES 277

Capítulo 26 Introducción a la nutrición clínica 279
R. M. Ortega Anta y A. M. Requejo Marcos

Capítulo 27 Nutrición en patología digestiva 290
L. Casanova Martínez

Capítulo 28 Hepatopatías 303
L. Pérez-Olleros Conde y A. Encinas Sotillos

Capítulo 29 Colelitiasis 312
A. I. Jiménez Ortega y A. Encinas Sotillos

Capítulo 30 Problemática nutricional del paciente celíaco 320
A. I. Jiménez Ortega

Capítulo 31 Disfagia 328
M. C. Lozano Estevan y M. D. Salas González

Capítulo 32 Fibrosis quística 337
L. G. González Rodríguez y M. D. Salas González

Capítulo 33 Insuficiencia renal 345
V. Loria Kohen

Capítulo 34 Litiasis renal 354
R. M. Martínez García

Capítulo 35 Ovario poliquístico 364
M. D. Salas González y M. C. Lozano Estevan

Capítulo 36 Diabetes mellitus 373
B. Ruiz-Roso Calvo de Mora

Capítulo 37 Disfunción tiroidea 385
A. Aparicio Vizuete

Capítulo 38 Enfermedades metabólicas 396
A. Cuevas-Sierra

Capítulo 39 Osteoporosis 423
A. I. Jiménez Ortega y R. M. Ortega Anta

Capítulo 40 Caries dental 432
M. C. Lozano Estevan y L. G. González Rodríguez

Capítulo 41 Enfermedad periodontal 445
P. Veiga Herreros y E. Benítez de Gracia

Capítulo 42 Anemias nutricionales 457
L. Arcos Castellanos

Capítulo 43 Enfermedades cardiovasculares 465
J. M. Perea Sánchez

Capítulo 44 Hipertensión arterial 474
A. Aparicio Vizuete

Capítulo 45 Enfermedades dérmicas 482
A. M. López-Sobaler

Capítulo 46 Infecciones e inmunodeficiencias 490
M. D. Salas González y L. G. González Rodríguez

Capítulo 47 Pautas nutricionales en la prevención del cáncer 498
O. Hernando Requejo

Capítulo 48 Nutrición del paciente con cáncer 507
M. Morato Martínez

Capítulo 49 Enfermedades reumáticas 517
B. López Plaza

Capítulo 50 Nutrición y enfermedades neurológicas 528
V. Hernando Requejo

Capítulo 51 Trastornos de la conducta alimentaria 539
V. Loria Kohen

Capítulo 52 Asma bronquial 550
P. Rodríguez-Rodríguez y E. Rodríguez-Rodríguez

Capítulo 53 Insuficiencia respiratoria aguda 560
E. Cuadrado Soto y L. G. González Rodríguez

Capítulo 54 Enfermedad pulmonar obstructiva crónica 568
L. Cea Calvo

Capítulo 55 Cataratas 577
E. Cuadrado Soto

Capítulo 56 Degeneración macular asociada a la edad 588
E. Rodríguez-Rodríguez y P. Rodríguez-Rodríguez

Capítulo 57 Abordaje del paciente con trasplante de médula ósea ... 598
L. Cabañas Alite

Capítulo 58 Interacciones nutrientes-fármacos 608
A. M. López-Sobaler y M. C. Lozano Estevan

Índice analítico 627

Anexos

Herramientas básicas en la planificación y valoración de la alimentación de individuos y colectivos

I

1 • Guías en alimentación e hidratación: consumo aconsejado de alimentos y bebidas

2 • Ingestas dietéticas de referencia de nutrientes y objetivos nutricionales

3 • Gasto energético e ingestas dietéticas de referencia de energía

Guías en alimentación e hidratación: consumo aconsejado de alimentos y bebidas

1

A. Aparicio Vizuete

 Las guías alimentarias son instrumentos que fomentan hábitos de alimentación y estilos de vida saludables con el fin de alcanzar un adecuado estado de salud de la población. Su elaboración responde a la preocupación de los expertos en nutrición y a la demanda de los consumidores, que solicitan que los hallazgos más recientes, fruto de la investigación en nutrición, se traduzcan en consejos prácticos.

INTRODUCCIÓN

La Nutrición es una ciencia de gran interés para la población general debido a la preocupación por tener un adecuado estado de salud y un buen aspecto físico. Aunque aparentemente se trata de una disciplina sencilla, no lo es, existiendo una gran cantidad de errores y mitos en torno al consumo de determinados alimentos y bebidas que pueden comprometer el estado nutricional de los individuos y, en consecuencia, de su salud. Teniendo en cuenta que existe una gran evidencia científica que avala que el seguimiento de una dieta equilibrada, también denominada *saludable* o *correcta*, permite tener una situación nutricional y una salud óptimas, es indispensable enseñar a la población qué herramientas son útiles para planificar este tipo de dietas.

DEFINICIÓN DE DIETA EQUILIBRADA

En general, la población tiene clara la idea de que para tener un adecuado estado de salud lo mejor es seguir una dieta equilibrada. Sin embargo, diversos estudios han puesto de relieve la existencia de un amplio rango de percepciones a la hora de definir este tipo de dieta y cómo hay que llevarla a cabo, ya que la inclusión de algunos alimentos saludables en la dieta habitual no necesariamente implica el seguimiento de una dieta correcta. Actualmente, la dieta equilibrada es aquella que:

- Contribuye al mantenimiento del peso corporal al aportar la energía necesaria para cubrir el gasto energético de los individuos (v. **Cap. 3**).
- Posee una adecuada calidad nutricional, con un aporte conveniente para cubrir las necesidades de vitaminas y minerales, con un perfil calórico y lipídico equilibrado y que cumple con otros objetivos nutricionales, como la ingesta de fibra, ácidos grasos omega-3, azúcares sencillos, sal y alcohol, entre otros (v. **Cap. 2**).

- Incluye una adecuada distribución de los alimentos y bebidas a lo largo del día.
- Respeta los hábitos alimentarios de cada persona.
- Es agradable al paladar.
- Es sana, segura e inocua.
- Evita la aparición de enfermedades crónico-degenerativas.

Teniendo en cuenta que los conceptos anteriores son difíciles de entender por parte de la población general si no se tienen los conocimientos suficientes en Nutrición, y que la planificación de las dietas debe ser individualizada, el empleo de las guías alimentarias permite, de forma práctica y sencilla, conocer cuál es el consumo de alimentos y bebidas más aconsejable para el seguimiento de una dieta saludable.

GUÍAS ALIMENTARIAS: CONCEPTO Y CARACTERÍSTICAS

Las **guías alimentarias** son herramientas que permiten conocer cuál es el consumo aconsejado de alimentos y bebidas a través de su representación en figuras. En este sentido, en la página web de la Organización para la Alimentación y la Agricultura se recogen las guías alimentarias de más de 100 países, siendo el principal modelo de representación la pirámide.

Independientemente de la figura utilizada, todas las guías alimentarias coinciden en dividir el grafismo utilizado en diferentes porciones, cuya área es proporcional al número de raciones que se aconseja consumir del grupo de alimentos que representa. Además, en todas, la suma del grupo de cereales y de verduras, hortalizas y frutas señala que la dieta debe planificarse con una elevada cantidad de estos alimentos y que el resto de los alimentos de otros grupos deben incluirse en cantidades inferiores.

De acuerdo con una reciente revisión de los mensajes claves y las guías alimentarias de todo el mundo, se observa que la mayoría de ellas a nivel mundial coinciden, de forma casi unánime, en indicar que la dieta debe ser variada (con la inclusión de frutas, verduras, legumbres, alimentos de origen animal) y con un consumo limitado de azúcar, grasas y sal. Además, se encuentra una gran variabilidad en cuanto a las pautas aconsejadas sobre el consumo de lácteos, carnes rojas y frutos secos.

Aunque, en principio, las guías alimentarias de un país podrían valer en otro, es conveniente que cada uno elabore sus propias pautas teniendo en cuenta factores como la disponibilidad alimentaria, el patrón alimentario, las características socioeconómicas y culturales, las tradiciones, etc.

GUÍAS ALIMENTARIAS Y DE HIDRATACIÓN EN DIFERENTES ETAPAS DE LA VIDA

Es importante que se aprenda a comer de forma equilibrada desde edades tempranas. De acuerdo con las últimas recomendaciones de la Organización Mundial de la Salud se aconseja que hasta los 6 meses de vida la alimentación sea de forma exclusiva a base de leche, preferiblemente materna, y que a partir de esa edad se complemente con la introducción de alimentos de forma gradual y en cantidades adaptadas a la edad del niño y a su sensación de hambre, excepto la

Tabla 1-1. Consumo aconsejado de alimentos para niños de 1 a 3 años

	Raciones/día	Cantidades orientativas
Cereales	4-6	15-20 g
Frutas	3	50-150 g
Verduras	2	100-200 g
Legumbres	2-3 (a la semana)	25 g
Carnes magras	3-4 (a la semana)	50 g
Pescado (especialmente blanco)	3-4 (a la semana)	65 g
Huevos	3-4 (a la semana)	Unidad
Leche y productos lácteos	2	200-250 mL
Aceite y grasas		Con moderación
Pasteles, chucherías		Cuanto menos mejor
Zumos y refrescos		Cuanto menos mejor

Tomada de: Barrios et al., 2011.

leche de vaca, la cual no se debe introducir hasta haber cumplido el primer año de vida (Tabla 1-1).

La etapa escolar y, especialmente, la adolescente se caracterizan por un aumento de las necesidades de nutrientes, por lo que las cantidades a consumir de alimentos deben aumentar para evitar la aparición de deficiencias nutricionales y asegurar un adecuado crecimiento y desarrollo. En España existen diversas guías alimentarias destinadas a este grupo de la población entre las que destaca el recientemente revisado *Castillo de la Nutrición* (Fig. 1-1).

Por su parte, tanto la *Pirámide de la Alimentación Saludable*, como la *Guía de Pequeños Cambios para Comer Mejor* y el *Rombo de la Alimentación* (Fig. 1-2) son guías alimentarias dirigidas a la población adulta. En cuanto a la población de edad avanzada, se aconseja consumir el mismo número de raciones de todos los grupos de alimentos que para población adulta, excepto para la leche y los derivados lácteos, aconsejándose 3-4 raciones/día.

En todas ellas se indica cuál es el consumo aconsejado de alimentos, así como una serie de consejos dietéticos con el fin de poder diseñar una dieta saludable para alcanzar un adecuado estado de salud. Todas estas guías promocionan el consumo de alimentos vegetales (frutas, hortalizas, legumbres y frutos secos) y desaconsejan el de alimentos ricos en sal o azúcar, bebidas azucaradas, embutidos, carnes rojas y alimentos ultraprocesados. Además, promueven la incorporación de las versiones más saludables de algunos alimentos, como los cereales integrales frente a los refinados, el aceite de oliva virgen extra respecto a otros tipos de aceites y el agua frente a otras bebidas. Asimismo, todas incorporan pautas sobre actividad física, hidratación y alimentación sostenible mediante la compra de alimentos de proximidad y de temporada.

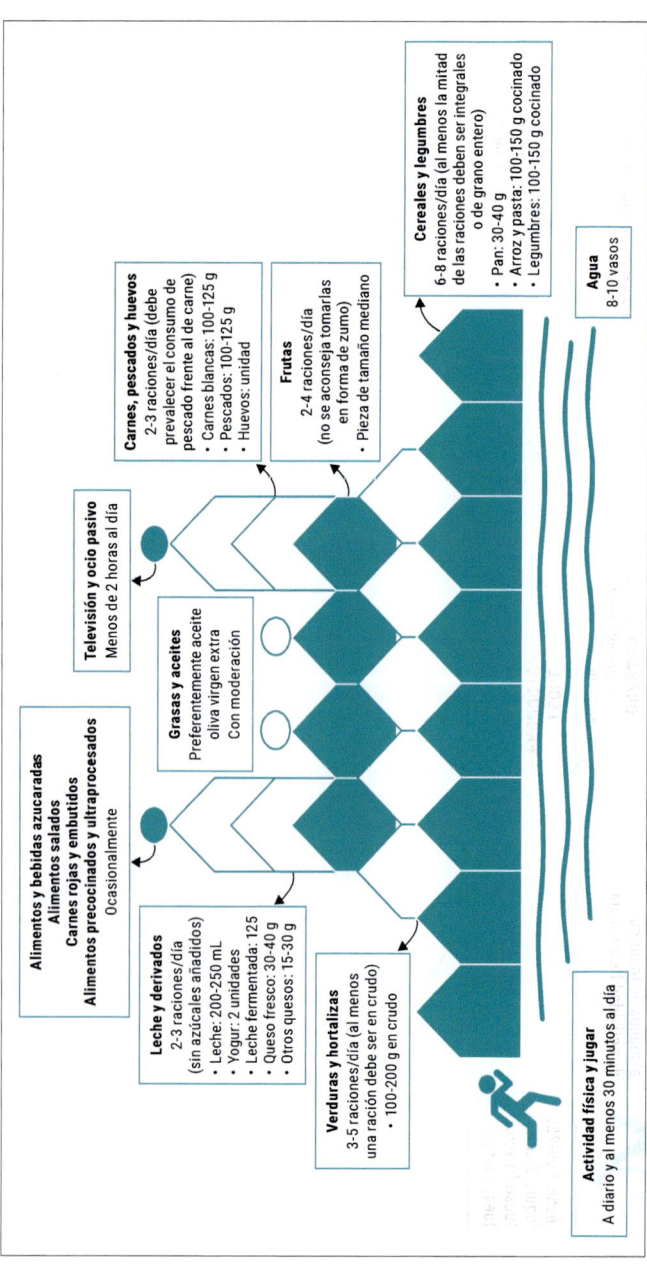

Figura 1-1. Castillo de la Nutrición.
Tomada de: Ortega *et al.*, 2023.

Alimentos y bebidas azucaradas
Alimentos salados
Carnes rojas y embutidos
Alimentos precocinados y ultraprocesados
Ocasionalmente

Televisión y ocio pasivo
Menos de 2 horas al día

Carnes, pescados y huevos
2-3 raciones/día (debe prevalecer el consumo de pescado frente al de carne)
• Carnes blancas: 100-125 g
• Pescados: 100-125 g
• Huevos: unidad

Cereales y legumbres
6-8 raciones/día (al menos la mitad de las raciones deben ser integrales o de grano entero)
• Pan: 30-40 g
• Arroz y pasta: 100-150 g cocinado
• Legumbres: 100-150 g cocinado

Frutas
2-4 raciones/día
(no se aconseja tomarlas en forma de zumo)
• Pieza de tamaño mediano

Agua
8-10 vasos

Grasas y aceites
Preferentemente aceite oliva virgen extra
Con moderación

Leche y derivados
2-3 raciones/día
(sin azúcares añadidos)
• Leche: 200-250 mL
• Yogur: 2 unidades
• Leche fermentada: 125
• Queso fresco: 30-40 g
• Otros quesos: 15-30 g

Verduras y hortalizas
3-5 raciones/día (al menos una ración debe ser en crudo)
• 100-200 g en crudo

Actividad física y jugar
A diario y al menos 30 minutos al día

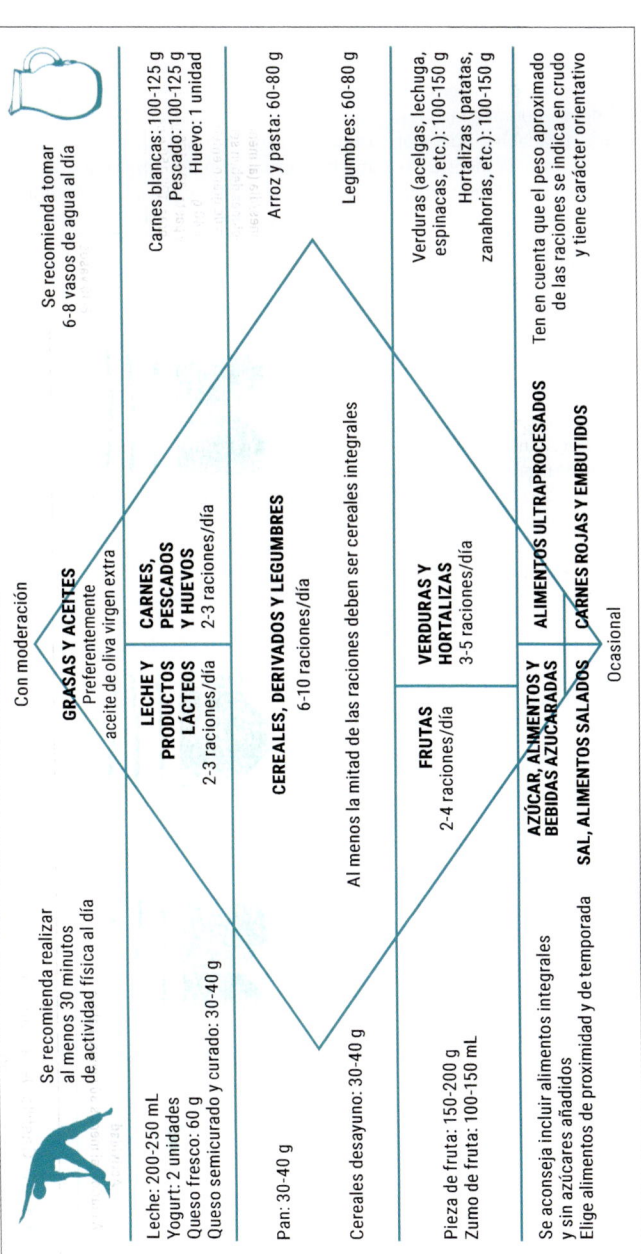

Figura 1-2. Rombo de la Alimentación.
Tomada de: Requejo *et al.*, 2023.

Además, en las guías alimentarias de otros países se incluyen mensajes como: que hay que consumir menos proteínas de origen animal, más alimentos que contengan calcio y hierro, hacer comidas pequeñas más frecuentes, limitar el consumo de cafeína, fluorar el agua, seguir una forma de vida saludable, hacer comidas familiares agradables, no fumar, sustituir parte de la grasas saturadas por grasas insaturadas, reducir la ingesta de alimentos en salazón, en conserva y ahumados o promover la lactancia materna, entre otras. Todas estas pautas son útiles, en mayor o menor medida, según al país al que vayan dirigidas, pero tienen un indudable valor orientativo de carácter general.

Normalmente, todas las guías alimentarias transmiten el mensaje de que la dieta debe ser variada, equilibrada y moderada. La variedad se muestra por el hecho de establecer diferentes grupos de alimentos y los nombres o dibujos de los alimentos que se incluyen en cada grupo. El equilibrio o proporcionalidad entre los distintos grupos de alimentos se transmite por el número de raciones que se aconseja consumir y por el espacio en la figura empleada que representa a cada grupo de alimentos. Por último, la moderación se indica a través de los tamaños de ración de cada alimento.

Por otra parte, aunque numerosas guías alimentarias incluyen pautas sobre el consumo de agua de forma general, existen recomendaciones específicas para asegurar un adecuado estado de hidratación, especialmente en aquellas etapas de la vida, como la niñez o la edad avanzada, en las que la sensación de sed está disminuida, o en el embarazo y lactancia, períodos en los que las necesidades hídricas están aumentadas. La Autoridad Europea de Seguridad Alimentaria (EFSA) publicó unas pautas de consumo total de agua en las que se tiene en cuenta la suma del agua del grifo, agua embotellada, agua de otras bebidas y el agua de los alimentos (Tabla 1-2).

Además, la EFSA aconseja que la energía procedente de las bebidas no supere el 10 % de las calorías totales de la dieta, y que alrededor del 20 % del agua consumida total provenga de los alimentos y el resto de las bebidas.

Tabla 1-2. Ingesta adecuada de agua según la EFSA (2010)

Grupo de edad (años)		Agua total (suma del agua del grifo, embotellada, de otras bebidas y de los alimentos)	
		L/día	Vasos/día
7-12 meses		0,7-1,0	3-5
1-3 años		1,1-1,3	5-7
4-8 años		1,6	8
9-13 años	Mujeres	1,9	9-10
	Varones	2,1	10-11
≥ 14 años	Mujeres	2,0	10
	Varones	2,5	12-13
Embarazo		2,3	11-12
Período de lactancia		2,7	13-14

Por otro lado, algunos organismos también han elaborado guías para el seguimiento de un consumo adecuado de agua y otras bebidas, como la *Pirámide de la Hidratación Saludable* de la Sociedad Española de Nutrición Comunitaria (SENC) (**e-Fig. 1-3**), en la que se clasifican las diferentes opciones de bebida según su mayor o menor consumo aconsejado. Hay que tener precaución al utilizar esta guía, ya que no hay que interpretar que un consumo de refrescos azucarados ocasional es necesario para tener un estado de hidratación adecuado.

La *Pirámide de la Alimentación Saludable* de la SENC (**e-Fig. 1-4**) incluye en su representación gráfica a las bebidas de baja graduación alcohólica (vino o cerveza) acompañadas de un mensaje que indica que su consumo debe ser moderado, no existiendo ninguna razón para animar a consumir alcohol a los no bebedores, y menos aún durante la infancia, el embarazo, la lactancia o cuando se quiere perder peso.

UTILIDAD DE LAS GUÍAS EN LA PLANIFICACIÓN DE DIETAS SALUDABLES

Tal y como ya se ha mencionado, las guías alimentarias muestran el consumo aconsejado de alimentos dividiendo la figura geométrica utilizada en cada caso en porciones representando cada una de ellas un grupo de alimentos diferente. Cada porción tiene una superficie proporcional al número de raciones diarias aconsejadas para conseguir una dieta correcta. En el caso del *Rombo de la Alimentación* (v. **Fig. 1-2**), para establecer los grupos de alimentos se tuvo en cuenta el contenido en nutrientes de los alimentos incluidos en cada uno de ellos, la forma en la que se utilizan estos en las comidas y la manera en que han sido agrupados en otras guías.

Algunas pautas dietéticas para tener en cuenta al planificar una dieta son:

- **Cereales, derivados y legumbres**: al menos la mitad deben ser cereales integrales o de grano entero, como la avena, el arroz integral, el maíz, la quinoa, etc. En cuanto a las legumbres, se recomienda consumirlas 2-3 veces a la semana.
- **Frutas**: deben consumirse preferiblemente en forma de fruta entera.
- **Verduras y hortalizas**: al menos una de las raciones diarias debe ser en forma cruda.
- **Carnes, pescados y huevos**: se debe priorizar el consumo de carnes blancas (pollo, pavo, conejo, etc.) frente a las rojas (ternera, cordero, etc.), y debe prevalecer el consumo de pescados y huevos frente al de carnes.
- **Leche y productos lácteos**: en cualquiera de sus variedades (enteros, semidesnatados o desnatados) siempre que no estén desaconsejados.
- **Grasas y aceites**: se deben consumir con moderación, siendo el aceite de elección el de oliva, y a ser posible virgen extra, en lugar de otros aceites o grasas de adicción.
- **Alimentos azucarados, alimentos salados, carnes rojas, embutidos y alimentos ultraprocesados**: consumir de forma ocasional.
- **Agua**: ingerir suficiente cantidad a lo largo del día.

Con respecto a los tamaños de las raciones, estos se establecen teniendo en cuenta los tamaños de las raciones típicas, la facilidad de uso (unidades domésticas que puedan multiplicarse o dividirse fácilmente), la cantidad que permite conseguir un contenido similar en nutrientes, y la tradición respecto a los tamaños de raciones utilizados en otras guías de alimentos.

En general, en las guías de alimentación se establece un rango, tanto para el número, como para el tamaño de las raciones a consumir. Elegir el número y tamaño de raciones más pequeño (seleccionando, además, alimentos magros, pobres en grasas saturadas y sin azúcares añadidos) permite cubrir las ingestas recomendadas marcadas para los individuos de menor peso y/o que realizan poca actividad física. Por el contrario, el mayor número y tamaño de raciones puede ser útil para individuos de mayor peso y/o actividad.

Para poder seleccionar adecuadamente el número de raciones de cada grupo de alimentos a consumir diariamente en función de las características de cada individuo, en el año 1995, Kennedy et al. idearon una herramienta de valoración de la calidad de la dieta denominada **índice de alimentación saludable** (**IAS**), el cual está formado por 10 ítems, siendo los componentes 1 a 5 los que miden el grado en el cual una persona se ajusta al número de raciones diarias recomendadas para los cinco grupos de alimentos principales (cereales, verduras y hortalizas, frutas, lácteos y alimentos proteicos) en función de las necesidades de energía. A partir de estos datos, Ortega et al. han calculado, y adaptado a la población española, las raciones que una persona tiene que consumir de cada grupo de alimentos en función de su ingesta energética. Así, las personas que tienen una ingesta energética menor o igual a 1.600 kcal tienen que consumir diariamente las raciones mínimas aconsejadas en el *Rombo de la Alimentación* de los distintos grupos de alimentos, mientras que los individuos que toman 2.800 kcal o más al día, tienen que consumir el número máximo de raciones indicadas. Los sujetos con ingestas calóricas entre 1.600 kcal y 2.800 kcal deben consumir un número equivalente de raciones de alimentos (**Tabla 1-3**). Además, en función de la energía que se necesite, el tamaño de la ración también debe adaptarse de forma individualizada.

A la hora de planificar una dieta también es importante tener en cuenta la distribución de los alimentos en las distintas comidas del día, lo cual va a depender de las características de la persona y, especialmente, de su sensación de hambre.

Los pasos para planificar una dieta saludable empleando el *Rombo de la Alimentación* son los siguientes (**e-Fig. 1-5**):

1. Calcular el gasto energético del individuo (v. **Cap. 3**) para conocer el número aproximado de raciones de cada grupo de alimentos que se le aconseja consumir (v. **Tabla 1-3**), distribuirlas en las distintas comidas del día y sustituir las raciones por alimentos, intentando buscar la máxima variedad y utilizando el tamaño de ración indicado en el *Rombo de la Alimentación* según el peso y la actividad física que realiza (v. **Fig. 1-2**).
2. Calcular la energía y nutrientes que aporta la dieta diseñada mediante la utilización de tablas de composición de alimentos y/o programas informáticos.
3. Comprobar que la dieta se ajusta a las necesidades energéticas y nutricionales de la persona comparando la energía que aporta la dieta con el gasto energético estimado, el aporte de nutrientes con el recomendado y analizar el cumplimiento de los objetivos nutricionales para población española (v. **Cap. 2**).
4. Realizar las modificaciones oportunas en base a los resultados obtenidos para que la dieta diseñada sea de máxima calidad nutricional.

Teniendo en cuenta todo lo anterior, diversos estudios han puesto de relieve cómo utilizando el *Rombo de la Alimentación* se pueden diseñar, fácilmente, dietas

Tabla 1-3. Consumo de raciones aconsejadas según el *Rombo de la Alimentación* en función de la ingesta energética

Energía (kcal/día)	Cereales y legumbres	Verduras y hortalizas	Frutas	Lácteos y derivados	Carnes, pescados y huevos
≤1.600	6	3	2	2	2
1.700	6,3	3,2	2,2	2,1	2,1
1.800	6,7	3,3	2,3	2,2	2,2
1.900	7	3,5	2,5	2,3	2,3
2.000	7,3	3,7	2,7	2,3	2,3
2.100	7,7	3,8	2,8	2,4	2,4
2.200	8	4	3	2,5	2,5
2.300	8,3	4,2	3,2	2,6	2,6
2.400	8,7	4,3	3,3	2,7	2,7
2.500	9	4,5	3,5	2,8	2,8
2.600	9,3	4,7	3,7	2,8	2,8
2.700	9,7	4,8	3,8	2,9	2,9
≥2.800	10	5	4	3	3

ajustadas a las recomendaciones. Por ello, esta guía es una herramienta útil en la planificación de dietas y menús saludables. Posteriormente, según el peso, sexo, edad, actividad, etc., de cada individuo, se pueden hacer los ajustes necesarios para adaptar las pautas a las necesidades concretas del sujeto.

PUNTOS CLAVE

- Las guías alimentarias son pautas, de carácter divulgativo, que informan sobre el número de raciones de cada grupo de alimentos que conviene tomar cada día para el seguimiento de una dieta saludable con el fin de tener un adecuado estado de salud.
- En general, las guías alimentarias aconsejan llevar a cabo una dieta basada en alimentos de origen vegetal (cereales integrales, legumbres, verduras y hortalizas y frutas) en la que los de origen animal se incluyan en menores cantidades.
- Además del consumo de alimentos, las guías se suelen acompañar de otras pautas, como la promoción de la actividad física, una adecuada ingesta de agua, tomar alimentos de temporada y proximidad, y usar técnicas culinarias saludables, entre otras.
- Las guías alimentarias son útiles para diseñar dietas de forma sencilla, adaptadas a las necesidades particulares de cada individuo.

BIBLIOGRAFÍA

Agencia de Salud Pública de Cataluña. Pequeños cambios para comer mejor: 2019. Disponible en: https://salutpublica.gencat.cat/web/.content/minisite/aspcat/promocio_salut/alimentacio_saludable/02Publicacions/pub_alim_salu_tothom/Petits-canvis/La-guia-peq-cambios-castella.pdf [última consulta: 25 de mayo de 2024].

Aparicio A, Perea JM. Dieta equilibrada y guías en alimentación e hidratación. En: Ortega RM, ed. Nutrición Clínica y Salud Nutricional. Madrid: Editorial Médica Panamericana; 2023. p. 3-10.

Aparicio A, Ortega RM, Requejo AM. Guías en alimentación: consumo aconsejado de alimentos. En: Ortega RM, Requejo AM, eds. Nutriguía. Manual de nutrición clínica. 2ª ed. Madrid: Editorial Médica Panamericana; 2015. p. 27-42.

Aparicio A, Veiga P. Evaluación dietética y de la actividad física. Fundamentos del diseño de dietas equilibradas. En: Aparicio A, Lozano-Estevan MC, Perea-Sánchez JM, Veiga P, eds. Coaching y consejo nutricional en la Oficina de Farmacia. Madrid: Consejo Oficial de Farmacéuticos de Madrid; 2021. p. 70-91. Disponible en: https://www.ucm.es/idinutricion/coaching-nutricional [última consulta: 31 de mayo de 2024]

Aranceta-Bartrina J, Partearroyo T, López-Sobaler AM, Ortega RM, Valera-Moreiras G, Serra-Majem Ll, et al. Updating the Food-Based Dietary Guidelines for the Spanish Population: The Spanish Society of Community Nutrition (SENC) Proposal. Nutrients. 2019;11(11):2675.

Barrios EM, García MJ, Murray M, Ruiz M, Santana C, Suárez MF. Guía pediátrica de la alimentación. Pautas de alimentación y actividad física de 0 a 18 años. Sociedades Canarias de Pediatría, Dirección general de Salud Pública del Servicio Canario de la Salud, eds.; 2011. Disponible en: https://www.programapipo.com/wp-content/uploads/2012/05/GUIA-ALIMENTACION-INFANTIL.pdf [última consulta: 25 de mayo de 2024].

European Food Safety Authority (EFSA). Panel on dietetic Products, Nutrition and Allergies (NDA). Scientific Opinion on Dietary Reference Values for water. EFSA J. 2010;8:1459-507.

Herforth A, Arimond M, Álvarez-Sánchez C, Coates J, Christianson K, Muehlhoff E. A Global Review of Food-Based Dietary Guidelines. Adv Nutr. 2019;10(4):590-605.

Kennedy ET, Ohls J, Carlson Sl, Fleming K. The healthy eating index: Design and applications. J Am Dietetic Assoc. 1995;95:1103-8.

Ortega RM, Maldonado J, Palacios N. Hidratación en el estado de salud. En: Gil A, ed. Tratado de Nutrición. Tomo IV: Nutrición humana en el estado de salud. 3ª ed. Madrid: Editorial Médica Panamericana; 2017. p. 187-208.

Ortega RM, Requejo AM, López-Sobaler AM, Aparicio A. Castillo de la Nutrición. Guía para planificar la alimentación de niños y adolescentes. Madrid: Departamento de Nutrición y Ciencia de los Alimentos, Facultad de Farmacia, Universidad Complutense de Madrid; 2023. Disponible en: https://www.ucm.es/idinutricion/file/castillo-de-la-nutricion?ver=n [última consulta: 31 de mayo de 2024].

Requejo AM, Ortega RM, Aparicio A, López-Sobaler AM. El Rombo de la Alimentación. Madrid: Departamento de Nutrición y Ciencia de los Alimentos, Facultad de Farmacia, Universidad Complutense de Madrid; 2023. Disponible en: https://www.ucm.es/idinutricion/file/rombo-de-la-alimentacion-1?ver=n [última consulta: 31 de mayo de 2024].

Sociedad Española de Nutrición Comunitaria (SENC). Guía para una hidratación saludable. Rev Esp Nutr Comunitaria. 2009;15(1):45-47.

Sociedad Española de Nutrición Comunitaria (SENC). Guía de la alimentación saludable para atención primaria y colectivos ciudadanos. Barcelona: Editorial Planeta; 2018.

Ingestas dietéticas de referencia de nutrientes y objetivos nutricionales

2

A. M. López-Sobaler

 Para mantener la salud óptima en todos aspectos se requiere que la dieta aporte las cantidades adecuadas de energía y de nutrientes esenciales. Las necesidades nutricionales varían en cada individuo en función de su edad, sexo, estado fisiológico, actividad física, y también otros aspectos, como los hábitos alimentarios, la localización geográfica, e incluso su herencia genética. Establecer unas ingestas dietéticas de referencia para el aporte de nutrientes es esencial para prevenir deficiencias nutricionales y reducir el riesgo de enfermedades crónicas relacionadas con la alimentación. Junto a las ingestas de referencia, los objetivos nutricionales ofrecen referencias específicas para macronutrientes y algunos micronutrientes claves, ofreciendo así pautas que permitan prevenir a largo plazo las enfermedades crónicas. Estos estándares de referencia son esenciales tanto para evaluar la adecuación y la calidad de la dieta, como para la planificación nutricional en individuos y en grupos de población. También sirven como base para la información nutricional en el etiquetado de alimentos, ayudando a los consumidores a tomar decisiones más saludables en su dieta diaria.

INTRODUCCIÓN

Para mantener la salud es necesario que los alimentos aporten cantidades suficientes y adecuadas de energía y nutrientes esenciales, ya que no pueden obtenerse de otra forma. El desequilibrio entre el aporte dietético y las necesidades nutricionales puede dar lugar a una situación de malnutrición, tanto por exceso como por defecto. Para poder valorar o planificar una dieta es necesario, por lo tanto, no solo conocer la ingesta de energía y nutrientes, sino también las necesidades nutricionales de los individuos.

En este contexto se han establecido las **ingestas dietéticas de referencia (IDR)**, que son un conjunto de datos de referencia de ingesta de energía y nutrientes que se marcan con el objetivo de prevenir las deficiencias nutricionales, permitir una ingesta segura de nutrientes y de otros elementos de la dieta, así como reducir el riesgo de desarrollar enfermedades crónicas. A su vez, los **objetivos nutricionales** son unas pautas que se establecen para ayudar a configurar una dieta que permita mantener y mejorar la salud de la población.

Las IDR y los objetivos nutricionales requieren un conocimiento adecuado para su uso e interpretación. No son herramientas dirigidas a la población general, sino a los profesionales de la salud. No obstante, es necesario trasladar estas recomendaciones y objetivos nutricionales a la población general en forma de guías de alimentación, que transmiten con pautas mucho más sencillas basadas en alimentos cómo se configura una dieta adecuada y saludable (v. **Cap. 1**).

INGESTAS DIETÉTICAS DE REFERENCIA

Las IDR deben tener en cuenta las evidencias científicas más actuales sobre la relación entre los nutrientes y la salud. Por esta razón, tanto el concepto de ingesta recomendada como los valores de referencia han evolucionado con el tiempo. Las primeras ingestas recomendadas se establecieron con el objetivo de cubrir las necesidades nutricionales de la mayoría de los individuos sanos en una población para evitar el desarrollo de enfermedades carenciales. En ese momento, la prevalencia de enfermedades por deficiencia nutricional era relativamente alta. Sin embargo, la mejora de la alimentación de la población disminuyó la prevalencia de deficiencias nutricionales, y surgió una nueva preocupación sobre el riesgo de enfermedades crónicas asociadas a la dieta. Este nuevo paradigma motivó un nuevo modelo y definición de las **ingestas recomendadas**, que en la actualidad integran su objetivo inicial de cubrir los requerimientos nutricionales de la población con el de permitir una dieta promotora de la salud.

En torno a 1938, Canadá y el Reino Unido propusieron las primeras recomendaciones sobre las cantidades de nutrientes adecuadas para evitar deficiencias nutricionales y, posteriormente, el *Food and Nutrition Board* del *Institute of Medicine* (FNB-IoM) americano, actualmente NASEM, definió unas ingestas recomendadas para población americana y canadiense, que han ido evolucionando y modificándose con el tiempo hasta nuestros días. También desde 2010 la Autoridad Europea de Seguridad Alimentaria (EFSA) establece las ingestas recomendadas de energía y nutrientes para la población europea, denominadas *valores dietéticos de referencia* (*dietary reference values*). Aparte de estas pautas generales para la población europea, la mayoría de los países disponen de sus propias recomendaciones dietéticas, que se establecen según las características propias de su población y hábitos alimentarios. En el caso de España, diferentes grupos de expertos han elaborado diversas recomendaciones (**Tablas 2-1** y **2-2**).

Las IDR permiten la evaluación y planificación de dietas de individuos y colectivos. También sirven de base para la información que consta en el etiquetado de los alimentos y como referencia para su formulación. Y son la base para la elaboración de las guías alimentarias, que ayudan a la población en su elección de una dieta adecuada.

Conceptos clave en relación con las ingestas dietéticas de referencia

Dado que las **IDR** son un conjunto de valores, para comprender su significado y aplicaciones es necesario definir previamente algunos términos:

- Los **requerimientos nutricionales** son la cantidad de nutriente que debe ingerir un individuo para mantener la salud y desarrollarse correctamente garantizando, en el caso de los niños, un crecimiento adecuado.

A su vez el **requerimiento mínimo** de un nutriente es la cantidad por debajo de la cual aparece una enfermedad carencial, mientras que el **requerimiento óptimo** es la cantidad que es necesaria ingerir para alcanzar un estado de salud óptimo, y la mayor esperanza y calidad de vida. Estos requerimientos nutricionales son **específicos para cada individuo**, y diferentes en personas con la misma edad, sexo, estado fisiológico o actividad física.

La determinación de los requerimientos nutricionales es compleja y se basa en evidencias científicas obtenidas a partir de estudios experimentales muy variados, como estudios de depleción-repleción con nutrientes concretos, estudios de ingesta-respuesta, o evidencias obtenidas a partir de estudios en animales, entre otros.

- Las **ingestas recomendadas**, por otro lado, son la cantidad de nutriente que un grupo de personas de características similares en cuanto a edad, sexo, situación fisiológica (gestación y lactancia) y actividad física deben ingerir para cubrir sus requerimientos. Por lo tanto, no son específicas para cada individuo, sino que son de aplicación colectiva.

Términos que engloban las ingestas dietéticas de referencia

En relación con las IDR, cada institución o grupo de expertos utiliza una nomenclatura diferente para referirse a los valores incluidos en sus recomendaciones nutricionales pero, en general, se consideran los siguientes términos (**Fig. 2-1**):

- Los **requerimientos medios de nutrientes**, que son el nivel de ingesta que cubre los requerimientos de la mitad de los individuos sanos de una población, y corresponde con el valor medio de los requerimientos de la población. El FNB-IoM americano los denomina *requerimientos estimados medios* (*estimated average requirements*), mientras que la EFSA los denomina *requerimientos medios* (*average requirement*).
- La **ingesta recomendada** (**IR**) **de nutrientes**, que es la ingesta que permite alcanzar los requerimientos de la mayoría (97-98 %) de los individuos sanos de una población. Se establece a partir de la distribución de los requerimientos de los nutrientes, asumiendo que siguen una distribución normal o gausiana, añadiendo dos veces la desviación estándar. Las *Dietary Reference Intakes* (DRI) americanas la denominan *ingesta dietética recomendada* (*recommended dietary intakes*, RDA), mientras que para la EFSA es la *ingesta de referencia para la población* (*population reference intakes*, PRI). En el caso de la energía, las recomendaciones se establecen de manera diferente en el *requerimiento medio de energía* (v. **Cap. 3**).
- La **ingesta adecuada** (**IA**) **de nutrientes**, que es el valor para emplear como referencia cuando no se conocen los requerimientos y, por lo tanto, tampoco las IR de un nutriente. Es la ingesta diaria media de un nutriente en un grupo de individuos aparentemente sanos y que se asume que es adecuada y permite mantener el estado nutricional. Por su definición se supone que cubre o excede los requerimientos de casi todos los miembros de un determinado grupo de edad y sexo. Debido a que no se asocia a un riesgo de inadecuación, las aplicaciones de la ingesta adecuada son más limitadas. Tanto el FNB-IoM como la EFSA utilizan la misma terminología y las denominan *ingestas adecuadas* (*adequate intake*).

Tabla 2-1. Ingestas diarias recomendadas de energía y vitaminas para población española

Grupo	Edad (años)	Energía (kcal[a])	B_1 (mg[b])	B_2 (mg[b])	B_6 (mg)	B_{12} (µg)	Niacina (mg[b,c])
Niños/as	<0,5	600	0,3	0,4	0,2	0,5	4
	0,5-1	900	0,4	0,6	0,4	0,8	6
	1-3	1.200	0,5	0,8	0,6	1,1	8
	4-5	1.600	0,7	0,9	0,9	1,4	11
	6-9	1.900	0,8	1,0	1,1	1,7	13
Varones	10-13	2.250	0,9	1,4	1,2	2,1	15
	14-19	2.800	1,2	1,7	1,5	2,4	19
	20-39	2.700	1,2	1,6	1,5	2,4	18
	40-49	2.550	1,2	1,6	1,5	2,4	17
	50-59	2.500	1,2	1,5	1,7	2,4	17
	60-69	2.400	1,2	1,5	1,7	2,4	16
	≥70	2.100	1,2	1,3	1,9	3,0	15
Mujeres	10-13	2.100	0,9	1,3	1,1	2,1	14
	14-19	2.250	1,0	1,4	1,3	2,4	15
	20-39	2.200	1,1	1,2	1,3	2,4	15
	40-49	2.100	1,1	1,3	1,3	2,4	15
	50-59	2.000	1,1	1,2	1,5	2,4	15
	60-69	1.850	1,1	1,2	1,5	2,4	15
	≥70	1.700	1,1	1,3	1,7	3,0	15
Embarazo (2ª mitad)		2.500	1,3	1,5	1,9	2,6	18
Lactancia		2.700	1,5	1,6	2,0	2,8	19

[a] En población sedentaria reducir un 10 % y en población muy activa incrementar en un 20 %.

[b] Por intervenir en el metabolismo energético, las ingestas recomendadas de vitaminas B_1, B_2 y niacina deben incrementarse cuando la ingesta calórica sea elevada y se debe tomar como mínimo 0,4 mg/1.000 kcal, 0,6 mg/1.000 kcal y 6,6 mg/1.000 kcal, respectivamente para tiamina, riboflavina y niacina.

[c] Un equivalente de niacina = 1 mg de niacina = 60 mg de triptófano.

[d] Por su intervención en la prevención de malformaciones congénitas se aconseja que las mujeres en edad fértil tomen 400 µg de ácido fólico sintético (alimentos fortificados/suplementos), además del aporte procedente de una dieta variada.

Folatos (µg^d)	C (mg)	Ácido pantoténico (mg)	Biotina (µg)	A (µg^e)	D (µg^f)	E (mg^g)	K (µg)
70	50	1,7	5	375	10	4	2
90	50	1,8	6	375	10	5	2,5
150	55	2,0	8	400	15	7	30
200	55	3,0	12	500	15	8	55
250	55	4,0	14	700	15	8	55
300	60	4,0	20	1.000	15	10	60
400	60	5,0	25	1.000	15	10	75
400	60	5,0	30	1.000	15	10	120
400	60	5,0	30	1.000	15	10	120
400	60	5,0	30	1.000	15	10	120
400	60	5,0	30	1.000	15	10	120
400	60	5,0	30	900	20	12	120
300	60	4,0	20	800	15	8	60
400	60	5,0	25	800	15	8	75
400	60	5,0	30	800	15	8	90
400	60	5,0	30	800	15	8	90
400	60	5,0	30	800	15	8	90
400	70	5,0	30	800	15	8	90
400	70	5,0	30	700	20	10	90
600^h	80	6,0	30	800	15	10	90
500	90	7,0	35	1.300	15	12	90

[e] Un equivalente de retinol = 1 µg de retinol = 6 µg de β-carotenos. La equivalencia entre µg y UI es la siguiente: 0,3 µg de vitamina A = 1 UI.

[f] Se expresa como colecalciferol: 1 µg de colecalciferol = 40 UI de vitamina D. Las cantidades recomendadas se establecen para personas con escasa exposición al sol.

[g] Expresada como α-tocoferol: 1 mg de α-tocoferol = 1,49 UI.

[h] Desde el primer trimestre de embarazo: 1 µg de folatos de los alimentos = 0,6 µg de ácido fólico procedente de alimentos fortificados o suplementos tomados con las comidas = 0,5 µg de ácido fólico aportado por suplementos tomados con el estómago vacío.

Tomada de: Ortega RM *et al.*, 2019.

Tabla 2-2. Ingestas diarias recomendadas de proteínas y minerales e ingestas adecuadas de colina

Grupo	Edad (años)	Proteínas (g[a])	Colina (mg[b])	Calcio (mg)	Fósforo (mg)
Niños/as	<0,5	10	125	250	125
	0,5-1	20	150	300	250
	1-3	23	200	500	400
	4-5	30	250	800	500
	6-9	36	300	800	700
Varones	10-13	43	400	1.300	1.200
	14-19	56	550	1.300	1.200
	20-39	54	550	1.000	700
	40-49	54	550	1.000	700
	50-59	54	550	1.200	700
	60-69	54	550	1.200	700
	≥70	54	600	1.300	700
Mujeres	10-13	41	375	1.300	1.200
	14-19	43	400	1.300	1.200
	20-39	41	425	1.200	700
	40-49	41	425	1.200	700
	50-59	41	425	1.200	700
	60-69	41	425	1.200	700
	≥70	41	475	1.300	700
Embarazo (2ª mitad)		56	500	1.400	1.200
Lactancia		66	550	1.500	1.300

[a] Las ingestas recomendadas de proteínas están establecidas en base a la calidad media de la proteína de la dieta española; en vegetarianos o personas que tomen menor proporción de proteínas de alta calidad (huevos, lácteos, carnes, pescados, etc.) habría que aumentar las ingestas recomendadas o cuidar la complementación de aminoácidos esenciales.

Magnesio (mg)	Hierro (mg)	Cinc (mg)	Yodo (µg)	Fluoruro (mg)	Selenio (µg)
30	7	5	40	0,01	10
60	10	5	50	0,50	15
80	10	10	70	0,70	20
130	10	10	90	1	20
180	10	10	130	1,50	30
250	12	15	150	2	40
400	12	15	150	3	50
400	10	15	150	4	70
420	10	15	150	4	70
420	10	15	150	4	70
420	10	15	150	4	70
420	10	15	150	4	70
240	15	12	150	2	45
375	15	12	150	3	50
350	15	12	150	3	55
350	15	12	150	3	55
350	10	12	150	3	55
350	10	12	150	3	55
350	10	12	150	3	55
400	25	15	175	3	65
400	15	20	200	3	75

[b]En muchas etapas del ciclo vital las necesidades de colina pueden ser cubiertas con las síntesis endógena, pero para garantizar su aporte se han marcado recientemente unas ingestas adecuadas, que son las reseñadas en la tabla.

Tomada de: Ortega RM *et al.*, 2019.

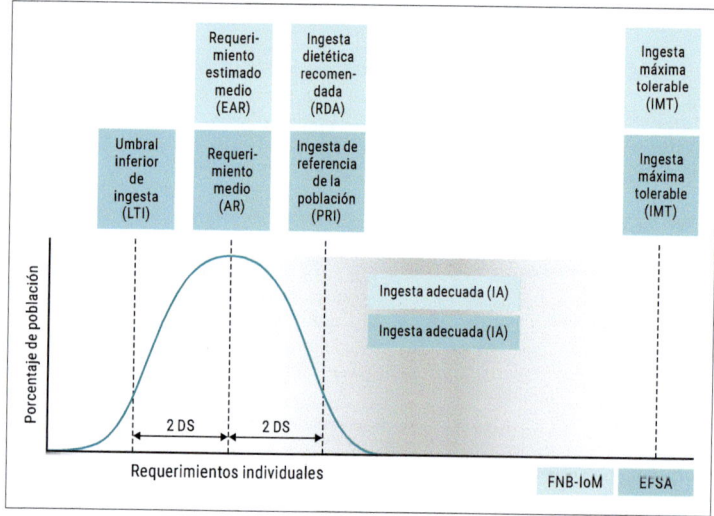

Figura 2-1. Ingestas dietéticas de referencia del *Food and Nutrition Board* del *Institute of Medicine* (FNB-IoM) americano, actualmente NASEM, y de la Autoridad Europea de Seguridad Alimentaria (EFSA).

- La **ingesta máxima tolerable** (**IMT**) de nutriente es un valor que probablemente no representa un riesgo de efectos adversos para la salud en la mayoría de los individuos de una población sana. Este concepto no tiene en cuenta la ingesta elevada puntual de un nutriente. Tanto las DRI americanas como la EFSA lo denominan *nivel de ingesta máxima tolerable* (*tolerable upper intake level*).
- Aparte de estos valores de referencia, las recomendaciones de la EFSA incluyen el **umbral inferior de ingesta** (*lower threshold intake*), que es el nivel de ingesta por debajo del cual la mayoría de los individuos de un grupo no cubrirán sus requerimientos nutricionales.

Además, las recomendaciones europeas y americanas incluyen algunos valores de referencia dirigidos a garantizar el equilibrio dietético, la salud y la reducción del riesgo de enfermedades crónicas. Estos valores son:

- El **rango de distribución aceptable de macronutrientes** (*acceptable macronutrient distribution range*) de las recomendaciones americanas, o el rango de ingestas de referencia para macronutrientes (*reference intake ranges for macronutrients*) de la EFSA, que es el rango de ingestas de macronutrientes expresado como porcentaje de la ingesta energética, que se asocian a una mejor salud.
- El nivel de **ingesta para reducir el riesgo de enfermedades crónicas** (*chronic disease risk reduction intake*, CDRR), que es el nivel de ingesta para el que hay suficientes evidencias científicas que indican que se reduce de riesgo de enfermedades crónicas. Hasta el momento solo se han establecido valores de CDRR para el sodio.

Aplicaciones de las ingestas recomendadas

La principal aplicación que tienen las IDR es la valoración y planificación de dietas. En este sentido debe elegirse no solo el valor de referencia adecuado a cada caso, sino que es deseable contar con información dietética adecuada que refleje la ingesta habitual de los nutrientes. En la valoración y planificación de dietas de grupos homogéneos de población se aplican los requerimientos medios y la IMT de nutrientes; por otro lado, en la valoración y planificación de dietas individuales, las referencias básicas son las IR, las IA (cuando no hay disponible un valor de IR) y las IMT.

Las ingestas de referencia también sirven de base para la toma de decisiones y elaboración de programas de salud pública. Algunos ejemplos de su utilidad en este contexto son la planificación de campañas de educación nutricional y/o de promoción de consumo de ciertos alimentos, la regulación de la información nutricional ofrecida al consumidor y etiquetado de alimentos, la planificación de dietas en instituciones sociosanitarias cerradas, o la decisión sobre suplementación de ciertos colectivos.

Por último, las ingestas de referencia tienen aplicación en la industria alimentaria, que puede utilizarlas de base para la formulación y reformulación de alimentos para la población general, y también para alimentos específicos para dietas especiales.

Consideraciones en relación con el uso e interpretación de las ingestas dietéticas de referencia

En la aplicación de las IDR para la valoración y planificación de dietas, y en la interpretación de los resultados, se deben tener en cuenta algunas consideraciones:

- En primer lugar, las IDR están dirigidas a población aparentemente sana. Una población aparentemente sana puede incluir personas con enfermedades crónicas, como obesidad, diabetes o hipertensión, ya sea bajo control médico o no. Por el contrario, no se consideran individuos sanos a los que tengan un diagnóstico médico o condición que requiera terapia nutricional, estén desnutridos, tengan enfermedades que impliquen malabsorción o tratamientos de diálisis, o sus requerimientos energéticos estén incrementados o disminuidos debido a patologías, situaciones de discapacidad o baja movilidad.
- Los valores de referencia que recogen las IDR van dirigidos a grupos de determinada edad, sexo y situación fisiológica y actividad física. Los grupos se definen de manera que sean lo más homogéneos posibles. Por ejemplo, en el caso de los niños, en franjas de edad con un ritmo de crecimiento similar, para que las necesidades asociadas a dicho crecimiento también lo sean.
- Las IDR de cada nutriente se fijan considerando que la dieta cubre los requerimientos del resto de nutrientes, y que la síntesis endógena del nutriente en cuestión no es suficiente para atender a los requerimientos. Por ejemplo, las recomendaciones de ingesta de vitamina D se establecen asumiendo que el aporte de calcio de la dieta es suficiente y que la exposición solar es insuficiente para garantizar la síntesis de la vitamina.
- Es normal y esperable que la ingesta de nutrientes varíe de un día a otro. Por esa razón las IDR representan el objetivo a cubrir con la dieta de un período amplio de días, es decir, con la ingesta media habitual.

- Para valorar la suficiencia de la dieta de un colectivo o grupo, debido a la variabilidad en la dieta y la ingesta de nutrientes, es necesario disponer de información sobre la ingesta habitual del nutriente. En este sentido, se debe recoger la información dietética de un número suficientemente amplio de días para que estos representen la ingesta habitual (como permiten los cuestionarios de frecuencia de consumo de alimentos, o la historia dietética). Otra alternativa es aplicar tratamientos estadísticos apropiados para transformar la distribución de ingestas puntuales u observadas de nutrientes en distribuciones de ingestas usuales.

- Para la evaluación y planificación de dietas de colectivos se emplean como valor de referencia los requerimientos medios. No es adecuado emplear las IR para evaluar o planificar dietas de grupos, ya que se marcan con generosidad y superan los requerimientos de la mayoría de los individuos del grupo, con lo que se planificarán dietas con un aporte de nutrientes superior a lo que necesiten la mayoría de las personas del colectivo, o se sobrestimará el porcentaje de individuos con ingestas insuficientes. Tampoco es correcto emplear las IA para valorar las dietas de colectivos, ya que no hay certeza sobre si el valor de la IA está cerca o lejos de los requerimientos reales. En general, se puede afirmar con cierta seguridad que los individuos que superan las IA tienen un bajo riesgo de insuficiencia. Pero las ingestas inferiores a la IA pueden o no ser insuficientes. En ocasiones, se ha empleado como punto de corte en estos casos el alcanzar o no 2/3 de las IA, aunque es una aproximación arbitraria.

- En la evaluación y planificación de dietas individuales se deben emplear las IR y las IA. Sin embargo, dado que estos valores de referencia se encuentran (seguramente en el caso de las IR, y probablemente en el caso de las IA) por encima de los requerimientos de la mayoría de la población, no es posible afirmar que la dieta es insuficiente cuando no se alcanzan las IR o las IA. Solo se puede suponer una probabilidad o riesgo de inadecuación, que será mayor cuanto más se aleje la ingesta del valor recomendado. Por ello, y para hacer una valoración nutricional de los individuos, es necesario realizar no solo un estudio dietético, sino también de composición corporal (v. **Cap. 5**) y de los parámetros bioquímicos indicadores de situación nutricional (v. **Cap. 6**).

- En cuanto a las IMT, cuando la ingesta supera este valor, a medida que aumenta la ingesta, más aumenta el potencial riesgo adverso asociado. Cuando un nutriente no dispone de IMT, probablemente tiene más que ver con la falta de evidencia que con una falta de efectos adversos. Por lo tanto, esto no significa que necesariamente una ingesta excesiva no suponga un riesgo.

- En este momento hay suficientes evidencias para algunos nutrientes esenciales que permiten establecer qué nivel de ingesta se asocia a una deficiencia nutricional o a efectos adversos. Sin embargo, es más complejo establecer la cantidad de nutriente asociado a un menor riesgo de enfermedades crónicas, ya que el riesgo nulo de desarrollar una enfermedad crónica no existe. Aunque sea deseable disponer de recomendaciones nutricionales claras sobre la prevención de enfermedades crónicas, la situación actual es que las evidencias al respecto son limitadas.

OBJETIVOS NUTRICIONALES

Los **objetivos nutricionales** son un conjunto de pautas que ayudan a la población a conseguir una dieta saludable (**Tabla 2-3**). Los objetivos nutricionales están

Tabla 2-3. Objetivos nutricionales para la población española. Pautas encaminadas a mantener y mejorar la salud de la población

	Datos dietéticos	Objetivo nutricional
Perfil calórico de la dieta	Proteínas (% energía)	10-15 %
	Grasa (% de energía)	20-35 % (<35 %)
	Hidratos de carbono (% energía)	>50 %
Perfil lipídico de la dieta	AGS (% energía)	<10 %
	AGP (% energía)	4-10 %
	AGM (% energía)	Resto de la grasa
Otros objetivos	Ácidos grasos omega-3 (ingesta/día)	1-2 % energía
	α-linolénico	>0,5 % energía
	EPA + DHA	>500 mg/día
	Ácidos grasos omega-6 (ácido linoleico)	3-8 %
	Ácidos grasos *trans* (% energía)	<1 %
	Fibra dietética	25-35 g/día
	Sal común (sodio)	<5 g/día (2 g/día)
	Azúcares libres (% energía)[a]	<10 % para niños y adultos
	Alcohol[b]	0-20 g/día para hombres 0-10 g/día para mujeres
	Actividad física	Aumentar
	Índice de masa corporal (kg/m²)	18,5-25

[a]Se engloban los azúcares añadidos de forma intencionada y los presentes de forma natural en la miel, los jarabes y los zumos de fruta. Tanto en adultos como en niños, la OMS recomienda reducir la ingesta de azúcares libres a menos del 10 % de la ingesta total de energía. Además, señala que una ingesta por debajo al 5 % de la ingesta calórica total tiene beneficios adicionales para la salud. Por su parte la ESPGHAN, señala que en menores de 2 años no se consuman azúcares libres y que en niños de 2 a 18 años estos no superen el 5 % de la ingesta calórica.

[b]No se recomienda consumir bebidas alcohólicas en ninguna etapa de la vida, estando totalmente desaconsejado en niños, mujeres embarazadas o en el período de lactancia, y en personas con tratamientos farmacológicos. En el caso de que se opte por tomar bebidas alcohólicas fermentadas de baja graduación, la cantidad máxima de bajo riesgo para la salud es la indicada en la tabla.

Tomada de: Ortega *et al.*, 2021.

AGM: ácidos grasos monoinsaturados; AGP: ácidos grasos poliinsaturados; AGS: ácidos grasos saturados; DHA: ácido docosahexaenoico; EPA: ácido eicosapentaenoico.

dirigidos a la población en general, a diferencia de las IDR, que se establecen para grupos concretos de la población en cuanto a edad, sexo, actividad física y estado fisiológico. Incluyen objetivos en cuanto a la ingesta de algunos nutrientes, que suelen formularse en la mayoría de los casos como porcentajes de energía o densidad de nutrientes, y que basándose en evidencias científicas pretenden acercar la dieta de la población a una dieta más correcta que ayude a prevenir el desarrollo de enfermedades crónicas. También incluyen otros aspectos relacionados con un estilo de vida saludable, como el mantenimiento de un peso adecuado o llevar una vida activa.

El diseño de los objetivos nutricionales debe partir del conocimiento del patrón dietético medio de la población en un momento determinado. A partir de ahí se establecen unos objetivos nutricionales que permitan modificar la dieta en una dirección favorable a corto, medio, o largo plazo. Sirven como objetivo en la planificación y valoración dietética individual y de grupos, y también como base para diseñar políticas y estrategias a nivel nacional.

PUNTOS CLAVE

- Las ingestas dietéticas de referencia (IDR) son un conjunto de datos de referencia de ingesta de energía y nutrientes, que se marcan con el objetivo de prevenir las deficiencias nutricionales, alcanzar una salud óptima, y reducir el riesgo de desarrollar enfermedades crónicas.
- Los principales valores de las IDR son los requerimientos medios, las ingestas recomendadas (IR), las ingestas adecuadas (IA) y las ingestas máximas tolerables (IMT) de nutrientes.
- Las IDR se establecen para grupos de la población sanos y homogéneos en cuanto a sus necesidades nutricionales.
- Las IDR se utilizan para evaluar y planificar dietas tanto a nivel individual como colectivo, sirviendo de base para la información nutricional en alimentos, guías alimentarias y programas de salud pública.
- Los objetivos nutricionales son pautas destinadas a la población en general, diferenciándose de las IDR que se centran en grupos específicos. Incluyen metas para la ingesta de nutrientes y aspectos relacionados con un estilo de vida saludable, basándose en evidencias científicas para prevenir enfermedades crónicas.

BIBLIOGRAFÍA

Comité Científico de la Agencia Española de Seguridad Alimentaria y Nutrición (AESAN). Informe del Comité Científico de la Agencia Española de Seguridad Alimentaria y Nutrición (AESAN) sobre Ingestas Nutricionales de Referencia para la población española. Revista del comité científico de la AESAN. 2019(29):43-68.

EFSA. Guidance of EFSA General principles for the collection of national food consumption data in the view of A pan-European dietary survey. EFSA Journal. 2009;7(12):1435.

EFSA Panel on Dietetic Products, Nutrition, and Allergies (NDA). Scientific Opinion on principles for deriving and applying Dietary Reference Values. EFSA Journal. 2010;8(3):1458.

Gil A, Mañas M, Martínez de la Victoria E. Ingestas dietéticas de referencia y objetivos nutricionales. En: Gil A, ed. Tratado de Nutrición. Tomo IV: Nutrición humana en el estado de salud. 3ª ed. Madrid: Editorial Médica Panamericana; 2017. p. 15-47.

Institute of Medicine. DRI Dietary Reference Intakes: Applications in Dietary Assessment. Washington, DC: The National Academies Press; 2000.

Institute of Medicine. DRI Dietary Reference Intakes: Applications in Dietary Planning. Washington, DC: The National Academies Press; 2003.

Institute of Medicine. DRI Dietary Reference Intakes: The Essential Guide to Nutrient Requirements. Otten JJ, Hellwig JP, Meyers LD, eds. Washington, DC: The National Academies Press; 2006.

Institute of Medicine. The Development of DRIs 1994-2004: Lessons Learned and New Challenges: Workshop Summary. Sheffer M, Taylor CL, eds. Washington, DC: The National Academies Press; 2008.

Murphy SP, Poos MI. Dietary Reference Intakes: summary of applications in dietary assessment. Public Health Nutr. 2002;5(6A):843-9.

NASEM National Academies of Sciences, Engineering, and Medicine, Health and Medicine Division, Food and Nutrition Board, Committee on the Development of Guiding Principles for the Inclusion of Chronic Disease Endpoints in Future Dietary Reference Intakes. Guiding Principles for Developing Dietary Reference Intakes Based on Chronic Disease. Oria MP, Kumanyika S, eds. Washington (DC): National Academies Press (US); 2017.

National Academies of Sciences Engineering and Medicine. Dietary Reference Intakes for Sodium and Potassium. Stallings VA, Harrison M, Oria M, eds. Washington, DC: The National Academies Press; 2019.

Navia B. Ingestas recomendadas, ingestas adecuadas y objetivos nutricionales. En: Ortega RM, ed. Nutrición Clínica y Salud Nutricional. Madrid: Editorial Médica Panamericana; 2023. p. 11-22.

Ortega RM, López-Sobaler AM, Aparicio A, Rodríguez-Rodríguez E, González-Rodríguez LG, Perea JM, et al. Objetivos nutricionales para la población española. Pautas encaminadas a mantener y mejorar la salud de la población. Madrid: Departamento de Nutrición y Ciencia de los Alimentos, Facultad de Farmacia, Universidad Complutense de Madrid; 2021.

Ortega RM, Requejo AM, Navia B, López-Sobaler AM, Aparicio A. Ingestas diarias recomendadas de energía y nutrientes para la población española. Madrid: Departamento de Nutrición y Ciencia de los Alimentos, Facultad de Farmacia, Universidad Complutense de Madrid; 2019. Disponible en: https://www.ucm.es/idinutricion/ingestas-recomendadas-de-energia-y-nutrientes [última consulta: 19 de marzo de 2024].

SENC. Objetivos nutricionales para la población española. Consenso de la Sociedad Española de Nutrición Comunitaria 2011. Rev Esp Nutr Com. 2011;17(4):178-99.

Serra-Majem L, Aranceta J. Nutritional objectives for the Spanish population. Consensus from the Spanish Society of Community Nutrition. Public Health Nutr. 2001;4(6A):1409-13.

Gasto energético e ingestas dietéticas de referencia de energía

3

A. M. López-Sobaler

> ✪ El ser humano necesita energía para poder llevar a cabo y regular todos los procesos bioquímicos que le permiten mantener las funciones corporales y realizar las actividades físicas. Dicha energía la obtiene a partir de los alimentos y bebidas de la dieta; en concreto procede de los hidratos de carbono, grasas, proteínas y el alcohol, y en menor medida de polioles y ácidos orgánicos, entre otros.
>
> El balance energético, o equilibrio energético, es la situación en que la energía aportada por la dieta iguala al gasto de energía. Sin embargo, cuando la ingesta de energía es elevada y no se compensa con un incremento de la actividad física, se puede producir una ganancia de peso. Por el contrario, una ingesta insuficiente de energía sin que disminuya proporcionalmente la actividad física, puede dar lugar a una pérdida de peso. Por lo tanto, conocer el gasto energético ayuda a planificar dietas más ajustadas no solo para mantener el peso y evitar los desequilibrios, sino para mantener una salud óptima en general.

INTRODUCCIÓN

Una dieta correcta y sana debe satisfacer las necesidades de energía y de nutrientes esenciales. Sin embargo, las necesidades y las recomendaciones de energía no pueden tenerse en cuenta de forma aislada a las del resto de nutrientes de la dieta, ya que la falta de uno influye en los otros. Es necesario definir previamente algunos conceptos, que parten de la premisa de que la dieta satisface plenamente las necesidades del resto de nutrientes.

Para la energía, los **requerimientos estimados de energía** (**REE**) son la cantidad de energía aportada por la dieta que permite mantener un equilibrio con el **gasto energético total** (**GET**), de manera que se mantenga la masa y composición corporal y el nivel de actividad física, y que se permita un estado de buena salud a largo plazo. En niños, en el embarazo y la lactancia, los REE incluyen la energía necesaria para el crecimiento, el depósito de tejidos y la producción de leche, todo ello manteniendo una buena salud tanto de la madre como del descendiente.

Por otro lado, la **ingesta dietética de referencia** (**IDR**) **de energía** de un grupo de población es el REE medio de los individuos sanos y bien nutridos que constituyen

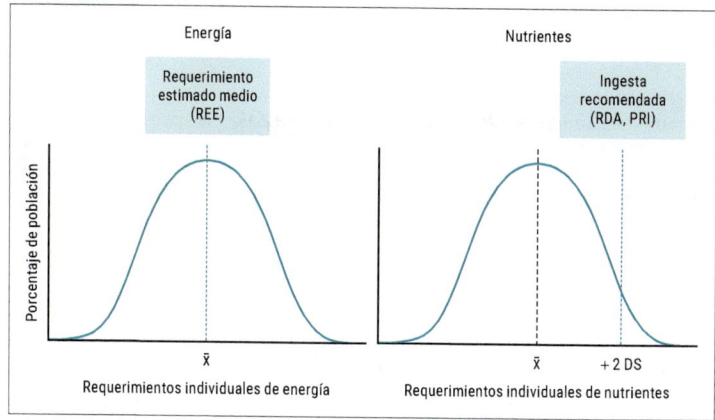

Figura 3-1. Diferencia entre las ingestas dietéticas de referencia (IDR) para la energía y para el resto de los nutrientes cuando se conoce la distribución de los requerimientos. DS: desviación estándar; PRI: ingesta de referencia para la población (EFSA); RDA: ingesta dietética recomendada (NASEM).

ese grupo. Teniendo esto en cuenta, esta referencia excede los requerimientos de la mitad de los individuos del grupo, por lo que tiene utilidad en su aplicación a colectivos, mientras que tiene un uso limitado a nivel individual.

De acuerdo con estas definiciones, el objetivo principal de la evaluación de los requerimientos energéticos es poder planificar dietas con un contenido energético que sea compatible con una buena salud a largo plazo. Por esa razón, las recomendaciones dietéticas de energía se dirigen a personas sanas y bien nutridas, y no son de aplicación en las diferentes situaciones de desnutrición.

A diferencia de cómo se establecen las IDR de nutrientes, la IDR de energía coincide con los REE medios de individuos sanos representativos de un grupo determinado de la población. Los valores de referencia dietética de nutrientes para un individuo se establecen en la ingesta recomendada de nutrientes (IR) o en la ingesta de referencia para la población (PRI) (de manera que se asegura que se cubre con esa cantidad los requerimientos de la mayoría de la población), porque se asume que una ingesta marcada con esta cierta «generosidad» no tiene efectos adversos para la persona (**Fig. 3-1**). Sin embargo, en el caso de la energía no es así ya que cualquier ingesta energética que se aleje de los REE de la persona tendrá como consecuencia un aumento o una disminución del peso corporal.

Si las IDR de energía se estableciesen en los REE medios más dos veces la desviación estándar de la distribución (como se hace con los nutrientes), se podría llegar a recomendar ingestas hipercalóricas a un elevado porcentaje de individuos, con el correspondiente aumento de la obesidad en la población.

Otro aspecto para tener en cuenta es que las necesidades de energía para mantener la masa corporal y la actividad física difieren de las necesidades para mantener un peso corporal adecuado y un nivel de actividad física compatible con una buena salud.

GASTO ENERGÉTICO Y SUS COMPONENTES

El **GET** es la energía gastada como media en un período de 24 horas por un individuo. Refleja el gasto medio de energía en un día típico, pero no es exactamente la cantidad de energía gastada cada día, ya que puede ser diferente de un día a otro.

El GET consta de tres componentes principales: el gasto del metabolismo basal, el de la actividad física y el de la termogénesis:

- El **gasto metabólico basal** (**GMB**) es el gasto energético destinado mantener funciones vitales (actividad cardiorrespiratoria, mantenimiento de la temperatura corporal, el tono muscular, el metabolismo celular o la transmisión de señales). Es el mayor componente del GET y representa entre el 60 y el 75 % del GET en individuos sedentarios.

  Para medir el GMB el individuo debe estar tumbado cómodo, recién despertado, sin haber hecho ninguna actividad, y en ayunas de al menos 12 horas. Como es difícil medir el GMB en estas condiciones, es más habitual medir el **gasto metabólico en reposo** (**GMR**) en una situación en la que el individuo ya no guarda ayuno de 12 horas y ha realizado alguna actividad sedentaria (levantarse de la cama, desplazarse, etc.). El GMR es un 10 % ligeramente mayor al GMB porque incluye el gasto debido a las ingestas recientes de alimentos y el debido a un efecto retardado de las actividades físicas.

- El **gasto por actividad física** hace referencia tanto a la actividad física espontánea como al gasto energético por el ejercicio físico programado. Es el componente del gasto energético que más varía entre individuos, ya que depende de la intensidad de la actividad física, su duración y su frecuencia, así como del peso del individuo. Varía desde un 10 % en los individuos encamados, hasta el 50 % o más en personas muy activas.

- La **termogénesis** es el otro componente del gasto energético total, y puede ser inducido por la dieta o por otros componentes (como por el frío, o algunos fármacos). La termogénesis inducida por la dieta puede ser obligatoria y facultativa. La *termogénesis obligatoria* es el gasto de energía asociado a la alimentación debido a los procesos de digestión, absorción, transporte, metabolismo y almacenamiento de los nutrientes de la dieta. Por su parte, la *termogénesis facultativa* es la producción extra de calor como consecuencia de la activación de la actividad del sistema nervioso simpático por parte de algunos componentes de la dieta.

En situaciones como el crecimiento, el embarazo y la lactancia, el GET incluye además el gasto correspondiente al depósito de tejidos, al desarrollo del feto y a la producción de leche:

- El coste energético por el **crecimiento** incluye la energía necesaria para sintetizar nuevos tejidos y la energía depositada en dichos nuevos tejidos.
- Durante el **embarazo** se necesita energía extra para el crecimiento del feto, la placenta, el crecimiento de tejidos de la madre, como el útero, el tejido mamario y tejido graso, y para hacer frente a los cambios en el metabolismo basal y el aumento en el gasto materno, tanto en reposo como en actividad física.

- La **lactancia** tiene un coste energético debido a dos componentes: la energía contenida en la leche secretada y la energía necesaria para producir dicha leche. Las lactantes bien nutridas pueden obtener parte de estos requerimientos adicionales a partir de los depósitos de grasa acumulados durante el embarazo.

Condicionantes del gasto energético

El GET es diferente entre individuos, pero también dentro de un mismo individuo varía de un día para otro, y además va cambiando a lo largo de la vida. Algunos de los aspectos que determinan el gasto energético son:

- **Sexo y edad**: los varones tienen un gasto energético mayor que las mujeres, lo que se justifica principalmente por las diferencias en la composición corporal, pero también por diferencias hormonales. El GMB es alto (proporcionalmente al tamaño corporal) hasta los 15 meses, disminuye hasta los 20 años, se mantiene estable hasta los 60 años y luego vuelve a disminuir. La reducción en el GMB en personas mayores se debe a la disminución de la masa magra y al menor metabolismo de los órganos que se produce con la edad.
- **Composición corporal**: el GMB correlaciona mejor con la masa magra que con el peso corporal total, ya que los tejidos no grasos tienen un elevado gasto energético, mientras que el tejido adiposo, en proporción, tiene una baja actividad metabólica.
- **Dieta**: la cantidad y proporción de proteínas, hidratos de carbono y grasas de la dieta influye en su termogénesis, ya que cada uno de estos macronutrientes tiene un efecto térmico diferente. Las proteínas son las que tienen un mayor gasto por la termogénesis, sobre el 15-25 %; los hidratos de carbono entre el 8-12 %; y las grasas el 3-4 %. Como consecuencia, en una dieta mixta la termogénesis inducida por la dieta se encuentra entre el 10-15 % del GET.
- **Actividad física**: además de que la actividad física supone un gasto energético concreto, también modula o influye en el efecto térmico de la dieta, ya que las personas activas tienen un mayor gasto por el efecto térmico de los alimentos que las inactivas.
- **Economía de movimiento y entrenamiento**: las personas más entrenadas tienen una mayor economía de movimientos, esto es, una mejor coordinación muscular para realizar una tarea dada. La coordinación motora se encuentra en desarrollo en los niños y adolescentes, por lo que su economía de movimiento es menor y el coste energético para una tarea determinada, como, por ejemplo, caminar, es mayor que en los adultos. A su vez, el entrenamiento en adultos mejora su economía de movimiento.

Medida del gasto energético

A nivel individual, el GET o alguno de sus componentes se pueden medir mediante diferentes técnicas experimentales: por ejemplo, por calorimetría directa o por el método del agua doblemente marcada. Estas técnicas, aunque se consideran muy precisas y, en ocasiones, el *gold standard* para validar otros métodos, requieren infraestructuras especiales o son muy costosas, por lo que solo se emplean en investigación. También puede utilizarse técnicas de calorimetría indirecta, en las que se calcula el gasto energético en un tiempo determinado a partir de la cantidad de oxígeno que se consume y la producción de dióxido de carbono, gases que son un reflejo del metabolismo celular. A partir de los volúmenes de estos dos gases, se estima el gasto energético mediante diferentes fórmulas.

Además, debido a que el gasto energético por la actividad física es el componente más variable del GET, es importante cuantificarlo adecuadamente. Para ello se puede recoger información autodeclarada por el individuo en un registro o diario de actividades, en el que se anotan todas las actividades realizadas durante un período determinado de tiempo (entre 3 y 7 días). Posteriormente, se calcula el gasto energético por la actividad física mediante unos coeficientes establecidos para cada tipo de actividad.

También se pueden utilizar dispositivos como los podómetros, que detectan los movimientos durante la deambulación y proporcionan un recuento de los pasos acumulados, aunque no proporcionan información sobre los patrones de actividad e intensidad de la actividad física. Por su parte, los acelerómetros sí detectan los movimientos y el desplazamiento del cuerpo, traduciendo la información recogida en tiempo dedicado a actividades de intensidad preestablecida.

Estimación del gasto energético mediante fórmulas predictivas

Debido a que las técnicas experimentales de medida del gasto energético son costosas o poco accesibles en algunos casos, lo más habitual en la práctica diaria es utilizar diferentes fórmulas que permiten calcular el GET y que tienen en cuenta la edad, el sexo, el tamaño o la composición corporal, la situación fisiológica y la actividad física.

Es importante tener en cuenta las características de las poblaciones en las que se han desarrollado las diferentes ecuaciones, porque solo son aplicables a individuos con características similares. Esto significa que, por ejemplo, las ecuaciones obtenidas en individuos sedentarios no son aplicables a individuos activos, y viceversa. Tampoco las obtenidas en población sana son aplicables a personas enfermas. En este sentido, se ha propuesto la utilización de factores de corrección en función del estrés del paciente.

Una de las formas más empleadas para estimar el GET es el **método factorial**, en que se calcula por un lado el GMB (o el GMR), y a continuación se multiplica por un factor de actividad (FA) que representa el **nivel de la actividad física** (**NAF**) habitual. Así:

$$GET = GMB \times FA$$

Unas de las ecuaciones más empleadas para calcular el GET por el método factorial son las de la OMS (1985) (**Tabla 3-1**), que proponen unas ecuaciones para calcular el GMB y también unos FA genéricos.

En lugar de emplear el FA general se puede aplicar un **coeficiente de actividad física individual** (**CAFI**) calculado a partir de la información recogida mediante registros o cuestionarios de actividades realizadas durante 24 horas (**Tabla 3-2**). Para calcular este CAFI se multiplica el tiempo dedicado a cada una de las actividades

Tabla 3-1. Ecuaciones de la OMS para el cálculo del GMB (kcal/día) y factores de actividad (FA) para estimar el gasto energético total

Edad (años)	Ecuaciones GMB (kcal/día)	
	Mujeres	**Mujeres**
0-3	(60,9 × P) − 54	(61 × P) − 51
3-10	(22,7 × P) + 495	(22,5 × P) + 499
10-18	(17,5 × P) + 651	(12,2 × P) + 746
18-30	(15,3 × P) + 679	(14,7 × P) + 496
30-60	(11,6 × P) + 879	(8,7 × P) + 829
>60	(13,5 × P) + 487	(10,5 × P) + 596

Categoría	FA general según el tipo de actividad	
	Varones	**Mujeres**
Ligera: dormir, reposar, estar sentado de pie, pasear en terreno llano, trabajos ligeros del hogar, jugar a las cartas, coser, cocinar, estudiar, conducir, escribir a máquina, empleados de oficina, etc.	1,55	1,56
Moderada: pasear a 5 km/h, trabajos pesados de la casa, carpinteros, obreros de la construcción (excepto trabajos duros), industria química, eléctrica, tareas agrícolas mecanizadas, golf, cuidado de niños, etc.	1,78	1,64
Alta: tareas agrícolas no mecanizadas, mineros, forestales, cavar, cortar leña, segar a mano, escalar, montañismo, jugar al fútbol, tenis, etc.	2,10	1,82

GET = GMB × FA

Embarazo (2ª mitad): GET no embarazo + 250 kcal/día

Lactancia: GET no embarazo + 500 kcal/día

Tomada de: FAO/WHO/UNU, 2004.
P: peso (kg).

diarias por su correspondiente factor de actividad por unidad de tiempo. Así, el tiempo total dedicado a actividades de la categoría «reposo» se multiplicaría por 1; el tiempo dedicado a actividades de la categoría «muy ligeras» se multiplicaría por 1,5; el de la categoría «ligeras» por 5, y así sucesivamente. Finalmente se suman todos los valores obtenidos y se divide entre 24 horas para obtener el valor del CAFI. Este valor puede emplearse para multiplicar el GMB y obtener el GET, o también para establecer la categoría de actividad física.

Tabla 3-2. Coste energético de diferentes actividades, expresados como múltiplos del GMB

Categoría de actividad	Factor de actividad por unidad de tiempo
Reposo: sueño, tendido	1,0
Muy ligera: actividades que se hacen sentado o de pie, como pintar, conducir, trabajo de laboratorio, escribir a máquina, planchar, cocinar, jugar a las cartas, tocar un instrumento musical	1,5
Ligera: caminar sobre una superficie plana a 4-5 km/h, trabajo de taller, instalaciones eléctricas, carpintería, camarero, limpieza doméstica, cuidado de niños, golf, vela, tenis de mesa	2,5
Moderada: caminar a 5,5-6,5 km/h, arrancar hierba y cavar, transportar una carga, bicicleta, esquí, tenis, baile	5,0
Intensa: caminar con carga cuesta arriba, cortar árboles, cavar con fuerza, baloncesto, escalada, fútbol, rugby	7,0

Tomada de: FAO/WHO/UNU, 1985.

En la clínica, las fórmulas más utilizadas para estimar el GMB son las de Harris y Benedict (**Tabla 3-3**). Para obtener el GET, el GMB se multiplica por un FA y también por un factor que representa el grado de estrés o agresión (FE) y un factor anabólico (Fan).

Hay que señalar que la ecuación de Harris y Benedict puede sobreestimar el GMB hasta un 5-15 % tanto en individuos sanos como en enfermos, aunque es la ecuación más empleada en pacientes con enfermedades graves.

INGESTAS DIETÉTICAS DE REFERENCIA DE ENERGÍA

Como ya se ha indicado, a nivel poblacional las **ingestas dietéticas de referencia** (**IDR**) **de energía** son el REE medio de los individuos sanos y bien nutridos que constituyen ese grupo de población.

Las tablas de **ingestas de referencia de energía y nutrientes para la población española** proponen unos valores de IDR de energía para los diferentes grupos de edad, sexo, y situación fisiológica (v. **Cap. 2**; **Tabla 2-1**), considerando una actividad moderada y asumiendo un peso adecuado de los individuos. La energía de referencia debe reducirse un 10 % en individuos sedentarios o aumentarse un 20 % en población muy activa.

Estas recomendaciones energéticas son muy generales y no permiten tener en cuenta las diferentes características personales de los individuos que siendo considerados población sana normal, su peso y estatura se alejan de los estándares medios.

Tablas 3-3. Fórmulas de Harris y Benedict para calcular el GET

Ecuación de GMB	
Varones	GMB (kcal/día) = = 66,473 + 13,7516 P + 5,0033 T − 6,755 E
Mujeres	GMB (kcal/día) = = 655,0955 + 9,5634 P + 1,8496 T − 4,6756 E
Factor de actividad (FA)	
Reposo en cama	1
Movimiento en cama o sillón	1,2
Ambulación	1,3
Factor de estrés (FE)	
Desnutrición	0,7
Cirugía programada menor	1,1-1,2
Cirugía mayor	1,2-1,3
Infección moderada	1,2
Politraumatismo	1,4-1,5
Grandes quemados	1,5-2,31
Cáncer	0,9-1,3
Factor anabólico (Fan)	
Mantenimiento	1
Anabolismo	1,2-1,3
GET = GMB × FA × FE × Fan	

Adaptada de: García de Lorenzo et al., 2017.

E: edad (años); P: peso* (kg); T: talla (cm).

*Peso ajustado en situaciones de malnutrición: peso ajustado = (peso real − peso ideal) × 0,25 + peso ideal.

Por su parte, la Autoridad Europea de Seguridad Alimentaria (EFSA) publicó en 2013 los requerimientos medios de energía (RME) para población europea desde los 7 meses de edad hasta los 80 años (Tablas 3-4 y 3-5). Estos RME se han estimado empleando el método factorial, aplicando las ecuaciones de Henri (2005) y asumiendo un peso medio saludable de la población (IMC = 22 kg/m^2 en los adultos).

Los RME se han calculado para diferentes NAF dependiendo del grupo de edad. Para la población gestante los RME se han estimado considerado que la mejor salud materna y fetal se asocia a un aumento medio de peso de 12 kg. Los requerimientos energéticos adicionales promedio para alcanzar este incremento

Tabla 3-4. Gasto metabólico en reposo (GMR) y requerimientos medios de energía (RME) para población europea

Edad (años)	GMR (kcal/día)	RME (kcal/día)			
		NAF = 1,4	NAF = 1,6	NAF = 1,8	NAF = 2,0
Niños					
1	550	777			
2	727	1.028			
3	830	1.174			
4	888	1.256	1.436	1.615	
5	942	1.332	1.522	1.712	
6	996	1.409	161	1.811	
7	1.059	1.497	1.711	1.925	
8	1.126	1.592	1.819	2.046	
9	1.191	1.684	1.925	2.165	
10	1,196		1.933	2.174	2.416
11	1.264		2.043	2.298	2.554
12	1.345		2.174	2.445	2.717
13	1.444		2.333	2.625	2.916
14	1.555		2.513	2.828	3.142
15	1.670		2.699	3.036	3.374
16	1.761		2.845	3.201	3.556
17	1.819		2.940	3.307	3.675
Niñas					
1	503	712			
2	669	946			
3	775	1.096			
4	826	1.168	1.335	1.502	
5	877	1.239	1.417	1.594	
6	928	1.312	1.500	1.687	
7	984	1.392	1.591	1.790	
8	1.045	1.477	1.688	1.899	
9	1.107	1.566	1.790	2.013	
10	1.125		1.818	2.046	2.273
11	1.181		1.908	2.146	2.385
12	1.240		2.004	2.255	2.505
13	1.299		2.099	2.361	2.624
14	1.346		2.175	2.447	2.719
15	1.379		2.228	2.507	2.786
16	1.398		2.259	2.542	2.824
17	1.409		2.277	2.562	2.846

(Continúa)

Tabla 3-4. Gasto metabólico en reposo (GMR) y requerimientos medios de energía (RME) para población europea (*Cont.*)

Edad (años)	GMR (kcal/día)	RME (kcal/día)			
		NAF = 1,4	NAF = 1,6	NAF = 1,8	NAF = 2,0
Hombres					
18-29	1.674	2.338	2.672	3.006	3.340
30-39	1.621	2.264	2.588	2.911	3.235
40-49	1.599	2.234	2.553	2.873	3.192
50-59	1.578	2.204	2.519	2.834	3.149
60-69	1.440	2.017	2.305	2.593	2.882
70-79	1.416	1.984	2.267	2.550	2.834
Mujeres					
18-29	1.346	1.878	2.147	2.415	2.683
30-39	1.296	1.813	2.072	2.331	2.590
40-49	1.285	1.798	2.055	2.312	2.569
50-59	1.274	1.783	2.037	2.292	2.547
60-69	1.164	1.628	1.861	2.093	2.326
70-79	1.154	1.614	1.844	2.075	2.305
Gestantes					
1er trimestre	RME = RME no embarazo + 70 kcal/día				
2° trimestre	RME = RME no embarazo + 260 kcal/día				
3er trimestre	RME = RME no embarazo + 500 kcal/día				
Lactantes					
0-6 meses posparto	RME = RME no embarazo + 670 kcal/día[a] – 160 kcal/día[b]				

[a]Producción de leche; [b]movilización de energía.
Tomada de: EFSA, 2013.
NAF: nivel de actividad física.

Tabla 3-5. Requerimientos medios de energía (RME) para la población infantil

Edad (meses)	RME (kcal/día)		RME (kcal/kg/día)	
	Niños	Niñas	Niños	Niñas
7	636	573	76	76
8	661	599	77	76
9	688	625	77	76
10	725	656	79	77
11	742	673	79	77

Tomada de: EFSA, 2013.

Tabla 3-6. Requerimientos estimados de energía (REE) (kcal/día) para la población americana y canadiense

0-2,99 años

Niños	REE = −716,45 − (1,00 × E) + (17,82 × T) + (15,06 × P) + 200/50/20 (A)
Niñas	REE = −69,15 + (80,0 × E) + (2,65 × T) + (54,15 × P) + 180/60/20/15 (B)

3-18,99 años

Niños	Inactivo	REE = −447,51 + (3,68 × E) + (13,01 × T) + (13,15 × P) + 20/15/25/20 (C)
	Poco activo	REE = 19,12 + (3,68 × E) + (8,62 × T) + (20,28 × P) + 20/15/25/20
	Activo	REE = −388,19 + (3,68 × E) + (12,66 × T) + (20,46 × P) + 20/15/25/20
	Muy activo	REE = −671,75 + (3,68 × E) + (15,38 × T) + (23,25 × P) + 20/15/25/20
Niñas	Inactiva	REE = 55,59 − (22,25 × E) + (8,43 × T) + (17,07 × P) + 15/30/20 (D)
	Poco activa	REE = −297,54 − (22,25 × E) + (12,77 × T) + (14,73 × P) + 15/30/20
	Activa	REE = −189,55 − (22,25 × E) + (11,74 × T) + (18,34 × P) + 15/30/20
	Muy activa	REE = −709,59 − (22,25 × E) + (18,22 × T) + (14,25 × P) + 15/30/20

19 años y más

Hombres	Inactivo	REE = 753,07 − (10,83 × E) + (6,50 × T) + (14,10 × P)
	Poco activo	REE = 581,47 − (10,83 × E) + (8,30 × T) + (14,94 × P)
	Activo	REE = 1.004,82 − (10,83 × F) + (6,52 × T) + (15,91 × P)
	Muy activo	REE = −517,88 − (10,83 × E) + (15,61 × T) + (19,11 × P)
Mujeres	Inactiva	REE = 584,90 − (7,01 × E) + (5,72 × T) + (11,71 × P)
	Poco activa	REE = 575,77 − (7,01 × E) + (6,60 × T) + (12,14 × P)
	Activa	REE = 710,25 − (7,01 × E) + (6,54 × T) + (12,34 × P)
	Muy activa	REE = 511,83 − (7,01 × E) + (9,07 × T) + (12,56 × P)

E: edad (años); P: peso (kg); T: talla (cm).

A: costo energético del crecimiento en niños: 0-2,99 meses: 200 kcal/día; 3-5.99 meses: 50 kcal/día; 6 meses-2.99 años: 20 kcal/día.

B: costo energético del crecimiento en niñas: 0-2.99 meses: 180 kcal/día; 3-5.99 meses: 60 kcal/día; 6-11,99 meses: 20 kcal/día; 12-35,99 meses: 15 kcal/día.

C: costo energético del crecimiento en niños: 3 años: 20 kcal/día; 4 a 8 años: 15 kcal/día; 9 a 13 años: 25 kcal/día; 14-19 años: 20 kcal/día.

D: costo energético del crecimiento en niñas: 3 años-8 años: 15 kcal/día; 9 a 13 años: 30 kcal/día; 14-19 años: 20 kcal/día.

En adultos con peso estable, REE (kcal/día) = Gasto energético total (GET) (kcal/día).

Tomada de: NASEM, 2023.

Tabla 3-7. Requerimientos estimados de energía (REE) (kcal/día) para gestantes y lactantes americanas y canadienses

Gestación

Niñas y mujeres en 2° y 3er trimestre de embarazo (>13 semanas)

Inactiva	$REE = 1.131,20 - (2,04 \times E) + (0,34 \times T) + (12,15 \times P) + (9,16 \times G) +$ $+ \text{ depósito/movilización de energía}$
Poco activa	$REE = 693,35 - (2,04 \times E) + (5,73 \times T) + (10,20 \times P) + (9,16 \times G) +$ $+ \text{ depósito/movilización de energía}$
Activa	$REE = -223,84 - (2,04 \times E) + (13,23 \times T) + (8,15 \times P) + (9,16 \times G) +$ $+ \text{ depósito/movilización de energía}$
Muy activa	$REE = -779,72 - (2,04 \times E) + (18,45 \times T) + (8,73 \times P) + (9,16 \times G) +$ $+ \text{ depósito/movilización de energía}$

E: edad (años); G: semanas de gestación; P: peso (kg); T: talla (cm).
Se debe ajustar al peso y actividad física de cada momento.
Depósito/movilización de energía estimado depende de la **situación ponderal previa** al embarazo:
bajo peso: +300 kcal/día; normopeso: +200 kcal/día; sobrepeso: +150 kcal/día; obesidad: −50 kcal/día
En 1er trimestre de embarazo (≤13 semanas) se aplican las ecuaciones que correspondan de acuerdo con la edad y actividad, el depósito/movilización de energía en este período es insignificante y se ignora.

Lactancia

Mujeres de 19 años y más

Inactiva	$REE = 584,90 - (7,01 \times E) + (5,72 \times T) + (11,71 \times P) + 540/380 (L) - 140/0 (M)$
Poco activa	$REE = 575,77 - (7,01 \times E) + (6,60 \times T) + (12,14 \times P) + 540/380 (L) - 140/0 (M)$
Activa	$REE = 710,25 - (7,01 \times E) + (6,54 \times T) + (12,34 \times P) + 540/380 (L) - 140/0 (M)$
Muy activa	$REE = 511,83 - (7,01 \times E) + (9,07 \times T) + (12,56 \times P) + 540/380 (L) - 140/0 (M)$

Niñas <19 años

Inactiva	$REE = 55,59 - (22,25 \times E) + (8,43 \times T) + (17,07 \times P) + 540/380 (L)$
Poco activa	$REE = -297,54 - (22,25 \times E) + (12,77 \times T) + (14,73 \times P) + 540/380 (L)$
Activa	$REE = -189,55 - (22,25 \times E) + (11,74 \times T) + (18,34 \times P) + 540/380 (L)$
Muy activa	$REE = -709,59 - (22,25 \times E) + (18,22 \times T) + (14,25 \times P) + 540/380 (L)$

E: edad (años); P: peso (kg); T: talla (cm).
Se debe ajustar al peso corporal y la actividad física en cada momento.
L: coste energético de la producción de leche; lactancia exclusiva entre 0 y 6 meses después del parto: 540 kcal/día; lactancia parcial entre 7 y 12 meses después del parto: 380 kcal/día.
M: movilización de energía; mujeres y niñas con lactancia exclusiva de 0 a 6 meses después del parto: 140 kcal/día; lactancia parcial entre 7 y 12 meses después del parto: 0 kcal/día.
Se asume una pérdida de 0,64 kg/mes en los primeros 6 meses tras el parto.

Tomada de: NASEM, 2023.

Tabla 3-8. Categorías de nivel de actividad física (NAF) para cada grupo de edad dependiendo del valor del coeficiente de actividad física individual (CAFI)

Grupo de edad (años)	Categoría de NAF	Rango CAFI
3-8,99	Inactivo	$1,00 \leq CAFI < 1,31$
	Poco activo	$1,31 \leq CAFI < 1,44$
	Activo	$1,44 \leq CAFI < 1,59$
	Muy activo	$1,59 \leq CAFI < 2,50$
9-13,99	Inactivo	$1,00 \leq CAFI < 1,44$
	Poco activo	$1,44 \leq CAFI < 1,59$
	Activo	$1,59 \leq CAFI < 1,77$
	Muy activo	$1,77 \leq CAFI < 2,50$
14-18,99	Inactivo	$1,00 \leq CAFI < 1,56$
	Poco activo	$1,56 \leq CAFI < 1,73$
	Activo	$1,73 \leq CAFI < 1,92$
	Muy activo	$1,92 \leq CAFI < 2,50$
19 y más	Inactivo	$1,00 \leq CAFI < 1,53$
	Poco activo	$1,53 \leq CAFI < 1,68$
	Activo	$1,68 \leq CAFI < 1,85$
	Muy activo	$1,85 \leq CAFI < 2,50$

Tomada de: NASEM, 2023.

son de 70 kcal/día en el primer trimestre, 260 kcal/día en el segundo trimestre y 500 kcal/día en el tercero. Para las mujeres lactantes en exclusiva los primeros seis meses después del parto, se ha estimado que requieren 500 kcal/día respecto al GET previo al embarazo, teniendo en cuenta que la producción de leche requiere 670 kcal/día, pero que debe producirse una movilización de la energía desde los tejidos maternos equivalente a 170 kcal/día. No se han establecido requerimientos energéticos para mujeres lactantes a partir del sexto mes, ya que el volumen de leche producido puede ser muy variable y depende de la ingesta de alimentos complementarios por parte del lactante.

Recientemente, la Academia Nacional de Ciencias, Ingeniería y Medicina americana (NASEM, anteriormente *Institute of Medicine*, IoM) ha revisado y actualizado las fórmulas para estimar los REE para población americana y canadiense (Tablas 3-6 y 3-7). A partir de los 3 años estas ecuaciones son específicas para cada grupo de edad, sexo y categoría de actividad física. La NASEM define cuatro categorías de actividad física teniendo en cuenta la edad y el CAFI de la persona (Tabla 3-8).

Aplicación de las IDR de energía en la planificación dietética

Como se ha indicado, las IDR de energía se basan en los REE medios de individuos sanos, representativos de un grupo particular de la población.

Los REE son la base para estimar las necesidades energéticas y planificar la dieta de individuos y de grupos, con el objetivo de conseguir ingestas adecuadas pero que no sean excesivas. Las ecuaciones y los REE representan los requerimientos medios de personas con los mismos valores de edad, peso, talla y nivel de actividad física. Como para el resto de los nutrientes, los requerimientos varían de unos individuos a otros dentro del mismo grupo, y dicha variabilidad se representa por el error estándar de la ecuación de predicción. Para la planificación de dietas empleando los REE hay que seleccionar primero la ecuación adecuada para cada individuo o grupo y calcularlos. El segundo paso es la monitorización del peso corporal en el tiempo. Si se produce una pérdida o un incremento de peso involuntario se debe ajustar la ingesta de energía de manera que se mantenga el peso deseado.

En la gestación se calculan los REE teniendo en cuenta además el IMC previo al embarazo, junto con las semanas de embarazo. El cálculo de los REE de la gestante se debe ir actualizando a lo largo del embarazo con el peso y NAF de la gestante en cada semana, ya que la actividad física también puede ir modificándose. También es importante monitorizar la evolución del incremento de peso, y adaptar la energía de la dieta si fuera necesario.

De manera similar, en los primeros meses de lactancia exclusiva es importante monitorizar el peso de la madre y ajustar el contenido de la dieta para facilitar el retorno al peso previo al embarazo.

PUNTOS CLAVE

- El cuerpo humano obtiene de la dieta la energía necesaria para llevar a cabo sus funciones y actividades físicas. Es fundamental un equilibrio entre la energía aportada por la dieta y el gasto energético para mantener un peso saludable y evitar desequilibrios, y mantener la salud.
- Los componentes principales del gasto energético total (GET) son el metabolismo basal, la actividad física y la termogénesis. Además, en la niñez, adolescencia, el embarazo y la lactancia, se incluye la energía necesaria para el crecimiento, el desarrollo y el mantenimiento de los tejidos y la producción de leche.
- El gasto energético varía con la edad, el sexo, el tamaño y la composición corporal, la actividad física y la dieta, entre otros.
- El gasto energético se puede medir de diversas formas, incluyendo técnicas experimentales y fórmulas predictivas que estiman el GET mediante el método factorial, o que estiman directamente los requerimientos estimados de energía (REE).
- Las ingestas dietéticas de referencia (IDR) de energía se basan en los REE medios de individuos sanos y bien nutridos en un grupo de población específico, que se ajustan según el nivel de actividad física.
- Las IDR de energía se utilizan como base para planificar dietas de individuos y grupos. Es importante además monitorizar el peso corporal para ajustar la ingesta de energía si fuera necesario, especialmente durante el embarazo y la lactancia.

BIBLIOGRAFÍA

Ainsworth BE, Haskell WL, Herrmann SD, Meckes N, Bassett Jr DR, Tudor-Locke C, et al. 2011 Compendium of Physical Activities: a second update of codes and MET values. Med Sci Sports Exerc. 2011;43(8):1575-81.

Blasco Redondo R. Resting energy expenditure; assessment methods and applications. Nutr Hosp. 2015;31(Suppl 3):245-54.

Del-Cuerpo I, Jerez-Mayorga D, Chirosa-Ríos LJ, Morenas-Aguilar MD, Mariscal-Arcas M, López-Moro A, et al. Males Have a Higher Energy Expenditure than Females during Squat Training. Nutrients. 2023;15(15):3455.

EFSA Panel on Dietetic Products, Nutrition and Allergies (NDA). Scientific Opinion on Dietary Reference Values for energy. EFSA Journal. 2013;11(1):3005.

FAO/WHO/UNU. Energy and protein requirements. Report of a Joint WHO/FAO/UNU Expert Consultation. World Health Organ Tech Rep Ser. 1985:724:1-206. Disponible en: https://iris.who.int/bitstream/handle/10665/39527/WHO_TRS_724_(chp1-chp6).pdf [última consulta: 19 de junio de 2024].

FAO/WHO/UNU. Human energy requirements. Report of a Joint FAO/WHO/UNU Expert Consultation, Rome, 17-24 October 2001. Technical report series, nº 1. FAO, 2004. Disponible en: https://www.fao.org/3/y5686e/y5686e.pdf [última consulta: 19 de junio de 2024].

García de Lorenzo y Mateos A, Álvarez Hernández J, Calvo Hernández MV. Requerimientos nutricionales en situaciones patológicas. En: Gil A, ed. Tratado de Nutrición. Tomo V: Nutrición y enfermedad. 3ª ed. Madrid: Editorial Médica Panamericana; 2017. p. 125-42.

Gil A, Mañas M, Martínez de la Victoria E. Ingestas dietéticas de referencia y objetivos nutricionales. En: Gil A, ed. Tratado de Nutrición. Tomo IV: Nutrición humana en el estado de salud. 3ª ed. Madrid: Editorial Médica Panamericana; 2017. p. 15-47.

González-Gross M, Benito Peinado PJ, Meléndez Ortega A. Balance energético. En: Gil A, ed. Tratado de Nutrición. Tomo IV: Nutrición humana en el estado de salud. 3ª ed. Madrid: Editorial Médica Panamericana; 2017. p. 79-97.

Halsey LG, Careau V, Ainslie PN, Aleman-Mateo H, Andersen LF, Anderson LJ, et al. Greater male variability in daily energy expenditure develops through puberty. Biol Lett. 2023;19(9):20230152.

Harris JA, Benedict FG. A biometric study of basal metabolism in man. Washington, DC: Carnegie Institution of Washington, Publication No. 279; 1919.

Henry CJ. Basal metabolic rate studies in humans: measurement and development of new equations. Public Health Nutr. 2005;8(7A):1133-52.

Lam YY, Ravussin E. Analysis of energy metabolism in humans: A review of methodologies. Mol Metab. 2016;5(11):1057-71.

Müller MJ, Geisler C, Hübers M, Pourhassan M, Braun W, Bosy-Westphal A. Normalizing resting energy expenditure across the life course in humans: challenges and hopes. Eur J Clin Nutr. 2018;72(5):628-37.

NASEM (National Academies of Sciences, Engineering, and Medicine). Dietary Reference Intakes for Energy. Washington, DC: National Academies Press (US); 2023.

Navia B. Ingestas recomendadas, ingestas adecuadas y objetivos nutricionales. En: Ortega RM, ed. Nutrición Clínica y Salud Nutricional. Madrid: Editorial Médica Panamericana; 2023. p. 11-22.

Ortega RM, Requejo AM, Navia B, López-Sobaler AM, Aparicio A. Ingestas diarias recomendadas de energía y nutrientes para la población española. Madrid: Departamento de Nutrición y Ciencia de los Alimentos, Facultad de Farmacia, Universidad Complutense de Madrid; 2019. Disponible en: https://www.ucm.es/idinutricion/ingestas-recomendadas-de-energia-y-nutrientes [última consulta: 19 de junio de 2024].

Portillo Baquedano MP, Martínez Hernández JA. Regulación del balance energético y de la composición corporal. En: Gil A, ed. Tratado de Nutrición. Tomo I: Bases fisiológicas y bioquímicas de la Nutrición. 3ª ed. Madrid: Editorial Médica Panamericana; 2017. p. 283-306.

Wu WJ, Yu HB, Tai WH, Zhang R, Hao WY. Validity of Actigraph for Measuring Energy Expenditure in Healthy Adults: A Systematic Review and Meta-Analysis. Sensors (Basel). 2023;23(20):8545.

Valoración del estado nutricional

4 • Estudio dietético

5 • Estudio antropométrico

6 • Estudio hematológico y bioquímico

7 • Estudio funcional

Estudio dietético

L. G. González Rodríguez y M. C. Lozano Estevan

4

 El análisis de la dieta es fundamental para evaluar el estado nutricional, diseñar la intervención nutricional y realizar el seguimiento del paciente. Es fundamental conocer las características, ventajas y limitaciones de los diversos métodos que se pueden utilizar para realizar la valoración dietética a fin de seleccionar el más apropiado en cada situación.

INTRODUCCIÓN

La evaluación de la situación nutricional es el primer paso del proceso de atención nutricional e incluye el estudio dietético, la valoración de los datos antropométricos y de composición corporal (v. **Cap. 5**), la valoración de datos hematológicos, bioquímicos e inmunológicos (v. **Cap. 6**), y la evaluación morfofuncional (v. **Cap. 7**), entre otros aspectos.

ESTUDIO DIETÉTICO

Consiste en la recopilación de datos sobre el consumo de alimentos y bebidas durante un período de tiempo con el fin de estimar el contenido de energía y nutrientes en la dieta, y analizar si esta es adecuada de acuerdo con las necesidades de cada persona.

MÉTODOS PARA LA EVALUACIÓN DIETÉTICA

Los métodos de valoración de la dieta que se utilizan a nivel individual se pueden clasificar en retrospectivos y prospectivos. Los **métodos retrospectivos**, como el recuerdo de 24 horas, frecuencia de consumo de alimentos y la historia dietética, evalúan el consumo de alimentos que se ha producido en el pasado, ya sea reciente o remoto. Por otro lado, los **métodos prospectivos**, como el registro de consumo de alimentos y la observación del consumo de alimentos, entre otros, evalúan el consumo de alimentos en el momento en que este ocurre.

Recuerdo de 24 horas

Consiste en una entrevista estructurada en la que se le pide a la persona que indique el consumo de alimentos y bebidas realizados en las últimas 24 horas (preferentemente desde la medianoche hasta la medianoche del día anterior). La información se registra en un formulario previamente diseñado (v. **Anexo 5-2**). La persona debe especificar el tipo de alimento, marca, la cantidad consumida y la forma de preparación, así como el consumo de complementos alimenticios (tipo, cantidad y frecuencia de consumo) o medicamentos que puedan alterar el consumo de alimentos o el estado nutricional.

La entrevista se puede realizar de forma personal o remota (por teléfono o videollamada). En aquellos casos en los que no sea posible realizar la entrevista, el formulario puede ser autoadministrado por el sujeto.

Es fundamental que el profesional sanitario que realice la entrevista haya sido previamente entrenado para recoger la información sobre el consumo de alimentos y bebidas con la máxima precisión posible, manteniendo una actitud neutral para evitar influir en las respuestas del paciente. Con el objetivo de minimizar los errores asociados a la memoria, el Departamento de Agricultura de los Estados Unidos (USDA) ha propuesto el método automatizado de pasos múltiples.

Frecuencia de consumo de alimentos

Este método permite determinar la frecuencia de consumo de alimentos en un período de tiempo anterior mediante un cuestionario prediseñado (v. **Anexos 5.3** y **5.4**) que puede ser autoadministrado o utilizarse durante una entrevista de forma presencial, telefónica o por videollamada.

El *cuestionario de frecuencia de consumo de alimentos* (CFCA) consiste en un listado con un número determinado de alimentos, que puede utilizarse para evaluar la ingesta habitual de alimentos o conocer el consumo de las fuentes alimentarias de un determinado nutriente. El listado puede oscilar entre 100 y 300 tipos de alimentos. Sin embargo, es recomendable que el CFCA no tenga una cantidad excesiva de alimentos para evitar que el paciente se fatigue y la precisión en sus respuestas disminuya. El cuestionario puede ser abierto, en el que la persona puede indicar libremente el número de veces que consume cada alimento, o cerrado, en el que se dan opciones de respuesta (nunca, veces al día, semana o mes).

En función del grado en que se detalla la cantidad de alimentos consumida, los CFCA pueden ser:

- **Cualitativo:** se registra la frecuencia con la que se consumen los alimentos o grupos de alimentos. Este tipo de CFCA es útil para valorar los hábitos alimentarios, pero no lo es para estimar la ingesta de energía y nutrientes. El término *cuestionario de propensión alimentaria* se emplea a veces para definir un CFCA que no incluye el tamaño de las raciones.
- **Semicuantitativo:** se registra la frecuencia con la que se consume una ración estándar de alimento predefinida para cada alimento (p. ej., un vaso de 240 mL de leche entera o 40 g de pan blanco), sin considerar si esta cantidad corresponde a la ración habitual de consumo. Alternativamente, se puede solicitar que el sujeto registre la frecuencia de consumo junto con la cantidad que consume habitualmente. El CFCA semicuantitativo permite estimar la cantidad total consumida y estimar el aporte energético y de nutrientes.

Historia dietética

Consiste en la realización de una entrevista en la que se valora de forma detallada el consumo de alimentos y hábitos alimentarios que ha seguido la persona en el pasado reciente o remoto. Esta entrevista puede llegar a tener una duración de 60 a 90 minutos, y en ella se pueden combinar varios métodos dietéticos; por lo general, se realiza un recuerdo de 24 horas y un CFCA. Además, se recoge todo tipo de información relacionada con la alimentación, como las preferencias y aversiones por los alimentos, el consumo de alcohol del paciente, el consumo de complementos alimenticios y medicamentos o aspectos de salud, entre otros.

Registro de consumo de alimentos

El registro de consumo de alimentos o diario dietético consiste en solicitar al paciente o a sus familiares o cuidadores (en el caso de niños, ancianos o personas que no puedan leer y escribir) que anoten de forma simultánea a su consumo todos los alimentos, bebidas y complementos alimenticios que tome en cada comida durante un período de tiempo previamente determinado.

Es recomendable emplear un formulario estructurado que ayude a registrar con precisión la ingesta dietética (v. **Anexo 5-1**). Se pueden registrar de 1 a 7 días; sin embargo, se ha descrito que un número corto de días da información menos representativa de la dieta habitual del individuo. Aunque si el número de días que se registra es muy elevado, la calidad de los datos puede verse afectada por el cansancio que esto conlleva, por lo que se aconseja utilizar el registro de consumo de alimentos de 3 días.

Además, dado que la alimentación puede variar en días festivos o durante los fines de semana, se recomienda que el paciente incluya la información de, al menos, un día festivo (sábado o domingo).

El paciente, además de registrar todos los alimentos y bebidas consumidos, debe anotar las cantidades, el tipo (p. ej., leche desnatada, entera), marca y su forma de preparación.

- Las cantidades consumidas pueden indicarse en unidades o estimarse con la ayuda de medidas caseras, fotografías o modelos de alimentos.
- Si el paciente tiene acceso o se le puede proporcionar una balanza de cocina calibrada, se le puede pedir que pese los alimentos y bebidas antes de consumirlos, así como los restos en el plato, con el fin de calcular la cantidad consumida por diferencia. Debe indicarse si el peso registrado se refiere al alimento crudo o cocinado, con o sin hueso o piel. Este método se conoce como *registro de consumo de alimentos por pesada precisa* y se utiliza con frecuencia como método de referencia para validar otras encuestas dietéticas.

Así mismo, debe registrar las comidas realizadas fuera de casa y los alimentos que se toman fuera de las comidas principales, picoteos, cerveza y tapa en el bar, etc. Además, es importante que la persona incluya el consumo de complementos alimenticios y el uso de medicamentos.

Observación del consumo de alimentos

Consiste en que una persona anota todos los alimentos y bebidas que consume la persona a quien se está valorando. Este método se puede utilizar para valorar el consumo de alimentos y bebidas en comedores de colegios, residencias, guarderías, centros de día, centros hospitalarios o comedores de empresas, entre otros. La persona que registra el consumo de alimentos mediante la observación se debe apoyar en su conocimiento a la hora de estimar las raciones que consume el individuo valorado, o realizar el método de la pesada precisa en la que se registra el peso de los alimentos servidos y de los restos para saber la cantidad de alimentos consumidos.

La estrategia más adecuada para evaluar la dieta parece ser la combinación de varios métodos. En este sentido, la Autoridad Europea de Seguridad Alimentaria (EFSA) recomienda utilizar el método de registro de alimentos (de dos días no consecutivos), seguido de una entrevista personal o telefónica asistida por ordenador en lactantes y niños menores de 10 años. Para el resto de los grupos de edad (niños mayores de 10 años a 74 años), recomienda el uso del método de recuerdo de alimentos de 24 horas, aunque para adolescentes de 10 a 15 años se puede utilizar el método de registro de consumo de alimentos como método alternativo. El padre/cuidador puede ayudar a llevar a cabo la entrevista si la persona tiene menos de 16 años. Además, recomienda utilizar un breve cuestionario de propensión alimentaria para recoger información sobre el consumo de algunos alimentos que se toman con menos frecuencia y el consumo de complementos alimenticios.

VENTAJAS Y LIMITACIONES DE LOS MÉTODOS DE VALORACIÓN DE LA DIETA

Los métodos de valoración dietética a nivel individual presentan ventajas y limitaciones, las cuales se describen en la tabla 4-1.

HERRAMIENTAS DE UTILIDAD EMPLEADAS EN LA EVALUACIÓN DIETÉTICA

La precisión de las encuestas alimentarias se ve especialmente influenciada por la estimación de la cantidad de los alimentos consumidos. Esta cantidad se puede determinar de forma directa utilizando el peso de los alimentos y bebidas consumidos, o de forma indirecta a través de la estimación de las cantidades utilizando herramientas como las medidas caseras (tazas, cucharas, vasos, platos, etc.), tablas de pesos de raciones estándar (v. Anexo 6), y modelos y fotografías de alimentos que son útiles para representar visualmente diferentes tamaños de porciones de consumo para un mismo alimento, cuyos pesos han sido calculados previamente.

OTROS ASPECTOS DE INTERÉS EN LA EVALUACIÓN DIETÉTICA

Al mismo tiempo que se valora el consumo de alimentos y bebidas, se pueden valorar otros aspectos de interés.

Tabla 4-1. Ventajas y limitaciones de los métodos de valoración dietética a nivel individual

Encuesta	Ventajas	Limitaciones
Recuerdo de 24 horas	• Rápido y fácil de realizar • La colaboración del paciente es menor en comparación con otros métodos • El procedimiento no altera la ingesta habitual del individuo • Si se realizan recuerdos de 24 horas de varios días (2 o más días no consecutivos) se puede estimar la ingesta habitual • Utilizable en personas que no sepan leer y escribir	• El consumo de las últimas 24 horas no refleja la ingesta habitual del paciente (no considera la variabilidad intraindividual) • No proporciona información sobre las variaciones diarias, semanales o estacionales • Requiere un entrevistador cualificado • Depende de la memoria del entrevistado • No es útil en niños y ancianos o personas con alteraciones de la función cognitiva • Dificultad para estimar con precisión el tamaño de las porciones
Frecuencia de consumo de alimentos	• Permite estimar la ingesta habitual de alimentos durante un largo período de tiempo • No modifica los hábitos alimentarios del paciente • Es rápido y sencillo en comparación con otros métodos • No requiere entrenamiento previo para llevarlo a cabo	• Requiere de tiempo y cooperación por parte del paciente • Resultados más cualitativos que cuantitativos • No es útil en niños y ancianos o personas con alteraciones de la función cognitiva o que no sepan leer y escribir • Errores debido a la influencia del recuerdo de hábitos alimentarios pasados en la alimentación que sigue en la actualidad • Dificultad para estimar con precisión el tamaño de las cantidades consumidas • Sobrevaloración de la ingesta, en comparación con otros métodos
Historia dietética	• Permite estimar la ingesta habitual • Permite estimar la ingesta pasada • Se puede utilizar en personas que no sepan leer y escribir	• Requiere personal cualificado • Requiere de tiempo y cooperación por parte del paciente • Requiere memoria para recordar patrones de alimentación pasados

(Continúa)

Tabla 4-1. Ventajas y limitaciones de los métodos de valoración dietética a nivel individual (*Cont.*)

Encuesta	Ventajas	Limitaciones
Registro de consumo de alimentos o diario de alimentos	• Si se realizan varios días (2 o más días no consecutivos) puede proporcionar información sobre la ingesta habitual • Gran precisión en la estimación de las cantidades de alimentos consumidas si se registra su peso • Este método no está condicionado por la memoria de la persona que se evalúa como en los métodos retrospectivos, por lo que se reduce el riesgo do omitir alimentos por olvido • Alta validez y precisión	• Requiere tiempo y cooperación del paciente • Dificultad para describir los alimentos y las cantidades consumidas • Se pueden modificar los hábitos alimentarios durante el período de registro por simplificar, comodidad, deseo de causar buena impresión o para declarar un consumo de alimentos cercano al que se considera adecuado. Por esta razón, no se recomienda utilizarlo para evaluar cambios en la dieta como resultado de una intervención dietética • El paciente debe saber leer, escribir y contar
Observación del consumo de alimentos	• Útil en personas en las que no es posible realizar una entrevista o cuestionario para cumplimentar	• Se puede modificar la ingesta para causar buena impresión • Requiere de personal cualificado

- **Cambios recientes en la dieta**. Es importante conocer si ha habido cambios recientes en la dieta, ya sea de forma autoimpuesta o recomendada por un profesional sanitario.
- **Actividad física**. La actividad física se puede valorar por medio de cuestionarios prediseñados (v. **Anexo 5-5**) y es necesaria para establecer el gasto energético de la persona.
- **Enfermedades y tratamiento farmacológico**. Se debe valorar la existencia de alergias, intolerancias alimentarias u otras enfermedades en el paciente para identificar posibles problemáticas nutricionales y diseñar una intervención dietética adecuada. El uso de medicamentos puede influir negativamente en el consumo de alimentos y en la situación nutricional.
- **Cambios en el apetito, anorexia y sensación de saciedad temprana**. Es importante valorar si la persona tiene un apetito normal o, por el contrario, no le apetece comer o tiene un apetito excesivo, si los cambios han sido recientes y qué factores pueden estar condicionando el apetito.
- **Alteraciones en el gusto y el olfato**. La presencia de ageusia, disgeusia y anosmia es frecuente en personas con ciertas patologías o bajo ciertos tratamientos médicos. Algunos ancianos también pueden sufrir estas alteraciones, lo que limita de forma importante el consumo de alimentos.
- **Salud bucodental**. Se deben valorar problemas en la masticación, salivación y deglución, que son frecuentes en personas mayores o con ciertas patologías.

- **Preferencias y aversiones alimentarias.** El conocimiento de las preferencias y aversiones de una persona cobra especial relevancia en el diseño de la intervención dietética.
- **Aspectos emocionales y estrés que pueden influir en el consumo de alimentos.** El estado emocional (tristeza, agobio, felicidad) y el estrés pueden condicionar el consumo de alimentos.
- **Aspectos educativos, socioeconómicos y culturales.** Los conocimientos, percepciones, actitudes, creencias o ideas irracionales acerca de la alimentación y nutrición, el nivel de educación, el poder adquisitivo y los factores culturales y religiosos, son determinantes del comportamiento alimentario.
- **Aspectos que rodean la compra y preparación de alimentos en el hogar.** Se deben incluir datos sobre la cantidad de personas que residen en el hogar del paciente, quién es responsable de adquirir los alimentos, se encarga de su preparación, así como los conocimientos y destrezas relacionados con dicha preparación.

ANÁLISIS DE LA INFORMACIÓN DIETÉTICA

Existen diversos programas informáticos diseñados para facilitar el análisis de la dieta a nivel individual y colectivo. Un ejemplo es el programa DIAL, diseñado para valorar y calcular dietas de forma sencilla, y que incluye en su base de datos tablas de composición nutricional de alimentos españoles. Es fundamental elegir programas informáticos que se actualicen periódicamente y que incorporen tablas de composición nutricional de la más alta calidad, creadas a partir del análisis químico de los alimentos, para garantizar la mayor precisión de los datos.

La información dietética arroja información de utilidad para que, junto con otros parámetros estudiados, se pueda valorar el estado nutricional de un individuo o colectivo y proporcionar la intervención nutricional más adecuada. En este sentido, se puede obtener información en relación con:

- **Consumo de alimentos y bebidas.** Expresado en gramos y en raciones de alimentos o por grupos de alimentos. Las raciones de alimentos se pueden comparar con las raciones aconsejadas en las guías alimentarias (v. **Cap. 1**).
- **Número de comidas realizadas y momento en que sea realizan durante el día.** Permite conocer los hábitos y costumbres alimentarias, y sirve de base para la planificación de la intervención nutricional.
- **Ingesta por día y por comida de energía, macronutrientes, fibra, micronutrientes y fitonutrientes.** La energía y los nutrientes se comparan con las ingestas dietéticas de referencia (v. **Cap. 2**), lo que permitirá emitir un juicio sobre la adecuación de la dieta a las necesidades nutricionales de cada persona. Además, también se pueden obtener datos sobre la calidad de la dieta y su adherencia a patrones de alimentación saludables.

VALIDEZ DE LOS DATOS DIETÉTICOS. INFRAVALORACIÓN Y SOBREVALORACIÓN DE LA DIETA

Teniendo en cuenta las dificultades que representa estimar el consumo de alimentos, es necesario comprobar la validez de los resultados obtenidos en la valoración dietética, así como identificar a aquellos sujetos más propensos a sobrevalorar o infravalorar su ingesta. Para ello, se pueden utilizar varios procedimientos:

- Comparar los resultados obtenidos a través de una encuesta dietética con indicadores bioquímicos medidos en sangre u orina que valoren aspectos de la dieta con mayor precisión y diferente fuente de error. Por ejemplo, la ingesta de proteínas con el nitrógeno urinario, el consumo de frutas y verduras con las concentraciones sanguíneas de carotenoides, o la ingesta de sodio y potasio con la excreción urinaria de estos.
- Comparar la ingesta de energía y el gasto energético total (v. **Anexo 7**). En condiciones normales, si una persona mantiene su peso, la ingesta y el gasto energético deberían ser similares. Se puede calcular la discrepancia entre lo que una persona declara consumir y su gasto energético mediante esta fórmula:

(Gasto energético total−Ingesta energética) × 100/Gasto energético total

Esta discrepancia puede indicar si la persona infravalora o sobreestima su ingesta. Un resultado positivo sugiere una posible infravaloración (común en personas con exceso de peso que tienden a subestimar la ingesta y sobreestimar el gasto), mientras que un valor negativo podría indicar una posible sobrevaloración (común en personas con trastornos de la conducta alimentaria que tienden a sobreestimar la ingesta y subestimar el gasto).

- La EFSA ha propuesto un método que consiste en estimar los límites de confianza superior e inferior en los que puede moverse la variación de la relación entre la ingesta y el gasto energético. Si esta relación es inferior al límite de confianza inferior es probable que se esté infravalorando la dieta, mientras que si la relación es superior al límite de confianza superior, es probable que se esté sobreestimando la ingesta.

UTILIZACIÓN DE LA TECNOLOGÍA EN LA EVALUACIÓN DIETÉTICA

A lo largo del tiempo se han desarrollado diversos métodos de evaluación dietética que se han basado en el uso de cuestionarios prediseñados en papel y en la realización de entrevistas, donde la información dietética se obtiene a través de la declaración del consumo de alimentos por parte del propio paciente.

En las últimas décadas se han ido introduciendo herramientas que utilizan la tecnología para facilitar la recolección de la información dietética, que incluyen:

- El uso de **dispositivos digitales** (móviles y tabletas) o **medios informáticos** (*software*, páginas web, aplicaciones móviles) que permiten registrar la información dietética.
- **Herramientas basadas en imágenes** que pueden emplearse para estimar el tamaño de las raciones y complementar la información de los registros dietéticos, o como única fuente de información de la dieta.
- Herramientas que emplean **sistemas de escáner de luz estructurada a través del teléfono móvil**, lo cual permite medir el volumen de los alimentos y estimar el tamaño de las porciones consumidas.

- Herramientas que utilizan **sensores para estimar el consumo de alimentos**. Algunas investigaciones han valorado la utilización de sensores; por ejemplo, una de ellas valoró un sensor que incluía un micrófono en miniatura colocado en la laringofaringe para estimar el consumo de alimentos basándose en los sonidos de la deglución, mientras que otra valoró el uso de un reloj de pulsera con un sensor que rastreaba los movimientos de la muñeca para estimar el consumo de alimentos.

Si bien se ha avanzado significativamente en este campo, es necesario continuar investigando para validar su aplicación en individuos y colectivos.

PUNTOS CLAVE

- La evaluación dietética consiste en el análisis del consumo de alimentos y bebidas. Para llevar a cabo esta evaluación, se pueden emplear diferentes métodos con el propósito de determinar si el consumo es adecuado en comparación con las recomendaciones establecidas en las guías alimentarias y las ingestas dietéticas de referencia.
- Los métodos dietéticos se dividen en: métodos retrospectivos, que incluyen el recuerdo de 24 horas, la frecuencia de consumo de alimentos y la historia dietética; y métodos prospectivos, que incluyen el registro de consumo de alimentos y la observación del consumo de alimentos, entre otros, y se deben elegir en función de las características del individuo o colectivo que se quiera evaluar, considerando sus ventajas y limitaciones.
- Es importante abordar otros aspectos relacionados con el consumo de alimentos, tales como las preferencias y aversiones alimentarias, consumo de medicamentos y complementos alimenticios, aspectos sociales, culturales y socioeconómicos relacionados con la alimentación, entre otros.

BIBLIOGRAFÍA

Amoutzopoulos B, Page P, Roberts C, Roe M, Cade J, Steer T, et al. Portion size estimation in dietary assessment: a systematic review of existing tools, their strengths and limitations. Nutr Rev. 2020;78(11):885-900.

Bailey RL. Overview of dietary assessment methods for measuring intakes of foods, beverages, and dietary supplements in research studies. Curr Opin Biotechnol. 2021;70:91-6.

Eldridge AL, Piernas C, Illner AK, Gibney MJ, Gurinović MA, de Vries JHM, et al. Evaluation of New Technology-Based Tools for Dietary Intake Assessment-An ILSI Europe Dietary Intake and Exposure Task Force Evaluation. Nutrients. 2018;11(1):55.

European Food Safety Authority. Guidance on the EU Menu methodology. EFSA Journal. 2014;12(12):3944. Disponible en: https://www.efsa.europa.eu/en/efsajournal/pub/3944 [última consulta: 13 de junio de 2024].

Food and Agriculture Organization of the United Nations (FAO). Dietary assessment: A resource guide to method selection and application in low resource settings. Roma; 2018.

Makhsous S, Mohammad HM, Schenk JM, Mamishev AV, Kristal AR. A Novel Mobile Structured Light System in Food 3D Reconstruction and Volume Estimation. Sensors (Basel). 2019;19(3):564.

National Cancer Institute. Dietary Assessment Primer. National Institutes of Health, National Cancer Institute. Disponible en: https://dietassessmentprimer.cancer.gov [última consulta: 13 de junio de 2024].

Ortega RM, López-Sobaler AM, Andrés P, Requejo AM, Aparicio A, Molinero LM. Programa DIAL para valoración de dietas y cálculos de alimentación, 2021. Departamento de Nutrición y Ciencia de los Alimentos (UCM), Madrid, España. Disponible en: https://www.ucm.es/idinutricion/idinutricion-programa-dial [última consulta: 9 de septiembre de 2024].

Ortega RM, López-Sobaler AM, Andrés-Carvajales P, Aparicio-Vizuete A. Composición nutricional de los alimentos. Herramienta para el diseño y valoración de alimentos y dietas. Departamento de Nutrición y Ciencia de los Alimentos. Madrid: Universidad Complutense de Madrid; 2021. Disponible en: https://www.ucm.es/idinutricion/file/tca-2021?ver [última consulta: 13 de junio de 2024].

Ortega RM, Pérez-Rodrigo C, López-Sobaler AM. Métodos de evaluación de la ingesta actual: registro o diario dietético. Rev Esp Nutr Comunitaria. 2015;21(Supl 1):34-41.

Steinfeldt L, Anand J, Murayi T. Food reporting patterns in the USDA automated multiple-pass method. Procedia Food Sci. 2013;2:145-56.

Swan WI, Vivanti A, Hakel-Smith NA, Hotson B, Orrevall Y, Trostler N, et al. Nutrition Care Process and Model Update: Toward Realizing People-Centered Care and Outcomes Management. J Acad Nutr Diet. 2017;117(12):2003-14.

Zhao X, Xu X, Li X, He X, Yang Y, Zhu S. Emerging trends of technology-based dietary assessment: a perspective study. Eur J Clin Nutr. 2021;75(4):582-7.

Estudio antropométrico

5

A. M. López-Sobaler

 La valoración del estado nutricional mediante parámetros antropométricos tiene como objetivo determinar la constitución y composición corporal mediante medidas de longitud y peso. La importancia de estas medidas
radica en que la composición corporal de un individuo está muy relacionada
con las condiciones ambientales, como la alimentación. Además, resulta
de gran utilidad para el control del crecimiento en niños, y para valorar
los efectos de las intervenciones nutricionales.

ANTROPOMETRÍA. PARÁMETROS MÁS UTILIZADOS

La **antropometría** se caracteriza por ser un método de estudio de la composición
corporal objetivo y no invasivo. Las medidas que hay que realizar son sencillas, rápidas y económicas. Los parámetros más utilizados se resumen en la **figura 5-1** y son:

- Peso y talla, y diferentes relaciones entre ellos.
- Circunferencias corporales.
- Pliegues cutáneos.

Peso y talla

El peso es un indicador global de masa corporal, fácil de obtener. Es especialmente útil en los niños cuando se sigue su desarrollo. Debe evaluarse con el
sujeto sin ropa o con ropa interior, y emplear balanzas calibradas con una precisión mínima de 0,1 kg.

Una forma de valorar el peso es mediante el *peso relativo*, que es la relación
entre el *peso observado* y el *peso esperado* según un estándar de referencia. Se
suele expresar como un porcentaje por encima o por debajo del estándar. Para ello
existen distintas tablas de referencia (v. **Anexo 9**). El hecho de que existan diferentes
tablas dificulta la comparación de los resultados obtenidos en distintos estudios.

También se puede utilizar el peso referido al *peso habitual*, lo que nos proporciona información sobre los cambios de peso del individuo.

Asimismo, se puede establecer el *peso ideal* del individuo mediante fórmulas
que lo relacionan con la talla y la edad. Algunas fórmulas utilizadas son:

- **Peso ideal de Broca**:
  - Talla (cm) – 100.

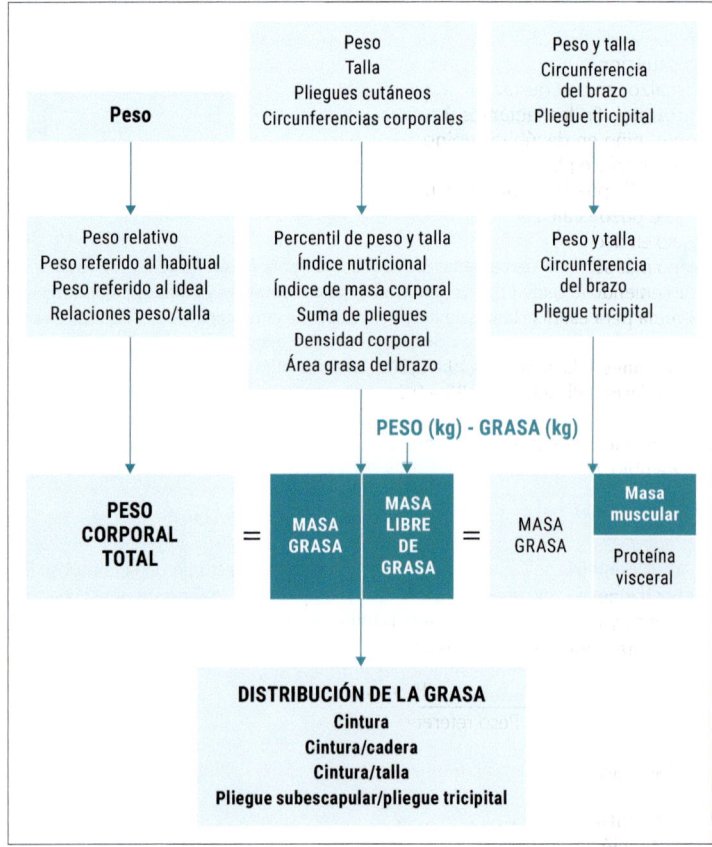

Figura 5-1. Datos antropométricos de interés.

- **Peso óptimo**:
  - Varones: peso ideal de Broca – (peso ideal de Broca – 52) × 0,2.
  - Mujeres: peso ideal de Broca – (peso ideal de Broca – 52) × 0,4.
- **Peso ideal de Lundh**:
  - Varones: 6 + 0,78 × [talla (cm) – 100] + 0,17 × edad (años).
  - Mujeres: 7 + 0,71 × [talla (cm) – 100] + 0,17 × edad (años).

Así se puede calcular la *desviación del peso* corporal respecto al ideal:

$$\frac{Peso}{Peso\ ideal} \times 100$$

La *talla* es el parámetro fundamental para valorar el crecimiento, pero es menos sensible a las deficiencias nutricionales que el peso, porque solo se afecta en situaciones de desnutrición prolongadas. Debe evaluarse con el individuo descalzo, en bipedestación, con los talones unidos y con el plano de Frankfort horizontal. En los lactantes y niños menores de 2 años se obtiene la longitud con el niño en decúbito supino sobre el tablero de medición, colocado sobre una superficie plana.

La talla puede ser difícil de medir en determinadas ocasiones. Como alternativa se puede calcular a partir de la longitud rodilla-talón, y que se mide con el sujeto en decúbito supino utilizando un calibre para determinar la distancia entre el plano más superior de la rodilla flexionada en un ángulo de 90° y el plano plantar manteniendo el pie en ángulo recto con la pierna. Se puede emplear la siguiente fórmula para estimar la talla en personas entre 60 y 80 años:

- **Varones**: talla (cm) = 64,19 − 0,04 × edad (años) + 0,02 × longitud rodilla-talón.
- **Mujeres**: talla (cm) = 84,88 − 0,24 × edad (años) + 1,83 × longitud rodilla-talón.

Este parámetro por sí solo tiene poco valor para evaluar el estado nutricional; en cambio, resulta útil si se relaciona con el peso.

Relaciones peso-talla

El **índice nutricional** es la relación entre el peso y la talla del sujeto a estudiar, y el peso y la talla de referencia para dicho sujeto teniendo en cuenta su edad y sexo, expresándolo en porcentaje.

$$\frac{Peso/Talla}{Peso\ referencia/Talla\ referencia} \times 100$$

Este parámetro permite diferenciar diversas situaciones como:

- **Malnutrición**: índice nutricional = <90.
- **Situación normal**: índice nutricional = 90-110.
- **Sobrepeso**: índice nutricional = 110-120.
- **Obesidad**: índice nutricional = >120.

Las *curvas de distribución del peso para la talla* (v. **Anexo 9-1**) son muy utilizadas para la población infantil por su facilidad de uso. Permiten hacer un seguimiento del crecimiento del niño y valorar si se mantiene dentro de unos límites de variación normales, dentro de los percentiles 10 y 90, o 3 y 97 (según los autores). Sin embargo, estas curvas de crecimiento solo son fiables durante el período de tiempo en el que la distribución del peso para la talla es independiente de la edad, lo que ocurre desde los 2 años hasta la pubertad. A partir de este momento, es preferible utilizar el **índice de masa corporal** (**IMC**).

El IMC, que relaciona el peso con el cuadrado de la talla, es:

$$IMC\ (kg/m^2) = \frac{Peso\ (kg)}{Talla\ (m)^2}$$

Tabla 5-1. Clasificación ponderal para población adulta en función del IMC (SEEDO, 2007)

Categoría	Valores límite del IMC (kg/m^2)
Peso insuficiente	<18,5
Normopeso	18,5-24,9
Sobrepeso grado I	25,0-26,9
Sobrepeso grado II (preobesidad)	27,0-29,9
Obesidad de tipo I	30,0-34,9
Obesidad de tipo II	35,0-39,9
Obesidad de tipo III (mórbida)	40,0-49,9
Obesidad de tipo IV (extrema)	≥50

IMC: índice de masa corporal.

Los valores de normalidad y límites para establecer diferentes grados de obesidad en adultos considerados por la Sociedad Española para el Estudio de la Obesidad (SEEDO) se indican en la **tabla 5-1**.

En la población infantil, dado que se encuentra en crecimiento, se establece la situación de sobrepeso/obesidad empleando puntos de IMC específicos para cada edad y sexo. Recientemente se han publicado los *puntos de corte* que establecen delgadez, sobrepeso y obesidad desde el nacimiento hasta los 18 años para su uso en la población española (v. **Anexo 9-3**).

Para obtener información sobre la composición corporal se utilizan otros parámetros antropométricos, como las circunferencias corporales y los pliegues cutáneos.

Circunferencias corporales

Las diferentes circunferencias corporales que se toman como referencia son las siguientes:

- **Perímetro o circunferencia craneal**: indicador de malnutrición grave en la primera infancia. Resulta muy útil en niños hasta los 4 años de edad.
- **Circunferencia de la cintura**: medida en el punto medio entre el último borde costal y la cresta ilíaca. Este parámetro muestra una buena correlación con la grasa perivisceral. La SEEDO establece como *valores indicadores de riesgo elevado de complicaciones metabólicas* asociadas a la obesidad los valores superiores a 102 cm en varones y 88 cm en mujeres.
- **Circunferencia de la cadera**: tomada en el punto de máxima circunferencia sobre los glúteos.
- **Circunferencia del brazo**: indicador de uso frecuente y con gran interés en antropometría nutricional por ser sensible a los cambios en los compartimentos

graso y muscular. Utilizado, además, para la valoración de la masa muscular. Se mide en el punto medio entre acromion y olécranon.

- **Circunferencia de la pantorrilla:** se mide en el punto de mayor diámetro del gemelo. Es uno de los mejores indicadores de masa muscular en ancianos.
- **Circunferencia del cuello:** se relaciona positivamente con la circunferencia de la cintura, el peso, el IMC y el porcentaje de grasa corporal. Una circunferencia del cuello grande (>40,5 en hombres; >35,7 en mujeres) se asocia a hipertensión, a diabetes de tipo 2 y mayor riesgo cardiovascular. Esta medida es una herramienta útil para detectar adolescentes con IMC elevados.

Asimismo, resulta de gran importancia el establecer *relaciones entre las distintas circunferencias y otros parámetros*:

- **Relación cintura/cadera:** proporciona información sobre la distribución de la grasa corporal. Valores >1 en el varón y >0,9 en la mujer indican un predominio de grasa a nivel abdominal o tipo *androide*, que se relaciona con numerosas alteraciones metabólicas, como resistencia a la insulina, riesgo cardiovascular, elevación de los niveles de ácidos grasos libres, etc. Por el contrario, los individuos con exceso de grasa corporal pero con relaciones cintura/cadera inferiores, se considera que presentan una distribución de la grasa corporal en las extremidades o de tipo *ginecoide*.
- **Relación cintura/talla:** este parámetro se correlaciona fuertemente con la grasa abdominal. Presenta la gran ventaja de que los valores de referencia son independientes de la edad, sexo o raza del sujeto. Se acepta que un valor igual o superior a 0,5 indica un aumento del riesgo cardiovascular, tanto en varones como en mujeres, y que valores iguales o superiores a 0,6 son indicadores de *riesgo elevado*.

Pliegues cutáneos

La utilidad de estas medidas se basa en que el espesor del tejido adiposo subcutáneo es un reflejo del contenido graso total del cuerpo. Se recomienda la determinación de los pliegues tricipital, bicipital, subescapular y suprailíaco. La medida de los pliegues cutáneos se realiza con un lipocalibre de presión constante, realizando medidas repetidas para mejorar la precisión y la reproducibilidad de las mediciones.

La medida de los pliegues cutáneos debe hacerse en los puntos exactos y por un observador entrenado. No obstante, la forma en la que se toma el pliegue y la colocación del lipocalibre puede afectar a los resultados, ya que presentan una amplia variabilidad interobservador e intraobservador.

- **Pliegue tricipital:** se toma en la cara posterior del brazo, en el punto medio entre el borde inferior del acromion y el olécranon.
- **Pliegue bicipital:** se toma en el punto medio sobre el vientre del músculo bíceps, en la cara anterior del brazo.
- **Pliegue subescapular:** justo debajo de la escápula, formando un ángulo de 45° con la columna vertebral.
- **Pliegue suprailíaco:** tomado por encima de la cresta ilíaca, en la línea axilar media.

Las medidas de los pliegues tricipital y abdominal también se utilizan como indicadores de adiposidad generalizada, o periférica y troncular, respectivamente. Además, la relación pliegue subescapular/tricipital es un buen indicador de la distribución de la grasa corporal y se relaciona de forma positiva con el riesgo cardiovascular.

Uso de tablas y curvas percentiladas

Cualquier medida que se realice en la población infantil (peso, talla, pliegues o circunferencias) puede compararse con la correspondiente a una población de referencia, bien mediante tablas, bien mediante curvas percentiladas. Esto permite hacer un seguimiento longitudinal del individuo. También suele utilizarse en estos casos el valor Z normalizado (*Z-score*), que consiste en medir la distancia que presenta un valor respecto al valor medio para la edad correspondiente (o a la mediana, si el parámetro no sigue una distribución normal). Así se obtiene un valor objetivo que nos permite comparar individuos de diferentes edades.

$$Z = \frac{\text{Valor medio} - \text{P50 de referencia}}{\text{Desviación estándar}}$$

Al percentil 97 le corresponde una Z de +1,88, al percentil 50 una Z de 0, y al percentil 3 una Z de −1,88.

Valoración de los compartimentos corporales

La combinación de algunos de los parámetros antes detallados (peso, talla, pliegues cutáneos, circunferencias corporales) mediante diferentes ecuaciones permite estimar la densidad corporal, y calcular la masa grasa y masa magra del individuo.

Grasa corporal

Puede hacerse una idea aproximada de los depósitos grasos del organismo si se considera que suponen el 25 % del peso corporal. Sin embargo, hay otras medidas más fiables, como las obtenidas por la medida de los pliegues cutáneos, aplicando diferentes fórmulas o tablas:

- **Ecuación de Herrero y Fillat:**
  - *Varones*: % grasa corporal = 14,29 + 0,20 × (pliegue abdominal) + 0,65 × × (pliegue tricipital).
  - *Mujeres*: % grasa corporal = 21,28 + 0,31 × (pliegue abdominal) + 0,82 × × (pliegue tricipital).
- **Ecuación de Womersley y Durnin:**
  - *Varones*: % grasa corporal = 1,340 × IMC − 12,5.
  - *Mujeres*: % grasa corporal = 1,371 × IMC − 3,5.

- **Fórmulas en función de la densidad**: existen distintas fórmulas para la determinación de la grasa corporal en función de la densidad, como son:

  - *Ecuación de Siri*: grasa corporal (%) = [(4,95/D) − 4,50] × 100.
  - *Ecuación de Brozek*: grasa corporal (%) = [(4,57/D) − 4,14] × 100.

  donde D es la densidad calculada mediante las fórmulas siguientes:

  - *Varones 17-72 años*: D = 1.171,5 − 74,4 × log (suma pliegues).
  - *Mujeres 16-62 años*: D = 1.156,7 − 71,7 × log (suma pliegues).

  En la suma de los pliegues se consideran los pliegues bicipital, tricipital, subescapular y suprailíaco en milímetros.

Masa muscular

Igual que en el caso de la grasa corporal, se puede considerar que el compartimento proteico supone el 30 % del peso del individuo. Además de que esto se trata solo de una aproximación, no permite diferenciar entre el *compartimento proteico muscular y el visceral*.

Para la medida del compartimento muscular se pueden utilizar medidas de pliegues cutáneos y circunferencias. Para la medida del compartimento visceral son más adecuados los indicadores bioquímicos, como la albúmina, y otras proteínas séricas (v. **Cap. 6**).

Para estimar la masa muscular podemos calcular en primer lugar la circunferencia muscular del brazo (CMB) y área muscular del brazo (AMB). El área muscular mide la reserva proteínica, mientras que el área grasa del brazo indica indirectamente la reserva energética.

$$CMB = \text{circunferencia de brazo (cm)} - [\pi \times \text{tricipital (cm)}]$$

$$AMB = \frac{CMB^2}{4 \, \pi}$$

- **Modificaciones de Frisancho y Heymsfield**:

$$\text{Área grasa del brazo (AGB)} = \frac{\text{Circunferencia del brazo (cm)}}{4 \, \pi} - AMB$$

- **Mediante la ecuación de Heymsfield calculamos la masa muscular**:

$$\text{Masa muscular (kg)} = \text{talla (cm)} \times 0,0264 + 0,0029 \times AMB \text{ (mod)}$$

donde AMB (mod) es el resultado de aplicar la modificación de Frisancho y Heymsfield:

$$\text{Varones: AMB (mod)} = AMB - 10.$$
$$\text{Mujeres: AMB (mod)} = AMB - 6,5.$$

También se pueden combinar diferentes parámetros antropométricos y bioquímicos (v. **Cap. 6**), como ocurre con el índice creatinina/talla, que es un indicador del compartimento proteico muscular.

OTROS MÉTODOS DE VALORACIÓN DE LA COMPOSICIÓN CORPORAL

Medida del agua corporal total

Permite conocer la porción magra. Para medirla, se asume que el agua es un porcentaje fijo de la masa libre de grasa (el 73,2 %). Se utilizan *isótopos de deuterio o tritio*, que se distribuyen homogéneamente por el compartimento acuoso.

Medida del potasio corporal

Representa la masa magra formada por células, excluyéndose el agua extracelular y los minerales óseos. Esta técnica asume que el potasio corporal se localiza principalmente a nivel intracelular. Se mide la radiación emitida por uno de los *isótopos de potasio* (^{40}K) que aparece de forma natural en el cuerpo, y que representa un porcentaje fijo del potasio corporal total.

Resistencia y conductividad bioeléctrica

Este método se basa en que la fracción magra conduce mejor la electricidad que el compartimento graso. Por tanto, se mide la resistencia que ofrece el cuerpo al paso de una corriente eléctrica. Esta resistencia es inversamente proporcional a la masa magra.

Impedancia bioeléctrica

Se relaciona con la fracción acuosa del cuerpo. Es un método de fácil aplicación, económico y que requiere poco tiempo, por lo que cada vez es más utilizado tanto en clínica como en investigación.

Consiste en la aplicación de conductores de electricidad en la mano y el pie del paciente, y la emisión de una corriente alterna de bajo voltaje a través del cuerpo. Teniendo en cuenta que cada tipo de tejido corporal presenta una conductividad eléctrica diferente, la técnica permite calcular el agua corporal total, el agua corporal extracelular e intracelular, la masa de grasa libre y el porcentaje de grasa corporal.

Gases solubles en grasa

Este método se basa en el hecho de que determinados gases son muy solubles en grasa y poco solubles en medio acuoso. Se utilizan gases inertes, como *ciclopropano* y *criptón* (^{85}Kr), que permiten medir el contenido graso del cuerpo considerando la captación del gas inerte.

Técnicas de densitometría

Estas técnicas tienen en cuenta que el organismo se compone de masa grasa y masa magra, de densidades diferentes y conocidas (1,100 g/cm^3 la masa magra y

0,900 g/cm³ la masa grasa). La técnica de la hidrodensitometría, o pesada hidrostática, estima el volumen corporal a partir de la diferencia de peso del cuerpo dentro y fuera del agua. En la pletismografía por desplazamiento de aire se introduce a la persona en una cámara de volumen conocido, y se mide el cambio en la presión dentro de la cámara con y sin el individuo. Los cambios de presión permiten estimar el volumen del cuerpo. En ambos casos, conocido el peso y el volumen corporal, se puede calcular la densidad corporal total, y utilizando las ecuaciones de Siri o de Brozek, se puede estimar la masa grasa. Debe medirse el volumen ocupado por el aire pulmonar, ya que puede contribuir en 1-2 L al volumen total corporal.

PUNTOS CLAVE

- La antropometría se ocupa de la medida de diferentes dimensiones y proporciones, con el objeto de conocer la composición corporal y sus variaciones.
- Los parámetros que se utilizan más comúnmente en la práctica clínica son el peso, la talla, los pliegues corporales (entre ellos, el más empleado es el tricipital) y las circunferencias corporales.
- Mediante las medidas de peso y talla se pueden detectar las desviaciones de dichas medidas de los parámetros normales o habituales. En la etapa infantil son muy útiles las tablas y curvas percentiladas.
- El índice de masa corporal es el parámetro que relaciona el peso con la talla al cuadrado (en metros). Es útil en cualquier edad, pero especialmente en adultos.
- Para conocer el compartimento graso del organismo se deben tomar al menos el pliegue tricipital y la circunferencia media del brazo. Así se podrá calcular el porcentaje de grasa corporal y el área grasa del brazo. También se podrá conocer el área muscular del brazo (indicador del compartimento proteico muscular) y la masa muscular.
- Las ecuaciones que se utilicen, en cualquier caso, deben ser específicas para la población que se esté estudiando, al igual que las tablas y curvas de referencia.

BIBLIOGRAFÍA

Alves M, Carvalho DD, Fernandes RJ, Vilas-Boas JP. How Anthropometrics of Young and Adolescent Swimmers Influence Stroking Parameters and Performance? A Systematic Review. Int J Environ Res Public Health. 2022;19(5):2543.

Alves Junior CA, Mocellin MC, Gonçalves ECA, Silva DA, Trindade EB. Anthropometric Indicators as Body Fat Discriminators in Children and Adolescents: A Systematic Review and Meta-Analysis. Adv Nutr. 2017;8(5):718-27.

Aranceta J, Foz M, Gil B, Jover E, Mantilla T, Millán, J, et al. Documento de consenso: obesidad y riesgo cardiovascular. Clin Invest Arterioscl. 2003;15:196-232.

Arnold TJ, Schweitzer A, Hoffman HJ, Onyewu C, Hurtado ME, Hoffman EP, et al. Neck and waist circumference biomarkers of cardiovascular risk in a cohort of predominantly African-American college students: a preliminary study. J Acad Nutr Diet. 2014;114(1):107-16.

Ashwell M, Gibson S. Waist-to-height ratio as an indicator of 'early health risk': simpler and more predictive than using a 'matrix' based on BMI and waist circumference. BMJ Open. 2016;6:e010159. Disponible en: https://bmjopen.bmj.com/content/6/3/e010159.full.pdf [última consulta: 19 de junio de 2024].

Bauer JM, Kaiser MJ, Sieber CC. Sarcopenia in nursing home residents. J Am Med Dir Assoc. 2008;9(8):545-51.

Bellido D, Carreira J, Bellido V. Evaluación del estado nutricional: Antropometría y composición corporal. En: Gil A, ed. Tratado de Nutrición. Tomo IV: Nutrición humana en el estado de salud. 3ª ed. Madrid: Editorial Médica Panamericana; 2017. p. 99-132.

Bellido D, Carreira J, Soto A, Martínez M. Análisis de la composición corporal. En: Gil A, ed. Tratado de Nutrición. Tomo III: Nutrición humana en el estado de Salud. 2ª ed. Madrid: Editorial Médica Panamericana; 2010. p. 99-132.

Browning LM, Hsieh SD, Ashwell M. A systematic review of waist-to-height ratio as a screening tool for the prediction of cardiovascular disease and diabetes: 0.5 could be a suitable global boundary value. Nutr Res Rev. 2010;23(2):247-69.

Canoy D. Distribution of body fat and risk of coronary heart disease in men and women. Curr Opin Cardiol. 2008;23(6):591-8.

Cao Q, Yu S, Xiong W, Li Y, Li H, Li J, Li F. Waist-hip ratio as a predictor of myocardial infarction risk: A systematic review and meta-analysis. Medicine (Baltimore). 2018;97(30):e11639.

Coelho HJ, Carvalho Sampaio RA, De Oliveira Gonçalvez IO, Da Silva Aguiar S, Palmeira R, De Oliveira JF, et al. Cutoffs and cardiovascular risk factors associated with neck circumference among community-dwelling elderly adults: a cross-sectional study. Sao Paulo Med J. 2016;134(6):519-27.

Corrêa MM, Thumé E, Araújo De Oliveira ER, Tomasi E. Performance of the waist-to-height ratio in identifying obesity and predicting non-communicable diseases in the elderly population: a systematic literature review. Arch Gerontol Geriatr. 2016;65:174-82.

De Onis M. The use of anthropometry in the prevention of childhood overweight and obesity. Int J Obes Relat Metab Disord. 2004;28(Suppl 3):S81-5.

Demarest-Litchford M. Clínica: valoración bioquímica, física y funcional. En: Raymon JL, Morrow K, eds. Krause. Mahan. Dietoterapia. 15ª ed. Barcelona: Elsevier; 2021. p. 57-80.

Flegal KM, Kit BK, Orpana H, Graubard BI. Association of all-cause mortality with overweight and obesity using standard body mass index categories a systematic review and meta-analysis. JAMA. 2013;309(1):71-82.

Hammond K. Valoración: datos dietéticos y clínicos. En: Mahan LK, Escott-Stump S, eds. Krause. Dietoterapia. Barcelona: Elsevier Masson; 2009. p. 383-410.

Jayedi A, Soltani S, Motlagh SZ, Emadi A, Shahinfar H, Moosavi H, et al. Anthropometric and adiposity indicators and risk of type 2 diabetes: systematic review and dose-response meta-analysis of cohort studies. BMJ. 2022;376:e067516.

Katz SL, Vaccani JP, Clarke J, Hoey L, Colley RC, Barrowman NJ. Creation of a reference dataset of neck sizes in children: standardizing a potential new tool for prediction of obesity-associated diseases? BMC Pediatr. 2014;14:159.

Kelishadi R, Djalalinia S, Motlagh ME, Rahimi A, Bahreynian M, Arefirad T, et al. Association of neck circumference with general and abdominal obesity in children and adolescents: the weight disorders survey of the CASPIAN-IV study. BMJ Open. 2016;6(9):e011794.

Lelijveld N, Benedict RK, Wrottesley SV, Bhutta ZA, Borghi E, Cole TJ, et al. Towards standardised and valid anthropometric indicators of nutritional status in middle childhood and adolescence. Lancet Child Adolesc Health. 2022;6(10):738-46.

Lo K, Wong M, Khalechelvam P, Tam W. Waist-to-height ratio, body mass index and waist circumference for screening paediatric cardio-metabolic risk factors: a meta-analysis. Obes Rev. 2016;17(12):1258-75.

López-Gil JF, García-Hermoso A, Sotos-Prieto M, Cavero-Redondo I, Martínez-Vizcaíno V, Kales SN. Mediterranean Diet-Based Interventions to Improve Anthropometric and Obesity Indicators in Children and Adolescents: A Systematic Review with Meta-Analysis of Randomized Controlled Trials. Adv Nutr. 2023;14(4):858-69.

López-Sobaler AM. Valoración del estado nutricional de individuos y colectivos. Estudio antropométrico y bioquímico. En: Ortega RM, ed. Nutrición Clínica y Salud Nutricional. Madrid: Editorial Médica Panamericana; 2023. p. 33-42.

Madden AM, Smith S. Body composition and morphological assessment of nutritional status in adults: a review of anthropometric variables. J Hum Nutr Diet. 2016;29(1):7-25.

Martin-Calvo N, Moreno-Galarraga L, Martinez-Gonzalez MA. Association between Body Mass Index, Waist-to-Height Ratio and Adiposity in Children: A Systematic Review and Meta-Analysis. Nutrients. 2016;8(8):512.

Mataix J, López-Jurado M. Valoración del estado nutricional. IV. Estructura y composición corporal. En: Mataix J, ed. Tratado de nutrición y alimentación. Tomo II: Situaciones fisiológicas y patológicas. 2ª ed. Barcelona: Océano/Ergon; 2009. p. 1004-32.

Moreno LA, Mesana MI, González-Gross M, Gil CM, Ortega FB, Fleta J, et al. Body fat distribution reference standards in Spanish adolescents: the AVENA Study. Int J Obes (Lond). 2007;31(12):1798-805.

Moreno LA, Rodríguez G, Guillén J, Rabanaque MJ, León JF, Ariño A. Anthropometric measurements in both sides of the body in the assessment of nutritional status in prepubertal children. Eur J Clin Nutr. 2002;56(12):1208-15.

Organización Mundial de la Salud. El estado físico: uso e interpretación de la antropometría. Informe de un Comité de Expertos de la OMS. Serie de informes técnicos 854. Ginebra: Organización Mundial de la Salud; 1995.

Planas M, Pérez-Portabella C, Martinez C. Valoración del estado nutricional en el adulto y en el niño. En: Gil A, ed. Tratado de Nutrición. Tomo III: Nutrición humana en el estado de Salud. 2ª ed. Madrid: Editorial Médica Panamericana; 2010. p. 67-98.

Planas M. Escudero E. Valoración clínica del estado nutricional. En: Salas-Salvado J, Bonada A, Trallero R, Salo ME, Burgos R, eds. Nutrición y dietética clínica. Barcelona: Elsevier; 2008. p. 96-111.

Prado CM, Heymsfield SB. Lean tissue imaging: a new era for nutritional assessment and intervention. J Parenter Enteral Nutr. 2014;38:940-53.

Salas-Salvadó J, Rubio MA, Barbany M, Moreno B y Grupo Colaborativo de la SEEDO. Consenso SEEDO 2007 para la evaluación del sobrepeso y la obesidad y el establecimiento de criterios de intervención terapéutica. Med Clin (Barc). 2007;128(5):184-96.

Schneider HJ, Friedrich N, Klotsche J, et al. The predictive value of different measures of obesity for incident cardiovascular events and mortality. J Clin Endocrinol Metab. 2010;95:1777-85.

Sociedad Española para el Estudio de la Obesidad Consenso SEEDO'2000 para la evaluación del sobrepeso y la obesidad, y el establecimiento de criterios de intervención terapéutica. Med Clin (Barc). 2000;115(15):587-97.

The anthropometric indicators that had high discriminatory power to identify high body fat were body mass index (BMI) in males [area under the curve (AUC): 0.975] and females (AUC: 0.947), waist circumference (WC) in males (AUC: 0.975) and females (AUC: 0.959), and the waist-to-height ratio (WTHR) in males (AUC: 0.897) and females (AUC: 0.914). BMI, WC, and WTHR can be used by health professionals to assess body fat in children and adolescents.

Van der Ploeg GE, Gunn SM, Withers RT, Modra AC. Use of anthropometric variables to predict relative body fat determined by a four- compartment body composition model. Eur J Clin Nutr. 2003;57(8):1009-16.

White JV, Guenter P, Jensen G, et al. Consensus statement of the Academy of Nutrition and Dietetics/American Society for Parenteral and Enteral Nutrition: characteristics recommended for the identification and documentation of adult malnutrition (undernutrition). J Acad Nutr Diet. 2012;112:730-8.

Winter JE, MacInnis RJ, Wattanapenpaiboon N, et al. BMI and all-cause mortality in older adults: a meta-analysis. Am J Clin Nutr. 2014;99:875-90.

Estudio hematológico y bioquímico

6

A. Aparicio Vizuete

 Los nutrientes participan en todas las reacciones bioquímicas del organismo, de ahí que la determinación e interpretación de diversos parámetros analíticos permita analizar si la ingesta de nutrientes es adecuada
para que los procesos bioquímicos se produzcan de forma óptima y, por
ende, determinar si el estado nutricional de los individuos es adecuado o no.

INTRODUCCIÓN

De todos los estudios que forman parte de la evaluación nutricional de los individuos, el estudio bioquímico es el más útil y fiable ya que los parámetros que se
emplean en él son más precisos, específicos y sensibles que los dietéticos o los
antropométricos. Estos marcadores se emplean como indicadores de ingesta deficiente de los nutrientes o de posibles alteraciones de las rutas metabólicas en las
que intervienen. Para ello, se comparan los resultados obtenidos tras analizar los
parámetros seleccionados con los valores de referencia establecidos.

MUESTRAS ÚTILES EN LA VALORACIÓN DEL ESTADO NUTRICIONAL

En general, cualquier muestra biológica es útil para obtener información sobre la
situación nutricional de los individuos. Estas muestras deben ser de fácil acceso
y poco invasivas siendo las más utilizadas la sangre y la orina, si bien también se
pueden emplear la saliva, el pelo o las heces, entre otras.
 A nivel sanguíneo se determinan:

- Parámetros en plasma o suero, que proporcionan una idea de cómo ha sido
la ingesta del nutriente en estudio a corto plazo.
- Parámetros en glóbulos blancos, que dan información de la ingesta del nutriente
en estudio a medio plazo. Son los menos utilizados.
- Parámetros en glóbulos rojos, que proporcionan una idea de la ingesta del
nutriente en estudio a largo plazo o de sus almacenes.

En relación con las muestras de orina, estas permiten la determinación de:

- Catabolitos nitrogenados como indicadores de la ingesta de proteínas.
- Vitaminas hidrosolubles y sus catabolitos.
- Minerales.

Es importante tener en cuenta que los valores de referencia (v. **Anexo 10**) de cualquiera de los parámetros bioquímicos que se indican a continuación pueden variar de un centro de análisis a otro, por lo que para hacer una interpretación correcta de los resultados se debe utilizar los puntos de corte proporcionados por cada laboratorio. Además, es muy importante que el individuo guarde un ayuno de 9-12 horas antes de una extracción de sangre o de una recogida de orina.

A continuación, se indican los principales parámetros bioquímicos utilizados en la evaluación de la situación nutricional en los análisis de rutina.

Parámetros hematológicos más empleados en la valoración del estado nutricional

Los parámetros hematológicos se miden en sangre y la presencia de glóbulos rojos en orina indica una patología.

En los análisis sanguíneos de rutina se incluye el hemograma, que engloba diversos parámetros de la serie roja, blanca y plaquetar, y que proporcionan información sobre el número, proporción, tamaño y calidad de estas células sanguíneas.

En la formación de los glóbulos rojos (eritropoyesis) intervienen diferentes nutrientes, como el hierro (esencial para la síntesis de la hemoglobina); la vitamina B_6, las proteínas, el manganeso, el cobalto y el cinc (necesarios para la síntesis del grupo hemo); las vitaminas C y E (desempeñan un papel esencial estabilizando las membranas celulares); y los folatos y la vitamina B_{12} (participan en la maduración de los glóbulos rojos). La deficiencia de cualquiera de estos nutrientes disminuye la síntesis de los eritrocitos. En los análisis clínicos es habitual encontrar los índices eritrocitarios primarios, que se utilizan para diagnosticar anemia, policitemia o normalidad, mientras que los índices eritrocitarios secundarios, que dan idea del tamaño y del contenido en hemoglobina de los glóbulos rojos, permiten clasificar las anemias desde el punto de vista nutricional. Algunos de estos parámetros pueden estar influenciados por factores no nutricionales, debiéndose tener en cuenta a la hora de interpretar los resultados (**Tabla 6-1**).

Los parámetros leucocitarios se utilizan para orientar en el diagnóstico de enfermedades infecciosas o que afectan a la síntesis de leucocitos, si bien la deficiencia de algunos nutrientes, como la de cobre, también puede modificar sus valores (**Tabla 6-2**).

Por otra parte, los parámetros plaquetarios suelen emplearse para el diagnóstico de enfermedades relacionadas con la médula ósea y los trastornos de la coagulación. La deficiencia de algunas vitaminas o minerales, como folatos, vitamina B_{12} o hierro, pueden alterar los valores de algunos de estos parámetros (**Tabla 6-3**).

Parámetros bioquímicos relacionados con la situación nutricional en proteínas y lípidos

La síntesis de proteínas puede estar afectada por la ingesta de este nutriente, de manera que cuando la calidad de las proteínas disminuye también lo hace la síntesis de proteínas séricas. A nivel sanguíneo, las proteínas más utilizadas para valorar el estado nutricional de los individuos son la albúmina, la transferrina, la preal-

Tabla 6-1. Parámetros eritrocitarios útiles en la evaluación de la situación nutricional. Causas nutricionales y factores a tener en cuenta en su interpretación

	Parámetros	Significado	Deficiencias nutricionales que disminuyen/aumentan los valores	Factores a tener en cuenta a la hora de interpretar los resultados
Índices eritrocitarios primarios	Recuento eritrocitario	Número de glóbulos rojos por mm³ de sangre Su interpretación debe realizarse junto al valor del hematocrito y la hemoglobina	• Hierro ($\downarrow$) • Vitamina B_6 ($\downarrow$) • Cobre ($\downarrow$) • Folatos ($\downarrow$) • Vitamina B_{12} ($\downarrow$) • Proteínas ($\downarrow$) • Vitamina E ($\downarrow$)	Disminuye con la edad Mayores valores en varones, personas fumadoras y elevadas altitudes Disminución relativa en el último trimestre del embarazo
	Hemoglobina	Proteína transportadora de oxígeno a las células Es el mejor parámetro indicador de anemia, y solamente cuando esté por debajo de los valores de referencia se puede realizar el diagnóstico de esta situación	• Hierro ($\downarrow$) • Vitamina B_6 ($\downarrow$) • Cobre ($\downarrow$) • Folatos ($\downarrow$) • Vitamina B_{12} ($\downarrow$) • Proteínas ($\downarrow$) • Vitamina E ($\downarrow$)	Disminuye con la edad Valores más elevados en varones, personas fumadoras y elevadas altitudes Disminución relativa en el último trimestre del embarazo
	Hematocrito	Porcentaje de glóbulos rojos con respecto al volumen de una muestra de sangre Para su interpretación se recomienda que el recuento eritrocitario y el volumen corpuscular medio se encuentren dentro de los valores normales	• Hierro ($\downarrow$) • Vitamina B_6 ($\downarrow$) • Cobre ($\downarrow$) • Folatos ($\downarrow$) • Vitamina B_{12} ($\downarrow$) • Proteínas ($\downarrow$) • Vitamina E ($\downarrow$)	Disminuye con la edad Valores más elevados en varones, personas fumadoras y elevadas altitudes Disminución relativa en el último trimestre del embarazo

(Continúa)

búmina y la proteína transportadora de retinol (RBP). Debido a su diferente vida media la utilidad de estas proteínas séricas es diferente, de modo que las de vida media más corta son las primeras en disminuir ante una deficiencia proteica y también son las que antes se recuperan. Estas proteínas son de origen hepático, por lo que cualquier trastorno en este órgano puede alterar su síntesis, entre otros factores (Tabla 6-4). A nivel urinario, los parámetros más empleados como indicadores de situación nutricional son la urea, la creatinina y la 3-metil-histidina.

Tabla 6-1. Parámetros eritrocitarios útiles en la evaluación de la situación nutricional. Causas nutricionales y factores a tener en cuenta en su interpretación (Cont.)

Parámetros		Significado	Deficiencias nutricionales que disminuyen/ aumentan los valores	Factores a tener en cuenta a la hora de interpretar los resultados
Índices eritrocitarios secundarios	VCM	Indica el volumen o tamaño medio de un glóbulo rojo. Este indicador permite clasificar a las anemias en microcíticas, normocíticas y macrocíticas dependiendo de si el VCM es inferior igual o superior al valor de referencia, respectivamente	• Hierro ($\downarrow$) • Vitamina B_6 ($\downarrow$) • Cobre ($\downarrow$) • Folatos ($\uparrow$) • Vitamina B_{12} ($\uparrow$)	
	HCM	Cantidad media de hemoglobina contenida en cada glóbulo rojo. Generalmente este valor se altera de forma similar a como lo hace el VCM en las anemias nutricionales	• Hierro ($\downarrow$) • Vitamina B_6 ($\downarrow$) • Cobre ($\downarrow$) • Folatos ($\uparrow$) • Vitamina B_{12} ($\uparrow$)	
	CHCM	Concentración media de hemoglobina de cada glóbulo rojo. En las anemias nutricionales el CHCM disminuye	• Hierro ($\downarrow$) • Vitamina B_6 ($\downarrow$) • Cobre ($\downarrow$) • Folatos ($\downarrow$) • Vitamina B_{12} ($\downarrow$)	

$\uparrow$: el valor del parámetro aumenta; $\downarrow$: el valor del parámetro disminuye.

CHCM: concentración de hemoglobina corpuscular media; HCM: hemoglobina corpuscular media; VCM: volumen corpuscular medio.

Estos parámetros se emplean como indicadores de la ingesta proteica, aunque también pueden utilizarse como indicadores de deficiencia de vitaminas o minerales implicados en el metabolismo proteico.

Por otro lado, una excesiva ingesta de grasa e hidratos de carbono puede aumentar los niveles séricos de lípidos y glucosa en situaciones patológicas o de alteración del metabolismo. En los análisis de rutina, para el diagnóstico, tratamiento y seguimiento de las dislipemias se suelen solicitar parámetros como el

Tabla 6-2. Parámetros leucocitarios útiles en la valoración de la situación nutricional. Causas nutricionales y factores a tener en cuenta en su interpretación

Parámetros	Significado	Interpretación	Deficiencias nutricionales que disminuyen los valores	Factores para tener en cuenta a la hora de interpretar los resultados
Recuento leucocitario	Número de glóbulos blancos por mm^3 de sangre No distingue entre los diferentes tipos de leucocitos	Cifras por encima o por debajo de los valores de referencia son indicativas de leucocitosis o leucopenia, respectivamente	• Vitamina C • Folatos • Vitamina B_{12} • Cobre • Malnutrición	Valores más elevados en niños Mayores valores por la noche Valores aumentados en personas que toman mucho café y en fumadores
Recuento leucocitario diferencial	Porcentaje relativo de cada tipo de leucocitos Debe interpretarse junto con los valores del recuento leucocitario, lo que permite analizar qué población de glóbulos blancos está alterada	Por causas nutricionales, generalmente, el tipo de leucocitos afectado son los linfocitos	• Vitamina B_6 • Cobre • Vitamina A • Malnutrición	

colesterol total, el colesterol LDL, el colesterol HDL o los triglicéridos, entre otros. La ingesta de grasa total, la grasa saturada y la monoinsaturada pueden modificar los valores de los lípidos séricos de los individuos (**Tabla 6-5**).

Parámetros bioquímicos relacionados con la situación nutricional en vitaminas y minerales

A nivel sanguíneo, para evaluar la situación en vitaminas o minerales se pueden realizar determinaciones en suero/plasma, en eritrocitos o leucocitos, y medir la actividad de enzimas que necesita el nutriente a valorar para su síntesis o para su propia actividad. Por otro lado, a nivel urinario, solamente se pueden realizar determinaciones de vitaminas hidrosolubles, metabolitos de algunas vitaminas y

Tabla 6-3. Parámetros plaquetarios útiles en la valoración de la situación nutricional. Causas nutricionales y factores para tener en cuenta en su interpretación

Parámetros	Significado	Interpretación	Deficiencias nutricionales que disminuyen/aumentan los valores	Factores para tener en cuenta a la hora de interpretar los resultados
Recuento plaquetario	Número de plaquetas por mm³ de sangre	Valores por encima o por debajo de los puntos de referencia son indicativos de trombocitosis y trombocitopenia, respectivamente	• Folatos ($\downarrow$) • Vitamina B_{12} ($\downarrow$) • Hierro ($\uparrow$)	Menores valores en embarazadas Valores aumentados con ejercicio de alta intensidad y a elevadas altitudes
Volumen plaquetario medio (VPM)	Volumen medio de las plaquetas	Un VPM elevado se asocia a una mayor tendencia a la coagulación de la sangre, aumentando el riesgo de trombosis, accidente cerebrovascular, etc. Un VPM bajo se relaciona con una mayor facilidad de sangrado	• Folatos ($\uparrow$) • Vitamina B_{12} ($\uparrow$)	
Tiempo de protrombina	Evalúa la integridad de la vía extrínseca de la coagulación	Cuanto mayor es el tiempo de protrombina mayor es el tiempo que tarda en formarse el tapón hemostásico	• Vitamina K ($\uparrow$) • Alcohol ($\uparrow$)	Valores aumentados en situación de malabsorción y consumo de anticoagulantes

$\uparrow$: el valor del parámetro aumenta; $\downarrow$: el valor del parámetro disminuye.

Tabla 6-4. Parámetros séricos y urinarios indicadores de la situación nutricional en proteínas. Causas nutricionales y factores para tener en cuenta en su interpretación

Parámetros		Características y utilidad	Deficiencias nutricionales que disminuyen/aumentan los valores	Factores para tener en cuenta a la hora de interpretar los resultados
Proteínas séricas	Albúmina	Vida media: 20 días. Indicador de ingesta proteica a largo plazo, pronóstico nutricional y estancia hospitalaria	• Proteínas (↓)	Valores disminuidos en los trastornos hepáticos e inflamación
	Transferrina	Vida media: 8 días. Indicador de ingesta proteica a largo plazo y de monitorización de los tratamientos dietéticos en proteínas	• Proteínas (↓) • Hierro (↑)	Valores disminuidos en los trastornos hepáticos e inflamación
	Prealbúmina o transtirretina	Vida media: 2-3 días. Indicador de ingesta proteica reciente y de monitorización de los tratamientos dietéticos en proteínas	• Proteínas (↓) • Vitamina A (↓)	Valores disminuidos en los trastornos hepáticos e inflamación
	Proteína transportadora de retinol (RBP)	Vida media: 12 horas. Indicador de ingesta proteica reciente y de monitorización de los tratamientos dietéticos en proteínas	• Proteínas (↓) • Vitamina A (↓) • Cinc (↓)	Valores disminuidos en los trastornos hepáticos e inflamación
Catabolitos urinarios nitrogenados	Urea	Indicador de ingesta proteica		Valores aumentados con ingestas elevadas de proteínas
	Creatinina	Indicador de masa muscular		Valores aumentados con el ejercicio
	3-metil-histidina	Indicador de catabolismo muscular	• Desnutrición (↓)	Valores aumentados en situaciones de hipercatabolismo y estrés

↑: el valor del parámetro aumenta; ↓: el valor del parámetro disminuye.

Tabla 6-5. Parámetros séricos indicadores de la situación nutricional en lípidos. Causas nutricionales y factores a tener en cuenta en su interpretación

Parámetros	Significado e interpretación	Ingesta de nutrientes que disminuyen/aumentan los valores	Factores a tener en cuenta a la hora de interpretar los resultados
Colesterol total	Cantidad de colesterol en sangre. Es la suma del colesterol transportado en las partículas de LDL, HDL y otras lipoproteínas Cifras elevadas pueden ser indicativas de hipercolesterolemia	• Exceso de grasa total (↑) • Exceso de grasa saturada (↑) • Ingesta adecuada de grasa poliinsaturada (↓)	Aumenta con la edad
Colesterol LDL	Lipoproteínas de baja densidad Cifras elevadas se asocian a un mayor riesgo de enfermedad cardiovascular	• Exceso de grasa total (↑) • Exceso de grasa saturada (↑)	El hipotiroidismo puede aumentar los valores
Colesterol HDL	Lipoproteínas de alta densidad Bajos valores de colesterol HDL se asocian a un mayor riesgo de enfermedad cardiovascular	• Ingesta adecuada de grasa monoinsaturada (↑)	Menores valores en los varones A partir de la menopausia las cifras de colesterol HDL pueden disminuir El tabaco y el sedentarismo pueden disminuir los valores
Triglicéridos	Cifras elevadas de este parámetro se asocian a un mayor riesgo de enfermedad cardiovascular	• Exceso de grasa total (↑) • Exceso de grasa saturada (↑) • Exceso de hidratos de carbono (↑) • Alcohol (↑) • Ingesta adecuada de grasa poliinsaturada (↓) • Ingesta adecuada de grasa monoinsaturada (↓)	Valores más elevados en los hombres

↑: el valor del parámetro aumenta; ↓: el valor del parámetro disminuye.

Tabla 6-6. Parámetros séricos y urinarios indicadores de la situación nutricional en vitaminas y minerales. Causas nutricionales y factores para tener en cuenta en su interpretación

Nutriente	Parámetros	Características y utilidad	Deficiencias nutricionales que disminuyen* aumentan los valores	Factores para tener en cuenta a la hora de interpretar los resultados
Folatos	Folato sérico	Parámetro temprano de ingesta insuficiente de la vitamina Valores disminuidos indican baja ingesta a corto plazo		
	Folato eritrocitario	Parámetro indicativo de ingesta más a largo plazo Se encuentran valores disminuidos en la depleción de los almacenes, deficiencia y anemia megaloblástica		
	Neutrófilos	Aparece hipersegmentación en anemia megaloblástica		
	Homocisteína	Valores aumentados también se relacionan con un mayor riesgo cardiovascular	• Vitamina B₁₂ (↑) • Vitamina B₆ (↑) • Vitamina B₂ (↑)	
	Volumen corpuscular medio (VCM)	En anemia megaloblástica aparece aumentado	• Vitamina B₁₂ (↑)	
	Hemoglobina	En anemia megaloblástica aparece disminuida Marcador tardío de anemia	• Hierro (↓) • Vitamina B₆ (↓) • Cobre (↓) • Vitamina B₁₂ (↓) • Proteínas (↓) • Vitamina E (↓)	Mayores valores en varones

Vitamina B$_{12}$	B$_{12}$ sérica	Valores disminuidos indican baja ingesta a corto plazo		Valores disminuidos en tratamientos prolongados con omeprazol o antagonistas del receptor H$_2$ o metformina En personas de edad avanzada y vegetarianas/veganas pueden encontrarse valores disminuidos
	Holotransco-balamina II (HoloTC)	Es la fracción activa de la vitamina Valores disminuidos en deficiencia		En personas de edad avanzada y vegetarianas/veganas pueden encontrarse valores disminuidos
	Neutrófilos	Aparece hipersegmentación en anemia megaloblástica		
	Homocisteína	Valores aumentados también se relacionan con un mayor riesgo cardiovascular	• Folatos (↑) • Vitamina B$_6$ (↑) • Vitamina B$_2$ (↑)	En personas de edad avanzada y vegetarianas/veganas pueden encontrarse valores aumentados
	Volumen corpuscular medio (VCM)	En anemia megaloblástica aparece aumentado	• Folatos (↑)	
	Hemoglobina	En anemia megaloblástica aparece disminuida Marcador tardío de anemia	• Hierro (↓) • Vitamina B$_6$ (↓) • Cobre (↓) • Folatos (↓) • Proteínas (↓) • Vitamina E (↓)	Mayores valores en varones
	Ácido metilmalónico	Metabolito anormal formado como consecuencia de la deficiencia de vitamina B$_{12}$ Valores aumentados en deficiencia		En personas de edad avanzada y vegetarianas/veganas pueden encontrarse valores aumentados

(Continúa)

Tabla 6-6. Parámetros séricos y urinarios indicadores de la situación nutricional en vitaminas y minerales. Causas nutricionales y factores para tener en cuenta en su interpretación (*Cont.*).

Nutriente	Parámetros	Características y utilidad	Deficiencias nutricionales que disminuyen/ aumentan los valores	Factores para tener en cuenta a la hora de interpretar los resultados
Vitamina D	25-hidroxi-vitamina D (25(OH)D)	Valores disminuidos en deficiencia		Valores disminuidos con la edad, en invierno, uso frecuente de protector solar, obesidad, enfermedad hepática o renal, utilización a largo plazo de corticoides, etc. Escasas fuentes dietéticas
Hierro	Ferritina sérica	Indicador de los depósitos de hierro En deficiencia los valores disminuyen		Valores aumentados en inflamación, traumatismos o neoplasias
	Transferrina sérica	Proteína transportadora de hierro En deficiencia los valores aumentan		Valores disminuidos en infecciones, inflamación, etc.
	Saturación de la transferrina	Porcentaje de hierro transportado por la transferrina del total disponible Este parámetro se calcula a partir del dato de transferrina Valores disminuidos en deficiencia		
	Capacidad de fijación del hierro (TIBC)	Cantidad de hierro que puede ser fijado por la transferrina Este parámetro se calcula a partir del dato de transferrina Valores aumentados en deficiencia		

Parámetro			
Recuento eritrocitario (RE)	En anemia ferropénica aparece disminuido	• Vitamina B$_6$ ($\downarrow$) • Cobre ($\downarrow$) • Folatos ($\downarrow$) • Vitamina B$_{12}$ ($\downarrow$) • Proteínas ($\downarrow$) • Vitamina E ($\downarrow$)	Disminuye con la edad Mayores valores en varones, personas fumadoras y elevadas altitudes Disminución relativa en el último trimestre del embarazo
Hematocrito	En anemia ferropénica aparece disminuido	• Vitamina B$_6$ ($\downarrow$) • Cobre ($\downarrow$) • Folatos ($\downarrow$) • Vitamina B$_{12}$ ($\downarrow$) • Proteínas ($\downarrow$) • Vitamina E ($\downarrow$)	Disminuye con la edad Mayores valores en varones, personas fumadoras y elevadas altitudes Disminución relativa en el último trimestre del embarazo
Volumen corpuscular medio (VCM)	En anemia ferropénica aparece disminuido	• Hierro ($\downarrow$) • Vitamina B$_6$ ($\downarrow$) • Cobre ($\downarrow$)	
Protoporfirina eritrocitaria	Es el anillo de protoporfirina que forma parte del grupo hemo de la hemoglobina En anemia ferropénica aumenta		
Hemoglobina	En anemia ferropénica aparece disminuida	• Vitamina B$_6$ ($\downarrow$) • Cobre ($\downarrow$) • Folatos ($\downarrow$) • Vitamina B$_{12}$ ($\downarrow$) • Proteínas ($\downarrow$) • Vitamina E ($\downarrow$)	Disminuye con la edad Valores más elevados en varones, personas fumadoras y elevadas altitudes Disminución relativa en el último trimestre del embarazo

$\uparrow$: el valor del parámetro aumenta; $\downarrow$: el valor del parámetro disminuye.

Tabla 6-7. Criterios para el diagnóstico de la situación nutricional en hierro	
Situación nutricional	**Parámetros**
Normalidad	Hemoglobina y ferritina dentro de los valores normales
Depleción de hierro	Ferritina disminuida
Deficiencia de hierro o ferropénica	Los valores normales de dos o más parámetros independientes entre sí aparecen alterados: • Ferritina disminuida • VCM disminuido • Saturación de la transferrina disminuida o transferrina aumentada • Protoporfirina eritrocitaria aumentada
Anemia ferropénica	Deficiencia de hierro + hemoglobina disminuida

minerales, o se pueden hacer pruebas de sobrecarga. En la **tabla 6-6** se detallan los parámetros séricos de las vitaminas y minerales cuya deficiencia es más frecuente en algunos colectivos de la población.

En concreto, en el caso del hierro, para realizar un diagnóstico de la situación nutricional de los individuos se aconseja utilizar dos o más parámetros independientes entre sí (**Tabla 6-7**).

Entre los parámetros urinarios indicadores de situación en vitaminas y minerales se encuentran las concentraciones urinarias de los propios nutrientes, cuyas cifras aparecen en orina aumentadas en situaciones de ingestas elevadas (vitamina B_1, B_2, B_6, C, yodo, sodio, magnesio, cinc, etc.), los metabolitos normales procedentes del metabolismo de niacina (N-metil-nicotinamida y 2-piridona) y B_6 (4-piridona), cuyos valores aparecen aumentados en caso de ingestas elevadas de la vitamina de la que proceden, y metabolitos anormales que se forman como consecuencia de la ingesta insuficiente de algunas vitaminas. Así, por ejemplo, como indicadores de la situación en folatos se emplea el ácido formiminoglutámico (FIGLU), mientras que como indicadores de la situación en vitamina B_{12} se pueden utilizar el FIGLU y el ácido metilmalónico.

PUNTOS CLAVE

• Los parámetros bioquímicos son los indicadores más útiles para evaluar la situación nutricional de los individuos y permiten personalizar los tratamientos dietéticos.
• A la hora de hacer un diagnóstico de la situación nutricional es importante determinar e interpretar más de un parámetro ya que estos con frecuencia dependen de características como el sexo, la edad o la presencia de algunas enfermedades. Asimismo, los parámetros para utilizar deben tener valores de referencia establecidos para poderlos comparar con los valores obtenidos en la valoración del estado nutricional.

BIBLIOGRAFÍA

Antonucci R, Locci C, Clemente MG, Chicconi E, Antonucci L. Vitamin D deficiency in child-hood: old lessons and current challenges. J Pediatr Endocrinol Metab. 2018;31(3):247-60.

Aparicio A. Evaluación bioquímica. En: Aparicio A, Lozano-Estevan MC, Perea-Sánchez JM, Veiga P, eds. Coaching y consejo nutricional en la Oficina de Farmacia. Madrid: Consejo Oficial de Farmacéuticos de Madrid; 2021. p. 104-21.

Comité Nacional de Hematología, Oncología y Medicina Transfusional y Comité Nacional de Nutrición (CNMOMTCNN). Deficiencia de hierro y anemia ferropénica. Guía para su preven-ción, diagnóstico y tratamiento. Archivos Argentinos de Pediatría. 2017;115(Supl 4):S68-82.

Daru J, Colman K, Stanworth SJ, De La Salle B, Wood EM, Pasricha SR. Serum ferritin as an indi-cator of iron status: what do we need to know? Am J Clin Nutr. 2017;106(Suppl 6):S1634-9.

Guerra A. Indicadores bioquímicos. En: Suverza A, Haua K, eds. El ABC de la evaluación del estado de nutrición. México: McGraw-Hill; 2010. p. 173-201.

Lynch S, Pfeiffer CM, Georgieff MK, Brittenham G, Fairweather-Tait S, Hurrell RF, McArdle HJ, Raiten DJ. Biomarkers of Nutrition for Development (BOND)-Iron Review. J Nutr. 2018;148(Suppl 1):S1001-67.

Litchford MD. Clínica: valoración bioquímica, física y funcional. En: Raymond JL, Morrow K, eds. Krause. Mahan. Dietoterapia. 15ª ed. Barcelona: Elsevier Masson; 2021. p. 57-80.

López-Sobaler AM. Valoración del estado nutricional de individuos y colectivos. Estudio antropométrico y bioquímico. En: Ortega RM, ed. Nutrición Clínica y Salud Nutricional. Madrid: Editorial Médica Panamericana; 2023. p. 33-40.

Ortega RM, Quintas ME. Estudio hematológico. En: Ortega RM, Requejo AM, eds. Nutriguía. Manual de nutrición clínica. 2ª ed. Madrid: Editorial Médica Panamericana; 2015. p. 164-72.

Pico C, Palou A, Serrá F. Evaluación del estado nutricional: biomarcadores clínicos y bioquí-micos. En: Gil A, ed. Tratado de Nutrición. Tomo IV: Nutrición humana en el estado de salud. 3ª ed. Madrid: Editorial Médica Panamericana; 2017. p. 159-72.

Quintas ME, Andrés P. Estudio bioquímico. En: Ortega RM, Requejo AM, eds. Nutriguía. Manual de nutrición clínica. 2ª ed. Madrid: Editorial Médica Panamericana; 2015. p. 173-89.

Smidowicz A, Regula J. Effect of nutritional status and dietary patterns on human serum C-reactive protein and interleukin-6 concentrations. Adv Nutr. 2015;6(6):738-47.

Estudio funcional

7

B. López Plaza

 La valoración del estado funcional de un individuo debe formar parte de la evaluación nutricional. Las pruebas funcionales son esenciales para realizar un abordaje nutricional integral. La evaluación funcional del paciente detecta problemas físicos, cognitivos y psicosociales que condicionan la calidad de vida del individuo y modifican el comportamiento de la ingesta de alimentos y bebidas.

La valoración de la capacidad funcional orientará sobre la evolución del tratamiento nutricional. Existen diferentes herramientas para valorar la capacidad funcional de un individuo; en el presente capítulo se abordarán aquellas más utilizadas en la práctica clínica habitual. Sin embargo, de acuerdo con las características del sujeto evaluado, se deberá elegir aquel método funcional validado que más se adapte.

INTRODUCCIÓN

La valoración del **estado funcional** mide la capacidad de un individuo para realizar actividades físicas básicas como andar o alcanzar objetos; cognitivas como centrar la atención o comunicarse; la capacidad de realizar actividades habituales de la vida diaria como comer, ducharse, vestirse o trasladarse; y situaciones de la vida cotidiana como la realización de trabajo fuera del hogar o el mantenimiento de una casa.

La capacidad funcional del individuo, por lo tanto, abarca diferentes esferas que incluyen la física, la mental y la social. La evaluación del estado funcional de un individuo debe formar parte de la evaluación del estado nutricional, ya que la alteración en cualquiera de estas esferas modifica el comportamiento alimentario y compromete el estado nutricional. Su evaluación no solo ayuda a identificar problemas físicos, cognitivos y psicosociales, sino que arroja información sobre el tratamiento médico y nutricional y del pronóstico de la enfermedad. Cuando la capacidad funcional no se restablece la calidad de vida se ve irremediablemente afectada.

La pérdida de capacidad funcional puede ser una presentación inicial de la presencia de una enfermedad o de complicaciones distintas a las ya existentes. De esta forma, la mejora de la capacidad funcional de un individuo debe ser uno de los objetivos del tratamiento nutricional.

Existen diferentes formas de evaluar el estado funcional de un individuo; en este capítulo se abordarán algunas de las más utilizadas.

PRUEBAS FUNCIONALES RELACIONADAS CON LA FUERZA

Fuerza de presión de la mano

La pérdida de funcionalidad y movilidad puede ser valorada a través de la fuerza de presión de la mano. La fuerza de presión de la mano, medida por **dinamometría**, es un método funcional para evaluar la fuerza muscular a través de la fuerza de agarre manual. Su medición es un marcador general del estado nutricional y se considera una medida de apoyo para la evaluación de la masa muscular, criterio fenotípico para el diagnóstico de desnutrición de acuerdo con los criterios *Global Leadership Initiative on Malnutrition* (GLIM). La desnutrición implica una reducción de la masa muscular, lo que se refleja en un menor desempeño en pruebas funcionales y alteraciones en la composición corporal. La evaluación de la fuerza de presión de la mano a través de la dinamometría es de especial interés ya que la disminución de la fuerza muscular aparece antes de que se observen cambios en las medidas antropométricas y los parámetros de laboratorio. La medición de la fuerza muscular es una herramienta útil no solo para detectar y evaluar la desnutrición, sino que sirve también para identificar fragilidad y diagnosticar la sarcopenia (Tabla 7-1). Tanto la fragilidad como la sarcopenia están fuertemente relacionadas y ambas cursan con diferentes grados de vulnerabilidad, mal pronóstico de salud, discapacidad, reducción de la calidad de vida y aumento de la morbimortalidad, por lo que su identificación temprana es deseable.

La baja fuerza de presión de la mano es un predictor de limitaciones funcionales y una menor calidad de vida, y no solo eso, además es sensible a los cambios de la intervención nutricional a corto y medio plazo por lo que es un parámetro útil en la valoración del seguimiento del estado nutricional.

Para su medición es necesario emplear preferentemente un dinamómetro hidráulico con varias posiciones de agarre, bien calibrado y con indicador de fuerza de agarre isométrico. En términos generales, la baja fuerza se asocia a una fuerza de presión de la mano <27 kg en hombres y <16 kg en mujeres; sin embargo, las mediciones obtenidas deben compararse con la población de referencia en función de la edad y sexo (Tabla 7-2). Cuando se identifica un bajo estado funcional a través de la fuerza de presión de la mano debe considerarse una posible resis-

Tabla 7-1. Criterios para el diagnóstico de sarcopenia

	Criterio 1	Criterio 2	Criterio 3
Identificación de la posible presencia de sarcopenia	Baja fuerza muscular		
Confirmación de la presencia de sarcopenia		Baja calidad o cantidad muscular	
Gravedad. Si los tres criterios están presentes se considera sarcopenia grave			Bajo desempeño físico

Adaptada de: Cruz-Jenttof *et al.*, 2019.

Tabla 7-2. Datos de referencia de fuerza de presión de la mano dominante (kg)

Edad (años)	Varones			Mujeres		
	Mínima	Media	Máxima	Mínima	Media	Máxima
6-7	10,4	14,7	19,1	9,0	13,0	17,0
8-9	12,3	19,0	25,7	8,5	16,0	23,5
10-11	15,6	24,4	33,2	15,2	22,5	29,9
12-13	12,6	26,6	40,7	16,1	25,8	35,4
14-15	21,1	35,1	49,0	15,2	26,4	37,5
16-17	25,0	42,6	60,2	15,6	30,5	45,5
18-19	26,7	49,0	71,3	21,3	32,5	43,6
20-24	36,2	54,9	73,6	18,8	31,9	45,1
25-29	33,9	54,8	75,7	21,2	33,8	46,4
30-34	34,9	55,2	75,6	18,3	35,7	53,1
35-39	32,5	54,3	76,1	23,8	33,6	43,4
40-44	34,2	53,0	71,8	19,7	31,9	44,2
45-49	29,0	49,8	70,7	14,5	28,2	41,9
50-54	35,1	51,5	67,9	19,3	29,8	40,4
55-59	21,6	45,9	70,1	14,7	26,0	37,3
60-64	22,2	40,7	59,2	15,8	25,0	34,2
65-69	22,6	41,3	60,0	13,7	22,5	31,3
70-74	14,7	34,2	53,7	11,9	22,5	33,1
≥ 75	10,8	29,8	48,9	9,3	19,3	29,3

Modificada de las tablas de referencia del manual del dinamómetro Jamar.

tencia anabólica, baja ingesta de proteínas y/o deficiencia de vitamina D. Por otro lado, la pérdida de peso o la inflamación relacionada con la enfermedad contribuyen a la pérdida de masa y fuerza muscular, lo que conduce a cambios en el estado funcional y se asocian con fragilidad y discapacidad. En estos casos, la fuerza de presión de la mano se correlaciona con diferentes variables más allá del estado nutricional, como la densidad mineral ósea de la mano, la funcionalidad muscular, la respuesta a la terapia nutricional con suplementos nutricionales orales, la mortalidad prematura, etc. Tanto la reducción de la fuerza como del desempeño físico se deben a la pérdida de masa muscular. Sin embargo, en personas de edad avanzada, la función muscular podría estar más estrechamente relacionada con la fragilidad general que con el estado nutricional.

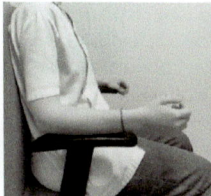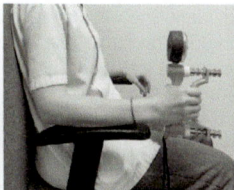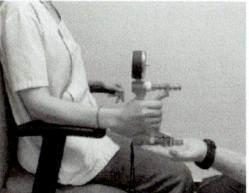

Figura 7-1. Realización de la prueba de fuerza de presión de la mano utilizando un dinamómetro.

Para garantizar resultados precisos y consistentes se deben seguir procedimientos estandarizados. Para su correcta realización se retiran las joyas u objetos que puedan interferir con el agarre. El mango del dinamómetro se ajusta para adaptarse al tamaño de la mano del sujeto. La aguja de medición debe estar en cero. El sujeto se sienta erguido con el hombro en aducción y rotación neutra, el codo flexionado a 90°, la muñeca entre 0 y 30° de dorsiflexión y entre 0 y 15° de desviación cubital (**Fig. 7-1**). El antebrazo debe estar apoyado sobre una superficie plana y el dinamómetro en paralelo a los dedos. Una vez posicionado, se indica al sujeto que apriete el mango del dinamómetro lo más fuerte posible, alentándolo a ello, con su mano dominante durante 5 segundos. Se registra la fuerza máxima en kilogramos indicada en el dinamómetro. La medición de la fuerza de agarre se repite tres veces con un período de descanso de 30 segundos entre cada medición para después obtener una puntuación media. La medición de la fuerza de presión de la mano es una prueba simple que puede realizarse en sujetos ambulatorios o encamados.

Dado que la fuerza de presión de la mano no valora la funcionalidad de las extremidades inferiores o la velocidad al caminar, otros métodos de valoración funcional deben complementarla.

PRUEBAS FUNCIONALES RELACIONADAS CON EL DESEMPEÑO FÍSICO

La edad y el estado nutricional siguen siendo determinantes en el deterioro del rendimiento físico. El desempeño físico informa sobre el estado funcional integral del todo el cuerpo relacionado con la locomoción. Es un concepto que involucra los músculos, la función nerviosa central y la periférica, incluido el equilibrio. El rendimiento físico se puede evaluar a través de pruebas como la velocidad de la marcha, prueba de la marcha de los 6 minutos, la prueba *Timed Up and Go* (TUG) o la batería corta de rendimiento físico (SPPB).

Velocidad de la marcha

La velocidad de la marcha es un método para valorar el estado funcional relacionado con el desempeño físico. Es una prueba rápida, segura y fiable ampliamente utilizada en la práctica clínica habitual para el diagnóstico de desnutrición relacionada con la enfermedad, identificación de fragilidad y como parte del diagnóstico de sarcopenia. La velocidad de la marcha predice resultados adversos, como discapacidad, riesgo de caídas y de mortalidad. Esta prueba consiste en cronometrar el tiempo que le toma a una persona recorrer una distancia de 4 m a velocidad habitual. Un tiempo superior a 0,8 m/s es considerado normal, mientras que un tiempo menor o igual es un indicador de bajo rendimiento físico, el cual indica la gravedad en el diagnóstico de sarcopenia. Identificar un bajo rendimiento físico orientará sobre el tratamiento nutricional más adecuado del paciente.

Prueba de la marcha de los 6 minutos

Otro método ampliamente utilizado es la prueba de la marcha de los 6 minutos (*Six Minute Walk Test*, 6 MWT) que mide la capacidad aeróbica y la capacidad funcional de una persona. Los resultados de esta prueba se han utilizado como predictores de mortalidad y morbilidad. Como su nombre indica, la prueba consiste en caminar lo más rápido posible, sin correr, durante 6 minutos a lo largo de 30 m utilizando los mismos dispositivos que emplea habitualmente en su día a día, como bastón, andador, prótesis, oxígeno, etc. Además de los metros recorridos suelen medirse otros parámetros como la presión arterial, la frecuencia cardíaca, la saturación de oxígeno, la escala de Borg, etc. Una distancia inferior a 400 m indica un mal desempeño físico. Si se desea una estimación más exacta es posible utilizar ecuaciones predictivas en función de la edad, peso, sexo, IMC, etc.

Timed Up and Go

El *Timed Up and Go test* (TUG) es una prueba funcional que evalúa las condiciones físicas para la marcha, la coordinación, la agilidad motora y el equilibrio dinámico. Durante la prueba se pide a la persona que se levante de una posición sentada (con la espalda y los brazos apoyados en los reposabrazos), camine una distancia de 3 m, se dé la vuelta, camine de regreso a la silla y se vuelva a sentar. Cuando el tiempo necesario para completar la prueba es ≥20 segundos, el paciente presenta un bajo rendimiento físico e indica la gravedad de la presencia de sarcopenia; una puntuación <10 segundos es considerada normal, y de 10-20 segundos indica que el sujeto es frágil y con alto riesgo de caídas. Valores adecuados en esta prueba funcional se asocian a una mejor supervivencia, salud y bienestar de las personas mayores.

Short Physical Performance Battery

La versión corta de la batería de desempeño físico es un método para evaluar la funcionalidad de las extremidades inferiores en adultos mayores. El *Short Physical Performance Battery* (SPPB) incluye la evaluación de tres dimensiones: la velocidad de la marcha, la prueba de equilibrio y la prueba para levantarse de la silla (**Fig. 7-2**). La puntuación máxima del SPPB es de 12 puntos. Una puntuación ≤8 puntos indica un desempeño físico deficiente el cual determinará la gravedad

1. Prueba de equilibrio		
A. Pararse con los pies uno al lado del otro ¿Mantuvo la posición al menos durante 10 segundos? Si el participante no logró completarlo, finaliza la prueba de equilibrio	Sí ☐ (1 punto) No ☐ (0 punto) Rehúsa ☐	
B. Pararse en posición semi-tándem ¿Mantuvo la posición al menos durante 10 segundos? Si el participante no logró completarlo, finaliza la prueba de equilibrio	Sí ☐ (1 punto) No ☐ (0 punto) Rehúsa ☐	
C. Pararse en posición tándem ¿Mantuvo la posición al menos durante 10 segundos? Tiempo en segundos _____ (máx. 15)	Sí ☐ (2 punto) Sí ☐ (1 punto) No ☐ (0 punto) Rehúsa ☐	
☐ 0 = < 3,0 s o no lo intenta ☐ 1 = 3,0 a 9,99 s ☐ 2 = 10 a 15 s		
	SUBTOTAL	**Puntos: /4**

2. Velocidad de marcha (recorrido de 4 m)	
A. Primera medición Tiempo requerido para recorrer la distancia Si el participante no logró completarlo, finaliza la prueba	Segundos: ☐ Rehúsa ☐
B. Segunda medición Tiempo requerido para recorrer la distancia Si el participante no logró completarlo, finaliza la prueba	Segundos: ☐ Rehúsa ☐
Calificación de la medición menor ☐ 1 = > 8,70 s ☐ 2 = 6,21 a 8,70 s ☐ 3 = 4,82 a 6,20 s ☐ 4 = < 4,82 s	
SUBTOTAL	**Puntos: /4**

3. Prueba de levantarse cinco veces de una silla	
A. Prueba previa (no se califica, solo para decidir si pasa a B) ¿El paciente se levanta sin apoyarse en los brazos? Si el participante no logró completarlo, finaliza la prueba	Sí ☐ No ☐ Rehúsa ☐
B. Prueba repetida de levantarse de una silla Tiempo requerido para levantarse cinco veces de una silla	Segundos: ☐ Rehúsa ☐
Calificación de la actividad ☐ 0 = incapaz de realizar cinco repeticiones o tarda > 60 s ☐ 1 = 16,7 a 60 s ☐ 2 = 13,7 a 16,69 s ☐ 3 = 11,2 a 13,69 s ☐ 4 = ≤ 11,19 s	
SUBTOTAL	**Puntos: /4**

TOTAL BATERÍA CORTA DE DESEMPEÑO FÍSICO (1 + 1 + 1)/12	**Puntos: /12**

Figura 7-2. Batería corta de desempeño físico (SPPB).

Modificada de: Izquierdo M, Casas-Herrero A, Zambom-Ferraresi F, Martínez-Velilla N, Alonso-Bouzon C. Guía práctica para la prescripción de un programa de entrenamiento físico multicomponente para la prevención de la fragilidad y caídas en mayores de 70 años. Vivifrail. España: Vivifrail; 2017. Adaptada de: Guralnik JM, Simonsick EM, Ferrucci L, Glynn RJ, Berkman LF, Blazer DG, et al. A short physical performance battery assessing lower extremity function: association with self-reported disability and prediction of mortality and nursing home admission. J Gerontol. 1994;49(2).

de la posible presencia de sarcopenia. Una puntuación general de 0-3 indica una limitación grave, de 4-6 una limitación moderada, de 7-9 una limitación leve y ≥10 una limitación mínima o sin limitación. Una puntuación baja indica una mayor asociación con fragilidad, dependencia y morbimortalidad. La ganancia de un punto es considerada de relevancia clínica. La fragilidad es un síndrome multidimensional y dinámico caracterizado por una disfuncionalidad que aumenta el riesgo de padecer eventos adversos el cual, sin embargo, es potencialmente reversible. La evaluación funcional a través de baterías como el SPPB implementado como parte de la evaluación funcional del estado nutricional, orientará y ayudará a monitorizar el tratamiento nutricional.

Prueba de esfuerzo máximo

También conocida como **ergoespirometría**, la prueba de esfuerzo máximo determina la capacidad funcional cardiopulmonar en respuesta a un ejercicio físico progresivo controlado. Esta prueba mide la potencia cardíaca máxima de un individuo, sirve para la detección de enfermedades, como la enfermedad coronaria o la cardiopatía isquémica en pacientes aparentemente sanos o con sospecha, y tiene un importante valor pronóstico de la evolución de una posible enfermedad; permite valorar la respuesta de la presión arterial y, finalmente, permite establecer zonas de entrenamiento a través de los umbrales aeróbico y anaeróbico. Esta prueba proporciona el **consumo máximo de oxígeno** (VO_2 máx) que es la mejor medida de la capacidad funcional pulmonar del organismo. A través de su valoración es posible determinar la reserva respiratoria utilizada para establecer posibles limitaciones pulmonares durante el ejercicio físico.

Esta prueba se realiza sobre un tapiz rodante (simulación de la carrera) o cicloergómetro (simulador del ciclismo) mientras se monitoriza el electrocardiograma, la respuesta de la presión arterial, el consumo de VO_2 máx, la producción de anhídrido carbónico (CO_2), la frecuencia cardíaca máxima (FC máx), la velocidad (km/h) si se realiza en un tapiz rodante, o la potencia (v) si se realiza con un cicloergómetro.

Para iniciar la prueba se realiza un electrocardiograma y se mide la presión arterial en reposo. Seguidamente, se colocan los electrodos y una máscara que cubre nariz y boca para analizar los gases (VO_2 y CO_2) y la ventilación. Una vez colocado el sujeto en el ergómetro (cinta o bicicleta) se comienza la medición con una carga suave de ejercicio, para ir aumentándola progresivamente hasta que el sujeto alcanza su límite de esfuerzo. El indicador del esfuerzo máximo se obtiene a través del **cociente respiratorio** (CR = VCO_2/VO_2). Una vez alcanzado el punto de máximo esfuerzo se valora el tiempo de recuperación. En condiciones basales la relación VCO_2/VO_2 es igual a 0,8. La capacidad aeróbica de individuos sanos se presenta cuando el cociente respiratorio es mayor a 1,15. Los pacientes con obesidad o sedentarios pueden tener un VO_2 máx bajo con función cardíaca normal. Esta prueba mide además el grado de esfuerzo cardíaco y la fatiga.

Conocer los resultados de la prueba de máximo esfuerzo no solo permitirá seleccionar un adecuado programa de actividad física adaptado, sino que además permitirá realizar un abordaje nutricional individualizado en función de las características de resistencia al ejercicio físico del sujeto.

PRUEBAS FUNCIONALES RELACIONADAS CON ACTIVIDADES BÁSICAS DE LA VIDA DIARIA

Un inadecuado estado nutricional se asocia con una disminución de la funcionalidad y viceversa. La reducción de la capacidad funcional de un individuo afecta a la realización de actividades de la vida diaria y a la calidad de vida. Esto pone de manifiesto la necesidad de evaluar el estado nutricional para detectar estados de desnutrición y evaluar el estado funcional en busca de intervenciones nutricionales específicas.

Índice de Barthel

El **índice de Barthel** es una herramienta para determinar el grado de funcionalidad y dependencia que presenta un individuo para realizar las actividades básicas de la vida diaria. Este índice evalúa 10 actividades con diferente puntuación en función de la capacidad del sujeto para realizar la tarea (**Tabla 7-3**). El índice de Barthel valora la capacidad del individuo para realizar actividades de autocuidado, como alimentarse, asearse, vestirse, ducharse, usar el retrete (micción y deposiciones) y tareas relacionadas con la movilidad (ambulación, traslados y subir escaleras). Valores <20 puntos establecen una dependencia total por parte del sujeto; de 20-35 puntos, una dependencia grave; de 40-55, una dependencia moderada; ≥60 se considera dependencia leve, y una puntuación de 100 puntos es considerado independiente (90 si el sujeto se encuentra en silla de ruedas). Este índice tiene gran sensibilidad, es de fácil implementación, escalabilidad y se asocia fuertemente con el riesgo de desnutrición. Un índice de Barthel inadecuado se asocia con un mayor riesgo de mortalidad, estancia e ingresos hospitalarios, pero también con una incapacidad para seguir viviendo en comunidad o volver a la vida laboral. Determinar el grado de dependencia de un individuo orientará sobre la mejor estrategia para un tratamiento nutricional efectivo. En estados de desnutrición la funcionalidad de un individuo también se ve muy afectada por lo que evitar situaciones de déficit energético-proteico es necesario para la recuperación de ambas situaciones.

Otros índices que pueden utilizarse para valorar el grado de dependencia de un individuo son el índice de Katz o la escala de clasificación funcional de la marcha (Escala FAC).

OTRAS PRUEBAS FUNCIONALES

Test de Pfeiffer

El **test de Pfeiffer** es un cuestionario que evalúa la función cognitiva en el adulto mayor. Esta prueba determina el deterioro cognitivo a través de una puntuación de 0 a 10 puntos. Consta de 10 preguntas sencillas entre las que se encuentran: ¿Qué día es hoy? (día, mes, año) ¿Qué día de la semana es hoy? ¿Dónde estamos ahora? ¿Cuál es su número de teléfono? (preguntar dirección solo si el paciente no tiene teléfono) ¿Cuántos años tiene? ¿Cuál es su fecha de nacimiento? (día, mes, año) ¿Quién es ahora el presidente del gobierno? ¿Quién fue el anterior presidente del gobierno? ¿Cuáles son los dos apellidos de su madre? Y una petición: vaya restando de 3 en 3 al número 20 hasta llegar al 0. Cada una de estas

Tabla 7-3. Índice de Barthel

Comer	10	Independiente (la comida está al alcance de la mano)
	5	Necesita ayuda para cortar, extender mantequilla, usar condimentos, etc.
	0	Dependiente
Trasladarse entre la silla y la cama	15	Independiente
	10	Necesita algo de ayuda (una pequeña ayuda física o ayuda verbal)
	5	Necesita ayuda importante (una persona entrenada o dos personas), puede estar sentado
	0	Dependiente, no se mantiene sentado
Aseo personal	5	Independiente para lavarse la cara, las manos y los dientes, peinarse y afeitarse
	0	Dependiente, necesita ayuda con el aseo personal
Uso del baño	10	Independiente (entrar y salir, limpiarse y vestirse)
	5	Necesita alguna ayuda, pero puede hacer algo solo
	0	Dependiente
Bañarse Ducharse	5	Independiente para bañarse o ducharse
	0	Dependiente
Desplazarse	15	Independiente al menos 50 m, con cualquier tipo de muleta, excepto andador
	10	Anda con pequeña ayuda de una persona (física o verbal)
	5	Independiente en silla de ruedas en 50 m
	0	Inmóvil
Subir y bajar escaleras	10	Independiente para subir y bajar
	5	Necesita ayuda física o verbal, puede llevar cualquier tipo de muleta
	0	Incapaz
Vestirse y desvestirse	10	Independiente, incluyendo botones, cremalleras, cordones, etc.
	5	Necesita ayuda, pero puede hacer la mitad aproximadamente, sin ayuda
	0	Dependiente
Control de heces	10	Continente
	5	Accidente excepcional (uno/semana)
	0	Incontinente (o necesita que le suministren enema)
Control de orina	10	Continente, durante al menos 7 días
	5	Accidente excepcional (máximo uno/24 horas)
	0	Incontinente, o sondado incapaz de cambiarse la bolsa
Total		**Puntos**

Adaptada de: Mahoney y Barthel, 1965.

preguntas se puntúan según el acierto o error, y el número de respuestas erróneas determina el grado de deterioro cognitivo. Así, de 0 a 2 preguntas erróneas clasificará al individuo sin deterioro cognitivo, de 3 a 4 con deterioro cognitivo leve, de 5 a 7 moderado, y de 8 a 10 con deterioro cognitivo grave. Se ha observado que el riesgo de sarcopenia aumenta significativamente cuando se es mujer, se presenta un deterioro cognitivo moderado o grave y se tiene un IMC <22 kg/m^2. Por lo tanto, evaluar el estado nutricional y funcional ayudará a detectar individuos con mayor riesgo que requieren atención nutricional temprana.

Escala *Eastern Cooperative Oncology Group*

La escala *Eastern Cooperative Oncology Group* (ECOG) es específica para personas que padecen cáncer. Es una herramienta que valora la calidad de vida y funcionalidad de estos pacientes que se encuentran en tratamiento antineoplásico. Esta escala describe el nivel de funcionamiento de un paciente en términos de la capacidad para cuidar de sí mismo, la actividad diaria y la capacidad física (caminar, trabajar, etc.). Los resultados de esta escala ayudan a tomar decisiones sobre la intensidad y duración de las terapias oncológicas, así como para predecir la evolución del estado nutricional a lo largo del tiempo y las medidas médicas y dietético-nutricionales a adoptar. La escala puntúa de 0 a 5 puntos. Se obtiene una puntuación de 0 cuando el paciente es completamente asintomático y es capaz de realizar trabajos y actividades de la vida diaria, es decir, se encuentra activo; 1 si el paciente presenta síntomas que le impiden realizar trabajos arduos, es decir, es capaz de realizar trabajos livianos y permanece en cama solo durante las horas de sueño nocturno; 2 si el pacientes no es capaz de desempeñar un trabajo, lo que le obliga a permanecer en cama durante varias horas durante el día, además de las de la noche, si bien es capaz de realizar la mayoría de su autocuidado; 3 si el paciente está encamado más de la mitad del día, tiene síntomas y necesita ayuda para su cuidado (vestirse, etc.); 4 si está completamente incapacitado, se encuentra encamado durante todo el día, necesita ayuda para realizar todas las actividades de la vida diaria (alimentarse, deambulación, etc.), y 5 cuando existe un riesgo inminente de muerte.

Otra herramienta para clasificar a un paciente en función del deterioro funcional y comparar la efectividad de las terapias médicas y nutricionales es el índice Karnofsky. Este índice que puntúa entre 100 y 0 y sirve también para evaluar el pronóstico del paciente con cáncer.

PUNTOS CLAVE

- El estudio de la capacidad funcional debe formar parte de la valoración del estado nutricional ya que la funcionalidad del sujeto puede verse afectada antes de que se presenten signos y síntomas evidentes de estados de desnutrición.
- El deterioro de la capacidad funcional repercute negativamente sobre el comportamiento alimentario afectando al estado nutricional y la calidad de vida del individuo.

- La valoración de la fuerza de presión de la mano medida por dinamometría es una prueba funcional de fácil realización que se asocia fuertemente al estado nutricional, a la detección de fragilidad y al diagnóstico de sarcopenia.
- El test de velocidad de la marcha es un método rápido y fiable para valorar el estado funcional relacionado con el desempeño físico y ampliamente utilizado en la práctica clínica habitual para el diagnóstico de desnutrición relacionada con la enfermedad y la identificación de fragilidad.
- Identificar estadios tempranos de deterioro de la capacidad funcional permitirá implementar un tratamiento nutricional dirigido y evitar estados de desnutrición.
- Otros métodos para evaluar funcionalidad deben ser utilizados en función de las características del sujeto evaluado con el objetivo de mejorar la calidad del cuidado nutricional.

BIBLIOGRAFÍA

Allison T, Burdiat G. Pruebas de esfuerzo cardiopulmonar en la práctica clínica. Rev Urug Cadriol. 2010;25:17-27.

Beaudart C, Rolland Y, Cruz-Jentoft AJ, Bauer JM, Sieber C, Cooper C, et al. Assessment of muscle function and physical performance in daily clinical practice: A position paper endorsed by the European Society for Clinical and Economic Aspects of Osteoporosis, Osteoarthritis and Musculoskeletal Diseases (ESCEO). Calcif Tissue Int. 2019;105(1):1-14.

Cederholm T, Jensen GL, Correia MITD, Gonzalez MC, Fukushima R, Higashiguchi T, et al. GLIM criteria for the diagnosis of malnutrition - A consensus report from the global clinical nutrition community. Clin Nutr. 2019;38(1):1-9.

Cruz-Jentoft AJ, Bahat G, Bauer J, Boirie Y, Bruyère O, Cederholm T, et al. Sarcopenia: revised European consensus on definition and diagnosis. Age Ageing. 2019;48(1):16-31.

Fried LP, Tangen CM, Walston J, Newman AB, Hirsch C, Gottdiener J, et al. Frailty in older adults: evidence for a phenotype. J Gerontol A Biol Sci Med Sci. 2001;56(3):M146-56.

Guralnik JM, Simonsick EM, Ferrucci L, Glynn RJ, Berkman LF, Blazer DG, et al. A short physical performance battery assessing lower extremity function: association with self-reported disability and prediction of mortality and nursing home admission. J Gerontol. 1994;49(2):M85-94.

Karnofsky D, Burchenal J. The clinical evaluation of chemotherapeutic agents in cancer. In: MacLeod C, ed. Evaluation of Chemotherapeutic Agents. New York, NY: Columbia University Press; 1949. p. 191-205.

Mahoney FD, Barthel DW. Functional evaluation: The Barthel Index. Md State Med J. 1965;14:61-5.

Norman K, Stobäus N, Gonzalez MC, Schulzke JD, Pirlich M. Hand grip strength: outcome predictor and marker of nutritional status. Clin Nutr. 2011;30(2):135-42.

Oken MM, Creech RH, Tormey DD, Horton J, Davis TE, McFadden ET, et al. Toxicity and response criteria of the Eastern Cooperative Oncology Group. Am J Clin Oncol. 1982;5(6):649-55.

Pfeiffer E. A short portable mental status questionnaire for the assessment of organic brain deficit in elderly patients. J Am Geriatr Soc. 1975;23(10):433-41.

Podsiadlo D, Richardson S. The timed "Up & Go": a test of basic functional mobility for frail elderly persons. J Am Geriatr Soc. 1991;39(2):142-8.

Rodríguez-Rejón AI, Artacho R, Ruiz-López MD. Anthropometric measurements and cognitive impairment rather than nutrition status are associated with sarcopenia in long-term care residents. Nutr Clin Pract. 2020;35(4):642-8.

Russell MK. Functional assessment of nutrition status. Nutr Clin Pract. 2015;30(2):211-8.

Sánchez Torralvo FJ, Porras N, Abuín Fernández J, García Torres F, Tapia MJ, Lima F, et al. Normative reference values for hand grip dynamometry in Spain. Association with lean mass. Nutr Hosp. 2018;35(1):98-103.

Sanz Paris A, Losfablos Callau F, Riobó Servan P. Test funcionales. En: García Almeida JM, Bellido Guerrero D, Botella Romero F, eds. Valoración morfofuncional de la desnutrición relacionada con la enfermedad. 1ª ed. Madrid: Editorial Médica Panamericana; 2022. p. 151-61.

Short Physical Performance Battery (SPPB). National Institute on Aging [Internet]. Disponible en: https://www.nia.nih.gov/research/labs/leps/short-physical-performance-battery-sppb [última consulta: 5 de noviembre de 2023].

Wojzischke J, van Wijngaarden J, Van den Berg C, Cetinyurek-Yavuz A, Diekmann R, Luiking Y, et al. Nutritional status and functionality in geriatric rehabilitation patients: a systematic review and meta-analysis. Eur Geriatr Med. 2020;11(2):195-207.

Problemática nutricional en diferentes etapas y circunstancias de la vida

8   •   Nutrición en el primer año de vida

9   •   Nutrición en la infancia

10   •   Nutrición del adolescente y del joven

11   •   Nutrición del deportista y de las personas físicamente activas

12   •   Nutrición de la mujer en la edad fértil

13   •   Nutrición en gestación y lactancia

14   •   Nutrición en la menopausia

15   •   Nutrición en personas mayores

Nutrición en el primer año de vida

8

A. I. Jiménez Ortega

 Los primeros meses son una etapa crucial en la vida. En ellos tienen lugar muchos cambios rápidos; entre ellos destacan las grandes modificaciones que se producen en relación con la alimentación e ingesta de nutrientes, que van a condicionar la relación del lactante con su entorno (su capacidad para responder a los estímulos y para interaccionar con las personas que le rodean), su desarrollo y salud futura. Por este motivo es tan importante cubrir las necesidades cuantitativas y cualitativas del individuo en esta etapa de la vida.

CARACTERÍSTICAS DEL LACTANTE Y DESARROLLO FISIOLÓGICO

Las principales **características del lactante**, desde el punto de vista nutricional son:

- Inmadurez de diversos órganos y sistemas, destacando aquellos que intervienen en el metabolismo endógeno (hígado y riñón) y en el proceso de la alimentación (sistema nervioso y digestivo).
- Metabolismo endógeno incrementado.
- Velocidad de crecimiento rápida.
- Gran desarrollo físico y social.

Por estos condicionantes, el lactante es un individuo exigente desde el punto de vista nutricional y resulta conveniente profundizar en las características fisiológicas del niño en el primer año de vida, desde el punto de vista de la alimentación y el desarrollo, para comprender mejor las necesidades que presenta.

Respecto al **desarrollo fisiológico**, los lactantes pierden en torno al 5-10 % de su peso al nacer en los primeros días de vida, pero lo suelen recuperar a los 7-15 días. Posteriormente el crecimiento es rápido, pero no sigue continuamente la misma velocidad, sino que se desacelera a lo largo del tiempo. Es decir, en relación con el peso, los lactantes suelen doblar su peso al nacimiento a los 4-6 meses, pero al año lo triplican. En lo que se refiere a la longitud, suele aumentarse un 50 % en el primer año de vida y duplicarse a los 4 años.

Estos cambios antropométricos van acompañados de modificaciones en la composición corporal, acumulándose grasa en los primeros meses de vida (a los 6 meses esta supone aproximadamente el 25 % del peso corporal), mientras que en los restantes 6 meses se produce un mayor incremento de la masa magra corporal.

También se producen cambios en el desarrollo del tracto gastrointestinal. Al tiempo que se produce un crecimiento corporal, aumenta la capacidad del estómago, desde unos 10-20 mL al nacimiento, a 200 mL al año de vida, lo que permite ir aumentando el consumo de alimentos.

Además, se desarrollan diferentes sistemas enzimáticos que hacen posible una digestión completa de alimentos más complejos. De este modo, enzimas implicadas en los procesos de digestión, como la pepsina, factor intrínseco, amilasa, tripsina o quimotripsina, no alcanzan niveles de adulto hasta que no han pasado varios meses de vida.

Por lo tanto, el período de mayor velocidad de crecimiento son los primeros 6 meses de vida, en los que la alimentación recomendada de manera exclusiva es la lactancia, ya sea materna o con fórmulas adaptadas.

REQUERIMIENTOS NUTRICIONALES EN EL LACTANTE

Las ingestas recomendadas de diferentes nutrientes se reseñan en el capítulo 2, destacando en este apartado solo algunos de los aspectos más relevantes en relación con los primeros meses de vida.

Energía

El requerimiento diario de energía varia en función de la edad desde 120 kcal/kg al nacimiento, hasta 100 kcal/kg al año (Tabla 8-1). Aunque hay que tener en cuenta que en el primer año de vida se puede producir un enlentecimiento del crecimiento, o por el contrario una aceleración en general, los lactantes ajustan su ingesta para cubrir las necesidades energéticas particulares. Vigilando su curva de crecimiento (si aumenta adecuadamente de peso y longitud) se puede comprobar si la ingesta calórica es adecuada o no.

Para estimar los requerimientos de energía del niño también se pueden aplicar las fórmulas NASEM (2023) que se resumen en el capítulo 3.

El reparto calórico de los diferentes macronutrientes viene marcado por las recomendaciones de la ESPGHAN (*European Society of Paediatric Gastroenterology, Hepatology and Nutrition*) y se ajusta a los aportes de la lactancia materna.

Tabla 8-1. Ganancia diaria de peso e ingesta calórica estimada habitual		
Edad	**Ganancia de peso diaria habitual**	**Ingesta calórica adecuada**
Recién nacido-5 meses	15-30 g/día	110 kcal/kg/día
6-12 meses	15 g/día	105 kcal/kg/día
12 meses-2 años	6-8 g/día	100 kcal/kg/día

Adaptada de: Rayo *et al.*, 2007.

Macronutrientes

Hidratos de carbono

En los primeros meses de vida se aconseja que aporten el 30-40 % de la energía total, aumentando hasta las recomendaciones establecidas para el adulto del 55-60 % de la energía total al año de vida.

El hidrato de carbono recomendado en los primeros meses de vida es la *lactosa* (azúcar predominante en la leche materna), aunque también se pueden encontrar polímeros de glucosa, almidón o dextrinomaltosa en las fórmulas de inicio, ya que tienen menor osmolaridad.

La sacarosa será proporcionada por las frutas y ciertas verduras, pasados los primeros meses de vida, pero se debe evitar su uso como edulcorante añadido, para evitar que el niño se acostumbre a los sabores dulces; ocurre igual con la fructosa.

Lípidos

La grasa ha de suponer el 40-55 % de la energía total en los primeros meses de vida, reduciéndose posteriormente el aporte aconsejado a 30-35 % de la energía total, como en los adultos.

En cuanto a los ácidos grasos esenciales que han de aportarse a los lactantes, cabe destacar:

- **Ácido linoleico:** debe suponer el 3-6 % de las calorías totales.
- **Ácido α-linolénico:** debe suponer alrededor del 0,5 % de las calorías totales, con la precaución de mantener una relación ácido linoleico/α-linolénico en torno a 5-15:1 para evitar la inhibición de la serie omega-3.
- **Ácidos grasos poliinsaturados de cadena larga** (**AGPICL**): teniendo en cuenta que los sistemas enzimáticos que intervienen en la síntesis de AGPICL están inmaduros en el recién nacido, se recomienda su adición a las fórmulas infantiles. Por eso se incluye *ácido docosahexaenoico* y *ácido araquidónico* en dichos preparados, ya que parece que mejoran las funciones visual, acústica, inmunitaria y cognitiva, especialmente en lactantes prematuros.

El contenido de la leche en ácidos grasos linoleico y linolénico se ve afectado por la dieta de la madre y por la composición de su grasa corporal, pero la leche materna siempre es rica en estos AGPICL.

Proteínas y aminoácidos

Las ingestas recomendadas de proteínas se establecen en torno a 2 g/kg/día durante los primeros 6 meses, y en 1,6 g/kg/día a los 6-12 meses, aporte bastante superior al recomendado en adultos (0,8-1 g/kg/día).

La relación caseína/proteínas séricas debe ser 40/60 (pudiendo cambiar en las fórmulas de continuación a 80/20), para intentar asemejarse a la leche materna.

Algunos aminoácidos que parece recomendable añadir a las fórmulas artificiales, especialmente de prematuros, debido a la inmadurez de los sistemas enzimáticos implicados en la síntesis de dichos compuestos, son: *taurina* (principalmente), *histidina* y *arginina*. Del mismo modo, también se han comenzado a añadir *carnitina* y *nucleótidos* (20% del nitrógeno no proteico en la leche humana) y *adenosina* o *uridina*, por su implicación en la absorción del hierro, lípidos, modulación del sistema inmunitario, etc.

Micronutrientes

Los más importantes son los siguientes:

- **Calcio y fósforo**: la recomendación de calcio es de unos 140 mg/100 kcal y de 25 mg/100 kcal para el fósforo, con una relación Ca/P entre 1-2/1, para que la absorción de estos elementos sea adecuada y similar a la que se obtiene con la leche materna.
- **Hierro**: en teoría el neonato tiene suficientes depósitos hepáticos de hierro, pero ante el riesgo que supondría un fallo de estas reservas, se recomienda introducir hierro en las fórmulas infantiles, con un aporte de 0,3-1,3 mg/100 kcal. En los alimentados con lactancia materna se recomienda introducir un aporte adicional de hierro a partir de los 6 meses; esta es una de las razones que avala el iniciar la alimentación complementaria.
- **Cinc**: el aporte de cinc debe ser de 0,3-0,5 mg/100 kcal durante el primer año de vida. Tanto la lactancia materna como la artificial cubren estas necesidades, si bien la absorción es mejor con la leche materna.
- **Vitamina D**: la leche materna de una madre con una dieta adecuada aporta todas las vitaminas necesarias, excepto la vitamina D, por lo que la Asociación Americana de Pediatría (AAP) recomienda un suplemento de 400 UI/día de vitamina D para todos los lactantes alimentados al pecho y aquellos alimentados con fórmula.

IMPORTANCIA DE LA LACTANCIA MATERNA, PRECAUCIONES Y ERRORES

La leche materna es, sin duda, la primera elección para la alimentación del lactante. La AAP y la Organización Mundial de la Salud (OMS) recomiendan la lactancia materna exclusiva durante los primeros 6 meses de vida, y suplementada con otros alimentos hasta los 12-24 meses.

Tal y como se refleja en las indicaciones de la OMS: «La lactancia materna es la forma ideal de aportar a los niños pequeños los nutrientes que necesitan para un crecimiento y desarrollo saludables».

La lactancia materna y el calostro contienen anticuerpos y factores protectores de la infección no presentes en las leches de fórmula (aunque algunas de ellas los van añadiendo y mejorando su composición). El calostro es un líquido amarillento que cubre las necesidades del lactante durante su primera semana de vida. Contiene menos grasa e hidratos de carbono, pero más proteínas, sodio, cloruro y potasio que la leche ya madura, así como sustancias inmunológicamente útiles. El anticuerpo predominante en la leche materna es la inmunoglobulina A secretora, que participa en la protección del intestino inmaduro del lactante.

Otros componentes de la leche materna con acción antiinfecciosa son: *lactoferrina* (acción bacteriostática), *lisozimas* (acción bacteriolítica), y dado que también mejora el crecimiento del *Lactobacillus bifidus*, todo ello disminuye la incidencia de infecciones en los lactantes alimentados al pecho.

La lactancia materna puede comenzar inmediatamente tras el parto. En cuanto a la frecuencia de las tomas, se habla habitualmente de una lactancia «a demanda», es decir, a demanda del lactante que es quien marca los horarios. Existen algunas ocasiones (bajo peso, prematuridad, enfermedad, etc.) en las que se debe ofrecer una lactancia más programada, y también para favorecer una mayor estimulación en la producción láctea. Habitualmente serán los profesionales sanitarios los que den estas indicaciones. Actualmente se propone una lactancia a demanda, ya sea lactancia materna, artificial o mixta.

Las únicas *contraindicaciones* para la lactancia materna, en nuestro medio y en los países desarrollados son:

- **Que la madre la rechace**.
- **Enfermedades metabólicas en el lactante**: en la leucinosis o enfermedad de la orina de jarabe de arce, galactosemia y alactasia (en la fenilcetonuria, es posible una lactancia materna parcial con controles de fenilalanina, ya que la leche materna contiene concentraciones bajas de este aminoácido).
- **Consumo de fármacos por la madre** contraindicados con la lactancia[*].
- **Consumo de drogas por la madre**.
- **Determinadas infecciones maternas**: absceso mamario (la mastitis no es una contraindicación, aunque dificulta la técnica de lactancia materna), lesión activa de herpes simple (VHS-1) mamaria, tuberculosis activa no tratada, VIH seropositivo, infección por retrovirus (virus linfotrópico T humano: VLTH-I y VLTH-II) seropositiva, infección por citomegalovirus seropositiva (en recién nacidos pretérmino). *No es una contraindicación* para la lactancia materna que la madre padezca hepatitis B ni hepatitis C. Las contraindicaciones mencionadas están en discusión para países en vías de desarrollo, en los que la lactancia materna es el alimento más accesible y completo y en los que el riesgo de muerte por desnutrición es mayor que el asociado a enfermedades infecciosas.
- **Enfermedades neurológicas, psicóticas u orgánicas graves en la madre**.

LACTANCIA ARTIFICIAL

Las fórmulas de lactancia artificial son productos creados artificialmente para la alimentación del niño. Suelen proceder de la leche de vaca, aunque también pueden proceder de otros alimentos, como la soja, el arroz, etc. Se modifican para intentar lograr una composición que se asemeje lo más posible a la leche materna. Dicha composición varía en función de la edad del niño, aconsejándose las fórmulas «de inicio» para lactantes hasta los 4-6 meses, las «de continuación» desde los 4-6 meses hasta los 12 meses y las «de crecimiento» desde entonces hasta los 3 años, de forma ideal.

---

[*] http://e-lactancia.org

Tabla 8-2. Composición de los distintos tipos de leche como alimentación en el primer año de vida, según recomendaciones de la ESPGHAN

Componente (unidades/100 mL)	Calostro	Leche materna madura	Fórmula de inicio	Fórmula de continuación
Energía (kcal)	58	70	60-70	60-70
Proteínas (g)	2,3	0,9	1,08-2,1	2,1-3,1
Grasas totales (g)	4,2	2,9	2,6-4,2	2,7-4
Ácido linoleico (% del total de grasas)	8,3	6,8	3,4-6,8	3,4-6,8
Hidratos de carbono totales (g)	5,3[a]	7,3[a]	5,4-9,8	5,7-8,6
Minerales				
Calcio (mg)	23	28	30-90	60
Fósforo (mg)	14	25	15-60	40
Hierro (mg)	0,045	0,04	0,21-0,9	0,7-1,2
Cinc (mg)	0,54	0,16	0,3	0,35
Vitaminas				
Vitamina D (ng)	–	0,004	600-1.700	700-1.400
Vitamina A (p. ej., de retinol, mg)	0,089	0,047	36-125	50-100
Vitamina B$_{12}$ (µg)	0,2	0,026	0,06-0,3	0,06-0,3

[a]Lactosa y lactooligosacáridos.
Adaptada de: Mataix y Tojo, 2009; Maldonado *et al.*, 2017 y MINSAL, 1995.

La composición recomendada por la ESPGHAN de las distintas fórmulas, y su comparación con la leche materna, se encuentran en la tabla 8-2.

PREBIÓTICOS Y PROBIÓTICOS

En los últimos años se está despertando un interés creciente por la utilización de probióticos y prebióticos en la alimentación infantil. Los *probióticos* son microorganismos vivos o componentes celulares microbianos que tienen efectos beneficiosos sobre la salud del huésped.

Los *prebióticos* son sustancias alimentarias no digeribles que estimulan el crecimiento y/o actividad de otros microorganismos y que suponen un beneficio para el huésped. Los ensayos clínicos disponibles hasta el momento no han detectado importantes efectos indeseables de los probióticos en individuos sanos, si bien, los resultados de los diferentes estudios en relación con los efectos beneficiosos de estos componentes no son totalmente concluyentes. De cualquier modo, y teniendo en cuenta que parecen ofrecer efectos beneficiosos sin riesgos asociados, se suelen utilizar con diferentes objetivos, principalmente la mejora de la microflora intestinal y la prevención/tratamiento de diferentes patologías digestivas, aunque también poseen otras propiedades.

En la leche materna se ha detectado la existencia de prebióticos y probióticos, y son cada vez más las fórmulas adaptadas que los añaden en su composición.

Los prebióticos de la leche materna son oligosacáridos, del tipo hidratos de carbono, que tienen lactosa en el extremo reductor y fucosa o ácido siálico en el extremo no reductor. Los oligosacáridos de la leche materna tienen efecto antiinfeccioso, bifidogénico e inmunomodulador. El Comité de Nutrición de la ESPGHAN ha encontrado dificultades para poder afirmar que la adición de oligosacáridos (fructooligosacáridos y galactooligosacáridos) a las fórmulas artificiales tenga un efecto beneficioso, a la luz de los ensayos clínicos realizados hasta la fecha.

Lo mismo ocurre en el caso de los probióticos, en los que además es imprescindible realizar estudios con cepas y cantidades concretas de ellos. Estos aspectos superan la aproximación a la alimentación en el primer año de vida del niño que nos ocupa en este capítulo, si bien constituyen un tema sobre el que se requieren más y mejores investigaciones que permitan extraer conclusiones.

ALIMENTACIÓN COMPLEMENTARIA

A partir de los 4-6 meses, los requerimientos nutricionales del recién nacido no pueden ser satisfechos exclusivamente con lactancia materna o artificial, por lo que en ese momento se puede iniciar la administración de otros alimentos diferentes. Esta etapa se conoce como *alimentación complementaria*.

Hay que recordar que la recomendación principal es que se puede mantener la lactancia exclusiva hasta los 6 meses, en función de las características del bebé, y que en esta nueva etapa, el aporte de lácteos aún debe seguir representando una parte muy importante de la alimentación del niño.

La introducción de nuevos alimentos en esta etapa se debe a razones nutricionales (los requerimientos nutricionales de esta etapa no se pueden cubrir solo con leche: se precisa mayor aporte de algunos nutrientes, como el hierro, y aumentan las necesidades energéticas (que requerirían un volumen de leche que supera la capacidad digestiva del lactante, etc.), y alimentarias (se inicia el aprendizaje de la capacidad masticatoria y se puede comenzar el desarrollo de hábitos alimentarios, que requieren la introducción de otros alimentos y texturas).

ORIENTACIÓN PARA LA INTRODUCCIÓN DE ALIMENTACIÓN COMPLEMENTARIA

Las pautas se deben fundamentalmente a razones culturales; no existe una norma rígida establecida, ya que no hay estudios que demuestren que los alimentos se deben introducir en un orden dado. Las pautas que se suelen dar de introducción de alimentos intentan establecer una introducción *progresiva* de estos, retrasando los alimentos más alergénicos, introduciendo los alimentos nuevos poco a poco, para poder controlar y detectar rápidamente las reacciones adversas a cada producto, en caso de que se produjeran. El retraso en la introducción de aquellos alimentos más alergénicos, no tiene por objetivo evitar el desarrollo de alergias (ya que parece que aquellos niños alérgicos lo serán igualmente), sino evitar la aparición de síntomas más graves.

Las recomendaciones establecidas por la ESPGHAN en relación con la alimentación complementaria son las siguientes:

- La introducción de la alimentación complementaria tendrá en cuenta el ambiente sociocultural de la familia y la relación madre-hijo.
- A los 6 meses la alimentación complementaria debe aportar aproximadamente el 50 % de la energía requerida, siendo el otro 50 % cubierto por un aporte lácteo. (Hasta los 12 meses se garantizarán al menos 500 mL de aporte lácteo, ya sea lactancia materna o artificial).
- Al introducir cualquier alimento debe hacerse *una vez al día y en pequeña cantidad*, aumentando poco a poco la cantidad de este.
- La introducción de un alimento nuevo debe hacerse una vez se haya comprobado la tolerancia al anterior, por lo que se recomienda introducir los nuevos alimentos aproximadamente cada 3-7 días.
- Se recomienda la introducción de cereales con gluten en torno a los 6 meses y, preferiblemente, cuando el niño está tomando aún lactancia materna, si es posible. En relación con este punto se están realizando investigaciones actualmente para comprobar si esta es la mejor pauta de actuación.
- Las verduras foliáceas (espinaca, acelga, coliflor, remolacha, etc.) *se retrasan hasta los 9 meses de vida* por su alto contenido en nitratos, que podrían ser reducidos a nitritos y originar metahemoglobinemia.
- La introducción de carne, pescado y huevos se recomienda que se haga de forma progresiva. No se debe dar atún rojo, emperador, lucio o cazón hasta los 10 años por su alto contenido en mercurio.
- No ofrecer sal ni azúcar añadidos, para educar el gusto del niño a los sabores.
- La leche de vaca no adaptada no se debe utilizar en el primer año de vida como lácteo principal, ya que posee una elevada carga renal de solutos, contiene aporte insuficiente de hierro, vitamina E y ácido linoleico, y además parece que puede provocar pequeñas hemorragias intestinales que podrían llevar a anemia ferropénica. La leche baja en grasa también es inadecuada para el lactante en el primer año de vida, ya que requeriría grandes volúmenes para cubrir las necesidades calóricas y puede ser insuficiente el aporte en ácidos grasos esenciales.
- Hay que recordar que es importante ofrecer agua al niño con frecuencia, especialmente en situaciones en que las pérdidas hídricas puedan estar aumentadas.
- En relación con las madres lactantes vegetarianas, es importante recordar que deben recibir suplemento de vitamina B_{12} para evitar deficiencia de la misma en ellas y en sus hijos amamantados. Del mismo modo, aquellos niños que realizan dietas vegetarianas deben recibir suplemento de vitamina B_{12} una vez han iniciado la alimentación complementaria.
- En relación con el modo de introducir la alimentación complementaria, aunque la introducción de alimentos triturados es una forma habitual, cada vez más se tiende a nuevas formas de ofrecer los alimentos como *Baby Led Weaning*

o BLISS (*Baby Led Introduction to SolidS*), en las que se permite al bebé coger por sí mismo trozos de comida que se ponen a su alcance, siempre bajo supervisión y con unas condiciones (que el bebé se mantenga sentado y sean trozos que se puedan aplastar con la lengua o los dedos).

ERRORES MÁS FRECUENTES RESPECTO A LA ALIMENTACIÓN DEL BEBÉ EN EL PRIMER AÑO DE VIDA

Algunos aspectos mencionados en el texto merecen ser destacados, ya que muchas veces son los principales puntos de conflicto o confusión de los padres en relación con el crecimiento y alimentación de su hijo. Se señalan a continuación algunos de los errores/preocupaciones más frecuentes que deben ser clarificados:

- El patrón de crecimiento no es estable a lo largo de la vida; en el primer año se suele duplicar el peso al nacimiento y aumentar la longitud aproximadamente un 50 %, pero posteriormente resulta más lento.
- El crecimiento no es lineal, por eso se habla de «curvas» de crecimiento. Es conveniente comparar las medidas antropométricas del lactante con las medidas de referencia para cada población, y saber que hay etapas en las que el desarrollo se encuentra enlentecido de forma fisiológica. De todos modos, ante la sospecha de un crecimiento lento o estancado, es recomendable consultar con el pediatra.
- En relación con los requerimientos hídricos de los lactantes (Tabla 8-3), estos necesitan mayor cantidad de agua por kilogramo de peso que un adulto. Habitualmente, sus necesidades se suelen cubrir con la lactancia, pero se puede ofrecer agua al niño entre tomas, especialmente en situaciones en las que las pérdidas hídricas estén aumentadas y exista mayor riesgo de deshidratación (vómitos, diarrea, fiebre, temperatura ambiente elevada, etc.). Es importante preparar adecuadamente las fórmulas tal y como se indica en los envases; no se debe aumentar la cantidad de polvo o disminuir la de agua con la intención de aumentar el aporte calórico de la toma, porque de este modo se cambia la concentración de las fórmulas y se puede superar la capacidad de concentración renal de los lactantes.

Tabla 8-3. Requerimientos de agua	
Edad	**Requerimientos de agua (mL/kg/día)**
10 días de vida	125-150
3 meses	140-160
6 meses	130-155
12 meses	120-135
2 años	115-125

Adaptada de: Barness, 2003.

- La leche de vaca, tal y como se consume por los adultos, no se debe introducir antes de los 12 meses. Después del año hay que evitar el consumo de leche y productos no pasteurizados.
- Para que un alimento nuevo sea aceptado, muchas veces requiere ser presentado al niño una media de 10 a 15 veces para favorecer su aceptación. Es muy frecuente que los lactantes rechacen en un primer momento los alimentos nuevos; eso no les convierte en «malos comedores». Por otra parte, parece que los niños alimentados con lactancia materna aceptan más fácilmente los nuevos sabores.
- Es importante hacer una introducción progresiva y espaciada en el tiempo de los alimentos nuevos, para detectar más fácilmente la aparición de alergias o intolerancias alimentarias.

PUNTOS CLAVE

- El lactante posee un *aparato digestivo inmaduro*, adaptado a la lactancia. Según van madurando las habilidades motoras relacionadas con la alimentación (succión, masticación, etc.), así como los procesos fisiológicos relacionados con la digestión, se hace posible la introducción de alimentos más complejos.
- La alimentación en el primer año de vida condiciona no solo el desarrollo en este primer año, sino también el riesgo de padecimiento de enfermedades futuras (alergia, asma, enfermedades cardiovasculares, etc.), por lo que debe ser cuidadosamente vigilada y mejorada.
- La lactancia exclusiva es el alimento de elección los primeros 6 meses de vida, si bien, a partir de este momento (o antes, individualizando los casos según el patrón de crecimiento y las necesidades que se detecten) se precisa del inicio de la alimentación complementaria.
- La composición de las fórmulas artificiales debe ser lo más similar posible a su fórmula de referencia (la leche materna).
- La alimentación complementaria o diversificada, supone la administración de alimentos diferentes de la leche. Se inicia a los 6 meses. Si bien no tiene un esquema estricto de realización, la ESPGHAN propone algunas directrices básicas que pueden servir de guía y lo más importante es que se haga de forma progresiva.

BIBLIOGRAFÍA

Ahluwalia N. Nutrition Monitoring of Children Aged Birth to 24 Mo (B-24): Data Collection and Findings from the NHANES. Adv Nutr. 2020;11(1):113-27.

Barness LA. Nutrition and nutritional disorders. En: Behrman RE, Kliegman RM, Jenson HB, eds. Nelson textbook of pediatrics. 17ª ed. Philadelphia: Saunders; 2003.

Campoy C, Leis R; Comité de Nutrición y Lactancia Materna de la Asociación Española de Pediatría. Methods of introduction of complementary feeding in the first year of life. An Pediatr (Engl Ed). 2023;98(4):247-8.

Cerdó T, Diéguez E, Campoy C. Infant growth, neurodevelopment and gut microbiota during infancy: which nutrients are crucial? Curr Opin Clin Nutr Metab Care. 2019;22(6):434-41.

Fenton TR, Elmrayed S, Alshaikh B. Nutrition, Growth and Long-Term Outcomes. World Rev Nutr Diet. 2021;122:12-31.

Ferraro V, Zanconato S, Carraro S. Timing of Food Introduction and the Risk of Food Allergy. Nutrients. 2019;11(5):1131.

Fewtrell M, Bronsky J, Campoy C, Domellöf M, Embleton N, Fidler Mis N, et al. Complementary Feeding: A Position Paper by the European Society for Paediatric Gastroenterology, Hepatology, and Nutrition (ESPGHAN) Committee on Nutrition. J Pediatr Gastroenterol Nutr. 2017;64(1):119-32.

Georgieff MK. The importance of iron deficiency in pregnancy on fetal, neonatal, and infant neurodevelopmental outcomes. Int J Gynaecol Obstet. 2023;162(Suppl 2):83-8.

Iguacel I, Monje L, Cabero MJ, Moreno Aznar LA, Samper MP, Rodríguez-Palmero M, et al. Feeding patterns and growth trajectories in breast-fed and formula-fed infants during the introduction of complementary feeding. Nutr Hosp. 2019;36(4):777-85.

Lutter CK, Grummer-Strawn L, Rogers L. Complementary feeding of infants and young children 6 to 23 months of age. Nutr Rev. 2021;79(8):825-46.

Mailhot G, White JH. Vitamin D and Immunity in Infants and Children. Nutrients. 2020;12(5):1233.

Maldonado J, Gil M, Lara V. Nutrición del lactante. En: Gil A, ed. Tratado de Nutrición. Tomo IV: Nutrición humana en el estado de salud. 3ª ed. Madrid: Editorial Médica Panamericana; 2017. p. 321-38.

Mataix J, Tojo R. Lactante. En: Mataix J, ed. Tratado de nutrición y alimentación. Tomo 2: Situaciones fisiológicas y patológicas. 2ª ed. Barcelona: Océano/Ergon; 2009. p. 1102-24.

Moreno Villares JM, Collado MC, Larqué E, Leis Trabazo R, Saenz De Pipaón M, et al. Los primeros 1.000 días: una oportunidad para reducir la carga de las enfermedades no transmisibles. Nutr Hosp. 2019;36(1):218-32.

Moreno Villares JM, Galiano Segovia MJ. Alimentación del niño en los primeros 1.000 días de vida. Nutrición y control del peso. En: Ortega RM, ed. Nutrición Clínica y Salud Nutricional. Madrid: Editorial Médica Panamericana; 2023. p. 61-8.

NASEM (National Academies of Sciences, Engineering, and Medicine). Dietary Reference Intakes for Energy. Washington, DC: National Academies Press (US); 2023.

Pearce J, Langley-Evans SC. The types of food introduced during complementary deeding and the risk of childhood obesity: a systematic review. Int J Obes (Lond). 2013;37:477-85.

Rayo AI, Ferrer C, Moreno JM, Urruzuno P, Barrio J, Salcedo E, et al. Anorexia infantil y fallo de medro. Guías conjuntas de actuación Primaria-Especializada. Madrid: Grupo Gastro-Sur; 2007. Disponible en: https://www.ampap.es/wp-content/uploads/2014/05/Anorexia_Fallo_de_medro_2007.pdf [última consulta: 19 de marzo de 2024].

Shaw MA, Liu A. Nutritional Considerations for the First Year of Life. Pediatr Ann. 2023;52(9):e316-21.

Shellhorn C, Valdes V; MINSAL Comisión de Lactancia. Manual de Lactancia para Profesionales de la Salud. Chile: Ministerio de Salud, UNICEF; 1995.

Valentine CJ. Nutrition and the developing brain. Pediatr Res. 2020;87(2):190-1.

Van den Akker CHP, van Goudoever JB, Turck D. Nutrition and Growth in Preterm and Term Infants. World Rev Nutr Diet. 2023;126:86-113.

Verga MC, Scotese I, Bergamini M, Simeone G, Cuomo B, D'Antonio G, et al. Timing of Complementary Feeding, Growth, and Risk of Non-Communicable Diseases: Systematic Review and Meta-Analysis. Nutrients. 2022;14(3):702.

Nutrición en la infancia 9

A. I. Jiménez Ortega y A. M. Requejo Marcos

 Desde el punto de vista nutricional, la infancia es una etapa de la vida muy delicada y vulnerable. Por una parte, las necesidades de nutrientes son elevadas (y, por tanto, el riesgo de deficiencias es mayor), pero además, dado que el organismo está inmaduro, en proceso de crecimiento y formación, los desequilibrios pueden tener un mayor impacto que en otras edades y llevar a alteraciones en ocasiones irreversibles.

INTRODUCCIÓN

Una alimentación correcta es importante para conseguir una salud óptima, un crecimiento armónico, un rendimiento adecuado y un mayor bienestar y calidad de vida. Por otra parte, en la etapa de la infancia se van adquiriendo los hábitos alimentarios que, posteriormente, serán muy difíciles de cambiar. Por ello, es importante intentar que las pautas de alimentación que se instauren sean saludables.

CONCEPTO DE DIETA EQUILIBRADA EN LA INFANCIA

En las primeras etapas de la vida, los padres y el pediatra establecen y controlan lo que debe comer el niño. Al llegar a la adolescencia son los amigos, la publicidad y el entorno los que mayor influencia tienen en su alimentación (aunque las preferencias y hábitos están ya establecidos y, con pequeños matices, se mantienen o retoman al pasar la adolescencia). Por ello, es importante cualquier esfuerzo encaminado a instaurar y/o mejorar los hábitos de alimentación durante la infancia.

Una alimentación correcta no se enseña a los niños desde el punto de vista teórico, hay que vivirla en la familia, en el comedor escolar, con los amigos, en las meriendas, etc. Si los padres, y la sociedad en general, tienen determinados hábitos, es difícil pretender que los niños tengan otros. La población infantil imitará las costumbres del entorno y, por ello, la mejora de los hábitos alimentarios durante la infancia es una campaña a largo plazo que debe incluir tanto la educación como la optimización nutricional de toda la población. En general, cuanto más pequeño es el niño, más controlada está su alimentación porque:

- Los conocimientos sobre las necesidades nutricionales de los niños más pequeños son mayores que los referentes a niños de mayor edad.
- La preocupación y el control para conseguir una alimentación correcta es superior en la etapa infantil más temprana, en comparación con las etapas posteriores.

Durante toda la infancia, y pese a la gran preocupación de los padres, educadores y profesionales sanitarios por la alimentación infantil, la dieta, aunque aceptable, es claramente mejorable, debiendo aumentar los esfuerzos para aproximarla al ideal teórico.

La población, en general, piensa que la *variedad* es una garantía para que el niño esté bien alimentado, pero el concepto de variedad es muy relativo y utilizado, en muchos casos, de manera incorrecta. Lo realmente importante es que la proporción en la que se consumen los diferentes grupos de alimentos se aproxime al ideal teórico, formando parte de unos hábitos de vida saludables (actividad, higiene, seguridad en el entorno, etc.).

Otro error frecuente es pensar que hay «alimentos buenos» que se pueden consumir con tranquilidad y «alimentos malos» a evitar. Ningún alimento es «bueno» o «malo», solo las dietas totales se pueden analizar y mejorar. Una dieta correcta lo va a seguir siendo aunque el niño coma una golosina, un *snack* u otro producto «temido» que, por supuesto, se deben tomar solo esporádicamente; así mismo, una dieta incorrecta lo seguirá siendo a pesar de que se evite el consumo de dichos productos.

Es necesario transmitir a los padres el concepto de **dieta equilibrada correcta** y las pautas que pueden permitir que sus hijos cubran sus ingestas recomendadas. En este sentido, se han elaborado varios tipos de guías* (v. **Cap. 1**) y se han desarrollado juegos (como el Nutralizer**), que pueden ayudar a entender cuáles son las proporciones en las que se deben incluir los distintos alimentos en la dieta infantil.

Durante la infancia es frecuente observar que el niño tiene algunas preferencias y rechazos muy marcados por algunos productos concretos. Hay alimentos deseables que el niño siempre está dispuesto a comer, lo que es ideal, pues una de las misiones de la alimentación es hacer que el individuo disfrute comiendo, mientras que en otras ocasiones el niño rechaza alimentos que le conviene consumir. En este sentido, y dada la importancia que supone el seguimiento de una dieta correcta, conviene animarle a probar aquellos productos que rechaza, buscar nuevas formas de presentación, preparación, combinación, etc. Se ha comprobado una asociación entre los alimentos que le gustan al niño con el número de veces que se le ofrecen o con la frecuencia de consumo de estos alimentos por parte de los padres. En este sentido, las apetencias de los padres condicionan las de sus hijos y, en general, resulta poco frecuente que los niños deseen alimentos que se consideran desagradables en su entorno familiar.

Por otra parte, los alimentos nunca se pueden emplear como premio o castigo. La alimentación correcta es importante y no se debe modificar en función de la conducta del niño.

Por ello, y como ejemplo, no sería aceptable *perdonar* al niño el puré si se porta bien, o *castigarle* con comer verduras si saca malas notas.

Se debe intentar que el niño coma de todo, pero no motivado por la presión o el castigo. Debe saber que seguir una alimentación correcta le hará más fuerte, más sano y eficiente, y los padres tienen que buscar el modo de preparación, presentación y/o combinación de los alimentos que hagan que un alimento poco apetecible para el niño pase a ser deseable, o por lo menos aceptable. Las comidas nunca pueden ser un momento problemático para el niño y/o la familia (siempre

---

*https://www.ucm.es/idinutricion/guias-en-alimentacion

**https://www.ucm.es/idinutricion/idinutricion-nutralizer

deben servir para disfrutar). Forzar al niño a comer un alimento que le resulta repugnante no es el camino más adecuado para la formación de sus hábitos alimentarios.

Conseguir que el niño desee consumir todo tipo de alimentos, encontrando el modo para que todos le resulten apetecibles, es un arte que las personas encargadas de la alimentación infantil deben cultivar.

Por otra parte, en la promoción de la salud global, no solo se debe controlar la alimentación, sino que también es conveniente vigilar:

- El consumo de tabaco y alcohol en el hogar.
- La actividad física.
- El ambiente familiar y emocional, pues suele existir una asociación entre diversas conductas saludables que se potencian contribuyendo a optimizar la salud del individuo.

En este sentido, se ha comprobado que los hijos de padres fumadores tienen dietas más incorrectas y, a veces, peor estado nutricional, salud y rendimiento escolar que los hijos de los no fumadores. El consumo de tabaco perjudica los hábitos alimentarios y el estado nutricional del fumador (activo/pasivo). Por ello, se debe aconsejar a los padres que procuren no fumar o que alejen al máximo el consumo de tabaco del entorno familiar.

No tiene mucho sentido la obsesión, observada en algunos casos, por limitar el consumo de algunos alimentos/golosinas, pensando en mejorar la salud de los niños, mientras se fuma delante de ellos, se bebe en exceso o se manifiestan otras conductas poco saludables (inactividad, discusiones, etc.).

También se ha comprobado que en los hogares en los que uno y/o ambos padres (u otros miembros de la familia) tienen que seguir una dieta restrictiva por motivos sanitarios (control de colesterol, peso, hipertensión, diabetes, etc.), la dieta familiar puede proporcionar cantidades insuficientes de algunas vitaminas y minerales, lo que sería peligroso, especialmente en la población infantil.

Las restricciones de cualquier tipo: dietas disociadas, vegetarianas, eliminación de algún alimento, fases de ayuno prolongado, etc., suponen un riesgo en cualquier etapa de la vida, y más en los niños, dado que su organismo se encuentra en la fase de desarrollo y tienen mayores necesidades de nutrientes. Las dietas vegetarianas bien controladas por un especialista y acompañadas de los suplementos necesarios, pueden cubrir las necesidades del niño, pero la dificultad para cubrir las ingestas recomendadas es mayor y deben ser cuidadosamente supervisadas por un especialista.

Además de intentar que la dieta infantil incluya todos los tipos de alimentos en las debidas proporciones, también es importante la **distribución de las comidas a lo largo del día**: por una parte, el niño tiene una capacidad pequeña en su aparato digestivo para las grandes necesidades de nutrientes que presenta y, por otra, su capacidad metabólica de adaptación al ayuno puede no ser la óptima. Por ello, fraccionar los alimentos en 4-5 comidas es mucho más conveniente que concentrarlos en dos o tres. Nunca conviene que el niño suprima el desayuno, pues esto se asocia a:

- Una dieta total más incorrecta (mayor consumo de grasa y menor aporte de fibra, vitaminas y minerales).
- Peor control del peso por estimulación en la actividad de enzimas lipogénicas y modificación en la composición de la dieta total.
- Peor rendimiento, atención y bienestar en las primeras horas de la mañana.

En la distribución de alimentos se aplican las pautas establecidas para la población general (4 comidas, distribuyendo el total calórico en: 25 % en desayuno, 30 % en la comida, 15 % en merienda y 30 % en cena). En algunos niños (especialmente en los más pequeños) puede ser conveniente hacer una quinta toma (a media mañana) disminuyendo la cantidad de calorías suministradas por el resto de las comidas del día: 20 % en desayuno, 10-15 % a media mañana, 25-30 % en la comida, 10-15 % en merienda y 25 % en la cena.

NECESIDADES DE ENERGÍA Y NUTRIENTES

El proceso de crecimiento requiere un aporte abundante de nutrientes. Las carencias pueden perjudicar el desarrollo y la salud, pero los excesos pueden ser causa de obesidad y asociarse a enfermedades y problemas físicos, psíquicos y sociales, tanto en la infancia como en la etapa adulta.

En el capítulo 2 se presentan las ingestas de referencia para toda la población. Prestando atención a los niños, y comparando las ingestas recomendadas para ellos con las marcadas para adultos (Tabla 9-1), se observa que el niño necesita tomar más nutrientes en una cantidad menor de calorías, de manera que:

- Si toma los mismos alimentos que los adultos conseguirá un exceso calórico, lo que puede favorecer un exceso de peso e iniciar un proceso que le puede llevar al sobrepeso o la obesidad.
- Si consume los mismos alimentos, pero en menor cantidad, tendrá, probablemente, aportes insuficientes de vitaminas y minerales, y las deficiencias podrían perjudicar su crecimiento, bienestar, rendimiento y salud.

Tabla 9-1. Ingestas de referencia para diversos nutrientes en el niño, en comparación con el adulto

	Niño 6-9 años	Niño 10-13 años	Adulto 20-39 años
Energía (kcal)*	1.900	2.250	2.700
Calcio (mg)	800	1.300	1.000
Hierro (mg)	10	12	10
Cinc (mg)	10	15	15
Yodo (µg)	130	150	150
Vitamina C (mg)	55	60	60
Vitamina D (µg)	15	15	15
Vitamina E (mg)	8	10	10

*Se consideran individuos de peso y actividad media.
Adaptada de: Ortega *et al.*, 2019 (https://www.ucm.es/idinutricion/file/ir-2019-actualizadas).

Energía

El gasto energético varía con la edad, el peso, la talla, la cantidad y la composición de los tejidos metabólicamente activos, los cuales varían, a su vez, con la edad (v. **Cap. 3** y **Anexo 7**). La masa corporal magra de los lactantes y niños pequeños contiene mayor proporción de órganos metabólicamente activos que la de los adultos. En estos, el músculo esquelético, que tiene una tasa de metabolismo basal más alta, es un componente fundamental de la masa magra. Esta masa disminuye a partir de la primera parte de la vida adulta en una proporción de un 2-3 % por década, y el gasto energético disminuye paralelamente.

Las necesidades energéticas del niño están condicionadas, en parte, por el proceso de crecimiento y sus pautas de actividad:

- El coste energético del crecimiento comprende la energía depositada como proteínas y grasa, más el gasto de síntesis, y supone, aproximadamente, unas 5 kcal/g de tejido aumentado. Excepto durante el primer año de vida, el crecimiento supone una parte muy pequeña (aproximadamente un 1 %) de los requerimientos calóricos totales.
- Durante el primer año de vida y la adolescencia se produce un período de crecimiento rápido; sin embargo, en la etapa preescolar y escolar la tasa de crecimiento es más estable y el coste calórico asociado resulta inferior. Es necesario tener esto en cuenta, pues al disminuir el gasto energético, disminuye el apetito, lo que puede llevar a algunos padres a forzar, equivocadamente, a sus hijos para que consuman mayores cantidades de alimentos de las que realmente necesitan.
- Respecto al coste energético de la actividad, se constata que la población infantil es cada vez más sedentaria e inactiva, lo que resulta perjudicial en su desarrollo muscular, psíquico, etc. Desde el punto de vista nutricional, el niño que realiza más actividad física puede tomar más alimentos sin experimentar incrementos de peso, siendo su aporte de vitaminas y minerales mayor.

En los niños más pequeños el gasto energético se calcula en función del peso corporal, mientras que en los niños más mayores se emplean diversas ecuaciones para estimar el gasto basal y se considera también un factor de actividad (v. **Cap. 3**).

De manera similar, la *National Academies of Sciences, Engineering, and Medicine* (NASEM, 2023) establece los requerimientos de energía en función directa de la edad (años), la talla (cm), el peso (kg) y el costo del crecimiento del niño hasta la edad de 3 años, siendo en concreto:

Niños: de 0-2,99 meses = 200 kcal/día; de 3-5,99 meses = 50 kcal/día; de 6 meses-2,99 años = 20 kcal/día.

Niñas: 0-2,99 meses = 180 kcal/día; de 3-5,99 meses = 60 kcal/día; de 6-11,9 meses = 20 kcal/día; de 12 meses-2,99 años = 15 kcal/día.

En niños más mayores se emplean las ecuaciones y coeficientes de actividad que han sido descritos en el **capítulo 3**.

La relación entre la ingesta y el gasto energético condiciona el control del peso del niño, y es importante mantener este balance equilibrado de manera que permita un crecimiento adecuado, pero evitando que se produzcan incrementos ponderales excesivos. Para luchar contra la obesidad es preferible prevenir que dejar que el niño aumente excesivamente de peso para tomar medidas después. En cualquier caso, las intervenciones tienen que ser ligeras y graduales, cuidadosamente planificadas y nunca drásticas. Por otra parte, deben garantizar que el niño consiga aportes adecuados de nutrientes, para así lograr un crecimiento y desarrollo óptimos. El aumento de la actividad y evitar el sedentarismo es de gran ayuda en el mantenimiento del peso y la mejora de la salud del niño.

Proteínas

Las ingestas recomendadas se establecen según las necesidades de mantenimiento (de manera similar a lo que se hace en adultos), añadiendo una cantidad adicional para permitir el crecimiento. Estas necesidades disminuyen de 2 g/kg en el primer año a 1 g/kg en los siguientes, hasta llegar a ser de 0,8 g/kg en la etapa adulta.

En general, la dieta infantil es rica en proteínas y solo se pueden dar carencias en los niños que siguen dietas vegetarianas rígidas y mal planificadas, los que tienen alguna enfermedad o alergia alimentaria y no reciben el asesoramiento adecuado, o los que incluyen una selección muy limitada de alimentos en sus dietas.

Vitaminas y minerales

Su aporte correcto es vital para mantener la salud, crecimiento y capacidad funcional, así como el rendimiento y bienestar.

Los niños con sobrepeso y/o obesos realizan, con mayor frecuencia, dietas más incorrectas, con mayor contenido en grasa y menor aporte de hidratos de carbono complejos, fibra, vitaminas y minerales. También se han encontrado dietas más inadecuadas en niños que dedican mayor cantidad de tiempo a ver la televisión, probablemente por su mayor sedentarismo y por la influencia de los mensajes publicitarios, que estimulan el consumo de alimentos con alta densidad de energía y bajo contenido en nutrientes. Estos hechos resaltan la importancia de cuidar no solo la alimentación durante la infancia, sino todos los hábitos de vida, pues las conductas saludables se potencian entre sí.

Se ha comprobado que un adecuado aporte de **calcio** es fundamental para conseguir una correcta mineralización ósea (para poder alcanzar el pico de masa ósea óptimo), lo que puede ayudar a disminuir el riesgo de sufrir osteoporosis en etapas avanzadas de la vida (v. **Cap. 39**). También parece importante evitar las deficiencias en calcio en la prevención de caries y enfermedades periodontales (v. **Caps. 40** y **41**). Durante el período de crecimiento rápido, los niños necesitan de 2 a 4 veces más calcio/kg de peso que los adultos. Dado que los lácteos son la principal fuente de calcio, los niños que toman cantidades insuficientes de estos alimentos pueden sufrir carencias de este mineral.

La **vitamina D** es necesaria para la absorción y depósito de calcio en los huesos. En niños con adecuada exposición solar es mejor la situación, por la posibilidad de la síntesis de dicha vitamina en la piel expuesta a la luz del sol.

Sin embargo, investigaciones recientes ponen de relieve que la deficiencia es relativamente frecuente en población infantil, siendo prácticamente imposible alcanzar las ingestas recomendadas únicamente con el aporte dietético. Durante la infancia, en general, pero especialmente en niños enfermos o que viven en zonas poco soleadas, puede ser importante suplementar o utilizar alimentos fortificados con dicha vitamina.

El niño (especialmente en la etapa preescolar) tiene mayor riesgo de sufrir deficiencia en **hierro**, debido a que el rápido crecimiento se asocia a un aumento en la síntesis de hemoglobina y, por tanto, de las necesidades de este mineral. Por otra parte, la dieta no siempre incluye cantidad suficiente de hierro hemo. En este sentido se ha comprobado que el retraso en la introducción de la carne en la alimentación, durante la primera infancia, se asocia con una peor situación nutricional en hierro y con una mayor incidencia de anemia durante la etapa preescolar (v. **Anexo 1-25**).

Algunos estudios han puesto de manifiesto una peor capacidad de atención y aptitudes intelectuales en niños con deficiencias en algunos nutrientes: hierro, cinc, ácido fólico, etc., por lo que evitar las carencias resulta fundamental.

La dieta media de la población escolar **tiene problemas similares a los que afectan a toda la población**. En general, los niños consumen un exceso de grasa y proteínas y, sin embargo, una cantidad de hidratos de carbono complejos inferior a la aconsejada. También presentan, con frecuencia, aportes insuficientes de fibra, vitaminas y minerales. Los problemas son más frecuentes en niños de bajo nivel socioeconómico y en aquellos cuya madre tiene bajo nivel educativo.

Para corregir estos desequilibrios es necesario aproximar la dieta a la marcada en las Guías de Alimentación* (v. **Cap. 1**) y, con carácter general, aumentar el consumo de cereales integrales, legumbres, frutas, verduras y lácteos, disminuyendo el de grasas, moderando el consumo de dulces, azúcar y sal y evitando el consumo de alcohol.

Aunque los niños tienen con frecuencia ingestas de diversas vitaminas y minerales inferiores a las de referencia, la suplementación es una práctica que va disminuyendo al ir aumentando la edad. La *American Academy of Pediatrics* no apoya la suplementación rutinaria en niños sanos (excepto para el flúor en zonas con agua no fluorada). En algunas etapas de la vida del niño resulta conveniente un aporte de vitamina D. Por otra parte, diversos autores consideran que los suplementos esporádicos, que aportan cantidades de nutrientes similares a las recomendadas, pueden ayudar a mejorar la situación nutricional de los niños sin suponer ningún riesgo. Sin embargo, es necesario evitar suministrar megadosis de nutrientes, especialmente de vitaminas liposolubles. En cualquier caso, nunca debe superarse el límite máximo para el que se ha demostrado seguridad (v. **Cap. 2**). Sería deseable una valoración rutinaria de la situación en diversos nutrientes, especialmente en aquellos para los que se detectan deficiencias con más frecuencia: hierro, ácido fólico, vitaminas B_{12} y D, para suplementar en los casos que sea necesario.

DIETAS ENCAMINADAS A LA PREVENCIÓN DE ENFERMEDADES CRÓNICAS

En la prevención de caries es importante evitar el excesivo consumo de dulces y alimentos ricos en hidratos de carbono fermentables, pero tiene mayor trascendencia el tiempo de permanencia de estos en contacto con los dientes. Por otra parte, la higiene bucal (después de cada comida) y el aporte adecuado de flúor (con pastas dentífricas y/o colutorios) pueden tener mayor importancia que el consumo de dulces (v. **Cap. 40**).

---

* https://www.ucm.es/idinutricion/guias-en-alimentacion

En los últimos años se ha prestado gran atención a la posibilidad de establecer recomendaciones dietéticas durante la infancia que puedan ser útiles en la disminución del riesgo cardiovascular en etapas más avanzadas de la vida. Con este objetivo, la Academia Americana de Pediatría y la *American Heart Association* recomiendan que, a partir de los 2 años, las grasas aporten menos del 30 % de la energía, las saturadas menos del 10 % de la energía, y que se consuman menos de 300 mg/día de colesterol. Aunque se advierte un acuerdo general en considerar que estas recomendaciones no son apropiadas para niños menores de 2 años, existe una ausencia de consenso respecto a la conveniencia de aplicarlas en niños de edad superior.

De hecho, teniendo en cuenta los peligros potenciales de las dietas restrictivas cuando estas no son adecuadamente supervisadas, y considerando las dificultades y riesgos asociados al seguimiento de dietas pobres en grasa, han surgido controversias sobre la conveniencia de aconsejar este tipo de pautas durante la infancia.

Recientes estudios señalan que no pueden asumirse la seguridad y la eficacia de la introducción de una dieta restringida en grasa desde la infancia, ya que no hay evidencias de que la implementación de este tipo de dietas pueda proporcionar un beneficio (durante la infancia o en etapas posteriores de la vida). Por otra parte, en algunos casos pueden darse ingestas insuficientes de energía y nutrientes, lo que puede afectar al crecimiento y desarrollo del niño o perjudicar su salud en otros aspectos.

Las pautas en alimentación deben luchar contra el riesgo cardiovascular, pero, por encima de ello, deben potenciar la salud global y la calidad de vida del individuo. Por ello, la consideración más importante en la planificación de la alimentación infantil es la provisión de una adecuada ingesta de energía y nutrientes que aseguren que el crecimiento y el desarrollo sean adecuados. Durante la infancia, los alimentos no deben ser restringidos o eliminados en función de su contenido en grasa.

Cuando se considere imprescindible establecer restricciones en el consumo de grasa total, grasa saturada y colesterol (para el niño o sus familiares), conviene vigilar el contenido en nutrientes de la dieta, a fin de evitar que la lucha contra las enfermedades cardiovasculares, u otras patologías, lleve al niño a caer en deficiencias nutricionales, con repercusiones sanitarias de similar o mayor repercusión que las que se pretendían evitar.

PUNTOS CLAVE

- La infancia se considera una etapa vulnerable desde el punto de vista nutricional, pues las necesidades de nutrientes son elevadas y el riesgo de deficiencias es mayor. Por otra parte, la capacidad de adaptación del organismo (en crecimiento) a los desequilibrios puede tener una eficacia limitada.
- Dado que en esta etapa se van formando los hábitos alimentarios que, posteriormente, serán muy difíciles de cambiar, la educación nutricional y el intento de que las pautas de alimentación logradas sean saludables se convierten en una prioridad.

- La dieta media de la población escolar tiene problemas similares a los que afectan a otros grupos de edad. En general, los niños consumen un exceso de grasa y proteínas y una cantidad de hidratos de carbono inferior a la aconsejada. También tienen, con frecuencia, aportes insuficientes de fibra, vitaminas y minerales.
- Para corregir estos desequilibrios es necesario aproximar la dieta a la marcada en las Guías de Alimentación* (v. **Cap. 1**) y, con carácter general, conviene aumentar el consumo de cereales integrales, frutas, verduras y lácteos, disminuir el de grasas, tomar dulces, azúcar y sal con moderación y evitar el consumo de alcohol.
- Son las dietas globales las que deben juzgarse y mejorarse. Evitar el consumo de algunos alimentos no supone una garantía en la mejora de la situación nutricional de los niños.
- La suplementación es controvertida, pero sin llegar al límite máximo para el que se ha demostrado seguridad (v. **Cap. 2**). La valoración nutricional de la situación de cada niño sería deseable.
- Tampoco está claro que durante la infancia las dietas restrictivas sean útiles en la disminución del riesgo cardiovascular posterior. Es indudable que hay que evitar los excesos, pero también las carencias. Por otra parte, las pautas en la infancia deben ser de moderación, nunca de supresión/eliminación de alimentos, salvo que existan problemas graves, y garantizando siempre el mantenimiento del estado nutricional del niño.
- El aumento de la actividad física ayuda a la mejora nutricional, facilita que las elecciones de alimentos sean más saludables, que se consiga mayor consumo de fibra y micronutrientes y mejor control del peso.

BIBLIOGRAFÍA

Clayton P, Connelly J, Ellington M, Rojas V, Lorenzo Y, Trak-Fellermeier MA, et al. Facilitators and barriers of children's participation in nutrition, physical activity, and obesity interventions: A systematic review. Obes Rev. 2021;22(12):e13335.

Cuadrado-Soto E, López-Sobaler AM, Jiménez-Ortega AI, Aparicio A, Bermejo LM, Hernández-Ruiz Á, et al. Usual Dietary Intake, Nutritional Adequacy and Food Sources of Calcium, Phosphorus, Magnesium and Vitamin D of Spanish Children Aged One to <10 Years. Findings from the EsNuPI Study. Nutrients. 2020;12(6):1787.

Cuadrado-Soto E, López-Sobaler AM, Jiménez-Ortega AI, Bermejo LM, Aparicio A, Ortega RM. Breakfast Habits of a Representative Sample of the Spanish Child and Adolescent Population (The ENALIA Study): Association with Diet Quality. Nutrients. 2020;12(12):3772.

DiGirolamo AM, Ochaeta L, Flores RMM. Early Childhood Nutrition and Cognitive Functioning in Childhood and Adolescence. Food Nutr Bull. 2020;41(Suppl 1):S31-40.

Hojsak I, Chourdakis M, Gerasimidis K, Hulst J, Huysentruyt K, Moreno-Villares JM, et al. What are the new guidelines and position papers in pediatric nutrition: A 2015-2020 overview. Clin Nutr ESPEN. 2021;43:49-63.

Iddrisu I, Monteagudo-Mera A, Poveda C, Pyle S, Shahzad M, Andrews S, et al. Malnutrition and Gut Microbiota in Children. Nutrients. 2021;13(8):2727.

Jiménez AI. Alimentación en la etapa escolar y en la adolescencia. En: Ortega RM, ed. Nutrición Clínica y Salud Nutricional. Madrid: Editorial Médica Panamericana; 2023. p. 69-78.

* https://www.ucm.es/idinutricion/el-castillo-de-la-nutricion

Leis R, Gil M. Nutrición del niño en la edad preescolar y escolar. En: Gil A, ed. Tratado de Nutrición. Tomo IV: Nutrición humana en el estado de salud. 3ª ed. Madrid: Editorial Médica Panamericana; 2017. p. 351-70.

López-Sobaler AM, Aparicio A, González-Rodríguez LG, Cuadrado-Soto E, Rubio J, Marcos V, et al. Adequacy of Usual Vitamin and Mineral Intake in Spanish Children and Adolescents: ENALIA Study. Nutrients. 2017;9(2):131.

López-Sobaler AM, Aparicio A, Rubio J, Marcos V, Sanchidrián R, Santos S, et al. Adequacy of usual macronutrient intake and macronutrient distribution in children and adolescents in Spain: A National Dietary Survey on the Child and Adolescent Population, ENALIA 2013-2014. Eur J Nutr. 2019;58(2):705-19.

Macdonald IA, Binia A. Nutrition and the Metabolic Health of Children. Nestle Nutr Inst Workshop Ser. 2023;97:41-50.

Madrigal C, Soto-Méndez MJ, Hernández-Ruiz Á, Valero T, Ávila JM, Ruiz E, et al. Energy Intake, Macronutrient Profile and Food Sources of Spanish Children Aged One to <10 Years-Results from the EsNuPI Study. Nutrients. 2020;12(4):893.

Martini L, Pecoraro L, Salvottini C, Piacentini G, Atkinson R, Pietrobelli A. Appropriate and inappropriate vitamin supplementation in children. J Nutr Sci. 2020;9:e20. Disponible en: https://www.cambridge.org/core/services/aop-cambridge-core/content/view/19E-04279BA5240B7F297B421C13C82E3/S2048679020000129a.pdf/appropriate-and-inappropriate-vitamin-supplementation-in-children.pdf [última consulta: 19 de marzo de 2024].

Matonti L, Blasetti A, Chiarelli F. Nutrition and growth in children. Minerva Pediatr. 2020;72(6):462-71.

NASEM (National Academies of Sciences, Engineering, and Medicine). Dietary Reference Intakes for Energy. Washington, DC: National Academies Press (US); 2023.

Ortega RM, Requejo AM. Castillo de la nutrición. Guía para planificar la alimentación de niños y adolescentes. Madrid: Departamento de Nutrición, Facultad de Farmacia, Universidad Complutense de Madrid; 2003. Disponible en: https://www.ucm.es/idinutricion/el-castillo-de-la-nutricion [última consulta: 19 de marzo de 2024].

Ortega RM, Requejo AM, Navia B, López-Sobaler AM, Aparicio A. Ingestas diarias recomendadas de energía y nutrientes para la población española. Madrid: Departamento de Nutrición y Ciencia de los Alimentos, Facultad de Farmacia, Universidad Complutense de Madrid; 2019. Disponible en: https://www.ucm.es/idinutricion/ingestas-recomendadas-de-energia-y-nutrientes [última consulta: 19 de marzo de 2024].

Requejo AM, Ortega RM. Nutralizer: Campaña de promoción de hábitos de alimentación saludables dirigida a la población escolar. Madrid: Madrid Salud-Junta Municipal de Chamberí (Ayuntamiento de Madrid) y Departamento de Nutrición, Universidad Complutense de Madrid; 2007. Disponible en: https://www.ucm.es/idinutricion/idinutricion-nutralizer [última consulta: 19 de marzo de 2024].

Shalitin S, Moreno LA. Obesity, Metabolic Syndrome, and Nutrition. World Rev Nutr Diet. 2021;123:38-58.

Velpini B, Vaccaro G, Vettori V, Lorini C, Bonaccorsi G. What is the impact of nutrition literacy interventions on children's food habits and nutrition security? A Scoping Review of the Literature. Int J Environ Res Public Health. 2022;19(7):3839.

Verduci E, D'Elios S, Cerrato L, Comberiati P, Calvani M, Palazzo S, et al. Cow's milk substitutes for children: nutritional aspects of milk from different mammalian species, special formula and plant-based beverages. Nutrients. 2019;11(8):1739.

Nutrición del adolescente y del joven

L. M. Bermejo López

10

 Según la OMS, se define adolescencia como el período de crecimiento y desarrollo humano que se produce entre la niñez y la edad adulta, que abarca de manera aproximada entre los 10 y los 19 años de edad. Durante la adolescencia tienen lugar numerosos cambios físicos y psicológicos que hacen que tanto las necesidades nutricionales como las conductas dietéticas durante esta etapa varíen. Por ello, es importante que todos los profesionales del ámbito de la Nutrición entiendan cuáles son los principales cambios que se dan en esta etapa y cómo pueden afectar al estado nutricional, para poder poner en práctica recomendaciones y pautas que cubran sus necesidades.

INTRODUCCIÓN

Durante la adolescencia tienen lugar numerosos cambios físicos y psicológicos que hacen que tanto las necesidades nutricionales como las conductas dietéticas varíen de manera considerable. El mantenimiento de una dieta variada y equilibrada que cubra sus requerimientos es fundamental para garantizar un crecimiento y desarrollo adecuados, así como para evitar enfermedades en la edad adulta. Sin embargo, el colectivo de adolescentes con frecuencia desarrolla conductas erróneas que pueden provocar desequilibrios nutricionales que podrían repercutir en su salud. Y además, hay situaciones especiales que podrían incrementar algunos requerimientos y a las que hay que prestar especial atención, como son el embarazo, la lactancia o el ejercicio físico excesivo.

CAMBIOS ASOCIADOS A LA ADOLESCENCIA

Durante esta etapa se produce un cambio importante en el patrón de crecimiento. Mientras que este es gradual durante la infancia, a partir de los 9-10 años y hasta los 18-20, este patrón de crecimiento se vuelve rápido, afectando de manera importante tanto a aspectos físicos como psicológicos.

Cambios físicos

El crecimiento puberal supone un gran desarrollo de las estructuras y órganos corporales, especialmente aquellos que tienen relación con las hormonas sexuales. En la mayoría de los niños y niñas el crecimiento puberal comienza entre los

10 y los 14 años y finaliza alrededor de los 16, ocurriendo este proceso 2 años antes en las niñas que en los niños.

Durante este período el peso corporal prácticamente se duplica. Y en cuanto a la talla, la estatura adulta se alcanza entre los 18 y los 20 años, aunque el desarrollo óseo se puede extender hasta los 25 años.

Además de los cambios en peso y talla, se producen cambios importantes en la composición corporal, especialmente en el porcentaje de grasa y en su distribución, empezando a existir diferencias en función del sexo. En cuanto a los niños, aumentan de manera importante los tejidos no grasos, el esqueleto y el músculo. De hecho, al ser los tejidos libres de grasa metabólicamente más activos, esto influye directamente en los requerimientos de energía y otros nutrientes de los niños. Además, los niños se caracterizan por tener unos hombros más estrechos y piernas más cortas con relación al tronco. Sin embargo, las niñas aumentan en mayor medida la grasa corporal y en ellas se produce también un incremento de la relación perímetro de cadera/cintura.

Otros de los cambios físicos producidos durante la adolescencia son la aparición de vello corporal en ambos sexos, y el desarrollo mamario y la menarquia en las niñas. En este sentido es importante destacar que, con la regularización de la menstruación, el hierro empezará a tener una mayor importancia en las chicas.

Por tanto, todas estas modificaciones implican la necesidad de regular los hábitos alimentarios, de forma que se garantice un aporte adecuado de energía, así como de nutrientes clave en esta etapa, como son las proteínas, el hierro, el calcio, la vitamina C y el cinc.

Cambios psicosociales

En esta etapa, tiene lugar la transición del mundo infantil al mundo adulto, por lo que se inicia la búsqueda de identidad y el deseo de independencia y autonomía. En el ámbito alimentario, como signo de rebeldía, puede tener lugar la aparición del rechazo a los patrones alimentarios adquiridos en el entorno familiar. Además, con la adquisición de una mayor independencia, también empieza a ser algo común que el o la adolescente se prepare sus propias comidas o coma más a menudo fuera de casa con amigos, aumentando la elección de alimentos o comidas rápidas que muchas veces se alejan de los patrones de una dieta saludable. Por otro lado, durante la pubertad, los adolescentes empiezan a buscar la aceptación de sus coetáneos y a ser más conscientes de su imagen corporal, la cual además ha sufrido numerosos cambios (como se comenta en el apartado anterior). Este hecho, puede dar lugar a la distorsión de la propia imagen e incluso, en los casos más graves, a trastornos de la conducta alimentaria.

REQUERIMIENTOS NUTRICIONALES DEL ADOLESCENTE

Las recomendaciones nutricionales durante esta etapa de la vida (v. **Cap. 2**) tienen como principal objetivo conseguir mantener un estado nutricional óptimo y cubrir las necesidades aumentadas por los cambios producidos para mantener un ritmo de crecimiento adecuado, el cual puede variar según cada adolescente. Además, mantener un estado nutricional adecuado durante esta etapa contribuirá a la prevención de enfermedades crónicas que pueden manifestarse en etapas posteriores de la vida, como diabetes, hipercolesterolemia, etc.

Energía

La ingesta energética recomendada en la adolescencia es mayor que en otras etapas de la vida debido principalmente a los cambios físicos previamente comentados. Sin embargo, puede encontrarse una amplia variabilidad individual, de modo que lo ideal es llevar a cabo un ajuste que tenga en cuenta factores como la edad, el sexo, el peso corporal, la actividad física o la velocidad de crecimiento. Las ecuaciones para el cálculo del requerimiento de energía teniendo en cuenta muchos de estos factores se encuentran detalladas en el **capítulo 1** en el **anexo 7** de este libro.

Por otro lado, la distribución de la ingesta calórica a lo largo de las diferentes comidas debería asemejarse a la siguiente: desayuno, 20-25 % de las calorías totales; comida, 30-35 % de las calorías; merienda, 15-20 % de las calorías; cena, 25 % del total consumido en el día.

En cuanto a la energía es importante tener en cuenta que en el caso de que se produzcan restricciones calóricas en esta etapa de la vida, esto podría dar lugar tanto a retrasos en el crecimiento como en maduración corporal. Por el contrario, una ingesta excesiva de energía se almacena en forma de tejido graso, lo cual promueve la aceleración del crecimiento y maduración. En este sentido, es importante señalar que el padecimiento de obesidad en la niñez y en la adolescencia se asocia a un mayor riesgo de presentar obesidad en la edad adulta.

Macronutrientes

Proteínas

Este nutriente cobra especial importancia durante la adolescencia, ya que una ingesta insuficiente de proteínas entre los 10 y los 16 años puede suponer un factor limitante del crecimiento. Sin embargo, un exceso de proteínas puede favorecer el desarrollo de osteoporosis, enfermedad que representa un importante problema de salud, especialmente en las mujeres. Por ello, aunque no hay evidencia suficiente para establecer una ingesta máxima tolerable, se recomienda no pasar del doble de las ingestas diarias recomendadas, ya que es la cantidad máxima cuyo consumo ha demostrado ser seguro hasta el momento (EFSA, 2012). En el caso de los adolescentes la ingesta diaria recomendada de proteínas es de 41 g/día en chicas y de 43 g/día en chicos entre 10 y 13 años, y 43 g/día en chicas y 56 g/día en chicos entre 14 y 19 años, o bien entre un 12-15 % del valor calórico total de la dieta. Además, también es importante tener en cuenta la calidad de la proteína, dando prioridad a las proteínas de alto valor biológico.

Grasas

De manera general, el consumo recomendado de este nutriente es de menos del 30 % del valor calórico total de la dieta. Sin embargo, si existe una adecuada distribución de los distintos tipos de grasas, donde haya una ingesta elevada de grasas monoinsaturadas, este porcentaje de lípidos totales se puede elevar hasta un 35 % del valor calórico total. Además, es importante tener en cuenta que los ácidos grasos saturados no deben superar el 10 % de la ingesta energética.

Hidratos de carbono

El consumo de hidratos de carbono recomendado en esta población es de 130 g/día aproximadamente, de los cuales en torno a 30 g/día deben ser fibra, o bien la ingesta de hidratos de carbono podría variar entre un 45 % y un 65 % de la ingesta calórica total de la dieta, en función de la actividad del adolescente, siendo mayor el porcentaje para aquellos adolescentes más activos y menor en el caso de los más sedentarios.

Micronutrientes

Vitaminas

En los períodos de crecimiento acelerado aumentan notablemente los requerimientos de las vitaminas A y E, ya que desempeñan un papel indispensable en el mantenimiento de la estructura y de la función de las nuevas células. Además, la vitamina A interviene en el transporte del hierro a los tejidos, existiendo algunos estudios que indican que ambos nutrientes podrían tener efecto sinérgico en el crecimiento.

Debido al rápido crecimiento óseo que se produce en esta etapa, también es de gran importancia la vitamina D, que favorece la absorción del calcio y contribuye a una correcta mineralización del esqueleto y, por tanto, ayuda a conseguir una masa ósea adecuada.

Otro nutriente de interés en esta etapa son los folatos. Algunas de las funciones más importantes de esta vitamina son la síntesis de ácidos nucleicos, células sanguíneas y tejido nervioso. Además, los folatos están involucrados en el metabolismo proteico. Por ello, las necesidades de folato aumentan hacia el final de la adolescencia para dar soporte a la acumulación de masa magra corporal. Y además, puesto que las adolescentes ya se encuentran en edad fértil, como medida preventiva frente a posibles defectos del tubo neural en caso de embarazo, sus requerimientos también están aumentados (Stangs y Larson, 2012).

Por último, por su función en la síntesis del ADN, durante la adolescencia también aumenta el requerimiento de vitamina B_{12} (Moreno Aznar *et al.*, 2017).

Para terminar, es importante destacar que para asegurar la ingesta adecuada de todas estas vitaminas es esencial asegurar un consumo variado de alimentos y evitar dietas restrictivas, como pueden ser las dietas vegetarianas estrictas, o bien en el caso contrario, dietas con ausencia de consumo de vegetales, ya que pueden provocar deficiencias importantes bien de vitamina B_{12} o de folatos, respectivamente. Otro comportamiento para vigilar con atención en la adolescencia y que puede afectar a las vitaminas es el consumo de alcohol, ya que puede comprometer la absorción de algunas de las anteriormente descritas, como las vitaminas A, E, B_{12} y los folatos.

Minerales

Los minerales esenciales en la etapa de la adolescencia son el calcio, el hierro y el cinc.

El **calcio** es fundamental para mantener una adecuada salud ósea al ser el principal componente de los huesos; de hecho, el 99 % del calcio del organismo se encuentra en el tejido óseo. El ritmo de adquisición de masa ósea es mayor en la pubertad que en cualquier otra etapa de la vida, por lo que un adecuado consumo de calcio durante la adolescencia es crucial para la prevención de la osteoporosis en el futuro, siendo esta patología uno de los principales problemas de salud en la mujer adulta. Por eso es crucial garantizar la ingesta de este mineral, especialmente en las adolescentes.

En cuanto al **hierro**, al ser un componente de la hemoglobina, debido al aumento de la volemia en la adolescencia, esta es la etapa en la que los requerimientos de hierro son más altos, después del embarazo. Además, en el caso de la mujer adolescente este requerimiento es mayor que el de los varones, debido a las pérdidas menstruales. En este sentido, existe un especial riesgo de insuficiencia de hierro en adolescentes que consumen dietas restrictivas en calorías o dietas veganas o vegetarianas, por lo que se debe prestar atención al seguimiento de este tipo de dietas en este colectivo. También existen algunos estudios que hablan de la importancia de este mineral, junto con los folatos y otras vitaminas, como la riboflavina, la niacina y la piridoxina, en la capacidad de atención y rendimiento escolar de los adolescentes. Por todo ello se le debe prestar especial atención.

El **cinc** está contenido en numerosas enzimas relacionadas con la expresión génica, por lo que también es especialmente importante en los procesos de crecimiento y maduración, así como en el crecimiento y reparación tisular. Por eso tiene una gran importancia durante este período. Su carencia, además de relacionarse con problemas como dificultad en la cicatrización o caída del pelo, puede llegar a suponer hipogonadismo, es decir, disminución o desaparición de la función de los órganos reproductores, y retrasos en la maduración sexual si su déficit es crónico.

ERRORES FRECUENTES EN LA ALIMENTACIÓN Y ESTILO DE VIDA DE LOS ADOLESCENTES

Los cambios físicos y psicológicos ya descritos que tienen lugar en esta etapa pueden afectar de manera importante a los hábitos alimentarios de los adolescentes. De manera general, la alimentación en esta etapa es desequilibrada, lo que puede llegar a producir deficiencias nutricionales si los hábitos se mantienen en el tiempo. Además, los errores dietéticos de esta etapa pueden llegar a perdurar hasta la edad adulta.

A continuación, se describen los errores alimentarios y de estilo de vida más frecuentes de esta etapa:

• **Comidas irregulares o «saltarse» comidas**. El desayuno es la comida que con mayor frecuencia suprimen. Además, en el caso de los adolescentes que sí desayunan, esta comida suele ser incompleta y de escaso valor nutricional. En el caso de las chicas, algunos estudios han observado que omiten más comidas que los chicos ya que piensan que esta forma de restricción calórica les ayuda a adelgazar. Sin embargo, la evidencia científica señala que no realizar el desayuno se relaciona con mayor peso, IMC, obesidad abdominal y otros factores de riesgo cardiovascular. Además, no desayunar se ha relacionado con dietas globales más desequilibradas, un mayor consumo de aperitivos para paliar el hambre, y un menor aporte de vitaminas y minerales. Por el contrario, desayunar se asocia con un mejor rendimiento intelectual.

- **Mayor consumo de alimentos preparados**, **comida rápida** (*fast-food*) y también de **aperitivos**, **tentempiés**, *snacks*, **bollería y pastelería**, **refrescos** y **bebidas energéticas**. Esto es debido fundamentalmente al incremento del número de comidas realizadas fuera de casa y también a la presencia de máquinas expendedoras, tiendas escolares o tiendas cercanas a los centros escolares con este tipo de alimentos que pueden influir en el aumento de su consumo y empeorar sus hábitos alimentarios aumentando la ingesta de energía, grasas saturadas, sodio y azúcares añadidos, ya que son alimentos ricos en todos estos nutrientes y apenas contienen vitaminas, minerales o fibra.

- **Consumo de bebidas alcohólicas.** La ingesta de alcohol interacciona con la absorción y utilización de otros nutrientes, además del componente social y sanitario que supone su consumo. Estudios recientes señalan que en torno al 10 % de los adolescentes consume al menos una bebida alcohólica durante la semana.

- **Dietas erráticas, no convencionales y desequilibradas.** El incremento del estatus ponderal que se da en la adolescencia puede provocar un deseo de perder peso, el cual muchas veces se intenta conseguir a través de dietas hipocalóricas desequilibradas que pueden alterar la salud («dietas mágicas», sin fundamento científico). Hay que tener en cuenta que la mayor parte de los adolescentes no alcanza las raciones mínimas recomendadas de frutas, verduras, legumbres, lácteos, pescados y huevos, los cuales son alimentos indispensables para alcanzar los requerimientos nutricionales de muchos nutrientes esenciales en esta etapa, por lo que seguir dietas desequilibradas que muchas veces suprimen algunos de estos alimentos, podría ser perjudicial.

- En cuanto al **consumo de tabaco**, la adolescencia es una etapa clave en la iniciación al hábito tabáquico y se relaciona a su vez con la alimentación. De hecho, algunos estudios han asociado el fumar a un menor consumo de cereales, verduras y frutas y un mayor consumo de café y bebidas alcohólicas. Los resultados de estudios recientes muestran que en adolescentes españoles de entre 15 y 18 años, el consumo de tabaco ha disminuido del 26,5 % en el 2002 a un 8,7 % en el 2018.

- Respecto a la **actividad física**, en los últimos años se observa una disminución del ejercicio físico y la actividad en esta etapa, especialmente en las chicas. El 72,4 % de los estudiantes de secundaria incumple la recomendación de la OMS de realizar al menos 60 minutos de actividad física, porcentaje que es mayor en chicas (70,4 %) que en chicos (56,3 %). Además, el ocio sedentario (ver la televisión, videojuegos, manejo de móvil y otros dispositivos electrónicos) supone gran parte de sus actividades (siendo mayor en chicos que en chicas). Por el contrario, en algunos adolescentes se da el caso de practicar actividad física descontrolada en esta etapa, lo que promueve una mayor prevalencia de fracturas y golpes de calor.

PROBLEMAS NUTRICIONALES Y RIESGO EN LA SALUD DEL ADOLESCENTE

Los errores en los hábitos alimentarios y de estilo de vida descritos en el anterior apartado puede suponer un riesgo importante para la salud del adolescente. A continuación, se describen los principales problemas nutricionales del colectivo junto con algunas situaciones fisiológicas especiales:

- **Obesidad.** La baja actividad física o la alta ingesta energética, o ambas situaciones a la vez, suponen un desequilibrio energético que se asocia con un exceso de grasa corporal. Es la malnutrición más frecuente en la adolescencia, y predomina mayoritariamente en varones.
- **Delgadez.** En la adolescencia la pérdida de peso no suele deberse a razones médicas, como en otras etapas de la vida, sino a influencias sociales, modas o alteraciones mentales para las que este colectivo es especialmente vulnerable. La pérdida de peso en sí misma no es causante de problemas de salud, pero hace que los adolescentes, en especial las chicas, sean más proclives a presentar un cuadro de desnutrición, ya que están más preocupadas por el peso (en cambio, la talla preocupa más a los chicos). Entre las posibles razones de la pérdida de peso se pueden encontrar causas voluntarias (deseo de adelgazar, ingesta inadecuada, tener una ortodoncia, etc.) e involuntarias (estilo de vida, causas sociales, trastornos psiquiátricos y causas médicas).
- **Trastornos de la conducta alimentaria** (TCA). Son enfermedades graves, cuya prevalencia es mucho mayor en chicas (en torno a 4,1-6,41 % de las mujeres de 12-21 años) frente a chicos de la misma edad (0,27-0,9 %). Dentro del grupo de TCA se incluyen la anorexia nerviosa, la bulimia nerviosa y trastornos atípicos de la conducta alimentaria no específicos. Diferentes encuestas indican que entre el 40-60 % de los adolescentes realizan alguna medida para perder peso o intentar no ganarlo; por tanto, es un aspecto al que los profesionales sanitarios deben prestar especial atención.
- **Embarazo y lactancia.** Una adolescente en etapa de gestación o lactancia tiene mayores requerimientos de nutrientes que las adultas ya que tiene la demanda del feto y la de su propio crecimiento. Los embarazos de adolescentes se asocian a partos prematuros, niños con bajo peso e incluso mayor mortalidad neonatal.

RECOMENDACIONES PARA MEJORAR LA NUTRICIÓN DE ADOLESCENTES Y JÓVENES

Durante esta etapa es importante tratar de consolidar unos hábitos alimentarios correctos. Por ello es crucial el papel de los comedores escolares y de las familias en promover el seguimiento de una dieta saludable, ayudando a los adolescentes a considerar la cocina y la alimentación como algo próximo. Sin duda, los hábitos adquiridos en esta etapa quedan fuertemente arraigados y se mantendrán en la etapa adulta. Algunas recomendaciones nutricionales generales para este colectivo son las siguientes:

- Disminuir la ingesta de grasa a menos del 35 % de la ingesta calórica total.

- Disminuir la ingesta de ácidos grasos saturados a menos del 8 % de la ingesta calórica total.
- Aumentar la ingesta de hidratos de carbono complejos (superior al 55 % de la ingesta calórica total) y disminuir la ingesta de azúcares añadidos.
- Regular la ingesta proteica, controlando además que las proteínas de origen animal no supongan más del 35-40 % de las proteínas ingeridas.

Además, es importante mantener un reparto calórico adecuado (mínimo 4 comidas/día, con refuerzo del desayuno). Se recomienda guardar un equilibrio energético entre lo que se ingiere y la actividad física realizada, vigilando los excesos para no caer en el sobrepeso o la obesidad. Las recomendaciones de energía y del resto de nutrientes han de hacerse teniendo en cuenta la velocidad de crecimiento, y la edad biológica más que la cronológica.

Por último, en cuanto a los grupos de alimentos y pese a la necesidad de individualizar, podrían hacerse las siguientes recomendaciones para adolescentes atendiendo a las recomendaciones de las guías alimentarias (v. **Cap. 1**):

- **Pan, cereales, arroz y pasta**: la población adolescente necesita un número elevado de alimentos de este grupo (6-10 raciones/día). Se aconseja elegir panes y cereales integrales (contienen fibra), alimentos pobres en grasas y azúcares.
- **Frutas y zumos** (2-4 raciones/día): se aconseja comer fruta entera, fresca, y sus zumos al 100 %, evitando la fruta enlatada y edulcorada.
- **Verduras** (3-5 raciones/día): se aconseja consumir en variedad para obtener diferentes tipos de nutrientes (verduras de diferentes colores).
- **Leche, yogur y queso**: puesto que las necesidades de calcio aumentan, las adolescentes deben consumir entre 3 y 4 raciones cada día, consumiendo especialmente leche y yogur y evitando los quesos grasos y helados cremosos.
- **Carne, pollo, pescado, legumbres, huevos y frutos secos**: un adolescente debe consumir de 3 a 4 raciones de alimentos cada día, eligiendo los productos con la menor cantidad de grasa posible y también las técnicas de cocinado que aporten menos grasa.
- **Grasas, aceites y dulces**: es importante hacer una elección adecuada del tipo de grasa; se aconseja utilizar aceites vegetales insaturados (preferiblemente aceite de oliva) y limitar los alimentos ricos en azúcares añadidos.

PUNTOS CLAVE

- La adolescencia es el período de crecimiento y desarrollo humano que se produce entre la niñez y la edad adulta, aproximadamente entre los 10 y los 19 años. Durante esta etapa se produce un gran aumento de estatura y masa corporal, además de otros cambios relacionados con las hormonas sexuales, como la aparición del vello, el aumento mamario y la menarquia.
- Todos los cambios de esta etapa tienen gran influencia sobre los requerimientos nutricionales, viéndose aumentadas las necesidades energéticas (aunque puede haber variación individual), proteicas y los requerimientos de vitaminas, como la vitamina A, E, D, B_{12} y folato, y de minerales, como el calcio, el hierro o el cinc.

- Además, la búsqueda de independencia y autonomía, así como de aceptación por sus coetáneos, pueden repercutir en errores en los hábitos alimentarios y de estilo de vida. Entre ellos destacan: «saltarse» las comidas, la ingesta de aperitivos y *snacks*, refrescos, alimentos de preparación rápida, el inicio en el consumo de alcohol, y el seguimiento de dietas desequilibradas. Además, se produce la iniciación del consumo de tabaco y otras drogas, y en algunos casos una disminución de la práctica de actividad física, especialmente en las chicas.
- Los errores descritos pueden suponer un riesgo importante para su salud ya que se asocian a algunos problemas como delgadez, sobrepeso/obesidad o trastornos de la conducta alimentaria. Además, hay que prestar especial atención a situaciones especiales que podrían afectar a su estado nutricional, como son la práctica de deporte descontrolada, el embarazo y la lactancia.
- Se debe aconsejar una dieta equilibrada e individualizada, adaptada a los cambios corporales que caracterizan esta etapa, siendo del papel de los hábitos alimentarios de esta etapa crucial para la edad adulta.
- Con carácter general se recomienda fomentar el consumo de cereales, verduras, frutas, legumbres, lácteos, pescado y aceite de oliva, mientras que se aconseja reducir el consumo de *snacks*, grasas saturadas, azúcares refinados, refrescos, y evitar la irregularidad en el patrón de comidas (saltarse el desayuno).

BIBLIOGRAFÍA

Aguilar Del Rey FJ, Pérez González O. Epidemiología de las fracturas osteoporóticas en Andalucía en el período 2000-2010. Med Clin (Barc). 2018;150(8):297-302.

EFSA Panel on Dietetic Products, Nutrition and Allergies (NDA). Scientific Opinion on Dietary Reference Values for protein. EFSA Journal. 2012;10(2):2557.

Hidalgo-Vicario I, Aranceta J. Alimentación en la adolescencia. En: Comité de Nutrición de la AEP, eds. Manual práctico de nutrición en pediatría. Madrid: Ergon; 2007. p. 107-20.

Jiménez Ortega AI, González Iglesias MJ, Gimeno Pita P, Ortega RM. Problemática nutricional de la población femenina adolescente. Nutr Hosp. 2015;32(Supl 1):5-9.

Larson N, Tashara L, Jamie S. Nutrición en la adolescencia. En: Raymond JL, Morrow K, eds. Krause. Mahan. Dietoterapia. 15ª ed. Barcelona: Elsevier; 2021. p. 341-61.

Moreno Aznar LA. Adolescencia. En: Fundación Española de Nutrición, FEN, eds. Libro blanco de la nutrición en España. Madrid: Lesinguer; 2013. p. 65-71.

Moreno Aznar LA, Rodríguez Martínez G, Bueno Lozano G. En: Gil A, ed. Tratado de Nutrición. Tomo IV: Nutrición humana en el estado de salud. 3ª ed. Madrid: Editorial Médica Panamericana; 2017. p. 389-404.

Ortega RM, Requejo AM, Navia B, López-Sobaler AM, Aparicio A. Ingestas diarias recomendadas de energía y nutrientes para la población española. Madrid: Departamento de Nutrición y Ciencia de los Alimentos, Facultad de Farmacia, Universidad Complutense de Madrid; 2019. Disponible en: https://www.ucm.es/idinutricion/ingestas-recomendadas-de-energia-y-nutrientes [última consulta: 19 de marzo de 2024].

Requejo AM, Ortega RM. Nutrición en la adolescencia y juventud. Madrid: Editorial Complutense; 2002.

Ruiz E, Valero T, Rodríguez P, Díaz-Roncero A, Gómez A, Ávila JM, et al. Estado de situación sobre el desayuno en España. Madrid: Fundación Española de la Nutrición (FEN); 2018.

Ruiz Herrero J, Jiménez-Ortega. Alimentación del adolescente en situaciones especiales: embarazo, lactancia y deporte. Adolescere. 2016:4(3);31-44.

Samaniego-Vaesken ML, Partearroyo T, Olza J, et al. Iron intake and dietary sources in the spanish population: findings from the ANIBES study. Nutrients. 2017;9(3):203.

Schofield WN. Predicting basal metabolic rate, new standards and review of previous work. Hum Nutr Clin Nutr. 1985;39(Suppl 1):5-41.

Servicio Madrileño de Salud. Recomendaciones dietético nutricionales. Madrid: Consejería de Sanidad; 2013. Disponible en: https://www.comunidad.madrid/hospital/ramonycajal/file/2632/download?token=RMpKw1-5 [última consulta: 19 de marzo de 2024].

Trumbo P, Schlicker S, Yates AA, Poos M; Food and Nutrition Board of the Institute of Medicine, The National Academies. Dietary reference intakes for energy, carbohydrate, fiber, fat, fatty acids, cholesterol, protein and amino acids. J Am Diet Assoc. 2002;102(11):1621-30. [Corrección publicada en J Am Diet Assoc. 2003;103(5):563].

Varea Calderón V, Moreno Aznar L. Nutrición en la adolescencia. En: Rivero Urgell M, Moreno Aznar LA, Dalmau Serra J, Moreno Villares JM, Aliaga Pérez A, García Perea A, eds. Libro Blanco de la Nutrición Infantil en España. Zaragoza: Prensas de la Universidad de Zaragoza; 2015. p. 123-30.

Vitoria Miñana I, Correcher Medina P, Dalmau Serra J. La nutrición del adolescente. Adolescere. 2016;4(3):6-18.

Nutrición del deportista y de las personas físicamente activas

11

R. M. Ortega Anta

 Durante siglos los deportistas han buscado la dieta «perfecta» que les pudiera ayudar a conseguir el máximo rendimiento físico y, de ser posible, el éxito en el momento de la competición. Pese a la existencia de esta preocupación y deseo de mejora, y aunque los deportistas suelen estar dispuestos a seguir con disciplina las pautas nutricionales que les son marcadas como convenientes, es frecuente encontrar en este colectivo ideas equivocadas respecto a las prácticas nutricionales más adecuadas.

En los últimos años, la tendencia creciente a aumentar la actividad para mejorar la salud y el control del peso hace que muchos individuos que no buscan el éxito deportivo, como prioridad, se interesen también por la alimentación más conveniente para ellos.

INTRODUCCIÓN

Para la población en general, la nutrición y el ejercicio se planifican pensando en una mejora sanitaria, estética, psíquica, etc. Sin embargo, en el deportista y en las personas que realizan actividades físicas de alta competición, las pautas nutricionales se establecen con el objetivo de conseguir el máximo rendimiento.

Por ello, en estos grupos puede existir alguna controversia entre la nutrición más adecuada para conseguir un óptimo rendimiento físico y las pautas más correctas para promocionar y mantener la salud.

¿INFLUYE LA ALIMENTACIÓN EN EL RENDIMIENTO FÍSICO?

Una nutrición correcta no convierte a un deportista en campeón, pero entre individuos con entrenamiento y capacidades físicas similares, el seguimiento de una dieta correcta puede ser el factor que marque la diferencia de resultados en el momento de la competición y que permita una recuperación mejor después de realizar esfuerzos o entrenamientos.

El efecto positivo, o negativo, en el rendimiento sería debido siempre a la influencia de la dieta global; ningún alimento aislado puede asociarse con un beneficio o un perjuicio funcional (salvo si se toma en el momento inadecuado o en cantidad insuficiente o excesiva).

La gran variedad de modalidades deportivas hace que exista una gran diferencia entre las pautas que pueden ser útiles para un deportista y para otro. La planificación de la alimentación de un corredor de velocidad, un ciclista de resistencia, un levantador de pesas o una gimnasta tiene que ser radicalmente distinta, esto sin tener en cuenta las diferencias individuales, que también obligan a considerar, por separado, a cada sujeto dentro de la misma modalidad deportiva. Lo mejor sería que la valoración de la situación nutricional fuera rutinaria, sobre todo en deportistas de alta competición, en los que se cuidan muchos aspectos y a su vez se descuida este tan fundamental.

La mejora del estado nutricional y la eliminación de muchos tópicos en materia de alimentación, arraigados en algunos colectivos de deportistas, son temas que deben ser abordados con urgencia.

VENTAJAS NUTRICIONALES ASOCIADAS A LA PRÁCTICA DEL DEPORTE

Las condiciones actuales de muchas sociedades prósperas, en las que la oferta de alimentos es muy grande y la actividad física es mínima, facilitan la aparición de desequilibrios nutricionales, obesidad y aumento del riesgo de sufrir diversas enfermedades degenerativas. Por ello, la práctica de actividades deportivas se considera muy positiva, tanto desde un punto de vista nutricional como sanitario.

La práctica regular de ejercicio ayuda a realizar una elección más adecuada de los alimentos y se asocia con una mejora de los hábitos alimentarios. Por otra parte, el mayor gasto energético asociado a la realización de actividad permite aumentar la ingesta energética y, paralelamente, de nutrientes, sin sufrir incrementos de peso.

Actualmente existen pruebas convincentes de que el bienestar y la salud general pueden promocionarse notablemente a través de mejoras en la dieta, pero también mediante un aumento de la actividad física habitual. Así, se puede considerar que vigilar la dieta y aumentar la práctica de ejercicio físico son dos pilares encaminados a sustentar y promocionar la salud de la población.

PAUTAS EN LA ALIMENTACIÓN DE PERSONAS QUE REALIZAN ACTIVIDAD FÍSICA

Aunque la Nutrición deportiva es una ciencia relativamente moderna en la que todavía queda mucho por investigar, existen numerosos datos que pueden servir de base para establecer el tipo de dieta más adecuado para las personas que practican diversas actividades físicas.

Energía

Una de las principales diferencias que existen entre un deportista y un individuo sedentario se refiere al **gasto calórico**, muy superior en el deportista.

Para conseguir el máximo rendimiento y el mejor estado nutritivo y sanitario, el deportista tiene que tomar una cantidad de calorías similar a la que gasta manteniendo su peso estable. Algunos estudios marcan unos requerimientos de unas 50 kcal/kg de peso y día en los hombres y de 45-50 kcal/kg de peso y día en las mujeres que entrenan más de 90 min/día. Pero el gasto puede variar mucho de un deportista a otro en función del tipo de deporte, intensidad con la que este se practica, tiempo de práctica, condiciones ambientales, entrenamiento, etc.

Se puede tener una aproximación al gasto energético aplicando las ecuaciones NASEM (2023) y prestando especial atención al factor de actividad concreto de cada deportista (v. **Cap. 3**).

Existe una tendencia a sobrevalorar el esfuerzo físico realizado y un pequeño error en la estimación de la categoría de las actividades realizadas en las diversas horas del día, puede llevar a obtener un factor de actividad física inadecuado y un gasto energético superior al real. Por ello, es necesario tener en cuenta esta tendencia y revisar con el sujeto la intensidad/tiempo de las actividades diarias (v. **Anexos 5-5** y **7**). La disponibilidad energética [(ingesta energética–gasto energético por ejercicio)/masa magra] adecuada debe superar las 30 kcal/kg de masa magra/día. Un aporte inferior se asocia con riesgos para la masa muscular y con trastornos menstruales en la población femenina (v. **Cap. 3**).

Sin embargo, dado que el gasto energético puede variar mucho de unos días a otros, en función de influencias muy variadas, es importante controlar el peso del deportista, lo que ayuda a orientar sobre la necesidad de aumentar o disminuir su ingesta energética. También puede suceder que el deportista se haya alejado del peso óptimo para conseguir buenos rendimientos en su modalidad deportiva y necesite ganar o perder peso, lo que se consigue aumentando o disminuyendo la ingesta de calorías:

- **Si esta aumenta hasta ser superior al gasto**, se produce un aumento de peso deseable en algunos deportes, como el *rugby*, y en diversos tipos de lucha, como el sumo. Sin embargo, el exceso calórico puede suponer, a largo plazo, un perjuicio para la salud del deportista (aumento del riesgo de diabetes, hipertensión, hipercolesterolemia), que será más grave cuanto mayor sea el exceso. Por otra parte, en deportes que exigen tener un bajo peso corporal, el aumento de peso se asociaría a un perjuicio en el rendimiento físico.
- Del mismo modo, **si la ingesta energética disminuye hasta ser inferior al gasto** se produce una pérdida de peso y una disminución de la grasa corporal, lo que resulta muy conveniente en el caso de algunos deportistas, como luchadores que compiten en determinadas categorías, gimnastas, bailarinas, etc. En estos casos, la restricción calórica supone un riesgo para la salud, pues se pueden observar deficiencias nutricionales, retrasos de crecimiento (dependiendo de la edad del deportista y del grado de restricción), desmineralización ósea e irregularidades menstruales en la población femenina.
- En un porcentaje importante de individuos, la modificación del peso no se hace pensando en conseguir un mayor rendimiento deportivo, sino que **se practica deporte buscando una pérdida de peso**. Para llegar a este fin, resulta conveniente realizar un ejercicio de intensidad entre alta y moderada, prolongado y realizado de manera habitual, ya que los esfuerzos cortos, intensos y esporádicos queman más glucógeno, recuperable en las 24-48 horas siguientes, y movilizan menos grasa corporal, lo que resulta de menor utilidad en el control del peso corporal.

Proteínas

Las proteínas siempre han estado muy mitificadas entre los deportistas, especialmente entre los culturistas, los luchadores y los que desean aumentar rápidamente su masa muscular. Esto hace que, en muchos colectivos de personas físicamente activas, sea frecuente su consumo en grandes cantidades, tomando alimentos ricos en proteínas e incluso suplementos proteicos.

Sin embargo, la idea mantenida durante siglos que defendía que el músculo utilizaba proteínas como combustible y que era necesario tomar altas cantidades de alimentos proteicos, especialmente de carne, para reponer las pérdidas, no es cierta. En realidad, durante el ejercicio se quema principalmente glucógeno y ácidos grasos, y las proteínas se queman en menor proporción.

En sociedades desarrolladas, como la nuestra, en la que la ingesta proteica media es bastante elevada, el principal condicionante del desarrollo del músculo es el entrenamiento intenso y reiterado, y no el consumo de proteínas. Por otro lado, tampoco es cierta la idea (asumida por algunos deportistas) de que las proteínas de la dieta se depositan en forma de proteínas en el músculo, sino que su exceso (lo que supera la máxima capacidad de síntesis proteica del organismo) se transforma en grasa y se almacena como tal. Además, el exceso proteico se asocia con determinados peligros para la salud, por el hecho de obligar a trabajar más al hígado y al riñón, condicionar un aumento en la pérdida de calcio de los huesos y una mayor excreción de líquido por la orina, lo que contribuye a la deshidratación.

Es cierto que los deportistas tienen mayores necesidades de proteínas que las personas sedentarias, como consecuencia del mayor catabolismo proteico que se produce durante el ejercicio y por las mayores necesidades de aminoácidos que hacen falta para conseguir el óptimo crecimiento de la masa muscular. Estos hechos hacen aconsejable que los deportistas tomen, aproximadamente, el doble de la cantidad de proteínas que se aconseja a individuos sedentarios. De este modo, mientras que para la población en general se recomienda tomar 0,8 g/kg/día de proteínas, en deportistas parece conveniente tomar 1,5-2 g/kg/día.

Sin embargo, dado que la población española tiene una ingesta de proteínas de aproximadamente el doble de lo recomendado, cualquier individuo sedentario ingiere la cantidad de proteínas aconsejada para los deportistas, por lo que no habría que hacer esfuerzos adicionales para aumentar la ingesta proteica en personas que realizan ejercicio intenso y/o habitual.

Es aconsejable el consumo de proteínas de alta calidad, de modo que el 50 % sean de origen animal y el resto de origen vegetal. También conviene espaciar el consumo de proteínas a lo largo del día. Especial interés tiene el aporte después del ejercicio para aumentar la síntesis de proteínas musculares y facilitar la recuperación del atleta. Una ingesta de 20-30 g de proteína es suficiente para maximizar la síntesis proteica en la recuperación de un ejercicio de resistencia. También se aconseja un aporte proteico similar antes de dormir.

Por otro lado, la suplementación con creatina, o con algunos otros aminoácidos, parece de utilidad en algunos deportes y/o circunstancias, pero en otros casos, el aporte puede ser inútil y, dependiendo de la dosis y del deportista concreto, puede llegar a ser perjudicial. Es decir, estos aportes encajan dentro de las ayudas ergogénicas (encaminadas a mejorar el rendimiento del atleta) y no tienen como finalidad la mejora del estado nutritivo del deportista.

Hidratos de carbono

Tanto la resistencia física, especialmente en deportes asociados a esfuerzos prolongados (ciclismo, canoa, carreras de distancia, etc.) de más de 60 minutos de duración, como el rendimiento, en ejercicios cortos e intensos, se relaciona con los almacenes musculares de glucógeno, y se ha demostrado la ventaja de aumentar y preservar estos almacenes.

Tomar una dieta rica en hidratos de carbono es uno de los principios nutricionales más importantes que deben regir la alimentación del deportista, tanto del profesional que busca una mejora de su rendimiento, como del aficionado que busca una mejora de su salud.

La tabla 11-1 presenta una pauta orientativa del aporte recomendado de hidratos de carbono en función de la actividad practicada.

Se pueden hacer algunas consideraciones respecto al consumo de hidratos de carbono antes, durante o después del ejercicio:

- **Dieta habitual del deportista**. Tiene que ser rica en *hidratos de carbono*, que deben aportar el 55-60 % de las calorías totales, pues, según han demostrado diversos estudios, en estas condiciones se consigue mayor glucógeno

Tabla 11-1. Pauta orientativa del aporte de hidratos de carbono recomendado en función de la actividad practicada

Intensidad del ejercicio	Pauta aconsejada para consumo de hidratos de carbono (por kg de peso corporal y por día)	Comentarios sobre el tipo y el momento de la ingesta de hidratos de carbono
Ligero	3-5 g	El momento de la ingesta de hidratos carbono debe ser adaptado para promover una alta disponibilidad de hidratos de carbono en cada sesión, tomándolos antes, durante y después de cada sesión de ejercicio
Moderado (p, ej., ~1 h/día)	5-7 g	
Intenso (p. ej., 1-3 h/día de actividad moderada-vigorosa)	6-10 g	Siempre que se proporcione la cantidad necesaria, el patrón de consumo puede guiarse simplemente por la conveniencia individual
Muy intenso (p. ej., >4-5 h/día de actividad moderada-vigorosa)	8-12 g	Dar prioridad al consumo de hidratos de carbono complejos, para que se puedan satisfacer las necesidades generales de nutrientes

Adaptada de: Thomas *et al.*, 2016a.

muscular y mayor resistencia deportiva. Cuanto mayor sea el gasto energético del deportista, mayor debe ser la importancia de los hidratos de carbono en el total de la dieta, y para personas con gasto energético extremadamente elevado puede ser conveniente que los hidratos de carbono lleguen a aportar el 60-70 % de las calorías, disminuyendo paralelamente la cantidad de calorías aportadas por proteínas y grasas.

La mayor parte de los hidratos de carbono de la dieta deben ser **complejos** (los aportados por alimentos como cereales, verduras, hortalizas y fruta) (**Tabla 11-2**), pues estos son más ventajosos desde el punto de vista sanitario y nutricional, y condicionan, a largo plazo, un mayor aumento del glucógeno muscular. Sin embargo, un 10-15 % de las calorías, y dependiendo de las circunstancias concretas, cantidades superiores, puede proceder de glúcidos rápidos (glucosa, fructosa, sacarosa, lactosa), que son especialmente útiles para ser consumidos durante la realización de esfuerzos prolongados, e inmediatamente después del ejercicio.

- **Pautas durante los ejercicios.** Durante los *ejercicios prolongados*, los aportes exógenos de hidratos de carbono simples son de gran utilidad, pues evitan el descenso de la glucemia y prolongan la resistencia del deportista unos 30-60 minutos.

  En algunos ejercicios prolongados puede ser útil el consumo de hidratos de carbono complejos (frutos secos, barritas energéticas, etc.) pensando en la recuperación a más largo plazo y para jornadas posteriores.

- **Pautas para después del esfuerzo.** Es importante la reposición de los hidratos de carbono agotados. En las primeras horas siguientes al ejercicio, los aportes de hidratos de carbono de absorción rápida, permiten una mejor recuperación del glucógeno muscular.

  Una idea muy extendida entre la población es la de considerar que aumentar el consumo de hidratos de carbono ayuda a *evitar la aparición de agujetas*; sin embargo, las agujetas aparecen por acumulación de ácido láctico que se forma por combustión anaerobia de la glucosa (en ejercicios muy intensos o en personas poco entrenadas), y no se deben a falta de glucosa ni se corrigen por administración de esta.

Vitaminas y minerales

Aunque según diversos autores no parece que deban existir grandes diferencias entre las recomendaciones marcadas para deportistas y las fijadas para personas sedentarias, algunos estudios señalan la necesidad de aumentar la ingesta de diversas vitaminas y minerales de acuerdo a una serie de razones:

- La primera es el **tipo de dieta** seguido por este colectivo. Dado que entre deportistas suele ser mayor el consumo de energía, proteínas e hidratos de carbono, paralelamente se produce un aumento de las necesidades de vitaminas y minerales implicados en el metabolismo proteico, de hidratos de carbono y de energía en general (vitaminas B_1, B_2, B_6, niacina, etc.) (v. **Cap. 2**).
- También contribuye a incrementar las necesidades de vitaminas y minerales el **aumento en la eliminación** de algunos de estos nutrientes por orina, heces y sudor, que se produce como consecuencia de la práctica deportiva.

Tabla 11-2. Consumo de alimentos que conviene aumentar, mantener o restringir en deportistas

	Aumentar	Permitido	Moderado o restringido
Carnes y derivados	Consumo normal o algo superior		
Pescados y mariscos	Consumo normal o algo superior		
Huevos	Consumo normal o algo superior		
Leche y lácteos	Aumentar el consumo a 3-4 raciones/día		
Verduras y hortalizas	Aumentar el consumo		
Frutas y zumos	Aumentar el consumo		
Legumbres		Consumo normal	
Cereales	Consumo normal o algo superior		
Bebidas	Aumentar en proporción al líquido perdido por el sudor		Bebidas alcohólicas
Grasas y aceites			De existir exceso de peso En las comidas previas al ejercicio
Dulces, azúcares e hidratos de carbono sencillos	Cuando hay peligro de agotamiento del glucógeno muscular (especialmente durante y después del ejercicio)		
Control de peso	Conseguir un peso adecuado, en función del deporte que se practica y mantenerlo estable		Evitar los cambios frecuentes de peso
Número de comidas	Horario regular y adaptado a las horas de entrenamiento o competición		Evitar ayuno prolongado No saltarse el desayuno No comer en las 2-3 horas antes del ejercicio

- El ejercicio extenuante favorece la producción de **radicales libres**, que son altamente reactivos, modifican la membrana lipídica y provocan daño tisular. En este sentido, diversas vitaminas (vitamina C, vitamina E, β-caroteno) y minerales (cinc, cobre, selenio) tienen acciones antioxidantes y pueden proteger frente a este daño. Sin embargo, de no existir deficiencia, no es aconsejable el consumo de suplementos antioxidantes dado que pueden interferir en la adaptación del organismo al ejercicio.
- Algunos estudios encuentran un aumento adicional de las necesidades de diversas **vitaminas** (como la vitamina C o la vitamina B_2) en deportistas, y otros trabajos sugieren que el ejercicio puede afectar al metabolismo de ciertas vitaminas, como la B_6.
- El ejercicio extenuante disminuye la absorción de **hierro**, aumenta la fragilidad de los glóbulos rojos y favorece la aparición de anemia. En los deportistas con este problema es necesario vigilar el aporte de hierro y, de ser necesario, prescribir suplementos del mineral.
- El entrenamiento intenso y el estrés pueden favorecer la **desmineralización ósea**, especialmente en mujeres con bajo contenido en grasa corporal y problemas de amenorrea. En estos casos, aumentar el aporte de calcio incrementando el consumo de lácteos de 2-3 raciones/día (que es lo que se recomienda para la población general) hasta 3-4 raciones/día parece lo más aconsejable.
- La **deficiencia en vitamina D** es frecuente y perjudica al rendimiento deportivo y a la salud. En esta situación, la suplementación se asocia con mejoras del rendimiento y con la prevención de lesiones del músculo esquelético después de ejercicios con contracción muscular excéntrica.
- Los deportistas que necesitan tener un bajo peso corporal y siguen **dietas hipocalóricas** encuentran dificultad en conseguir los aportes adecuados de algunas vitaminas y minerales. En estos casos, debe mejorarse la calidad de la dieta evitando tomar alimentos que aporten calorías, pero pocos nutrientes (lo que se conoce como «calorías vacías») (dulces, alcohol, grasa, etc.) y, en muchos casos, pueden ser convenientes los suplementos, dado que tanto en la mejora del rendimiento como de la salud es mejor un ligero exceso que un ligero déficit.
- Sin embargo, la **suplementación masiva e indiscriminada** con vitaminas no supone ningún beneficio y puede asociarse a efectos indeseables.

Líquidos y electrolitos

Durante el ejercicio se pierden grandes cantidades de líquido por sudor (1,5-3,5 L/h), lo que hace que el deportista tenga riesgo de sufrir deshidratación, problema que reduce el rendimiento físico y, si es extrema, puede poner en peligro su vida.

No debe esperarse a sentir sed para beber, porque el ejercicio retrasa la aparición de esta sensación. Cuando se siente sed ya se ha perdido un exceso de agua y ha aparecido fatiga. Se recomienda tomar dos vasos de líquido antes de comenzar el ejercicio (300-500 mL en los 15 minutos previos), un vaso cada 15 minutos y otros dos al acabar la actividad. Se debe adaptar la pauta a la tolerancia de cada individuo, pero vigilando que se logre una adecuada reposición de fluidos.

En lo que se refiere a los **electrolitos**, aunque por sudor se pierden sodio, cloruro y potasio, junto con algunos minerales como magnesio, calcio, cinc y hierro y algunas vitaminas, se debe tener presente que el sudor es hipotónico, y que las pérdidas de agua superan a las de electrolitos.

Hay muchas bebidas comerciales desarrolladas para reemplazar los líquidos y electrolitos perdidos durante el ejercicio. Una ventaja de los preparados de este tipo es que tienen un sabor agradable que facilita su ingesta, además de aportar hidratos de carbono y electrolitos que pueden ser de utilidad en algunas circunstancias.

Las bebidas deben ser isotónicas, pues si son hipertónicas retrasan la absorción de líquidos y dificultan la utilización del agua por el organismo, lo que puede acarrear un perjuicio, en lugar de un beneficio, para el deportista. En muchos casos puede ser suficiente el agua para la reposición hídrica, dado que los electrolitos se suelen conseguir en cantidad suficiente con la comida. Sin embargo, en deportistas con altas pérdidas de líquido por sudor son aconsejables las bebidas isotónicas que aporten hidratos de carbono y electrolitos en cantidad adecuada.

Debe evitarse el consumo de alcohol, por su acción sobre el sistema nervioso, por aportar calorías y aumentar las necesidades de algunos nutrientes y, sobre todo, por su acción diurética, que favorece la deshidratación.

Es un error sudar como medida encaminada a perder peso, pues la deshidratación es perjudicial en el rendimiento y pone en peligro la salud, e incluso la vida del deportista.

Modificaciones de la dieta antes, durante y después de una competición

Las recomendaciones son las siguientes:

- La dieta habitual del deportista debe ser una dieta **equilibrada** con un aporte algo superior de energía (en compensación del mayor gasto), hidratos de carbono, líquidos, vitaminas y minerales.
- Las **raciones de los distintos grupos de alimentos** que conviene consumir cada día se resumen en la web https://www.ucm.es/idinutricion/guia-en-alimentacion-para-deportistas, y son:

    - Lácteos: 3-4 raciones/día.
    - Carnes, pescados y huevos: 2-3 raciones/día.
    - Cereales, derivados y legumbres: 6-12 raciones/día.
    - Verduras y hortalizas: 3-6 raciones/día.
    - Frutas y sus zumos: 2-3 raciones/día.

- **Los días anteriores** a una competición debe cuidarse el aporte de hidratos de carbono (55-65 % de la energía) para conseguir tener completos los almacenes de glucógeno muscular. También conviene beber suficiente líquido para no estar deshidratado.
- **El día de la competición** debe hacerse una comida ligera 2-3 horas antes de la prueba, para no estar haciendo la digestión en el momento en que esta se inicie. Si se trata de una prueba de larga duración, es aconsejable reponer agua, electrolitos e hidratos de carbono a lo largo de esta. En estas circunstancias son útiles las bebidas isotónicas que incluyen hidratos de carbono sencillos.

- **Después de la prueba** conviene reponer agua, electrolitos e hidratos de carbono. Inmediatamente después del esfuerzo es mayor la capacidad de reposición del glucógeno muscular, por lo que se deben tomar hidratos de carbono sencillos cuanto antes, y no posponer la reposición. También conviene un pequeño aporte de proteínas.

PUNTOS CLAVE

- Es necesario compensar el gasto energético de forma que, una vez conseguido el peso óptimo, se mantenga lo más estable posible.
- La dieta debe ser equilibrada, pero con un aporte algo superior de hidratos de carbono, líquidos, electrolitos, vitaminas y minerales. Se debe tomar el doble de proteínas que la población sedentaria (aunque esto no supone un problema, pues esta es la ingesta media de toda la población española).
- Moderar el consumo de grasa y alcohol.
- Asegurar un adecuado aporte de agua y electrolitos antes, durante y después de la actividad deportiva.
- Tomar azúcares sencillos durante los entrenamientos y competiciones prolongadas y después de ellos.

BIBLIOGRAFÍA

Beck KL, von Hurst PR, O'Brien WJ, Badenhorst CE. Micronutrients and athletic performance: A review. Food Chem Toxicol. 2021;158:112618.

Belval LN, Hosokawa Y, Casa DJ, Adams WM, Armstrong LE, Baker LB, et al. Practical Hydration Solutions for Sports. Nutrients. 2019;11(7):1550.

Burke LM, Castell LM, Casa DJ, Close GL, Costa RJS, Desbrow B, et al. International Association of Athletics Federations Consensus Statement 2019: Nutrition for Athletics. Int J Sport Nutr Exerc Metab. 2019;29(2):73-84.

Churchward-Venne TA, Pinckaers PJM, Smeets JSJ, Betz MW, Senden JM, Goessens JPB, et al. Dose-response effects of dietary protein on muscle protein synthesis during recovery from endurance exercise in young men: a double-blind randomized trial. Am J Clin Nutr. 2020;112(2):303-17.

Flack KD, Hays HM, Moreland J, Long DE. Exercise for Weight Loss: Further Evaluating Energy Compensation with Exercise. Med Sci Sports Exerc. 2020;52(11):2466-75.

Gesteiro Alejos E, Aparicio R, González-Gross M. Pautas en la alimentación del deportista y personas físicamente activas. En: Ortega RM, ed. Nutrición Clínica y Salud Nutricional. Madrid: Editorial Médica Panamericana; 2023. p. 89-101.

Heffernan SM, Horner K, De Vito G, Conway GE. The Role of Mineral and Trace Element Supplementation in Exercise and Athletic Performance: A Systematic Review. Nutrients. 2019;11(3):696.

Higgins MR, Izadi A, Kaviani M. Antioxidants and Exercise Performance: With a Focus on Vitamin E and C Supplementation. Int J Environ Res Public Health. 2020;17(22):8452.

Kerksick CM, Arent S, Schoenfeld BJ, Stout JR, Campbell B, Wilborn CD, et al. International society of sports nutrition position stand: nutrient timing. J Int Soc Sports Nutr. 2017;14:33. Disponible en: https://www.tandfonline.com/doi/full/10.1186/s12970-017-0189-4 [última consulta: 19 de marzo de 2024].

Mason SA, Trewin AJ, Parker L, Wadley GD. Antioxidant supplements and endurance exercise: Current evidence and mechanistic insights. Redox Biol. 2020;35:101471.

McDermott BP, Anderson SA, Armstrong LE, Casa DJ, Cheuvront SN, Cooper L, et al. National Athletic Trainers. Association Position Statement: Fluid Replacement for the Physically Active. J Athl Train 2017;52:877-95.

McKay AKA, Sim M, Moretti D, Hall R, Stellingwerff T, Burden RJ, et al. Methodological Considerations for Investigating Iron Status and Regulation in Exercise and Sport Science Studies. Int J Sport Nutr Exerc Metab. 2022;32(5):359-70.

NASEM (National Academies of Sciences, Engineering, and Medicine). Dietary Reference Intakes for Energy. Washington, DC: National Academies Press (US); 2023.

Ortega RM, Requejo AM, Odriozola JM. Nutrición y deporte. Guía para planificar la alimentación de personas físicamente activas. Madrid: ASEN y Universidad Complutense de Madrid; 2000. Disponible en: https://www.ucm.es/idinutricion/guia-en-alimentacion-para-deportistas [última consulta: 19 de marzo de 2024].

Peeling P, Sim M, McKay AKA. Considerations for the Consumption of Vitamin and Mineral Supplements in Athlete Populations. Sports Med. 2023;53(Suppl 1):15-24. Disponible en: https://link.springer.com/article/10.1007/s40279-023-01875-4 [última consulta: 19 de marzo de 2024].

Rothschild JA, Kilding AE, Plews DJ. What Should I Eat before Exercise? Pre-Exercise Nutrition and the Response to Endurance Exercise: Current Prospective and Future Directions. Nutrients. 2020;12(11):3473.

Santesteban V, Ibáñez J. Ayudas ergogénicas en el deporte. Nutr Hosp. 2017;34(1):204-15. Disponible en: http://scielo.isciii.es/pdf/nh/v34n1/30_revision.pdf [última consulta: 19 de marzo de 2024].

Santos PC, Libardi CA, Nóbrega SR, de Carvalho MB, Galan BSM, de Freitas EC. Effect of Protein and Carbohydrate Combined with Resistance Training on Muscular Adaptation. Int J Sports Med. 2021;42(3):259-63.

Stecker RA, Harty PS, Jagim AR, Candow DG, Kerksick CM. Timing of ergogenic aids and micronutrients on muscle and exercise performance. J Int Soc Sports Nutr. 2019;16(1):37.

Thomas DT, Erdman KA, Burke LM. American College of Sports Medicine Joint Position Statement. Nutrition and Athletic Performance. Med Sci Sports Exerc. 2016;48(3):543-68.

Thomas DT, Erdman KA, Burke LM. Position of the Academy of Nutrition and Dietetics, Dietitians of Canada, and the American College of Sports Medicine: Nutrition and Athletic Performance. J Acad Nutr Diet. 2016;116(3):501-28.

Wiciński M, Adamkiewicz D, Adamkiewicz M, Śniegocki M, Podhorecka M, Szychta P, et al. Impact of Vitamin D on Physical Efficiency and Exercise Performance-A Review. Nutrients. 2019;11(11):2826.

Nutrición de la mujer en la edad fértil 12

E. Cuadrado Soto y M. D. Salas González

 La nutrición en la edad fértil de la mujer es una etapa con característi-cas específicas. La importancia de esta etapa radica en su relación con las siguientes etapas de la vida de la mujer y con las generaciones futu-ras por la correlación existente entre el estado preconcepción de la mujer y la salud del descendiente.

INTRODUCCIÓN

La nutrición de la mujer adulta en la etapa fértil plantea distintos desafíos. Si bien es verdad que hay otras etapas en la vida de la mujer en las que existe un mayor riesgo nutricional, el mantenimiento de un buen estado nutricional en este período es fundamental al repercutir en su estado de salud futuro y en la calidad de vida que tenga en etapas más avanzadas. Además, teniendo en cuenta que muchos embarazos no son planificados (entre un tercio a más de la mitad), y que la situa-ción materna puede condicionar el riesgo de malformaciones y anomalías en el descendiente, es clara la necesidad de que las mujeres en edad fértil, y no solo aquellas que prevén el embarazo, disfruten de un óptimo estado de salud, evi-tando así el riesgo de malformaciones congénitas de los descendientes. Con el objetivo de alcanzar ese estado de salud óptimo, resulta beneficioso mantener una dieta equilibrada. Se examinarán los elementos relacionados con la alimentación que pueden tener un efecto beneficioso durante esta fase de la vida de la mujer.

ENERGÍA Y NUTRIENTES EN LA ETAPA FÉRTIL DE LA MUJER

Es importante cubrir las necesidades de energía y nutrientes para mantener una situación nutricional adecuada, de forma que se mantenga la salud y el bienestar de la mujer en esta etapa y en las posteriores, así como el de su posible descendencia.

Energía

El requerimiento de energía en la etapa fértil de la mujer se determina conside-rando el gasto energético total, que se calcula teniendo en cuenta el sexo, la edad, el peso, la talla y la actividad física (v. Cap. 3 y Anexo 7). Las mujeres necesitan ingerir una cantidad menor de energía en comparación con los hombres de edad similar que realizan una actividad física equivalente. Esta divergencia se debe a las diferencias en la composición corporal entre sexos. Las mujeres tienden a tener una proporción más alta de masa grasa, que es metabólicamente menos activa que la masa magra, lo cual contribuye a esta diferencia en las necesidades energéticas. Sin embargo, la población femenina es más susceptible que la masculina de mantener ingestas energéticas insuficientes. Esto puede suponer un riesgo para conseguir el aporte adecuado de las vitaminas y minerales necesarios.

Macronutrientes

Las ingestas recomendadas de **proteínas** para asegurar el recambio proteico del organismo en la mujer en esta etapa son de 0,8 g/kg/día. Hay que tener en cuenta que este valor se ha estimado para una proteína de buena calidad y que en mujeres vegetarianas o veganas las ingestas recomendadas pueden estar aumentadas. En mujeres deportistas los requerimientos de proteínas también pueden estar aumentados (v. **Cap. 11**). En todo caso, las recomendaciones para la población española indican que la ingesta proteica debe encontrarse entre el 10-15 % del total de la energía consumida (v. **Cap. 2**). En general, las mujeres en España presentan una ingesta de proteínas superior a las recomendaciones establecidas.

En mujeres de todas las edades es recomendable que la ingesta de **hidratos de carbono** represente aproximadamente el 50-60 % de la energía total (v. **Cap. 2**). Es aconsejable que sean hidratos de carbono complejos y que, a su vez, se limite la ingesta de azúcares sencillos libres (<10 % de la energía total).

El **consumo de fibra** aconsejado es de 25-30 g/día y es especialmente relevante por su papel de mejora en el estreñimiento y la motilidad intestinal, problemas frecuentes en la población femenina. Destaca cómo un consumo adecuado de fibra puede prevenir la diabetes gestacional, mejorar el perfil hormonal y ayudar a controlar el peso y algunos parámetros bioquímicos, como el colesterol o la glucosa en ayunas. En general, las mujeres presentan una ingesta de hidratos de carbono y de fibra inferiores a las recomendaciones establecidas, siendo un punto sobre el que se debe incidir en esta población.

Las pautas de consumo de **grasas** para mujeres en edad fértil son consistentes con las establecidas para otros grupos poblacionales. En términos de cantidad, se recomienda no exceder el 30 % de la ingesta calórica (o 35 % si el aceite de oliva constituye la principal fuente de grasa). En lo que respecta al tipo, es importante reducir la ingesta de grasas saturadas (<10 % de la energía total) y grasas *trans*, debido a su asociación con el riesgo de resistencia a la insulina y enfermedades cardiovasculares. Se sugiere un mayor consumo de ácidos grasos omega-3, que incluyen el α-linolénico, el ácido graso eicosapentaenoico y el ácido docosahexaenoico (v. **Anexo 1-6**). Los ácidos grasos monoinsaturados deben aportar un 15-20 % de la energía y los ácidos grasos poliinsaturados un 4-10 % de la energía total.

Importancia de los micronutrientes en mujeres en la edad fértil

Teniendo en cuenta que las necesidades de energía son más bajas en la población femenina respecto a la masculina, y que las cantidades requeridas de algunos nutrientes son las mismas (vitamina B_{12}, folatos, vitamina C, ácido pantoténico, vitamina D, fósforo, yodo) e incluso superiores que en los hombres (hierro y calcio), habrá que tener especial cuidado en el aporte adecuado de estas vitaminas y minerales a través de dietas con una mayor densidad nutricional. Las carencias de vitaminas y minerales pueden deberse a un consumo alimentario inadecuado, a una baja biodisponibilidad de los nutrientes o a un aumento de sus necesidades, por ejemplo, debido a hemorragias menstruales, infecciones o procesos inflamatorios. Las carencias de micronutrientes no son exclusivas en mujeres de entornos con bajos recursos; a menudo coexisten con la obesidad y otras enfermedades. También, los niveles de nutrientes pueden verse afectados por el consumo de alcohol y el tabaquismo, factores que habrá que tener en cuenta a la hora de hacer una valoración nutricional (v. **Caps. 19** y **20**).

El **ácido fólico** desempeña un papel de gran relevancia en la salud de la población femenina: contribuye a mantener la salud cardiovascular y la función cognitiva en óptimas condiciones, y su déficit puede conllevar una anemia megaloblástica. Además, desempeña un papel fundamental en el desarrollo adecuado del feto durante el embarazo. Diversos estudios han evidenciado una carencia significativa de esta vitamina en un número considerable de mujeres en edad fértil. Además, se ha establecido una relación entre la deficiencia de esta vitamina y un aumento en el riesgo de que los descendientes presenten defectos del tubo neural y otras anomalías congénitas. En concordancia con estas consideraciones, la Organización Mundial de la Salud recomienda que las mujeres en edad fértil, incluyendo los primeros tres meses de embarazo, consuman al menos 400 μg de ácido fólico diariamente, provenientes de alimentos fortificados o suplementos.

Con relación a la **cianocobalamina** (**vitamina B_{12}**) en mujeres de edad fértil, su deficiencia se asocia con anemia megaloblástica o macrocítica y trastornos neurológicos. Además, pruebas recientes indican que un nivel bajo de vitamina B_{12} en la madre es un predictor significativo independiente del ácido fólico, del riesgo de defectos del tubo neural. Las mujeres que siguen dietas vegetarianas estrictas corren el riesgo de sufrir carencias, y en ellas se recomienda la administración de suplementos con al menos 2,4 μg/día de vitamina B_{12}.

La deficiencia de **vitamina D** se ha convertido en un problema de salud pública debido a que gran parte de la población presenta niveles deficientes, incluidas las mujeres en edad fértil. Es importante vigilar la adecuación del aporte de esta vitamina para evitar una mineralización pobre del hueso que provoque trastornos esqueléticos. Además, la deficiencia de vitamina D se ha asociado a un mayor riesgo de diabetes, enfermedades cardiovasculares, deterioro cognitivo, ciertos tipos de cáncer, depresión y resultados adversos del embarazo.

En cuanto a la **vitamina C**, las mujeres tienden a tener niveles más altos en sangre que los hombres de la misma edad, incluso cuando los niveles de ingesta son los mismos, siendo las necesidades en mujeres menores que las de los hombres.

Las mujeres adultas en edad reproductiva se consideran una población vulnerable de presentar deficiencia de **hierro**, ya que las recomendaciones de este mineral son más elevadas que en otros grupos de población, y por lo tanto más difíciles de alcanzar. Durante este período, ellas deben satisfacer las demandas del cuerpo y compensar las pérdidas derivadas del ciclo menstrual. Como resultado, la deficiencia de hierro se establece como uno de los problemas nutricionales más comunes en esta etapa. Teniendo en cuenta que las ingestas recomendadas asumen que el 75 % del hierro ingerido procede del hierro hemo (encontrado en los alimentos de origen animal) la situación se complica en las vegetarianas y veganas, en las que los requerimientos de hierro se ven incrementados. La deficiencia de hierro tiene efectos adversos sobre la productividad y la cognición y es la principal causa de anemia durante el embarazo.

Otro de los nutrientes críticos es el **calcio**, cuya ingesta recomendada es de 1.200 mg diarios en mujeres de 20 a 69 años. En casos de mujeres con amenorrea debido a ejercicio excesivo o trastornos alimentarios, la absorción de calcio se ve reducida e incluso puede ser necesaria una cantidad mayor. Es vital asegurar un aporte adecuado de calcio con el propósito de mantener una densidad mineral ósea saludable y disminuir el riesgo de osteoporosis en etapas posteriores de la vida. El calcio desempeña un papel esencial en la salud de la mujer al ser necesario para la función vascular, la contracción muscular, la transmisión nerviosa y la secreción hormonal, entre otras funciones. Durante el embarazo, el calcio es movilizado desde el esqueleto materno para apoyar el crecimiento y desarrollo óseo del feto. Por tanto, garantizar un aporte adecuado de calcio antes del embarazo resulta crucial para asegurar reservas óseas adecuadas.

En cuanto al **cinc**, entre los factores de riesgo de su deficiencia se incluyen el tabaquismo, el alcoholismo y una dieta vegetariana con un alto contenido de fitatos que inhiben la absorción del cinc. Los suplementos de hierro también inhiben la absorción de cinc, y puede aconsejarse la administración de suplementos de cinc en mujeres suplementadas con hierro.

El **yodo** es un nutriente crítico en las mujeres en edad fértil y será fundamental garantizar su ingesta adecuada. Los datos de yoduria sugieren que muchas mujeres en esta etapa corren el riesgo de padecer insuficiencia de yodo. Además, el aumento de las necesidades durante el embarazo hace que las mujeres con escasas reservas de yodo antes de la concepción corran el riesgo de sufrir una disfunción tiroidea patológica una vez iniciado el embarazo. En el caso de los descendientes, el cerebro fetal en desarrollo es muy sensible a la deficiencia de yodo, en concreto, la deficiencia de yodo al principio del embarazo aumenta el riesgo de retraso en el desarrollo neurológico del niño. A su vez, el **selenio** interviene en el metabolismo de la hormona tiroidea y su carencia también puede exacerbar los efectos de la carencia de yodo.

PAUTAS ALIMENTARIAS EN LA EDAD FÉRTIL

Las pautas alimentarias que se relacionan con un menor riesgo de enfermedades incorporan verduras, frutas, granos enteros y frutos secos, además de ser bajas en grasas saturadas y ricas en fibra, como promueve la **dieta mediterránea**. Una mayor adherencia a la misma se ha asociado con mayores concentraciones de algunos nutrientes relevantes en esta etapa de la mujer, como el folato eritrocitario y la vitamina B_6 en suero. Además, esta dieta se ha asociado positivamente con la salud física y mental de las mujeres en la etapa fértil, asociándose a cambios favorables en la resistencia a la insulina, alteraciones metabólicas y riesgo de obesidad, así como con un mayor bienestar. Además, las mujeres tienen algunos factores de riesgo de enfermedades cardiovasculares específicos que aparecen y se detectan en la etapa fértil (trastornos hipertensivos del embarazo, parto prematuro, diabetes gestacional, menarquia o menopausia precoz o tratamiento del cáncer de mama), sobre los cuales hay indicios de una relación inversa entre la aparición de estos y la adherencia a la dieta mediterránea. Respecto a la ingesta de alcohol, hay estudios que muestran una correlación positiva entre su ingesta y un mayor riesgo de desarrollar trastornos menstruales.

Las recomendaciones de consumo de alimentos en el período fértil de la mujer son las marcadas en las guías alimentarias para la población general española, teniendo en cuenta la ingesta energética y la actividad física (v. **Cap. 1**). Además, es importante tener en cuenta el consumo adecuado de aquellos alimentos que son fuente de los nutrientes más críticos durante esta etapa de la mujer, como son el hierro, yodo, folato, vitamina B_{12}, calcio y vitamina D (**Tabla 12-1**).

Tabla 12-1. Problemáticas nutricionales comunes en mujeres y fuentes alimentarias

	Problemática nutricional	Fuente alimentaria
Hierro	Tras el inicio de la menstruación y en el embarazo	Carne, aves, pescado, marisco, ciruelas pasas, lentejas, alubias, extracto de levadura, tofu, anacardos (v. **Anexo 1-25**)
Yodo	Se necesita al principio del embarazo y a menudo falta en la dieta si no se utiliza sal yodada	Sal yodada, algas, marisco (v. **Anexo 1-26**)
Folatos	Necesario antes de la concepción y al principio del embarazo; la ingesta dietética suele ser insuficiente Se recomienda a todas las mujeres en edad reproductiva que consuman 400 µg/día en forma de suplementos o alimentos enriquecidos	Verduras de hoja verde, legumbres, cítricos, cereales de desayuno enriquecidos, extracto de levadura (v. **Anexo 1-15**) El hígado no se recomienda porque tiene altas cantidades de vitamina A que en exceso posee riesgo teratogénico
Vitamina B_{12}	La ingesta alimentaria puede ser muy baja en las dietas vegetarianas y estar ausente en las dietas veganas	Leche/productos lácteos, carne, pescado y huevos (v. **Anexo 1-16**)
Calcio	Con frecuencia escaso en dietas pobres en productos lácteos	Productos lácteos, tofu, sardinas, judías, col china, naranjas, higos, col rizada, brócoli (v. **Anexo 1-24**)
Vitamina D	Las fuentes alimentarias son mínimas, a menos que estén fortificadas, y su insuficiencia es muy común, especialmente en mujeres con una exposición mínima al sol o con piel de pigmentación oscura	Pescados grasos, huevos, lácteos (v. **Anexo 1-21**)

Adaptada de: Hanson *et al.*, 2015.

CICLO MENSTRUAL Y NUTRICIÓN

Las mujeres en edad reproductiva sufren mayor riesgo de padecer anemia (v. **Cap. 42**) debido al sangrado menstrual abundante (especialmente las mujeres con sangrado de más de 5 días); es por esto por lo que hay que vigilar la ingesta de hierro en este grupo de población. Además, independientemente de la salud inicial de las pacientes, hay que llevar a cabo un control continuo del hierro sérico mediante estudio bioquímico (v. **Cap. 6**).

Síndrome premenstrual

El síndrome premenstrual está asociado a fluctuaciones hormonales y deficiencias nutricionales, especialmente de vitamina B_6, magnesio y calcio. La dieta es un factor modulador esencial para reducir y controlar los síntomas del síndrome premenstrual, pero la investigación sobre el efecto real de los alimentos y nutrientes en el síndrome premenstrual es aún limitada.

Esta evidencia limitada respalda la promoción de una dieta saludable y ejercicio para reducir el síndrome premenstrual; así mismo, se recomienda minimizar la ingesta de sal, cafeína y tabaco. La modificación del estilo de vida y el ejercicio regular pueden tener un efecto positivo más pronunciado en los casos más leves de síndrome premenstrual.

No se ha visto relación entre el consumo de macronutrientes y el síndrome premenstrual, pero se sugiere que la maltosa podría estar asociada con un mayor riesgo de síndrome premenstrual. Algunos micronutrientes se han relacionado con este síndrome. La vitaminas B_1, B_2, B_3, B_6, B_9 y B_{12} son indispensables en la síntesis de neurotransmisores potencialmente involucrados en la fisiopatología del síndrome premenstrual.

La suplementación con magnesio se considera eficaz para prevenir la dismenorrea, el síndrome premenstrual y la migraña menstrual. Una combinación de magnesio con vitamina B_6 puede reducir eficazmente el estrés premenstrual y la ansiedad. Por otro lado, varios estudios han demostrado que los sujetos con síndrome premenstrual tienen niveles más bajos de calcio sérico, y la suplementación con calcio podría mejorar significativamente la incidencia del síndrome premenstrual y sus síntomas asociados. Sin embargo, se necesitan más estudios para establecer un vínculo firme entre el calcio y el síndrome premenstrual. Aun así, no está claro si estos nutrientes pueden prevenir el desarrollo inicial del síndrome premenstrual.

Amenorrea

La amenorrea hipotalámica funcional es uno de los trastornos menstruales más comunes entre las mujeres en edad fértil. Se diagnostica por exclusión, descartando la falta de menstruación por factores orgánicos y anatómicos, entre otros. Este estado es reversible al modificarse las causas básicas.

La amenorrea hipotalámica funcional puede resultar de una combinación de bajo peso, poca energía y/o estrés elevado, debido a que esta condición se observa específicamente en las atletas de élite, se ha denominado *tríada de la atleta femenina*.

Las mujeres con amenorrea hipotalámica funcional tienen mayor riesgo de presentar baja densidad ósea y osteoporosis (v. **Cap. 39**) desde una edad temprana. La base del tratamiento es alentar a la joven y a su familia a desarrollar un equilibrio energético positivo aumentando el peso, disminuyendo el ejercicio o reduciendo el estrés. Este enfoque permitirá la reanudación espontánea de la menstruación, lo que significa la resolución de la supresión hipotalámica, el estado hipoestrogénico y el efecto negativo sobre la salud ósea. Aunque se reanude la menstruación de forma espontánea, se debe vigilar de cerca a la paciente porque la recaída es común. Además, durante el proceso de amenorrea y cuando la menstruación haya sido recuperada, es necesario promover una dieta rica en vitamina D y calcio (v. **Anexos 1-21** y **1-24**).

ANTICONCEPTIVOS ORALES Y NUTRICIÓN

Los anticonceptivos orales son actualmente la principal forma de anticoncepción en los países desarrollados. El uso de anticonceptivos orales está asociado con un deterioro del estado nutricional, ya que afecta a una serie de nutrientes, como el folato, y las vitaminas B_6 y B_{12}, aunque esta relación sigue todavía en investigación. Esta asociación puede deberse a que los estrógenos pueden modificar el metabolismo de estos nutrientes, tanto a nivel de absorción como de excreción.

El uso de anticonceptivos orales disminuye los niveles de gonadotropina y 17β-estradiol, por lo que la masa corporal de las mujeres podría verse afectada, produciendo un incremento en el peso corporal. Sin embargo, aún no se ha demostrado claramente que las mujeres con un uso prolongado de anticonceptivos orales sean más propensas a aumentar de peso.

CONDICIONANTES EN LA ALIMENTACIÓN EN MUJERES

A nivel sociocultural también existen diferencias en función del sexo. Por ejemplo, las mujeres suelen tener una mayor preocupación para llevar una alimentación saludable. Esta concienciación con la alimentación puede ser debida a varios motivos, entre los que se encuentra el rol familiar, que tradicionalmente ha ocupado la mujer, como cuidadora y responsable de las comidas; y el mayor compromiso en el control del peso corporal, debido a una mayor preocupación por la imagen corporal. Además, las mujeres manifiestan una mayor tendencia a comer en grupo, a comer en situaciones de estrés, y a picar mientras otras personas comen.

Imagen corporal

Las mujeres experimentan con mayor frecuencia una mayor presión social, lo que se relaciona con mayor frustración hacia los comportamientos nutricionales, y una reducción del placer asociado a la alimentación.

Las mujeres, incluso con normopeso, tienden a seguir reglas alimentarias rígidas cuando se sienten insatisfechas con su imagen corporal o inferiores en comparación con sus pares femeninas. De hecho, las dietas muy restrictivas e inflexibles pueden desencadenar problemas de trastornos de la conducta alimentaria (anorexia, bulimia o trastornos por atracón) (v. **Cap. 51**) y mala relación con la comida, por lo que se tiene que promover una dieta saludable, pero con cierta flexibilidad para compaginar con la vida diaria.

Por tanto, alentar y enseñar a la paciente a tratarse a sí misma con más autocompasión puede ayudarla a sentirse más positivamente hacia su cuerpo, y puede ayudarle a abordar la alimentación de una manera más saludable y menos restrictiva.

Influencia de medios y redes sociales

Las redes sociales son un medio de relacionarse que ha ido incrementándose en los últimos tiempos. Algunos estudios ya muestran cómo pasar más tiempo en las redes sociales puede estar asociado con formas corporales reales e ideales más delgadas y un peor acceso a información de salud y alimentos saludables entre las mujeres jóvenes, por lo que conviene prestar atención al tiempo dedicado a las redes sociales, especialmente en estas mujeres más jóvenes.

La exposición constante a mensajes contra la obesidad puede provocar insatisfacción corporal entre quienes ya sienten una fuerte presión sociocultural para ser delgadas, lo que puede llevar a una restricción de ciertos grupos de alimentos, por lo que pueden no ser la forma más apropiada de promover simultáneamente una vida saludable y la aceptación del cuerpo.

Ver imágenes idílicas de famosas, compañeras, comida, *fitness* y moda, o comparaciones de apariencia en línea, son exposiciones específicas que pueden aumentar los riesgos de tener una visión corporal negativa y pueden tener un impacto negativo en la elección de alimentos.

Sin embargo, las redes sociales también pueden ser una plataforma para que los profesionales de la salud lleguen a adultos jóvenes e interactúen con ellos para fomentar comportamientos saludables.

Los hallazgos actuales sugieren que los mensajes de salud en redes sociales que se abstienen de centrarse en el peso o el aspecto físico y que apoyan la satisfacción corporal, como celebrar la funcionalidad corporal en contraposición a la estética corporal y promover una mayor autocompasión, pueden tener efectos positivos sobre la relación con la comida y la salud en general.

PUNTOS CLAVE

- Las mujeres en edad fértil presentan unos requerimientos de energía y nutrientes específicos según sus características, siendo en general menores en energía, pero más elevados en algunos nutrientes al comparar con los varones.
- El ácido fólico, la vitamina B_{12}, la vitamina D, el hierro, calcio, cinc y yodo son algunos de los nutrientes a los que hay que prestar especial atención para evitar que su ingesta sea insuficiente.
- La deficiencia de hierro es común en mujeres en edad reproductiva, en especial en aquellas con sangrado menstrual abundante, por lo que hay que vigilar los niveles y asegurar una ingesta adecuada.
- La dieta mediterránea es un patrón dietético saludable cuyo impacto beneficioso en alteraciones metabólicas se observa en la etapa fértil de la mujer.

- La dieta saludable y el ejercicio parecen ser útiles para reducir el síndrome premenstrual, además del aporte adecuado de vitaminas del grupo B, del magnesio y del calcio.
- Durante la etapa fértil hay que vigilar una ingesta adecuada de calorías para evitar la amenorrea hipotalámica funcional y sus problemas asociados.
- Debido a la presión social a la que están sometidas las mujeres en función de su imagen corporal, conviene evitar las dietas estrictas e inflexibles, prestar atención a los mensajes de las redes sociales y fomentar la autocompasión, con el fin de garantizar una dieta adecuada y una buena relación con la comida.

BIBLIOGRAFÍA

Bustamante-Ara NE, Frost S, Robert-McComb JJ. Nutritional guidelines, energy balance, and weight control: Issues for the aging active female. En: Robert-McComb JJ, Zumwalt M, Fernandez-del-Valle M, eds. The Active Female: Health Issues throughout the Lifespan. 3ª ed. Cham: Springer International Publishing; 2023. p. 379-98.

Ferreira C, Trindade IA, Martinho A. Explaining rigid dieting in normal-weight women: the key role of body image inflexibility. Eat Weight Disord. 2016;21(1):49-56.

González-Rodríguez LG. Alimentación de individuos jóvenes y adultos. Nutrición y fertilidad. En: Ortega RM, ed. Nutrición Clínica y Salud Nutricional. Madrid: Editorial Médica Panamericana; 2023. p. 43-52.

Hanson MA, Bardsley A, De-Regil LM, Moore SE, Oken E, Poston L, et al. The International Federation of Gynecology and Obstetrics (FIGO) recommendations on adolescent, preconception, and maternal nutrition: "Think Nutrition First". Int J Gynaecol Obstet. 2015;131(Suppl 4):S213-53. Disponible en: https://obgyn.onlinelibrary.wiley.com/doi/epdf/10.1016/S0020-7292%2815%2930034-5 [última consulta: 19 de marzo de 2024].

Huhmann K. Menses requires energy: A review of how disordered eating, excessive exercise, and high stress lead to menstrual irregularities. Clin Ther. 2020;42(3):401-7. Disponible en: https://www.clinicaltherapeutics.com/article/S0149-2918(20)30052-7/fulltext [última consulta: 19 de marzo de 2024].

Makarem N, Chau K, Miller EC, Gyamfi-Bannerman C, Tous I, Booker W, et al. Association of a Mediterranean diet pattern with adverse pregnancy outcomes among US women. JAMA Netw Open. 2022;5(12):e2248165. Disponible en: https://jamanetwork.com/journals/jamanetworkopen/fullarticle/2799855 [última consulta: 19 de marzo de 2024].

Mendes Garrido Abregú F, Caniffi C, Arranz CT, Tomat AL. Impact of zinc deficiency during prenatal and/or postnatal life on cardiovascular and metabolic diseases: Experimental and clinical evidence. Adv Nutr. 2022;13(3):833-45. Disponible en: https://www.sciencedirect.com/science/article/pii/S2161831322000242 [última consulta: 19 de marzo de 2024].

Metz L, Isacco L, Redman LM. Effect of oral contraceptives on energy balance in women: A review of current knowledge and potential cellular mechanisms. Metabolism. 2022;126:154919. Disponible en: https://www.metabolismjournal.com/article/S0026-0495(21)00219-5/abstract [última consulta: 19 de marzo de 2024].

Navia Lombán B, Perea Sánchez JM. Ingestas recomendadas de energía y nutrientes y objetivos nutricionales para la población femenina: desde la infancia a la edad avanzada. En: Ortega RM, ed. Nutrición en población femenina: Desde la infancia a la edad avanzada. Madrid: Ergon; 2007. p. 115-25.

Redruello-Requejo M, Carretero-Krug A, Rodríguez-Alonso P, Samaniego-Vaesken ML, Partearroyo T, Varela-Moreiras G. Dietary intake adequacy and food sources of nutrients involved in the methionine-methylation cycle in women of childbearing age from the ANIBES Spanish population. Nutrients. 2021;13(9):2958. Disponible en: https://www.mdpi.com/2072-6643/13/9/2958 [última consulta: 19 de marzo de 2024].

Rounsefell K, Gibson S, McLean S, Blair M, Molenaar A, Brennan L, et al. Social media, body image and food choices in healthy young adults: A mixed methods systematic review. Nutr

Diet. 2020;77(1):19-40. Disponible en: https://onlinelibrary.wiley.com/doi/10.1111/1747-0080.12581 [última consulta: 19 de marzo de 2024].

Siminiuc R, Ţurcanu D. Impact of nutritional diet therapy on premenstrual syndrome. Front Nutr. 2023;10:1079417. Disponible en: https://www.frontiersin.org/articles/10.3389/fnut.2023.1079417/full [última consulta: 19 de marzo de 2024].

Skoracka K, Ratajczak AE, Rychter AM, Dobrowolska A, Krela-Kaźmierczak I. Female fertility and the nutritional approach: The most essential aspects. Adv Nutr. 2021;12(6):2372-86. Disponible en: https://www.sciencedirect.com/science/article/pii/S2161831322005129 [última consulta: 19 de marzo de 2024].

Slater K, Colyvas K, Taylor R, Collins CE, Hutchesson M. Primary and secondary cardiovascular disease prevention interventions targeting lifestyle risk factors in women: A systematic review and meta-analysis. Front Cardiovasc Med. 2022;9:1010528. Disponible en: https://www.frontiersin.org/articles/10.3389/fcvm.2022.1010528/full [última consulta: 19 de marzo de 2024].

Subramanian A, Gernand AD. Vitamin D metabolites across the menstrual cycle: a systematic review. BMC Womens Health. 2019;19(1):19. Disponible en: https://bmcwomenshealth.biomedcentral.com/articles/10.1186/s12905-019-0721-6 [última consulta: 19 de marzo de 2024].

Szmidt MK, Granda D, Madej D, Sicinska E, Kaluza J. Adherence to the Mediterranean diet in women and reproductive health across the lifespan: A narrative review. Nutrients. 2023;15(9):2131. Disponible en: https://www.mdpi.com/2072-6643/15/9/2131 [última consulta: 19 de marzo de 2024].

Wilson SMC, Bivins BN, Russell KA, Bailey LB. Oral contraceptive use: impact on folate, vitamin B6, and vitamin B12 status. Nutr Rev. 2011;69(10):572-83. Disponible en: https://academic.oup.com/nutritionreviews/article/69/10/572/1866655?login=false [última consulta: 19 de marzo de 2024].

Wohlgemuth KJ, Arieta LR, Brewer GJ, Hoselton AL, Gould LM, Smith-Ryan AE. Sex differences and considerations for female specific nutritional strategies: a narrative review. J Int Soc Sports Nutr. 2021;18(1): 27. Disponible en: https://www.tandfonline.com/doi/full/10.1186/s12970-021-00422-8 [última consulta: 19 de marzo de 2024].

Yumen Y, Takayama Y, Hanzawa F, Sakane N, Nagai N. Association of social networking sites use with actual and ideal body shapes, and eating behaviors in healthy young Japanese women. Nutrients. 2023;15(7):1589. Disponible en: https://www.mdpi.com/2072-6643/15/7/1589 [última consulta: 19 de marzo de 2024].

Nutrición en gestación y lactancia

13

L. M. Bermejo López y R. M. Martínez García

 Durante la etapa de embarazo y lactancia de la mujer se producen numerosos cambios fisiológicos que provocan aumentos importantes de requerimientos de diferentes nutrientes (energía, proteínas, ácidos grasos esenciales, fibra, vitaminas y minerales como el hierro, calcio y ácido fólico en el embarazo, o las vitaminas A, C, D y E, calcio, cinc y yodo en la lactancia).

Además, en estas etapas pueden tener lugar algunas situaciones que compliquen el estado nutricional de la mujer y afecten a su salud, y por ende a la del feto o el niño amamantado, como en las gestantes adolescentes, los embarazos consecutivos o gemelares, el consumo de alcohol, cafeína, el hábito tabáquico o el seguimiento de dietas hipocalóricas estrictas.

Por ello, es importante que los profesionales sanitarios puedan conocer y transmitir a la mujer adecuadamente los cambios dietéticos óptimos que deben realizar para alcanzar los requerimientos nutricionales de estas etapas y conseguir así resultados óptimos en el desarrollo, crecimiento y salud fetal, neonatal y materna.

INTRODUCCIÓN

Una nutrición adecuada es importante durante todas las etapas de la vida, pero durante el embarazo y la lactancia es particularmente esencial. Los requerimientos de muchos nutrientes están aumentados en ambas etapas fisiológicas (Tabla 13-1) y las deficiencias pueden tener una repercusión importante en el embarazo y en la salud materna y neonatal.

Cada vez es mayor la evidencia científica que muestra una asociación entre la malnutrición fetal y problemas en la salud del descendiente que pueden llegar a persistir hasta la edad adulta.

Por otro lado, después del parto, la nutrición del lactante debe estar garantizada mediante la leche materna como continuación de la nutrición intrauterina, estando recomendada como alimento exclusivo del lactante hasta los 6 meses. La composición de la leche materna está directamente influida por el estado nutricional de la madre lactante, por lo que es muy importante que la mujer mantenga una alimentación adecuada también en esta etapa.

Tabla 13-1. Ingesta recomendada de energía y nutrientes en mujeres de 20-39 años en diferentes situaciones fisiológicas

	Mujer adulta (20-39 años)	Mujer en la segunda mitad del embarazo	Mujer lactante
Energía (kcal/día)	2.200	2.500	2.700
Proteínas (g/día)	54	56	66
Vitamina B_1 (mg/día)	1,1	1,3	1,5
Vitamina B_2 (mg/día)	1,2	1,5	1,6
Vitamina B_6 (mg/día)	1,3	1,9	2
Vitamina B_{12} (µg/día)	2,4	2,6	2,8
Niacina (mg/día)	15	18	19
Ácido fólico (µg/día)	400	600*	500
Colina (mg)	425	500	550
Vitamina C (mg/día)	60	80	90
Vitamina A (µg/día)	800	800	1.300
Vitamina D (µg/día)	15	15	15
Vitamina E (mg/día)	8	10	12
Calcio (mg/día)	1.200	1.400	1.500
Hierro (mg/día)	15	25	15
Cinc (mg/día)	12	15	20
Yodo (µg/día)	150	175	200
Selenio (µg/día)	55	65	75

*Desde el primer trimestre de embarazo.

1 µg de folatos de los alimentos = 0,6 µg de ácido fólico procedente de alimentos fortificados o suplementos tomados con las comidas = 0,5 µg de ácido fólico aportado por suplementos tomados con el estómago vacío.

Tomada de: Ortega *et al.*, 2019.

ALIMENTACIÓN Y NUTRICIÓN DURANTE EL EMBARAZO

Requerimientos de energía y nutrientes durante el embarazo

Energía

Los requerimientos energéticos durante el primer trimestre del embarazo no difieren de los de las mujeres adultas no embarazadas ya que el crecimiento fetal en esta etapa genera demandas poco importantes. A partir del cuarto mes de embarazo, las últimas recomendaciones proponen la adición de 300 a 500 kcal/día durante el segundo y tercer trimestre, respectivamente, para garantizar el mantenimiento de su salud, así como un desarrollo y crecimiento fetal óptimos. Además, es importante tener en cuenta que cada mujer tiene sus necesidades individuales en función de su peso, edad y actividad física. Las ecuaciones para el cálculo del requerimiento de energía teniendo en cuenta muchos de estos factores se encuentran detalladas en el **capítulo 3** y en el **Anexo 7** de este libro.

También es importante hacer un buen reparto de la energía en 5 comidas al día, evitando comer entre horas para que no promover un excesivo incremento de peso en la mujer embarazada.

La energía debería ser aportada principalmente por alimentos ricos en hidratos de carbono especialmente complejos (cereales, fruta, verduras, hortalizas, legumbres, etc.), mientras que debería intentar disminuirse el consumo de alimentos con azúcares de absorción rápida y grasas ricas en ácidos grasos saturados y colesterol.

Macronutrientes

Hidratos de carbono

Los hidratos de carbono son la principal fuente energética para el feto, por ello deben aportar entre el 50 y el 60 % del total de las calorías ingeridas con la dieta. Cuando la madre tiene una ingesta insuficiente, se produce un aumento en la degradación de las grasas ocasionando un aumento de cuerpos cetónicos que pueden ser perjudiciales para la salud maternofetal. Además, su baja ingesta puede ocasionar también la movilización de las reservas proteínicas maternas para ser usadas como fuente de energía.

Por otro lado, el consumir hidratos de carbono de bajo índice glucémico o reducir la carga glucémica de la dieta puede ayudar a prevenir la diabetes gestacional o el nacimiento de niños muy grandes para su edad gestacional.

Por último, también es recomendable incrementar el aporte de fibra con la dieta, ya que podría mejorar situaciones de estreñimiento, las cuales son frecuentes en las mujeres embarazadas.

Grasas

Una ingesta elevada de grasa en la embarazada está asociada a problemas gastrointestinales, que son típicos de esta etapa. Por esta razón, es importante que la ingesta de grasas se ajuste al perfil calórico recomendado para la población general. Es decir, las grasas totales deben suponer un 30-35 % del valor calórico total de la dieta, dentro de los cuales menos del 10 % deben aportarlo las grasas saturadas, entre el 4 y el 10 % grasas poliinsaturadas y el resto grasas monoinsaturadas.

Por otro lado, las necesidades de ácidos grasos esenciales, triglicéridos, colesterol y fosfolípidos aumentan para garantizar la síntesis adecuada de membranas celulares en el feto. En este sentido, una ingesta adecuada de ácidos grasos esenciales, principalmente el ácido docosahexaenoico (DHA) es indispensable para el desarrollo de la retina y el sistema nervioso del feto. Por ello se recomienda una ingesta mínima del 3 % de la energía como ácido linoleico y de un 0,5 % como α-linolénico para asegurar un desarrollo adecuado de los tejidos maternos y del feto durante la gestación. Otras instituciones, como el Instituto de Medicina de Estados Unidos (IOM) establecen como ingesta adecuada de ácido α-linolénico para mujeres gestantes 1,4 g/día. Además, otros ácidos grasos (como el araquidónico y el DHA) son fundamentales para el desarrollo de los vasos de la placenta, lo cual es esencial para que el feto alcance el peso adecuado. En este sentido, la OMS recomienda un aporte mínimo de 300 mg/día de DHA para suplir las necesidades básicas tanto en el embarazo como en la lactancia.

Algunos estudios han observado que el consumo de pescado en el embarazo beneficia el desarrollo neurocognitivo del niño, siendo su aporte de ácidos grasos omega-3 y de yodo los responsables de estos beneficios. También se ha observado que existe una asociación entre el consumo prenatal de pescado y la menor frecuencia de síntomas depresivos y síntomas de ansiedad después del parto en la mujer, así como una menor frecuencia de retraso del crecimiento intrauterino. Por todo ello es aconsejable consumir regularmente pescado durante el embarazo, especialmente azul, ya que es una de las principales fuentes dietéticas de ácidos grasos omega-3. La Agencia Española de Seguridad Alimentaria recomienda un consumo de pescado en mujeres embarazadas y lactantes de 3-4 veces a la semana, principalmente pescado azul, pero indica evitar el consumo de pescado azul de gran tamaño, como el pez espada o emperador, atún rojo, tiburón y lucio, por su riesgo de contenido en mercurio.

Proteínas

Debido a la síntesis de nuevos tejidos maternofetales que tiene lugar durante la gestación (crecimiento del útero, desarrollo de la placenta y del feto, aumento de eritrocitos) las recomendaciones de proteínas aumentan, principalmente a partir del segundo trimestre (v. **Tabla 13-1**) y deben aportar entre un 12 y un 15 % del valor calórico total de la dieta.

Micronutrientes

Como ya se ha mencionado previamente, las recomendaciones de energía aumentan ligeramente; sin embargo, los requerimientos de micronutrientes aumentan en mayor proporción. Por ello es conveniente incluir en la dieta alimentos con alta densidad de nutrientes, es decir, alimentos que aporten más micronutrientes por caloría consumida. A priori, el mantenimiento de una dieta adecuada sería suficiente para cubrir las recomendaciones. Sin embargo, en algunos momentos de la gestación podría ser de ayuda la inclusión de suplementos.

Vitaminas

El **ácido fólico** interviene en la síntesis del ADN, la formación y desarrollo cerebral y en numerosas reacciones de metilación, estando aumentada su ingesta recomendada en gestación (v. **Tabla 13-1**). La deficiencia de este nutriente desde el momento de la concepción, y especialmente en las 10 primeras semanas de embarazo, está relacionada con malformaciones congénitas, defectos del tubo neural, problemas cardíacos, labio leporino, menor duración del embarazo y mayor incidencia de bajo peso al nacer. Por ello es de vital importancia cubrir los requerimientos durante toda la época fértil de la mujer y en especial desde el momento en que se planifica un embarazo. Los vegetales de hoja verde son, sin duda, una de las principales fuentes de esta vitamina, y por tanto deben incluirse de forma habitual en la dieta de la mujer gestante.

Las necesidades de otras **vitaminas del grupo B**, como riboflavina, tiamina, niacina, piridoxina y colina, también están aumentadas (v. Tabla 13-1) ya que las tres primeras intervienen en el metabolismo de los principios inmediatos, pudiendo afectar su deficiencia al crecimiento celular y desarrollo del tejido nervioso debido a su alta demanda de energía, y la piridoxina es cofactor de numerosas enzimas que incrementan su actividad en esta etapa.

En cuanto a la **colina**, durante el embarazo es esencial en múltiples procesos fisiológicos involucrados en el desarrollo placentario, el neurodesarrollo fetal, en las síntesis de membranas celulares, en la donación de grupos metilos y en la expresión génica y su deficiencia también está relacionada con defectos del tubo neural y déficits cognitivos en la descendencia.

La **vitamina C** tiene propiedades antioxidantes y es un cofactor importante en la metilación del ADN. Sus necesidades están aumentadas durante la segunda mitad de la gestación (v. Tabla 13-1), en especial en madres fumadoras. Su deficiencia está relacionada con parto prematuro y eclampsia. Además, parece prevenir los cambios de metilación del ADN de la descendencia asociados con el consumo de tabaco materno en el embarazo.

La **vitamina A** es vital para el desarrollo visual, placentario y del embrión. Aunque un aporte excesivo de esta vitamina, especialmente en forma de retinol, puede ser teratogénico (recomendándose con menos riesgo la forma no tóxica «β-caroteno» durante el embarazo), diversos autores muestran un elevado porcentaje de madres gestantes con aportes insuficientes.

La **vitamina E** protege a las membranas celulares de los procesos peroxidativos, estando aumentados sus requerimientos (v. Tabla 13-1), en especial en madres que consumen dietas ricas en ácidos grasos poliinsaturados (AGP). Las gestantes con niveles deficitarios tienen mayor riesgo de sufrir preeclampsia y desprendimiento prematuro de placenta, observándose una disminución en los niveles de tocoferol con la edad de la madre. Algunos estudios señalan que mujeres gestantes de mayor edad, y especialmente las fumadoras, podrían tener más riesgo de deficiencias, por lo que en estos casos podría incluirse la suplementación en apoyo a las fuentes dietéticas.

La **vitamina D** interviene en el mantenimiento de la homeostasis del calcio, metabolismo de la glucosa y la función inmunitaria. Su deficiencia se ha asociado con raquitismo neonatal, preeclampsia, parto prematuro, diabetes mellitus gestacional, y con el nacimiento de recién nacidos con bajo peso para su edad gestacional (RNBPEG), por ello es importante garantizar su adecuada ingesta.

Minerales

Las necesidades de **calcio** son mayores, y aunque su absorción y utilización es más eficiente, las ingestas recomendadas se ven notablemente incrementadas (v. Tabla 13-1). Los estados carenciales están relacionados con osteopenia, parestesia, calambres musculares, aumento de presión arterial, así como retraso en el crecimiento intrauterino (RCI). La suplementación con calcio puede ayudar a prevenir desordenes hipertensivos, especialmente en mujeres de alto riesgo o con baja ingesta de calcio.

Las ingestas recomendadas de **hierro** también están aumentadas (v. **Tabla 13-1**) debido al incremento en la demanda en esta etapa para satisfacer el aumento del 20-30 % del volumen eritrocitario, las necesidades fetales y compensar las pérdidas de hierro en el parto. Su deficiencia se ha asociado con mayor riesgo de parto prematuro, RNBPEG y función cognitiva disminuida en la infancia.

El **cinc** tiene un papel importante en la expresión génica, la defensa antioxidante, la visión y la función neurológica e inmunitaria. Su deficiencia se ha relacionado con inmunidad deteriorada, parto prolongado, RCI y preeclampsia.

El **yodo** interviene en la síntesis de hormonas tiroideas, necesarias para el correcto funcionamiento del sistema nervioso central. Su carencia está relacionada con bocio materno y fetal, aborto y menor coeficiente intelectual en la descendencia, siendo la causa más frecuente de retraso mental y deficiencias cognitivas prevenibles en todo el mundo.

Situaciones que ponen en riesgo los requerimientos nutricionales de la mujer gestante

Durante la etapa de la gestación pueden tener lugar algunas situaciones que dificulten el alcanzar los requerimientos de nutrientes y, por tanto, pongan en peligro la salud de la madre, el desarrollo del feto, o incluso al neonato. Algunas de estas situaciones se describen a continuación:

- **Gestantes adolescentes**. Una adolescente en etapa de gestación o lactancia tiene mayores requerimientos de nutrientes que las adultas ya que tiene la demanda del feto y la de su propio crecimiento. Los embarazos de adolescentes se asocian a partos prematuros, anemia, niños con bajo peso, e incluso mayor mortalidad neonatal.
- **Embarazos consecutivos y/o gemelares**. En estas situaciones las mujeres presentan mayor riesgo de agotamiento de las reservas de nutrientes.
- **Mujeres que comienzan el embarazo con bajo peso**. En estos casos las mujeres presentan mayor riesgo de toxemia y de tener recién nacidos con bajo peso para su edad gestacional.
- **Primigrávidas añosas**. Las gestantes de mayor edad (35-40 años) presentan mayor incidencia de hipertensión arterial, diabetes y mayor probabilidad de tener RNBPEG, así como de partos por cesárea.
- **Tabaco, alcohol y cafeína**. El hábito tabáquico afecta negativamente a la salud maternofetal, aumentando el riesgo de aborto espontáneo, prematuridad, pérdidas sanguíneas en gestación, bajo peso al nacer, disminución de la función pulmonar y trastorno por déficit de atención e hiperactividad en el descendiente. Diferentes estudios señalan que cuando el consumo de alcohol es elevado conlleva mayor riesgo de defectos congénitos, RCI, alteraciones del desarrollo neurológico, aborto espontáneo, parto prematuro y RNBPEG. Por estas razones, se recomienda la abstinencia de la ingesta de alcohol durante el embarazo. El elevado consumo de cafeína se ha relacio-

nado con alteraciones placentarias y aumento de la frecuencia cardíaca, pudiendo verse afectado el crecimiento y desarrollo fetal. Las madres con elevada ingesta de cafeína (>300 mg/día) han de reducir su consumo hasta establecerse unos límites seguros.

- **Desnutrición.** La desnutrición en el embarazo puede producir alteraciones permanentes en ciertas funciones metabólicas, estructurales y fisiológicas del embrión y el feto al verse afectadas las células que intervienen en este período crítico del crecimiento, causando modificaciones epigenéticas que no modifican el código genético pero que modulan su expresión, ocasionando una programación anormal en el desarrollo de órganos y aparatos. Los cambios inducidos por la nutrición materna en la expresión génica fetal parecen estar asociados con disminución de la metilación del ADN, remodelación de la cromatina y acetilación de histonas. Los micronutrientes cuya deficiencia pueden modificar los procesos epigenéticos son: cinc, selenio, hierro, folatos, vitamina C y niacina. Por otro lado, en situaciones de escasez durante el embarazo, el organismo se adapta, pero ante un aumento elevado de consumo de alimentos después del embarazo, el organismo podría tener dificultad de adaptación, lo cual aumenta la propensión a la obesidad y al padecimiento de enfermedades cardiovasculares y metabólicas en la mujer en etapas posteriores.

- **Peso de la mujer durante el embarazo.** Las mujeres experimentan un aumento de peso durante el embarazo, especialmente a partir del segundo trimestre. El incremento de peso materno es un factor determinante del peso del recién nacido. Diversos autores indican que casi la mitad de las madres gestantes tienen un aumento de peso gestacional mayor del recomendado. Este aumento excesivo está relacionado con mayor probabilidad de sufrir diabetes gestacional, preeclampsia, y de tener neonatos con alto peso al nacer (>4 kg, existiendo mayor riesgo de cesáreas) y mayor masa grasa, sobrepeso infantil y obesidad del descendiente en la edad adulta. Por otro lado, el escaso aumento de peso materno favorece el nacimiento de niños con bajo peso (<2,5 kg) que tienen mayor riesgo de mortalidad perinatal y mayor incidencia de enfermedades crónicas en la etapa adulta, como enfermedades cardiovasculares, diabetes, hipertensión arterial, alteraciones en la función inmunológica y obesidad. La ganancia de peso ideal debe establecerse de forma individual, siendo lo más habitual tener cuenta el IMC previo a la gestación (**Tabla 13-2**).

Tabla 13-2. Ganancia de peso aconsejada en función del índice de masa corporal (IMC) previo al embarazo

Estado ponderal preconcepcional	Aumento de peso aconsejado (kg)	Tasa de aumento de peso en el 2º y 3er trimestre (g/semana)
Bajo peso (IMC: <18,5)	12,5-18	510 (440-580)
Normopeso (IMC: 18,5-24,9)	11,5-16	420 (350-500)
Sobrepeso (IMC: 25,0-29,9)	7-11,5	280 (230-330)
Obesidad (IMC: ≥30)	5-9	220 (170-270)

Adaptada de: Institute of Medicine and National Research Council, 2009.

ALIMENTACIÓN Y NUTRICIÓN DURANTE LA LACTANCIA

La lactancia materna produce un aumento de las necesidades de muchos nutrientes, especialmente de aquellos implicados en la producción láctea.

Lactancia materna

La leche materna es el mejor alimento que una madre puede ofrecer a su hijo recién nacido, siendo esta una de las formas más eficaces de garantizar su salud.

Composición de la leche materna

La leche humana o materna contiene más de 200 constituyentes reconocidos, variando su composición durante el período de lactancia. Después del nacimiento y hasta el 4º-7º día se produce el **calostro** que es de un líquido de color amarillento, rico en proteínas, en componentes inmunológicos (IgA), lactoferrina, leucocitos y factor de crecimiento epidérmico; desde el día 7 hasta el 14 se produce la **leche de transición**; y a partir de este momento se considera **leche madura** que contiene proteínas (caseína, α-lactoalbúmina, lactoferrina, IgA, lisozima y albúmina sérica), grasas (ácido palmítico, oleico y DHA), lactosa, vitaminas (A, B_1, B_2, B_6, B_{12}, D), minerales (yodo, calcio, cinc, selenio y manganeso, principalmente), factores de crecimiento y componentes bioactivos (inmunoglobulinas, interleucinas, citocinas, factores de crecimiento, antimicrobianos, hormonas (leptina, grelina y adiponectina) y prebióticos necesarios para la salud del lactante. También se producen cambios durante su eyección en el momento de amamantar: inicialmente tiene poca cantidad de lípidos, que van aumentando progresivamente, siendo al final de la toma de dos a cuatro veces más rica en grasa, asegurando la saciedad infantil.

Beneficios de la lactancia materna para la madre y el niño

La leche materna tiene efectos beneficiosos tanto para el niño como para la madre. Para el niño es un alimento seguro, está siempre a la temperatura correcta y nutricionalmente es correcta. Además, promueve el desarrollo mandibular y dental, mejora la función cognitiva y cada vez es mayor la evidencia científica que muestra una asociación entre la lactancia materna y una reducción del riesgo de enfermedades que se manifiestan en el descendiente en la etapa adulta, como diabetes tipo 2, hipertensión, enfermedades cardiovasculares, respiratorias, alergias y sobrepeso/obesidad. Los beneficios también se extienden a la madre, ya que la leche materna facilita la involución del útero a su forma y tamaño original, ayuda a recuperar más rápidamente el peso previo al embarazo y se relaciona con menor pérdida de sangre posparto; además, diversas evidencias científicas sugieren que en mujeres con antecedentes de diabetes mellitus gestacional, la leche materna se asocia con una mejora de la función de las células β pancreáticas posparto y niveles más bajos de glucosa así como de colesterol total y triglicéridos, y más altos de colesterol HDL posparto. Otros beneficios incluyen la reducción de riesgo de cáncer de ovario y de mama, a la vez que refuerza los lazos afectivos madre-hijo.

Influencia de la dieta de la madre en la composición de la leche materna

Teniendo en cuenta que la leche materna es el alimento de elección para el niño, se debe considerar que su composición puede variar según el estado nutricional materno e influir en el crecimiento y desarrollo del niño. Se ha evidenciado que la naturaleza de la grasa ingerida por la madre está relacionada con la composición de ácidos grasos de la leche, y dado que la síntesis endógena de DHA está limitada, el aporte fetal está relacionado con la ingesta materna y las reservas corporales. Por otra parte, dado que la glándula mamaria no tiene capacidad de sintetizar vitaminas, sus niveles en leche dependen de la ingesta materna. Se ha observado que las madres con ingestas insuficientes de vitaminas A, E, C, B_2, B_1 y calcio, presentan menores niveles de estos micronutrientes en leche materna respecto a madres con ingestas adecuadas, pudiendo verse afectada la salud del descendiente.

Requerimientos de energía y nutrientes durante la lactancia

Las necesidades de energía y nutrientes en esta etapa son más elevadas que durante la gestación (v. **Tabla 13-1**), lo que hace que estos aportes sean difíciles de alcanzar, más en algunos casos en los que la madre está preocupada por recuperar el peso previo al embarazo e intenta moderar el consumo de alimentos.

Energía

Los requerimientos energéticos son proporcionales a la cantidad de leche secretada (85 kcal/100 mL) y aunque parte de esta energía se cubre con la grasa almacenada durante el embarazo, es necesaria una ingesta adicional de 500 kcal (v. **Tabla 13-1**) durante los primeros seis meses de lactancia.

Macronutrientes

Grasa

Al igual que durante la gestación, en la lactancia es muy importante garantizar el aporte adecuado de ácidos grasos esenciales y en concreto de DHA. Según el Instituto de Medicina de Estados Unidos, las mujeres en período de lactancia deben consumir 1,3 g/día de ácido linolénico para asegurar una concentración adecuada de ácidos grasos esenciales en la leche materna. La OMS, al igual que en gestación, recomienda un aporte de DHA en lactancia de 300 mg/día.

Proteínas

Se recomienda un incremento durante los primeros seis meses de lactancia (v. **Tabla 13-1**) dado que la conversión de la proteína de la dieta en proteína láctea es del 70%.

Micronutrientes

Vitaminas

La ingesta recomendada de **vitamina A** esta aumentada en más de un 60 % (v. **Tabla 13-1**), y los estados carenciales están relacionados con mayor susceptibilidad de padecer infecciones respiratorias, lesiones corneales y ceguera.

La deficiencia de **vitamina D** materna es frecuente, estando recomendada su suplementación a todos los lactantes <1 año alimentados al pecho, iniciando su administración en los primeros días de vida.

La ingesta de **vitamina E** puede proteger de los procesos peroxidativos existentes en el ambiente extrauterino. Su deficiencia está relacionada con displasia broncopulmonar, disfunción neurológica y mayor mortalidad neonatal. Diversos autores muestran una disminución de la vitamina E en la leche materna con el progreso de la lactancia y con la edad de la madre, siendo aconsejable supervisar la alimentación e incluso la suplementación de la vitamina en algunas lactantes.

La disminución de **vitamina C** en la leche materna se asocia con una menor defensa antioxidante en el niño; esta protección puede ser especialmente necesaria en algunos casos, por ejemplo, en madres con exceso de peso, con algunas patologías o en fumadoras.

La **colina** es otra vitamina importante durante la lactancia ya que es necesaria para formar las estructuras de los órganos en desarrollo, especialmente del sistema nervioso, en la etapa perinatal. Además, la lactancia aumenta las demandas de las reservas de colina de la madre aún más que en la gestación, debido a que este nutriente se secreta en la leche en altas concentraciones. Por ello, la ingesta recomendada de colina es superior a la de la mujer gestante (v. **Tabla 13-1**).

Minerales

Las necesidades de **calcio** durante la lactancia son elevadas (v. **Tabla 13-1**) pese a que durante este período se produce una mayor absorción y disminución de la excreción renal de este mineral en la mujer. Su ingesta deficitaria promueve la descalcificación afectando a la salud ósea de la madre y también del niño.

La deficiencia de **cinc** está relacionada con una menor velocidad de crecimiento del neonato. Por ello se recomienda aumentar su ingesta en un 50 % (v. **Tabla 13-1**) durante este período.

La ingesta recomendada de **yodo** también está aumentada (v. **Tabla 13-1**) para evitar deficiencias en el neonato que podrían causar cretinismo.

Agua

La leche materna contiene un 85-90 % de agua y para asegurar su producción y mantener el equilibrio hídrico de la mujer durante la lactancia, la ingesta de agua debe incrementarse a 2-3 L/día. Un consumo superior no ha demostrado tener ningún efecto beneficioso adicional para la lactancia.

Situaciones que ponen en riesgo los requerimientos nutricionales de la mujer lactante

Tabaco y alcohol

El consumo de **tabaco** durante la lactancia puede disminuir la producción de leche materna y perjudicar su composición. Además, el hábito tabáquico incrementa los requerimientos de algunos micronutrientes con efectos antioxidantes (vitaminas C y E, cinc y carotenos) por lo que pudiera dificultar el alcanzar sus recomendaciones. Por otro lado, es importante conocer que el **etanol** es inhibidor de la lactogénesis, e ingestas superiores a 0,5 g/kg pueden bloquear la secreción láctea. Aunque cantidades inferiores parecen no disminuirla, el alcohol puede vehiculizarse en la leche materna, por lo que se desaconseja totalmente su consumo en esta etapa.

Dietas hipocalóricas restrictivas

Debido a la ganancia de peso experimentada durante el embarazo, muchas mujeres deciden iniciar dietas restrictivas para poder recuperar rápidamente su peso anterior a la concepción. El seguimiento de dietas hipocalóricas (<1.500 kcal/día) está asociado con un aporte insuficiente de nutrientes que puede repercutir directamente en la salud maternoinfantil. Es importante que la pérdida de peso sea lenta y gradual (<1,5-2 kg/mes) para asegurar que no se afecte el volumen ni la composición de la leche materna, y porque algunos tóxicos se acumulan en la grasa corporal y la rápida movilización de esta puede vehiculizar tóxicos a la leche materna. Lo recomendable sería mantener una dieta equilibrada de al menos 1.800 calorías/día, junto a la práctica de ejercicio moderado aeróbico.

Exceso ponderal

El sobrepeso y la obesidad pueden reducir el éxito de la lactancia materna. Diferentes estudios señalan que las madres con exceso ponderal presentan tasas más bajas de iniciación, duración y exclusividad de la lactancia, no obteniendo los beneficios para la salud de la lactancia materna exclusiva y siendo más probable que sus hijos también tengan sobrepeso/obesidad y otras patologías en la etapa adulta, en comparación con los que tienen mayor duración en la lactancia materna.

PAUTAS DIETÉTICAS Y USO DE SUPLEMENTOS DURANTE LA GESTACIÓN Y LA LACTANCIA

Existen guías alimentarias encaminadas a establecer pautas de alimentación en estas etapas con el fin de orientar el diseño y planificación de dietas que puedan cubrir sus requerimientos nutricionales. La **tabla 13-3** resume las principales recomendaciones.

Además del mantenimiento de una dieta adecuada, durante la etapa preconcepcional y prenatal está indicada la **suplementación con ácido fólico**. Se recomienda una dosis de 400 µg/día y de 5 mg/día en gestantes de riesgo (hijo anterior nacido con espina bífida, historia familiar con defectos del tubo neural, madres

Tabla 13-3. Guía en alimentación para mujeres adultas, gestantes y lactantes

Grupos de alimentos (raciones/día)	Adultas	Gestantes	Lactantes
Cereales, legumbres y frutos secos	≥6[a]	≥7[a]	≥7[a]
Verduras y hortalizas	≥3	≥4[b]	≥4
Frutas	≥2	≥3	≥3
Lácteos	≥2	≥3[c]	≥4[c]
Carnes, pescados y huevos	2-3[d]	2-3[d,e]	2-3[d,e]
Grasas y dulces	Moderación	Moderación	Moderación
Bebidas no alcohólicas	≥8	≥8	≥8
Bebidas con alcohol	Evitar	Evitar	Evitar

[a] Especialmente integrales o enriquecidos.
[b] Incluir verduras de hoja verde.
[c] Preferiblemente semidesnatados o desnatados.
[d] Carnes sin grasa o poca grasa.
[e] La Agencia Española de Seguridad Alimentaria recomienda 3-4 veces/semana en mujeres embarazadas y lactantes, principalmente pescado azul de pequeño tamaño (p. ej., salmón, sardina, boquerón, etc.) evitando el pescado azul de gran tamaño (p. ej., pez espada o emperador, atún rojo, tiburón y lucio), por su riesgo de contenido en mercurio.
Adaptada de: Ortega et al., 2007.

diabéticas, en tratamiento con anticonvulsivos y/o antagonistas del ácido fólico). Dado que el tubo neural se cierra antes del día 28 de la gestación, se debe comenzar la suplementación al menos 1 mes antes de la concepción y durante las primeras 12 semanas de gestación, y prolongarla durante todo el embarazo, especialmente en situaciones de embarazo gemelar, enfermedades crónicas, vómitos de repetición o malabsorción. La suplementación posterior servirá para tratar la anemia megaloblástica pero no para prevenir los defectos del tubo neural.

Durante el período gestacional también se recomienda la **suplementación con yoduro potásico** (200 μg/día) en aquellas mujeres que no alcanzan las cantidades recomendadas (3 raciones de leche y derivados lácteos +2 g de sal yodada).

Respecto al uso de **suplementos de hierro**, están recomendados en madres con anemia ferropénica; sin embargo, existe un aumento del riesgo para la salud maternofetal al suplementar a madres no anémicas, ya que su exceso (Hb >13,5 g/L) se ha relacionado con hiperviscosidad sanguínea, disminución de la perfusión placentaria, RCI, parto prematuro, alteraciones neurológicas y esqueléticas fetales y preeclampsia.

La **suplementación con vitamina B$_6$** puede ser útil para reducir náuseas, preeclampsia, obtener mayor peso y puntuaciones de Apgar en el recién nacido, y proteger contra las caries dentales y ciertas malformaciones congénitas, cuando el aporte es insuficiente.

Algunos grupos de expertos recomiendan también la **suplementación con omega-3** o **DHA** durante la totalidad del embarazo y la lactancia. Sin embargo, hasta la fecha, la evidencia científica no justifica su utilización y las guías de práctica clínica no incluyen la suplementación en la rutina de seguimiento de estas pacientes, indicando que con el consumo frecuente de pescado, y especialmente azul de pequeño tamaño como el salmón, boquerón o sardinas, podrían cubrirse las recomendaciones. Solo estaría indicada la suplementación en caso de que el facultativo determine que la mujer embarazada o lactante presenta ingestas inadecuadas.

Diversos autores establecen el reemplazo de la suplementación de hierro y ácido fólico por **suplementos polivitamínicos y de minerales** durante la gestación y lactación; sin embargo, aún no existe evidencia científica suficiente al respecto. El uso de estos suplementos debe ser siempre bajo consejo, prescripción y monitorización de un profesional de la salud, y está justificado cuando las madres presentan déficit clínico o subclínico, no debiendo utilizarse cuando no exista déficit, pudiendo ser perjudicial sobrepasar el aporte máximo tolerable. Se han detectado alteraciones renales en niños de gestantes que han consumido dosis excesivas de vitamina A, y neonatos con malformaciones cardíacas asociadas al consumo elevado de vitamina D durante la gestación.

PUNTOS CLAVE

- El embarazo y la lactancia son etapas críticas desde el punto de vista nutricional debido a los esfuerzos fisiológicos que tienen lugar ambas etapas. Además, garantizar una adecuada composición nutricional de la leche materna requiere una optimización de la alimentación de la mujer durante la lactancia ya que es el mejor alimento para los recién nacidos, estando recomendada como alimento exclusivo hasta los 6 meses.
- Las necesidades de nutrientes están aumentadas en mayor medida que los requerimientos de energía, por lo que se debe incluir en la dieta alimentos con alta densidad de nutrientes.
- En cuanto a los macronutrientes, es deseable mantener un perfil calórico equilibrado. En especial, se debe controlar la ingesta de grasas saturadas. Además, los ácidos grasos esenciales, y en especial el DHA, cobran gran importancia en ambas etapas por su papel en el desarrollo cerebral y neurocognitivo.
- Hay que prestar especial atención al aporte de micronutrientes, especialmente a aquellos cuyas deficiencias son más frecuentes o suponen un mayor riesgo para la salud de la madre, del feto o del niño durante la lactancia. En el embarazo, en concreto, al hierro, calcio, ácido fólico, etc. Durante la lactancia, a las vitaminas A, C, D y E y al calcio, al cinc y al yodo ya que las deficiencias en la leche materna no solo afectan al estado nutritivo y la salud del niño, sino que también condicionan la salud de la madre durante la lactancia y en etapas posteriores.
- Durante estas etapas pueden tener lugar algunas situaciones que compliquen el estado nutricional de la mujer y afecten a su salud, y por ende a la del feto o el niño amamantado. Entre estas situaciones a vigilar en la mujer gestante se encuentran las gestantes adolescentes, los embarazos consecutivos o gemelares, las mujeres primigrávidas añosas, las mujeres que comienzan el embarazo con bajo peso, el consumo de alcohol, cafeína o el hábito tabáquico, siendo estos dos últimos comportamientos no deseables igualmente durante la lactancia. Además, durante la lactancia es importante el seguimiento de las mujeres que mantienen dietas hipocalóricas estrictas o que tienen un exceso ponderal.

- Además del mantenimiento de una dieta adecuada, durante la etapa pre-concepcional y prenatal, está indicada la suplementación con algunos nutrientes, especialmente ácido fólico, yoduro potásico, hierro y vitamina B_6. El uso de suplementos de polivitamínicos y minerales está justificado cuando las madres presentan un déficit clínico o subclínico y debe ser siempre bajo consejo, prescripción y monitorización de un profesional de la salud.
- Dado que las mujeres durante el período de gestación y lactación están especialmente motivadas para mejorar en su estado nutricional, es importante que los profesionales sanitarios puedan conocer y transmitir a la mujer adecuadamente los cambios dietéticos óptimos que deben realizar para alcanzar los requerimientos nutricionales de estas etapas y conseguir así resultados óptimos en el desarrollo, crecimiento y salud fetal, neonatal y materna.

BIBLIOGRAFÍA

Abrams EM, Shaker MS, Chan ES, Brough HA, Greenhawt M. Prevention of food allergy in infancy: the role of maternal interventions and exposures during pregnancy and lactation. Lancet Child Adolesc Health. 2023;7(5):358-66.

Chango A, Pogribny IP. Considering maternal dietary modulators for epigenetic regulation and programming of the fetal epigenome. Nutrients. 2015;7(4):2748-70.

Chen Y, Jiang P, Geng Y. The role of breastfeeding in breast cancer prevention: a literature review. Front Oncol. 2023;13:1257804. Disponible en: https://www.frontiersin.org/journals/oncology/articles/10.3389/fonc.2023.1257804/full [última consulta: 19 de marzo de 2024].

Croce L, Chiovato L, Tonacchera M, Petrosino E, Tanda ML, Moleti M, et al. Iodine status and supplementation in pregnancy: an overview of the evidence provided by meta-analyses. Rev Endocr Metab Disord. 2023;24(2):241-50.

Durá-Travé T, Gallinas-Victoriano F. Pregnancy, Breastfeeding, and Vitamin D. Int J Mol Sci. 2023;24(15):11881. Disponible en: https://www.mdpi.com/1422-0067/24/15/11881 [última consulta: 19 de marzo de 2024].

Emmett PM, Jones LR, Golding J. Pregnancy diet and associated outcomes in the Avon Longitudinal Study of Parents and Children. Nutr Rev. 2015;73(Suppl 3):154-74.

Haider BA, Bhutta ZA. Multiple-micronutrient supplementation for women during pregnancy. Cochrane Database Syst Rev. 2017;4(4):CD004905. Disponible en: https://www.cochranelibrary.com/cdsr/doi/10.1002/14651858.CD004905.pub5/full [última consulta: 19 de marzo de 2024].

Hurtado Suazo JA, Carrillo Badillo MP, Peña Caballero M. Nutrición durante la gestación y la lactancia. En: Gil A, ed. Tratado de Nutrición. Tomo IV: Nutrición humana en el estado de salud. 3ª ed. Madrid: Editorial Médica Panamericana; 2017. p. 209-26.

Institute of Medicine (US) and National Research Council (US) Committee to Reexamine IOM Pregnancy Weight Guidelines; Rasmussen KM, Yaktine AL, editors. Weight Gain During Pregnancy: Reexamining the Guidelines. Washington (DC): National Academies Press (US); 2009.

Jayawardena R, Majeed S, Sooriyaarachchi P, Abeywarne U, Ranaweera P. The effects of pyridoxine (vitamin B6) supplementation in nausea and vomiting during pregnancy: a systematic review and meta-analysis. Arch Gynecol Obstet. 2023;308(4):1075-84.

Keikha M, Bahreynian M, Saleki M, Kelishadi R. Macro- and Micronutrients of Human Milk Composition: Are They Related to Maternal Diet? A Comprehensive Systematic Review. Breastfeed Med. 2017;12(9):517-27.

Martínez García RM, Jiménez Ortega AI, González Torres H, Ortega RM. Prevención de la obesidad desde la etapa perinatal. Nutr Hosp. 2017;34(Supl 4):53-57.

Martínez García RM. Jiménez Ortega AI, Navia B. Suplementos en gestación: últimas recomendaciones. Nutr Hosp. 2016;33(Supl 4):336.

Martínez RM, Ortega RM, Andrés P. Concentración de vitamina A en la leche materna: influencia de la ingesta y valores séricos de la vitamina en el tercer trimestre de la gestación. Med Clin (Barc). 1997;109(15):573-6.

Martínez RM, Ortega RM. Alimentación durante la lactancia. Recuperar el peso, manteniendo una salud óptima y sin poner en peligro la lactancia. En: Ortega RM, ed. Nutrición en población femenina: Desde la infancia a la edad avanzada. Madrid: Ergon; 2007. p. 81-91.

Mousa A, Naqash A, Lim S. Macronutrient and Micronutrient Intake during Pregnancy: An Overview of Recent Evidence. Nutrients. 2019;11(2):443.

Navia B. Nutrición de la madre en el embarazo y lactancia. En: Ortega RM, ed. Nutrición Clínica y Salud Nutricional. Madrid: Editorial Médica Panamericana; 2023. p. 53-60.

Ortega R, Martínez RM, López-Sobaler AM. La nutrición durante el embarazo y la lactancia como condicionante de la salud en etapas avanzadas de la vida. Alim Nutr Salud. 2004;11(2):31-6.

Ortega RM, López-Sobaler AM, Aparicio A. Pautas dietéticas recomendadas para gestantes y lactantes. Departamento de Nutrición, Facultad de Farmacia, Universidad Complutense de Madrid. Madrid; 2007.

Ortega RM, López-Sobaler AM, Quintas ME, Martínez RM, Andrés P. The influence of smoking on vitamin C status during the third trimester of pregnancy and on vitamin C levels in maternal milk. J Am Coll Nutr. 1998;17(4):379-84.

Ortega RM, Martínez RM, Andrés P, Marín-Arias L, López-Sobaler AM. Thiamin status during the third trimester of pregnancy and its influence on thiamin concentrations in transition and mature breast milk. Br J Nutr. 2004;92(1):129-35.

Quintas ME. Nutrición en gestación y lactancia. En: Ortega RM, Requejo AM, eds. Nutriguía. Manual de nutrición clínica. 2ª ed. Madrid: Editorial Médica Panamericana; 2015. p. 96-114.

Sattari M, Serwint JR, Levine DM. Maternal Implications of Breastfeeding: A Review for the Internist. Am J Med. 2019;132(8):912-20.

Nutrición en la menopausia

J. M. Perea Sánchez

14

 La atención integral de la salud de las mujeres menopáusicas debe tener en cuenta la evaluación y la mejora del estilo de vida para contrarrestar los efectos negativos de esta etapa, que puede repercutir en el bienestar general y minimizar el riesgo de enfermedades.

Entre los diversos aspectos de la promoción de la salud y la adaptación del estilo de vida al período posmenopáusico, los hábitos nutricionales son fundamentales porque conciernen a todas las mujeres, pueden modificarse e impactan tanto en la longevidad como en la calidad de vida.

INTRODUCCIÓN

La transición de la vida reproductiva a la posreproductiva en las mujeres se denomina **menopausia**. Es una etapa de duración variable, que puede alargarse varios años. La Organización Mundial de la Salud define la menopausia como el cese permanente de la menstruación durante 12 meses debido a la pérdida de la actividad folicular ovárica. Las mujeres alcanzan la menopausia a diferentes edades y se estima que de promedio ocurre entre los 50 y los 52 años.

El proceso fundamental de la menopausia está directamente relacionado con el envejecimiento ovárico y el cese de la secreción ovárica de las hormonas sexuales (estrógenos y progestágenos), lo que da lugar a la desaparición del período menstrual. Además, suelen aparecer alteraciones fisiológicas relacionadas con el tejido óseo y adiposo, aparato urogenital y sistema cardiovascular. Estas alteraciones se pueden agravar y provocar problemas de salud.

Son característicos, en esta etapa, determinados síntomas vasomotores, como las sofocaciones, la irritabilidad y la ansiedad, que puede suponer consecuencias importantes para la salud. Además, la mujer en esta etapa presenta un mayor riesgo de obesidad, por los cambios que se producen en la composición corporal: aumento de la masa grasa y perímetro de cintura, y disminución de la masa magra y tejido óseo. Igualmente, se incrementa el riesgo de enfermedades cardiovasculares, osteoporosis, cáncer de mama, diabetes mellitus tipo 2, hipertensión, etc.

Un estilo de vida saludable y una dieta equilibrada es la mejor prevención de los síntomas de la menopausia y de las posibles complicaciones asociadas a esta etapa. Por ello, se pretende analizar los factores alimentarios y de estilo de vida que puedan beneficiar la salud de la mujer en este período.

PAUTAS NUTRICIONALES

En la etapa de transición menopáusica, la mujer debe seguir una dieta equilibrada, aproximando su ingesta a lo indicado en las guías alimentarias, ingestas recomendadas de nutrientes y objetivos nutricionales (v. **Caps. 1** y **2**), siendo en general deseable el consumo regular de frutas, verduras, cereales integrales y lácteos desnatados, reducir el consumo de azúcar, dulces, sal y grasas saturadas, acorde con las pautas para el control del peso corporal; en presencia de patologías, conviene seguir las pautas específicas marcadas para el control de la diabetes mellitus, osteoporosis y enfermedades cardiovasculares. A continuación, se mencionan algunos componentes de la dieta que merecen especial atención en esta etapa de la vida de la mujer.

Energía

La menopausia se asocia con el aumento de peso como consecuencia del desequilibrio energético frecuente en esta etapa. De hecho, la tasa de sobrepeso y obesidad es superior al 50 % entre las mujeres en esta etapa. Este incremento se debe principalmente a la disminución de la flexibilidad metabólica (capacidad de utilización de distintos nutrientes para la obtención de energía) que se produce durante la transición a la menopausia debido a la reducción de estrógenos. Además, también suele aumentar el sedentarismo. La consecuencia habitual es el aumento de la acumulación de grasa corporal. Por ello, se debe moderar la ingesta energética y mantener o aumentar la realización de actividad física de forma regular.

Macronutrientes

Al igual que en el resto de la población, la mayoría de las mujeres en situación de menopausia suelen presentar perfiles calóricos desequilibrados, con alto aporte de energía procedente de las proteínas y los lípidos, y bajo aporte procedente de los hidratos de carbono (v. **Anexo 8**). En este sentido, sería recomendable un consumo de alimentos que ayude a equilibrar este perfil, con un incremento de comidas basadas en cereales, legumbres, frutas y hortalizas, como indican las guías alimentarias.

Hidratos de carbono y fibra dietética

Las recomendaciones dietéticas señalan la necesidad de consumir alimentos ricos en **hidratos de carbono** para equilibrar la dieta. A pesar de que la tendencia actual es restringir este macronutriente, los hidratos de carbono deben aportar aproximadamente la mitad de las calorías totales diarias para que la dieta se considere equilibrada. Ello aumentará la saciedad, sobre todo si se consumen variedades integrales, lo que puede favorecer la moderación en la ingesta energética. En este sentido, los alimentos integrales (pan, pasta y arroz integral, legumbres, etc., aportan gran cantidad de fibra, que podría ayudar a controlar el aumento de peso en esta etapa. Además, algunas investigaciones indican que una **dieta rica en fibra** podría reducir los síntomas vasomotores que suelen aparecer en la menopausia. La recomendación de ingesta de fibra para una mujer en menopausia debería ser igual o superior a 25 g/día.

Lípidos

La menopausia provoca cambios hormonales, físicos y psicológicos que se asocian con un aumento del riesgo de enfermedad cardiovascular. La ingesta excesiva de grasas, especialmente saturadas y *trans*, presentes en alimentos ultraprocesados, se asocia con el aumento de riesgo cardiovascular. Además, las investigaciones señalan la relación entre el consumo elevado de ácidos grasos saturados y ácidos grasos *trans* y el riesgo de padecer cáncer de mama en mujeres posmenopáusicas. Incluso indican que la disminución de alimentos ricos en este tipo de ácidos grasos, además de disminuir el riesgo de cáncer de mama, aumentaría la supervivencia tras el diagnóstico. En general, las mujeres con menopausia deben consumir dietas con bajas grasas saturadas y grasas *trans*, menos del 10 y 1 % de las calorías totales de la dieta, respectivamente. Por otro lado, las investigaciones establecen una asociación entre el seguimiento de dietas saludables, como la dieta mediterránea, que es rica en grasas saludables como los ácidos grasos omega-3 (pescado) y el aceite de oliva virgen extra, y un menor riesgo de cáncer de mama y síntomas asociados a la menopausia.

Proteínas

En general, la ingesta de proteínas es alta en las mujeres en la etapa de menopausia, así como en la población general, debido al alto consumo de alimentos proteicos, especialmente carne y derivados cárnicos. El exceso en la ingesta de proteínas en mujeres posmenopáusicas aumenta el riesgo de enfermedades cardiovasculares. Además, el exceso de proteínas también puede disminuir la densidad ósea al aumentar la excreción urinaria del calcio. Por todo ello, se recomienda moderación en el consumo de alimentos proteicos, especialmente la carne y derivados cárnicos que suelen ser los responsables de la excesiva ingesta proteica. En general, las necesidades de proteínas son de 40-50 g/día, aunque la ingesta se considera adecuada cuando el aporte energético de la proteína es el 10-15 % de la energía total de la dieta.

Micronutrientes: vitaminas y minerales

El aporte adecuado de vitaminas y minerales en esta etapa de la vida es importante para evitar patologías y fomentar la salud. Seguir una dieta equilibrada y la vigilancia nutricional es deseable para evitar carencias. No obstante, en el caso de que aparezcan deficiencias se debería seguir el consejo profesional para mejorar la dieta o recurrir algún tipo de complemento alimenticio. Algunas vitaminas y minerales son especialmente importantes en la menopausia para el mantenimiento de la densidad ósea, como la vitamina D, calcio, flúor, magnesio, cobre, manganeso y cinc.

Uno de los problemas más habituales durante la menopausia es la disminución de la densidad ósea que se relaciona con la deficiencia de vitamina D y/o deficiencia de calcio. De hecho, la mayoría de las investigaciones indican ingestas inferiores a las recomendadas en las mujeres en menopausia, y dado que esta vitamina participa en la absorción y utilización del calcio, puede empeorar la situación de las mujeres en esta etapa de la vida. En este sentido, hay que tener en cuenta que la vitamina D se puede obtener por síntesis endógena por exposición al sol, por lo que un estilo de vida que suponga una exposición moderada al sol puede ser conveniente. Además, se debe consumir alimentos ricos en vitamina D, como el pescado, además de algunos alimentos enriquecidos por esta vitamina. Respecto a la ingesta de calcio, cabe señalar que los productos lácteos son las principales fuentes dietéticas de este mineral.

Fitoquímicos

Los fitoquímicos son los componentes nutritivos de las plantas que contienen componentes bioactivos que pueden alterar la fisiología de un organismo. Varios fitoquímicos funcionan como antioxidantes, que protegen el ADN, los lípidos y otros componentes celulares, del estrés oxidativo (v. **Anexo 3**). Las mujeres posmenopáusicas suelen tener una defensa antioxidante menos eficaz debido a la pérdida de estrógenos, por lo que se recomienda que aumenten la ingesta de antioxidantes como vitaminas, β-caroteno, flavonoides, isoflavonas, etc. Estos nutrientes se encuentran comúnmente en alimentos de origen vegetal, como frutas, verduras, cereales integrales, legumbres, frutos secos, etc. Las guías alimentarias recomiendan consumir mayor proporción de estos alimentos; de hecho, los alimentos de origen vegetal suponen la mayoría de los alimentos recomendados.

Otros factores

Otros componentes de la dieta o asociados a ella pueden tener impacto en la salud de la mujer en menopausia. Entre ellos están el consumo de café, alcohol o el exceso de sal. A este respecto, el consumo de **café** se relaciona con mayor pérdida de calcio por la orina, lo que puede resultar negativo para la salud ósea de la mujer. Sin embargo, hay que tener en cuente que el consumo de 1 o 2 porciones de café es tolerable, sobre todo si la dieta de la mujer es rica en frutas y verduras. Por otro lado, el consumo excesivo de **sal** también se asocia con el aumento de la pérdida ósea en mujeres posmenopáusicas y con el aumento de riesgo cardiovascular. Por ello, se recomienda moderar el consumo de sal y adecuarla a la recomendación de menos de 5 g/día. El consumo excesivo de **bebidas alcohólicas** también se relaciona con menor densidad de masa ósea y mayor riesgo cardiovascular. La recomendación es prescindir de las bebidas alcohólicas, o en todo caso moderar su consumo.

ESTILO DE VIDA

Múltiples investigaciones señalan que existe una relación entre el estilo de vida y la gravedad de los síntomas de la menopausia. Dado el beneficio potencial en términos de salud y su posible repercusión en los síntomas vasomotores, se recomienda la promoción del ejercicio y la prevención de la obesidad y del tabaquismo:

- **Actividad física.** La actividad física y la disminución del sedentarismo reducen la gravedad de los síntomas vasomotores de la menopausia. Además, se relaciona con menor prevalencia de depresión al mejorar la autoimagen y disminuir el riesgo de cáncer y enfermedades cardiovasculares. La recomendación para las mujeres en esta etapa es realizar actividad física regular de intensidad baja a moderada y reducir el sedentarismo. En mujeres con riesgo de osteoporosis, se recomienda realizar actividad física combinando ejercicios de carga y fortalecimiento muscular.
- **Control del peso.** Distintos estudios señalan que reducir el índice de masa corporal puede mejorar la calidad de vida de la mujer durante la menopausia; por el contrario, la obesidad y el sobrepeso reducen la calidad de vida en la menopausia, lo que se debe a la mayor prevalencia de enfermedades crónicas, la autoimagen negativa y la disminución de la actividad física en las mujeres obesas.
- **Hábito tabáquico.** El hábito de fumar y la exposición al humo de tabaco en mujeres menopáusicas se asocia con mayor gravedad de los síntomas vasomotores, mayor riesgo cardiovascular, y de mortalidad por cáncer y otras patologías. El riesgo sanitario puede deberse a una acción directa asociada al consumo de tabaco y a un efecto indirecto, dado que el hábito de fumar y el hecho de ser fumador pasivo se asocian con peores hábitos alimentarios y mayor riesgo nutricional.
- **Apoyo social.** Los estudios indican que el apoyo social durante la menopausia hace disminuir los síntomas físicos y emocionales. En este sentido, el cónyuge es la persona más importante y cercana que puede apoyar a la mujer en este desafío mediante una comprensión correcta de la situación y los problemas de su esposa. Ello puede reducir la depresión y la ansiedad, y mejorar las relaciones sociales.

DIETA MEDITERRÁNEA

La dieta mediterránea es un patrón dietético saludable que se ha asociado con un riesgo reducido de eventos cardiovasculares, morbilidad y mortalidad general, y con la mejora del peso corporal, el perfil metabólico y la función cognitiva. Se caracteriza por una amplia variedad de alimentos vegetales, como verduras, frutas, legumbres, nueces y cereales integrales, y el uso de aceite de oliva virgen extra como principal fuente de grasa. Por lo tanto, la dieta mediterránea proporciona bajas cantidades de grasas saturadas a favor de las grasas insaturadas y muchos compuestos bioactivos con actividades antiinflamatorias y antioxidantes.

Los estudios señalan que esta dieta podría desempeñar un papel en la reducción del peso corporal y los síntomas menopáusicos en mujeres posmenopáusicas. De hecho, las investigaciones señalan que una alta adherencia a la dieta mediterránea se asocia negativamente con el peso corporal y con los síntomas menopáusicos vasomotores.

PUNTOS CLAVE

- La mujer en la etapa de menopausia suele sufrir síntomas vasomotores, como sofocaciones, irritabilidad y ansiedad, que puede suponer consecuencias importantes para la salud. Además, la mujer en esta etapa presenta un mayor riesgo de obesidad, enfermedades cardiovasculares, osteoporosis, cáncer de mama, diabetes mellitus tipo 2, hipertensión, etc.
- En la etapa menopáusica, la mujer debe seguir una dieta equilibrada, aumentando el consumo regular de frutas, verduras, legumbres, cereales integrales y lácteos desnatados, y reduciendo el consumo de alimentos ricos en azúcar, sal y grasas saturadas.
- El exceso en la ingesta de proteínas (especialmente a partir de carne y derivados cárnicos) en mujeres posmenopáusicas aumenta el riesgo de enfermedades cardiovasculares y disminución de la densidad ósea.
- Es recomendable el consumo de grasa saludable, como los ácidos grasos omega-3 (pescado) y el aceite de oliva virgen extra.
- Algunas vitaminas y minerales son especialmente importantes en la menopausia para el mantenimiento de la densidad ósea, como la vitamina D, calcio, flúor, magnesio, cobre, manganeso y cinc.
- La mejora de la capacidad antioxidante en esta etapa hace recomendable el aumento de la ingesta de antioxidantes, como los β-carotenos, flavonoides, isoflavonas, etc., fitoquímicos presentes en alimentos de origen vegetal, como frutas, verduras, cereales integrales, legumbres, frutos secos, etc.
- También se debe moderar o dejar consumir café, alcohol o el exceso de sal, así como evitar el tabaco para mejorar la salud de la mujer en menopausia.
- Para promocionar la salud y evitar complicaciones es recomendable realizar ejercicio físico de forma regular, prevenir el sobrepeso u obesidad y contar con apoyo social.
- Una alternativa saludable es seguir la dieta mediterránea, ya que la alta adherencia a esta dieta se asocia negativamente con el peso corporal y con los síntomas menopáusicos vasomotores.

BIBLIOGRAFÍA

Armenta-Guirado BI, González-Rocha A, Mérida-Ortega Á, López-Carrillo L, Denova-Gutiérrez E. Lifestyle Quality Indices and Female Breast Cancer Risk: A Systematic Review and Meta-Analysis. Adv Nutr. 2023;14(4):685-709. Disponible en: https://www.sciencedirect.com/science/article/pii/S2161831323002922 [última consulta: 19 de marzo de 2024].

Bendinelli B, Pastore E, Fontana M, Ermini I, Assedi M, Facchini L, et al. A Priori Dietary Patterns, Physical Activity Level, and Body Composition in Postmenopausal Women: A Cross-Sectional Study. Int J Environ Res Public Health. 2022;19(11):6747. Disponible en: https://www.mdpi.com/1660-4601/19/11/6747 [última consulta: 19 de marzo de 2024].

Eaton SA, Sethi JK. Immunometabolic Links between Estrogen, Adipose Tissue and Female Reproductive Metabolism. Biology (Basel). 2019;8(1):8. Disponible en: https://www.mdpi.com/2079-7737/8/1/8 [última consulta: 19 de marzo de 2024].

El Hajj A, Wardy N, Haidar S, Bourgi D, Haddad ME, Chammas DE, et al. Menopausal symptoms, physical activity level and quality of life of women living in the Mediterranean region. PLoS One. 2020;15(3):e0230515. Disponible en: https://journals.plos.org/plosone/article?id=10.1371/journal.pone.0230515 [última consulta: 19 de marzo de 2024].

Juppi HK, Sipilä S, Fachada V, Hyvärinen M, Cronin N, Aukee P, et al. Total and regional body adiposity increases during menopause-evidence from a follow-up study. Aging Cell. 2022;21(6):e13621. Disponible en: https://onlinelibrary.wiley.com/doi/10.1111/acel.13621 [última consulta: 19 de marzo de 2024].

Karagkouni I, Delialis D, Yannakoulia M, Armeni E, Papavangelis C, Augoulea A, et al. Dietary patterns are associated with arterial stiffness and carotid atherosclerosis in postmenopausal women. Endocrine. 2022;78(1):57-67. Disponible en: https://link.springer.com/article/10.1007/s12020-022-03152-2 [última consulta: 19 de marzo de 2024].

Ko SH, Kim HS. Menopause-Associated Lipid Metabolic Disorders and Foods Beneficial for Postmenopausal Women. Nutrients. 2020;12(1):202. Disponible en: https://www.mdpi.com/2072-6643/12/1/202 [última consulta: 19 de marzo de 2024].

Lodi M, Kiehl A, Qu FL, Gabriele V, Tomasetto C, Mathelin C. Lipid Intake and Breast Cancer Risk: Is There a Link? A New Focus and Meta-Analysis. Eur J Breast Health. 2022;18(2):108-26. Disponible en: https://cms.galenos.com.tr/Uploads/Article_51442/ejbh-18-108-En.pdf [última consulta: 19 de marzo de 2024].

Matta M, Huybrechts I, Biessy C, Casagrande C, Yammine S, Fournier A, et al. Dietary intake of trans fatty acids and breast cancer risk in 9 European countries. BMC Med. 2021;19(1):81. Disponible en: https://bmcmedicine.biomedcentral.com/articles/10.1186/s12916-021-01952-3 [última consulta: 19 de marzo de 2024].

Namazi M, Sadeghi R, Behboodi Moghadam Z. Social Determinants of Health in Menopause: An Integrative Review. Int J Womens Health. 2019;11:637-47. Disponible en: https://www.dovepress.com/social-determinants-of-health-in-menopause-an-integrative-review-peer-reviewed-fulltext-article-IJWH [última consulta: 19 de marzo de 2024].

Neuhouser ML, Pettinger M, Lampe JW, Tinker LF, George SM, Reedy J, et al. Novel Application of Nutritional Biomarkers From a Controlled Feeding Study and an Observational Study to Characterization of Dietary Patterns in Postmenopausal Women. Am J Epidemiol. 2021;190(11):2461-73. Disponible en: https://academic.oup.com/aje/article/190/11/2461/6304636?login=false [última consulta: 19 de marzo de 2024].

Ortega RM, Jiménez Ortega AI, Martínez García RM, Cuadrado Soto E, Aparicio A, López-Sobaler AM. Nutrición en la prevención y el control de la osteoporosis. Nutr Hosp. 2021;37(Spec No2):63-6. Disponible en: https://www.nutricionhospitalaria.org/articles/03360/show#! [última consulta: 19 de marzo de 2024].

Prentice RL, Pettinger M, Zheng C, Neuhouser ML, Raftery D, Gowda GAN, et al. Biomarkers for Components of Dietary Protein and Carbohydrate with Application to Chronic Disease Risk in Postmenopausal Women. J Nutr. 2022;152(4):1107-17. Disponible en: https://www.sciencedirect.com/science/article/pii/S0022316622006058 [última consulta: 19 de marzo de 2024].

Rostami-Moez M, Masoumi SZ, Otogara M, Farahani F, Alimohammadi S, Oshvandi K. Examining the Health-Related Needs of Females during Menopause: A Systematic Review Study. J Menopausal Med. 2023;29(1):1-20. Disponible en: https://e-jmm.org/DOIx.php?id=10.6118/jmm.22033 [última consulta: 19 de marzo de 2024].

Santoro N, Roeca C, Peters BA, Neal-Perry G. The Menopause Transition: Signs, Symptoms, and Management Options. J Clin Endocrinol Metab. 2021;106(1):1-15. Disponible en: https://academic.oup.com/jcem/article/106/1/1/5937009?login=false [última consulta: 19 de marzo de 2024].

Shelling AN, Ahmed Nasef N. The Role of Lifestyle and Dietary Factors in the Development of Premature Ovarian Insufficiency. Antioxidants (Basel). 2023;12(8):1601. Disponible en: https://www.mdpi.com/2076-3921/12/8/1601 [última consulta: 19 de marzo de 2024].

Shon J, Seong Y, Choi Y, Kim Y, Cho MS, Ha E, et al. Meal-Based Intervention on Health Promotion in Middle-Aged Women: A Pilot Study. Nutrients. 2023;15(9):2108. Disponible en: https://www.mdpi.com/2072-6643/15/9/2108 [última consulta: 19 de marzo de 2024].

Silva TR, Oppermann K, Reis FM, Spritzer PM. Nutrition in Menopausal Women: A Narrative Review. Nutrients. 2021;13(7):2149. Disponible en: https://www.mdpi.com/2072-6643/13/7/2149 [última consulta: 19 de marzo de 2024].

Trémollieres FA, Chabbert-Buffet N, Plu-Bureau G, Rousset-Jablonski C, Lecerf JM, Duclos M, et al. Management of postmenopausal women: Collège National des Gynécologues et Obstétriciens Français (CNGOF) and Groupe d'Etude sur la Ménopause et le Vieillissement (GEMVi) Clinical Practice Guidelines. Maturitas. 2022;163:62-81. Disponible en: https://www.maturitas.org/article/S0378-5122(22)00102-5/fulltext [última consulta: 19 de marzo de 2024].

Vetrani C, Barrea L, Rispoli R, Verde L, De Alteriis G, Docimo A, et al. Mediterranean Diet: What Are the Consequences for Menopause? Front Endocrinol (Lausanne). 2022;13:886824. Disponible en: https://www.frontiersin.org/journals/endocrinology/articles/10.3389/fendo.2022.886824/full [última consulta: 19 de marzo de 2024].

Nutrición en personas mayores

J. M. Perea Sánchez

15

Tener una vida larga y saludable es un objetivo aceptado en todo el mundo, y desde hace mucho tiempo se ha propuesto que el miedo a la muerte es una característica definitoria de los seres humanos.

Desde esta perspectiva, el aumento de 30 años en la esperanza de vida durante el siglo xx es un avance transformador. Además, la esperanza de vida sigue aumentando para los adultos mayores de 65 años, y los adultos mayores de 85 años son el grupo demográfico de más rápido crecimiento.

Sin embargo, un corolario poco reconocido de las tendencias recientes es que los adultos mayores viven ahora en un estado de enfermedad y discapacidad durante más tiempo: la duración media de la discapacidad al final de la vida era de solo 5,3 años en la década de 1960, mientras que cálculos recientes indican que la duración de la mala salud y las deficiencias funcionales aumentó de 8,9 a 10,2 años entre 1990 y 2017. Esta extensión de una vida poco saludable no tiene precedentes en la historia de la humanidad y presenta importantes cargas para la salud pública y de forma personal.

INTRODUCCIÓN

El aumento de la esperanza de vida unido al descenso de la natalidad, ha generado un incremento creciente del número de ancianos en los países desarrollados, que ha hecho que aumente el interés por este grupo de población. En Europa, en concreto, si bien en la actualidad la población anciana constituye alrededor del 20 % de la población, se estima que para el año 2050 alcance el 33 %, siendo mayor el crecimiento del grupo de personas de más de 80 años.

Aunque el inicio de la edad avanzada se suele establecer entre los 65 y los 70 años, este resulta ser un límite teórico ya que depende más de la edad biológica que de la cronológica.

La edad avanzada se caracteriza por la aparición de una disminución de las capacidades funcionales, que se manifiesta, especialmente, en situaciones adversas. Las personas de edad avanzada son un grupo de población «vulnerable», desde el punto de vista nutricional, debido a los cambios físicos y psicosociales asociados al proceso de envejecimiento, así como al aumento de la incidencia de enfermedades crónicas.

CAMBIOS QUE SE PRODUCEN EN LAS PERSONAS MAYORES

Cambios físicos

Los cambios físicos más notorios que afectan a las personas mayores son:

- La **composición corporal varía con la edad**, disminuyendo la masa magra y el agua corporal, y aumentando la proporción de grasa, lo que condiciona una reducción del metabolismo basal. Por otro lado, la pérdida de masa ósea puede aumentar la susceptibilidad a las fracturas.
- Se produce un **deterioro de las funciones fisiológicas**, a todos los niveles, digestivo, endocrino, respiratorio, circulatorio, urinario, inmunitario y nervioso. A nivel nutricional, tienen gran impacto los problemas del aparato digestivo y de la dentadura, que condicionan una modificación en la ingesta, digestión y absorción de los nutrientes.
- **Alteraciones sensoriales**: la pérdida de olfato, gusto, vista y oído pueden repercutir en la elección de alimentos y en la preparación de estos, y asociarse con una pérdida del apetito.
- La **disminución de la actividad física** provoca un menor consumo de energía, que podría dar lugar a deficiencias de nutrientes.

Cambios psicosociales

Los cambios psicosociales más relevantes son:

- Los **problemas psíquicos** (depresión, ansiedad, demencia, etc.), dan lugar a un deterioro en los hábitos alimentarios.
- Surgen **problemas socioeconómicos** (abandono de la actividad laboral, bajo poder adquisitivo, soledad, incapacidad de adaptación a nuevos alimentos, desconocimiento sobre cómo conseguir una alimentación correcta), lo que puede llevar a seguir una alimentación monótona, descuidada y con omisión de comidas.
- El **padecimiento de patologías** favorece el seguimiento de una alimentación restringida o el consumo de múltiples fármacos, lo que modifica la ingesta y los procesos metabólicos y facilita la aparición de problemas nutricionales.
- **Fumar** o consumir cantidades importantes de **bebidas alcohólicas** se asocia con el seguimiento de dietas poco adecuadas, con peor absorción y utilización de nutrientes, y aumento del riesgo de carencias.
- Las personas de edad avanzada tienen escasa capacidad de adaptación ante los cambios, por lo que los **desequilibrios nutricionales** pueden llevarles a caer en la enfermedad y acelerar su deterioro físico y mental. Incluso las deficiencias ligeras pueden influir negativamente en la salud, perjudicando gravemente su calidad de vida.

ENFERMEDADES CRÓNICAS FRECUENTES EN LAS PERSONAS MAYORES

El proceso de envejecimiento se asocia con un incremento en la incidencia de diversas enfermedades, como las cardiovasculares, hipertensión, osteoporosis, infecciones, etc., problemas que también están condicionados por la alimentación y que, por tanto, se pueden retrasar o frenar mediante mejoras de tipo nutricional.

Enfermedades cardiovasculares

Son una de las más importantes causas de muerte y deterioro funcional entre los ancianos de las sociedades desarrolladas, y son un claro ejemplo de patologías condicionadas por la dieta. Es un hecho conocido que la alta ingesta de grasa saturada y colesterol se asocia con un incremento de la colesterolemia y con un aumento del riesgo cardiovascular. Estas consideraciones, que son evidentes en adultos, no son tan claras en ancianos, ya que diferentes estudios han puesto de relieve que, en ellos, la hipercolesterolemia deja de ser un factor de riesgo cardiovascular. Por otra parte, las restricciones dietéticas pueden comprometer seriamente la ingesta de energía y nutrientes de las personas mayores, y las deficiencias también pueden ser perjudiciales en relación con estas y otras enfermedades. Concretamente, las carencias en folatos, piridoxina y cianocobalamina condicionan un aumento de los niveles plasmáticos del aminoácido homocisteína, lo que se asocia con un incremento del riesgo cardiovascular. Otras vitaminas y minerales, por su intervención en el metabolismo lipídico y/o su acción antioxidante, ejercen un efecto protector frente a este tipo de patologías, por lo que su deficiencia puede ser considerada desfavorable.

Hipertensión

En las personas mayores, la hipertensión arterial es un factor de riesgo cardiovascular más importante que la hipercolesterolemia. En los ancianos hipertensos, aparte de otras indicaciones terapéuticas, se suele recomendar el control del peso y la restricción de sodio, medidas útiles pero que pueden ser el origen de malnutrición, ya que en las personas de edad avanzada es frecuente la pérdida del apetito, y comer sin sal puede agravar su anorexia; además, el control del peso también obliga a introducir restricciones. Por otra parte, investigaciones recientes han destacado la existencia de casos de hipertensión favorecidos por el padecimiento de deficiencias en micronutrientes. Por ello, en la lucha contra la hipertensión puede ser necesario el control del peso y la restricción de sodio, pero la ingesta correcta de calcio, potasio, magnesio, vitamina C y otros nutrientes debe estar garantizada.

Osteoporosis

Es otra de las enfermedades más frecuentes del anciano, y su prevalencia aumenta paralelamente al incremento de la población de personas mayores. Se caracteriza por un descenso de la masa ósea, que lleva a frecuentes molestias y fracturas, y contribuye a aumentar su invalidez, morbilidad y mortalidad. Se trata de un problema complejo en el que influyen muchos factores (endocrinos, genéticos, patológicos, etc.), pero desde el punto de vista nutricional, parece de utilidad seguir una dieta equilibrada, hacer ejercicio moderado, prevenir las carencias de vitamina D y calcio, moderar el consumo de cafeína, tabaco y alcohol, y evitar el exceso de proteínas.

Cáncer

Diversos estudios han demostrado que algunas deficiencias favorecen la aparición y el progreso de procesos neoplásicos. Concretamente, un aporte insuficiente de folatos favorece la modificación preneoplásica de pulmón, glándula mamaria, etc. Los antioxidantes desempeñan un importante papel en la protección frente al cáncer, por lo que su deficiencia puede asociarse con un aumento del riesgo de sufrir este tipo de patologías. Aunque la prevención del cáncer tiene que hacerse a lo largo de la vida y no al llegar a la edad avanzada, tanto en relación con esta como con otras patologías, conviene mejorar el estado nutritivo y evitar las deficiencias.

Demencia y pérdida de capacidad funcional

Uno de los principales problemas de las personas de edad avanzada es el deterioro de su capacidad funcional y mental, condicionados, en ocasiones, por un problema nutricional. Cualquier deterioro físico o psíquico va a condicionar una alteración de los hábitos alimentarios y favorecer la aparición de deficiencias. A su vez, las carencias perjudicarán la evolución de la problemática funcional y mental, y se establecerá un círculo vicioso que cada vez hará más precaria la situación del anciano. Diversos estudios han puesto de relieve que las personas mayores con alguna deficiencia nutricional muestran mayor tendencia a la depresión, inestabilidad emocional, fatiga e irritabilidad, junto con una mayor pérdida de la memoria de hechos recientes. Por otro lado, se han observado mejoras en algunos casos de demencia senil cuando se corrigen las deficiencias constatadas. Las deficiencias que con mayor frecuencia son responsables de estos problemas son las de folatos, tiamina, piridoxina, cianocobalamina y, en general, una situación subóptima en vitaminas. Por otra parte, en ancianos con déficits de acetilcolina, problema característico de la enfermedad de Alzheimer y de muchas demencias seniles, conviene garantizar un aporte adecuado de colina, precursor del neurotransmisor que se produce en cantidad insuficiente. Alimentos como el huevo aportan cantidades importantes de colina; sin embargo, su consumo se restringe, en ocasiones, por temor a su contenido en colesterol, siendo este un problema de menor importancia en el anciano que en el adulto. Este es un ejemplo de cómo la restricción de un tipo de alimentos, con el objeto de prevenir una enfermedad, puede contribuir al desarrollo de otras (v. **Cap. 2** y **Anexo 2**).

Infecciones

La alta susceptibilidad de las personas mayores al padecimiento de infecciones puede ser debida, en parte, al deterioro del sistema inmunitario resultante del proceso de envejecimiento, pero las deficiencias nutricionales pueden contribuir a agravar este tipo de problemas. La corrección de los problemas nutricionales, especialmente de la deficiencia en cinc, puede condicionar una mejora en la respuesta inmunitaria. Algunos estudios indican que el consumo regular de alimentos probióticos (con microorganismos vivos) como el yogur o la leche fermentada, puede contribuir a mejorar la respuesta inmunitaria del individuo y a evitar infecciones, tanto a nivel intestinal como en otras localizaciones.

Obesidad

Se asocia con un aumento de la incidencia de diversas enfermedades, como diabetes mellitus, hipertensión y enfermedad coronaria y, como consecuencia, con un incremento de la tasa de mortalidad. Aun así, hay que tener en cuenta que, en las personas mayores, la máxima esperanza de vida se consigue con valores de índice de masa corporal (IMC) algo superiores a los aconsejados en individuos de menor edad. Además, en los ancianos resulta muy conveniente la estabilidad de peso, aunque sea a costa de tener un ligero sobrepeso, salvo que el exceso ponderal sea muy grande y/o creciente, o que existan razones sanitarias como el control de la presión arterial, diabetes, etc., que hagan prioritario su control. Adelgazar es peligroso, y las fluctuaciones de peso lo son más; las personas de edad avanzada tienen escasa capacidad de adaptación ante los cambios, de tal manera que estas oscilaciones pueden promover la adiposidad abdominal y, como consecuencia, contribuir, a largo plazo, a aumentar los riesgos para la salud, no solo a nivel físico, sino también a nivel psicológico y de conducta. Para controlar el peso se puede disminuir la ingesta de alimentos o aumentar la actividad física. Esta última práctica resulta mucho más aconsejable y saludable para las personas mayores, en las que restringir el consumo de alimentos supone un riesgo de presentar deficiencias nutricionales.

NECESIDADES NUTRICIONALES DE LAS PERSONAS MAYORES

Respecto a las necesidades nutricionales de las personas mayores se precisa de más investigación y, posiblemente en el futuro se puedan marcar recomendaciones dividiendo a los ancianos en varios subgrupos dependiendo de la edad, el padecimiento de patologías o el consumo de fármacos, tabaco, alcohol; pero, en este momento, y a la luz de los conocimientos actuales, solo pueden darse pautas sobre la ingesta recomendada de energía y nutrientes y sobre el consumo de alimentos que parecen más convenientes.

Energía

El anciano experimenta un descenso del gasto energético que está condicionado por los cambios en su composición corporal (con pérdida de masa magra y aumento de masa grasa) y por el descenso de la actividad física. La práctica de ejercicio de forma regular puede reducir el deterioro físico asociado al proceso de envejecimiento, aumentar el gasto energético (haciendo posible un mayor consumo de calorías sin que se produzcan aumentos de peso) y disminuir la morbilidad y la mortalidad. La ingesta energética tiene que ser lo más elevada posible para que, al tomar más alimentos, se permita el máximo aporte de nutrientes, pero evitando, a su vez, que se produzcan aumentos de peso, por lo que la ingesta nunca puede ser superior al gasto energético. En general, dado el descenso de actividad y los cambios de composición corporal del anciano, se aconseja una reducción en su ingesta energética de 600 kcal en varones y de 300 kcal en mujeres (respecto a lo aconsejado en individuos de edad inferior), aunque puede haber diferencias dependiendo del estilo de vida y la situación sanitaria.

Proteínas

Las ingestas recomendadas para las proteínas no son inferiores en los ancianos respecto a las de los adultos de menor edad. Aunque disminuya la masa muscular y la actividad, diversos estudios han indicado que no se puede disminuir el aporte de proteínas para mantener el equilibrio de nitrógeno. Algunos autores han planteado que el deterioro físico, característico de las personas de edad avanzada, hace que algunos aminoácidos no esenciales pasen a serlo al ir aumentando la edad. Esto obliga a vigilar la calidad de las proteínas que ingieren los ancianos, procurando que sea elevada (no conviene disminuir el consumo de proteínas de alta calidad, como las del huevo, carne, pescado o lácteos). En general, y por razones de calidad proteínica, conviene que el 60 % de las proteínas sea de origen animal y el 40 % de origen vegetal. Las personas de edad avanzada que tienen problemas de inmovilidad pueden necesitar aportes más altos de proteínas para mantener su balance de nitrógeno y evitar la sarcopenia. Solo en casos de insuficiencia renal puede ser necesario restringir algo el consumo proteínico.

Lípidos

Se mantienen las pautas establecidas para la población general. Es necesario moderar la ingesta de grasa, pero de manera similar a lo aconsejado en adultos. No existen razones para mayores restricciones, salvo que exista algún problema añadido que lo justifique. Resulta conveniente evitar la deficiencia en ácidos grasos poliinsaturados de la familia omega-3 (que se encuentran principalmente en el pescado), dado que son importantes en la prevención de enfermedades cardiovasculares, arritmias y procesos inflamatorios, ayudan en la defensa inmunitaria y se han asociado con una mejora ante algunos tipos de demencia.

Hidratos de carbono y fibra

Se ha observado una disminución de la tolerancia a la glucosa en las personas de edad avanzada. El control de los niveles de glucosa puede mejorar al aumentar la proporción de hidratos de carbono complejos y disminuir los hidratos de carbono simples. Tomar alimentos ricos en fibra puede ayudar a controlar las cifras de glucemia, los lípidos sanguíneos y la función gastrointestinal. Esta última influencia es muy importante, dada la pérdida de peristaltismo y tonicidad de la musculatura del tracto gastrointestinal que se produce con la edad y que se acompaña de una tendencia al padecimiento de estreñimiento por un porcentaje importante de personas mayores.

Agua

Las personas mayores tienen riesgo de sufrir deshidratación debido a la disminución del contenido de agua en el cuerpo, descenso de la sensación de sed, dificultad de concentración de orina, temor a beber agua por problemas de incontinencia y aumento de las necesidades por diversas patologías. El aporte adecuado de agua es muy importante y su ingesta se debe adecuar a las pérdidas habituales y ocasionales. En general, se debe aconsejar a los ancianos que se esfuercen por beber más de lo que tienen por costumbre y más de lo que les indica su sensación de sed.

Vitaminas

En las personas mayores existe una gran variabilidad en los requerimientos de vitaminas, debido a los problemas de absorción, enfermedades y alto consumo de fármacos, unido, en algunas ocasiones, a la baja ingesta que hace difícil incluir los nutrientes necesarios. Ante este problema, no sorprende que las deficiencias sean más frecuentes en este grupo de población que las que se observan en adultos de menor edad. De hecho, diversos investigadores han sugerido la posibilidad de aumentar las ingestas recomendadas para algunas vitaminas, especialmente para B_2, B_6, B_{12} y D, en las personas mayores.

- La deficiencia de **vitamina B_6** se asocia con problemas de inmunidad celular y algunos autores sugieren que, en individuos de más de 70 años, conviene aumentar las ingestas recomendadas de 0,016 mg/g de proteína a 0,020-0,021 mg/g de esta.
- La importancia de la **vitamina B_{12}** a nivel hematológico en la función cognitiva y en los trastornos psiquiátricos, justifica la necesidad de mantener niveles adecuados en suero. Las restricciones dietéticas, junto con una baja absorción, pueden conducir a deficiencias con repercusiones graves en la salud del anciano. De hecho, se plantea la posibilidad de suministrar suplementos de 3 µg/día de esta vitamina, pues un 10-30% de las personas de edad avanzada tienen problemas para su absorción.
- Los niveles bajos de **vitaminas B_6, B_{12}** y **ácido fólico** condicionan elevaciones en los niveles de homocisteína, aumentando el riesgo cardiovascular y el de padecer trastornos psiquiátricos.
- La deficiencia de **vitamina D** es frecuente en aquellos ancianos que se exponen poco a la luz solar, o tienen más disminuida la capacidad de conversión de esta vitamina a su forma metabólicamente activa $[1,25\text{-}(OH)_2\text{-}D_3]$ a nivel renal.
- La **vitamina C** se considera un potente antioxidante, por lo que se recomienda asegurar que se cubran las ingestas recomendadas. Por otra parte, conviene aumentar el aporte en fumadores, individuos sometidos a estrés, o en los que padecen enfermedades degenerativas.

El uso de suplementos puede ser aconsejable en ancianos con ingestas bajas de energía o cuando se sospeche el padecimiento de deficiencias. Sin embargo, se deben evitar los aportes excesivos que puedan llegar a ser tóxicos. Hay que tener especial precaución con el exceso de algunas vitaminas como la A, cuyos niveles se mantienen elevados en las personas mayores.

Minerales

Pueden observarse deficiencias, a nivel bioquímico, por una disminución de la secreción gástrica, seguimiento de dietas escasas o desequilibradas, padecimiento de ciertas enfermedades, consumo de fármacos y/o alcoholismo. Asimismo, el consumo de suplementos de fibra y productos comerciales con alto contenido de esta puede disminuir la absorción de minerales. Por otra parte, existe controversia sobre la necesidad de incrementar las ingestas recomendadas establecidas para ciertos minerales, como el calcio, con el objeto de intentar frenar, al máximo, el deterioro óseo, especialmente en la población femenina.

La ingesta de cinc disminuye con la restricción de la ingesta energética, y los niveles bajos de este mineral se relacionan con diversas alteraciones de la función inmunológica, anorexia, dificultad de cicatrización de las heridas, etc. Se recomienda una disminución de la ingesta de sodio y un aumento de la de calcio, potasio y magnesio, en las personas mayores con hipertensión.

RECOMENDACIONES PARA CONSEGUIR UNA ALIMENTACIÓN CORRECTA EN LAS PERSONAS MAYORES

Las personas mayores constituyen un colectivo muy heterogéneo, pues en este grupo se incluyen individuos de un amplio rango de edad, con una historia y una realidad sanitaria, económica, social y cultural muy diversas. Por ello, dar normas de carácter general es más difícil que en otros grupos de edad. Pese a ello, resulta conveniente tener en cuenta una serie de pautas:

- La dieta debe ser lo más variada posible. El anciano sano debe procurar comer alimentos de todos los grupos, y en cantidades moderadas, según se indica en las guías alimentarias (v. **Cap. 1**).
- Deben tomar sal, azúcar y alcohol en cantidades moderadas.
- Las dietas restrictivas son peligrosas y en algunos casos condicionan perjuicios que superan las ventajas esperadas. En este sentido, solo se deben introducir en casos muy justificados y controlando el estado nutritivo para evitar que el anciano caiga en deficiencias nutricionales. De ser imprescindible marcar pautas dietéticas estrictas, el consumo de algún suplemento puede estar aconsejado.
- En general, el desconocimiento y los errores en la nutrición de la población son elevados, pero los que se observan en personas mayores lo son mucho más. Los ancianos de bajo nivel socioeconómico, con escasa cultura, especialmente los varones, no tienen conocimientos sobre cómo conseguir una alimentación correcta. Por ello, una adecuada información científica es imprescindible en este colectivo.

TÓPICOS QUE RODEAN LA ALIMENTACIÓN DE LAS PERSONAS MAYORES

Entre las personas mayores circulan generalizaciones en materia nutricional que son, en mayor o menor medida, erróneas:

- Se piensa que las personas mayores, en general, tienen que comer menos por el hecho de serlo, sin tener en cuenta el riesgo asociado al padecimiento de deficiencias.
- Se afirma que los ancianos deben comer sin sal, cuando algunos no tienen enfermedades que justifiquen tal medida, y comer sin sal puede llevarles a la anorexia.

- Algunas personas mayores creen más saludable beber poca agua para no hacer trabajar al riñón o por temor a retener líquidos o a engordar, cuando es aconsejable todo lo contrario.
- Otros errores bastante extendidos son los que aconsejan a las personas mayores moverse poco o no exponerse a la acción del sol.

En general, las personas mayores acumulan en esta etapa deterioros y disminución de las capacidades funcionales, y una nutrición adecuada es una de las maneras de optimizar la aptitud física, así como la salud, en general, de este colectivo.

PUNTOS CLAVE

- Una alimentación variada y equilibrada, junto con un aumento de la actividad física, tienen una repercusión muy positiva en la salud y bienestar de las personas mayores y pueden contribuir notablemente a mejorar su calidad de vida.
- Conviene animar a las personas mayores a aumentar al máximo su actividad, dentro de sus posibilidades y estado de salud, para incrementar su gasto energético y que de esta manera pueda consumir más alimentos sin peligro de aumentar de peso. Además, el ejercicio condiciona otras ventajas sanitarias y psíquicas.
- Hacer 4-5 comidas/día mejor que concentrar los alimentos en 2-3 comidas. Además, se debe evitar el aislamiento durante las comidas.
- También conviene evitar que las personas mayores caigan en una dieta monótona; se debe animar a aumentar el consumo de verduras, hortalizas, lácteos, cereales y, sobre todo, de agua.
- El cuidado de la salud física y psíquica también será de gran ayuda para conseguir mejorar el estado nutritivo. De existir problemas de masticación se tendrá que intentar mejorar su dentadura o aconsejar el consumo de algunos alimentos triturados.
- Se deben evitar las dietas restrictivas, salvo justificación vital y vigilando el estado nutritivo de las personas mayores, para evitar que caigan en deficiencias. No se le debe decir lo que deben suprimir, sino lo que deben comer, para controlar sus enfermedades y conseguir un estado nutricional correcto.
- Tanto en relación con la salud física como mental, las restricciones en la dieta pueden ser más peligrosas y frecuentes en las personas mayores que los excesos.
- Cuando existan dificultades o limitaciones en la alimentación del anciano puede ser conveniente la utilización de suplementos. Las deficiencias nunca están justificadas, y tienen un impacto muy negativo en la salud y calidad de vida del anciano.

BIBLIOGRAFÍA

Aparicio A, Andrés P, Perea JM, López-Sobaler AM, Ortega RM. Influence of the consumption of fruits and vegetables on the nutritional status of a group of institutionalized elderly persons in the Madrid region. J Nutr Health Aging. 2010;14(8):615-20.

Aparicio A, Robles F, López-Sobaler AM, Ortega RM. Dietary glycaemic load and odds of depression in a group of institutionalized elderly people without antidepressant treatment. Eur J Nutr. 2013;52(3):1059-66.

Bales CW, Porter Starr KN. Obesity Interventions for Older Adults: Diet as a Determinant of Physical Function. Adv Nutr. 2018;9(2):151-9.

Beck AM, Seemer J, Knudsen AW, Munk T. Narrative Review of Low-Intake Dehydration in Older Adults. Nutrients. 2021;13(9):3142.

Bruins MJ, Van Dael P, Eggersdorfer M. The Role of Nutrients in Reducing the Risk for Noncommunicable Diseases during Aging. Nutrients. 2019;11(1):85.

Choi YJ, Ailshire JA, Kim JK, Crimmins EM. Diet Quality and Biological Risk in a National Sample of Older Americans. J Aging Health. 2022;34(4-5):539-49.

Dartigues JF, Le Bourdonnec K, Tabue-Teguo M, Le Goff M, Helmer C, Avila-Funes JA, et al. Co-Occurrence of Geriatric Syndromes and Diseases in the General Population: Assessment of the Dimensions of Aging. J Nutr Health Aging. 2022;26(1):37-45.

Geigl C, Loss J, Leitzmann M, Janssen C. Social Factors of Dietary Risk Behavior in Older German Adults: Results of a Multivariable Analysis. Nutrients. 2022;14(5):1057.

Govindaraju T, Owen AJ, McCaffrey TA. Past, present and future influences of diet among older adults - A scoping review. Ageing Res Rev. 2022;77:101600.

Govindaraju T, Sahle BW, McCaffrey TA, McNeil JJ, Owen AJ. Dietary Patterns and Quality of Life in Older Adults: A Systematic Review. Nutrients. 2018;10(8):971.

Kaur D, Rasane P, Slingh J, Kaur S, Kumar V, Mahato DK, et al. Nutritional Interventions for Elderly and Considerations for the Development of Geriatric Foods. Curr Aging Sci. 2019;12(1):15-27.

López-Sobaler AM, Lorenzo Mora AM, Salas González MD, Peral Suárez Á, Aparicio A, Ortega RM. Importancia de la colina en la función cognitiva. Nutr Hosp. 2021;37(Spec No2):18-23.

Lorenzo-López L, Maseda A, de Labra C, Regueiro-Folgueira L, Rodríguez-Villamil JL, Millán-Calenti JC. Nutritional determinants of frailty in older adults: A systematic review. BMC Geriatr. 2017;17(1):108.

Ortega RM, Rodríguez-Rodríguez E, López-Sobaler AM. Effects of omega 3 fatty acids supplementation in behavior and non-neurodegenerative neuropsychiatric disorders. Br J Nutr. 2012;107(Suppl 2):S261-70.

Papadopoulou SK. Sarcopenia: A Contemporary Health Problem among Older Adult Populations. Nutrients. 2020;12(5):1293.

Roberts SB, Silver RE, Das SK, Fielding RA, Gilhooly CH, Jacques PF, et al. Healthy Aging-Nutrition Matters: Start Early and Screen Often. Adv Nutr. 2021;12(4):1438-48. Erratum in: Adv Nutr. 2021;12(4):1597-8.

Vega-Cabello V, Struijk EA, Caballero FF, Lana A, Arias-Fernández L, Banegas JR, et al. Dietary Micronutrient Adequacy and Risk of Multimorbidity in Community-dwelling Older Adults. Am J Clin Nutr. 2023;118(1):34-40.

Yannakoulia M, Mamalaki E, Anastasiou CA, Mourtzi N, Lambrinoudaki I, Scarmeas N. Eating habits and behaviors of older people: Where are we now and where should we go? Maturitas. 2018;114:14-21.

Zhang HR, Yang Y, Tian W, Sun YJ. Dietary Fiber and All-Cause and Cardiovascular Mortality in Older Adults with Hypertension: A Cohort Study Of NHANES. J Nutr Health Aging. 2022;26(4):407-14.

Zhou X, Pérez-Cueto FJA, Santos QD, Monteleone E, Giboreau A, Appleton KM, et al. A Systematic Review of Behavioural Interventions Promoting Healthy Eating among Older People. Nutrients. 2018;10(2):128.

Nutrición en el mantenimiento y promoción de la salud

16 • Dieta y control del peso corporal

17 • Fertilidad

18 • Insomnio y mala calidad del sueño

19 • Nutrición y consumo elevado de alcohol

20 • Nutrición del fumador

21 • Problemática nutricional en individuos con dietas alternativas

22 • Nutrigenética y epigenética

23 • Modulación nutricional de la microbiota y su impacto en la salud

24 • Crononutrición y salud

25 • Nuevas técnicas de educación alimentaria: *coaching* nutricional

Dieta y control del peso corporal

J. M. Perea Sánchez

16

En los últimos 50 años, la prevalencia de la obesidad ha aumentado en todo el mundo alcanzando dimensiones pandémicas. El estudio *Global Burden of Disease* con datos de 68,5 millones de personas demostró que, en 2015, 603,7 millones de adultos eran obesos. Desde 1980, la prevalencia de la obesidad se ha duplicado en más de 70 países y ha aumentado en la mayoría de los demás países. Si las tendencias continúan, para 2030, se estima que el 38 % de la población adulta mundial tendrá sobrepeso y otro 20 % será obeso.

INTRODUCCIÓN

La pérdida de peso es un hecho tanto deseable como conveniente en las personas que presentan sobrepeso/obesidad, pero no en el resto de los casos, ya que este deseo podría ser interpretado como un indicio de tendencia a la anorexia o al padecimiento de alguna alteración del comportamiento alimentario. Sin embargo, el porcentaje de individuos que desean perder peso por razones estéticas, sin presentar una obesidad o sobrepeso evidente, es muy elevado. En la actualidad, la gran influencia de los medios de comunicación y de las redes sociales han potenciado, junto con la publicidad y la moda, un ideal estético de «delgadez» que hace que surja un deseo de asemejarse a este modelo, disparándose las ventas de productos *light* y proliferando las dietas de adelgazamiento, la mayor parte de las cuales no tienen ninguna base científica ni han demostrado su eficacia. El estar muy delgado, habitualmente a dieta, tiene algunos riesgos para la salud. Lo ideal desde el punto de vista sanitario y estético es conseguir un peso adecuado de forma racional y mantenerlo con posterioridad,.

No obstante, la obesidad constituye uno de los principales problemas nutricionales de los países desarrollados. El exceso de grasa corporal se asocia a un aumento del riesgo de sufrir diversas alteraciones, como enfermedades cardiovasculares, digestivas, respiratorias, diabetes tipo 2, artrosis y cáncer, además de ser un problema estético y de imagen corporal con graves repercusiones a nivel psicológico y social.

DEFINICIÓN DE PESO IDEAL, SOBREPESO Y OBESIDAD

La **peso ideal** es aquel que permite a una persona estar más sana, sentirse mejor y tener la máxima esperanza y calidad de vida. Son admisibles ciertas variaciones de peso con respecto al ideal. Sin embargo, cuando este se eleva en exceso, se entra en el sobrepeso y, posteriormente, en la obesidad.

La **obesidad** se define como un exceso de grasa, general o localizada, que se manifiesta en un valor de peso elevado comparado con el de personas de la misma edad y sexo. Este término suele confundirse con el de **sobrepeso**, que solo es indicador de que una persona tiene más peso del que corresponde con su talla.

Sin embargo, no todo incremento del peso corporal es debido a un aumento del tejido adiposo: algunos deportistas podrían ser clasificados como obesos por el aumento de masa muscular y no por el exceso de masa grasa. También la insuficiencia cardíaca, renal o hepática puede producir un incremento de peso debido a una retención de agua, sin que exista una obesidad real.

La obesidad, y mucho más el sobrepeso, son problemas bastante frecuentes. Según la Encuesta Europea de Salud de 2020 con datos autorreferidos, el exceso de peso en adultos mayores de 18 años se sitúa en el 53,6 %, la obesidad en el 16 % y el sobrepeso en el 37,6 %, considerándose como indicador de obesidad un índice de masa corporal (IMC) ≥ 30 kg/m^2, y sobrepeso un IMC de 25-29,9 kg/m^2. Por otra parte, la prevalencia de obesidad hallada en España en el estudio ALADINO en el año 2019, en niños de 6 a 9 años, ha sido del 17,3 %, mientras que la prevalencia de sobrepeso se sitúa en el 23,3 %.

DIAGNÓSTICO DE OBESIDAD

En la actualidad se dispone de diferentes técnicas para la cuantificación de la grasa corporal (densitometría, ultrasonidos, etc.), que permiten emitir un juicio sobre su contenido normal o excesivo. Sin embargo, la complejidad de estas técnicas hace que, en la práctica, se tienda a utilizar otras más sencillas, como la determinación del peso, talla, circunferencias corporales y pliegues cutáneos para definir el nivel de adiposidad. A partir de estas medidas, la fórmula más frecuentemente utilizada como parámetro indicador del sobrepeso y obesidad es la del índice de masa corporal, calculado con arreglo a la relación entre el peso en kilogramos y la altura en metros al cuadrado (kg/talla^2 [m^2]). Aunque no existe un criterio uniforme para

Tabla 16-1. Clasificación del grado de obesidad en función del índice de masa corporal (IMC) en adultos (SEEDO, 2007)

Valores límite del IMC	Categoría
<18,5	Peso insuficiente
18,5-24,9	Normopeso
25,0-26,9	Sobrepeso grado I
27,0-29,9	Sobrepeso grado II (preobesidad)
30,0-34,9	Obesidad tipo I
35,0-39,9	Obesidad tipo II
40,0-49,9	Obesidad tipo III (mórbida)
≥ 50	Obesidad tipo IV (extrema)

definir los intervalos de normalidad y sobrepeso, una clasificación útil para adultos podría ser la expresada en la **tabla 16-1**. Sin embargo, el IMC varía con la edad: en personas jóvenes es normal tener un IMC más bajo, mientras que un IMC de 23-26 kg/m² se puede considerar normal en personas de más de 65 años. Por otra parte, la distribución de la grasa corporal tiene importancia en la predicción de las posibles complicaciones derivadas de la obesidad. La acumulación de grasa en la zona abdominal se asocia con un mayor riesgo de sufrir diversas patologías (diabetes, enfermedades cardiovasculares, litiasis biliar, síndrome de la apnea del sueño y algunos tipos de cáncer). Existen diferentes criterios para definir la existencia de obesidad abdominal, sin embargo, se considera como un buen indicador de obesidad central el perímetro de la cintura y se establece como puntos de corte de 102 cm en varones y 88 cm en mujeres (NCEP-ATP III, 2001) (v. **Cap. 5**).

FACTORES QUE INFLUYEN EN EL CONTROL DEL PESO

Peculiaridades genéticas y metabólicas del individuo

En la actualidad se cree que son cientos los genes relacionados con la predisposición a la obesidad; sin embargo, se tiene un conocimiento limitado de los mecanismos implicados en el proceso. Por ello, a pesar del condicionamiento genético, se deben centrar los esfuerzos en conocer los factores ambientales que participan de forma decisiva en el desequilibrio energético y desarrollo de la obesidad. De hecho, actualmente las investigaciones señalan que los cambios epigenéticos, aquellos que afectan a la expresión genética sin cambiar la secuencia del ADN, producidos mediante la interacción con el medio ambiente, que además son hereditarios, pueden ser responsables del aumento del riesgo de obesidad. Este riesgo se puede reducir mediante la elección de alimentos saludables, mayor actividad física y evitando otras causas de obesidad.

Sedentarismo

El aumento del estilo de vida sedentario se ha producido como consecuencia del desarrollo de la tecnología, afectando a diferentes campos en la vida diaria (transporte, actividades domésticas, trabajo, etc.). Así mismo, en el tiempo dedicado al ocio han aumentado las actividades sedentarias (televisión, videojuegos, ordenadores, móviles, etc.). Por ello, es necesario compensar esta baja actividad cotidiana con la práctica habitual de ejercicio físico y el incremento, dentro de lo posible, de la actividad física en la vida diaria. Esto supone un gasto que contribuye favorablemente al mantenimiento del balance energético; el ejercicio suave, prolongado y habitual puede ser útil en el control del peso.

Factores culturales y socioeconómicos

En los países desarrollados la obesidad tiende a aumentar en las clases sociales con menor nivel cultural y socioeconómico, circunstancias que suelen ir unidas. El bajo nivel cultural conlleva, normalmente, escasos conocimientos en temas relacionados con la salud: beneficios que supone la práctica de ejercicio físico, o elección de alimentos saludables (cereales, legumbres, frutas, hortalizas). Además, la poca disponibilidad de tiempo libre dificulta la posibilidad de realización de ejercicio físico y la preparación de comidas sanas. Así mismo, las familias con pocos recursos suelen tener mayor dificultad para adquirir alimentos caros y de baja densidad energética, como las frutas, las verduras y los cereales. La educación nutricional y la promoción de la actividad física podrían ser herramientas útiles para mejorar el estilo de vida de estos grupos sociales.

Factores psicológicos

Se consideran diversos aspectos (estrés, ansiedad, depresión, deficiente autoestima, etc.) que pueden afectar a la ingesta de alimentos, antes (hiperfagia) o después del aumento de peso (reacción ante la imagen corporal no deseada). Además, pueden llevar asociados trastornos de la conducta alimentaria (picoteo, comer de forma compulsiva, comidas nocturnas, etc.) que pueden contribuir a la ganancia de peso y a la aparición de obesidad.

Desinformación nutricional

La multitud de mensajes relacionados con la nutrición, procedentes de ámbitos tan dispares como los medios de comunicación sociales, publicidad, seudoprofesionales del adelgazamiento, etc., producen confusión en la opinión pública y generan todo tipo de tópicos que, en ocasiones, inciden negativamente en los hábitos alimentarios y en la imagen corporal. En general, los tópicos y dietas de moda hacen que se pierda la idea de normalidad que se tiene de la comida tradicional, de manera que los individuos se pueden dejar llevar por dietas absurdas y peligrosas que les hacen perder peso a corto plazo y en las que, en la mayoría de los casos, vuelven a ganar el peso perdido e incluso algunos kilos más (efecto «rebote»); además, mientras hacen la dieta y posteriormente, dejan de consumir ciertos alimentos saludables, como el pan y las legumbres, que hacen que disminuya la calidad de la dieta y la sensación de saciedad, aumentando la dificultad para controlar el peso.

Otros factores

Los siguientes factores también influyen en el control del peso:

- Es indudable que solo se come lo que se compra; en este sentido si en la compra se eligen aquellos alimentos con más grasa y calorías, se dificulta el control del peso.
- Algunos estudios afirman que comer con distracciones eleva hasta el 50 % la cantidad de comida que se ingiere, pero recordar lo que se consumió en la comida previa reduce la cantidad de alimentos ingeridos.
- Forzar a comer a los niños inapetentes puede llevarlos a padecer obesidad en la edad adulta, pues con ello se retrasa la sensación de saciedad y posteriormente necesitarán consumir cantidades mayores de alimentos para sentirse saciados.

PAPEL DE LA DIETA EN EL CONTROL DEL PESO CORPORAL

En la actualidad, muchas de las dietas de adelgazamiento se basan en la restricción de calorías, pero la regulación del peso corporal parece estar influida no solo por la cantidad de energía ingerida, sino también por la composición de la dieta y la distribución de la ingesta energética a lo largo del día.

Energía

El exceso de grasa que define la obesidad es el resultado de un balance positivo de energía, es decir, de una ingesta energética, a largo plazo, superior al gasto. Por tanto, las principales causas que llevan al sobrepeso y a la obesidad son dos:

- **Escaso gasto energético:** normalmente por llevar una vida muy sedentaria y/o presentar un bajo metabolismo basal.
- **Alta ingesta energética:** cuando las calorías ingeridas superan a las gastadas. Estas variaciones, a corto plazo, son toleradas por el organismo sin producir un aumento de peso. De hecho, la mayoría de los adultos mantienen una composición corporal bastante estable durante períodos largos de sus vidas.

Según lo anterior, es lógico pensar que la disminución de la ingesta energética constituya un paso esencial en las dietas encaminadas a la pérdida de peso y, de hecho, la mayoría de ellas se basan en una restricción calórica, más o menos intensa dependiendo del grado de sobrepeso u obesidad, de la velocidad a la que se desee perder peso, de la tolerancia del individuo, etc. Sin embargo, se sabe que tales restricciones promueven, con el paso del tiempo, mecanismos adaptativos encaminados a conservar la energía que hacen necesario disminuir cada vez más la ingesta para conseguir mantener el peso. Por ello, los individuos sometidos a restricciones calóricas repetidas tienden a ganar peso nuevamente tras el cese de la dieta, reduciéndose progresivamente las posibilidades de éxito. En este sentido, el ejercicio físico puede ayudar a conservar el diferencial entre energía ingerida y consumo energético, al mantener algo más alta la tasa metabólica basal, compensando, al menos en parte, su caída adaptativa.

En cualquier caso, el control del peso corporal es un problema complejo que debería resolverse aumentando la actividad física y disminuyendo la ingesta energética de forma moderada, pero sostenida, y estableciendo objetivos realistas a largo plazo.

Existen evidencias científicas de que la disminución del consumo habitual de alimentos de alta densidad energética (*fast food*, *snacks*, bollería, precocinados, etc.) y del tamaño de las raciones son medidas efectivas para el control del peso.

Bebidas

El consumo frecuente de bebidas azucaradas está asociado con el aumento de peso. Por ello, es recomendable limitar la frecuencia de consumo de bebidas azucaradas. Además, debe restringirse al máximo el consumo de alcohol, ya que este proporciona calorías vacías y no es un componente necesario en la dieta. También se ha observado que las ingestas agudas de alcohol inhiben la oxidación de la grasa y promueven su acumulación en el organismo. El consumo de agua es recomendable para mejorar la hidratación corporal y facilitar la eliminación de residuos. Por otra parte, en contra de una creencia bastante común, el agua no engorda, pues carece de calorías, manteniéndose esta propiedad independientemente del momento en que se ingiera (ya sea durante las comidas o fuera de ellas).

Composición de la dieta

Las dietas con mayor contenido de hidratos de carbono complejos (≥50% del aporte energético total de la dieta) se asocian con menor IMC. Por ello, parece que es más conveniente recomendar a las personas interesadas en perder peso corporal, el seguimiento de dietas equilibradas con un perfil calórico próximo al recomendado (entre un 50-60% de la energía procedente de los hidratos de carbono, un 30-35% de la grasa y un 10-15% de las proteínas) (v. **Caps. 1** y **2**).

La moda de realizar dietas desequilibradas, especialmente hiperproteicas y muy bajas en hidratos de carbono, produce pérdidas de peso a corto plazo, pero con fuertes efectos de «rebote» y poca eficacia a largo plazo. Además, este tipo de dietas no son adecuadas desde el punto de vista nutricional y pueden ser arriesgadas desde el punto de vista sanitario, siendo difícil su mantenimiento prolongado.

Macronutrientes

Grasa

Existe controversia respecto a la asociación entre el aporte de grasa de la dieta y el aumento de peso corporal; sin embargo, es evidente que la grasa es el macronutriente que más calorías aporta por gramo (grasa: 9 kcal/g, alcohol: 7 kcal/g, proteínas: 4 kcal/g, y los hidratos de carbono: 3,75-4 kcal/g). Además, es el componente que más aumenta la densidad energética de los alimentos, que sí está asociada con el aumento de peso. Otro punto para considerar es la alta palatabilidad de los alimentos ricos en grasa, que los hace más apetecibles. Este hecho, unido a que se trata de productos que requieren un menor esfuerzo de masticación, favorece su sobreconsumo. Por otra parte, es importante tener en cuenta el tipo de grasa que predomina en la dieta. Diferentes estudios científicos han evidenciado que no existe asociación entre la ingesta de ácidos grasos monoinsaturados y poliinsaturados con el aumento de peso. Sin embargo, la asociación de la ingesta de ácidos grasos saturados con el aumento de peso es controvertida. En cambio, sí se ha encontrado asociación entre la ingesta de ácidos grasos *trans* y la ganancia de peso y el incremento de la grasa abdominal. Debido a esto, en las dietas encaminadas a la pérdida de peso, además de disminuir el consumo de grasa total, sería recomendable sustituir las grasas saturadas y *trans* por grasas monoinsaturadas y poliinsaturadas, que pueden evitar el aumento de peso.

Hidratos de carbono y fibra

Una ingesta adecuada de hidratos de carbono (50-60% de la energía total ingerida) puede ser de gran utilidad en las dietas destinadas al control del peso. Sin embargo, como consecuencia de la mala fama de estos nutrientes, es frecuente restringir, equivocadamente, su consumo cuando se desea mantener o perder peso. Los hidratos de carbono son los componentes de la dieta que aportan menos cantidad de calorías por unidad de peso. Además, las dietas ricas en hidratos de carbono complejos tienen una gran cantidad de agua y de fibra y, como consecuencia, su densidad energética es muy baja. Por otra parte, un incremento en la ingesta de hidratos de carbono suele desplazar, indirectamente, la grasa de la dieta, lo que también resulta muy positivo en términos de energía ingerida. Las dietas ricas en hidratos de carbono conducen a un aumento del gasto energético por la mayor acción termogénica de estos en relación con las grasas, y por el aumento que producen en la tasa metabólica basal como resultado de la activación del sistema nervioso simpático. Además, el incremento del consumo de hidratos de carbono complejos retrasa la aparición del apetito por su efecto saciante, consecuencia del mayor volumen de la dieta, y los cambios que condicionan en las concentraciones de diversas hormonas (insulina y glucagón) y neurotransmisores (serotonina y noradrenalina). Por último, el mayor contenido en fibra de la dieta contribuye a su efecto saciante y condiciona la absorción de nutrientes energéticos a nivel intestinal, facilitando el control del peso corporal. De hecho, estudios científicos evidencian que la alta ingesta de fibra en el contexto de una dieta rica en alimentos de origen vegetal se asocia a un mejor control del peso corporal en adultos sanos.

Proteínas

La cantidad de proteínas que ha de contener una dieta encaminada al control o a la pérdida de peso debe ser la suficiente para asegurar el recambio proteico del organismo (0,8-1,2 g/kg de peso ideal). Los aportes excesivos ni son beneficiosos para la salud, ni mejoran el control del peso. De hecho, los estudios científicos indican que no existen evidencias que asocien la ingesta de proteínas con la prevención del exceso de peso. La cantidad de energía derivable de proteínas en una dieta hipocalórica debería situarse, por tanto, alrededor de un 15% del valor calórico total, ser de buena calidad y acompañarse de hidratos de carbono como fuente alternativa de energía.

Micronutrientes

La ingesta diaria debe asegurar un aporte de vitaminas y minerales de acuerdo con las recomendaciones dietéticas, lo que no siempre es fácil de lograr en las dietas encaminadas a perder peso, ya que estas deben aportar menos energía, pero las mismas cantidades de nutrientes esenciales. De hecho, en algunos casos es imposible conseguir cubrir las ingestas recomendadas sin acudir a la ayuda de suplementos. Hay que destacar que ni las vitaminas ni los minerales aportan calorías y, por lo tanto, no contribuyen a aumentar los almacenes de grasa del

Tabla 16-2. Pautas sobre distribución de las kilocalorías ingeridas a lo largo del día

Comidas	Porcentaje de kilocalorías
Desayuno	20-25 %
Media mañana o merienda	10-15 %
Comida	35 %
Cena	25-30 %

organismo, como piensa un alto porcentaje de la población. Es indudable que las deficiencias en vitaminas y minerales generan diversas alteraciones en la salud, pero se ha observado que estos déficits pueden condicionar alteraciones nerviosas y/o metabólicas, y asociarse a perturbaciones en el control del apetito, ejerciendo así un efecto negativo en el control del peso.

DISTRIBUCIÓN DE LA INGESTA ENERGÉTICA

Estudios epidemiológicos transversales sugieren que la adecuada distribución de la ingesta energética a lo largo del día se asocia con un menor peso corporal. Pero algunos estudios prospectivos han examinado esta cuestión y los resultados no son concluyentes, ya que al utilizar dietas isoenergéticas, han demostrado que la frecuencia de consumo de alimentos no afecta a la variación de peso. El efecto sobre el peso corporal probablemente depende de la composición de la comida consumida, en lugar de la frecuencia de consumo. No obstante, comer dos comidas al día, omitir el desayuno o tomar la mayor parte de las calorías al final del día no se relaciona con buenos hábitos alimentarios, por lo que conviene, por tanto, repartir los alimentos en 4-5 comidas al día y evitar suprimir alguna o hacer ayunos esporádicos (**Tabla 16-2**).

FACTORES QUE CONTRIBUYEN AL SOBREPESO Y A LA OBESIDAD

Estos factores están relacionados con el sobrepeso y la obesidad:

- **Clima**: en temperaturas tropicales se produce un menor gasto de energía, el gasto basal es inferior y hay que tomar menores cantidades de alimentos.
- **Fatiga**: comer cuando se está excesivamente cansado puede llevar a adquirir este hábito en busca de una sensación de bienestar. Sin embargo, en muchas ocasiones, el cansancio no será debido a una falta de alimentos o a una hipoglucemia.
- **Comer rápidamente**: permite ingerir mayor cantidad de alimentos antes de que entren en funcionamiento las señales de saciedad.
- **Externalidad**: algunas personas responden más a las señales externas que a las internas, es decir, cuando se encuentran frente a alimentos apetitosos son incapaces de resistirse a consumirlos en exceso.

PAUTAS PARA SEGUIR EN LAS DIETAS PARA EL CONTROL DEL PESO CORPORAL

Las siguientes pautas se recomiendan cuando se quiera seguir una dieta para controlar el peso corporal:

- No debe iniciarse una dieta de adelgazamiento a no ser que se esté plenamente motivado y dispuesto a seguir las pautas de manera permanente.
- Los objetivos finales deben individualizarse y elegirse de forma realista. Aunque el peso ideal (con un IMC comprendido entre 18,5 y 25 kg/m^2) sea el deseable, en ciertos casos un IMC de 25 kg/m^2 puede no ser un objetivo razonable, debiendo optarse por índices de masa corporal más elevados.
- La pérdida de peso debe ser gradual y definitiva, evitando las oscilaciones repetidas. La pérdida de peso ligera y mantenida durante períodos de tiempo prolongados favorece la reducción de los depósitos de grasa, limita la pérdida de proteínas y evita la disminución de la tasa metabólica basal que se observa en las rápidas reducciones de peso y que son las responsables, en gran medida, de la recuperación del peso tras el cese de la dieta. Las modificaciones en la alimentación y en las pautas de actividad deben ser permanentes, pero nunca drásticas.
- La dieta, independientemente de que esté destinada al control (normocalórica) o a la pérdida de peso corporal (hipocalórica), debe ser equilibrada, es decir, debe cubrir las ingestas recomendadas de nutrientes. En dietas hipocalóricas, la elección de alimentos debe ser mucho más cuidadosa, siendo necesario escoger aquellos que concentren mayor densidad de nutrientes (por cada 1.000 kcal). Por otro lado, debe contener adecuadas proporciones de macronutrientes, es decir, al menos un 50 % del total de la energía a partir de hidratos de carbono, preferentemente complejos (pan, patatas y otras hortalizas, frutas, verduras, cereales y legumbres), en torno a un 15 % a partir de proteínas, y un limitado contenido en grasa (20-30 % de la energía). Por último, debe incluir entre 30-40 g/día de fibra.
- La dieta también ha de ser variada (incluyendo alimentos de todos los grupos), agradable al paladar y armónica con la cultura y los hábitos alimentarios del paciente. El seguimiento de dietas monótonas o extrañas para controlar el peso (p. ej., las dietas disociadas) ni está justificado, ni se puede mantener por mucho tiempo. Resulta mejor mantener el equilibrio reduciendo las cantidades, en especial de aquellos alimentos que aportan más calorías que nutrientes (como las grasas, los azúcares y el alcohol). La proporción adecuada de los distintos grupos de alimentos en una dieta encaminada al control del peso se expresa en las guías alimentarias.
- No es necesario renunciar de forma radical al consumo de algún alimento deseado, ya que tomarlo ocasionalmente o en cantidad muy pequeña no va a definir el éxito o fracaso de la dieta. Igual que ningún alimento puede ser clasificado como bueno o malo en sí mismo, tampoco se puede decir que un alimento «engorda» o «adelgaza». Lo único que se puede afirmar es que cuando un alimento que aporta pocas calorías sustituye a otro de alta densidad energética, este cambio ayuda en el control del peso. Pero ningún alimento tiene propiedades adelgazantes, calorías negativas, ni contribuye a disolver o quemar grasa.

PUNTOS CLAVE

- La restricción calórica realizada con el fin de controlar el peso debe ser ligera y mantenida e ir siempre acompañada de ejercicio físico, realizado también de forma suave y sostenida, ayudando así a mantener el diferencial de energía (ingesta/gasto).
- La dieta debe ser equilibrada (aproximadamente el 15 % de las calorías en forma de proteína, <30 % en forma de grasa y entre el 50 y 60 % en forma de hidratos de carbono) y variada, es decir, debe contener el mayor número posible de alimentos diferentes (a ser posible que no sean ultraprocesados) y su distribución a lo largo del día debe consistir en 4-5 comidas.
- Los principales alimentos a restringir son los ricos en grasa y los que aportan calorías «vacías» (dulces, alcohol). Por el contrario, los alimentos ricos en hidratos de carbono complejos (pan, pasta, arroz, legumbres, hortalizas, frutas, etc.) no deben restringirse, pues aumentar su consumo puede ser útil para aproximar la dieta a las pautas aconsejadas y conseguir así un mejor control del peso.
- Cualquier dieta que aporte menos de 1.500 kcal difícilmente puede suministrar la cantidad de vitaminas y minerales suficiente, siendo necesaria su suplementación.
- Se debe comer despacio, masticando adecuadamente, para dar tiempo a que se activen las señales de saciedad y no tener que dejar de comer cuando todavía se tiene hambre.
- Aumentar el consumo de alimentos ricos en fibra puede ayudar a aumentar la sensación de saciedad y ser útil desde el punto de vista sanitario y en el control del peso.

BIBLIOGRAFÍA

Barrea L, Verde L, Simancas-Racines D, Zambrano AK, Frias-Toral E, Colao A, et al. Adherence to the Mediterranean diet as a possible additional tool to be used for screening the metabolically unhealthy obesity (MUO) phenotype. J Transl Med. 2023;21(1):675. Disponible en: https://translational-medicine.biomedcentral.com/articles/10.1186/s12967-023-04546-0 [última consulta: 19 de marzo de 2024].

Caballero B. Humans against Obesity: Who Will Win? Adv Nutr. 2019;10(Suppl 1):S4-9. Disponible en: https://www.sciencedirect.com/science/article/pii/S2161831322001958 [última consulta: 19 de marzo de 2024].

Estudio ALADINO 2019. Estudio sobre la Alimentación, Actividad Física, Desarrollo Infantil y Obesidad en España 2019. Madrid: Agencia española de Seguridad Alimentaria y Nutrición, Ministerio de Consumo; 2020. Disponible en: https://www.aesan.gob.es/AECOSAN/docs/documentos/nutricion/observatorio/Informe_Aladino_2019.pdf [última consulta: 19 de marzo de 2024].

Expert Panel on Detection, Evaluation, and Treatment of High Blood Cholesterol in Adults. Executive Summary of The Third Report of The National Cholesterol Education Program (NCEP) Expert Panel on Detection, Evaluation, And Treatment of High Blood Cholesterol In Adults (Adult Treatment Panel III). JAMA. 2001;285(19):2486-97.

Fruh S, Williams S, Hayes K, Hauff C, Hudson GM, Sittig S, et al. A practical approach to obesity prevention: Healthy home habits. J Am Assoc Nurse Pract. 2021;33(11):1055-65.

Hinde S. Understanding the role of carbohydrates in optimal nutrition. Nurs Stand. 2019; 34(8):76-82.

King SE, Skinner MK. Epigenetic Transgenerational Inheritance of Obesity Susceptibility. Trends Endocrinol Metab. 2020;31(7):478-94.

Martí Del Moral A, Calvo C, Martínez A. Consumo de alimentos ultraprocesados y obesidad: una revisión sistemática. Nutr Hosp. 2021;38(1):177-85.

Martínez García RM, Jiménez Ortega AI, González Torres H, Ortega RM. Prevención de la obesidad desde la etapa perinatal. Nutr Hosp. 2017;34(Supl 4):53-7.

Masood B, Moorthy M. Causes of obesity: a review. Clin Med (Lond). 2023;23(4):284-91. Disponible en: https://www.rcpjournals.org/content/clinmedicine/23/4/284 [última consulta: 19 de marzo de 2024].

McGlynn ND, Khan TA, Wang L, Zhang R, Chiavaroli L, Au-Yeung F, et al. Association of Low- and No-Calorie Sweetened Beverages as a Replacement for Sugar-Sweetened Beverages With Body Weight and Cardiometabolic Risk: A Systematic Review and Meta-analysis. JAMA Netw Open. 2022;5(3):e222092. Disponible en: https://jamanetwork.com/journals/jamanetworkopen/fullarticle/2790045 [última consulta: 19 de marzo de 2024].

Ministerio de Sanidad, Consumo y Bienestar Social. Portal Estadístico del SNS. Encuesta Europea de Salud en España 2020. Disponible en: https://www.mscbs.gob.es/estadEstudios/estadisticas/EncuestaEuropea/Enc_Eur_Salud_en_Esp_2020_datos.htm [última consulta: 19 de marzo de 2024].

NHLBI Obesity Education Initiative. The practical guide: Identification, Evaluation and Treatment of Overweight and Obesity in Adults. National Institutes of Health (NIH Publication Number 00-4084); 2000. Disponible en: https://www.nhlbi.nih.gov/files/docs/guidelines/prctgd_c.pdf [última consulta: 19 de marzo de 2024].

Ortega RM, Jiménez Ortega AI, Martínez García RM, Aguilar-Aguilar E, Lozano Estevan MDC. La obesidad infant il como prioridad sanitaria. Pautas en la mejora del control del peso. Nutr Hosp. 2022;39(Spec No3):35-8.

Ortega RM, Jiménez Ortega AI, Perea Sánchez JM, Peral Suárez Á, López-Sobaler AM. Factores sociodemográficos y de estilo de vida implicados en el exceso de peso. Nutr Hosp. 2018;35(Spec No6):25-9.

Pan F, Zhang T, Mao W, Zhao F, Luan D, Li J. Ultra-Processed Food Consumption and Risk of Overweight or Obesity in Chinese Adults: Chinese Food Consumption Survey 2017-2020. Nutrients. 2023;15(18):4005. Disponible en: https://www.mdpi.com/2072-6643/15/18/4005 [última consulta: 19 de marzo de 2024].

Salas-Salvadó J, Rubio MA, Barbany M, Moreno B y Grupo Colaborativo de la SEEDO. Consenso SEEDO 2007 para la evaluación del sobrepeso y la obesidad y el establecimiento de criterios de intervención terapéutica. Med Clin (Barc). 2007;128(5):184-96.

Troesch B, Biesalski HK, Bos R, Buskens E, Calder PC, Saris WH, et al. Increased Intake of Foods with High Nutrient Density Can Help to Break the Intergenerational Cycle of Malnutrition and Obesity. Nutrients. 2015;7(7):6016-37. Disponible en: https://www.mdpi.com/2072-6643/7/7/5266 [última consulta: 19 de marzo de 2024].

Wadden TA, Tronieri JS, Butryn ML. Lifestyle modification approaches for the treatment of obesity in adults. Am Psychol. 2020;75(2):235-51.

Wiechert M, Holzapfel C. Nutrition Concepts for the Treatment of Obesity in Adults. Nutrients. 2021;14(1):169. Disponible en: https://www.mdpi.com/2072-6643/14/1/169 [última consulta: 19 de marzo de 2024].

Fertilidad

R. M. Martínez García

17

En sociedades desarrolladas, como la española, es relativamente frecuente la existencia de problemas de fertilidad y la búsqueda de ayuda para lograr tener descendencia. Los procesos y las técnicas han experimentado un avance espectacular en los últimos años, pero quizá el estado nutricional, que puede ayudar/perjudicar en el proceso reproductivo, no ha sido objeto de la debida atención hasta el momento. El estado nutricional y ponderal tiene un papel esencial en la fertilidad. Una mejora nutricional puede ayudar a optimizar y mejorar la fertilidad y el resultado del proceso reproductivo, debiendo ser esta parcela científica objeto de mayor atención y estudio en el futuro.

INTRODUCCIÓN

Una nutrición correcta es importante para que todos los procesos fisiológicos, entre ellos la reproducción, se realicen de manera satisfactoria. En este sentido, diversos estudios han demostrado que los desequilibrios nutricionales pueden desempeñar un papel en algunos casos de infertilidad.

COMPOSICIÓN CORPORAL Y SITUACIÓN PONDERAL

La composición corporal y la situación ponderal son factores determinantes de la fertilidad en ambos sexos. La insuficiencia ponderal y el sobrepeso u obesidad aumentan el riesgo de infertilidad. También la grasa corporal desempeña una función esencial en el proceso de fertilidad, ya que los adipocitos son los encargados de producir leptina, que es un biomarcador de adiposidad (sus niveles circulantes están en proporción lineal con la masa grasa). En el cerebro, esta hormona actúa sobre las neuronas premamilares ventrales del hipotálamo, ocasionando la liberación de la hormona liberadora de gonadotropina, estimulando en la adenohipófisis la liberación de las hormonas luteinizante y foliculoestimulante, que controlan la síntesis de las hormonas sexuales testosterona, estrógenos y progesterona. La leptina actúa en un rango de concentración relativamente estrecho: demasiada o muy poca compromterá la fertilidad. Las mujeres con un índice de masa corporal (IMC) inferior a 20 kg/m² y con un bajo porcentaje de grasa corporal tienen mayor riesgo de tener ciclos anovulatorios y de presentar amenorrea. Se requiere al menos un 17 % de grasa corporal para que se produzca la menstruación, y al menos un 22 % para tener ciclos de forma periódica. Así pues, un aporte calórico deficitario se asocia con un descenso de la fertilidad y riesgo, a largo plazo, de esterilidad. Este problema, que se conoce en los países desarrollados por haber afectado a algunas deportistas sometidas a dietas hipocalóricas, o a personas con anorexia nerviosa, es muy frecuente en países en vías de desarrollo. En los varones también se altera la espermatogénesis, y en casos de malnutrición disminuye la fertilidad.

En poblaciones con escasez de alimentos, estos cambios pueden constituir un mecanismo de defensa para disminuir la natalidad en los colectivos víctimas del hambre. Sin embargo, en las sociedades bien alimentadas respecto a las poblaciones malnutridas, las mujeres tienen menarquias más precoces y menopausias más tardías. Así pues, una nutrición adecuada favorece la fecundidad, así como el éxito de los embarazos.

Por otro lado, el exceso de peso también puede ser un factor negativo, y están descritos casos de mujeres obesas con problemas de infertilidad que se resolvieron al seguir un programa de adelgazamiento que incluía ejercicio y mejora de los hábitos alimentarios. El exceso de grasa corporal en mujeres con sobrepeso u obesidad se asocia con síndrome de ovario poliquístico y con la presencia de niveles más elevados de insulina, leptina, estrógenos y andrógenos, lo que conduce a presentar ciclos anovulatorios y amenorrea, así como alteraciones en el desarrollo endometrial. Igualmente, la obesidad parece afectar de forma negativa los parámetros espermáticos en los hombres y está asociada con niveles bajos de testosterona (**Fig. 17-1**).

PAPEL DE LA DIETA EN LA FERTILIDAD Y EL PROCESO REPRODUCTIVO

La fertilidad está condicionada por el tipo de dieta. Se ha observado que el seguimiento de una dieta rica en alimentos con una carga glucémica baja se relaciona con una mejoría de la fertilidad relacionada con la calidad del semen y la ovulación. En relación con las proteínas, el remplazo de proteínas de origen animal por vegetal en la dieta favorece la ovulación. Respecto a las grasas, se ha evidenciado que la ingesta elevada de grasas saturadas y grasas *trans* se asocia negativamente con la cantidad y calidad de los espermatozoides y con presentar alteraciones en la ovulación. De forma contraria, el seguimiento de dietas ricas en grasas monoinsaturadas y poliinsaturadas (omega-3) parece tener un efecto beneficioso en la fertilidad en mujeres y en hombres.

En relación con la fecundidad, las deficiencias vitamínicas y de minerales, en muchos casos subclínicas, pueden ser causa de infertilidad en personas de poblaciones desarrolladas, aparentemente sanas, y que no sospechan el padecimiento de ningún déficit nutricional (v. **Fig. 17-1**).

Importancia de las vitaminas en la fertilidad

Diversos estudios han señalado la existencia de problemas de infertilidad asociados al padecimiento de deficiencias en **ácido fólico**. En estos casos, la corrección de la carencia, hasta conseguir normalizar los parámetros hematológicos, facilita la posibilidad de conseguir un embarazo.

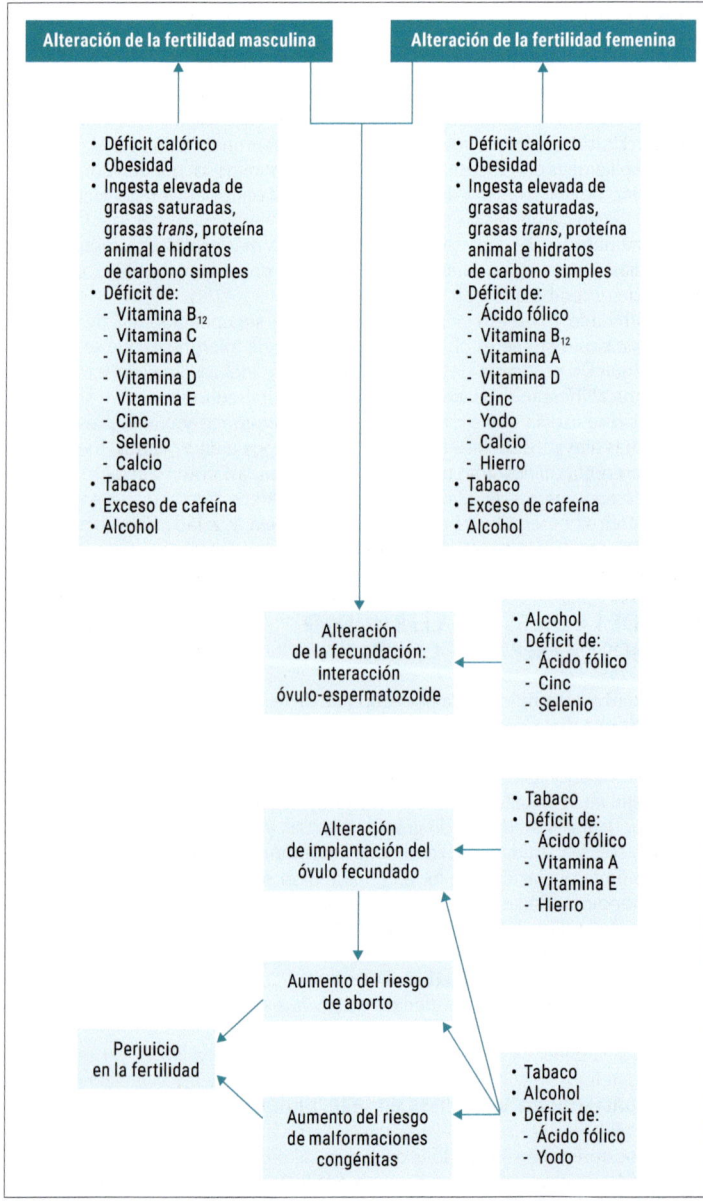

Figura 17-1. Factores que pueden alterar el éxito del proceso reproductor.

Las mujeres consumidoras de anticonceptivos orales tienen, con frecuencia, deficiencia de *ácido fólico* (v. **Cap. 58**), ya que estos medicamentos disminuyen la absorción intestinal de la vitamina y alteran la utilización y transporte de esta. Como consecuencia, se produce un descenso de los niveles séricos y eritrocitarios de *ácido fólico* y un aumento de la excreción urinaria de ácido formiminoglutámico o FIGLU (indicador de deficiencia en la vitamina). También, las mujeres con epilepsia tienen el mismo problema que las consumidoras de anticonceptivos orales, resultado del consumo de anticonvulsivos que alteran los depósitos de *ácido fólico* (v. **Cap. 58**).

En ambos casos, la deficiencia no solo puede ser causa de infertilidad, sino que se asocia a un aumento del riesgo de tener descendientes con defectos del tubo neural y otras malformaciones congénitas (v. **Fig. 17-1**). En estas circunstancias, resulta aconsejable la utilización de suplementos de vitaminas con folatos antes de la concepción.

La formación y desarrollo de cada célula humana depende de un aporte adecuado de *ácido fólico*, ya que esta vitamina interviene en la síntesis del ADN y del ARN. Por ello, sus requerimientos están relacionados con la cantidad de reproducción celular que tiene lugar en cada momento. Durante la gestación se produce una rápida replicación y proliferación celular y, como consecuencia, las demandas de folatos son excepcionalmente elevadas (v. **Caps. 2** y **13**).

Por otra parte, la deficiencia en *ácido fólico* afecta a las células sanguíneas (dando lugar al padecimiento de anemia macrocítica o megaloblástica). Pero también puede perjudicar a otras células, siendo las de los órganos con alta velocidad de renovación las primeras en verse afectadas. Concretamente, los tejidos embrionarios en general, y el trofoblasto en particular, con una proliferación muy activa, pueden alterarse de forma más precoz e intensa que el tejido hematopoyético (v. **Fig. 17-1**).

Aunque se sabe que los abortos y las malformaciones fetales tienen una etiología multifactorial, es indudable que el déficit en *ácido fólico* es uno de los factores a considerar a la hora de diagnosticar o corregir estos problemas. Si se tiene en cuenta el papel fundamental de esta vitamina en la replicación celular, se comprende que su déficit, durante los primeros días de la gestación, puede condicionar una formación inadecuada de ácidos nucleicos y un retraso de crecimiento celular, produciendo un daño irreversible en el feto y en la placenta, lo que puede llegar a desencadenar un aborto.

En el endometrio también pueden producirse alteraciones celulares (alargamiento nuclear, vacuolización citoplasmática, etc.), lo que hace que el entorno uterino normal se vea alterado y que la implantación del óvulo fertilizado se pueda ver dificultada (v. **Fig. 17-1**). Experimentalmente, la administración de aminopterina (fármaco antifólico) ha producido numerosos casos de aborto e, incluso, se ha utilizado con fines abortivos.

Tanto si la deficiencia en *ácido fólico* impide la fecundación del óvulo, como si impide su implantación o produce abortos precoces, se favorece la infertilidad y, dado que esta deficiencia vitamínica es una de las más frecuentes en la población española, resulta conveniente vigilar y corregir la deficiencia en folatos siempre que se desee tener descendencia.

El déficit de *ácido fólico* disminuye la fertilidad; por ello, es muy aconsejable que las mujeres que dejan de tomar anticonceptivos orales porque desean tener descendencia se aseguren primero de poseer una buena situación en *ácido fólico* antes de quedarse embarazadas. En estos casos, es necesario que el aporte de verduras (principal fuente de *ácido fólico*) sea de 3-5 raciones/día (v. **Caps. 1** y **12** y **Anexo 1-15**), pero, además, conviene tomar un suplemento de 400 µg/día de la vitamina durante varios meses antes de intentar quedar embarazada (v. **Cap. 2**). La administración de folatos en el momento en que se está produciendo una amenaza de aborto es ineficaz, pues en esta fase, probablemente, ya se han producido lesiones celulares incompatibles con el desarrollo o con el progreso del embarazo.

También está descrito en la bibliografía algún caso de infertilidad oligomenorreica derivada del padecimiento de deficiencia en **vitamina B₁₂**. Después de utilizar diversas modalidades terapéuticas, y ante la existencia de una anemia megaloblástica, se comprobó que al añadir al tratamiento 1 mg de *vitamina B₁₂* se consiguieron resultados satisfactorios al hacerse posible el embarazo.

Por otra parte, en el líquido seminal existe una proteína transportadora de cianocobalamina en concentración 23 veces más elevada que la observada en suero normal. Aunque se desconoce el papel fisiológico de esta proteína y la relación con la espermatogénesis, parece que la metilcobalamina puede resultar de utilidad en el tratamiento de algunos casos de infertilidad en varones (v. **Anexo 1-16**).

La **vitamina C** desempeña un papel en relación con el problema de la infertilidad masculina, especialmente en los casos en los que se observa una excesiva aglutinación del esperma (25 % por encima de lo normal). La suplementación con vitamina C ha llevado, en estos casos, a un incremento de la cantidad y movilidad de los espermatozoides, a un descenso en la aglutinación del esperma y a un menor número de espermatozoides anormales y precursores de espermatozoides (v. **Fig. 17-1**).

Además, se ha comprobado que los niveles de ascorbato en plasma de varones estériles son más bajos que los registrados en varones normales, y que estos se elevan hasta cifras normales por suplementación con 1.000 mg/día de vitamina C durante una semana. La medición del ácido ascórbico seminal y en el plasma de hombres con antecedentes de subfertilidad o infertilidad idiopática es necesaria y puede ser útil en la evaluación de la fertilidad.

La **vitamina A** interviene en el proceso de espermatogénesis, protege del daño oxidativo al óvulo y al espermatozoide, y facilita la implantación del óvulo fecundado. Además, favorece la síntesis de las hormonas sexuales y es esencial en el desarrollo placentario, en la organogénesis y en la embriogénesis (v. **Fig. 17-1**). Se desconocen los requerimientos de vitamina A en relación con la función reproductora, pero se ha observado cornificación vaginal en casos de deficiencia, lo que sugiere una posible influencia de esta vitamina en la fertilidad humana. Un estudio reciente ha evidenciado una asociación positiva entre la ingesta masculina de β-caroteno con la tasa de fertilización.

También se ha planteado la posible implicación de la **vitamina D** en la fertilidad de ambos sexos. Cada vez hay mayor evidencia que sugiere que la deficiencia de vitamina D contribuye al desarrollo del síndrome de ovario poliquístico, incluida la disfunción ovulatoria, y en la patogénesis de la endometriosis, siendo las dos causas más frecuentes de infertilidad femenina. Respecto a la fertilidad masculina, se han observado receptores para la 1,25-(OH)₂-D₃ en los tubos seminíferos y el tejido intersticial del testículo humano. En situaciones de deficiencia, disminuye la espermatogénesis y se asocia con bajas concentraciones séricas de testosterona, ya que se interfiere la función de las células de Sertoli y de Leydig. Una revisión sistemática y metaanálisis reciente señala que la deficiencia de vitamina D es un marcador de riesgo de fertilidad reducida y se asocia con resultados adversos del embarazo (bajo peso al nacer, preeclampsia y mortalidad neonatal) (v. **Fig. 17-1**) (v. **Cap. 13**).

La **vitamina E** es esencial en el proceso reproductivo debido a su función antioxidante, ya que contrarresta los efectos del estrés oxidativo sobre los óvulos y los espermatozoides. Además, facilita la implantación del óvulo fecundado y es necesaria para el desarrollo y función de la placenta (v. **Fig. 17-1**). La suplementación con vitamina E podría neutralizar la actividad de los radicales libres para evitar que los espermatozoides sufran más daños oxidativos, siendo útil en la normalización de la función reproductora.

Rol de los minerales en el proceso reproductor

Un aporte adecuado de minerales también resulta fundamental para conseguir una mejora de la fertilidad (v. **Fig. 17-1**). Concretamente, el **cinc** (mineral abundante en el cuerpo, solo superado por el hierro) tiene un papel importante en el desarrollo testicular y la maduración de los espermatozoides e interviene, junto con el selenio, en el proceso de fecundación, favoreciendo la fusión de los gametos.

La deficiencia de *cinc* se asocia a impotencia e hipogonadismo, pues condiciona una atrofia de los testículos y del epitelio seminífero, una disminución del peso de la próstata, del epidídimo y del número de células de Leydig, así como una menor producción de espermatozoides. En estos casos, la concentración de cinc en el líquido seminal y en las gónadas disminuye, lo mismo que la testosterona, dihidrotestosterona y androsterona. En la mujer, esta carencia puede ser la responsable de ciertas amenorreas.

Por otra parte, algunos autores han señalado que la suplementación con 10-15 mg/día de cinc parece de utilidad en el tratamiento de algunos casos de infertilidad e impotencia.

El **selenio** es un oligoelemento esencial para la síntesis de testosterona y la formación de espermatozoides, ya que forma parte de una proteína asociada a la membrana externa de la mitocondria del espermatozoide, responsable de la integridad del flagelo, y, como consecuencia de esta función, interviene en la espermatogénesis y en la fecundación.

El **calcio** tiene un papel importante en la espermatogénesis y en la motilidad del espermatozoide, siendo esencial además en la fertilización del óvulo.

Las deficiencias de **yodo** se asocian a un descenso de la fertilidad y, en caso de producirse el embarazo, a un aumento de las tasas de abortos espontáneos y de la incidencia de malformaciones congénitas. Mills *et al.* (2018) realizaron un estudio en más de 500 mujeres y mostraron que aquellas con niveles deficitarios tenían una reducción del 46 % en la fertilidad. Recientemente se ha evidenciado que el uso de yodo mejora las tasas de concepción en parejas con infertilidad.

La concepción también se dificulta en mujeres cuyos depósitos de **hierro** están disminuidos (valorados por los niveles de ferritina en suero). Este fallo en la concepción es una respuesta natural que protege de las pérdidas de hierro que podrían producirse en el parto y de las demandas asociadas al desarrollo fetal. Los depósitos disminuidos de hierro quizás inhiban la síntesis de isoferritina placentaria (regulador de la inmunorreactividad en gestación) y contribuyan al rechazo precoz de la implantación del feto.

Respecto a cómo influye el estatus de *hierro* en la fertilidad, se ha observado que los niveles de ferritina <30 µg/L se asocian con infertilidad, y que el uso de suplementos de hierro se correlaciona inversamente con el riesgo de trastornos de la ovulación. Además, son interesantes los estudios de Rushton *et al.*, quienes intentaron resolver el problema de alopecia de un colectivo de mujeres en las que se observaban alteraciones hematológicas y bioquímicas indicadoras de ferropenia. Después de suplementar con hierro (35 mg/día) y vitamina C (200 mg/día), se consiguió un crecimiento óptimo del cabello, pero, además, durante el tratamiento varias de las mujeres se quedaron embarazadas, y algunas de ellas habían sido estudiadas y tratadas por problemas de infertilidad durante los 5-9 años previos sin éxito.

Los resultados de estos estudios apuntan a determinados nutrientes como responsables de algunos casos de infertilidad que se solucionaron al corregir la deficiencia. Las carencias en folatos, vitamina D y E, así como hierro, cinc y selenio quizá sean las que más influencia ejercen en este sentido, como las que se observan con más frecuencia al valorar el estado nutricional de diversos grupos de población.

UTILIDAD DE LOS SUPLEMENTOS DE VITAMINAS-MINERALES

La suplementación periconcepcional con vitaminas y minerales ha sido relacionada con un aumento de la fertilidad, con una reducción en el padecimiento de náuseas y vómitos durante el embarazo y con la prevención de malformaciones en los descendientes. En concreto, esta suplementación ha sido asociada con una menor incidencia de defectos del tubo neural, tracto urinario y sistema cardiovascular, así como un descenso en el riesgo de estenosis pilórica hipertrófica y otras malformaciones en los neonatos.

El consumo de alimentos ricos en ácido fólico (verduras, hortalizas y frutas) es muy aconsejable durante toda la vida (v. **Anexo 1-15**), y especialmente en mujeres en edad fértil, pero su consumo puede no ser suficiente garantía para prevenir los defectos del tubo neural y otras anomalías congénitas. La suplementación periconcepcional con ácido fólico parece una medida más segura (v. **Caps. 2**, **12** y **13**). Teniendo en cuenta que una gran proporción de los embarazos son no planificados, la utilización de alimentos fortificados con ácido fólico, vitaminas B$_{12}$ y B$_6$ también puede contribuir a disminuir el riesgo de tener descendientes con defectos del tubo neural y otras malformaciones congénitas. Una revisión sistemática y metaanálisis realizado a partir de 29 estudios muestra que la suplementación con antioxidantes (vitaminas E y C, selenio, cinc y ácido fólico) parece tener un efecto positivo sobre la fertilidad masculina. Un estudio de Chavarro *et al.* (2008) mostró también que el consumo de suplementos polivitamínicos-minerales al menos tres veces por semana se asociaba con un riesgo reducido de infertilidad anovulatoria.

Dado que una nutrición correcta es muy importante para conseguir un estado de salud óptimo, una fertilidad correcta y una gestación satisfactoria, es indudable la conveniencia de vigilar y corregir cualquier problema nutricional en las personas que deseen tener descendencia. También es apropiado hacer un estudio del estado nutritivo en casos de infertilidad, evitando que algo tan fácil de resolver como es una deficiencia nutricional pueda contribuir a crear, o a agravar, este tipo de problemas.

IMPACTO DEL CONSUMO DE TABACO, CAFEÍNA Y ALCOHOL

El consumo de **tabaco** condiciona una disminución de la fertilidad, tanto en varones como en mujeres (fumar se asocia con niveles más bajos de estrógenos y progesterona y niveles más altos de andrógenos, y con cambios en los niveles de hormona antimülleriana, un marcador de la reserva ovárica o recuento de folículos antrales, lo que sugiere un papel en el envejecimiento ovárico). Por otra parte, diversos estudios han señalado que fumar resulta perjudicial para el curso y resultado de la gestación, y que se asocia a un mayor riesgo de sufrir embarazos ectópicos; por ello parece conveniente que la población femenina disminuya al máximo el consumo de tabaco desde que se planifica un embarazo y durante su transcurso (v. **Cap. 13**). El hábito de fumar también condiciona un deterioro de la calidad del esperma, ya que ocasiona una disminución en la motilidad y la concentración de los espermatozoides y un aumento en la morfología anormal y alteraciones mutagenéticas en los espermatozoides, disminuyendo no solo la fertilidad de los varones, sino que, además, se incrementa el riesgo de malformaciones en sus descendientes, por lo que también en la población masculina es aconsejable suprimir o disminuir el consumo de tabaco cuando se planifica una posible concepción, especialmente si existen problemas de infertilidad.

De manera similar, se producen trastornos en el proceso reproductor y una disminución de la fertilidad tanto en varones como en mujeres, por el consumo de altas cantidades de **cafeína** y/o por el abuso crónico de **alcohol**.

En varones, el etanol condiciona un descenso en los niveles de monosacáridos en el esperma, y estos desempeñan un papel indispensable tanto en la interacción entre espermatozoides y óvulo como en la fertilización. (v. **Fig. 17-1**). Además, el consumo de alcohol podría determinar cambios epigenéticos y daños en el ADN de las células germinales, lo que podría dar lugar a defectos genéticos y síndromes asociados en los neonatos (v. **Cap. 13**).

PUNTOS CLAVE

- La anorexia y el control extremo del peso corporal, así como el padecimiento de obesidad y el excesivo consumo de tabaco, cafeína y alcohol, pueden condicionar una disminución de la fertilidad.
- La dieta basada en un consumo adecuado de hidratos de carbono de bajo índice glucémico, proteínas vegetales, ácidos grasos monoinsaturados y poliinsaturados (omega-3), muestra un efecto beneficioso en la fertilidad, mientras que el patrón dietético caracterizado por una ingesta elevada de hidratos de carbono simples, grasas saturadas y grasas *trans* así como de proteínas de origen animal parece aumentar el riesgo de infertilidad.
- Las deficiencias en algunas vitaminas (ácido fólico, vitaminas A, D, E, C y B_{12}) y minerales (yodo, calcio, hierro, cinc y selenio) pueden ser las responsables de algunos casos de infertilidad que se pueden solucionar al corregir la deficiencia.
- Algunas deficiencias en minerales y vitaminas (especialmente la de ácido fólico) se pueden asociar no solo a una menor fertilidad, sino también a un perjuicio en la salud de la madre y el neonato, así como a un mayor riesgo de tener descendientes con malformaciones congénitas.

Por ello, la valoración del estado nutricional de las mujeres que planean un embarazo y la corrección de las posibles deficiencias resulta prioritario en la búsqueda de una mejora de la salud de la población.

- Teniendo en cuenta que casi la mitad de los embarazos son no planeados, es importante vigilar y mejorar la situación nutricional de todas las mujeres en edad fértil. La utilización racional de suplementos con polivitamínicos y minerales, así como el consumo de alimentos fortificados, puede servir de ayuda en la consecución de este objetivo.
- En caso de infertilidad sería necesario hacer un estudio de la situación nutricional, un programa adecuado de control del peso, mejorar las pautas de alimentación y evitar posibles deficiencias en alguna vitamina y/o mineral.

BIBLIOGRAFÍA

Attaman JA, Toth TL, Furtado J, Campos H, Hauser R, Chavarro JE. Dietary fat and semen quality among men attending a fertility clinic. Hum Reprod. 2012;27(5):1466-74.

Avlram A, Hod M, Yogev Y. Maternal obesity: implications for pregnancy outcome and long-term risks-a link to maternal nutrition. Int J Gynaecol Obstet. 2011;115(Suppl 1):S6-10.

Chavarro JE, Rich-Edwards JW, Rosner BA, Willett WC. Use of multivitamins, intake of B vitamins, and risk of ovulatory infertility. Fertility and sterility. 2008;89(3):668-76.

Chavarro JE, Rich-Edwards JW, Rosner BA, Willett WC. A prospective study of dietary carbohydrate quantity and quality in relation to risk of ovulatory infertility. Eur J Clin Nutr. 2009;63(1):78-86.

Colagar AH, Marzony ET. Ascorbic Acid in human seminal plasma: determination and its relationship to sperm quality. Journal of clinical biochemistry and nutrition. 2009;45(2):144-9.

De Angelis C, Nardone A, Garifalos F, Pivonello C, Sansone A, Conforti A, et al. Smoke, alcohol and drug addiction and female fertility. Reprod Biol Endocrinol. 2020;18(1):21.

Dimitriadis F, Borgmann H, Struck JP, Salem J, Kuru TH. Antioxidant Supplementation on Male Fertility-A Systematic Review. Antioxidants (Basel, Switzerland). 2023;12(4):836.

Gaskins AJ, Chavarro JE. Diet and fertility: a review. Am J Obstet Gynecol. 2018;218(4):379-89.

González-Rodríguez LG, López-Sobaler AM, Perea-Sánchez JM, Ortega RM. Nutrición y fertilidad. Nutr Hosp. 2018;35(Spec No6):7-10.

Hammoud AO, Meikle AW, Reis LO, Gibson M, Peterson CM, Carrell DT. Obesity and male infertility: a practical approach. Semin Reprod Med. 2012;30(6):486-95.

Holzer I, Ott J, Beitl K, Mayrhofer D, Heinzl F, Ebenbauer J, et al. Iron status in women with infertility and controls: a case-control study. Front Endocrinol (Lausanne). 2023;14:1173100.

Jurczewska J, Szostak-Węgierek D. The Influence of Diet on Ovulation Disorders in Women-A Narrative Review. Nutrients. 2022;14(8):1556.

Li MC, Chiu YH, Gaskins AJ, Mínguez-Alarcón L, Nassan FL, Williams PL, et al. Men's intake of vitamin c and β-carotene is positively related to fertilization rate but not to live birth rate in couples undergoing infertility treatment. J Nutr. 2019;149(11):1977-84.

Mathews DM, Johnson NP, Sim RG, O'Sullivan S, Peart JM, Hofman PL. Iodine and fertility: do we know enough? Human reproduction (Oxford, England). 2021;36(2):265-74.

Mills JL, Buck Louis GM, Kannan K, Weck J, Wan Y, Maisog J, et al. Delayed conception in women with low-urinary iodine concentrations: a population-based prospective cohort study. Hum Reprod. 2018;33(3):426-33.

Omolaoye TS, El Shahawy O, Skosana BT, Boillat T, Loney T, du Plessis SS. The mutagenic effect of tobacco smoke on male fertility. Environ Sci Pollut Res Int. 2022;29(41):62055-66.

Ortega RM, Gaspar MJ, Andrés P. Influencia de la nutrición en la fertilidad. Toko-Gin Pract. 1995;54:491-7.

Ortega RM, López-Sobaler AM, Andrés P, Rodríguez-Rodríguez E, Aparicio A, Perea JM. Folate status in young overweight and obese women: changes associated with weight reduction and increased folate intake. J Nutr Sci Vitaminol (Tokyo). 2009;55(2):149-55.

Pilz S, Zittermann A, Obeid R, Hahn A, Pludowski P, Trummer C, et al. The role of vitamin d in fertility and during pregnancy and lactation: a review of clinical data. Int J Environ Res Public Health. 2018;15(10):2241. Disponible en: https://www.mdpi.com/1660-4601/15/10/2241 [última consulta: 19 de marzo de 2024].

Rossato M, Di Virgilio F, Rizzuto R, Galeazzi C, Foresta C. Intracellular calcium store depletion and acrosome reaction in human spermatozoa: role of calcium and plasma membrane potential. Mol Hum Reprod. 2001;7(2):119-28.

Rushton DH, Ramsay ID, James KC, Norris MJ, Gilkes JJ. Biochemical and trichological characterization of diffuse alopecia in women. Br J Dermatol. 1990;123(2):187-97.

Sabetian S, Jahromi BN, Vakili S, Forouhari S, Alipour S. The Effect of Oral Vitamin E on Semen Parameters and IVF Outcome: A Double-Blinded Randomized Placebo-Controlled Clinical Trial. Biomed Res Int. 2021;2021:5588275. Disponible en: https://www.hindawi.com/journals/bmri/2021/5588275 [última consulta: 19 de marzo de 2024].

Insomnio y mala calidad del sueño

18

R. M. Ortega Anta y A. Encinas Sotillos

 El insomnio y la mala calidad del sueño son un problema de creciente magnitud que puede tener graves repercusiones en la salud del individuo. Concretamente, puede llevarle a sufrir alteraciones de tipo psiquiátrico, alcoholismo, malnutrición, espasmo coronario, trombosis, muerte súbita y, en general, aumento de la morbilidad y disminución de la longevidad.

INTRODUCCIÓN

El desarrollo de tolerancia a los hipnóticos se convierte en un problema frente al que se buscan, constantemente, nuevas alternativas. La alimentación puede influir en la aparición, o en la corrección, de las alteraciones del sueño. Además, la composición de la dieta interacciona con el efecto del insomnio, afectando al curso y desarrollo de diversos trastornos.

INFLUENCIA DEL CONSUMO DE ALIMENTOS, ALCOHOL Y CAFEÍNA

Diversos estudios han destacado la existencia de casos de insomnio asociados al padecimiento de ciertas **alergias alimentarias**. En concreto, el problema se ha descrito en niños con alergia a la leche de vaca. Cuando la alergia era diagnosticada y la leche excluida de la dieta, las pautas de sueño tendían a normalizarse, el niño tardaba menos tiempo en dormirse, se despertaba con menor frecuencia por la noche y aumentaba el número de horas que pasaba durmiendo.

Estos estudios señalan que en los niños con problemas de insomnio crónico debe estudiarse la posible existencia de alergia a algún alimento y, en concreto, a la leche de vaca.

También conviene evitar, al final del día, comidas ricas en grasa que sean difíciles de digerir, así como acostarse inmediatamente después de cenar.

El **alcohol** produce alteraciones del sueño que se agravan cuando el consumo se incrementa. En concreto, se ha constatado un aumento en el número de movimientos oculares durante el sueño al aumentar el consumo de bebidas alcohólicas. En individuos con insomnio también se observa una tendencia a aumentar el consumo de alcohol, por lo que ambos factores (consumo de alcohol e insomnio) se potencian mutuamente.

La asociación entre prevalencia de insomnio y consumo de **cafeína** está claramente establecida. Aunque la cafeína puede causar alteraciones del sueño en personas normales, el efecto en individuos con problemas de insomnio suele ser mucho más acusado. En este sentido, algunos estudios han demostrado que las personas con insomnio tienen un aclaramiento plasmático medio de la cafeína más lento. En consecuencia, su concentración de cafeína en plasma a lo largo de la noche también es más alta que en los controles.

El hábito de fumar se ha asociado a una peor duración y calidad del sueño en los adultos y también en fumadores pasivos, debido en parte a la peor situación nutricional y estilo de vida del colectivo.

CONTROL DEL PESO Y BALANCE ENERGÉTICO

Tanto el peso deficitario como el peso excesivo pueden favorecer, o agravar, el insomnio.

Influencia del peso deficitario

En niños pretérmino se ha comprobado que los que crecen más rápidamente tienen mejores pautas de sueño que los que crecen más despacio. También en individuos de mayor edad con alguna dificultad para tomar alimentos y que tienen un peso corporal extremadamente bajo, se comprueba una mejora en sus pautas de sueño cuando se les suministra una dieta de contenido calórico adecuado por vía endonasal.

Influencia del sobrepeso

Las personas obesas sufren apnea obstructiva con cierta frecuencia, lo que puede perjudicar su calidad del sueño. En estos casos, el seguimiento de una dieta hipocalórica y la pérdida de peso se asocia con una mejora en la apnea y con menos movimientos e interrupciones del sueño.

INFLUENCIA DE LA INGESTA DE PROTEÍNAS, HIDRATOS DE CARBONO Y GRASAS

Las proteínas desempeñan un importante papel en el control de la normalidad del sueño a partir de los aminoácidos que proporcionan. En este terreno, el L-triptófano tiene un protagonismo especial.

La **serotonina** (5-hidroxitriptamina) es un neurotransmisor implicado en el control de numerosas funciones del sistema nervioso central, incluido el sueño. El triptófano es el aminoácido precursor de la biosíntesis de serotonina, por lo que ha sido ampliamente utilizado para luchar contra los problemas de insomnio (**Fig. 18-1**).

En personas con formas intensas de insomnio crónico bien establecido, se comprueba que:

- Aunque no respondan a dosis bajas de **triptófano** durante la primera semana, el tiempo de latencia necesario para conciliar el sueño mejora durante la segunda

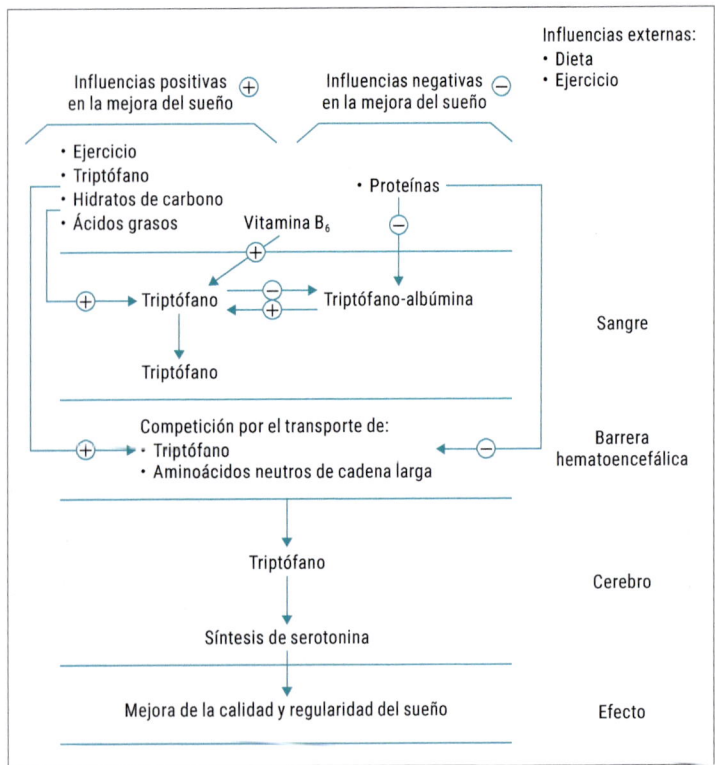

Figura 18-1. Factores que influyen en el paso del triptófano a través de la barrera hematoencefálica y en la síntesis de serotonina.

semana en comparación con el grupo placebo. Esto sugiere que puede existir algún efecto acumulativo asociado a la administración de L-triptófano. En este sentido, la administración repetida puede ser de utilidad.

- También parece útil la terapia discontinua con L-triptófano, alternándolo con períodos de descanso. Por otra parte, existen influencias dietéticas que modifican el paso del triptófano al cerebro y su utilización en la síntesis de serotonina. En este sentido destaca la influencia de las **proteínas** (v. **Fig. 18-1**).
- Los **aminoácidos neutros de cadena larga**, como leucina, isoleucina, valina, fenilalanina, tirosina, treonina y metionina, compiten con el triptófano para utilizar el sistema de transporte «L» que permite atravesar la barrera hematoencefálica. Por ello, la relación entre el triptófano total en plasma, respecto a los aminoácidos neutros de cadena larga, se correlaciona bien con la captación de triptófano por el cerebro y con la síntesis de serotonina.
- Para atravesar la barrera hematoencefálica, el triptófano tiene que encontrarse libre, pero en sangre, este aminoácido circula ligado a la **albúmina**.

Por ello, cualquier influencia dietética (alta ingesta de proteínas) que ocasione un aumento en las concentraciones séricas de albúmina puede ser perjudicial en la captación del triptófano por el cerebro y en el aumento de la síntesis de serotonina.

Por tanto, es importante el aporte de proteínas, pero preferentemente de las que tienen una elevada relación entre triptófano y aminoácidos neutros de cadena larga.

Los **ácidos grasos** no esterificados compiten con el triptófano para unirse a la albúmina, lo que puede ser útil en condiciones fisiológicas, ya que contribuyen a que el triptófano quede libre y pueda atravesar con mayor facilidad la barrera hematoencefálica (v. **Fig. 18-1**).

El aumento en el consumo de ácidos grasos saturados resulta desfavorable, pero aumentar el aporte de ácidos grasos omega-3 (eicosapentaenoico y docosahexaenoico) mejora la calidad del sueño en niños, adultos y ancianos.

El **ejercicio** prolongado hace que disminuyan los niveles de aminoácidos ramificados y que aumenten los de ácidos grasos, facilitando ambos cambios la captación del triptófano por el cerebro y la síntesis de serotonina (v. **Fig. 18-1**).

En respuesta a la ingesta de **hidratos de carbono**, se produce un incremento del triptófano circulante debido, en parte, a la liberación del aminoácido a partir de las células β del páncreas, junto con la insulina. En estas circunstancias, también se produce un descenso en las concentraciones plasmáticas de los aminoácidos de cadena larga, que compiten con el triptófano para atravesar la barrera hematoencefálica. Esto ocasiona un aumento en la captación de triptófano por el cerebro y en la síntesis de serotonina, con lo que se facilita la evocación del sueño (v. **Fig. 18-1**).

Por tanto, el consumo de alimentos ricos en triptófano y en hidratos de carbono puede ser de utilidad para las personas con problemas de insomnio.

INFLUENCIA DE DIVERSAS VITAMINAS Y MINERALES

La administración de **piridoxina** lleva a reducir la actividad de la triptófano-oxigenasa hepática. Esto incrementa los niveles circulantes de triptófano, con el consiguiente beneficio en el sueño. De hecho, la combinación de triptófano y vitamina B_6 puede ser de utilidad terapéutica en la mejora de la función serotoninérgica y en la lucha contra los problemas de insomnio.

La administración de **vitamina B_{12}** ha sido señalada como útil en la normalización de los trastornos de los ciclos de vigilia-sueño y en casos de insomnio. Esta vitamina ayuda a regularizar el ritmo de los períodos de sueño en pacientes con diversos desajustes (ciclos que no son de 24 horas, síndrome de sueño retrasado, síndrome de sueño irregular), así como en caso de sueño prolongado recurrente.

La deficiencia en **vitamina D** también perjudica la calidad del sueño y corregir la carencia ayuda a mejorarla.

El exceso de **cobre** se asocia con un aumento del riesgo de padecer insomnio, mientras que las personas con bajas ingestas del mineral se van antes a dormir, tardan menos en conciliar el sueño, duermen más tiempo y se sienten menos cansadas cuando se despiertan por la mañana.

En pacientes con hipercupremia (problema observado en mineros que trabajan en minas de cobre o en intoxicaciones) aparecen frecuentemente insomnio, depresión, paranoia, hipertensión, temblores, etc. En estos casos, la suplementación con cinc, manganeso, molibdeno y vitamina C, encaminada a reducir los niveles séricos de cobre, resulta efectiva para resolver el problema del insomnio. Aunque en las primeras semanas, al movilizarse el cobre de los tejidos, se observa un aumento de sus niveles en suero y los síntomas inicialmente empeoran, posteriormente van a mejorar paralelamente al descenso de los niveles tisulares y séricos de cobre.

Aunque las deficiencias muy graves de **hierro** pueden asociarse con letargia y somnolencia, las deficiencias ligeras (mucho más frecuentes) pueden facilitar o agravar los problemas de insomnio. Concretamente, el *síndrome de las piernas inquietas* es un problema relativamente frecuente en el anciano, que provoca malestar y alteraciones del sueño. La deficiencia en hierro es una causa bastante frecuente del problema, y su corrección permite resolverlo sin dificultad.

La deficiencia en **magnesio** se asocia con una desorganización y deterioro del sueño, y la corrección del déficit ayuda a resolver las anomalías.

El magnesio también parece ayudar en casos de insomnio asociados al padecimiento de algún tipo de dolor. En concreto, después de diversas intervenciones quirúrgicas se observó que los pacientes a los que se suministró magnesio necesitaron menos analgésicos y experimentaron menos molestias durante los dos primeros días del postoperatorio, y no mostraron cambios en los patrones de sueño en relación con la etapa preoperatoria, mientras que el resto de los pacientes tuvieron más problemas de insomnio durante estos dos primeros días.

Según los resultados de estos estudios, parece razonable evitar las deficiencias en relación con diversas vitaminas (piridoxina, niacina, vitamina B$_{12}$ y folatos) y minerales (hierro y magnesio) en los pacientes que padecen insomnio, para prevenirlo y para la mejora de la calidad del sueño.

PUNTOS CLAVE

- La alergia a las proteínas de la leche, o a otros alimentos, puede ser causa de insomnio. Por ello, en los niños con alteraciones del sueño se deben descartar alergias alimentarias.
- Conviene moderar el consumo de alcohol y cafeína y mantener el peso corporal próximo al óptimo, dado que tanto el peso deficitario como el excesivo parecen ser negativos en relación al control del sueño y pueden favorecer el insomnio.
- Aumentar el aporte de L-triptófano y de hidratos de carbono contribuye a aumentar los niveles de serotonina y, con ello, la cantidad y calidad del sueño. En este sentido, la práctica de ejercicio regular también puede ser de utilidad. El aporte de proteínas con alta relación entre L-triptófano y aminoácidos neutros de cadena larga es especialmente útil.
- Parece importante evitar las deficiencias en relación con algunas vitaminas (piridoxina, niacina, vitamina B$_{12}$ y ácido fólico) y minerales (hierro y magnesio). En concreto, la administración de vitamina B$_{12}$ parece útil en la normalización de las alteraciones del ritmo del sueño, y el magnesio puede ayudar en casos de insomnio asociado al padecimiento de algún tipo de dolor; por ello, su uso puede ser de interés como coadyuvante de la analgesia postoperatoria.

BIBLIOGRAFÍA

Doherty R, Madigan S, Warrington G, Ellis J. Sleep and Nutrition Interactions: Implications for Athletes. Nutrients. 2019;11(4):822.

Galli G, Piaggi P, Mattingly MS, de Jonge L, Courville AB, Pinchera A, et al. Inverse relationship of food and alcohol intake to sleep measures in obesity. Nutr Diabetes. 2013;3:e58. Disponible en: https://www.nature.com/articles/nutd201233 [última consulta: 19 de junio de 2024].

Golley RK, Maher CA, Matricciani L, Olds TS. Sleep duration or bedtime? Exploring the association between sleep timing behaviour, diet and BMI in children and adolescents. Int J Obes (Lond). 2013;37(4):546-51.

Gominak SC, Stumpf WE. The world epidemic of sleep disorders is linked to vitamin D deficiency. Med Hypotheses. 2012;79(2):132-5.

Hernando-Requejo O, Hernando-Requejo V, Requejo Marcos AM. Impacto de la alimentación en la lucha contra el insomnio. Nutr Hosp. 2021;37(Supl 2):57-62.

Ji X, Grandner MA, Liu J. The relationship between micronutrient status and sleep patterns: a systematic review. Public Health Nutr. 2017;20(4):687-701.

Lemoine P, Bablon JC, Da Silva C. A combination of melatonin, vitamin B_6 and medicinal plants in the treatment of mild-to-moderate insomnia: A prospective pilot study. Complement Ther Med. 2019;45:104-8.

Leung W, Singh I, McWilliams S, Stockler S, Ipsiroglu OS. Iron deficiency and sleep - A scoping review. Sleep Med Rev. 2020;51:101-274.

Nisar M, Mohammad RM, Arshad A, Hashmi I, Yousuf SM, Baig S. Influence of Dietary Intake on Sleeping Patterns of Medical Students. Cureus. 2019;20;11(2):e4106. Disponible en: https://www.cureus.com/articles/16904-influence-of-dietary-intake-on-sleeping-patterns-of-medical-students [última consulta: 19 de junio de 2024].

Noorwali E, Hardie L, Cade J. Bridging the Reciprocal Gap between Sleep and Fruit and Vegetable Consumption: A Review of the Evidence, Potential Mechanisms, Implications, and Directions for Future Work. Nutrients. 2019;11(6):1382. Disponible en: https://www.mdpi.com/2072-6643/11/6/1382 [última consulta: 19 de junio de 2024].

Ortega RM, Jiménez AI. Nutrición en la lucha contra el insomnio y en la mejora de la calidad del sueño. En: Ortega RM, ed. Nutrición Clínica y Salud Nutricional. Madrid: Editorial Médica Panamericana; 2023. p. 115-22.

Rangan A, Zheng M, Olsen NJ, Rohde JF, Heitmann BL. Shorter sleep duration is associated with higher energy intake and an increase in BMI z-score in young children predisposed to overweight. Int J Obes. 2018;42(1):59-64.

Sanlier N, Sabuncular G. Relationship between nutrition and sleep quality, focusing on the melatonin biosynthesis. Sleep and Biological Rhythms 2020;18:89-99.

Sharifan P, Khoshakhlagh M, Khorasanchi Z, Darroudi S, Rezaie M, Safarian M, et al. Efficacy of low-fat milk and yogurt fortified with encapsulated vitamin D3 on improvement in symptoms of insomnia and quality of life: Evidence from the SUVINA trial. Food Sci Nutr. 2020;6;8(8):4484-90.

St-Onge MP, Mikic A, Pietrolungo CE. Effects of Diet on Sleep Quality. Adv Nutr. 2016;7(5):938-49.

Tanaka E, Yatsuya H, Uemura M, Murata C, Otsuka R, Toyoshima H, et al. Associations of protein, fat, and carbohydrate intakes with insomnia symptoms among middle-aged Japanese workers. J Epidemiol. 2013;23(2):132-8.

Yang PY, Ho KH, Chen HC, Chien MY. Exercise training improves sleep quality in middle-aged and older adults with sleep problems: a systematic review. J Physiother. 2012;58(3):157-63.

Yokoi-Shimizu K, Yanagimoto K, Hayamizu K. Effect of Docosahexaenoic Acid and Eicosapentaenoic Acid Supplementation on Sleep Quality in Healthy Subjects: A Randomized, Double-Blinded, Placebo-Controlled Trial. Nutrients. 2022;14(19):4136.

Zhao M, Tuo H, Wang S, Zhao L. The Effects of Dietary Nutrition on Sleep and Sleep Disorders. Mediators Inflamm. 2020;2020:3142874. Disponible en: https://www.hindawi.com/journals/mi/2020/3142874 [última consulta: 19 de junio de 2024].

Nutrición y consumo elevado de alcohol 19

L. Pérez-Olleros Conde

 La estrategia mundial para reducir el uso nocivo del alcohol, avalada por la 63.ª Asamblea Mundial de la Salud en mayo de 2010, reconoce los vínculos estrechos que existen entre dicho uso y el desarrollo socioeconómico. Representa el compromiso de los Estados Miembros de la Organización Mundial de la Salud para actuar de manera continua a todos los niveles (OMS, 2010).

INTRODUCCIÓN

Desde la antigüedad el consumo de alcohol ha formado parte de la civilización humana. A lo largo de la historia el alcohol se ha consumido como parte de rituales, como bebida segura por sus propiedades antimicrobianas y como aporte de energía. No obstante, el alcohol es una sustancia nociva y tóxica cuando se consume en altas concentraciones.

Según el último informe publicado por la OMS en 2018[*], el consumo nocivo de alcohol es responsable de unos 3 millones de muertes al año (el 5,3 % de todas las muertes) en el mundo. La mortalidad por consumo de alcohol es superior a la causada por enfermedades como la tuberculosis, el VIH/sida y la diabetes. En este informe, de las muertes atribuibles al consumo de alcohol en todo el mundo, el 28,7 % se debieron a lesiones, el 21,3 % a enfermedades digestivas, el 19 % a enfermedades cardiovasculares, el 12,9 % a enfermedades infecciosas y el 12,6 % a cánceres.

El *Informe 2022. Alcohol, tabaco y drogas ilegales en España* publicado por el Ministerio de Sanidad, indica que el alcohol sigue siendo la sustancia psicoactiva más consumida. El 19,4 % de los españoles de 15 a 64 años se ha embriagado en el último año. La edad de comienzo en el consumo de alcohol se encuentra entre los 14 y los 15,6 años. En 2021, el 73,9 % de los jóvenes de 14 a 18 años declararon haber consumido alcohol alguna vez, el 70,5 % en el último año y el 53,6 % en el último mes.

En 1976, la OMS denominó el consumo elevado y crónico de alcohol como **síndrome de dependencia del alcohol** descrito como «*un estado, psíquico y normalmente también físico, resultante de la ingesta de alcohol, caracterizado por respuestas conductuales y de otro tipo que siempre incluyen una compulsión a tomar alcohol de forma continua o periódica para experimentar sus efectos psíquicos, y a veces para evitar el malestar de su ausencia; la tolerancia puede estar presente o no*».

[*] Disponible (en inglés) en https://www.who.int/publications/i/item/9789241565639.

Tabla 19-1. Trastorno por consumo de alcohol. Criterios diagnósticos DMS-5

Patrón problemático de consumo de alcohol que provoca un deterioro o malestar clínicamente significativo y que se manifiesta al menos por dos de los hechos siguientes en un plazo de 12 meses:

1. Se consume alcohol con frecuencia en cantidades superiores o durante un tiempo más prolongado del previsto.
2. Existe un deseo persistente o esfuerzos fracasados de abandonar o controlar el consumo de alcohol.
3. Se invierte mucho tiempo en las actividades necesarias para conseguir alcohol, consumirlo o recuperarse de sus efectos.
4. Ansias o un poderoso deseo o necesidad de consumir alcohol.
5. Consumo recurrente de alcohol que lleva al incumplimiento de los deberes fundamentales en el trabajo, la escuela o el hogar.
6. Consumo continuado de alcohol a pesar de sufrir problemas sociales o interpersonales persistentes o recurrentes, provocados o exacerbados por los efectos del alcohol.
7. El consumo de alcohol provoca el abandono o la reducción de importantes actividades sociales, profesionales o de ocio.
8. Consumo recurrente de alcohol en situaciones en las que provoca un riesgo físico.
9. Se continúa con el consumo de alcohol a pesar de saber que se sufre un problema físico o psicológico persistente o recurrente probablemente causado o exacerbado por el alcohol.
10. Tolerancia, definida por alguno de los siguientes hechos:
    a. Una necesidad de consumir cantidades cada vez mayores de alcohol para conseguir la intoxicación o el efecto deseado.
    b. Un efecto notablemente reducido tras el consumo continuado de la misma cantidad de alcohol.
11. Abstinencia, manifestada por alguno de los siguientes hechos:
    a. Presencia del síndrome de abstinencia característico del alcohol.
    b. Se consume alcohol (o alguna sustancia muy similar, como una benzodiacepina) para aliviar o evitar los síntomas de abstinencia.

Especificar si:

En remisión inicial: después de haberse cumplido previamente todos los criterios de un trastorno por consumo de alcohol, no se ha cumplido ninguno de ellos durante un mínimo de 3 meses, pero sin llegar a 12 meses (excepto el Criterio 4, «Ansias o un poderoso deseo o necesidad de consumir alcohol», que puede haberse cumplido).

En remisión continuada: después de haberse cumplido previamente todos los criterios de un trastorno por consumo de alcohol, no se ha cumplido ninguno de ellos durante un período de 12 meses o más (excepto el Criterio 4, «Ansias o un poderoso deseo o necesidad de consumir alcohol», que puede haberse cumplido).

DSM-5: Manual diagnóstico y estadístico de los trastornos mentales.
Tomada de: American Psychiatric Association, 2014.

La *American Psychiatric Association* (APA, 2014), en su última edición del Manual diagnóstico y estadístico de los trastornos mentales (DSM-5) establece 11 criterios diagnósticos para el **trastorno por consumo de alcohol** que se da cuando existe un «*patrón problemático de consumo de alcohol que provoca un deterioro o malestar clínicamente significativo y que se manifiesta al menos por dos los criterios diagnósticos en un plazo de 12 meses*» (**Tabla 19-1**).

Por otro lado, el consumo de elevado de alcohol es causa, entre otras enfermedades, de:

- **Enfermedades digestivas**: el hígado es el principal órgano afectado y provoca enfermedades como la hepatitis, la enfermedad hepática crónica y la cirrosis. No obstante, el consumo elevado de alcohol también puede provocar pancreatitis o gastritis.
- **Diabetes**: el consumo excesivo de alcohol crónico provoca una alteración en la homeostasis de la glucosa, aumenta la resistencia a la insulina y, por tanto, el riesgo de diabetes.
- **Cáncer**: debido a los compuestos oxidativos causados por el metabolismo del alcohol, las células son más propensas a sufrir mutaciones y, por lo tanto, se supone un vínculo directo con el cáncer, principalmente de boca, esófago y estómago.
- **Enfermedades cardiovasculares**: incluyen miocardiopatía alcohólica, hipertensión sistémica, arritmias auriculares y accidente cerebrovascular.

METABOLISMO DEL ALCOHOL

El etanol se metaboliza fundamentalmente por oxidación, transformándose en acetaldehído y este en acetato (**Fig. 19-1**). Este acetato puede metabolizarse en el hígado, aunque parte puede alcanzar la circulación sistémica y metabolizarse en otros tejidos. En ambos casos el acetato se transforma en acetil-CoA que puede ser utilizado para dar energía ingresando en el ciclo de los ácidos tricarboxílicos o para síntesis de ácidos grasos. A nivel hepático, el acetil-CoA también puede dar lugar a la formación de cuerpos cetónicos. La oxidación del alcohol hasta acetaldehído se puede llevar a cabo por diferentes vías metabólicas:

- La **alcohol-deshidrogenasa hepática citosólica** (ADH), utiliza el nicotinamida-adenina-dinucleótido (NAD$^+$) como coenzima que se reduce para formar NADH. Esto genera en el hepatocito un ambiente citosólico altamente reductor, dejando a las células hepáticas vulnerables al daño de los subproductos del metabolismo del etanol, como los radicales libres y el acetaldehído. Esta enzima no es específica y cataliza la conversión reversible del etanol, y otros alcoholes producidos en el metabolismo intermediario, hasta sus correspondientes aldehídos y cetonas. Así, la ADH interviene en el metabolismo de otros compuestos, como esteroides, ácidos biliares o la interconversión entre retinol-retinal en el ojo. Esto hace que, cuando exista alcohol que debe ser eliminado, se vean afectados estos otros metabolismos pudiendo conducir a alteraciones de mayor o menor gravedad.
- El **sistema oxidativo microsomal de etanol** (MEOS), localizado en el retículo endoplásmico de las células, se encuentra fundamentalmente en el hígado,

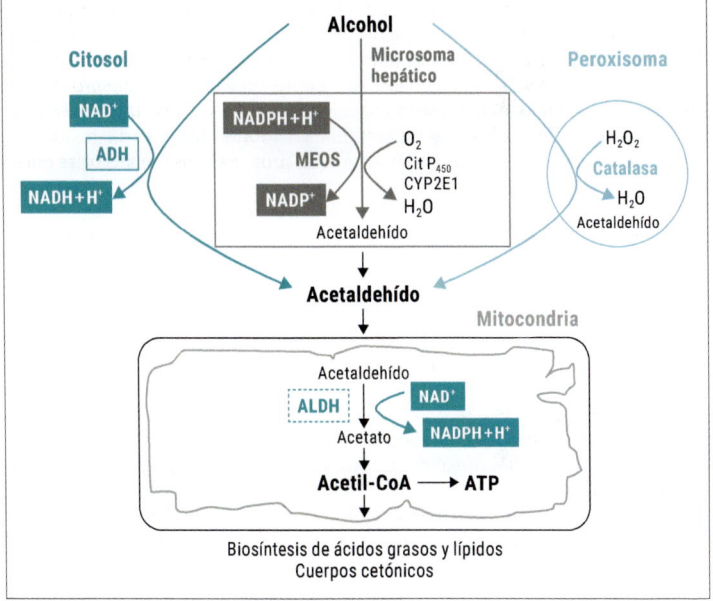

Figura 19-1. Vías metabólicas del alcohol.

ADH: alcohol-deshidrogenasa hepática; ALDH: aldehído-deshidrogenasa hepática; ATP: trifosfato de adenosina; Cit P_{450}: citocromo P450; CoA: coenzima A; MEOS: sistema oxidativo microsomal del etanol; NAD⁺: nicotinamida-adenina-dinucleótido; NADH: nicotinamida-adenina-dinucleótido reducido; NADP⁺: nicotinamida-adenina-dinucleótido-fosfato; NADPH: nicotinamida-adenina-dinucleótido-fosfato reducido.

aunque también está presente en otros tejidos. Destaca en la constitución del sistema microsomal un citocromo P450 (CYP2E1) específico que presenta una alta Km, si se compara con la ADH. Este citocromo puede ser inducido ante consumo elevado o una ingesta crónica de alcohol. En esta vía, a diferencia de lo que ocurría en la vía de la ADH, el equivalente de reducción es el nicotinamida-adenina-dinucleótido-fosfato reducido (NADPH + H⁺) que se oxida hasta nicotinamida-adenina-dinucleótido-fosfato (NADP⁺). Así, no hay transferencia de hidrógenos (H⁺ + e⁻) a la cadena respiratoria y, por tanto, no se obtiene trifosfato de adenosina (ATP) por fosforilación oxidativa. El sistema MEOS comparte componentes microsomales encargados de la metabolización y eliminación hepática de diferentes compuestos, como fármacos, así como de algunos xenobióticos. Además, el metabolismo de esteroides exógenos y endógenos puede estar incrementado por la inducción enzimática producida por el alcohol.

• Otra vía de degradación del etanol es la oxidación por el **sistema catalasa-peroxidasa** en los peroxisomas. Sin embargo, esta vía está limitada por la producción celular de H_2O_2, siendo cuantitativamente una vía menor de oxidación del alcohol, excepto en estado de ayuno.

El acetaldehído producido por la oxidación del alcohol a través de los sistemas enzimáticos anteriormente descritos es metabolizado en acetato por la aldehído-deshidrogenasa hepática (ALDH). La ALDH existe en diversas isoformas incluyendo las hepáticas a nivel citosólico y mitocondrial, y utilizan NAD^+ como coenzima. El acetaldehído tiene la capacidad de unirse a proteínas como enzimas, proteínas microsomales y microtúbulos. La formación de aductos de proteínas en los hepatocitos altera la secreción de proteínas, mecanismo que puede contribuir a la hepatomegalia.

La formación de acetil-CoA a partir del acetato se produce en el hígado y en otros tejidos por la acetil-CoA sintetasa, que necesita coenzima A y ATP.

EFECTOS METABÓLICOS DEL ALCOHOL

La ingesta excesiva de alcohol puede influir en otras vías metabólicas del metabolismo intermediario en el hígado, contribuyendo así a los trastornos metabólicos que se encuentran con frecuencia en los alcohólicos. La ADH y ALDH generan una elevada cantidad de NADH, elevando la proporción $NADH/NAD^+$ dando lugar a una serie de alteraciones metabólicas. Así, el exceso de NADH por consumo de alcohol produce inhibición alostérica de los enzimas limitantes del ciclo de Krebs desviando el acetil-CoA hacia la producción de cuerpos cetónicos (cetosis) y, sobre todo, de ácidos grasos (hiperlipemia). En los alcohólicos crónicos con afectación hepática, los triglicéridos se acumulan a nivel hepático dando lugar a hígado graso.

La producción de lactato a partir de piruvato es elevada con un consumo elevado de alcohol. El paso de lactato de forma importante a sangre puede provocar acidosis metabólica. Además, la hiperlactacidemia puede inhibir la excreción renal de ácido úrico provocando una situación de hiperuricemia.

PRINCIPALES EFECTOS NUTRICIONALES DEBIDOS AL CONSUMO ELEVADO DE ALCOHOL

Aparato digestivo

El alcohol tiene una actuación directa sobre el sistema digestivo que puede afectar los procesos digestivos y absortivos.

El etanol puede afectar al vaciado gástrico, y aumentar la secreción gástrica ácida, provocando un incremento de la absorción de hierro, debido a la solubilidad aumentada del ion férrico (Fe^{+++}). Este efecto podría explicar en parte la siderosis que presentan algunos individuos alcohólicos. El etanol también produce efectos deletéreos sobre la mucosa gástrica pudiendo producir gastritis aguda y, en algunas ocasiones, erosiones y hemorragias. No obstante, no se han hallado evidencias concluyentes de que el etanol, por sí mismo, cause úlcera péptica o gastritis crónica.

El consumo de alcohol produce daño en la mucosa intestinal y una alteración en el transporte de agua y otros solutos a través de ella, con la posibilidad de desarrollo de malabsorción de distintos nutrientes como la glucosa, aminoácidos, ácido fólico, vitaminas B_1 y B_6, calcio y magnesio. En casos de déficit nutritivos, especialmente ácido fólico y tiamina, se agravan por las lesiones producidas por el alcohol en la mucosa intestinal empeorando la malnutrición.

El daño mucosal y la insuficiencia pancreática y biliar consecuencia del consumo de alcohol, afecta a la digestión y absorción de lípidos y, por tanto, la absorción de vitaminas liposolubles A, D, E y K que necesitan la acción de las lipasas y de sales biliares para ser liberadas y absorbidas.

Hidratos de carbono

Los problemas clínicos del metabolismo de hidratos de carbono incluyen:

* **Hiperglucemia**: la ingesta crónica conduce a una intolerancia a la glucosa, que parece deberse a una resistencia a la insulina producida por el alcohol.
* **Hipoglucemia**: poco frecuente, aunque puede tener consecuencias letales, generalmente se presenta por ingestión de alcohol en ayuno o por un consumo prolongado deficiente de alimentos. Durante el ayuno, el metabolismo concomitante del alcohol interfiere con la gluconeogénesis a partir de aminoácidos, de glicerol y lactato, vías que ayudan a mantener los niveles sanguíneos de glucosa. El incremento de la proporción de NADH/NAD$^+$ del metabolismo hepático del alcohol causa una parte de estos cambios metabólicos.
* **Malabsorción por alteraciones en la mucosa**: el consumo crónico de alcohol puede deprimir las disacaridasas intestinales y se relaciona con intolerancia a la lactosa.

Lípidos

La ingesta de alcohol está relacionada con infiltración de grasa en el hígado, hiperlipemia y cetosis, lo que se explica en gran parte por los efectos del etanol sobre el metabolismo de los lípidos. El aumento del cociente NADH/NAD$^+$ por la metabolización del alcohol inhibe la oxidación de los ácidos grasos.

El consumo crónico de alcohol aumenta la síntesis hepática de triglicéridos, dando lugar a un incremento plasmático de las lipoproteínas de muy baja densidad (VLDL) generando hipertrigliceridemia. En sujetos afectados más gravemente, se puede presentar también un aumento de los niveles séricos de quilomicrones. La hipertrigliceridemia es un factor de riesgo de pancreatitis, enfermedad frecuente en los alcohólicos.

Proteínas

El etanol administrado como dosis única altera la captación hepática de aminoácidos, disminuye la gluconeogénesis y la oxidación de leucina, aumenta en suero los aminoácidos ramificados y altera la síntesis de albúmina, fibrinógeno y lipoproteínas. El consumo crónico de alcohol también se asocia con alteraciones en el metabolismo de los aminoácidos azufrados glutamato, aspartato y homocisteína. Además, la ingesta crónica de etanol altera la secreción hepática de proteínas de transporte plasmático, como albúmina y transferrina, posiblemente por alteraciones en los microtúbulos hepáticos y retención de las proteínas en los hepatocitos hipertróficos.

Vitaminas

Los niveles de vitaminas hidrosolubles en el síndrome de dependencia del alcohol son deficientes debido a diversas causas, como la menor ingesta de alimentos, disminución de la absorción, alteraciones del metabolismo, degradación acelerada o incremento de su excreción urinaria.

Así, el daño hepático provocado por el consumo de alcohol puede afectar a la biosíntesis de las formas activas de algunas vitaminas, como pirofosfato de tiamina, 5-metil-tetrahidrofolato, fosfato de piridoxal, flavina-mononucleótido y flavina-adenina-dinucleótido.

El consumo crónico de alcohol conduce a una deficiencia de **tiamina** posiblemente debido a una ingesta nutricional inadecuada y menor absorción de esta vitamina en el tracto gastrointestinal. El déficit de tiamina en alcohólicos crónicos, al ser una vitamina clave en la funcionalidad de muchas enzimas del metabolismo de la glucosa, permite explicar la disminución de la actividad de estas vías, pudiendo causar una reducción de la síntesis de ATP y provocar daño celular. Los efectos producidos por el etanol en esta vitamina, junto con una ingesta deficitaria, explicarían la aparición de lesiones neuropatológicas y el síndrome de Wernicke-Kórsakov.

En cuanto al **folato**, en individuos con un consumo habitual de alcohol se ha observado una menor ingesta, malabsorción intestinal, reducción del almacenamiento hepático y un aumento de la excreción renal. El déficit de folato puede provocar defectos en la síntesis y reparación del ADN, que pueden manifestarse como anemia macrocítica.

Respecto a la **vitamina B₆**, la ingesta crónica de alcohol se asocia con bajos niveles de piridoxal fosfato (PLP) en plasma. Esto se podría explicar por un bajo aporte, así como, al aumento de la velocidad de degradación del PLP. La degradación acelerada del PLP hace que disminuya su capacidad para combinarse con las enzimas correspondientes y esté favorecida la eliminación en orina de vitamina B₆ libre, lo que puede llevar a la aparición de síntomas psíquicos, neurológicos y dermatológicos debidos a la carencia de esta vitamina.

El déficit de **vitamina C** también es frecuente, siendo las causas principales una ingesta deficiente, malabsorción intestinal e inhibición de la formación de los metabolitos activos de la vitamina. Además, ante episodios de ingesta excesiva de alcohol la excreción urinaria de esta vitamina se ve incrementada.

En alcohólicos crónicos también se observan deficiencias de otras vitaminas hidrosolubles como, **riboflavina** y **niacina** debido a la reducción de su ingesta y absorción.

En cuanto a las vitaminas liposolubles, su absorción, como se ha comentado anteriormente, puede verse disminuida al estar afectada la función digestiva por el consumo de etanol.

En relación con la **vitamina A**, el consumo de alcohol hace disminuir los depósitos hepáticos de la vitamina, lo cual podría explicarse por un aumento de la degradación hepática de esta vitamina al estar inducidos las enzimas degradativas microsomales. Además, la ingesta de alcohol provoca alteración en el metabolismo de los retinoides a través de varias vías: inhibiendo su oxidación por la ADH; mediante la inducción de CYP2E1, que participa en su metabolismo, y promoviendo la movilización del retinol fuera del hígado. Estas interacciones pueden tener implicaciones graves para el desarrollo fetal, la diferenciación de células madre, el mantenimiento de la función tisular diferenciada y la estructura y función normales de las células estrelladas en el hígado. El alcohol puede afectar a la visión nocturna, ya que compite con el retinol en la deshidrogenación, impidiendo la formación de retinal y por tanto de rodopsina. Por otra parte, el etanol puede disminuir la síntesis de la proteína transportadora de retinol (RBP), lo que conduce a menores niveles de vitamina A en sangre.

Entre las causas del déficit de **vitamina D** en individuos con un consumo elevado y crónico de alcohol se encuentran: malabsorción, disminución de la producción hepática de proteína fijadora de vitamina D, biosíntesis disminuida de 25-OH-colecalciferol e insuficiente exposición solar.

Minerales

Respecto a los minerales, encontramos múltiples alteraciones relacionadas fundamentalmente con el incremento de su excreción renal.

Así para el **calcio**, en individuos que consumen cantidades elevadas de alcohol se encuentran pérdidas renales de calcio, y menores niveles séricos del catión, que unidos a la disminución de la vitamina D circulante, comentada anteriormente, explica los mayores índices de osteoporosis que se observan en el alcoholismo.

También se observan menores concentraciones de **cinc** sérico y hepático, consecuencia de la hepatopatía, disminución de la ingesta y reducción de la absorción intestinal, así como del incremento de la excreción urinaria. No se debe olvidar que el cinc es esencial para la síntesis de RBP, y por tanto para el metabolismo de la vitamina A. Por este motivo, algunos casos de ceguera nocturna en el alcoholismo que no responden por completo a la vitamina A, sí lo hacen a la restitución de cinc.

La absorción de **hierro** esta favorecida por el consumo de alcohol, como se ha comentado con anterioridad. La anemia ferropénica es poco frecuente en individuos con dependencia del alcohol a menos que existan factores tales como flebotomías repetidas, úlceras sangrantes, hemorragias gastrointestinales de varices e infecciones crónicas.

En cuanto al **magnesio**, debido a la excreción urinaria aumentada, una disminución de la ingesta y de su absorción hacen que los niveles de este mineral en sangre, en músculo esquelético y cardíaco sean menores. Una situación de hipomagnesemia inhibe la liberación e induce resistencia periférica a la paratohormona, lo que puede llevar a hipocalcemia.

PUNTOS CLAVE

- Las alteraciones en la nutrición y el metabolismo de los nutrientes son comunes en el síndrome de dependencia del alcohol y pueden contribuir al daño orgánico inducido por el alcohol. Por tanto, la primera y principal recomendación es no ingerir alcohol.
- Cuando el alcohol reemplaza los alimentos, la disminución de la ingesta de nutrientes causa desnutrición primaria. Si la energía aportada por el alcohol es superior al 30 % de la energía total de la dieta, lo normal es que disminuya la ingesta de macronutrientes y micronutrientes por debajo de las recomendaciones. En estos casos, se recomienda una dieta equilibrada a fin de prevenir los posibles déficits de nutrientes. No obstante, esto no previene la lesión orgánica ni los efectos nocivos directamente producidos por el alcohol.

- Dados los déficits encontrados en grupos de población con una ingesta elevada y crónica de alcohol, mantener niveles elevados de vitaminas parece adecuado. Sin embargo, la delicada salud general de estos individuos aconseja precaución. Las últimas revisiones científicas publicadas sobre el tema sugieren mayor investigación en cuanto a cuestiones como la dosificación de vitaminas claves y la combinación de diferentes vitaminas.
- Las directrices de la OMS para la abstinencia establecen el uso de suplementos multivitamínicos, y particularmente vitamina B_1, para evitar el deterioro cognitivo. Los pacientes con deterioro cognitivo como resultado de la dependencia del alcohol deben recibir suplementos continuos de vitamina B_1.

BIBLIOGRAFÍA

American Psychiatric Association. DSM-5®: Manual diagnóstico y estadístico de los trastornos mentales. 5ª ed. Madrid: Editorial Médica Panamericana; 2014.

Baj J, Flieger W, Teresiński G, Buszewicz G, Sitarz R, Forma A, et al. Magnesium, Calcium, Potassium, Sodium, Phosphorus, Selenium, Zinc, and Chromium Levels in Alcohol Use Disorder: A Review. J Clin Med. 2020;9(6):1901. Disponible en: https://www.mdpi.com/2077-0383/9/6/1901 [última consulta: 19 de marzo de 2024].

Barve S, Chen SY, Kirpich I, Watson WH, Mcclain C. Development, prevention, and treatment of alcohol-induced organ Injury: The Role of Nutrition. Alcohol Res. 2017;38(2):289-302.

Butts M, Sundaram VL, Murughiyan U, Borthakur A, Singh S. The influence of alcohol consumption on intestinal nutrient absorption: A Comprehensive Review. Nutrients. 2023;15(7):1571. Disponible en: https://www.mdpi.com/2072-6643/15/7/1571 [última consulta: 19 de marzo de 2024].

Clinical Guidelines for Withdrawal Management and Treatment of Drug Dependence in Closed Settings. Geneva: World Health Organization; 2009.

Contreras-Zentella ML, Villalobos García D, Hernández-Muñoz R. Ethanol metabolism in the liver, the induction of oxidant stress, and the antioxidant defense system. Antioxidants (Basel). 2022;11(7):1258. Disponible en: https://www.mdpi.com/2076-3921/11/7/1258 [última consulta: 19 de marzo de 2024].

Edwards G, Gross M, Keller M, Moser J, Room R. Alcohol-related disabilities. Ginebra: World Health Organization; 1977.

Halsted CH. B-Vitamin dependent methionine metabolism and alcoholic liver disease. Clin Chem Lab Med. 2013;51(3):457-65.

Hendriks HFJ. Alcohol and Human Health: What Is the Evidence? Annu Rev Food Sci Technol. 2020;11:1-21.

Jeynes KD, Gibson EL. The importance of nutrition in aiding recovery from substance use disorders: A review. Drug Alcohol Depend. 2017;179:229-39.

Kamran U, Towey J, Khanna A, Chauhan A, Rajoriya N, Holt A. Nutrition in alcohol-related liver disease: Physiopathology and management. World J Gastroenterol. 2020;26(22):2916-930.

Lewis MJ. Alcoholism and nutrition: a review of vitamin supplementation and treatment. Curr Opin Clin Nutr Metab Care. 2020;23(2):138-44.

Mataix J. Alcohol. En: Mataix J, ed. Tratado de nutrición y alimentación. Tomo 2: Situaciones fisiológicas y patológicas. 2ª ed. Barcelona: Océano/Ergon; 2009. p. 1416-30.

Observatorio Español de las Drogas y las Adicciones. Informe 2022. Alcohol, tabaco y drogas ilegales en España. Madrid: Ministerio de Sanidad. Delegación del Gobierno para el Plan Nacional sobre Drogas; 2022. p. 293.

Olalla M, Zamora F. Bebidas alcohólicas. En: Gil A, ed. Tratado de Nutrición. Tomo III: Composición y calidad nutritiva de los alimentos. 3ª ed. Madrid: Editorial Médica Panamericana; 2017. p. 309-47.

Organización Mundial de la Salud. Estrategia mundial para reducir el uso nocivo del alcohol. Ginebra: OMS; 2010.

Sánchez de Medina F, Suárez MD. Metabolismo del alcohol y de otros componentes de los alimentos. En: Gil A, ed. Tratado de Nutrición. Tomo I: Bases fisiológicas y bioquímicas de la Nutrición. 3ª ed. Madrid: Editorial Médica Panamericana; 2017. p. 577-89.

Sandoval C, Farías J, Zamorano M, Herrera C. Vitamin supplements as a nutritional strategy against chronic alcohol consumption? An Updated Review. Antioxidants (Basel). 2022;11(3):564.

World Health Organization. Global status report on alcohol and health 2018. Ginebra: World Health Organization; 2019.

Nutrición del fumador

20

R. M. Ortega Anta

 Los fumadores constituyen un grupo importante de población con una problemática nutricional concreta, que merece especial atención. En 1995, solamente en la Unión Europea había 60 millones de hombres y 42 millones de mujeres que fumaban. En las últimas décadas el consumo de tabaco ha disminuido en varones y ha aumentado en mujeres, llegando a ser, en la actualidad, mayor entre la población femenina.

INTRODUCCIÓN

Aunque las autoridades sanitarias advierten que «fumar perjudica seriamente la salud», y pese a que la pauta más segura sería abandonar el hábito tabáquico, es indudable que la mayoría de los individuos no van a seguir este consejo. Esto sin contar con los fumadores pasivos, que no pueden controlar el dejar de serlo. La mejora nutricional en estos individuos puede ser de gran ayuda para evitar, o frenar, el progreso de diversos trastornos asociados al consumo del tabaco.

HÁBITOS ALIMENTARIOS DE FUMADORES

La dieta de los fumadores suele ser menos adecuada que la de los no fumadores. En este sentido, se ha planteado la posibilidad de que a los fumadores les preocupe menos tanto su salud, como su dieta, que a los no fumadores. De hecho, algunos estudios han encontrado conductas más arriesgadas en estos individuos al compararlos con los que no fuman.

El tabaco, por otro lado, *modifica las preferencias alimentarias, el sentido del gusto* y *altera los hábitos alimentarios* modificando la ingesta de energía, fibra y nutrientes. Cuanto mayor es el número de cigarrillos consumidos al día, mayores son las alteraciones.

Por su parte, desde el punto de vista nutricional, los no fumadores siguen una dieta de mayor calidad, ya que consumen más frutas, verduras, hortalizas (sobre todo ricas en vitamina C y β-caroteno), toman más cereales (especialmente integrales y de desayuno), así como leche y productos lácteos. En los fumadores, sin embargo, es mayor el consumo de café y alcohol. Además, se ha comprobado que hay una asociación, estadísticamente significativa, entre consumo de tabaco y la ingesta excesiva de alcohol (**Fig. 20-1**). La coexistencia de estos hábitos puede perjudicar doblemente el estado nutricional del individuo, pues cada uno, por separado, condiciona efectos negativos. En concreto, el consumo de alcohol se

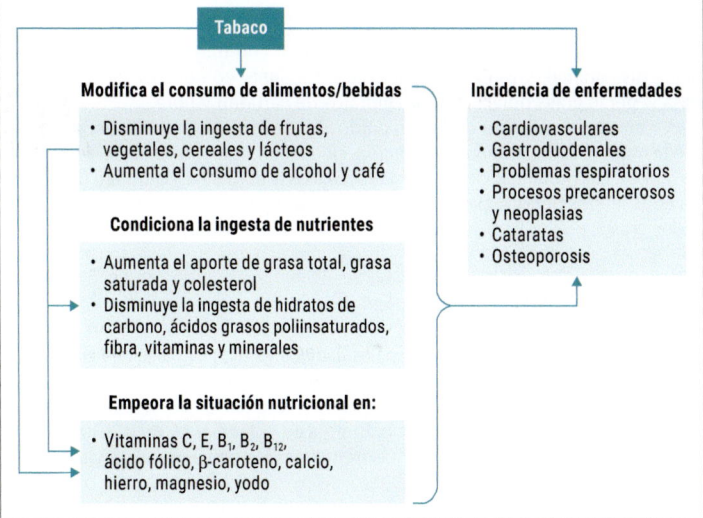

Figura 20-1. La modificación de los hábitos alimentarios y del estado nutricional (asociado al consumo de tabaco) favorece el desarrollo de algunos trastornos relacionados con el tabaquismo.

asocia con un aumento del riesgo de padecer diversas deficiencias en micronutrientes (v. **Cap. 19**), igual que sucede con el consumo de tabaco.

INGESTA DE ENERGÍA, ACTIVIDAD Y CONTROL DEL PESO

El hecho de que los fumadores sean más *inactivos* forma parte de sus hábitos de vida menos saludables, ejerciendo una influencia negativa en su estado nutricional, que se suma al hecho de fumar.

Su ingesta energética suele ser inferior a la de los no fumadores. Pero, independientemente de la ingesta y pese a realizar menos actividades físicas, el consumo de tabaco condiciona una disminución del peso, índice de masa corporal, grasa total y grasa abdominal, en comparación con los resultados observados en no fumadores y exfumadores. El efecto se debe, posiblemente, a la acción de la **nicotina**, que induce un aumento en los niveles circulantes de leptina.

De hecho, está comprobado que al dejar de fumar se produce un incremento en la ingesta total, así como en el consumo de grasa, hidratos de carbono complejos y azúcar, aumentando, durante un tiempo, el peso corporal.

La evidente influencia del consumo de tabaco en el control del peso hace que muchos individuos, especialmente las mujeres (que suelen estar más preocupadas por su imagen), decidan fumar como medida encaminada a estar más delgadas. Por ello, cualquier campaña de prevención del consumo de tabaco debe incluir, entre otros, el tema del control del peso.

MACRONUTRIENTES Y FIBRA

Los fumadores tienen una dieta más incorrecta, con mayor consumo de grasa total, grasa animal, grasa saturada y colesterol, junto con una menor ingesta de grasa vegetal, grasa poliinsaturada, hidratos de carbono y fibra.

Por otro lado, el hecho de fumar, unido al consumo de alcohol, condiciona no solo la ingesta, sino también la *absorción, síntesis y metabolismo de los ácidos grasos séricos*. Las modificaciones son más acusadas al aumentar el número de cigarrillos consumidos por día. Esto puede condicionar un descenso de la relación entre ácidos grasos poliinsaturados/saturados a nivel sérico (v. **Fig. 20-1**).

MICRONUTRIENTES

El menor consumo de vegetales, cereales, lácteos y fruta por parte de los fumadores hace que su ingesta de vitaminas y minerales sea más baja. Además, incluso a igualdad de ingesta, los niveles séricos de micronutrientes suelen ser inferiores a los de los no fumadores. También en este colectivo es menos habitual el consumo de suplementos, siendo más frecuentes las deficiencias en vitaminas y minerales (v. **Fig. 20-1**).

En concreto, los fumadores tienen ingestas más bajas y niveles séricos inferiores para diversos **nutrientes antioxidantes** (vitamina C, E y β-caroteno) que, probablemente, son consumidos durante la neutralización de oxidantes liberados por el tabaco o por los fagocitos activados al fumar. Es posible que algunas de las enfermedades relacionadas con el consumo de tabaco estén asociadas con un descenso en los niveles de estas vitaminas antioxidantes.

Las deficiencias en **vitamina E** han sido asociadas con el aumento del riesgo cardiovascular característico de los fumadores. Dado que esta carencia es relativamente frecuente en individuos que fuman, se ha propuesto la conveniencia de aumentar su ingesta o de vigilar su concentración sanguínea, para utilizar suplementos en los casos en los que sea necesario.

Por otra parte, se ha comprobado que las concentraciones de *ácidos grasos esenciales* en eritrocitos son más bajas en fumadores que en no fumadores. La suplementación con vitamina E incrementa los niveles de estos ácidos grasos, lo que se relaciona con un descenso de la susceptibilidad a la peroxidación y ayuda a mantener la integridad de las membranas de estas células.

También se ha encontrado una asociación inversa entre consumo de tabaco y niveles séricos de **vitamina C**, independiente de la edad, sexo, peso corporal, raza y consumo de bebidas alcohólicas. El alcohol y el estrés también aumentan las necesidades de la vitamina y, en ocasiones, estas situaciones y/o hábitos coexisten en fumadores.

Un estudio en el que se midieron los niveles de vitamina C en suero de diversos individuos demostró que aproximadamente un 10 % de los no fumadores presentaban niveles de riesgo, porcentaje que aumentó gradualmente en función del número de cigarrillos consumidos, hasta llegar a ser de un 40 % en individuos que fumaban más de 30 cigarrillos/día.

El Consejo de Alimentos y Nutrición (*Food and Nutrition Board*) del *National Research Council* aumentó, hace unos años, las ingestas recomendadas para vitamina C en fumadores de 60 a 100 mg/día. Pero no está claro si este nivel recomendado es el más adecuado, pues otros autores han calculado el nivel de ingesta de vitamina C necesario para que el porcentaje de niveles séricos deficitarios sea similar al de no fumadores, y han señalado como convenientes ingestas de 150-200 mg/día. Es decir, los resultados de estos estudios sugieren que 100 mg/día de vitamina C pueden ser insuficientes para fumadores.

La vitamina C interviene en importantes funciones de la homeostasis (respuesta inmunitaria, función pulmonar, absorción de hierro), y una ingesta diaria de 150-200 mg parece potenciar estas funciones. Por otra parte, esta vitamina desempeña un papel crítico en la prevención de enfermedades cardiovasculares, cáncer y cataratas (v. **Caps. 43, 47** y **55**). De acuerdo a los datos disponibles, parece que una ingesta de al menos 80-120 mg/día se asocia a un descenso del riesgo de sufrir estas enfermedades crónicas. Por ello, puede deducirse que una carencia en vitamina C podría contribuir al padecimiento de muchas de las enfermedades asociadas al hábito de fumar.

La suplementación, junto con el cuidado de la dieta, puede asegurar el mantenimiento de niveles adecuados de vitamina C en fumadores, lo que disminuiría el riesgo de sufrir deficiencias marginales y las consecuencias que conllevan en la salud.

En cuanto a los **carotenoides**, sus concentraciones séricas son más bajas en suero de fumadores. En este sentido, un estudio señaló que después de aumentar la ingesta de frutas y verduras durante dos semanas, los niveles circulantes se incrementaron un 23 % en fumadores y un 11 % en no fumadores. Al mismo tiempo, la resistencia de las lipoproteínas de baja densidad (LDL) a la oxidación aumentó un 14 % en fumadores y un 28 % en no fumadores. Por tanto, parece que el incremento en la ingesta de alimentos ricos en carotenoides, por su efecto inhibitorio en la susceptibilidad de las LDL a la oxidación, puede ser una medida de interés para reducir el riesgo de *aterosclerosis*, tanto en fumadores como en no fumadores.

Los fumadores también tienen niveles séricos más bajos de diversas **vitaminas del grupo B** (tiamina, riboflavina, vitamina B_{12}, ácido fólico), de **vitamina D** y de algunos **minerales** (calcio, magnesio, hierro, yodo), al compararlos con no fumadores. Por otra parte, el cadmio, presente de manera natural en el tabaco, disminuye la biodisponibilidad del **selenio** y actúa antagónicamente respecto al **cinc** (cofactor de la enzima antioxidante superóxido-dismutasa).

Los niveles de **folatos** en los fumadores son más bajos en suero, eritrocitos, mucosa bucal, etc. En este sentido, se ha comprobado que triplicando la ingesta respecto a la cantidad marcada en las ingestas recomendadas (v. **Cap. 2**), se consiguen niveles séricos similares a los de no fumadores. Por ello, las personas que fuman pueden mejorar su salud, bien aumentando su aporte de folatos (verduras, hortalizas y frutas) (v. **Anexo 1-15**) o bien tomando suplementos de la vitamina.

Algunos estudios han señalado la existencia de un impacto de la situación en micronutrientes en la reducción/abandono del hábito tabáquico. Hay amplias pruebas de que los micronutrientes alivian el estrés. Dado que el tabaquismo se usa a menudo para resistir el estrés, un aporte adecuado de micronutrientes puede moderar el estrés de la abstinencia y aumentar la posibilidad de un intento exitoso de dejar de fumar.

Aunque se cuestiona si es o no conveniente aumentar la ingesta recomendada de diversas vitaminas (vitamina E, ácido fólico, etc.) en fumadores, y se analizan las posibles ventajas de la utilización de suplementos, algunos estudios también han señalado la existencia de riesgos. Concretamente, grandes dosis de β-caroteno pueden ser perjudiciales para la salud de ciertos subgrupos de fumadores habituales de un alto número de cigarrillos. En función de los datos actuales, las dosis masivas de vitaminas no parecen prudentes, aunque sí parece conveniente vigilar la dieta y corregir las deficiencias.

IMPLICACIONES NUTRICIONALES DEL TABAQUISMO. REPERCUSIÓN SANITARIA

Los fumadores presentan mayor riesgo de sufrir diversas enfermedades por su consumo de tabaco, pero también podrían influir en dicho riesgo sus diferentes hábitos alimentarios y su ingesta, así como niveles séricos más bajos de algunos nutrientes.

Dado que los factores dietéticos pueden desempeñar un papel en la etiología de muchas enfermedades crónicas cuya relación con el consumo de tabaco ya ha sido establecida, es importante profundizar en las diferencias dietéticas asociadas al hábito de fumar, pues ambas influencias, dieta y tabaco, pueden condicionar el padecimiento de una enfermedad.

Enfermedad cardiovascular

El hábito tabáquico se asocia a efectos adversos en la reología sanguínea, riesgo trombótico, alteración del flujo sanguíneo coronario, perfil lipídico aterogénico, riesgo de arritmias, etc. Por otra parte, algunos factores de riesgo se potencian con otros. Concretamente, fumar agrava la *disfunción endotelial* característica de los pacientes hipercolesterolémicos, aumentando la oxidación de las LDL, lo que dificulta la relajación del endotelio. En este sentido, un aporte adecuado de vitamina E y otros antioxidantes puede ejercer un efecto beneficioso frenando los procesos de oxidación y favoreciendo la relajación del endotelio de fumadores hipercolesterolémicos.

Los *aceites de pescado*, ricos en ácidos grasos omega-3, pueden corregir o compensar algunos de los efectos adversos asociados al hecho de fumar/nicotina:

- Aumento de fibrinógeno en plasma.
- Descenso de la distensibilidad de los eritrocitos.
- Aumento de la viscosidad sanguínea y de la agregabilidad de las plaquetas.
- Vasoconstricción a nivel de coronarias.
- Tendencia a la fibrilación.
- Incremento de triglicéridos.
- Reducción de colesterol HDL.
- Aumento de la producción de superóxidos por fagocitos.

Por ello, según distintos autores, los fumadores que no pueden superar su adicción deben ser animados a aumentar su consumo de pescado y alimentos enriquecidos con ácidos grasos omega-3 (v. **Anexo 1-6**), junto con otros nutrientes cardioprotectores.

Las deficiencias en folatos y/o vitamina B_{12} pueden elevar los niveles de **homocisteína** en suero (lo que ha sido relacionado con un aumento del riesgo cardiovascular), y el hábito de fumar puede condicionar la ingesta y los niveles de estas vitaminas, implicadas en el metabolismo de la homocisteína. En relación con este tema, algunos estudios han indicado que fumar, la baja ingesta de folatos y el consumo de café son los principales determinantes de la concentración de homocisteína. El efecto combinado de estos tres factores es mayor que el debido a cada factor aislado. Por ello, un estilo de vida caracterizado por consumo de tabaco y café, y seguimiento de dietas pobres en folatos, favorece la presencia de concentraciones más elevadas de homocisteína y, como consecuencia, mayor riesgo cardiovascular.

El hecho de ser **fumador pasivo** también puede empeorar el riesgo de sufrir arteriosclerosis al producirse, en estos casos, un descenso del colesterol HDL y un aumento de las concentraciones de fibrinógeno. Paradójicamente, en ocasiones, se establecen pautas dietéticas restrictivas en población infantil/juvenil con el objetivo de controlar su colesterol, cuando estas medidas pueden asociarse a riesgos nutricionales y sanitarios, olvidando combatir otros factores de riesgo, como el sedentarismo, o vivir entre fumadores, que pueden tener repercusiones similares o peores. Los fumadores pasivos muestran modificaciones en sus hábitos alimentarios similares a las de los fumadores, que también pueden contribuir a su mayor riesgo cardiovascular y de padecimiento de otras enfermedades.

Úlcera gastroduodenal

Fumar y ser varón son factores de riesgo, reconocidos, de úlcera gastroduodenal que parecen condicionar elevaciones de la actividad de los radicales libres en plasma de sujetos dispépticos. La razón de la mayor prevalencia de infección por *Helicobacter pylori* y enfermedad gastroduodenal en fumadores dispépticos no está clara, pero sí muy relacionada con un deterioro de la defensa antioxidante. En este sentido, un aporte correcto de nutrientes antioxidantes podría desempeñar un papel protector. También el consumo de probióticos (yogur) puede ser útil en este sentido (v. **Cap. 27**).

Problemas respiratorios

La situación nutricional en relación con algunos nutrientes, y especialmente en lo que se refiere a la *vitamina C*, puede ayudar a explicar por qué solo algunos fumadores desarrollan síntomas respiratorios. Concretamente, la bronquitis crónica y el broncoespasmo presentan una relación inversa con los niveles séricos de la vitamina, por lo que la mejora nutricional puede ser de ayuda para evitar o frenar estas complicaciones.

Procesos precancerosos y cancerosos

Una baja ingesta de folatos, un alto aporte de grasa animal, junto con el consumo de tabaco y alcohol, se asocian, positivamente, a un aumento del riesgo de aparición de *pólipos hiperplásicos* en colon distal y recto. Estos mismos factores también se relacionan con el riesgo de padecer adenomas o cáncer de colon. El hábito de fumar favorece, indirectamente, la coexistencia de factores negativos en la aparición de este tipo de procesos.

Otros estudios han señalado que el aumento en el consumo de alcohol, grasa y la menor ingesta de β-caroteno, vitamina C, ácido fólico, tiamina, niacina, hierro, magnesio y fibra (patrón dietético característico de los fumadores) se asocia positivamente a un incremento en el riesgo de sufrir cáncer. Por otra parte, se ha encontrado un menor riesgo de padecimiento de cáncer en poblaciones con alta ingesta de vegetales y frutas, y el consumo de este tipo de alimentos se reduce en fumadores.

Cataratas

El humo de los cigarrillos aporta *cadmio*, que es cataratogénico. Además, el consumo de tabaco puede aumentar el riesgo de sufrir cataratas al perjudicar el estatus de antioxidantes y otros nutrientes críticos para el mantenimiento de la estructura del cristalino (v. **Cap. 55**).

Osteoporosis

Los fumadores tienen mayor posibilidad de sufrir fracturas óseas. Su riesgo aumenta paralelamente al número de cigarrillos consumidos, mientras que disminuye al dejar de fumar. El beneficio, no obstante, no se observa hasta que han transcurrido 10 años desde que cesa el consumo de tabaco. Tanto el incremento del riesgo de fracturas en fumadores como el descenso de dicho riesgo después de dejar de fumar se deben, en parte, a diferencias en el peso corporal, pero también puede deberse a la menor actividad e ingesta de calcio, así como al mayor consumo de alcohol y cafeína de los fumadores (v. **Caps. 19** y **39**).

CONSUMO DE TABACO EN GESTACIÓN O LACTANCIA

Los hijos de madres fumadoras tienen menor peso al nacer que los de madres no fumadoras. Parte del efecto deriva de la influencia del consumo del tabaco, pero también de las diferencias en la ingesta de nutrientes. De hecho, en comparación con las no fumadoras, las mujeres fumadoras consumen menos proteínas, hidratos de carbono, fibra y micronutrientes (tiamina, riboflavina, vitamina C, calcio y hierro). Estas diferencias dietéticas pueden contribuir al menor tamaño de sus neonatos.

También influyen el *peso materno* y su modificación a lo largo del embarazo. Las fumadoras suelen tener un peso inicial y un incremento ponderal durante la gestación inferior al de mujeres no fumadoras, lo que puede contribuir a que tengan neonatos de menor tamaño, con mayor riesgo de presentar bajo peso y con más alto porcentaje de muerte perinatal. Sin embargo, dejar de fumar al quedar embarazada se asocia a un menor riesgo de tener un incremento de peso inadecuado y neonatos con bajo peso al nacer.

Por otra parte, fumar durante la gestación se ha identificado como un factor de riesgo de *muerte súbita* del niño, que aumenta con el número de cigarrillos consumidos. También parece existir una interacción entre consumo de tabaco y *anemia*, que hace que, de coexistir estas dos situaciones, el riesgo de muerte súbita del niño se duplique con respecto al observado en descendientes de madres que fuman y no tienen anemia. Aunque el mecanismo responsable de esta asociación no ha sido determinado, es posible la existencia de interacciones con aspectos nutricionales (hierro y nutrientes modificados por el consumo de tabaco).

CAMBIOS QUE SE PRODUCEN AL DEJAR DE FUMAR

Al dejar de fumar se produce un incremento en la *ingesta calórica*, de hidratos de carbono y grasa, aumentando la sensación de hambre y el peso del individuo. Aunque la elevación de peso que se produce es transitoria, puede mantenerse durante un período aproximado de 6 años, estando influida por las modificaciones en la dieta y en las pautas de actividad.

Un estudio que analizó la modificación de la ingesta de individuos que dejaban de fumar, en comparación con los que continuaban fumando, demostró que, después de 4 meses, los que habían dejado de fumar mostraban un incremento del peso corporal (5 %), ingesta energética (13 %), de grasa (24 %) y de vitamina E (19 %). Después de un año de seguimiento, no se encontraron diferencias detectables en el consumo de energía y grasa. Sin embargo, la ingesta de *ácido eicosapentaenoico* y *ácido fólico* fueron significativamente superiores en los que dejaron de fumar, que en los que seguían fumando (37 % para el ácido eicosapentaenoico y 16 % para el fólico).

CONCLUSIÓN

El papel de la alimentación y del consejo nutricional en la mejora sanitaria de los fumadores es de gran importancia. En este sentido, es necesario hacer más investigación para fijar cuál debe ser el aporte de nutrientes más conveniente en personas con el hábito de fumar. Las ingestas recomendadas de vitamina C ya han sido incrementadas, pero ¿será necesario aumentar el aporte de otros nutrientes? El mayor conocimiento y la mejora nutricional pueden tener grandes ventajas para este grupo de población.

Parece evidente que la mejor solución sería dejar de fumar, pero la vigilancia nutricional y la corrección de las deficiencias nutricionales pueden suponer una gran ayuda en la lucha contra diversas enfermedades asociadas al tabaquismo y a la condición de fumador pasivo.

PUNTOS CLAVE

- Los fumadores consumen menores cantidades de muchos alimentos, especialmente de frutas, verduras, cereales y lácteos, y, como consecuencia, toman menos fibra, vitaminas y minerales que los no fumadores.
- Las necesidades de algunos nutrientes parecen ser superiores en fumadores. De hecho, las ingestas recomendadas de vitamina C ya se han incrementado, aunque probablemente sea necesario revisar las del resto de nutrientes.

- Por otra parte, e independientemente de la ingesta, fumar se asocia a un descenso de los niveles plasmáticos de diversos nutrientes.
- La peor situación nutricional de los fumadores puede ser un factor causal o agravante de muchas de las enfermedades relacionadas con el consumo de tabaco (cardiovasculares, cáncer, cataratas, osteoporosis, etc.).
- Los hijos de madres fumadoras suelen presentar mayor riesgo de tener bajo peso al nacer y de sufrir otros trastornos asociados a la acción prooxidante del tabaco durante el embarazo.
- Después de dejar de fumar puede producirse un aumento de peso, razón que hace mantener el hábito a muchos individuos. La dieta seguida y los cambios de actividad parecen ser predictores del cambio de peso posterior al dejar de fumar.
- Mejorar la dieta o tomar un suplemento de los nutrientes que se encuentran, con más frecuencia, en cantidad deficitaria en plasma, o que tienen repercusiones más negativas en la salud del fumador (vitaminas C, E, β-caroteno, B_1, B_2, B_{12}, ácido fólico, calcio, magnesio, hierro, yodo, etc.), puede suponer un beneficio en la salud y calidad de vida de este grupo de población.

BIBLIOGRAFÍA

Chen HY, Li SC, Chen LF, Wang W, Wang Y, Yan XW. The effects of cigarette smoking and smoking cessation on high-density lipoprotein functions: implications for coronary artery disease. Ann Clin Biochem. 2019;56(1):100-11.

Germeroth LJ, Levine MD. Postcessation weight gain concern as a barrier to smoking cessation: Assessment considerations and future directions. Addict Behav. 2018;76:250-7.

Ghazi A, Pakfetrat A, Hashemy SI, Boroomand F, Javan-Rashid A. Evaluation of Antioxidant Capacity and Cotinine Levels of Saliva in Male Smokers and Non-smokers. Addict Health. 2020;12(4):244-50.

Gonçalves IB, Lebrão ML, Duarte YAO, Wagner GA, Zanetta DMT. Nutrition status of elderly smokers and former smokers of São Paulo City, Brazil. Rev Bras Epidemiol. 2019;21(Suppl 2):e180013. Disponible en: https://www.scielo.br/j/rbepid/a/843XV9K-dRw555bSC4dbnHsx [última consulta: 19 de marzo de 2024].

Han L, Liu Y, Wang C, Tang L, Feng X, Astell-Burt T, et al. Determinants of hyperhomocysteinemia in healthy and hypertensive subjects: A population-based study and systematic review. Clin Nutr. 2017;36(5):1215-30.

Hemilä H. Vitamin E and Mortality in Male Smokers of the ATBC Study: Implications for Nutritional Recommendations. Front Nutr. 2020;7:36.

Hu T, Yang Z, Li MD. Pharmacological Effects and Regulatory Mechanisms of Tobacco Smoking Effects on Food Intake and Weight Control. J Neuroimmune Pharmacol. 2018;13(4):453-66.

Institute of Medicine. Dietary Reference Intakes: The Essential Guide to Nutrient Requirements. Washington, DC: The National Academies Press; 2006.

Kataoka MC, Carvalheira APP, Ferrari AP, Malta MB, de Barros Leite Carvalhaes MA, de Lima Parada CMG. Smoking during pregnancy and harm reduction in birth weight: a cross-sectional study. BMC Pregnancy Childbirth. 2018;18(1):67.

Masood S, Cappelli C, Li Y, Tanenbaum H, Chou CP, Spruijt-Metz D, et al. Cigarette smoking is associated with unhealthy patterns of food consumption, physical activity, sleep impairment, and alcohol drinking in Chinese male adults. Int J Public Health. 2015;60(8):891-9.

McEvoy CT, Shorey-Kendrick LE, Milner K, Schilling D, Tiller C, Vuylsteke B, et al. Vitamin C to pregnant smokers persistently improves infant airway function to 12 months of age: a randomized trial. Eur Respir J. 2020;2:1902208. Disponible en: https://erj.ersjournals.com/content/56/6/1902208 [última consulta: 19 de marzo de 2024].

Mousavi SE, Amini H, Heydarpour P, Amini Chermahini F, Godderis L. Air pollution, environmental chemicals, and smoking may trigger vitamin D deficiency: Evidence and potential mechanisms. Environ Int. 2019;122:67-90.

Ortega RM. Nutrición en fumadores y fumadores pasivos. En: Ortega RM, ed. Nutrición Clínica y Salud Nutricional. Madrid: Editorial Médica Panamericana; 2023. p. 145-54.

Ortega RM, Jiménez AI, Martínez RM, Lorenzo AM, Lozano MC. Problemática nutricional en fumadores y fumadores pasivos. Nutr Hosp. 2021;38(Spec No2):31-4. Disponible en: https://www.nutricionhospitalaria.org/articles/03794/show#! [última consulta: 1 de julio de 2024].

Ratajczak AE, Szymczak-Tomczak A, Rychter AM, Zawada A, Dobrowolska A, Krela-Kaźmierczak I. Impact of cigarette smoking on the risk of osteoporosis in inflammatory bowel diseases. J Clin Med. 2021;10(7):1515.

Reihana PK, Blampied NM, Rucklidge JJ. Novel Mineral-Vitamin Treatment for Reduction in Cigarette Smoking: A Fully Blinded Randomized Placebo-Controlled Trial. Nicotine Tob Res. 2019;21(11):1496-505.

Seddon JM, George S, Rosner B. Cigarette smoking, fish consumption, omega-3 fatty acid intake, and associations with age-related macular degeneration: the US Twin Study of Age-Related Macular Degeneration. Arch Ophthalmol. 2006;124(7):995-1001.

World Health Organization (WHO). WHO Global Report: Mortality Attributable to Tobacco. Ginebra: World Health Organization; 2012. Disponible en: https://iris.who.int/bitstream/handle/10665/44815/9789241564434_eng.pdf [última consulta: 1 de julio de 2024].

Yang L, Zhao H, Liu K, Wang Y, Liu Q, Sun T, et al. Smoking behavior and circulating vitamin D levels in adults: A meta-analysis. Food Sci Nutr. 2021;9(10):5820-32.

Problemática nutricional en individuos con dietas alternativas

21

E. Fernández Cruz y A. Higuera Gómez

Las dietas alternativas implican la exclusión de grupos específicos de alimentos o la modificación en la frecuencia de su consumo en un patrón dietético que difiere del seguido por la mayoría de la población. Cuando se adoptan nuevos hábitos alimentarios, resulta primordial comprender las características esenciales de estos patrones para prevenir potenciales carencias nutricionales. Las dietas vegetarianas, veganas, paleo y cetogénicas son algunas de las que han experimentado un crecimiento significativo en los últimos años. Sin embargo, mientras algunas de estas dietas pueden reducir la ingesta de nutrientes esenciales aumentando el riesgo de déficits, otras pueden desencadenar cambios metabólicos con consecuencias impredecibles a largo plazo. Independientemente del patrón dietético elegido, es crucial llevar a cabo una planificación y un seguimiento bajo la supervisión de un profesional de la alimentación cualificado. De este modo, se puede adoptar con seguridad cualquier dieta alternativa sin poner en riesgo la salud.

INTRODUCCIÓN

La dieta habitual de un individuo debe proporcionar la energía y nutrientes necesarios para mantener un estado óptimo de salud. Los alimentos que se incorporan dependen de diversos factores, como la geografía o la cultura, los cuales conforman unos hábitos alimentarios que suelen ser característicos de una población concreta. Sin embargo, los individuos pueden **prescindir** de forma voluntaria e involuntaria de ciertos alimentos o grupos de alimentos por diversas razones (**Fig. 21-1**).

En la actualidad, las **dietas alternativas** son consideradas como una tendencia al alza en el ámbito de la alimentación y la nutrición en el mundo occidental. Estas dietas no solo suponen una modificación de los alimentos incluidos en la dieta, sino también un cambio en la distribución de macronutrientes para la obtención de energía y una mayor preocupación del individuo sobre el origen y manejo de las materias primas. Aunque las dietas alternativas no son patrones dietéticos de reciente creación, muchas de ellas han obtenido una gran repercusión debido al interés creciente en la salud y el bienestar, pero también han suscitado debates sobre los beneficios y los posibles riesgos asociados al no ser patrones dietéticos convencionales.

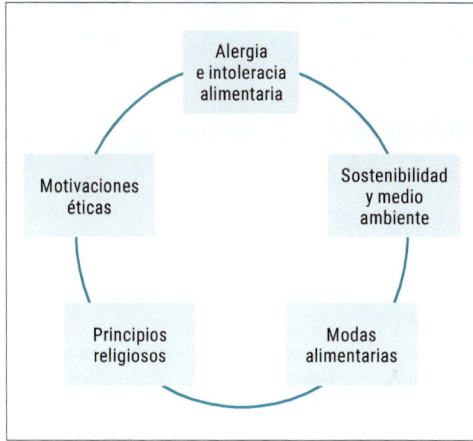

Figura 21-1. Principales motivos para el paso de una alimentación habitual a una dieta alternativa.

Las dietas alternativas con mayor adherencia en la actualidad son aquellas en las que se **suprimen** alimentos o grupos de alimentos específicos, como los patrones vegetarianos, veganos o *plant-based*. En estos casos, la dieta suele ir acompañada de un estilo de vida que impacta en otros aspectos más allá del nutricional, por lo que su adherencia es habitualmente a largo plazo o de por vida. Por otro lado, las dietas que tienen por objetivo la modificación en la proporción de ingesta de los macronutrientes, como la dieta paleo o la dieta cetogénica, suelen limitar principalmente la ingesta de hidratos de carbono, con un aumento dietético de grasas y proteínas. El seguimiento de estos patrones es más limitado en el tiempo, ya que están sujetos a la consecución de objetivos sobre el rendimiento deportivo o sobre la composición corporal.

En cualquier caso, la adherencia a cualquier patrón dietético alternativo supone un cambio en las rutinas alimentarias del individuo, desde el punto de vista nutricional y metabólico. Por ello, antes de iniciar los cambios y modificaciones, es necesario recibir información sobre las ventajas y posibles riesgos de seguir estas dietas, para evitar que repercutan negativamente sobre la salud a corto y largo plazo.

DIETA VEGETARIANA

Tradicionalmente, el **vegetarianismo** se considera una dieta basada en la restricción por voluntad propia del consumo de carne, pescado y/u otros productos de origen animal, priorizando el consumo de alimentos vegetales. Uno de los principales motivos para la adquisición de este patrón dietético se basa en el rechazo a la explotación animal en la industria alimentaria. Algunas personas abogan por la inmoralidad de sacrificar animales para el consumo humano, promoviendo un estilo de alimentación que excluya productos derivados de esta práctica. Por otro lado, los individuos defienden que el vegetarianismo promueve una mayor sostenibilidad ambiental, ya que la producción de alimentos vegetales favorece la reducción de gases de efecto invernadero y una menor huella de carbono e hídrica generadas.

Tabla 21-1. Clasificación de dietas *plant-based* en función de los alimentos incluidos o excluidos

Dieta *plant-based*	Tipo de alimentos incluidos/excluidos
Ovovegetarianismo	Permite el consumo de huevos y derivados
Lactovegetarianismo	Incluye la ingesta de lácteos y derivados
Ovolactovegetarianismo	Engloba el consumo de huevos, lácteos y sus derivados
Pescetarianismo	Incluye el consumo de pescado y/o marisco
Pollovegetarianismo	Permite consumir carnes blancas, excluyendo carnes rojas y sus derivados
Flexitarianismo	Incluye cualquier tipo de carne, pero reduciendo al mínimo su consumo o dejándolo solo para situaciones concretas
Veganismo	Excluye todos los alimentos de origen animal

Actualmente, la definición del vegetarianismo presenta nuevos matices que permiten una mayor diversificación de los grupos de alimentos excluidos o incluidos. De hecho, el concepto de dieta vegetariana es diferente en cada país, y se basa en las pautas desarrolladas por las sociedades o asociaciones afines a este patrón dietético alternativo. La definición más actualizada implica una exclusión del consumo de carne y sus derivados y otros productos de origen animal, pero en diferentes grados. Este concepto refleja con mayor precisión la variedad de patrones dietéticos que pueden adoptarse en relación con el vegetarianismo. No obstante, lo considerado tradicionalmente como dieta vegetariana ya no es capaz de albergar un patrón dietético generalista, sino que pasa a ser una variante más de las dietas que priorizan los alimentos vegetales en la actualidad. Por este motivo, en los últimos años, las dietas vegetarianas se han incluido en un concepto más amplio conocido como **dietas *plant-based***. Bajo este paraguas se engloban todas las dietas basadas en alimentos vegetales, cuya inclusión de alimentos de origen animal se realiza desde una frecuencia de consumo reducida, hasta una eliminación completa de grupos de alimentos específicos (**Tabla 21-1**), mucho más acorde a la realidad social actual. Sin embargo, el denominador común a la mayoría de las variantes de este patrón dietético es la exclusión de la carne roja y de sus derivados, ya que apenas se contemplan en los patrones dietéticos *plant-based*.

Beneficios para la salud de la dieta vegetariana

En comparación con una dieta omnívora, el patrón vegetariano se asocia con diversos beneficios para la salud, como niveles más bajos de colesterol en la sangre, menor riesgo de enfermedad cardíaca, reducción de la presión arterial y menor probabilidad de desarrollar hipertensión y diabetes tipo 2. Además, aquellos individuos que siguen una alimentación vegetariana suelen presentar un índice de masa corporal (IMC) más bajo y tasas de todos los tipos de cáncer inferiores. La inclusión mayoritaria de alimentos vegetales conlleva que la dieta tienda a ser más baja en grasas saturadas y colesterol y rica en fibra dietética, magnesio, potasio, así como vitaminas C y E, ácido fólico, carotenoides, flavonoides y otros compuestos fitoquímicos.

Sin embargo, la gran variedad de *dietas plant-based* hace que los beneficios asociados deban tomarse con cautela por parte del profesional de la salud. Cuanto más cercano esté el patrón de una ingesta 100 % vegetal, menor será el riesgo de padecer enfermedades cardiovasculares derivadas del estilo de vida. Al mismo tiempo, la eliminación de carnes rojas y derivados disminuye el riesgo de padecer algunos cánceres en el tracto gastrointestinal. Según el estudio *Stomach cancer Pooling* (*StoP*) *Project* una ingesta de 150 g/día de carnes rojas y procesadas incrementa el riesgo de padecer cáncer de estómago.

Por otro lado, el estudio europeo prospectivo sobre el cáncer y la nutrición (EPIC) describió que los patrones dietéticos pescetariano y vegetariano tradicional redujeron el riesgo de padecer todos los tipos de cáncer entre un 11 % y un 19 %. Al mismo tiempo, el seguimiento de una dieta vegetariana contribuye tanto al desarrollo de una producción alimentaria más sostenible, como a un menor impacto medioambiental, según los últimos datos de la Comisión EAT-Lancet del año 2019.

Riesgos para la salud de la dieta vegetariana

El principal riesgo de una dieta vegetariana deriva de una mala planificación en la que no se incluyan los alimentos vegetales que sean capaces de cubrir los requerimientos de macronutrientes y micronutrientes. Actualmente, la globalización permite tener acceso a diferentes fuentes vegetales ricas en vitaminas y minerales tradicionalmente asociadas a alimentos de origen animal. Por otro lado, los productos fortificados/enriquecidos permiten en algunas variantes vegetarianas obtener los nutrientes necesarios para evitar la aparición de un déficit nutricional. Las personas que siguen este patrón dietético deben prestar atención sobre la ingesta de proteínas de buena calidad, ácidos grasos esenciales (omega-3), hierro, calcio, cinc, yodo y vitaminas D y B_{12}, ya que algunos de estos nutrientes se ingieren principalmente a través de alimentos de origen animal. Según los alimentos incluidos o excluidos de la variante *plant-based*, se pueden describir diferentes riesgos de aparición de déficit nutricional en dietas no planificadas (**Tabla 21-2**).

Tabla 21-2. Riesgos asociados a cada tipo de dieta con base vegetariana	
Dieta *plant-based*	**Nutrientes con posible déficit**
Flexitarianismo	Sin riesgo, con una dieta correctamente planificada
Pollovegetarianismo	Ácidos grasos omega-3, calcio
Ovolactovegetarianismo	Sin riesgo, con una dieta correctamente planificada
Pescetarianismo	Calcio, cinc
Ovovegetarianismo	Ácidos grasos omega-3, calcio
Lactovegetarianismo	Ácidos grasos omega-3, hierro

Tabla 21-3. Contenido proteico de los principales cereales y seudocereales para considerar en las dietas *plant-based*

Cereales con gluten	Cereales sin gluten	Seudocereales
• Trigo (8-18 %)	• Maíz (9-12 %)	• Quinoa (10-18 %)
• Cebada (7-15 %)	• Arroz (7-8 %)	• Trigo sarraceno/alforfón (8,5-18,9 %)
• Avena (9-16 %)	• Sorgo (10-11 %)	• Amaranto (13,1-33,5 %)
• Centeno (8-18 %)	• Mijo (6-16 %)	• Chía (15-25 %)
• Kamut® (14,54 %)	• Teff (12,8-20,9 %)	
• Tritórdeo (15,35-19,30 %)		
• Trigo espelta (11,1-18,5 %)		

La ingesta de **proteínas** de origen animal en las distintas variantes vegetarianas puede proceder del pollo, pescado, huevos o derivados lácteos, en función del grupo incluido en la dieta. Sin embargo, la dieta vegetariana se basa en el consumo de proteínas de origen vegetal a través de legumbres, cereales y seudocereales, frutos secos y semillas. Las estrategias nutricionales por parte del profesional de la salud deben asegurar una ingesta suficiente de aminoácidos esenciales. Por ello, se deben tener en cuenta los bajos niveles de lisina de los cereales y complementarlos con legumbres, las cuáles son deficitarias en aminoácidos azufrados, como la metionina. Una de las legumbres más utilizadas es la **soja** y los **derivados** como el tofu, miso o tempeh, entre otros. Esta legumbre también se puede consumir fresca en forma de edamame, el cual se ha convertido en un alimento bastante habitual usado como *snack* o como complemento en ensaladas. Además, otros derivados, como la **leche de soja**, ofrecen un contenido en proteínas muy similar al de la leche de vaca, siendo un excelente sustituto proteico en patrones vegetarianos que excluyan la leche y derivados lácteos.

Por otro lado, los **seudocereales** también pueden utilizarse como fuente proteica en las dietas *plant-based*, ya que presentan un contenido considerable de proteínas. Los seudocereales son plantas dicotiledóneas que pertenecen botánicamente a familias distintas de los cereales (monocotiledóneas) y son consumidos de forma similar a estos últimos (**Tabla 21-3**). Además de tener un contenido proteico mayor, no son deficitarios en lisina como los cereales, y algunos como la quinoa presentan todos los aminoácidos esenciales en su composición, siendo un alimento a considerar en los patrones dietéticos *plant-based*.

En cuanto a los **ácidos grasos**, las dietas vegetarianas suelen ser bajas en ácidos grasos saturados y ricas en ácidos grasos monoinsaturados y poliinsaturados (omega-6). Sin embargo, los patrones *plant-based* que eliminan el consumo de pescado y huevo son propensas a ser deficitarias en ácidos grasos omega-3, como el **ácido docosahexaenoico** (DHA) o el **ácido eicosapentaenoico** (EPA). Un parámetro imprescindible en las dietas vegetarianas es el mantenimiento de una adecuada ratio omega-6/omega-3. El dato ideal es una relación 1:1-1:3, dado que una proporción baja es beneficiosa para reducir el riesgo de muchas enfermedades crónicas, como las cardiovasculares, el cáncer y las enfermedades inflamatorias y autoinmunitarias. Sin embargo, las dietas occidentalizadas llegan a ratios en torno a 15:1-16,7:1, muy alejados del parámetro ideal. Un exceso de ácidos grasos omega-6 puede causar un efecto proinflamatorio y vasoconstrictor, mien-

Tabla 21-4. Riesgos asociados a las dietas veganas

Tipo de dieta	Nutrientes con posible déficit
Vegana	Ácidos grasos omega-3, vitamina B_{12}, calcio, vitamina D, cinc
Crudivegana Frugívora	Proteínas, ácidos grasos omega-3, vitamina B_{12}, calcio, vitamina D

tras que los ácidos grasos omega-3 tienen un efecto antiinflamatorio y fomentan la vasodilatación (Tabla 21-4).

Las principales fuentes dietéticas de EPA/DHA proceden de **pescados azules**. Sin embargo, aquellos animales que hayan sido alimentados con **piensos** ricos en estos ácidos grasos pueden presentar un mayor nivel de aporte de estos nutrientes esenciales (pollos, huevos, leche, derivados lácteos, etc.), lo cual permite que algunas variantes de dieta vegetariana puedan llegar a los requerimientos nutricionales sin riesgo de déficits. Al mismo tiempo, las **leches vegetales** son un excelente vehículo para ingerir EPA/DHA en patrones *plant-based*, siempre y cuando estas bebidas no se encuentren hidrolizadas y no procedan de fuentes excesivamente ricas en ácidos grasos omega-6. Otra opción viable para incrementar estos ácidos grasos esenciales en la dieta es aumentando la ingesta de **algas marinas**. Aunque no sean un ingrediente habitual de nuestra dieta, representan una ingesta notable de EPA/DHA de forma natural. No obstante, también existe controversia debido a que estas pueden contener niveles elevados de arsénico. Su inclusión generalizada y con una frecuencia de consumo en los patrones *plant-based* debe suponer un estudio profundo sobre cómo podría afectar la presencia de este tóxico en una dieta equilibrada.

Otras fuentes de ácidos grasos omega-3 proceden de los **aceites de semillas oleaginosas**, como el aceite de chía (63 %), el aceite de perilla (58 %), de *Salvia sclarea* (55 %) o el aceite de lino (52 %), con una presencia mayor al 50 % de estos ácidos grasos esenciales. Sin embargo, otros aceites como el de colza (10 %) o el de soja (5 %) no se consideran buenas fuentes alternativas para incluir este macronutriente en patrones dietéticos *plant-based*. El consumo habitual de nueces o semillas de lino también ayudaría a cubrir la necesidad diaria de este nutriente.

Los **micronutrientes** son los componentes que mayor riesgo de déficit pueden causar en dietas *plant-based* no planificadas. Habitualmente, los minerales que requieren de especial atención son el hierro, el cinc, el calcio y el yodo (Tabla 21-5). La ingesta de **hierro** de origen animal se encuentra limitada en casi todas las variantes de dieta vegetariana. Las vísceras de vacuno, mariscos como la ostra, los berberechos o el mejillón, y la yema de huevo son alimentos con mayor concentración, siendo el pescado y el pollo fuentes moderadas de origen animal. La leche aporta unos niveles de hierro ínfimos, por lo que un patrón lactovegetariano podría suponer un déficit en este mineral. Afortunadamente, hay un buen número de fuentes vegetales de hierro para todos los patrones *plant-based* (Tabla 21-6), haciendo hincapié en los productos fortificados y enriquecidos como los cereales de desayuno o las leches vegetales. Aunque no sea un producto ampliamente consumido, las **algas marinas** también muestran una importante concentración de hierro, pudiendo considerarlas como fuentes habituales en un futuro próximo. Las verduras de hoja verde también aportan una buena cantidad

Tabla 21-5. Aspectos relevantes a la absorción intestinal de minerales con riesgo de déficit en dietas *plant-based*

Mineral	Aspectos negativos	Aspectos positivos
Hierro	Fitatos, calcio y compuestos fenólicos derivados del té, café y cacao, presencia elevada de cinc, magnesio y cobre disminuyen absorción en tracto gastrointestinal	Vitamina C, ácidos orgánicos, proteínas ricas en histidina y vitamina A favorecen absorción en tracto gastrointestinal
Cinc	Fitatos en tracto gastrointestinal disminuyen absorción	Ácidos orgánicos (ácido cítrico) en tracto gastrointestinal favorecen absorción
Calcio	• Fitatos y oxalatos disminuyen absorción de calcio en tracto gastrointestinal • Dietas ricas en carne, pescado, derivados lácteos, frutos secos y cereales integrales causan elevada carga ácida en riñones, aumentando resorción de calcio y excreción por orina • Elevada ingesta de sodio aumenta excreción de calcio en orina	Magnesio y potasio (frutas y verduras) disminuyen resorción de calcio y excreción en orina por aumento de carga alcalina en riñones
Vitamina D	Salvo los champiñones y otras setas comestibles, no hay fuentes vegetales naturales de esta vitamina	Aumento de síntesis endógena a través de exposición a luz solar
Vitamina B$_{12}$	Casi exclusiva en alimentos de origen animal	Existen fuentes vegetales que permiten aumentar la ingesta de forma natural

de hierro no hemo. Sin embargo, el hierro procedente de estas fuentes debe ir acompañado de la ingesta de **vitamina C**, para favorecer la absorción de este a nivel intestinal. Separar el consumo de alimentos ricos en taninos como el café, el té, el vino y el chocolate de las comidas para no interferir en su absorción (sobre todo en casos de déficit o anemia ferropénica) es otra recomendación dietética útil. En la actualidad, siempre y cuando no se describan patologías digestivas, no es habitual el déficit de hierro en dietas *plant-based* correctamente planificadas.

En el caso del **cinc**, se obtiene tanto por fuentes animales (cordero, cerdo, pollo, vísceras, mariscos, leche y derivados lácteos, huevos, insectos) como fuentes vegetales (verduras de hoja verde, raíces, cereales integrales, nueces). Sin embargo, dietas ricas en legumbres, cereales integrales y frutos secos (fitatos) podrían suponer un riesgo de déficit, especialmente en los patrones dietéticos más restrictivos.

El **calcio** es uno de los nutrientes que de forma tradicional ha sido clasificado como en riesgo en las dietas vegetarianas. Desde el establecimiento de los requerimientos nutricionales, la leche y sus derivados se han considerado como la fuente

Tabla 21-6. Fuentes vegetales de hierro

Grupo	Producto	Hierro (mg/100 g)
Legumbres	Harina de haba	18,2
	Soja	13,7
	Harina de judía	13,5
	Garbanzo	8,9
	Altramuz	8,06
	Lentejas	5,8
	Judía	5,7
Verduras	Endivia	12,5
	Puerro	28
Hierbas	Cilantro	6,10
	Perejil	6,20
	Menta	7,5
	Cebollino	8,4
Semillas oleaginosas	Semillas de calabaza	14
	Semillas de girasol	5,25
Otros	Cacao	3,4

principal de ingesta de calcio en la dieta. La gran presencia de leche como ingrediente en diversos alimentos procesados, así como la facilidad de acceso y el precio, han facilitado esta tendencia alimentaria. Bajo esta premisa, las dietas ovo-vegetarianas, pollovegetarianas y pescetarianas podrían tener un riesgo de déficit nutricional. Sin embargo, hay una gran variedad de fuentes de calcio de origen vegetal compatibles con estas variantes *plant-based*:

- Mejorana seca (1.990 mg/100 g).
- Tomillo seco (1.890 mg/100 g).
- Canela seca (1.002 mg/100 g).
- Tofu firme hecho con sulfato de calcio (680 mg/100 g).
- Curry en polvo (525 mg/100 g).
- Almendras (260-340 mg/100 g).
- Hierba de eneldo (252 mg/100 g).
- Semillas de sésamo (140-160 mg/100 g).
- Berzas, grelos y kale cocinados (130-150 mg/100 g).
- Avellanas (117 mg/100 g).
- Brócoli y espinaca (80-100 mg/100 g).

Aunque las semillas de sésamo y las almendras contienen cantidades elevadas de calcio, su biodisponibilidad es inferior a la de los alimentos mencionados anteriormente. Por ello, lo más común es incluir en la alimentación **productos fortificados** con calcio, como la leche, las bebidas vegetales, las harinas o los cereales para el desayuno. Para mejorar la biodisponibilidad del calcio en estos productos, es crucial incorporar el mineral en forma citrato o malato.

El **yodo** se aporta a la alimentación de manera natural a través de fuentes animales como el huevo, el marisco o el pescado. En este sentido, patrones como el lactovegetarianismo o pollovegetarianismo tendrían un aporte reducido de este micronutriente. No obstante, la inclusión de sal yodada es compatible con cualquier dieta *plant-based*, siendo un alimento indispensable para evitar déficits de yodo en el individuo.

Por otro lado, las **vitaminas** pueden ver reducido su aporte con la exclusión de alimentos de origen animal. En las dietas vegetarianas es necesario controlar la ingesta de vitaminas D y B_{12}. La **vitamina D** se encuentra mayoritariamente en alimentos de origen animal, por lo que una adherencia a un patrón dietético *plant-based* requiere de una correcta exposición solar para fomentar la síntesis endógena. Sin embargo, esta depende de factores muy diversos como el momento de exposición (mañana-tarde), la estación, la latitud, la pigmentación de la piel, el uso de protectores solares y la edad, entre otros. Por tanto, en algunos individuos puede suponer un reto alcanzar los requerimientos de esta vitamina liposoluble apoyándose únicamente en la exposición al sol. Entre los alimentos vegetales, los champiñones muestran una concentración notable de precursores, como el ergosterol, que podrían ser útiles en estos patrones alimentarios. No obstante, es necesario consumir **productos enriquecidos o fortificados** con vitamina D, cuyo origen sea compatible con la filosofía de las dietas vegetarianas. Cabe destacar que la grasa es el vehículo perfecto para absorber esta vitamina. Una comida que contenga un 30 % de grasa (aguacate, aceite de oliva, frutos secos) ayuda a aumentar la absorción de vitamina D en un 32 %.

Por último, la **vitamina B_{12}** suele encontrarse de forma exclusiva en fuentes de origen animal, por lo que gran parte de los individuos adheridos a estos patrones alimentarios suelen utilizar suplementos orales. En patrones pescetarianos y ovovegetarianos se ingiere esta vitamina, pero de forma insuficiente, siendo necesario incorporarla en productos enriquecidos y fortificados (**bebidas vegetales, margarinas, cereales de desayuno**) con una frecuencia diaria para evitar déficits. Algunas levaduras nutricionales aportan un contenido significativo de vitamina B_{12}, pero es necesario comprobar si su incorporación es en forma activa (cianocobalamina). No obstante, existen otras fuentes vegetales compatibles con los patrones *plant-based*. Destaca el **tempeh**, un alimento fermentado con un contenido significativo de vitamina B_{12} (0,7-8,0 µg/100 g de peso seco), seguido de los **hongos**, como las «trompetas de la muerte» o los rebozuelos (1,09-2,65 µg/100 g peso seco), destacando la **seta Shiitake** como uno de los principales reservorios de esta vitamina a nivel vegetal (5,61 µg/100 g peso seco). El **alga nori**, muy consumida en la alimentación japonesa, se postula como un alimento indispensable a incorporar en dietas vegetarianas y veganas (32,3 µg/100 g de peso seco). Cabe destacar que, de forma generalizada, se recomienda la suplementación con vitamina B_{12} en dietas vegetarianas y veganas, siendo la dosis habitual de entre 25-100 µg/día o de 2.000 µg/semana en forma de cianocobalamina. Concretamente en las dietas vegetarianas, aunque se consuman ciertos alimentos de origen animal, como el huevo y/o la leche o sus derivados, no se alcanzan las necesidades de esta vitamina. Además, tampoco suele ser suficiente la suplementación de esta vitamina con bebidas vegetales enriquecidas, yogures de soja enriquecidos.

DIETA VEGANA

Este patrón dietético incluido dentro de las dietas vegetarianas es aquel que excluye por completo cualquier alimento de origen animal, siendo el más restrictivo de todas las variantes *plant-based*. El **veganismo** suele estar asociado a una filosofía y un estilo de vida que busca excluir todas las formas de explotación y crueldad hacia los animales con fines alimentarios, de vestimenta o cualquier otro propósito. La dieta vegana tradicional prescinde de la ingesta de carne, pescado, huevos, lácteos y miel, basando su alimentación en el consumo de frutas, verduras, granos enteros, legumbres, frutos secos, semillas y productos derivados. No obstante, dentro del veganismo se definen dos variantes que conllevan una modificación significativa de la dieta, el crudivorismo y el frugivorismo.

El **crudivorismo** se define como un patrón dietético que únicamente incluye alimentos crudos y sin procesar con el objetivo de mantener inalterables sus propiedades nutricionales. Esto supone eliminar de la dieta todos aquellos alimentos que precisen de temperaturas superiores a 47 °C para ser ingeridos (cocción, horno, fritura), aunque sí pueden ser procesados a nivel mecánico (cortados, triturados). También se pueden incluir alimentos que hayan sido germinados, fermentados o hidratados/deshidratados para facilitar su consumo. Por tanto, es una alimentación que únicamente incluye frutas, verduras, nueces, semillas crudas, aceites y productos fermentados. En algunas variantes no veganas, se consumen alimentos crudos de origen animal, aunque existe una gran controversia en torno a la seguridad alimentaria de este patrón dietético. En patologías como la diabetes, la elección de cereales y tubérculos con bajo índice glucémico, así como la frecuencia de consumo de las frutas debe planificarse cuidadosamente para evitar posibles alteraciones en la glucemia.

Por otro lado, el **frugivorismo** consiste en alimentarse a base de frutas y hortalizas, semillas, nueces, aceite y especias. La filosofía de este patrón dietético se basa en que la alimentación a base de estos alimentos es la más adecuada para la anatomía y fisiología del aparato digestivo, similar al de los ancestros primates. De todos los patrones *plant-based*, este supone un mayor riesgo de déficits, especialmente durante las etapas de la vida con necesidades energéticas y nutricionales elevadas, como la infancia, adolescencia, embarazo y período de lactancia.

Los posibles *déficits nutricionales* derivados de una dieta vegana mal estructurada son similares a los observados en las variantes de dieta vegetariana menos restrictivas. Por tanto, asegurar un correcto aporte de aminoácidos esenciales y ácidos grasos omega-3, así como de vitaminas y minerales a través de fuentes vegetales naturales o de alimentos veganos enriquecidos con estos micronutrientes (a excepción de la vitamina B_{12}), es vital para conseguir una salud óptima para las personas adheridas a este patrón dietético. Por otro lado, un exceso de fibra en la dieta puede causar problemas gastrointestinales e interacción con la absorción de micronutrientes, por lo que se debe controlar la ingesta media de fibra para evitar déficits nutricionales.

DIETA PALEO

La **dieta paleo** es un patrón alimentario basado en los hábitos dietéticos que, teóricamente, se practicaron en el período Paleolítico, es decir, consumo principal de vegetales silvestres y moderado de animales salvajes, pescados e insectos, siendo considerada conceptualmente como *plant-based*. La filosofía de esta dieta alternativa se basa en que el cuerpo humano apenas ha variado su genética desde el nacimiento de nuestra especie, por lo que el consumo de los alimentos de los primeros ancestros es idóneo para evitar enfermedades crónicas no transmisibles. Sin embargo, la dieta paleo se ha alejado del modelo *plant-based* ancestral, adaptándose a los patrones dietéticos y la producción alimentaria actual, incluyendo el consumo de frutas, verduras, frutos secos, raíces, aceites vegetales no procesados, hierbas y especias, así como de carnes magras, pescado y marisco como alimentos de origen animal. Por tanto, la dieta paleo excluye el consumo de leche y derivados lácteos, huevos, cereales, azúcar, legumbres, aceites modificados, sal, alcohol y café. Al mismo tiempo, preparaciones culinarias basadas en frituras, el uso de ingredientes refinados y el consumo de alimentos ultraprocesados también son excluidos en la dieta paleo. Además de los alimentos consumidos, la dieta paleo se acompaña de una actividad física adecuada, unos correctos hábitos de sueño y una suficiente interacción social para lograr un estado óptimo de salud.

Este patrón dietético se clasifica dentro de las dietas bajas en hidratos de carbono o carbofóbicas. Estas dietas se caracterizan por una reducción de la ingesta de este macronutriente que habitualmente presentan un **límite de ingesta** en gramos/día. Una dieta de 2.000 kcal con un aporte del 50-55 % de la energía procedente de los hidratos de carbono, supone una ingesta de 250-275 g/día (1.000-1.100 kcal). Habitualmente, las dietas carbofóbicas suelen tener un aporte inferior a 130 g/día (520 kcal), lo que implica un valor energético total <26 % de la ingesta diaria. Esta circunstancia supone una ingesta moderada de proteínas (30-32 %), aumentando el aporte calórico a través de las grasas (50-53 %).

El **seguimiento** de una dieta paleo puede resultar complejo. En primer lugar, una ingesta baja en hidratos de carbono y rica en grasas puede suponer una baja adherencia a largo plazo y una fluctuación en el peso si no se hace una distribución correcta a nivel calórico. Además, el tipo de alimentos incluidos puede suponer un aumento en el precio de la cesta de la compra, limitando el uso de estas dietas a individuos económicamente solventes. A nivel social, no existen establecimientos especializados en la dieta paleo, lo cual puede suponer una limitación al comer fuera del hogar.

Los principales **riesgos nutricionales** derivan de la restricción de alimentos en la dieta y la distribución de los macronutrientes para alcanzar las necesidades energéticas. La dieta paleo es rica en **colesterol** y **grasas saturadas**, por lo que puede aumentar el riesgo de enfermedades cardiovasculares y una mayor concentración sérica de estos componentes. Al mismo tiempo, aunque se incluyan frutas y verduras, su ingesta se encuentra limitada para no exceder el límite de **130 g/día** de hidratos de carbono. Siendo estos el principal aporte de **fibra** en la dieta paleo, es posible desarrollar problemas de estreñimiento o retrasos en el vaciamiento gástrico que puedan generar malestar gastrointestinal en algunos individuos. La exclusión de leche y derivados lácteos puede causar déficit de **calcio** a largo plazo, aumentando el riesgo de osteoporosis y una mayor movilización de calcio procedente del sistema óseo.

DIETA CETOGÉNICA

La **dieta cetogénica** es un patrón dietético de restricción extrema del consumo de hidratos de carbono. El objetivo de una dieta cetogénica es provocar un estado metabólico conocido como **cetosis**. Esta respuesta fisiológica no está asociada a un estado patológico y se produce cuando el organismo no tiene suficiente glucosa como sustrato energético y extrae la energía a partir de las grasas, aumentando la producción de cuerpos cetónicos a nivel hepático, los cuales aumentan en sangre y en orina. Además, la cetosis también se produce de forma natural cuando se realiza un ayuno prolongado. Es importante no confundir este término con la *cetoacidosis*, un estado fisiológico grave causado por la acumulación de cuerpos cetónicos en pacientes diabéticos.

En esta variante, la ingesta de este macronutriente se sitúa por debajo de los **50 g/día** dando lugar a una distribución energética del 5 % procedente de hidratos de carbono, 15 % de proteínas y 70 % de grasas. Para alcanzar dicha composición dietética, la dieta debe incluir el consumo de carnes y pescados grasos, derivados lácteos con elevado contenido graso, huevos, frutos secos, semillas oleaginosas, aguacate, coco y aceites vegetales. Como alimentos reguladores se pueden incluir verduras de hoja verde y de bajo contenido en hidratos de carbono y frutas del bosque. Sin embargo, se prohíbe el consumo de cualquier cereal o producto derivado, alimentos con un gran contenido de azúcares (intrínsecos, libres o añadidos), lácteos desnatados, tubérculos y el resto de las frutas.

La dieta cetogénica en el adulto se diseñó como una alternativa para la **pérdida de peso** a corto y medio plazo. Sin embargo, en períodos cortos de adherencia, la disminución de peso no se produce en el compartimento graso, sino en el agua corporal, derivada de la depleción en las reservas de glucógeno. Aunque, *a priori*, se produce una mejora temporal en algunos parámetros séricos, como la glucosa, los triglicéridos y el colesterol HDL, también puede producirse un conjunto de síntomas conocido como **gripe cetogénica** (Tabla 21-7).

Tabla 21-7. Principales síntomas de la gripe cetogénica

- Estreñimiento (falta de fibra)
- Diarrea (desequilibrio osmótico)
- Espasmos musculares
- Debilidad
- Sarpullido
- Mal aliento
- Dolor de cabeza

Los **problemas nutricionales** más frecuentes están relacionados con la restricción de alimentos ricos en hidratos de carbono. La falta de alimentos ricos en fibra insoluble (cereales, legumbres) puede causar episodios de estreñimiento. Al reducir el consumo de frutas es posible establecer ingestas disminuidas de potasio y magnesio, lo cual deriva en un desequilibrio que pueda causar calambres musculares con la práctica de actividad física. A largo plazo, un consumo excesivo de proteínas y grasas puede aumentar el riesgo de padecer enfermedades cardiovasculares, renales y hepáticas. La falta de hidratos de carbono puede afectar, al mismo tiempo, a la tolerancia de glucosa y a la insulinorresistencia. Además, aunque el consumo de lácteos se realiza con frecuencia, la sobrecarga renal puede causar resorción de calcio y un mayor aumento del riesgo de osteoporosis. Por tanto, la adherencia de esta dieta a largo plazo, así como su seguridad, son un tema controvertido que debe ser estudiado en mayor profundidad.

PUNTOS CLAVE

- Las dietas *plant-based* están conformadas por diferentes tipos de patrones dietéticos caracterizados por excluir grandes grupos de alimentos o alimentos específicos.
- Cualquier patrón alternativo debe asegurar un aporte adecuado de aminoácidos y ácidos grasos esenciales para mantener un correcto estado de salud.
- Las dietas veganas son las más vulnerables para producir déficits nutricionales, especialmente de vitamina B_{12}.
- Los patrones dietéticos basados en la baja ingesta de hidratos de carbono pueden suponer problemas metabólicos y nutricionales a largo plazo.
- El diseño de las dietas alternativas debe estar supervisado por un profesional de la salud especializado en alimentación.

BIBLIOGRAFÍA

Anderson K. Popular fad diets: An evidence-based perspective. Prog Cardiovasc Dis. 2023;77:78-85.

Ando' A, Passariello G, Zennaro A. From the need to the knowledge. Feeding emotions and thoughts: Assessing emotion regulation strategies in food tribes. Scand J Psychol. 2023;64(2):212-29.

Craig WJ, Reed Mangels A. Position of the American Dietetic Association: Vegetarian Diets. J Am Diet Assoc. 2009;109(7):1266-82.

Eveleigh ER, Coneyworth LJ, Avery A, Welham SJM. Vegans, vegetarians, and omnivores: How does dietary choice influence iodine intake? A systematic review. Nutrients. 2020;12(6):1606. Disponible en: https://www.mdpi.com/2072-6643/12/6/1606 [última consulta: 19 de marzo de 2024].

Ferro A, Rosato V, Rota M, Costa AR, Morais S, Pelucchi C, et al. Meat intake and risk of gastric cancer in the Stomach cancer Pooling (StoP) project. Int J Cancer. 2020;147(1):45-55.

Hargreaves SM, Raposo A, Saraiva A, Zandonadi RP. Vegetarian diet: An overview through the perspective of quality of life domains. Int J Environ Res Public Health. 2021;18(8):4067. Disponible en: https://www.mdpi.com/1660-4601/18/8/4067 [última consulta: 19 de marzo de 2024].

Hargreaves SM, Rosenfeld DL, Moreira AVB, Zandonadi RP. Plant-based and vegetarian diets: an overview and definition of these dietary patterns. Eur J Nutr. 2023;62(3):1109-21.

Hermila Valdes-Miramontes E, Rodriguez-Macias R, Ruiz-Lopez M. Vegetal Sources of Iron. En: Rodrigo L, ed. Iron Deficiency Anemia. Londres: IntechOpen; 2019.

Jabri A, Kumar A, Verghese E, Alameh A, Kumar A, Khan MS, et al. Meta-analysis of effect of vegetarian diet on ischemic heart disease and all-cause mortality. Am J Prev Cardiol. 2021;7:100182..

Poutanen KS, Kårlund AO, Gómez-Gallego C, Johansson DP, Scheers NM, Marklinder IM, et al. Grains - a major source of sustainable protein for health. Nutr Rev. 2022;80:1648-63.

Rosenfeld DL, Rothgerber H, Janet Tomiyama A. From mostly vegetarian to fully vegetarian: Meat avoidance and the expression of social identity. Food Qual Prefer. 2020;85:103963. Disponible en: https://www.sciencedirect.com/science/article/pii/S0950329320302329 [última consulta: 1 de julio de 2024].

Segovia-Siapco G, Sabaté J. Health and sustainability outcomes of vegetarian dietary patterns: a revisit of the EPIC-Oxford and the Adventist Health Study-2 cohorts. Eur J Clin Nutr. 2019;72:60-70.

Simopoulos AP. The importance of the omega-6/omega-3 fatty acid ratio in cardiovascular disease and other chronic diseases. Exp Biol Med (Maywood). 2008;233(6):674-88.

Sui X, Zhang T, Jiang L. Soy protein: molecular structure revisited ad recent advances in processing technologies. Annu Rev Food Sci Technol 2021. 2020;12:119-47.

Thakur P, Kumar K, Dhaliwal HS. Nutritional facts, bio-active components and processing aspects of pseudocereals: A comprehensive review. Food Bioscience. 2021;42:101170. Disponible en: https://www.sciencedirect.com/science/article/abs/pii/S2212429221002959 [última consulta: 19 de marzo de 2024].

Valenzuela BA, Valenzuela BR. Ácidos grasos omega-3 en la nutrición, ¿cómo aportarlos? Revista Chilena de Nutrición. 2014;41(2):205-11.

Volek JS, Phinney SD, Krauss RM, Johnson RJ, Saslow LR, Gower B, et al. Alternative dietary patterns for americans: Low-carbohydrate diets. Nutrients. 2021;13(10):3299. Disponible en: https://www.mdpi.com/2072-6643/13/10/3299 [última consulta: 19 de marzo de 2024].

Watanabe F, Yabuta Y, Bito T, Teng F. Vitamin B12-containing plant food sources for vegetarians. Nutrients. 2014;6:1861-73.

Willett W, Rockström J, Loken B, Springmann M, Lang T, Vermeulen S, et al. Food in the Anthropocene: the EAT–Lancet Commission on healthy diets from sustainable food systems. The Lancet. 2019;393:447-92.

Nutrigenética y epigenética

V. Loria Kohen

22

La genómica nutricional, que estudia la interacción entre los alimentos y sus componentes con el genoma a nivel molecular, celular y sistémico, ha modificado la forma de estudiar y abordar la nutrición.

La nutrigenética estudia cómo, dependiendo de las variantes genéticas propias de cada individúo, se puede estimar el riesgo o susceptibilidad genética para desarrollar una enfermedad y cómo, dependiendo de esas variantes genéticas, existen diferentes respuestas a la alimentación. Por su parte, la nutrigenómica estudia cómo los nutrientes, micronutrientes y/o compuestos bioactivos afectan a la expresión de nuestros genes mediante cambios en la traducción de proteínas y excreción de metabolitos. Además, como no todo lo que ocurre ni todo lo que nos diferencia está en nuestros genes, la epigenómica estudia las modificaciones químicas que se producen en torno al ADN, pero sin modificar la secuencia de sus bases y que regulan su expresión.

Todos estos nuevos conceptos buscan un mayor entendimiento de la ciencia de la nutrición, a la vez que una mayor personalización de las recomendaciones nutricionales.

INTRODUCCIÓN

La incorporación del estudio de la **nutrición molecular** ha generado un gran cambio en la forma de abordar la ciencia de la nutrición durante el último siglo. La finalización del Proyecto Genoma Humano, seguido de la mejora y avances en las tecnologías de análisis genómico, han permitido realizar determinaciones cada vez más rápidas, masivas y económicas.

De la mano de los avances en biología molecular y de su estudio dentro del área de la nutrición, se ha sumado el desarrollo de las ciencias computacionales, la estadística y la bioinformática, que permiten analizar e integrar todos estos datos y tener una visión más precisa a la vez que más global.

Todo esto ha permitido una mejor comprensión de los procesos implicados, a la vez que ha dado respuestas y fundamento a muchos interrogantes que se planteaban y a muchos resultados que se observaban en la práctica clínica de la nutrición, pero sin poder darles la evidencia científica suficiente. El objetivo final es desarrollar una nueva nutrición más personalizada, preventiva, predictiva y precisa a partir de todos estos avances producidos.

GENÓMICA NUTRICIONAL

La nutrición tradicional se ha basado en recomendaciones poblacionales, en las que la ingesta de nutrientes se apoya en las **ingestas dietéticas recomendadas** (*Recommended Dietary Allowances*, RDA). Estas recomendaciones sugieren un nivel medio diario de consumo de un nutriente, suficiente para cubrir los requerimientos nutricionales del 97-98 % de una población sana de edad específica. Sin embargo, lo que es bueno para la mayoría no siempre es igual de bueno para todos, y nos movemos dentro de una variabilidad de respuestas que, en parte, puede explicarse integrando la genómica (estudio del conjunto de secuencias de ADN que hay en un organismo) en la nutrición. Así surge el concepto de **genómica nutricional**, que es el estudio de la interacción entre los alimentos y sus componentes con el genoma, a nivel molecular, celular y sistémico.

La genómica nutricional se basa en 5 principios básicos:

- El modo en que algunas personas se alimentan puede representar un riesgo para el desarrollo de diferentes enfermedades.
- La expresión genética o la estructura de nuestros genes puede ser alterada por componentes químicos comunes en la dieta de un modo directo o indirecto.
- La forma en que la dieta influye en la salud depende de la constitución genética del individuo.
- Algunos genes o sus variantes pueden ser regulados por la dieta, lo cual puede repercutir en el desarrollo de las enfermedades crónicas.
- Las intervenciones dietéticas que contemplen tanto el genotipo como el estado y los requerimientos nutricionales pueden emplearse para desarrollar planes de nutrición individualizados que optimicen la salud y prevengan o reduzcan las enfermedades crónicas.

La herencia genética condiciona una gran variedad de posibles fenotipos, y aspectos como la disponibilidad de nutrientes y las circunstancias metabólicas-ambientales determinan el fenotipo final de un individuo.

NUTRIGENÉTICA Y NUTRIGENÓMICA

El 99,9 % de la secuencia de ADN es compartida por todas las personas. De este modo, solo una pequeña fracción (0,1 % aproximadamente) es la que determina todas las grandes diferencias fenotípicas que encontramos entre individuos. La forma más simple, frecuente y estudiada de esa variación son los polimorfismos de un solo nucleótido o *single nucleotide polymorphism* (SNP).

Los SNP son variaciones genéticas producidas por sustituciones de un solo nucleótido en la secuencia del genoma. Este tipo de variaciones genéticas se presentan en el genoma aproximadamente en una de cada 1.000 letras del código. Los cambios más frecuentes se producen entre purinas («A» o «G») o entre pirimidinas («C» o «T»).

Estos cambios de base ocurren en las diferentes regiones del genoma, tanto en:

- **Regiones no codificantes** localizadas en intrones (secuencias de nucleótidos eliminadas en el proceso de corte y empalme del ácido ribonucleico (ARN).

- **Regiones codificantes o reguladoras**, que son menos frecuentes que las que se producen en regiones no codificantes y afectan en diferente grado a la funcionalidad del material genético.

La **nutrigenética** es la disciplina que estudia las diferentes respuestas fenotípicas a la dieta en función del genotipo de cada individuo y la forma en que esta relación determina la susceptibilidad de un sujeto a padecer una enfermedad particular. Es decir, cómo dependiendo de las variantes genéticas que corresponden a cada individuo, existen diferentes respuestas a la alimentación. Esto permite explicar por qué diferentes personas a las que se les dan las mismas recomendaciones dietéticas y de estilo de vida, no tienen la misma respuesta al tratamiento, ni el mismo riesgo de desarrollar enfermedades.

De este modo, el conocimiento del genoma nos ayudará a conocer la predisposición genética a presentar diferentes enfermedades relacionadas con la nutrición y personalizar nuestra dieta en aras de una mejor prevención y tratamiento.

Algunos SNP no tienen mucho significado al estar ubicados en una parte del genoma que no tiene una función crítica. Sin embargo, algunos de ellos confieren un mayor riesgo o susceptibilidad genética para desarrollar una enfermedad.

Existen diferentes formas de determinar el riesgo genético, como los estudios de asociación genética o el análisis de puntuación de riesgo genético.

Estudios de asociación genética (*Genome Wide Association Studies*)

En estos estudios se contrasta el genoma completo de personas que padecen o no una enfermedad y, utilizando los SNP, se determina en qué sitio hay una diferencia constante entre ellos. Los estudios *Genome Wide Association Studies* (GWAS) tienen el objetivo de identificar genes asociados con un rasgo fenotípico en estudio, como puede ser la obesidad, y ayudar al entendimiento de sus causas biológicas y comorbilidades asociadas. Así, por ejemplo, hoy día hay identificados 115 locus asociados con obesidad.

Estos estudios levantaron grandes expectativas, pensando que con ellos se iban a identificar todos los genes involucrados en la heredabilidad de las enfermedades complejas. Sin embargo, los resultados de los GWAS no han respondido a las expectativas iniciales. Muchos de los genes que se han encontrado asociados a una determinada enfermedad no tienen un efecto biológico conocido que explique esa relación. Siguiendo con el ejemplo de la obesidad, las asociaciones encontradas por GWAS solo explican de un 2 a un 3 % de la variación de IMC en adultos.

Para explicar mejor la variabilidad genética de enfermedades poligénicas, como la obesidad, en los últimos años se ha introducido como otro determinante el análisis de puntuación de riesgo genético.

Score de riesgo genético (*Genetic Risk Score*)

Conocido también como puntaje de riesgo poligénico (*polygenic risk score*), combina el efecto sumatorio de varios alelos de riesgo presentes en distintos genes en una misma variable mediante diferentes métodos estadísticos.

El efecto de uno o pocos SNP parecía tener poco valor para explicar la variabilidad, haciendo que se sobrestime el efecto de las asociaciones identificadas.

Una puntuación de riesgo poligénico se puede colocar en una distribución de curva de Gauss o campana. De este modo, la mayor parte de las personas tendrán sus puntuaciones en el medio, lo que indica estar en la media para desarrollar una enfermedad. Otras pueden encontrar sus puntuaciones en los extremos de la curva, por lo que podremos hablar de riesgo bajo o alto para desarrollarla. Aquellas que se encuentren en la categoría de riesgo elevado serán las que más podrán beneficiarse de acciones de salud encaminadas a la prevención. Tomando el ejemplo de la obesidad, conocer ese riesgo sería una advertencia temprana para la implementación de intervenciones orientadas al cambio de estilo de vida, lo que podría prevenir la obesidad infantil, así como la obesidad del adulto. Y del mismo modo, con muchas enfermedades asociadas a la nutrición.

Sin embargo, una puntuación de riesgo poligénico solo puede explicar el riesgo relativo de una enfermedad. Es un indicador del riesgo de una persona en comparación con otros que tienen una constitución genética diferente. En cambio, las puntuaciones poligénicas no proporcionan un punto de referencia o un período de tiempo para la progresión de una enfermedad.

Las puntuaciones de riesgo poligénico aún no se han incorporado a la práctica clínica de manera rutinaria y se está investigando cómo mejorar la estimación de esas puntuaciones.

Otro concepto que nace como resultado de la aplicación de la genómica a la nutrición es el de nutrigenómica. La **nutrigenómica** se ocupa del estudio de cómo los nutrientes, micronutrientes y/o compuestos bioactivos afectan a la expresión génica mediante la interacción entre genoma, dieta y cambios en la traducción de proteínas y excreción de metabolitos.

La nutrigenómica utiliza técnicas tradicionales de metabolismo y nutrición, pero para conocer mejor los mecanismos moleculares que pueden explicar la distinta respuesta observada en función de las variantes genéticas de interés (**Fig. 22-1**).

Los macronutrientes y micronutrientes, así como otros componentes minoritarios en la dieta, modulan la expresión de nuestros genes a través de diferentes mecanismos, entre ellos la señalización celular desde receptores de membrana,

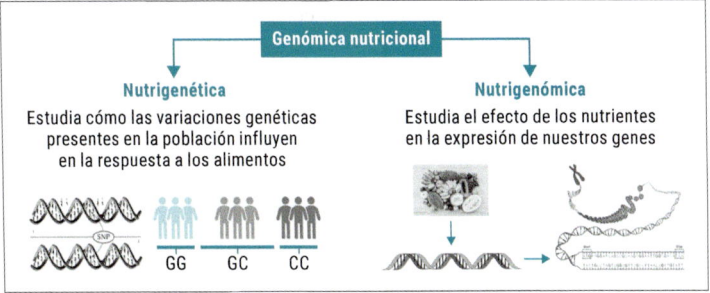

Figura 22-1. Genómica y nutrición.

unión a receptores nucleares, variación de la concentración de intermediarios del metabolismo, etc. Cualquiera de estos mecanismos va a suponer la activación o represión de factores de transcripción, proteínas o complejos de ellas que se unirán físicamente al ADN para modificar la expresión de un determinado gen o grupo de genes.

Este efecto de los componentes de la dieta a nivel genético nos permite modificar la dieta de cara a un fin concreto, evitando el desarrollo o mejorando el pronóstico de enfermedades asociadas a la nutrición (diabetes, obesidad, enfermedad cardiovascular, etc.) o, por ejemplo, mejorar el rendimiento deportivo.

EPIGENÉTICA Y EPIGENÓMICA

A pesar de que nuestros genes y variaciones genéticas son fundamentales, no todo lo que ocurre ni todo lo que nos diferencia está en nuestros genes. Lo que nos lleva a saltar a otro concepto, el de la **epigenómica**, que es el estudio de las modificaciones químicas que se producen en torno al ADN, pero sin modificar la secuencia de sus bases, que regulan su expresión; de ahí su nombre, donde el prefijo «epi» significa «por encima» o «sobre» el genoma.

El genoma se presenta empaquetado dentro del núcleo de las células formando una estructura tridimensional altamente organizada y compleja llamada cromatina. El ADN se combina con proteínas, generalmente histonas, formando los nucleosomas que constituyen las unidades estructurales de la cromatina.

Las modificaciones epigenéticas abren o cierran la cromatina mediante la relajación o condensación de la misma, permitiendo o evitando que los factores de transcripción se unan a los genes y, de este modo, regulan la expresión de los mismos.

Los mecanismos epigenéticos que van a regular el estado de la cromatina son diversos, aunque destacan fundamentalmente tres: la metilación del ADN, la modificación de las histonas y el ARN no codificable.

Metilación del ácido desoxirribonucleico

Consiste en añadir grupos metilo en la posición 5' de la citosina. Esta metilación es llevada a cabo por acción de las ADN metiltransferasas. Estas enzimas metiltransferasas utilizan como donador del grupo metilo, para poder llevar a cabo la metilación del ADN, una molécula llamada S-adenosilmetionina (SAM). Esta molécula SAM actúa de donador para todas las reacciones de metilación de la célula y, por ello, su presencia será limitante y marcará la tasa de metilación del ADN. Cuando los grupos metilo se añaden en el ADN, esto impedirá la separación de las hebras de la cromatina, evitando la transcripción y la formación de nuevas moléculas de ARN. El resultado puede ser:

- Una **hipometilación**: en este caso los grupos metilo unidos al ADN se reducen permitiendo la expresión genética. El resultado será una sobreexpresión de proteínas).
- Una **hipermetilación**: el resultado será una represión de los genes o silenciamiento genético.

Modificación de histonas

Consisten en acetilaciones, metilaciones o fosforilaciones (adición de un grupo acetilo, metilo o fosforilo, respectivamente), que pueden variar en cuanto a su número y localización y que ocurren dentro de la propia histona. Del mismo modo ocurren las desacetilaciones, que eliminan el grupo acetilo y condensan la cromatina, conduciendo al silenciamiento génico. Estos procesos ocurren de forma coordinada con la metilación del ADN influyendo en la compactación de la cromatina y, de este modo, regulando la actividad transcripcional, pudiendo activar o silenciar la expresión de genes.

Ácido ribonucleico no codificable

Los ácidos ribonucleicos no codificables (ncARN), son moléculas de ARN que no codifican para ninguna proteína. Pueden ser pequeños (<200 nucleótidos) o largos (≥200 nucleótidos). Los largos pueden actuar a nivel transcripcional, uniéndose a las histonas en regiones no metiladas, remodelando la cromatina y afectando a la transcripción, o postranscripcional, uniéndose a proteínas reguladoras y permitiendo la activación o represión de la transcripción. Los pequeños, llamados micro-ARN (miARN), participan en la regulación de la expresión génica y de una amplia variedad de procesos biológicos y fisiológicos que incluyen la proliferación celular, diferenciación, apoptosis, respuesta inmunitaria y metabolismo.

Estos cambios epigenéticos pueden surgir como respuesta a estímulos o agentes externos, entre ellos, el estrés, la presencia de contaminantes ambientales y, por supuesto, los nutrientes que ingerimos.

Cuando integramos la epigenómica en la nutrición surge el concepto de **nutriepigenómica** o **epigenómica nutricional**, que es la modificación del epigenoma como resultado de los nutrientes presentes en los alimentos, y que «analiza las interacciones nutriente-epigenoma con el propósito de utilizar los nutrientes como un mecanismo para la reprogramación del epigenoma, mediante intervenciones nutricionales o cambios de estilos de vida, y así modificar las marcas epigenéticas asociadas al desarrollo de enfermedades».

Componentes de la dieta relevantes en la modulación epigenética

Distintos componentes de la dieta tienen un papel importante en la modulación de las modificaciones epigenéticas, las cuales son dosis dependiente y pueden ser reversibles y heredables.

Así, en la metilación del ADN diferentes componentes de la dieta son claves por su papel como donantes de grupos metilo: metionina, colina, folato (vitamina B_9), y otras vitaminas del complejo B, como la riboflavina (vitamina B_2), la piridoxina (vitamina B_6) y la cobalamina (vitamina B_{12}).

En lo que respecta a la modificación de las histonas, mencionamos las acetilaciones. La actividad de las enzimas que producen estas acetilaciones depende fundamentalmente de la disponibilidad de los metabolitos intermediarios necesarios, principalmente acetil-CoA, como fuente del grupo acetilo. La glucólisis y la β-oxidación son las vías que catabolizan los nutrientes obtenidos a partir de la dieta y permiten la obtención del acetil-CoA, por lo que disponer de estos sustratos energéticos a través de la alimentación representará un factor regulador.

De este modo, cuando el aporte energético es muy elevado (como en el caso de una dieta hipercalórica) esto dará lugar a elevadas cantidades de acetil-CoA que estimulan la actividad de las enzimas acetiltransferasas (responsables de la acetilación de las histonas). El resultado será una relajación de la cromatina que incrementa la actividad transcripcional y, por tanto, la expresión génica de genes implicados en rutas metabólicas como la lipogénesis, la producción de hormonas como la leptina, la diferenciación celular a adipocitos, o la proliferación celular, siendo otro claro ejemplo de regulación nutriepigenética y de cómo una dieta hipercalórica puede influir.

En relación con el metabolismo de los hidratos de carbono, se ha descrito que una ingesta inclinada hacia el consumo de hidratos de carbono en detrimento de grasas en la dieta induce la expresión de la enzima sacarosa-isomaltasa, necesaria para la digestión de la sacarosa y la maltosa en azúcares simples para que puedan ser absorbidos por las microvellosidades intestinales. Esto se produce mediante la acetilación de las regiones cercanas a su gen.

Otro ejemplo, en este caso de desacetilación (eliminación del grupo acetilo) es el de las sirtuinas. Esta familia de proteínas son deacetilasas que eliminan grupos acetilo de las lisinas de las colas de histonas, compactando el ADN y dificultando así la expresión génica. Estas sirtuinas son también dependientes del estatus energético de la célula.

Algunos polifenoles de la dieta también tendrían efecto sobre la acetilación de las histonas mediante la regulación de las enzimas encargadas tanto de las acetilaciones como de las desacetilaciones.

Las histonas también pueden ser metiladas, al ser el grupo metilo el responsable de ello, y estas reacciones estarán sujetas a los diferentes componentes de la dieta que se mencionaron anteriormente: metionina, colina, vitaminas B, etc.

En relación con el ncARN, se ha descrito por ejemplo que los miARN pueden ser influidos por diferentes componentes de la dieta: rica en grasas, en proteínas, alcohol, vitamina E y polifenoles. Muchos de los mecanismos a través de los que actúan requieren aún de investigación.

Como vemos, tanto los macronutrientes como los micronutrientes regulan la expresión génica en la célula a través de diferentes mecanismos o modificaciones epigenéticos. También influyen sustancias no clasificadas como macronutrientes o micronutrientes y que funcionan como componentes bioactivos (como es el caso de muchos polifenoles) que también regulan la actividad de las enzimas que controlan y regulan el funcionamiento epigenético celular.

PUNTOS CLAVE

- Los avances en el campo de la biología molecular han generado un gran cambio en la forma de abordar la ciencia de la nutrición.
- La genómica nutricional, a partir de la caracterización y localización de las secuencias que conforman el ADN, ha permitido conocer y cuantificar diferentes tipos de riesgo para el desarrollo de enfermedades asociadas al consumo de alimentos, nutrientes u otros componentes de dieta, así como diferentes tipos de respuesta tras su ingesta.

- La epigenómica nutricional nos acerca al conocimiento sobre aquellos cambios que, sin ocurrir en la secuencia del ADN, se producen de una forma potencialmente reversible y heredable y que tienen un enorme potencial para el desarrollo de estrategias personalizadas de prevención.
- Estos nuevos conocimientos aplicados al campo de la nutrición buscan desarrollar una nueva nutrición más personalizada, preventiva, predictiva y precisa.

BIBLIOGRAFÍA

Carlberg C. Nutrigenomics in the context of evolution. Redox Biol. 2023;62:102656. Disponible en: https://www.sciencedirect.com/science/article/pii/S2213231723000575 [última consulta: 15 de junio de 2024].

Castillo Ms, Chaud VG, Del Pino LV, Foglino E, Franco Segovia M, Gasparin A, et al. Nutrigenómica humana: su efecto en la epigenética. Rev Argent Endocrinol Metab. 2020;57(4):91-8. Disponible en: https://raem.org.ar/articulos_raem/nutrigenomica-humana-su-efecto-en-la-epigenetica/ [última consulta: 15 de junio de 2024].

Durán Vasquez E, Ramírez-Moreno E, Zafra-Rojas Q, Cruz-Cansino N del S, Delgado L. La Nutrición como modulador epigenético y su papel en la prevención de enfermedades. ICSA [Internet]. 2021;9(18):199-08. Disponible en: https://repository.uaeh.edu.mx/revistas/index.php/ICSA/article/view/6593 [última consulta: 15 de junio de 2024].

Gil Hernández Á. Retos actuales de la investigación en nutrición aplicada: ¿persona o población? Nutri Hosp. 2018;35(Spec No4):39-43.

Informes Anticipando CIENCIAS ÓMICAS. Madrid: Fundación Instituto Roche; 2020 [Internet]. Disponible en: https://www.institutoroche.es/static/archivos/Informes_anticipando_CIENCIAS_OMICAS.pdf [última consulta: 15 de junio de 2024].

Informes Anticipando EPIGENÓMICA. Madrid: Fundación Instituto Roche; 2021 [Internet]. Disponible en: https://www.institutoroche.es/static/archivos/Informes_anticipando_2021_EPIGENOMICA_web.pdf [última consulta: 15 de junio de 2024].

Kohlmeier M, De Caterina R, Ferguson LR, Görman U, Allayee H, Prasad C, et al. Guide and Position of the International Society of Nutrigenetics/Nutrigenomics on Personalized Nutrition: Part 2 - Ethics, Challenges and Endeavors of Precision Nutrition. J Nutrigenet Nutrigenomics. 2016;9(1):28-46. Disponible en: https://karger.com/jnn/article/9/1/28/182051/Guide-and-Position-of-the-International-Society-of [última consulta: 15 de junio de 2024].

Ordovás JM. La nueva ciencia del bienestar: Nutrigenómica. 1ª ed. Barcelona: Drakontos (Planeta S.A.); 2013. p. 59-122.

Tiffon C. The Impact of Nutrition and Environmental Epigenetics on Human Health and Disease. Int J Mol Sci. 2018;19(11):3425. Disponible en: https://www.mdpi.com/1422-0067/19/11/3425 [última consulta: 15 de junio de 2024].

Triff K, Kim E, Chapkin RS. Chemoprotective epigenetic mechanisms in a colorectal cancer model: Modulation by n-3 PUFA in combination with fermentable fiber. Curr Pharmacol Rep. 2015;1(1):11-20. Disponible en: https://link.springer.com/article/10.1007/s40495-014-0005-7 [última consulta: 15 de junio de 2024].

Xacur-García F, Castillo-Quan JI, Hernández-Escalante VM, Laviada-Molina H. Genómica nutricional: una aproximación de la interacción genoma-ambiente. Rev Méd Chile. 2008;136(11):1460-7. Disponible en: http://www.scielo.cl/scielo.php?script=sci_arttext&pid=S0034-98872008001100014&lng=es [última consulta: 15 de junio de 2024].

Modulación nutricional de la microbiota y su impacto en la salud

23

M. Larrosa

 La microbiota intestinal, compuesta por miles de millones de microorganismos que habitan en el tracto gastrointestinal, desempeña un papel crucial en la salud humana. La alimentación ejerce una influencia significativa en la composición y función de la microbiota intestinal, lo que a su vez afecta la salud del hospedador. Este capítulo aborda la relación entre la alimentación y la modulación de la microbiota intestinal, destacando cómo nuestras elecciones dietéticas pueden influir en la diversidad y el equilibrio de la microbiota. Se estudia el potencial de distintas dietas, alimentos o componentes de alimentos para promover una microbiota intestinal saludable y, por ende, un bienestar general.

INTRODUCCIÓN

La **microbiota intestinal** la forman un conjunto diverso de microorganismos, entre los que se encuentran bacterias, virus, hongos, arqueas y protozoos que habitan en nuestro sistema gastrointestinal en un estado de simbiosis. La microbiota ejerce un papel esencial en la salud del hospedador y nuestro cuerpo es su hábitat. Esta comunidad microbiana cumple funciones clave en nuestro organismo, entre las que se encuentran la digestión de nutrientes, la síntesis de vitaminas, la protección contra patógenos y la modulación del sistema inmunitario. Todas estas funciones dependen de la composición y el equilibrio de la microbiota, por lo que es importante conocer qué factores influyen en la composición y equilibrio de la microbiota, y en qué modo ejercen su efecto. Actualmente, se conocen numerosos factores que afectan a la microbiota, tanto intrínsecos al ser humano (genética, edad, sexo, etc.) como extrínsecos (modo de nacimiento, fármacos, estrés, ejercicio físico, dieta, etc.), además de otros factores que todavía están por determinar. De todos los factores mencionados, la dieta es uno de los más importantes, ya que nuestra alimentación no solo proporciona sustratos para el crecimiento de ciertos microorganismos, sino que también puede influir en la expresión de genes microbianos y en la producción de metabolitos que afectan a la salud del hospedador (**Fig. 23-1**).

COMPOSICIÓN Y FUNCIONES DE LA MICROBIOTA INTESTINAL

La **composición** de la microbiota intestinal no se conoce completamente hoy en día, aunque las técnicas de secuenciación masiva han permitido en los últimos

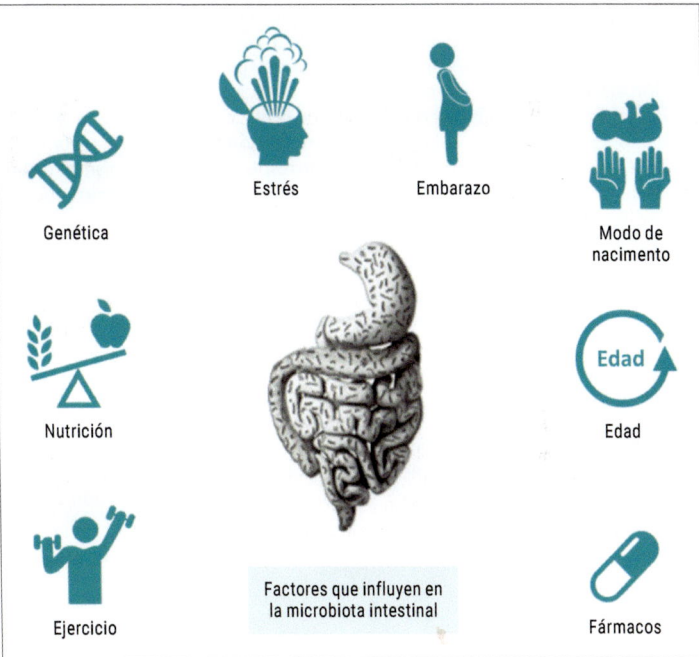

Figura 23-1. Factores que determinan la composición de la microbiota intestinal.
Adaptada de: Cerdá *et al.*, 2016.

años grandes avances en el estudio de su composición y función. De todos los componentes de la microbiota intestinal, las bacterias son los microorganismos sobre los que se han realizado un mayor número de estudios. En la microbiota intestinal encontramos del orden de 500 a 800 especies bacterianas que varían de una persona a otra, componiendo prácticamente perfiles únicos de microbiota individuales para cada persona, aunque es posible establecer perfiles de microbiota comunes dependiendo de su composición y función. Los principales filos bacterianos a los que pertenecen las especies de la microbiota intestinal son *Bacteroides*, *Firmicutes*, *Actinobacteria* y *Proteobacteria*. En personas sanas, aproximadamente el 50-60 % de los microorganismos de la microbiota pertenecen al filo *Firmicutes* y un 20-40 % al filo *Bacteroidetes*; los demás filos se encuentran en mucho menor porcentaje. En algunos estudios, el ratio *Firmicutes/Bacteroidetes* se han relacionado con la obesidad, ya que una mayor proporción de *Firmicutes* en la microbiota se podría asociar a una extracción más eficiente de energía de los alimentos y, por tanto, más calorías podrían ser absorbidas de la dieta. Esta mayor extracción de energía podría suponer un aumento en el almacenamiento de grasa y el desarrollo de la obesidad. Sin embargo, cabe destacar que hay muchos estudios en los que no se ha encontrado esta relación, y que la obesidad es una enfermedad multifactorial y compleja que involucra factores genéticos, ambientales, psicológicos, dietéticos y de estilo de vida, y que la microbiota intestinal es solo uno de los factores que pueden contribuir a la obesidad.

La microbiota intestinal es un ecosistema complejo caracterizado por su composición, así como por las interacciones entre especies que conforman la comunidad microbiana. Además, la composición de la microbiota intestinal determina sus funciones; sin embargo, esta relación composición-función es muy compleja y es necesaria mucha más investigación; a este respecto, microorganismos distintos pueden cumplir funciones similares o unos mismos microorganismos pueden cumplir funciones distintas dependiendo de su estado fisiológico.

A la hora de establecer la relación entre la microbiota intestinal y la salud hay que tener en cuenta tanto la composición de la microbiota intestinal como las interacciones que definen la red de microbiota. Una microbiota intestinal con una mayor diversidad y con un mayor número de interacciones entre los distintos miembros que la componen se relaciona con un mejor estado de salud; mientras que una microbiota con menor diversidad e interacción entre los microorganismos miembros tiene como resultado una microbiota menos funcional. La diversidad de la microbiota intestinal determinará las funciones que puede desarrollar la microbiota y los potenciales beneficios para el hospedador.

La microbiota intestinal cumple numerosas **funciones** en nuestro organismo, entre otras, la digestión de nutrientes, la síntesis de vitaminas, función estructural, de protección frente a patógenos, y modulación del sistema inmunitario.

Digestión de nutrientes

Las bacterias intestinales tienen la maquinaria enzimática necesaria para descomponer compuestos complejos, como la fibra dietética, que el cuerpo humano no puede digerir por sí solo. Además, también metaboliza otros componentes de la dieta que, por ser consumidos en grandes cantidades, no son completamente digeridos por nuestro organismo. En el proceso de metabolización de la fibra dietética, las bacterias producen ácidos grasos de cadena corta (AGCC) y otros metabolitos que contribuyen a la absorción de nutrientes y al mantenimiento de la salud del colon. Además, los AGCC también pasan a la circulación sistémica donde ejercen efectos como la regulación del metabolismo lipídico en el hígado y la regulación de la sensación de apetito y saciedad.

Síntesis de vitaminas

Las vitaminas que necesitamos para el correcto funcionamiento de nuestro organismo deben ser aportadas por nuestra dieta; sin embargo, algunas bacterias intestinales son capaces de sintetizar vitaminas esenciales, como la vitamina K, la vitamina B_{12}, la biotina y diversas formas de folato, representando un aporte endógeno adicional y complementario al de la dieta. Las vitaminas sintetizadas por la microbiota son absorbidas por nuestro organismo desempeñando un papel vital en él. Algunas bacterias pertenecientes a los géneros *Bacteroides* y *Clostridium* son capaces de sintetizar vitamina K_2 (menaquinona), que participa en la coagulación sanguínea. Bacterias pertenecientes a los géneros *Bacteroides* y *Prevotella* tienen la capacidad de sintetizar la vitamina B_{12} o cobalamina, esencial para la formación de glóbulos rojos y el funcionamiento del sistema nervioso. Bacterias intestinales pertenecientes a los géneros *Bifidobacterium*, *Lactobacillus* y la especie *Escherichia coli*, son capaces de producir biotina, necesaria por su participación en el metabolismo de los hidratos de carbono y grasas, así como para la salud de la piel, el cabello y las uñas. Varios miembros del género *Bacteroides*, como *B. fragilis*, y algunas especies de los género *Lactobacillus* y *Enterococcus* son capaces de sintetizar ácido fólico, esencial para la síntesis de ADN, la división celular y la formación de tejidos.

Función estructural

Las bacterias pertenecientes principalmente a los géneros *Lactobacillus* y *Bifidobacterium* contribuyen a la integridad de la barrera intestinal mediante varios mecanismos. En primer lugar, promueven la producción de mucina, una proteína que forma una capa protectora en la superficie de las células epiteliales intestinales. Esta capa de mucina actúa como una barrera física que impide a microorganismos patógenos y compuestos perjudiciales que entren en contacto directo con la mucosa intestinal. Además, son capaces de reforzar la barrera intestinal promoviendo la presencia de uniones estrechas entre las células epiteliales, que mantienen la integridad de la barrera epitelial, evitando la permeabilidad intestinal, protegiendo el medio interno y el desarrollo de inflamación a nivel local y sistémico. La protección del medio interno de la inflamación se debe a que el aumento de la permeabilidad intestinal permite el paso de componentes de la dieta y de los microorganismos de la microbiota; uno de estos componentes es el lipopolisacárido (LPS), que, al ingresar al torrente sanguíneo activa el sistema inmunológico y llega a diversos tejidos, como el músculo y el cerebro, donde se une a receptores específicos, como el *Toll-like* receptor 4 (TLR4), desencadenando procesos inflamatorios con consecuencias adversas para nuestra salud.

Protección frente a patógenos

La microbiota intestinal compite con microorganismos patógenos por recursos y espacio en el intestino, funcionando como una barrera de defensa natural, evitando que los patógenos invadan el tejido y desencadenen enfermedades. Además, algunos tipos de bacterias intestinales producen sustancias antimicrobianas (bacteriocinas) que inhiben el crecimiento de patógenos o estimulan la producción de inmunoglobulina A por parte de las células B del intestino.

Modulación del sistema inmunitario

La microbiota intestinal desempeña un papel crucial en la maduración y regulación de nuestro sistema inmunológico. Las bacterias intestinales interactúan con una vasta estructura de células inmunitarias que comprende el tejido linfoide asociado al intestino, produciendo la maduración del sistema inmunitario y favoreciendo un respuesta inmunológica adecuada y la tolerancia a los antígenos.

RELACIÓN ENTRE LA MICROBIOTA INTESTINAL Y LA SALUD

El desequilibrio de la microbiota intestinal se denomina **disbiosis**. La disbiosis se relaciona con numerosas enfermedades de distinta etiología, lo que no es de extrañar dado todas aquellas funciones que cumple la microbiota en nuestro organismo. Algunas de las enfermedades en las que se ha observado una disbiosis de la microbiota son la obesidad, la diabetes tipo 2, la enfermedad inflamatoria intestinal, el síndrome del intestino irritable, enfermedades relacionadas con el sistema inmunitario, y enfermedades neurodegenerativas. En la mayoría de estas enfermedades el desequilibrio en la microbiota no parece ser el factor desencadenante, sino un factor que se modifica por la enfermedad favoreciendo la cronicidad de esta; sin embargo, sí hay enfermedades en las que la presencia de un tipo de bacterias específicas se relaciona con la enfermedad, como es el caso de *Helicobacter pylori* y el cáncer gástrico o de *Fusobacterium nucleatum* y el cáncer de colon.

INTERACCIÓN ENTRE LA ALIMENTACIÓN Y LA MICROBIOTA INTESTINAL

Nuestra alimentación es uno de los factores que más influyen en la composición de la microbiota intestinal, ya que los alimentos que llegan al tracto gastrointestinal son los que sirven de alimento a la microbiota, sobre todo aquellos que nosotros no absorbemos y no somos capaces de metabolizar (**Fig. 23-2**). La interacción alimentación-microbiota se inicia desde el nacimiento, de manera que ya desde las etapas iniciales de nuestra vida vamos a determinar la composición de nuestra microbiota. Resulta complicado establecer el efecto de componentes individuales de la dieta en la microbiota intestinal, ya que en una sola comida estamos ingiriendo miles de compuestos químicos distintos, y que existen asociaciones

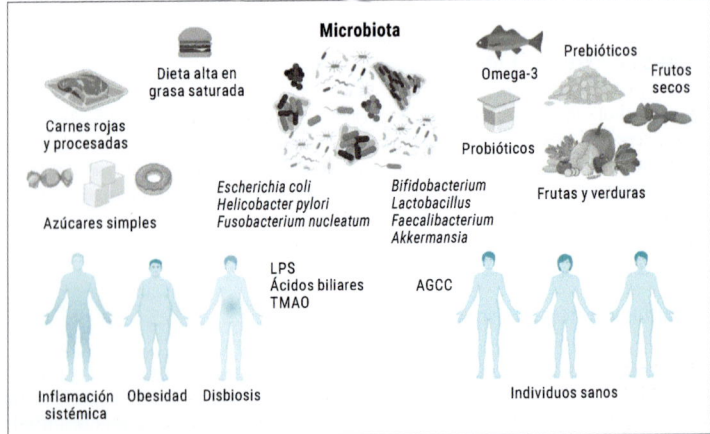

Figura 23-2. Influencia de la dieta en la microbiota y su impacto en la salud.

nutricionales en la dietas; por ejemplo, las dietas altas en grasas suelen ser ricas en proteínas animales, por lo que es difícil saber cómo estos factores impactan de manera individual. Los estudios llevados a cabo en animales en los que la dieta se encuentra estrictamente controlada son lo que más han aportado información en este sentido. No debemos olvidar que aquellos componentes de la dieta que no somos capaces de digerir son los que quedan disponibles para su utilización por las comunidades microbianas. En otras ocasiones, el efecto de los componentes de la dieta sobre la microbiota no es un efecto directo, sino que son los mecanismos implicados en la digestión de los alimentos los que modifican la microbiota. Por ejemplo, los ácidos biliares necesarios para emulsionar y digerir la grasa tienen efecto antimicrobiano sobre algunas especies de la microbiota intestinal, por lo que el tipo y cantidad de grasa que ingerimos ejercerán efectos en la microbiota de manera indirecta.

Hidratos de carbono

Los hidratos de carbono desempeñan un papel fundamental en la salud y composición de la microbiota intestinal. Estos compuestos, presentes en alimentos como cereales, frutas, vegetales y legumbres, son una fuente clave de energía para las bacterias que componen la microbiota. Dentro de los hidratos de carbono, la fibra consumida en cantidades adecuadas promueve el crecimiento de bacterias beneficiosas, como las bifidobacterias y los lactobacilos, que están asociadas con la salud intestinal. Una dieta equilibrada y rica en fibras fomenta una microbiota intestinal más saludable. Tanto la fibra soluble como la fibra insoluble tienen efectos sobre la microbiota intestinal; la fibra soluble sirve como alimento a las bacterias y a partir de ella se sintetizan los AGCC, que ejercen efectos beneficiosos sobre nuestra salud. La fibra insoluble aumenta el tránsito intestinal y por tanto modifica la disponibilidad de nutrientes para la microbiota favoreciendo el predominio de unas bacterias sobre otras, además de absorber los ácidos biliares y otros metabolitos limitando su efecto sobre la microbiota intestinal.

Por otro lado, los hidratos de carbono simples o altamente procesados, como el azúcar y las harinas refinadas, pueden tener un efecto perjudicial en la microbiota. El consumo excesivo de hidratos de carbono en la dieta puede superar la capacidad de absorción del intestino, dejando estos azúcares disponibles para las bacterias que componen la microbiota. La presencia de azúcares conlleva a un significativo aumento de bacterias sacarolíticas, las cuales se nutren de estos azúcares y ven incrementar sus poblaciones a expensas de otras, reduciendo así la diversidad microbiana, pudiendo además repercutir en la barrera intestinal disminuyendo la mucosa protectora y favoreciendo un aumento de la permeabilidad.

Proteínas

La ingesta de proteínas también provoca cambios en la composición de la microbiota intestinal. Dependiendo del tipo de proteína (animal o vegetal) y de qué cantidad de proteína se consuma, así como de qué otros alimentos o nutrientes se acompañen en la dieta, el efecto que causa la ingesta de proteínas en la microbiota, y en consecuencia en nuestra salud, puede ser beneficioso o perjudicial.

La proteína vegetal suele estar acompañada de otros compuestos beneficiosos y antioxidantes, como son la fibra y los polifenoles, mientras que la proteína animal suele estar asociada a alimentos más grasos, y además pueden formarse compuestos tóxicos durante su cocinado.

Aunque teóricamente la digestión y metabolismo de las proteínas es muy eficiente, nuestra dieta suele contener un exceso de proteína que no es absorbido completamente, y esta proteína es metabolizada por la microbiota intestinal. Se calcula que alrededor de 12 g/día de proteína alcanzan el colon en la «western-diet» o dieta occidental y que puede ser metabolizada por las bacterias. En líneas generales, la ingesta de proteínas tiende a aumentar la diversidad microbiana, lo que se considera beneficioso para la salud. Sin embargo, el consumo de proteínas también puede tener efectos negativos al incrementar la presencia de bacterias patógenas y promover la producción de compuestos tóxicos, como el amonio, cresil e indoxil sulfato, que pueden promover mutaciones en las células del colon y, consecuentemente, cáncer de colon. Otros compuestos presentes, o que acompañan a las proteínas de origen animal, son la carnitina, la colina y la lecitina. A partir de estos compuestos la microbiota sintetiza la trimetilamina, que es absorbida pasando a la circulación sanguínea. Cuando la trimetilamina alcanza el hígado se transforma en óxido de trimetilamina (TMAO), un metabolito en sangre que se relaciona con un aumento de la incidencia de aterosclerosis y trombosis (v. **Fig. 23-2**).

Grasas

La relación entre la grasa de la dieta y la microbiota intestinal es compleja y está influenciada tanto por la cantidad como por el tipo de grasa consumida, así como el perfil de la microbiota del hospedador. Una dieta equilibrada y rica en grasas saludables, como las que se encuentran en pescado, aceite de oliva y nueces, puede ser beneficiosa para la microbiota intestinal y la salud (v. **Fig. 23-2**). Sin embargo, un exceso de ingesta de grasa en la dieta produce una pérdida de diversidad en la microbiota intestinal, disminuyendo la presencia de bacterias protectoras.

La grasa, principalmente la saturada, tiene un efecto antimicrobiano por sí misma, y además los ácidos biliares que se excretan para su digestión también ejercen efectos antimicrobianos, como hemos comentado anteriormente, favoreciendo el crecimiento únicamente de aquellas bacterias que son resistentes a los ácidos biliares. Estas bacterias resistentes suelen ser gramnegativas que contienen en su membrana LPS, que ante un aumento de la permeabilidad intestinal, como puede ocasionar la obesidad, pasan a la circulación sistémica promoviendo inflamación, estrés oxidativo y fomentando un ambiente proobesogénico en el organismo.

En cuanto al tipo de grasa, el consumo de grasa insaturada no tiene el efecto perjudicial observado para las grasas saturadas. Los ácidos grasos poliinsaturados (AGP) modifican la microbiota intestinal y la inmunidad y, a su vez, la microbiota intestinal modifica el metabolismo de los ácidos grasos. En concreto se ha observado en modelos animales que los ácidos grasos omega-3 afectan a la microbiota intestinal de tres formas principales: *1)* modulando el tipo y la abundancia de microbios intestinales; *2)* alterando los niveles de mediadores proinflamatorios, como el LPS, y *3)* regulando los niveles de AGCC. Los ácidos grasos omega-3 promueven la presencia de bacterias beneficiosas como las de los géneros *Lactobacillus*, *Bifidobacterium* y la especie *Akkermansia muciniphila*, que refuerzan la barrera intestinal y además son bacterias productoras de AGCC, con los consecuentes efectos beneficiosos para la salud. Por último, los efectos antiinflamatorios e inhibidores del estrés oxidativo que tienen los ácidos grasos omega-3 protegen el entorno intestinal celular y microbiano (v. **Fig. 23-2**). La mayoría de los estudios que se han llevado a cabo sobre el efecto de los ácidos grasos monoinsaturados (AGM) en la microbiota intestinal se han realizado con aceite de oliva, por lo que los efectos observados no solo son debido a los AGM sino también a otros componentes presentes en el aceite de oliva, como los polifenoles. El consumo de aceite de oliva se ha asociado a un incremento de *Bifidobacterium* y *Clostridium XIVa*, que es un productor de butirato, uno de los AGCC más importantes que tiene un efecto reductor del colesterol total y presenta actividad antiinflamatoria.

Probióticos y prebióticos

La modificación de la comunidad microbiana en el intestino, ya sea al fomentar específicamente el incremento de ciertos microorganismos mediante la administración de organismos vivos (probióticos) en suplementos o alimentos, o al utilizar sustancias que estimulen el desarrollo de bacterias beneficiosas (prebióticos), puede constituir una valiosa estrategia para potenciar el bienestar.

Los **probióticos** se definen por la Organización Mundial de la Salud (OMS) como microorganismos vivos que, cuando son administrados en cantidades adecuadas, confieren un beneficio en la salud del hospedador. La Asociación Científica Internacional de Prebióticos y Probióticos (*International Scientific Association for Probiotics and Prebiotics*, ISAPP) indica como característica común a todos los probióticos, que promueven un tracto digestivo saludable y que su efecto en el sistema inmunitario no es general sino específico de cada cepa probiótica. A pesar de que la mayoría de las investigaciones científicas respaldan la influencia positiva de los probióticos en la salud, la evidencia disponible sigue siendo limitada. Esto se debe a que las propiedades de las bacterias suelen estar vinculadas a cepas específicas, su efectividad varía según la enfermedad que se quiera tratar, y la susceptibilidad a la colonización por probióticos puede variar según la genética y el estado fisiológico de las personas. Algunas personas experimentan una colonización efectiva y duradera de su microbiota intestinal por parte de los probióticos, lo que resulta beneficioso para su salud. Sin embargo, este escenario no es consistente y, en ocasiones, una vez que se suspende la ingesta de probióticos, estos microorganismos desaparecen de nuestro tracto intestinal. Cabe destacar que algunos estudios sugieren que ciertos componentes de la pared bacteriana pueden estimular el sistema inmunológico, y que la viabilidad de los microorganismos ya no es un requisito para este efecto inmunomodulador, aunque en este caso ya no se clasificaría como un probiótico sino como un posbiótico.

Según la definición del panel de expertos de la ISAPP, los **prebióticos** «son sustratos que son selectivamente utilizados por los microorganismos del hospedador confiriendo un beneficio en la salud». Esta definición de prebiótico amplía el espectro de sustancias que pueden presentar propiedades prebióticas más allá de los hidratos de carbono no digeribles o fibra, de los que ya hemos hablado, y da cabida a otros compuestos, como son los polifenoles y otros fitoquímicos, o los ácidos grasos omega-3, que promocionen el crecimiento de microorganismos beneficiosos en la microbiota y la salud del hospedador.

Otros componentes de la dieta: fitoquímicos

La inclusión de frutas y verduras en nuestra alimentación enriquece nuestra dieta con una amplia variedad de fitoquímicos, tales como los polifenoles, terpenos y alcaloides, los cuales también influyen sobre la composición de la microbiota intestinal. Dentro de la categoría de polifenoles, existe una multitud de compuestos con estructuras químicas diversas. Algunos de estos polifenoles, debido a su tamaño o estructura, no pueden ser absorbidos en el intestino delgado, llegando al colon, donde son procesados por la microbiota intestinal. Esto no solo tiene un efecto prebiótico, como se ha observado, por ejemplo, con los polifenoles presentes en el cacao y la uva, sino que también genera metabolitos con propiedades beneficiosas, como antioxidantes y antiinflamatorias. Un fenómeno similar se aprecia en los terpenos, como el licopeno, y los alcaloides, como la berberina, los cuales parecen tener un impacto positivo en la microbiota, aunque aún se requiere una mayor investigación en esta área.

Dietas vegetariana, mediterránea y cetogénica

La **dieta vegetariana** se distingue por su aporte significativo de distintos tipos de fibra y bajo aporte de grasas, y aquellas que forman parte de ella son principalmente monoinsaturadas y poliinsaturadas. Además, es rica en fitoquímicos, como los polifenoles, que también poseen propiedades prebióticas, estimulando la presencia de bifidobacterias y lactobacilos en la microbiota. Por consiguiente, es comprensible que una dieta centrada en la ingesta elevada de alimentos vegetales tenga impactos positivos en la microbiota, relacionándose con una microbiota más diversa. Tanto la metabolización de la fibra como la de los polifenoles por la microbiota generan una amplia gama de metabolitos, incluyendo los AGCC con múltiples efectos sobre la salud.

La **dieta mediterránea**, caracterizada por un alto consumo de legumbres, verduras y frutas, aceite de oliva y frutos secos, proporciona numerosos constituyentes con efecto positivo en la microbiota, favoreciendo la presencia de bacterias beneficiosas, como *Lactobacillus*, *Bifidobacterium* y *Faecalibacterium*, y promoviendo una disminución de marcadores de inflamación.

La **dieta cetogénica** se fundamenta en un consumo elevado de grasas y proteínas, al tiempo que reduce significativamente la ingesta de hidratos de carbono, con el fin de inducir la cetosis, un estado en el cual los cuerpos cetónicos se convierten en la principal fuente de energía en lugar de la glucosa. En los últimos años, esta dieta ha ganado seguidores debido a sus beneficios para la pérdida de peso y la reducción de la resistencia a la insulina. No obstante, sus efectos a largo plazo pueden ser adversos, ya que pone una carga significativa en la función renal y aumenta los niveles de lípidos circulantes, lo que conlleva posibles consecuencias negativas. Es importante mencionar que esta dieta es recomendada para pacientes con epilepsia, ya que tiene propiedades anticonvulsivas, y la microbiota intestinal parece ser un factor clave en la mediación de estos efectos. Sin embargo, la microbiota expuesta a la dieta cetogénica tiende a ser menos diversa y contiene menos bacterias beneficiosas para la salud del hospedador. A pesar de ello, existen todavía escasos estudios científicos que aborden el impacto de la dieta cetogénica en la microbiota intestinal y su relación con la salud, lo que hace que no sea posible establecer conclusiones definitivas al respecto.

PUNTOS CLAVE

- La modulación de la microbiota intestinal a través de la alimentación es una estrategia prometedora para mejorar la salud.
- La dieta desempeña un papel esencial en la composición y función de la microbiota.
- La promoción de una microbiota equilibrada puede ayudar a prevenir y tratar diversas enfermedades crónicas y trastornos metabólicos.
- Es importante destacar que la microbiota es altamente individual y puede variar de persona a persona. Se requiere más investigación para comprender completamente los mecanismos subyacentes y desarrollar estrategias dietéticas específicas para la modulación óptima de la microbiota y la promoción de la salud.

BIBLIOGRAFÍA

Anto L, Blesso CN. Interplay between diet, the gut microbiome, and atherosclerosis: Role of dysbiosis and microbial metabolites on inflammation and disordered lipid metabolism. J Nutr Biochem. 2022;105:108991. Disponible en: https://www.sciencedirect.com/science/article/abs/pii/S0955286322000626 [última consulta: 19 de marzo de 2024].

Attaye I, van Oppenraaij S, Warmbrunn M V, Nieuwdorp M. The Role of the Gut Microbiota on the Beneficial Effects of Ketogenic Diets. Nutrients. 2021;14(1): 191. Disponible en: https://www.mdpi.com/2072-6643/14/1/191 [última consulta: 19 de marzo de 2024].

Bailén M, Bressa C, Martínez-López S, González-Soltero R, Montalvo Lominchar MG, San Juan C, et al. Microbiota Features Associated With a High-Fat/Low-Fiber Diet in Healthy Adults. Front Nutr. 2020;7:583608. Disponible en: https://www.frontiersin.org/articles/10.3389/fnut.2020.583608/full [última consulta: 19 de marzo de 2024].

Beam A, Clinger E, Hao L. Effect of Diet and Dietary Components on the Composition of the Gut Microbiota. Nutrients. 2021;13(8):2795. Disponible en: https://www.mdpi.com/2072-6643/13/8/2795 [última consulta: 19 de marzo de 2024].

Cândido FG, Valente FX, Grześkowiak ŁM, Moreira APB, Rocha DMUP, Alfenas R de CG. Impact of dietary fat on gut microbiota and low-grade systemic inflammation: mechanisms and clinical implications on obesity. Int J Food Sci Nutr. 2018;69(2):125-43.

Castellanos N, Diez GG, Antúnez-Almagro C, Bailén M, Bressa C, González Soltero R, et al. A Critical Mutualism - Competition Interplay Underlies the Loss of Microbial Diversity in Sedentary Lifestyle. Front Microbiol. 2019;10:3142. Disponible en: https://www.frontiersin.org/journals/microbiology/articles/10.3389/fmicb.2019.03142/full [última consulta: 19 de marzo de 2024].

Castellanos N, Diez GG, Antúnez-Almagro C, Bressa C, Bailén M, González-Soltero R, et al. Key Bacteria in the Gut Microbiota Network for the Transition between Sedentary and Active Lifestyle. Microorganisms. 2020;8(5):785. Disponible en: https://www.mdpi.com/2076-2607/8/5/785 [última consulta: 19 de marzo de 2024].

Cerdá B, Tornero-Aguilera JF, Pérez M, Larrosa M, Pérez-Santiago JD, González-Soltero R, et al. Gut Microbiota Modification: Another Piece in the Puzzle of the Benefits of

Physical Exercise in Health? Front Physiol. 2016;7:51. Disponible en: https://www.fron-tiersin.org/journals/physiology/articles/10.3389/fphys.2016.00051/full [última consulta: 19 de marzo de 2024].

Cryan JF, O'riordan KJ, Cowan CSM, Sandhu K V, Bastiaanssen TFS, Boehme M, et al. The Microbiota-Gut-Brain Axis. Physiol Rev. 2019;99(4):1877-2013. Disponible en: https://jour-nals.physiology.org/doi/full/10.1152/physrev.00018.2018 [última consulta: 19 de marzo de 2024].

De Lucas Moreno B, Gonzalez Soltero R, Bressa C, Bailen M, Larrosa Perez M. Modulación a través del estilo de vida de la microbiota intestinal. Nutr Hosp. 2019;27;36(Spec No3):35-9. Disponible en: https://www.nutricionhospitalaria.org/articles/02805/show [última con-sulta: 19 de marzo de 2024].

Den Besten G, Van Eunen K, Groen AK, Venema K, Reijngoud DJ, Bakker BM. The role of short-chain fatty acids in the interplay between diet, gut microbiota, and host energy metabolism. J Lipid Res. 2013;54(9):2325-40. Disponible en: https://www.jlr.org/article/S0022-2275(20)35124-5/fulltext [última consulta: 19 de marzo de 2024].

Fu Y, Wang Y, Gao H, Li D, Jiang R, Ge L, et al. Associations among Dietary Omega-3 Polyunsaturated Fatty Acids, the Gut Microbiota, and Intestinal Immunity. Mediators Inflamm. 2021;2021:8879227. Disponible en: https://www.hindawi.com/journals/mi/2021/8879227 [última consulta: 19 de marzo de 2024].

Gentile CL, Weir TL. The gut microbiota at the intersection of diet and human health. Science. 2018;362(6416):776-80.

Greathouse KL, Wyatt M, Johnson AJ, Toy EP, Khan JM, Dunn K, et al. Diet-microbiome inter-actions in cancer treatment: Opportunities and challenges for precision nutrition In can-cer. Neoplasia. 2022;29:100800. Disponible en: https://www.sciencedirect.com/science/article/pii/S1476558622000276 [última consulta: 19 de marzo de 2024].

Jamar G, Ribeiro DA, Pisani LP. High-fat or high-sugar diets as trigger inflammation in the microbiota-gut-brain axis. Crit Rev Food Sci Nutr. 2021;61(5):836-54.

Lang JM, Pan C, Cantor RM, Tang WHW, Garcia-Garcia JC, Kurtz I, et al. Impact of Individual Traits, Saturated Fat, and Protein Source on the Gut Microbiome. MBio. 2018;9(6):e01604-18. Disponible en: https://journals.asm.org/doi/10.1128/mbio.01604-18 [última consulta: 19 de marzo de 2024].

Marcelino G, Hiane PA, Freitas K de C, Santana LF, Pott A, Donadon JR, et al. Effects of Olive Oil and Its Minor Components on Cardiovascular Diseases, Inflammation, and Gut Microbiota. Nutrients. 2019;11(8):1826. Disponible en: https://www.mdpi.com/2072-6643/11/8/1826 [última consulta: 19 de marzo de 2024].

Moreno-Pérez D, Bressa C, Bailén M, Hamed-Bousdar S, Naclerio F, Carmona M, et al. Effect of a Protein Supplement on the Gut Microbiota of Endurance Athletes: A Randomized, Controlled, Double-Blind Pilot Study. Nutrients. 2018;10(3):337. Disponible en: https://www.mdpi.com/2072-6643/10/3/337 [última consulta: 19 de marzo de 2024].

Sekirov I, Russell SL, Antunes LCM, Finlay BB. Gut microbiota in health and disease. Physiol Rev. 2010;90(3):859-904. Disponible en: https://journals.physiology.org/doi/full/10.1152/physrev.00045.2009 [última consulta: 19 de marzo de 2024].

Voland L, Le Roy T, Debédat J, Clément K. Gut microbiota and vitamin status in persons with obesity: A key interplay. Obes Rev an Off J Int Assoc Study Obes. 2022;23(2):e13377.

Crononutrición y salud

V. Loria Kohen

24

Existe un cuerpo sustancial de evidencia a través de diferentes líneas de investigación convergentes que demuestra la presencia de vínculos claros entre los ritmos circadianos, el metabolismo, la nutrición y la salud metabólica.

La cronodisrupción se ha asociado al desarrollo de diversas enfermedades, como la obesidad y el síndrome metabólico, las enfermedades cardiovasculares, el cáncer o el deterioro cognitivo vinculado al envejecimiento prematuro.

La crononutrición, basada en la relación entre la temporalidad en los patrones de alimentación, los ritmos circadianos y la salud metabólica, puede tener una aplicación terapéutica para personas en riesgo de enfermedad metabólica e implicar beneficios para la salud dentro de la población general. Los horarios de ingesta o suspensión de la misma, el número de comidas realizado diariamente, así como la distribución de macronutrientes en las comidas, son aspectos claves que deben tenerse en cuenta para alcanzar una nutrición adecuada y con ello, una mejora de la salud.

INTRODUCCIÓN

Cronobiología es una palabra que deriva del griego «Kronos» que significa tiempo, «bio» que significa vida y «logos» que significa estudio. Es una disciplina de la fisiología que estudia los mecanismos de sincronización de los ritmos biológicos que ocurren en los organismos vivos.

Aquellos procesos que tienen una frecuencia de oscilación de entre 20 y 28 horas, aproximadamente cercanos a 24 horas, son los que siguen ritmos circadianos. De esta forma, el cuerpo humano se asegura que la fisiología interna se sincroniza con el ambiente externo. Algunos ejemplos de ritmos circadianos son la secreción de diferentes hormonas, como es el caso del cortisol, la melatonina, etc.

En los mamíferos, los sistemas circadianos presentan tres componentes principales cuyas interacciones permiten la generación de las fluctuaciones diarias, que son:

- **Relojes biológicos o circadianos**: el reloj o marcapasos principal se localiza en el núcleo supraquiasmático del hipotálamo (NSQ), representado por un grupo de aproximadamente 20.000 neuronas. Además del reloj principal, el sistema circadiano está compuesto de numerosos osciladores/relojes periféricos, ya sea en el propio cerebro (p. ej., el córtex cerebral) o en otros órganos o tejidos (hígado, riñón, tejido adiposo, etc.) que, aunque pueden generar oscilaciones de forma autónoma durante varios días, se encuentran bajo el control del NSQ.

- **Vías de entrada o aferentes**: para que los ritmos estén sincronizados con los ciclos ambientales, el reloj debe «ponerse en hora» de forma periódica mediante sincronizadores o *zeitgebers* (palabra alemana que significa dador de tiempo), que oscilan rítmicamente y que en conjunto constituyen las vías de entrada. Estos sincronizadores son: el ciclo luz-oscuridad (el más importante), el horario de ingesta, la cantidad y los componentes de la ingesta, el ejercicio programado, el patrón de sueño y el contacto con otras personas.
- **Vías de salida o eferentes**: las vías de salida del NSQ trasmiten información a las zonas del cerebro que participarán de la regulación de los patrones de comportamiento, sueño-vigilia y de temperatura corporal, a los centros neuroendocrinos y a los órganos periféricos. Con este fin, el NSQ envía proyecciones nerviosas, mediadores humorales, como la melatonina o el cortisol, y señales físicas con el propio ritmo de temperatura central.

DEFINICIÓN DEL CRONOTIPO

El **cronotipo** puede definirse como la inclinación de las personas a realizar sus actividades físicas y mentales en función de circunstancias horarias específicas.

Las personas que realizan las actividades diarias de manera óptima durante las horas de la mañana, así como las que duermen y se despiertan temprano, se conocen como de tipo matutino o con preferencia por la mañana. En cambio, quienes idealmente realizan actividades en horas de la tarde, duermen y despiertan tarde, se reconocen como de tipo vespertino o tienen una preferencia por la noche. El tipo intermedio se refiere a individuos que no pueden ser definidos como de tipo matutino o vespertino. A este grupo pertenece aproximadamente el 60 % de la población y se halla más sincronizado a las exigencias sociolaborales de nuestra sociedad.

La determinación del cronotipo puede realizarse a través de cuestionarios validados, como el Cuestionario de Matutinidad-Vespertinidad de Horne y Ostberg, que además tiene una versión en castellano. De acuerdo con la puntuación obtenida permite caracterizar a los individuos en 5 categorías:

- Matutinidad extrema.
- Matutinidad moderada.
- Indefinido.
- Vespertinidad moderada.
- Vespertinidad extrema.

Se han desarrollado también otros cuestionarios para su determinación. Por ejemplo, el Cuestionario de Cronotipo de Munich, que incluye preguntas sobre jornada laboral y tipo de trabajo, horas de sueño o estilo de vida, y categoriza en siete cronotipos.

Pertenecer a un cronotipo vespertino se ha asociado a un mayor riesgo de obesidad y un peor perfil metabólico y mayor riesgo cardiovascular. Existen dudas de si esto se debe a un peor hábito alimentario en sujetos con obesidad, o a que los sujetos vespertinos presentan un metabolismo energético que les pondría en mayor riesgo de padecer obesidad. Un reciente estudio realizado en adultos jóvenes aparentemente sanos en dos muestras de poblaciones independientes estadounidenses y europeas, mostraron que los cronotipos vespertinos tenían mayor riesgo cardiometabólico y alteraciones lipídicas en comparación con los intermedios o con los cronotipos matutinos.

Se considera que la influencia genética es responsable de tener una tipología u otra en un 50%, mientras que el otro 50% se debe a otros factores, como el género, la cultura, la edad, el ambiente, etc.

CRONODISRUPCIÓN

La **cronodisrupción** se define como la ruptura de la sincronización entre los ritmos circadianos internos y los ciclos de 24 horas medioambientales.

La ruptura circadiana o cronodisrupción puede verse promovida por los viajes por el mundo con diferente huso horario (*jet lag*), el trabajo por turnos, la realización de actividades lúdicas durante la noche y la contaminación lumínica. Pero, además, pueden sumarse otros factores como la distribución y composición de las comidas, el horario del ejercicio físico, o la presencia de polimorfismos genéticos (SNP) del reloj.

La cronodisrupción se ha asociado al desarrollo de diferentes enfermedades:

- **Obesidad y síndrome metabólico**: muchos procesos metabólicos, como la respuesta glucémica, insulínica o de lípidos, están reguladas por el sistema circadiano por lo que, en caso de cronodisrupción, pueden manifestarse.
- **Enfermedades cardiovasculares**: se ha observado que los trabajadores nocturnos o personas ancianas que presentan una alteración de los ritmos circadianos pueden presentar un patrón de presión arterial alterado, en el que los valores de presión arterial nocturnos en lugar de reducirse, como es lo esperado, se mantienen similares a los diurnos. Estos valores nocturnos elevados son predictores del riesgo de infarto de miocardio.
- **Cáncer**: la cronodisrupción se ha asociado a la iniciación y al desarrollo de cáncer. Además, en presencia de la enfermedad, se ha observado que mantener unos ritmos adecuados puede favorecer una mayor supervivencia, mejor calidad de vida y respuesta al tratamiento.
- **Deterioro cognitivo**: asociado al envejecimiento prematuro.

CRONONUTRICIÓN

Chamorro *et al.* (2018) define a la **crononutrición** como «el estudio de la interacción entre la alimentación, la nutrición y el reloj circadiano; específicamente, al estudio de los efectos del *timing* y la composición de la ingesta alimentaria (energía y macronutrientes) a través del día y sobre la organización del sistema circadiano, concebidos estos en una modalidad de interacción recíproca o bidireccional». Podríamos definirla también como un campo emergente que se basa en la relación entre la temporalidad en los patrones de alimentación, los ritmos circadianos y la salud metabólica.

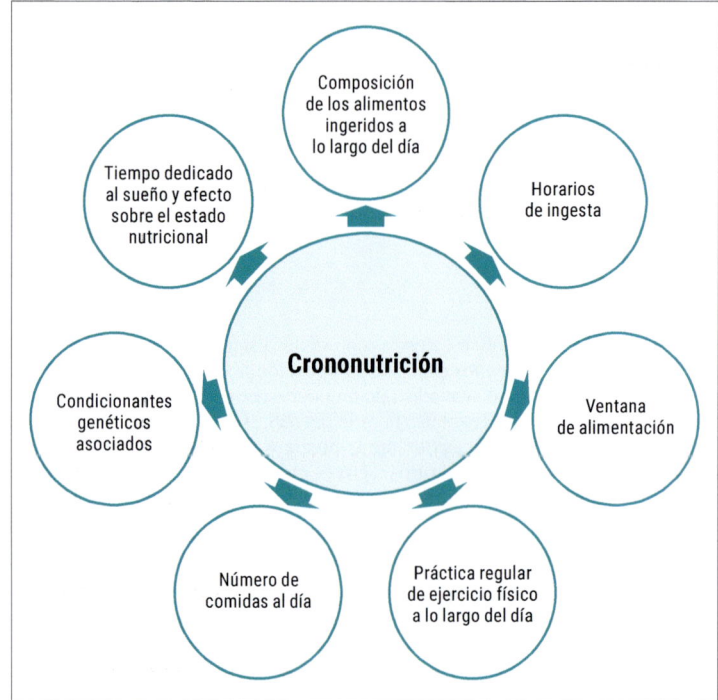

Figura 24-1. Factores implicados en la crononutrición.

Por un lado, existe una serie de factores que pueden controlarse para la prevención del desarrollo de enfermedades asociadas a la cronodisrupción y, por otro, si estas enfermedades están instaladas pueden contribuir a su mejor control; estos factores involucrados se esquematizan en la **figura 24-1**.

Tiempo dedicado al sueño y efecto sobre el estado nutricional

La privación de sueño tiene efectos negativos sobre nuestro metabolismo. Diferentes estudios han encontrado asociaciones entre la reducción del sueño y los niveles de grelina, leptina, así como la apetencia por el consumo de hidratos de carbono y la resistencia a la insulina. Estas observaciones sugieren que la reducción del sueño no solo puede favorecer a un incremento en la energía ingerida, sino que la capacidad para metabolizar la glucosa una vez absorbida podría verse también afectada. Esto podría contribuir a un mayor riesgo para el desarrollo de obesidad o diabetes tipo 2. Por lo tanto, dedicar el tiempo adecuado al sueño es un factor determinante para mantener un buen estado nutricional, metabólico y de salud en general.

Práctica regular de ejercicio físico a lo largo del día

La hora en que se realiza la actividad física es considerada también como un importante sincronizador de los ritmos biológicos y sabemos que la realización de ejercicio por la noche empeora los ritmos circadianos. A pesar de que la práctica de ejercicio físico nocturno parece empeorar los ritmos circadianos, la selección de un horario u otro para la misma podrá ser variable de acuerdo con cuál es el factor que predispone a la cronodisrupción o a la enfermedad que se padece.

Horarios de ingesta

En algunos estudios se ha observado un mejor estado nutricional y de salud cuando la mayor proporción de la ingesta se realiza a horas tempranas, en la primera mitad del día. Así, un desayuno con un aporte calórico mayor se ha asociado a mejores parámetros antropométricos y mejor perfil lipídico y glucémico.

Algunos estudios postulan que una mayor ingesta en horas tempranas se traduce en una ingesta global menor comparando a cuando la comida principal se realiza en horario tardío. Se ha hipotetizado que sobre este comportamiento podrían influir los niveles de grelina, hormona que está implicada en el control del apetito, ya que los mismos son menores por la mañana, alcanzándose más rápidamente la saciedad. Además, según estos estudios, a igualdad de ingesta los niveles de insulina en ayuno son mayores cuando la comida principal se realiza por la noche frente a la mañana ya que la sensibilidad a la insulina decrece a lo largo del día.

Ayuno intermitente

Restringir el horario de comidas a los momentos de mayor actividad metabólica a través del ayuno intermitente se ha postulado como una posible alternativa. Sin embargo, su efectividad es controvertida. Una de las razones que podría explicar esta controversia en los resultados de estudios sobre ayuno es que en su desarrollo muchos no contemplan la importancia que podría tener el hacer coincidir el momento de la ingesta de alimentos con el reloj circadiano. Se ha planteado como el mejor horario de consumo de alimentos el producido en una ventana entre las 8 y las 16 horas. Sin embargo, debe tenerse en cuenta que el acto de comer es también un acto social, por lo que adaptaciones de este tipo pueden resultar incompatibles con la vida diaria y debe continuar estudiándose su eficacia y las implicaciones de su implementación.

Número de comidas al día

Algunos estudios sostienen que la frecuencia de consumo de alimentos (o el número de comidas al día) se asocia inversamente con el peso corporal y la presencia de sobrepeso y que, además, podría ser relevante su consideración para la regulación del metabolismo y del peso corporal. En este sentido, existen estudios con diversidad de resultados. En un estudio experimental se comparó el efecto del consumo de una o tres comidas por día durante 8 semanas (con idéntica ingesta calórica total) y, aquellos que habían realizado solo una comida por día mostraron mayor sensación de hambre y alteración del perfil lipídico, a pesar de no observarse cambios en la composición corporal. En cambio, en una revisión de estudios experimentales con alimentación controlada, concluyeron que no existe evidencia de que una mayor frecuencia de comidas (>3/día) tenga efectos positivos sobre la regulación de ingesta de alimentos o el control del apetito. También se ha planteado que limitar el intervalo diario de alimentación a 11 horas o menos y no comer dentro de las 2 horas previas a acostarse, se asociaba con menor ingesta de energía, menor carga glucémica y una menor circunferencia de la cintura.

Composición de los alimentos ingeridos a lo largo del día

Otro aspecto controvertido es la composición de las comidas a lo largo del día. En adultos bajo una restricción calórica (1.500 kcal/día), un desayuno rico en proteínas e hidratos de carbono resultó beneficioso para el mantenimiento de peso después de haberlo perdido, favoreciendo la sensación de saciedad a través de la supresión de la hormona grelina. También existen estudios que muestran mejores beneficios cuando el consumo de hidratos de carbono se realiza en la cena. Las diferencias podrían ser metodológicas y debe ampliarse el estudio en esta área.

Omisión de algunas comidas como el desayuno

A partir de estudios observacionales, se reconoce un efecto positivo de la ingesta regular del desayuno para una alimentación y estado nutricional saludable y disminución del riesgo de obesidad. Algunos estudios experimentales no han podido demostrar estos resultados sobre el control del peso corporal; sin embargo, apoyan su importancia para una adecuada regulación metabólica.

Asociación entre horario de consumo de hidratos de carbono y la presencia de polimorfismos genéticos

En un intento de aclarar las controversias respecto a los resultados de la distribución del consumo de hidratos de carbono a lo largo del día, Camblor et al. (2020), han unido dos factores como posibles condicionantes del índice de masa corporal (IMC), la presencia del polimorfismo de un solo nucleótido (SNP) rs3749474 del gen CLOCK y el horario de consumo de hidratos de carbono (expresada como porcentaje de la energía total). Se observó una interacción significativa entre la presencia de dicho polimorfismo y la ingesta vespertina de hidratos de carbono para predecir el IMC. Los participantes que portaban los genotipos TT y CT mostraron una asociación positiva entre la ingesta vespertina de hidratos de carbono y el IMC. Esto indicaría que las recomendaciones dietéticas para los sujetos portadores del SNP deberían ir encaminadas a distribuir la ingesta de los hidratos de carbono preferiblemente hacia horarios matutinos, por lo que también deberían tenerse en cuenta los posibles condicionantes genéticos de la respuesta.

PUNTOS CLAVE

- Los procesos fisiológicos que tienen una frecuencia de oscilación de aproximadamente 24 horas son los que siguen ritmos circadianos. A través de ellos, el cuerpo humano se asegura que la fisiología interna se sincroniza con el ambiente externo.
- Existen diferentes cronotipos que condicionan la persistencia de las personas a realizar sus actividades físicas y mentales en función de circunstancias horarias específicas. Este cronotipo está condicionado por factores genéticos, así como por otros factores, como el género, la cultura, la edad, el ambiente, etc.
- La ruptura de la sincronización entre los ritmos circadianos internos y los ciclos de 24 horas medioambientales se define como cronodisrupción y se ha asociado al desarrollo de diversas enfermedades, como la obesidad, las enfermedades cardiovasculares, el cáncer o el deterioro cognitivo.
- La crononutrición busca cómo ajustar los patrones de alimentación (horarios de ingesta, número de comidas, distribución de macronutrientes en las mismas, etc.) teniendo en cuenta los ritmos circadianos para mantener una adecuada salud metabólica.

BIBLIOGRAFÍA

Aguilar-Galarza A, García-Gasca T, Mejía C, Díaz-Muñoz M, Pérez-Mendoza M, Anaya-Loyola M, et al. Evening chronotype associates with increased triglyceride levels in young adults in two independent populations. Clin Nutr. 2021;40(4):2373-80.

Bandin C, Scheer FA, Luque AJ, Avila-Gandia V, Zamora S, Madrid JA, et al. Meal timing affects glucose tolerance, substrate oxidation and circadian-related variables: A randomized, crossover trial. Int J Obes (Lond). 2015;39(5):828-33.

Brown RE, Sharma AM, Ardern CI, Mirdamadi P, Mirdamadi P, Kuk JL. Differences in the association between caloric intake, macronutrient intake, and physical activity with obesity. Obes Res Clin Pract. 2016;10:243-55.

Camblor Murube M, Borregon-Rivilla E, Colmenarejo G, Aguilar-Aguilar E, Martínez JA, Ramírez de Molina A, et al. Polymorphism of CLOCK gene rs3749474 as a modulator of the circadian evening carbohydrate intake impact on nutritional status in an adult sample. Nutrients. 2020;19;12(4):1142.

Chamorro R, Farías R, Peirano P. Regulación circadiana, patrón horario de alimentación y sueño: Enfoque en el problema de obesidad. Rev Chil Nutr. 2018;45(3):285-92.

Charlot A, Hutt F, Sabatier E, Zoll J. Beneficial effects of early time-restricted feeding on metabolic diseases: importance of aligning food habits with the circadian clock. Nutrients. 2021;13(5):1405.

Erren TC, Reiter RJ. Defining chronodisruption. J Pineal Res. 2009;46(3):245-7.

Flanagan A, Bechtold Da, Pot GK, Johnston JD. Chrono-nutrition: from molecular and neuronal mechanisms to human epidemiology and timed feeding patterns. J Neurochem. 2020;157(1):53-72.

Garaulet M, Gómez-Abellán P, Madrid JA. Métodos cronobiológicos en las encuestas alimentarias: criterios de aplicación e interpretación de resultados Rev Esp Nutr Comunitaria. 2015;21(Supl 1):277-87.

Horne J, Ostberg O. A self-assessment questionnaire to determine morningness-eveningness in human circadian rhythms. Int J. Chronobiol. 1976;4:97-110.

Jakubowicz D, Barnea M, Wainstein J, Froy O. High caloric intake at breakfast vs. dinner differentially influences weight loss of overweight and obese women. Obesity (Silver Spring). 2013;21:2504-12.

Jakubowicz D, Froy O, Wainstein J, Boaz M. Meal timing and composition influence ghrelin levels, appetite scores and weight loss maintenance in overweight and obese adults. Steroids. 2012;77(4):323-31.

Kim TW, Jeong JH, Hong SC. The impact of sleep and circadian disturbance on hormones and metabolism. Int J Endocrinol. 2015:591729. Disponible en: https://www.hindawi.com/journals/ije/2015/591729 [última consulta: 19 de marzo de 2024].

Leidy HJ, Campbell WW. The effect of eating frequency on appetite control and food intake: brief synopsis of controlled feeding studies. J Nutr. 2011;141:154-7.

Loria-Kohen V, Espinosa-Salinas V, Marcos-Pasero H, Lourenco-Nogueira T, Herranz J, Molina S, et al. Polymorphism in the CLOCK gene may influence the effect of fat intake reduction on weight loss. Nutrition. 2016;32:453-60.

Makarem N, Paul J, Giardina EV, Liao M, Aggarwal B. Evening chronotype is associated with poor cardiovascular health and adverse health behaviors in a diverse population of women. Chronobiol Int. 2020;37(5):673-85.

Martínez Madrid MJ. Prevención de la cronodisrupción producida por el trabajo a turnos [Tesis doctoral]. Murcia: Departamento de Fisiología y Farmacología, Universidad de Murcia; 2017. Disponible en: https://www.tdx.cat/handle/10803/462908 [última consulta: 19 de marzo de 2024].

Mazri FH, Manaf ZA, Shahar S, Mat Ludin AF. The association between chronotype and dietary pattern among adults: a scoping review. Int J Environ Res Public Health. 2019;17(1):68.

Sofer S, Eliraz A, Kaplan S, Voet H, Fink G, Kima T, et al. Greater weight loss and hormonal changes after 6 months diet with carbohydrates eaten mostly at dinner. Obesity (Silver Spring). 2011;19(10):2006-14.

St-Onge MP, Ard J, Baskin ML, Chiuve SE, Johnson HM, Kris-Etherton P, et al. Meal Timing and Frequency: Implications for Cardiovascular Disease Prevention: A Scientific Statement From the American Heart Association. Circulation. 2017;28;135(9):e96-121. Disponible en: https://www.ahajournals.org/doi/10.1161/CIR.0000000000000476 [última consulta: 19 de marzo de 2024].

Taetzsch A, Roberts SB, Bukhari A, Lichtenstein AH, Gilhooly CH, Martin E, et al. Eating Timing: Associations with Dietary Intake and Metabolic Health. J Acad Nutr Diet. 2021;121(4):738-48.

Nuevas técnicas de educación alimentaria: *coaching* nutricional

25

A. Aparicio Vizuete

La adquisición de hábitos dietéticos y de estilo de vida saludables es esencial para prevenir o frenar la aparición de algunas enfermedades no transmisibles. En este sentido, el desarrollo de estrategias, como cambios en la elección de alimentos, hábitos de comida fuera de casa, prácticas sociales y culturales y diferentes aspectos del estilo de vida, pueden contribuir a lograr y mantener un adecuado estado de salud. Sin embargo, esto no es suficiente dado que las cifras de prevalencia de algunas de estas enfermedades no han mejorado e incluso, en algunos casos, siguen aumentando. Por ello, es necesario desarrollar técnicas alternativas a la educación alimentaria tradicional que permitan mejorar los hábitos alimentarios y adherirse a los tratamientos nutricionales de forma sostenible, entre ostros aspectos.

INTRODUCCIÓN

Tradicionalmente, la educación o consejería alimentaria y nutricional se ha basado en la recogida de datos relacionados con los hábitos alimentarios y de estilo de vida, para después proporcionar pautas al individuo que le permitan alcanzar su objetivo. Sin embargo, esta práctica se ha evidenciado como no efectiva en la prevención de los factores de riesgo y en el cambio de comportamiento dietético relacionado con las enfermedades no transmisibles.

La educación alimentaria y nutricional debe ir más allá de una mera promoción de los hábitos alimentarios, sino que debe ser un proceso activo y motivador, en el que se contemplen cambios libres y voluntarios en la conducta alimentaria del individuo, y a ser posible de su entorno, incidiendo sobre los aspectos que condicionan su conducta alimentaria y le impiden modificar sus hábitos. Esto ha hecho necesario el desarrollo de nuevas técnicas de atención al paciente que permiten de una forma efectiva, de acuerdo con la evidencia científica, conseguir cambios duraderos en la dieta y un estilo de vida más saludables.

¿QUÉ ES EL *COACHING* NUTRICIONAL?

El **coaching** es un proceso de acompañamiento, en el que se trabaja la motivación y la capacitación permitiendo a los individuos alcanzar sus objetivos. La

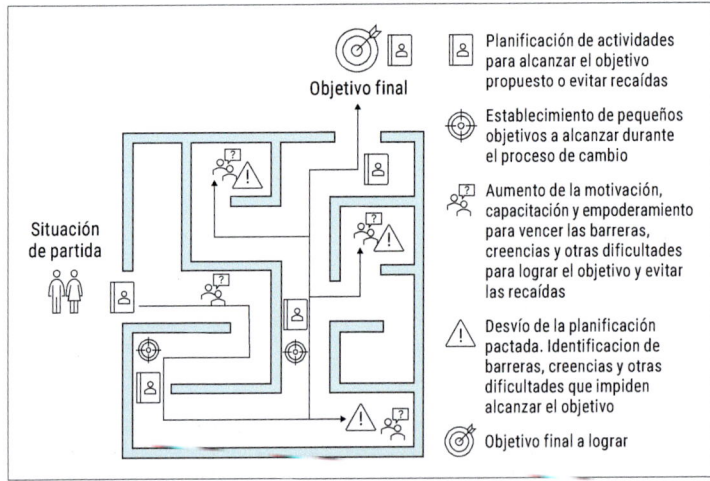

Figura 25-1. Proceso para conseguir un cambio de hábitos con enfoque *coaching*.

relación entre el consejero, también denominado *coach*, y el sujeto, paciente o *coachee*, debe ser de colaboración activa para satisfacer sus necesidades, adaptada al estilo de aprendizaje del individuo, y que potencie la capacidad de autogestión de sus comportamientos, actitudes y acciones.

El *coaching* nutricional se engloba dentro del *coaching* de salud y en él se persigue un cambio definitivo de hábitos para conseguir una alimentación y un estilo de vida saludables. Durante el proceso de *coaching* es el propio paciente el que, con ayuda del consejero, identifica y desarrolla estrategias para superar las barreras que se encuentra en el camino y que le impiden alcanzar su objetivo. Además, también junto al *coach*, diseña el entorno y adopta la actitud necesaria para lograr el cambio deseado (**Fig. 25-1**).

PROCESO DE CONSEJERÍA ALIMENTARIA Y NUTRICIONAL CON ENFOQUE *COACHING* Y SUS CARACTERÍSTICAS

Una de las técnicas más empleadas para llevar a cabo un proceso de *coaching* nutricional es la entrevista motivacional. En ella, el consejero brinda apoyo y trabaja la motivación del individuo de acuerdo con su problemática para conseguir el cambio de comportamiento deseado, dejándole autonomía para que sea él mismo el que tome sus propias decisiones.

Aunque la entrevista se divide en 3 partes, el proceso transcurre de forma fluida y continua (**Tabla 25-1**).

Para que los consejeros, o *coaches*, puedan llevar a cabo intervenciones efectivas, es necesario adquirir y entrenar habilidades comunicativas (**Tabla 25-2**), que le permitirán establecer un clima de confianza y respeto con el sujeto, facilitando la relación entre ambos.

Tabla 25-1. Partes de la entrevista motivacional

Apertura	• Se recibe al individuo y se establece una conversación cordial para «romper el hielo» • Se comenta el propósito de la consulta • Se intenta establecer una relación de confianza y respeto entre el consejero y el sujeto
Exploración o cuerpo	• El *coach* obtiene la máxima información posible sobre el problema nutricional que presenta el individuo • En esta fase también se exploran las barreras, creencias, pensamientos y sentimientos del individuo y se trata de seguir estableciendo una relación de confianza con el individuo • El consejero debe mostrar comprensión con las respuestas y una actitud tranquilizadora, evitando emitir juicios y actitudes hostiles con el paciente
Cierre	• En la última fase de la entrevista, el *coach* revisa el propósito de la consulta y hace un resumen de los objetivos pactados • El consejero debe asegurarse de que toda la información proporcionada al individuo ha sido entendida correctamente. Se aconseja preguntar al individuo si tiene algún comentario o pregunta, ya que es importante que el paciente no se vaya con dudas • Si es necesaria, se agenda la siguiente cita

Adaptada de: Perea y Peral-Suárez, 2021.

Tabla 25-2. Habilidades comunicativas del consejero o *coach*

Rapport	• Se trata de establecer una relación de confianza y comprensión entre el consejero y el paciente
Escucha activa	• Consiste en prestar atención y comprender tanto los aspectos verbales como los no verbales del mensaje del paciente • Requiere una elevada concentración por parte del consejero
Empatía	• Es la capacidad de comprender y ponerse en el lugar del otro, reconociendo sus creencias, necesidades y sentimientos, incluso cuando no se esté de acuerdo con el paciente
Preguntas poderosas	• Son preguntas abiertas que invitan a la reflexión y al cambio (¿Para qué...?, ¿Cómo...?, ¿Cuándo...?) • Es importante conocer el qué antes del cómo y del cuándo
Feedback	• Es la respuesta del consejero a la información que transmite el paciente

El proceso de *coaching* nutricional consta de distintas fases, las cuales deberían seguirse de forma sistematizada (**Fig. 25-2**).

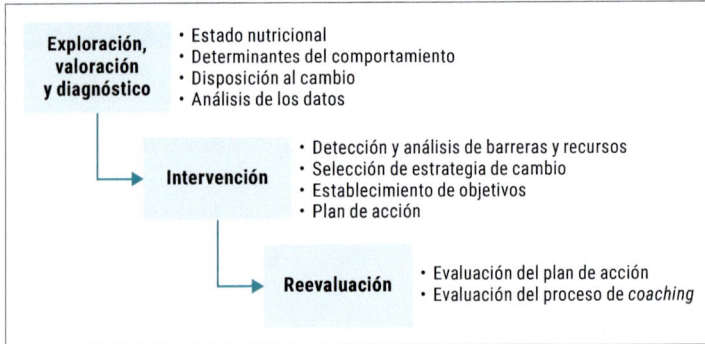

Figura 25-2. Fases del proceso de *coaching* nutricional.

Exploración, valoración y diagnóstico

Antes de establecer un objetivo y planificar las acciones para lograrlo, hay que realizar una valoración del estado nutricional, tanto desde el punto de vista dietético, como antropométrico, bioquímico y morfofuncional (v. **Caps. 4**, **5**, **6** y **7**) para identificar los problemas relacionados con la nutrición y sus causas. En esta fase también se valora la disposición al cambio de comportamiento (**Fig. 25-3**) y los determinantes del comportamiento alimentario (**Tabla 25-3**).

Tabla 25-3. Determinantes del comportamiento alimentario	
Personales	• Preferencias y aversiones • Hambre y saciedad • Familiarización con los alimentos • Conocimientos, percepciones y creencias respecto a los alimentos • Estado emocional
Ambientales	• Disponibilidad y accesibilidad de alimentos • Entorno físico e instalaciones deportivas y recreativas • Costumbres y estructura sociales, tradiciones, etc.
Socioeconómicos	• Nivel socioeconómico • Precio de los alimentos • Disponibilidad de tiempo (preparación de comidas, ejercicio físico, etc.)
Medios de comunicación y publicidad	• Información sobre alimentación, nutrición y salud • Publicidad de alimentos • Colocación de alimentos en el supermercado (*marketing*) • Nuevos alimentos con supuestas «propiedades» (superalimentos)

Adaptada de: Aparicio *et al.*, 2021.

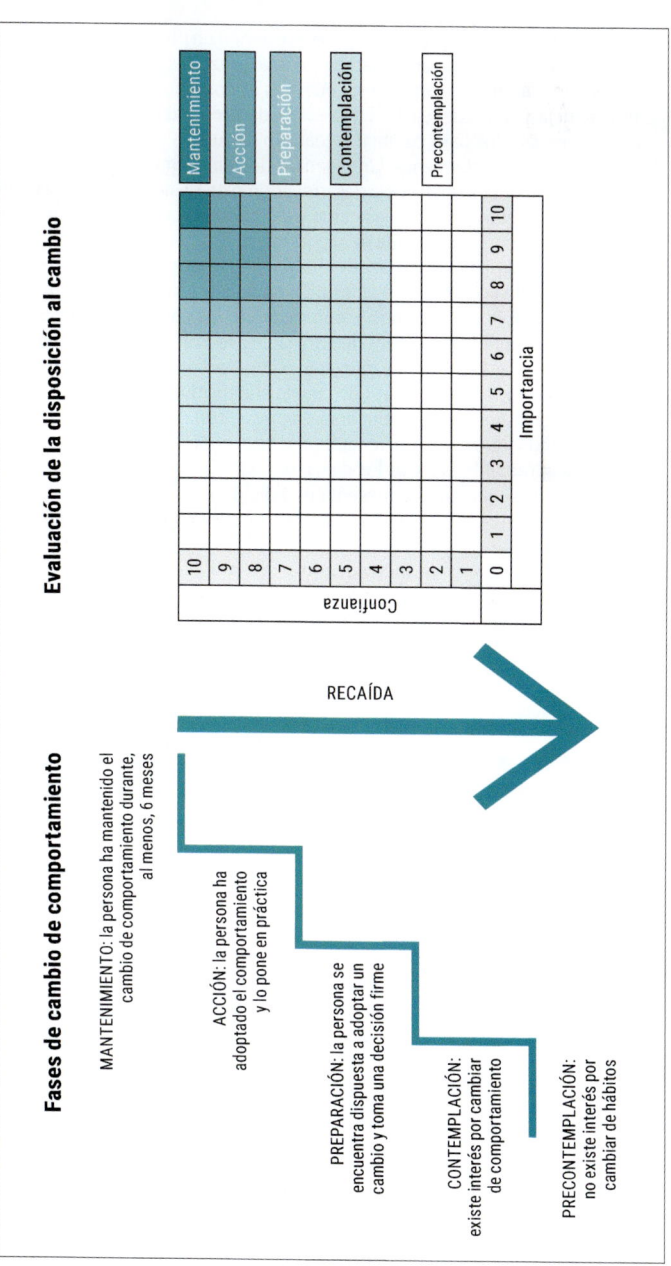

Figura 25-3. Fases y disposición al cambio de comportamiento.

Cuando las personas sí son conscientes de que tienen un problema relacionado con la nutrición, pero se plantean el cambio a largo plazo, es porque se encuentran en la fase de **contemplación**. En esta etapa es importante trabajar la motivación, ambivalencia y la autoeficacia. En la etapa de **preparación**, los individuos se encuentran preparados para cambiar y realizan pequeñas acciones como inicio del cambio de comportamiento. Una manera de comprometerse con el cambio es establecer pequeños objetivos y desarrollar un plan de acción. En la fase de **acción** se lleva a la práctica el plan de acción y existe compromiso para mantener los cambios en el tiempo. En esta etapa es importante trabajar la capacitación (conocimientos) y empoderamiento (habilidades). También es importante que la persona sepa cómo actuar ante las posibles recaídas. Durante la etapa de **mantenimiento** las personas crean hábitos, integrando y consolidando los cambios conseguidos.

Por otro lado, la identificación de los determinantes del comportamiento alimentario permite conocer las barreras que dificultan o impiden el cambio de comportamiento, así como las fortalezas con las que cuenta el individuo para lograr su objetivo. Esto permite el diseño de intervenciones efectivas, con una mayor adherencia por parte de los individuos, y la prevención o subsanación de posibles recaídas.

Una vez se han recopilado todos los datos, se revisa la información y se emite un diagnóstico de la situación que presenta el individuo.

Intervención

Consiste en la planificación de actividades para lograr un objetivo. Debe ser individualizada atendiendo al diagnóstico realizado, y teniendo en cuenta las posibles dificultades y barreras que puedan surgir durante el proceso, así como las capacidades y habilidades de que dispone el paciente para llevar a cabo dichas acciones.

Tabla 25-4. Ejemplos de teorías de cambio de comportamiento

Teorías	Características
Modelo de creencias de salud	Esta teoría señala que la disposición al cambio de comportamiento está influenciada por la susceptibilidad de enfermedad o la gravedad percibida de la consecuencia de una patología. Por ejemplo, síntomas personales, enfermedad de alguien conocido, etc.
Teoría del comportamiento planificado	Esta teoría tiene en cuenta que el cambio de comportamiento requiere una planificación y esta puede estar condicionada por la intención de cambiar. Por ejemplo, pacientes que realizan cambios de comportamiento cuando creen que van a tener éxito y tienen apoyo de su entorno.
Teoría de la autodeterminación	Esta teoría se basa en que cuando las personas cubren sus necesidades básicas (autonomía, relación y competencia) se tiene el control de las acciones y se asumen responsabilidades, lo que facilita el cambio de comportamiento. Por ejemplo, escoger algo para comer o no

Adaptada de: Aparicio y Perea, 2021.

Tabla 25-5. Tipos de herramientas utilizadas en *coaching* nutricional

Tipo de herramienta	Ejemplos de herramientas a emplear	Ejemplos de determinantes y herramientas a aplicar
Concienciación	• Evaluación de problemas y riesgos • Reflexión sobre valores • Equilibrio de decisión • Ruleta alimentaria • Identificación de aliados y saboteadores • Listado de pensamientos saboteadores	*Determinante:* mi dieta es saludable porque como fruta *Estrategia:* análisis de la dieta mediante la rueda alimentaria para ver cuáles son los puntos más débiles de la dieta del paciente
Motivación y confianza	• Mensajes motivadores • Reflexión sobre valores • Tarjeta de los «para qué» quieres hacer el cambio • Visualiza tu futuro • Caja de las motivaciones • Diario de cosas positivas	*Determinante:* cocinar de forma saludable requiere mucho esfuerzo *Estrategia:* hacer un listado de los motivos por los qué, y para qué, se quiere mejorar la alimentación
Conocimientos, capacitación y empoderamiento	• Interpretación del etiquetado nutricional • Enseñar técnicas culinarias • Consejos para eventos sociales, celebraciones, comer en el trabajo, hacer ejercicio, etc. • Enseñar a comer bien con poco dinero • Aprender a hacer la lista de la compra • Enseñar a diseñar menús saludables • Consejos para... • Planificación de la agenda	*Determinante:* no tengo tiempo para cocinar *Estrategia:* análisis del tiempo dedicado a las diferentes actividades del día para ver los tiempos «muertos» que se pueden aprovechar para cocinar
Autorregulación	• Yo decido • Establecimiento de rutinas saludables • Consejos para...	*Determinante:* mañana seguro que me salto la dieta porque tengo cumpleaños *Estrategia:* pedir el menú del cumpleaños con antelación para poder escoger las opciones más saludables antes de acudir al evento
Autoeficacia o apoyo social	• Identificación de familiares, amigos, compañeros de trabajo • Talleres grupales • Redes sociales • *Feedback* positivo • Modelos para seguir	*Determinante:* me cuesta hacer el cambio porque estoy sola en el proceso *Estrategia:* hablar del tema y buscar apoyo en familiares y/o compañeros de trabajo para que me motiven durante el proceso de cambio

Tabla 25-6. Características de los objetivos

Personal	Según las características del paciente o de la importancia que tengan para el paciente No debe tener en cuenta la opinión de las personas de su entorno
Realista	Deben ser alcanzables Los objetivos no realistas pueden provocar frustración y abandono
Acordado	Los objetivos no deben ser impuestos sino acordados entre el profesional y el paciente. Esto facilita su logro y mejora la autoeficacia
Medible	Se deben poder valorar para percibir la evolución de los cambios logrados
Positivo	Deben estar formulados en positivo, lo que aumenta la motivación
Específico	Deben ser lo más concretos y detallados posible, facilitando su consecución

También es importante que el consejero conozca *cómo se comporta* el individuo existiendo numerosas teorías que explican el comportamiento humano (Tabla 25-4).

Una vez se selecciona la teoría que más se ajusta a las características del individuo, se diseñará la estrategia que seguir para alcanzar el objetivo utilizando herramientas de concienciación, motivación, conocimientos, capacitación, habilidades, autorregulación y autoeficacia que aumenten el interés por cambiar y faciliten las acciones planificadas y eviten la aparición de recaídas (Tabla 25-5).

Para lograr el cambio de comportamiento, el objetivo general debe establecerse de forma consensuada entre el consejero y el paciente, de acuerdo con los determinantes del comportamiento y de la fase de cambio en la que se encuentre el sujeto. Además, pueden establecerse pequeños objetivos específicos y sencillos. El logro de los objetivos específicos aumenta la motivación y la confianza del paciente. En la tabla 25-6 se muestran las características que deben cumplir los objetivos.

Una vez se haya establecido el objetivo, general o específico, es importante valorar la importancia que tiene para el sujeto y la confianza que tiene para lograrlo en una escala de 0 a 10, debiéndose replantear cuando en algunos de estos aspectos la puntuación sea inferior a 7.

Por último, dentro de la fase de intervención se encuentra el plan de acción, que consiste en la puesta en práctica de las acciones diseñadas de forma personalizada, según los determinantes del comportamiento alimentario, la teoría seleccionada y las herramientas elegidas, con el fin de lograr el objetivo propuesto. Al igual que en el establecimiento de los objetivos, el plan de acción debe consensuarse entre el consejero y el paciente, debiendo existir un compromiso por parte de este último para ejecutarlo en el plazo de tiempo acordado.

Evaluación del plan de acción

La evaluación del plan de acción permite valorar si las acciones planificadas y las herramientas empleadas han sido las adecuadas para conseguir el cambio o, por el contrario, deben replantearse. En esta fase, además, se deben analizar las barreras que han dificultado la ejecución del plan de acción propuesto, así como los recursos de los que dispone el paciente para superar los obstáculos encontrados durante el proceso.

PUNTOS CLAVE

- La consejería alimentaria y nutricional no debe entenderse como la mera difusión de pautas dietéticas saludables, sino que también debe incluir el soporte que el sujeto requiere para llevarlas a cabo y adherirse de una forma definitiva a dichas pautas.
- El *coaching* nutricional es una técnica de atención al paciente, en la que el consejero, o *coach*, acompaña al sujeto motivándole, concienciándole y capacitándole para lograr el cambio de comportamiento alimentario. Para ello, es necesario explorar la disposición al cambio en la que se encuentra, los determinantes de dicho comportamiento, las barreras que pueden retrasar/impedir el cambio, así como los recursos con los que cuenta el paciente para lograr su objetivo.

BIBLIOGRAFÍA

Aparicio A, Perea JM. Metodología del coaching y asesoramiento nutricional. Intervención. Objetivos. Barreras, recursos y estrategias. En: Aparicio A, Lozano-Estevan MC, Perea-Sánchez JM, Veiga P, eds. Coaching y consejo nutricional en la Oficina de Farmacia. Madrid: Consejo Oficial de Farmacéuticos de Madrid; 2021. p. 150-9.

Aparicio A, Perea JM. Herramientas de concienciación, motivación, capacitación y empoderamiento. En: Aparicio A, Lozano-Estevan MC, Perea-Sánchez JM, Veiga P, eds. Coaching y consejo nutricional en la Oficina de Farmacia. Madrid: Consejo Oficial de Farmacéuticos de Madrid; 2021. p. 160-9.

Aparicio A, Perea Sánchez JM, González-Rodríguez LG, Lozano-Estevan MC. Nuevas técnicas de atención al paciente: el coaching nutricional. Nutr Hosp. 2021;38(spe2):49-53.

Contento I. Nutrition Education: Linking Research, Theory, and Practice. 3ª ed. Columbia: Jones & Bartlett Learning; 2016.

Couce B. Intervención. Plan de acción. Monitorización y reevaluación. En: Aparicio A, Lozano-Estevan MC, Perea-Sánchez JM, Veiga P, eds. Coaching y consejo nutricional en la Oficina de Farmacia. Madrid: Consejo Oficial de Farmacéuticos de Madrid; 2021. p. 170-83.

Fleta Y, Giménez J. Coaching nutricional: Haz que tu dieta funcione. Barcelona; Penguin Randon Group; 2015.

Fleta Y, Giménez J, Lombarte, L. 50 Herramientas de coaching nutricional para la salud y el bienestar. Barcelona: Penguin Random Grupo; 2021.

González-Rodríguez LG, Perea JM, Veiga P, Peral-Suárez A. Personalized Nutrition Education to the Adherence to Dietary and Physical Activity Recommendations. En: Galanakis CM, ed. Trends in Personalized Nutrition. Chennai: Academic Press; 2019. p. 277-308.

Miller WR, Rollnick S. La entrevista motivacional. Ayudar a las personas a cambiar. Barcelona: Paidós; 2015.

Perea JM, Peral-Suárez A. Entrevista nutricional. Comunicación. Desarrollo de habilidades. En: Aparicio A, Lozano-Estevan MC, Perea-Sánchez JM, Veiga P, eds. Coaching y consejo nutricional en la Oficina de Farmacia. Madrid: Consejo Oficial de Farmacéuticos de Madrid; 2021. p. 136-149.

Prochaska JO, DiClemente CC. Stages of change in the modification of problem behaviors. Prog Behav Modif. 1992;28:183-218.

Nutrición en la prevención y control de enfermedades

V

26 • Introducción a la nutrición clínica

27 • Nutrición en patología digestiva

28 • Hepatopatías

29 • Colelitiasis

30 • Problemática nutricional del paciente celíaco

31 • Disfagia

32 • Fibrosis quística

33 • Insuficiencia renal

34 • Litiasis renal

35 • Ovario poliquístico

36 • Diabetes mellitus

37 • Disfunción tiroidea

38 • Enfermedades metabólicas

39 • Osteoporosis

40 • Caries dental

41 • Enfermedad periodontal

42 • Anemias nutricionales

43 • Enfermedades cardiovasculares

44 • Hipertensión arterial

45 • Enfermedades dérmicas

46 • Infecciones e inmunodeficiencias

47 • Pautas nutricionales en la prevención del cáncer

48 • Nutrición del paciente con cáncer

49 • Enfermedades reumáticas

50 • Nutrición y enfermedades neurológicas

51 • Trastornos de la conducta alimentaria

52 • Asma bronquial

53 • Insuficiencia respiratoria aguda

54 • Enfermedad pulmonar obstructiva crónica

55 • Cataratas

56 • Degeneración macular asociada a la edad

57 • Abordaje del paciente con trasplante de médula ósea

58 • Interacciones nutrientes-fármacos

Introducción a la nutrición clínica

26

R. M. Ortega Anta y A. M. Requejo Marcos

Resulta indudable la importancia de la nutrición en el mantenimiento y mejora de la salud y calidad de vida de los individuos. Ya desde la Antigüedad se daban pautas sobre la dieta más adecuada para prevenir o curar ciertas enfermedades. Las pautas nutricionales actuales están basadas en numerosos estudios científicos, pero todavía hay muchos interrogantes y mitos, y un gran camino que recorrer.

INTRODUCCIÓN

Los antiguos chinos incluían la dieta en sus remedios médicos. Pan Ku señalaba: «Los expertos en curar enfermedades son inferiores a quienes previenen las enfermedades. Los expertos en el empleo de medicamentos son inferiores a quienes aconsejan una dieta adecuada». Sin embargo, tanto entonces como ahora, el problema estriba en saber qué es lo que debe formar parte de una dieta adecuada.

Los filósofos griegos asociaban los cuatro elementos del cosmos (aire, agua, fuego y tierra) con los cuatro humores orgánicos –sangre, bilis amarilla, flema y bilis negra–. Los diferentes alimentos eran relacionados con los cuatro tipos de humores.

De acuerdo con esta filosofía, Hipócrates recomendaba el consumo de pimienta con miel y vinagre para el tratamiento de los trastornos propios de la mujer. Los egipcios, por su parte, pensaban que el intestino era el origen de todas las enfermedades y recomendaban con frecuencia el consumo de higos.

Todas estas pautas se basaban en creencias religiosas, razonamientos lógicos, experiencias, etc., pero con frecuencia no estaban bien fundamentadas y ejercían incluso una influencia negativa en la salud del paciente.

Es seguro que Hipócrates nunca llevó a cabo una prueba doble ciego sobre la eficacia de la pimienta con miel y vinagre para el tratamiento de los trastornos propios de la mujer. La primera evidencia experimental que permitió relacionar la dieta con el padecimiento de algunas enfermedades fue la asociación encontrada entre el padecimiento de escorbuto por parte de marinos (embarcados durante períodos prolongados) y la falta de frutas y hortalizas frescas en su dieta.

En los siglos siguientes, los científicos utilizaron la experimentación para comprender los diferentes procesos fisiológicos y las necesidades de nutrientes del organismo. Teniendo en cuenta que las vitaminas fueron descubiertas en el siglo xx, se comprende que la nutrición es una ciencia relativamente joven, en la que se han producido avances recientes y en la que queda mucho por investigar.

RELACIÓN NUTRICIÓN-SALUD

En la actualidad, el aumento de los conocimientos científicos sobre nutrición y la realización de diversos estudios epidemiológicos ha hecho que la relación nutrición-salud sea cada vez más compleja, pero también más documentada y fundamentada.

El hambre o la carencia concreta de proteínas, vitaminas o minerales sigue siendo motivo de preocupación en diversos países en vías de desarrollo. Pero en las poblaciones desarrolladas se detectan, además, enfermedades asociadas al seguimiento de dietas incorrectas, no por desnutrición, sino por malnutrición, situación de desequilibrio en la que algunos excesos coexisten con carencias, pudiendo pasar desapercibidos y perjudicar la salud.

La dieta ha sido relacionada con muchas de las principales causas de muerte de las sociedades desarrolladas, incluyendo la enfermedad coronaria, ciertos tipos de cáncer, accidentes cerebrovasculares, diabetes mellitus no insulinodependiente y ateroesclerosis. Del coste empleado en atención sanitaria, aproximadamente un 30 % es consecuencia del seguimiento de dietas inadecuadas, por lo que la mejora dietético-nutricional podría suponer no solo una ventaja sanitaria, sino también económica y social.

Identificar los factores externos que pueden contribuir a una muerte o a un deterioro funcional prematuro, forma parte de los esfuerzos preventivos encaminados a mejorar la calidad de vida y reducir los costes sanitarios.

Las enfermedades cardiovasculares, en particular la cardiopatía isquémica, fueron pioneras en este tipo de investigaciones. De hecho, se puede decir que una parte importante del estudio de la nutrición humana durante la segunda mitad del siglo xx se ha dirigido a analizar la relación entre la composición de la dieta y el desarrollo de esta enfermedad.

El tema es de gran interés, dado que estas patologías son la principal causa de muerte en las sociedades desarrolladas. Sin embargo, los medios de comunicación han transmitido a la población mensajes que no son del todo acertados. Muchas personas piensan que cualquier alimento que tenga colesterol es malo, que la grasa vegetal siempre es mejor que la animal, etc., tópicos que han llevado en muchos casos a un perjuicio nutricional y sanitario, sin suponer una ventaja en la prevención cardiovascular.

En este sentido, algunos autores señalan que las pautas de control de la colesterolemia pueden llevar a sufrir deficiencias en calcio si se restringe el consumo de lácteos, o de hierro si se limita el consumo de carne, o de otros nutrientes si se introducen restricciones diversas.

Los últimos estudios y campañas intentan poner las cosas en su lugar, destacando la importancia de luchar contra los excesos (calorías, grasas saturadas, colesterol, sodio, etc.), pero también de evitar las deficiencias para conseguir una adecuada protección cardiovascular y general (v. **Cap. 43**).

La Organización Mundial de la Salud (OMS) en su documento *Global action plan for the prevention and control of no communicable diseases 2019* señala los factores dietéticos que conducen a la mortalidad, o se asocian con años de vida perdidos por enfermedad o incapacidad. La **figura 26-1** señala las influencias con más impacto y nos permite apreciar que una dieta pobre en cereales de grano completo, en fruta, frutos secos y semillas, en vegetales, pescado y ácidos grasos omega-3, en fibra, en ácidos grasos poliinsaturados y en legumbres tiene un impacto superior en el riesgo de mortalidad que una dieta rica en grasas *trans*,

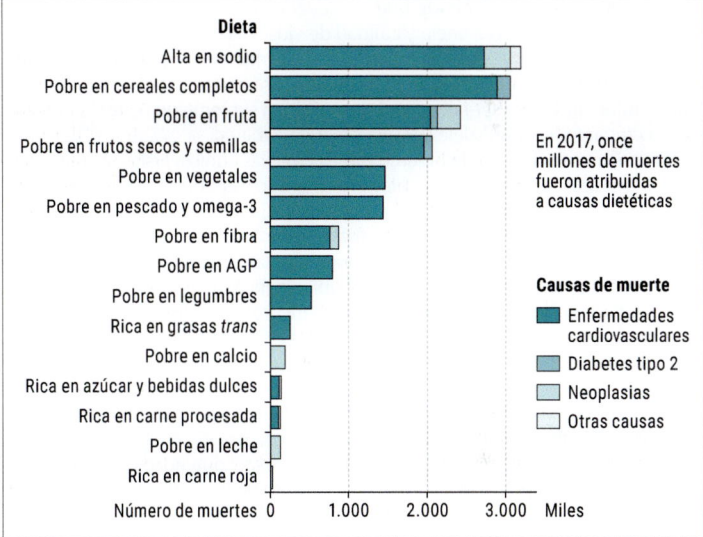

Figura 26-1. Número de muertes atribuibles a la dieta a nivel mundial en 2017. Adaptada de: GBD 2017 Diet Collaborators, 2019.

azúcar y carne procesada. Por esto, no todos los mensajes deben centrarse en las restricciones; las pautas en positivo también son muy importantes.

RELACIÓN ALIMENTACIÓN-SALUD EN DIFERENTES EDADES Y SITUACIONES

Cada etapa de la vida tiene unas necesidades especiales de nutrientes. Durante la infancia y adolescencia es necesario cubrir los gastos asociados al proceso de crecimiento y al desarrollo cognitivo. Durante el embarazo hay que compensar las necesidades de la madre y del niño en desarrollo. La nutrición del adulto se centra en el mantenimiento de tejidos, cobertura de las necesidades de energía y nutrientes, y en la prevención de la enfermedad. Y en la edad avanzada se deben evitar los desequilibrios para minimizar el riesgo de padecer ciertas enfermedades y deterioros.

Una dieta saludable debe contener todos los nutrientes requeridos y suficiente cantidad de calorías como para compensar el gasto energético y permitir el crecimiento y el mantenimiento a lo largo del ciclo de la vida.

Algunos grupos de población (niños, gestantes, lactantes, ancianos y cualquier enfermo en general) son especialmente vulnerables desde el punto de vista nutricional, porque tienen deficiencias más frecuentes y en ellos los desequilibrios nutricionales tienen repercusiones más graves. Para estos colectivos, las pautas en alimentación deben ser extremadamente cuidadosas, y su situación nutricional debe ser especialmente vigilada y mejorada.

En **ancianos** está comprobado que el padecimiento de deficiencias puede ser fatal para su salud, supervivencia y calidad de vida. Las dietas aconsejadas a personas de edad avanzada (obesos, hipertensos, con diabetes, hipercolesterolemia, etc.) deberían ser cuidadosamente controladas para garantizar el aporte de vitaminas y minerales o, de ser necesario, prescribir un suplemento de estos nutrientes. Sin embargo, esto no suele ser una práctica habitual.

Aunque en relación con la hipercolesterolemia las controversias son intensas, algunos estudios señalan que el colesterol elevado deja de ser factor de riesgo cardiovascular en personas de edad avanzada (v. **Cap. 15**). Por ello, sería lamentable que el seguimiento de una dieta mal planificada, encaminada a disminuir el colesterol sérico, llevara a acortar o perjudicar la calidad de vida del anciano sin que esté claramente demostrada la posible ventaja de este tipo de medidas.

En la **edad fértil** de la mujer se aconseja, para protegerla frente a diversos procesos degenerativos y disminuir el riesgo de que tenga descendientes con malformaciones congénitas, que además de aumentar el consumo de verduras y hortalizas, tome un suplemento de 400 µg/día de ácido fólico (v. **Caps. 2** y **11**). Sin embargo, esta medida no ha trascendido a la mayor parte de la población.

Durante el **embarazo**, el principal motivo de preocupación es el control del peso de la embarazada, pero conseguir cubrir las ingestas recomendadas para diversos nutrientes es muy difícil, especialmente si se restringe la ingesta energética para evitar aumentos excesivos de peso. La salud y el bienestar de la madre y el descendiente, así como la composición de la leche materna, se ven afectadas si la madre sufre carencias. Es necesario avanzar en este terreno y controlar el estado nutritivo de cada embarazada para tomar las medidas concretas que precise cada una.

Aunque las pautas nutricionales tienen que ser individualizadas, con carácter general, para la prevención de la mayor parte de las enfermedades condicionadas por la alimentación, se aconseja seguir una dieta variada, tomar sal, azúcar y bebidas alcohólicas con moderación, disminuir la ingesta de grasa, evitar los excesos calóricos y aumentar la densidad en nutrientes, incluyendo un incremento en el consumo de frutas, vegetales, pescado y cereales de grano completo. Estas recomendaciones también son útiles en el control de la obesidad y en la disminución o alivio de otros procesos asociados a un exceso de peso corporal. Por otra parte, la ingesta adecuada de calcio a lo largo de la vida afecta al desarrollo de la masa ósea, por lo que parece ayudar a retrasar o evitar la aparición de osteoporosis.

CONTROVERSIAS Y DESCONCIERTO EN TORNO A LA RELACIÓN ALIMENTACIÓN-SALUD

El considerable progreso experimentado en el conocimiento científico de la nutrición y su relación con la salud humana ha ido acompañado de un creciente interés de la sociedad contemporánea por dichas cuestiones. Pero también ha ido unido a la proliferación de una gran cantidad de ideas erróneas acerca de la naturaleza de los procesos nutritivos, propiedades de los alimentos y virtudes mágicas de los más variados sistemas dietéticos. La consecuencia de esta situación es el estado de confusión en el que muchos miembros de nuestra sociedad se encuentran en cuanto a la relación entre nutrición y salud se refiere.

La nutrición, en comparación con la agricultura, e incluso con la química, es una ciencia joven, en la que todavía queda mucho por investigar. La razón por la que se

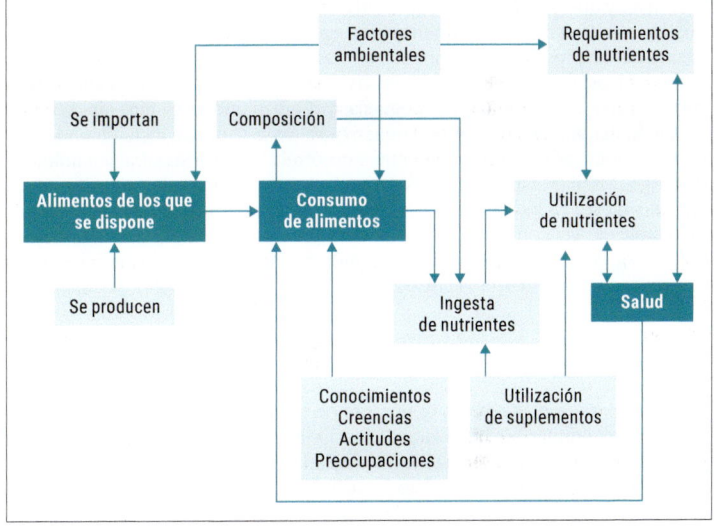

Figura 26-2. Factores implicados en la relación alimentos-salud.

toman determinados alimentos representa una ciencia incluso más reciente que la bioquímica de la nutrición. Se trata de estudiar la influencia ejercida por la tradición, cultura, religión, economía y geografía sobre nuestras elecciones. La disponibilidad de alimentos es un obstáculo cada vez menor para poder consumir un producto en cualquier momento del año. Sin embargo, las consideraciones relacionadas con la salud ejercen una influencia creciente en la elección de los alimentos (**Fig. 26-2**).

¿SE PUEDE HABLAR DE ALIMENTOS BUENOS Y MALOS PARA LA SALUD?

No solamente hay diferentes tipos de apetencias y rechazos personales en cuanto a los alimentos (a veces inexplicables), sino también un creciente interés popular por las supuestas cualidades positivas y negativas que tienen determinados productos respecto a la salud. En un número muy limitado de casos, estas cualidades pueden detectarse gracias a pruebas científicas (como es el caso, por ejemplo, de la fruta, las verduras y los ácidos grasos saturados). Sin embargo, el interés a menudo surge de la imaginación de los publicistas, de la experiencia personal, de los mensajes en redes y medios de comunicación, e incluso del testimonio, a veces no corroborado, de algunos médicos o pacientes.

Si a algunos alimentos se les cataloga como sanos o beneficiosos para la salud, se supone que otros tienen que ser insalubres. Pero lo que puede resultar perjudicial o beneficioso es más la cantidad que la composición del alimento. Pequeños aportes de ácidos grasos saturados, o de venenos conocidos, no son dañinos. También se sabe que no son beneficiosas cantidades demasiado pequeñas de proteínas y vitaminas, y que grandes cantidades de determinadas vitaminas, e incluso de agua, pueden resultar letales. Consumimos con regularidad pequeñas cantidades de toxinas conocidas presentes en muchos alimentos de forma natural (p. ej., cianuro, alcaloides tóxicos, antienzimas, antivitaminas, oxalatos, taninos, hemaglutininas, etc.), pero las cantidades ingeridas son pequeñas y el organismo las elimina rápidamente.

Cualquier alimento de los que tienen mala fama se puede incluir (con la adecuada moderación) en una alimentación correcta, y esta seguirá siéndolo. Sin embargo, los alimentos catalogados como «sanos» dejarían de serlo si se tomaran en exceso. Es indudable que aumentar el consumo de frutas es una pauta razonable para el conjunto de la población, pero si un individuo toma, por ejemplo, 10 kg de manzanas/día, probablemente tendrá múltiples carencias y, por supuesto, su dieta no será la correcta.

BÚSQUEDA DE MAGIA

Desde el pasado más remoto el hombre ha buscando el elixir de la vida, productos que permitan alcanzar la belleza, eliminar la calvicie, aliviar el dolor, etc. Estas esperanzas siempre han sido manipuladas por adivinos, profetas, oráculos y astrólogos con el apoyo de relatos plausibles.

Durante muchos siglos el hombre ha creído, o ha querido creer, en mitos, magia y leyendas. Los *mitos* son relatos tradicionales sin fundamento alguno, que se han ido transmitiendo de una generación a otra, distorsionándose con el paso del tiempo. Dado que la alimentación ha tenido un papel tan importante en la historia del hombre, no es de extrañar que en torno a este tema se hayan desarrollado multitud de mitos.

En la *doctrina de las firmas* del siglo XVI, codificada por Paracelso, se decía que el jugo de remolacha curaba la anemia, la celidonia amarilla, la ictericia y, por la similitud de su aspecto, se afirmaba que las nueces podían curar los trastornos cerebrales o que la raíz de mandrágora (cuyo aspecto recuerda las piernas de un ser humano) estimulaba la potencia sexual.

En la actualidad hay creencias para todos los gustos que se mantienen con la misma firmeza que las de antaño: el té «especial» de la China ayuda a adelgazar, el vinagre de sidra cura innumerables enfermedades y sirve para eliminar grasas superfluas y disminuir el colesterol, la cafeína produce cáncer, el azúcar acorta la vida, los aditivos siempre son peligrosos, el aceite de oliva aporta menos energía que la mantequilla, los huevos marrones tienen mayor valor nutritivo que los blancos, la carne roja produce enfermedades cardiovasculares, toda grasa es mala, el colesterol de los alimentos es el principal responsable del aumento del colesterol sanguíneo, la miel es mejor que el azúcar, las vitaminas naturales son mejores que las sintéticas, el azúcar moreno es más saludable que el blanco, la irradiación de los alimentos produce su desvitalización, los alimentos cocinados en microondas dañan el cerebro, cualquier cosa que sea natural es buena y todo lo manipulado por el hombre conduce a una muerte prematura, etc.

Desde el punto de vista publicitario se ha llegado a sugerir –e, incluso, afirmar– que la ausencia de determinados ingredientes en un alimento representa un mejor argumento de venta que la presencia de algo útil. Esta apreciación surge como consecuencia de una equivocada interpretación de la normativa de la Comunidad Económica Europea respecto a los aditivos alimentarios (la leyenda del número E) que hizo creer a la gente que era preferible tomar alimentos sin aditivos (que algunas veces se especificaban como artificiales). Los términos «sin conservantes», «sin colorantes», «sin azúcar», «sin colesterol» son útiles en publicidad, independientemente del beneficio real de excluir estos componentes o de la ventaja de incluirlos. Con frecuencia, este es el motivo de la compra de un alimento, olvidando el resto de la composición. Incluso la información del etiquetado considerada por el *Nutriscore*, aunque tiene un indudable valor e induce a las industrias alimentarias a mejorar, se basa en valorar lo que no tiene un alimento (grasa saturada, azúcar, sal), sin considerar lo que aporta.

Quizá donde más engaños se observan es en el campo del tratamiento de la obesidad. Hay millones de personas que siguen las dietas más increíbles y absurdas. La gente con sobrepeso siempre está ansiosa por encontrar un método que sirva para eliminar las grasas superfluas. Todos ellos son conscientes de que deben disminuir su ingesta de energía, pero creen, ingenuamente, en cualquier producto que se anuncia para hacerlo en su lugar. De ahí que se vendan millones de copias de libros sobre métodos de adelgazamiento con un sólido apoyo publicitario, o que aparezcan constantemente artículos sobre dietas (nuevas, revisadas, redescubiertas, místicas y seudocientíficas) en redes, periódicos y revistas.

Se difunde que hay alimentos concretos que contribuyen a aumentar el peso de un individuo (y cada uno debe averiguar cuál es el producto responsable de su exceso de grasa); de igual manera, se afirma que hay alimentos con «calorías negativas» y que tomando esos productos, con la dieta habitual, se puede perder peso. La «explicación teórica» es que dichos productos queman más calorías que las que aportan, ya que se transforman en energía y no en grasa.

Las medidas de control del peso se establecen por personas que, con frecuencia, no tienen conocimientos suficientes en nutrición, y el estado nutricional de los pacientes no suele ser vigilado.

En la actualidad están empezando a tomarse medidas de control como consecuencia del incremento de la preocupación por el tema y del mayor interés por la protección del consumidor.

CUALQUIER PERSONA PUEDE CONSIDERARSE «EXPERTO EN NUTRICIÓN»

Una de las dificultades más graves para combatir la ignorancia nutricional viene dada por la existencia de un número muy reducido de profesionales sanitarios poseedores de los conocimientos adecuados y de la habilidad y ocasión de transferirlos. En este momento, probablemente haya más *influencers*, periodistas, famosos, deportistas, etc., que tratan sobre temas de nutrición, que verdaderos expertos en la materia. Existe la necesidad urgente de incorporar nutricionistas en centros sanitarios, comedores colectivos, industrias de la alimentación, etc., para mejorar el rigor de los mensajes.

Sin embargo, la nutrición es un tema tópico de conversación sobre el que cualquier persona media opina, con la particularidad de que en esta materia las opiniones de cada uno suelen guiarse por la experiencia individual. Por otra parte, aunque hay temas que se pueden comentar, pero en los que no se puede influir (deterioro del medio ambiente, guerras, paro, impuestos), cada persona puede modificar su dieta como quiera sin pedir permiso a nadie, ya sea tras una decisión basada en profundos conocimientos sobre nutrición, ya sea por su propio capricho. Desgraciadamente, estos caprichos, los conceptos erróneos y el desconocimiento de la persona media sobre dieta y salud, junto con la creciente expansión de la publicidad sobre nutrición, están desempeñando un papel destacado en la alimentación.

La repercusión del tipo de dieta y del estilo de vida en la salud es extremadamente compleja. Muchos destacados científicos han dedicado toda su carrera a profundizar en este tema y, en general, cuantos más años han dedicado al estudio de la nutrición, más interrogantes y dudas se han planteado, llegando en general a establecer opiniones menos rígidas que las de personas con conocimientos escasos.

Es necesario partir de la base de que la nutrición es una *ciencia* y que hay que estudiarla. Fiarse de las opiniones de un «experto» en función de sus cualidades como comunicador o por ser un personaje famoso es frecuente y comprensible, pero no se debería olvidar el tiempo que esa persona ha dedicado al estudio de la nutrición. ¿Basta leer un libro para ser experto en nutrición?, ¿un curso por correspondencia?, ¿2 o 100 horas de estudio?, ¿basta con la propia experiencia?, ¿qué condiciones garantizan que una persona es realmente especialista en nutrición?

Con frecuencia, los problemas que exceden la competencia de un profesional son transferidos a otros, sin menoscabo de la persona que toma esta decisión. Algunos pacientes son enviados al neurólogo, al traumatólogo, etc. No tiene por qué asumirse que la nutrición es algo básico y elemental que todo el mundo domina. Quizá los equipos multidisciplinares, tan útiles para cualquier paciente, deberían contar con un experto en nutrición con conocimientos reales en la materia.

Por otro lado, todo lo referente a la alimentación y la salud ha recibido muchísima atención a través de artículos en prensa, revistas y programas de televisión. Pero la información científica rigurosa es difícil de transmitir. De hecho, algunos periodistas honrados y bien intencionados han llegado a malinterpretar lo leído en un libro/declaración/informe, de tal forma que acaban diciendo justo lo contrario en sus artículos, ya que no poseen unos conocimientos sólidos en el tema. Si a esto se añade la existencia de otras personas que se ganan la vida ofreciendo noticias sensacionalistas, se podría llegar a la conclusión de que nadie podría culpar al público por la confusión que siente.

La instauración en España de los estudios de *nutrición humana y dietética* se valora muy positivamente, para establecer que estos profesionales y los que les han formado son los auténticos expertos en nutrición, aunque es necesaria una mayor inserción laboral para que los conocimientos de este colectivo puedan tener la trascendencia necesaria.

IMPORTANCIA DE LA EDUCACIÓN NUTRICIONAL DE LA POBLACIÓN

La educación nutricional, iniciada desde la infancia, es un tema de gran trascendencia en medicina preventiva. Dado que los hábitos alimentarios, una vez adquiridos son muy difíciles de cambiar, es importante que los niños tengan una dieta correcta. Pero los padres y la sociedad no tienen esa dieta, sino una que cada vez se aleja más del ideal teórico, y los niños se incorporan a los hábitos alimentarios que ven en su entorno. Por ello, la mejora de la alimentación es un proceso lento, que debe emprenderse y cimentarse cada día.

Las guías en alimentación* (v. **Cap. 1**) son muy útiles como herramienta para transmitir a la población cómo debe ser una dieta correcta, siendo necesario hacer mayores esfuerzos en su divulgación, dado que existe un gran desconocimiento en este terreno en la práctica totalidad de la sociedad.

Según indican diversos estudios, la mayor parte de la población (sin excluir a algunos profesionales de la salud) obtiene sus conocimientos sobre alimentación/nutrición a partir de anuncios y titulares de periódicos. Esto resulta desacertado, porque los anuncios están diseñados con el fin de aumentar las ventas, y los titulares se redactan con la intención expresa de atraer la atención del lector, y de ahí que sean sensacionalistas. Lo mismo se hace en los programas de radio y televisión. Lo que llega al público es la parte más espectacular de las noticias, mientras que otros temas importantes (como las directrices dietéticas, por ejemplo) no son lo suficientemente impresionantes como para recibir la misma difusión. En este sentido, se ha comprobado que la mayor parte de los individuos prefieren información sensacionalista e incluso mítica respecto a la alimentación, más que lo que podría denominarse como información científica. De ahí que se preste tanta atención a las dietas especiales y propiedades inusuales de alimentos y preparados. En este momento, la esperanza depositada por la gente en el misticismo y la magia tiene más poder que los conocimientos, lo que resalta la importancia de la educación nutricional desde la infancia a fin de lograr que las próximas generaciones estén mejor informadas.

NECESIDAD DE PAUTAS GLOBALES

Las medidas encaminadas a mejorar la salud no pueden ser específicas para una patología, pues al intentar evitar un problema sanitario puede aumentar la incidencia de otro. Este hecho hace necesario un diálogo entre los distintos especialistas interesados en la prevención dietética de distintas enfermedades degenerativas, para que tengan la oportunidad de intercambiar y coordinar su experiencia y sus ideas con otros expertos.

La dieta tiene que mejorar la salud global, retrasar la mortalidad y mejorar la calidad de vida del individuo. Cualquier medida que ponga en peligro la situación nutricional de una persona no es aconsejable.

La época de las restricciones, en las que se le decía al paciente lo que «no podía comer», debe pasar para permitir el surgimiento de una nueva etapa en la que se indique al paciente «lo que debe comer» para controlar su enfermedad, evitar la aparición de otras y mejorar su estado nutritivo.

En relación con diferentes patologías, se pueden señalar (y así se hará también a lo largo de la presente sección) los alimentos cuyo consumo resulta aconsejable aumentar o disminuir. Estas pautas pueden ser útiles pero, por encima de ellas, es necesario tener la certeza de que la dieta permite *cubrir las necesidades de energía y nutrientes*. Esta es la principal prioridad (salvo riesgo de muerte inminente), y cualquier pauta que impida conseguir un aporte de energía y nutrientes adecuado es incorrecta.

Por otra parte, la dieta aconsejada debe ser compatible, en la medida de lo posible, con los hábitos alimentarios del colectivo al que se destina, y debe ser aceptable y apetecible para la persona que la debe seguir.

---

*https://www.ucm.es/idinutricion/guias-en-alimentacion.

PUNTOS CLAVE

- La relación nutrición-salud ha preocupado desde la Antigüedad, y a lo largo de la historia han surgido y se han expandido pautas sobre los alimentos/bebidas más convenientes en cada circunstancia patológica.
- Sin embargo, durante muchos siglos, los consejos sobre la alimentación más correcta en la prevención de diversas enfermedades se han basado en tradiciones, creencias religiosas, experiencias, etc., y, con frecuencia, no han estado bien fundamentados o han ejercido, incluso, una influencia negativa en la salud de los pacientes.
- El hambre y la desnutrición siguen siendo problemas graves en muchos países en vías de desarrollo. Sin embargo, en poblaciones desarrolladas son los desequilibrios en la dieta (con la coexistencia de deficiencias subclínicas y excesos) los factores que más contribuyen a la aparición y progreso de diversas enfermedades degenerativas (principal causa de muerte en estos países).
- La relación entre nutrición y enfermedades cardiovasculares ha sido la que más atención ha recibido, pero las pautas se han distorsionado y, en muchos casos, no han contribuido a disminuir la mortalidad total, sino a modificarla disminuyendo las muertes cardiovasculares, pero aumentando las asociadas a otras causas y perjudicando el estado nutritivo y la calidad de vida de los que las han seguido.
- La nutrición es una ciencia compleja en la que queda mucho por investigar, pero en la que se han hecho espectaculares avances científicos que permiten hablar con rigor de la relación nutrición-salud.
- Las pautas en alimentación encaminadas a luchar contra una patología deben garantizar que siguiéndolas:
  - Se pueden *cubrir las ingestas recomendadas de energía y nutrientes* sin ser el origen de deficiencias.
  - *No van a condicionar un aumento en la mortalidad* por otros motivos distintos del que se pretendía evitar (deben suponer una ventaja en la salud global, no solo en relación con una enfermedad).
  - Permiten a la persona que sigue la dieta *disfrutar de la alimentación* y de una adecuada calidad de vida.
- Encubierta en una aparente sencillez, la nutrición es una ciencia compleja que requiere estudio y dedicación. Las personas que dan pautas en alimentación deben recordar que la experiencia/opinión no basta, y que tienen el compromiso de dedicar sus máximos esfuerzos al estudio de la materia en la que están dando pautas.

BIBLIOGRAFÍA

Aparicio Vizuete A, Rodríguez-Rodríguez E, Lorenzo Mora AM, Sánchez-Rodríguez P, Ortega RM, López-Sobaler AM. Mitos y falacias en relación al consumo de productos lácteos. Nutr Hosp. 2019;36(Spec No3):20-4.

Boeing H. Nutritional epidemiology: New perspectives for understanding the diet-disease relationship? Eur J Clin Nutr. 2013;67(5):424-9.

Cena H, Calder PC. Defining a Healthy Diet: Evidence for The Role of Contemporary Dietary Patterns in Health and Disease. Nutrients. 2020;12(2):334.

Chau MM, Burgermaster M, Mamykina L. The use of social media in nutrition interventions for adolescents and young adults-A systematic review. Int J Med Inform. 2018;120:77-91.

Denniss E, Lindberg R, McNaughton SA. Quality and accuracy of online nutrition-related information: a systematic review of content analysis studies. Public Health Nutr. 2023;26(7):1345-57.

FAO, IFAD, UNICEF, WFP and WHO. The State of Food Security and Nutrition in the World 2022. Repurposing food and agricultural policies to make healthy diets more affordable. Roma: FAO; 2022.

GBD 2017 Diet Collaborators. Health effects of dietary risks in 195 countries, 1990-2017: a systematic analysis for the Global Burden of Disease Study 2017. Lancet. 2019;393(10184):1958-72.

GBD 2019 Risk Factors Collaborators. Global burden of 87 risk factors in 204 countries and territories, 1990-2019: a systematic analysis for the Global Burden of Disease Study 2019. Lancet. 2020;396(10258):1223-49.

Neale EP, Tapsell LC. Nutrition and Health Claims: Consumer Use and Evolving Regulation. Curr Nutr Rep. 2022;11(3):431-6.

Nitzke S, Freeland-Graves J; American Dietetic Association. Position of the American Dietetic Association: total diet approach to communicating food and nutrition information. J Am Diet Assoc. 2007;107(7):1224-32.

Penzavecchia C, Todisco P, Muzzioli L, Poli A, Marangoni F, Poggiogalle E, et al. The influence of front-of-pack nutritional labels on eating and purchasing behaviors: a narrative review of the literature. Eat Weight Disord. 2022;27(8):3037-51.

Schulze MB, Martínez-González MA, Fung TT, Lichtenstein AH, Forouhi NG. Food based dietary patterns and chronic disease prevention. BMJ. 2018;361:k2396. Disponible en: https://www.bmj.com/content/361/bmj.k2396.long [última consulta: 19 de marzo de 2024].

Taberna DJ, Navas-Carretero S, Martinez JA. Current nutritional status assessment tools for metabolic care and clinical nutrition. Curr Opin Clin Nutr Metab Care. 2019;22(5):323-8.

US Department of Health and Human Services and U.S. Department of Agriculture (USDA). 2015-2020 Dietary Guidelines for Americans. 8ª ed. December 2015. Disponible en: https://www.fao.org/documents/card/en/c/cc0639en [última consulta: 19 de marzo de 2024].

Verbanac D, Maleš Ž, Barišić K. Nutrition - facts and myths. Acta Pharm. 2019;69(4):497-510.

Wang Y, McKee M, Torbica A, Stuckler D. Systematic literature review on the spread of health-related misinformation on social media. Soc Sci Med. 2019;240:112552. Disponible en: https://www.sciencedirect.com/science/article/pii/S0277953619305465 [última consulta: 19 de marzo de 2024].

Wansink B; American Dietetic Association. Position of the American Dietetic Association: food and nutrition misinformation. J Am Diet Assoc. 2006;106(4):601-7.

WHO. Technical Report Series Nº 916 (TRS 916). Diet, nutrition and the prevention of chronic diseases. Report of the joint WHO/FAO expert consultation. Ginebra: World Health Organization; 2003. Disponible en: https://iris.who.int/bitstream/handle/10665/42665/WHO_TRS_916.pdf?sequence=1 [última consulta: 19 de marzo de 2024].

WHO. Noncommunicable Diseases. Progress Monitor 2017. Ginebra: World Health Organization; 2017. Disponible en: https://iris.who.int/bitstream/handle/10665/258940/9789241513029-eng.pdf?sequence=1 [última consulta: 19 de marzo de 2024].

Nutrición en patología digestiva

27

L. Casanova Martínez

Aprender a relacionar los diferentes hábitos higienicodietéticos con el aparato digestivo, con el fin de evitar la aparición de la patología gastrointestinal y, en caso de que se desarrolle, establecer su mejor tratamiento.

Conocer las enfermedades del aparato digestivo, cuya prevalencia en la población actual es elevada, lo que genera un coste sanitario muy importante, el cual se puede reducir cambiando los hábitos alimentarios de la sociedad.

INTRODUCCIÓN

El estilo de vida actual ha contribuido a cambios en los hábitos dietéticos, fomentando una alimentación desequilibrada, rica en alimentos procesados, azúcares, grasas y baja en fibra que, junto con el aumento del estrés y la falta de actividad física, han condicionado un aumento de los trastornos digestivos. Es bien conocida la relación entre la nutrición y la patología digestiva. Muchas enfermedades digestivas son causa de alteraciones nutricionales y ciertos nutrientes conllevan al desarrollo de patologías digestivas. Es por ello por lo que una buena orientación, con ciertos consejos y recomendaciones nutricionales, debe tenerse siempre presente en la práctica clínica habitual.

REFLUJO GASTROESOFÁGICO

Definición

El **reflujo gastroesofágico** (RGE) es un proceso fisiológico que se caracteriza por el paso del contenido gástrico hacia el esófago. Cuando ocasiona síntomas y/o lesiones macroscópicas se denomina *enfermedad por reflujo gastroesofágico*. Tiene una prevalencia elevada, mayor del 30 % en la población española, aumentando a medida que avanza la edad.

Recomendaciones dietéticas

El factor fisiológico protector más importante frente al RGE es el esfínter esofágico inferior. La menta, las grasas, el chocolate, la cebolla, el ajo y el alcohol disminuyen su presión, favoreciendo el RGE. En cambio, las proteínas y los hidratos

Tabla 27-1. Alimentos y bebidas desaconsejados en el reflujo gastroesofágico

Alimentos/bebidas que disminuyen la enfermedad inflamatoria intestinal	• Grasas • Menta • Chocolate • Cebolla • Ajo • Alcohol • Aumentan la presión: proteínas, hidratos de carbono
Alimentos/bebidas que aumentan la distensión gástrica	• Fritos, empanados, rebozados, guisos grasientos • Bebidas carbonatadas • Moderar consumo: alimentos ricos en fibra (legumbres, verduras, frutas con piel y alimentos integrales) • Se recomiendan los cocinados hervidos, en su jugo, a la plancha o al horno
Alimentos/bebidas con efecto irritante	• Café • Cítricos • Tomates • Especias • Bebidas o alimentos muy fríos/muy calientes
Alimentos/bebidas que aumentan la secreción gástrica	• Café • Líquidos

de carbono la aumentan. En la tabla 27-1 se resumen los alimentos y bebidas desaconsejados en el RGE.

Como norma general, se deben evitar las comidas copiosas. Se recomienda el consumo de chicles ya que favorecen la secreción de saliva, que facilita el lavado del ácido en el esófago.

En cuanto a los líquidos, se aconseja ingerirlos fuera de las comidas, hasta 30 minutos antes o 1 hora después de la ingesta, con el fin de evitar la distensión esofagogástrica y el estímulo de la secreción ácida que producen.

Conviene no olvidar los hábitos dietéticos, insistiendo en comer despacio, permanecer sentado o incorporado al menos unos 30-45° (hasta media hora después de la ingesta), limitar el consumo de alimentos dos horas antes de acostarse, elevar la cabecera de la cama y evitar fumar (el tabaco disminuye la presión del esfínter esofágico inferior). En caso de sobrepeso/obesidad, se recomienda perder peso.

GASTRITIS Y ÚLCERA PÉPTICA

Definición

La **gastritis** se define como la inflamación microscópica del estómago. Puede ser aguda o crónica según su tiempo de evolución, siendo la infección por *Helicobacter* *pylori* la causa más frecuente de gastritis crónica. La **úlcera péptica** es la pérdida de sustancia en la superficie de la mucosa gastrointestinal que persiste por la actividad de la secreción ácida gástrica. *H. pylori* es la causa más frecuente, también, de úlcera péptica, por lo que centraremos la atención en los alimentos y bebidas que ayudan a disminuir sus niveles y/o erradicarlo y así evitar sus efectos dañinos.

Recomendaciones dietéticas

El objetivo de la dieta es cubrir las necesidades nutricionales con la mínima estimulación gástrica. Las recomendaciones dietéticas son similares a las vistas para la prevención del RGE. Durante siglos, indígenas y curanderos tradicionales han usado diferentes plantas y alimentos como tratamiento para síntomas dispépticos. Si bien, múltiples estudios se han llevado a cabo *in vitro*, estudios *in vivo* han sufrido marcadas limitaciones médicas, logísticas, económicas y éticas. Entre todos estos alimentos destacan el brócoli, el arándano y los aceites esenciales de hierbas y especias.

- Los **vegetales de la familia de las *Brassicaceae*** (coliflor, nabo, repollo, rábano, etc.) son ricos en isotiocianatos, compuestos azufrados que disminuyen el riesgo de progresión a cáncer gástrico. Dentro de estos compuestos destaca el sulforafano, siendo el brócoli una de las principales fuentes de aporte. Varios estudios han demostrado cómo el brócoli inhibe el crecimiento bacteriano, disminuyendo el número de colonias de *H. pylori*.
- Las **frutas ricas en derivados fenólicos**, como el arándano, moras, fresas, frambuesas, tienen acción antibacteriana contra *H. pylori*. Entre dichas frutas destaca el arándano, cuyo zumo, según demuestran múltiples estudios, inhibe el crecimiento de *H. pylori*, llegando incluso a negativizar el test de ureasa.
- Los **aceites esenciales** de ciertas hierbas y especias también han demostrado efecto antimicrobiano, antioxidante, antiinflamatorio y activador del sistema inmunitario. Entre estos aceites se encuentran el extracto de canela, romero, cúrcuma, nuez moscada, jengibre, pimienta, berberina y regaliz. El extracto de té verde puede inhibir la actividad ureasa de *H. pylori*.
- También se recomienda el **consumo de leche de vaca** por su alto contenido en lactoferrina, una glicoproteína con propiedades antibacterianas que se fija al hierro (elemento necesario para el metabolismo bacteriano).
- Los **ácidos grasos poliinsaturados** como el omega-3 y omega-6 tienen acción antibiótica contra *H. pylori*. Suelen encontrarse en el pescado azul, así como en semillas de origen vegetal. Mención especial merece el aceite de oliva, alimento base en la dieta mediterránea, que posee actividad antibacteriana contra *H. pylori*.

PERMEABILIDAD INTESTINAL

Definición

En los últimos tiempos, ha surgido un concepto nuevo caracterizado por la alteración de la capacidad de la superficie de la mucosa intestinal a ser penetrada por determinadas sustancias. Es el llamado **síndrome del intestino permeable** o **permeabilidad intestinal aumentada**.

La mucosa del intestino delgado está formada por la microbiota, células epiteliales, el sistema inmunitario y el sistema nervioso entérico, que actúan de manera coordinada para evitar que antígenos, toxinas y productos microbianos atraviesen la barrera, lleguen al torrente circulatorio y se desarrollen respuestas inmunitarias exageradas (en sujetos genéticamente susceptibles). Por lo tanto, las estrategias terapéuticas dirigidas al mantenimiento o al restablecimiento de esta función defensiva son esenciales para la homeostasis intestinal y la salud general. Es aquí donde la dieta tiene un efecto beneficioso.

Recomendaciones dietéticas

Entre las recomendaciones dietéticas se encuentran:

- **Glutamina**: es un aminoácido no esencial. Nuestro organismo la sintetiza en cantidades suficientes para suplir la demanda fisiológica. Interviene en la formación de las uniones intercelulares del epitelio intestinal. La aportan los alimentos proteicos. Destacan las carnes como el cerdo, el pavo y el pollo, pescados como el salmón, verduras como las coles, las espinacas y el perejil, los lácteos, las legumbres y los frutos secos.
- **Fibra**: es unos de los ácidos grasos de cadena corta más importantes que produce la microbiota intestinal al fermentar la fibra soluble de la dieta. Contribuye a la integridad de la barrera intestinal.
- **Cinc**: es un oligoelemento esencial que modula la producción de las uniones intercelulares de la mucosa intestinal. Lo contienen alimentos como las ostras, el chocolate negro, el hígado, las almejas, la carne roja magra, las aves y los frutos secos.
- **Vitamina D**: la expresión del receptor de la vitamina D en el epitelio intestinal inhibe la apoptosis del enterocito durante la inflamación intestinal.
- **Gluten**: la zonulina es una proteína que modula la permeabilidad de las uniones estrechas de los enterocitos, permitiendo el paso de nutrientes y bloqueando el paso de las macromoléculas, como antígenos, toxinas o microorganismos. La ingesta de la gliadina del gluten (tanto en celíacos como en no celíacos), produce una sobreproducción de zonulina, abriendo las uniones intercelulares de los enterocitos aumentando la permeabilidad intestinal.

No olvidemos que los suplementos dietéticos deben ser siempre monitorizados por nutricionistas.

SOBRECRECIMIENTO BACTERIANO

Definición

El **sobrecrecimiento bacteriano del intestino delgado** (conocido como SIBO) se define como un síndrome malabsortivo secundario al crecimiento excesivo de bacterias en el intestino delgado. En condiciones normales, la microbiota del tracto digestivo está compuesta por un complejo ecosistema formado, sobre todo, por bacterias que viven en perfecta simbiosis con el ser humano. En el sobrecrecimiento bacteriano esta simbiosis se altera, produciendo síntomas que varían según

Tabla 27-2. Alimentos con contenido en FODMAP y los recomendados en el SII/SIBO

	Galactooligosacáridos	Fructanos	Lactosa	Fructosa	Polioles	Recomendados
Verduras		Guisantes, alcachofas, espárragos, remolacha, hojas de diente de león, ajo, puerro, cebolla, chalotas, repollo, hinojo, coles de Bruselas, brócoli >100 g, pimiento verde, berenjena, escarola	Preparadas con leche	Guisantes	Setas, champiñones, aguacate, coliflor, guisantes	Pimiento rojo, zanahoria, col china, apio, judías verdes, maíz, cebollinos, pepino, endibia, lechuga iceberg, calabacín, calabaza, aceitunas, perejil, patata, acelgas, espinacas, tomate, nabo, rábano, rúcula, brotes de bambú, brócoli <100 g
Frutas		Sandía, caqui	Preparadas con leche	Manzana, pera, mango, sandía, frutas en almíbar, edulcoradas con fructosa y desecadas	Manzana, pera, ciruela, sandía, caqui, albaricoque, nectarina, melocotón, cereza, frutas desecadas	Plátano, arándano, uva, melón verde, kiwi, limón, lima, mandarina, naranja, pomelo, papaya, piña, frambuesa, fresa, fruta de la pasión, coco, mora
Farináceos (legumbres, cereales y tubérculos)	Legumbres: lentejas, alubias, garbanzos	Trigo, centeno, cebada, cous-cous, cereales integrales	Preparados con leche	Edulcorados con fructosa		Arroz, maíz, trigo alforfón, quinoa, mijo, sorgo, tapioca, avena, soja Tubérculos: boniato, patata, yuca

Leche y derivados	Leche de cabra, vaca, oveja, en polvo, evaporada o condensada, nata, requesón, helados, yogur, flan, natillas, postres con leche, salsa bechamel, quesos de untar, quesos cremosos, todos los quesos no fermentados, margarinas con leche, mantequilla, kefir	Edulcorados con fructosa		Leche sin lactosa, de arroz, almendra, avena, avellana, quinoa y soja, yogur, quesos fermentados (azul, parmesano, brie, gouda, bola, cabra curado, Camembert, Cheddar, feta, tofu, manchego, todos los curados), margarina vegetal pura
Carnes y pescados	Ciertos embutidos, carnes procesadas con leche	Algunos marinados, procesados, en adobo		Todos, salvo los procesados
Huevos				Permitidos
Dulces, azúcares y edulcorantes		Miel, edulcorados con fructosa, jarabe de agave	Edulcorantes artificiales (sorbitol, manitol, xilitol, maltitol, isomaltosa)	Sirope de arce, azúcar blanco, azúcar glasé, edulcorantes como la sucralosa, aspartamo, stevia, sacarina, ciclamato
Frutos secos	Anacardos, avellanas, cacahuetes, castañas, piñones, semillas de girasol, pistachos			Almendras, sésamo, chía y nueces

el tramo intestinal afectado (distensión abdominal, plenitud posprandial, diarrea, meteorismo, dolor abdominal, déficits vitamínicos, etc.).

El pilar fundamental de tratamiento es el uso de antibióticos, pero sin olvidar las modificaciones dietéticas, corrigiendo los déficits nutricionales.

Recomendaciones dietéticas

Se han propuesto distintas dietas para el tratamiento del sobrecrecimiento bacteriano, entre ellas destaca la dieta con bajo contenido en FODMAP (**F**ermentable **O**ligo, **D**i, **M**onosaccharides **A**nd **P**olyols), ya que limita el aporte de sustancias fermentables utilizadas por la microbiota como sustrato energético, disminuyendo así su actividad. En la **tabla 27-2** se muestras los alimentos con alto y bajo contenido en FODMAP.

La dieta baja en FODMAP debe seguirse de manera estricta durante unas 2 semanas (v. **Anexo 15-2**), reintroduciendo progresivamente los alimentos (v. apartado *Síndrome del intestino irritable*, a continuación) para evitar carencias nutricionales.

Además de la dieta, existen tratamientos naturales que han demostrados disminuir los síntomas del SIBO. Entre ellos destacan:

- **Aceites esenciales**: algunas hierbas poseen propiedades antimicrobianas que pueden ayudar a reducir el crecimiento excesivo de bacterias en el intestino delgado. Entre ellas destaca el orégano, cuyo aceite esencial ha demostrado actividad antimicrobiana significativa contra bacterias como *Escherichia coli* y *Salmonella enterica*. Otros aceites son el aceite esencial de canela, el aceite de semilla de comino negro y el aceite de artemisa (este último con propiedades antibacterianas, antisépticas y antiinflamatorias).
- **Berberina**: es un alcaloide que se encuentra en muchas plantas, que reduce el exceso de archaeas, giardias y bacterias proteolíticas. Además, tiene efecto antiinflamatorio y antidiarreico.
- **Ajo**: la alicina del ajo inhibe el crecimiento de microorganismos, tanto en extracto seco como en líquido.
- **Quebracho**: su extracto evita que las arqueobacterias produzcan metano, responsable de la distensión abdominal.

Sin embargo, es importante recordar que lo que para una persona puede funcionar para otra puede ser perjudicial, por lo que hay que individualizar cada situación bajo la supervisión de especialistas.

SÍNDROME DEL INTESTINO IRRITABLE

Definición

El **síndrome del intestino irritable** (SII) es un trastorno frecuente en la práctica clínica que afecta al 10-15 % de la población occidental. Se caracteriza por la presencia de dolor abdominal recurrente asociado a alteraciones del ritmo intestinal, ya sea en forma de estreñimiento (SII-estreñimiento), de diarrea (SII-diarrea), o de ambas (SII-mixto).

Recomendaciones dietéticas

El papel de algunos componentes de la dieta en la patogenia del SII es objeto de interés creciente, dado el gran impacto negativo en la calidad de vida de los enfermos.

La dieta con bajo contenido en FODMAP, ya explicada anteriormente, ha surgido como una medida eficaz para el control de los síntomas gastrointestinales del SII.

Los alimentos con contenido en FODMAP se incluyen dentro del grupo de los prebióticos, compuestos no digeridos en el intestino delgado que al llegar al colon estimulan el crecimiento y la actividad de la microbiota intestinal, como *Bifidobacterium* y *Lactobacillus*. Además, son precursores en la producción de ácidos grasos de cadena corta (AGCC) los cuales, a su vez, disminuyen el riesgo de cáncer de colon. Los FODMAP, al reducir el pH intestinal, también mejoran la absorción de calcio, por lo que tienen efecto beneficioso en la osteoporosis, sin olvidar que disminuyen la absorción de azúcares y lípidos.

Este tratamiento dietético consta de tres fases. La *primera fase* consiste en una restricción estricta de todos los FODMAP durante 4-6 semanas, seguida de una *segunda fase* de reintroducción progresiva de cada grupo de alimentos (6-10 semanas). Por último, una *tercera fase* de personalización. Así, si tras 4-6 semanas de restricción habrán desaparecido los síntomas, se reintroducirá cada grupo de alimentos, comenzando con dosis progresivas durante 3 días, tras los cuales se volverá a la dieta estricta sin FODMAP durante al menos 1-2 días, según la sintomatología, para volver a introducir otro grupo de alimentos de la misma manera durante otros 3 días. Tras haber reintroducido todos los grupos de alimentos, se realiza una dieta FODMAP personalizada según los alimentos que se hayan tolerado en la fase 2.

Sin embargo, la dieta baja en FODMAP también tiene efectos adversos. Además de disminuir la población de microbiota intestinal, con los efectos perjudiciales sobre la salud que esto supone, conlleva déficits nutricionales debido al alto nivel de restricción alimentaria. Todo ello hace necesaria la monitorización por nutricionistas.

Las recomendaciones para el SII-estreñimiento y el SII-diarrea se verán en sus apartados específicos, más adelante.

METEORISMO

Definición

El **meteorismo** se define como la sensación subjetiva de gas excesivo en el intestino, que puede manifestarse por hinchazón abdominal, aumento en la expulsión de ventosidades, borborigmos e incluso dolor abdominal. Es uno de los cuadros clínicos gastrointestinales más frecuentes, descrito hasta en un 30 % de la población general. Se asocia frecuentemente al SII, al sobrecrecimiento bacteriano, al estreñimiento crónico funcional o a la dispepsia funcional. Pero también puede ocurrir de forma aislada, denominándose entonces hinchazón abdominal funcional.

Recomendaciones dietéticas

Se debe intentar disminuir la cantidad de aire que se ingiere. Se debe comer despacio y masticar bien los alimentos, evitando el consumo de bebidas gaseosas.

Ingerir poca cantidad de líquidos con las comidas, restringiendo el uso de pajitas. Se debe evitar masticar chicle o chupar caramelos, no fumar e intentar no hablar demasiado durante las comidas.

Se recomiendan los cocinados que aporten menos grasas a los alimentos, como los cocidos, al vapor, plancha, horno, evitando los fritos, rebozados, empanados, guisos y estofados. Evitar el pan fresco recién hecho y la pasta poco cocida. Las legumbres en purés o pasadas por el «chino». El tomate, preferentemente pelado, y las frutas, mejor maduras y peladas. Evitar el pimiento, el pimentón y las guindillas.

En caso de asociarse a algún trastorno digestivo, las recomendaciones dietéticas serían las específicas del mismo.

ESTREÑIMIENTO

Definición

El **estreñimiento** es uno de los síntomas gastrointestinales más frecuentes, con una prevalencia de casi el 27 % de la población adulta. Se define como cambios en la frecuencia de las deposiciones (menor de tres veces a la semana), con emisión de heces duras, molestias para defecar o sensación de vaciamiento incompleto. Puede producirse por múltiples causas, siendo la más frecuente la patología funcional.

Recomendaciones dietéticas

El manejo inicial debe incluir tres aspectos fundamentales:

- Aumento de la fibra dietética.
- Educación del paciente en hábitos higienicodietéticos.
- Aumento del aporte hídrico.

La dieta es, por tanto, uno de los pilares más importantes para la prevención y tratamiento del estreñimiento. El objetivo es reducir el tiempo de tránsito intestinal, aumentar el volumen de las heces y disminuir su consistencia.

Se debe aumentar de forma gradual el contenido de fibra, hasta unos 30 g/día, aproximadamente. El consumo de más de 50 g/día no aporta beneficios adicionales y puede producir intolerancia (sensación de plenitud, gases, distensión abdominal) y disminución en la absorción de ciertos oligoelementos (calcio, cobre, hierro, magnesio, selenio y cinc).

La fibra se encuentra en los alimentos de origen vegetal y se divide en dos tipos, soluble e insoluble. Ambos son importantes para mantener el equilibrio y bienestar intestinal, siendo la proporción recomendada de 3:1 entre insoluble y soluble.

La *fibra insoluble* no es fermentada por la microbiota intestinal, por lo que retiene agua, aumenta el volumen de las heces, disminuye su consistencia y así mejora el tránsito intestinal. Este tipo de fibra se encuentra, sobre todo, en la capa externa del grano del cereal (salvado), por lo que abunda en el salvado de trigo, cereales integrales, frutos secos y legumbres, entre otros.

La *fibra soluble* es fermentada por las bacterias colónicas produciendo gas intestinal y los efectos beneficiosos para la salud ya comentados en el apartado del SII. Se encuentra principalmente en verduras y frutas.

En casos de estreñimiento por causas obstructivas, impactación fecal o mega-colon idiopático, la fibra puede ser perjudicial y se debe controlar su consumo. Como recomendaciones higienicodietéticas se incluyen:

1. Realizar 5 comidas al día, incluyendo alimentos ricos en fibra en cada una de ellas.
2. Sustituir los cereales refinados por cereales integrales. Consumir las frutas preferiblemente con su piel, las verduras crudas o poco cocinadas (hervidas o a la plancha) y las legumbres enteras con su piel.
3. Proporcionar un adecuado aporte hídrico, al menos 2-2,5 L/día de líquido, con el objetivo de que la fibra se «hinche» y aumente el volumen del bolo fecal.
4. Realizar ejercicio físico de forma regular.
5. Intentar llevar a cabo la defecación después de las comidas, en especial tras el desayuno, cuando el reflejo gastrocólico es de mayor intensidad.

Pese a todo esto, en muchas ocasiones estas recomendaciones no son efectivas. En estos casos, pueden ser útiles sencillos remedios que favorezcan el reflejo gastrocólico, como tomar en ayunas un vaso de agua tibia o zumo de naranja natural (con pulpa), kiwis, ciruelas o una cucharada sopera de aceite de oliva.

DIARREA

Definición

La **diarrea** se define como la presencia de más de 3 deposiciones al día líquidas o blandas y/o un volumen de heces superior a 200 g/día de consistencia disminuida. Según el tiempo de evolución se clasifica en aguda (menos de 4 semanas) o crónica (más de 4 semanas). La *diarrea crónica* es un trastorno común en la población, con una prevalencia superior al 5 %. Son múltiples las causas que pueden desencadenar diarrea, cada una de ellas con un tratamiento específico, aunque su manejo inicial es común en todas ellas: el cambio dietético.

Recomendaciones dietéticas

Los objetivos de la dieta son:

- La reposición de la pérdida de líquidos y electrolitos.
- La reducción de la estimulación de las secreciones gastrointestinales.
- El enlentecimiento del tránsito intestinal.

En las primeras 24 horas es importante asegurar una adecuada reposición de agua, glucosa y electrolitos. Para evitar la deshidratación es aconsejable beber unos 2-3 L de líquido a lo largo del día. Igualmente eficaces son las soluciones rehidratantes de farmacia, la limonada alcalina o las bebidas isotónicas. Posteriormente se recomienda introducir la alimentación de manera paulatina, según la tolerancia individual.

Como normal general, la dieta debe ser baja en grasa, en fibra, libre de lactosa, sin alimentos irritantes ni flatulentos. Entre las recomendaciones se encuentran:

- Realizar comidas frecuentes y poco copiosas.
- Evitar los fritos, rebozados, empanados y guisos.
- Evitar los alimentos muy fríos y muy calientes.
- Evitar las bebidas irritantes, como el café, té, alcohol, bebidas gaseosas, así como el picante y el chocolate.
- Evitar la leche y sus derivados (excepto el yogur) hasta la recuperación del proceso, debido al déficit transitorio de lactasa secundario al daño de la mucosa intestinal.

Entre los alimentos astringentes bien tolerados se encuentran:

- La patata, la zanahoria, el calabacín, la calabaza y el arroz, ya sean cocidos o en puré.
- Frutas como el plátano, la pera y la manzana, maduras y sin piel, especialmente en compota o asadas.
- El pescado o el pollo cocido y sin piel.

ENFERMEDAD INFLAMATORIA INTESTINAL

Definición

La **enfermedad inflamatoria intestinal** es una inflamación crónica idiopática del tubo digestivo. Dentro de esta entidad se engloban otras tres entidades: la colitis ulcerosa, la enfermedad de Crohn y la colitis indeterminada. Es una enfermedad crónica que alterna períodos de remisión con períodos de actividad clínica o brotes. Su etiopatogenia es desconocida, siendo la hipótesis más aceptada la alteración de la respuesta inmunitaria del huésped frente a la flora bacteriana saprofita y a otros antígenos intraluminales, en sujetos genéticamente predispuestos.

La desnutrición en estos pacientes es frecuente, debida a varios factores, como la disminución de la ingesta alimentaria, el aumento de las necesidades de nutrientes, el aumento de las pérdidas proteicas y la malabsorción de los nutrientes. La desnutrición empeora el pronóstico de la enfermedad, alterando la función del sistema inmunitario y retrasando la curación mucosa. Por ello, el soporte nutricional debe considerarse como parte integral del tratamiento primario de la enfermedad.

Los déficits nutricionales más frecuentes son el déficit de hierro, calcio, selenio, cinc, magnesio, vitamina B_{12}, ácido fólico y vitaminas liposolubles (A, D y K).

La nutrición enteral debe administrarse en casos de malnutrición severa, en casos de malnutrición moderada si se prevé falta de ingesta >5 días, o si la falta de ingesta será superior a 10 días, entre otros.

Recomendaciones dietéticas

Recomendaciones en fase de remisión:

- Alimentación equilibrada y saludable.
- Ningún alimento ha demostrado desencadenar o empeorar la enfermedad. Retirar únicamente los alimentos en caso de intolerancias.
- Suplementos nutricionales en casos de déficits.

Recomendaciones en fase activa:

- Realizar comidas frecuentes y poco copiosas.
- Reposición de la pérdida de líquidos y electrolitos que se pierden por la diarrea.
- Evitar los fritos, rebozados, empanados y guisos.
- Evitar los alimentos muy fríos y muy calientes.
- Evitar bebidas irritantes, como el café, té, alcohol, bebidas gaseosas, así como el picante y el chocolate.
- Incluir progresivamente las frutas, verduras, legumbres, leche y derivados, según la tolerancia.
- Los yogures y otras leches fermentadas son muy beneficiosos para la salud y especialmente ante procesos diarreicos.
- Suplementos nutricionales en casos necesarios.

PUNTOS CLAVE

- Los trastornos digestivos tienen una alta prevalencia en la sociedad actual.
- Son un gran problema desde el punto de vista de la salud pública, por el gran número de visitas en consultas de atención primaria y especializada, lo que genera un gasto sanitario muy importante.
- La dieta tiene una gran importancia en la prevención de la sintomatología. El tratamiento médico no está exento de efectos adversos.
- Las recomendaciones dietéticas están al alcance de todos.
- Se debe insistir en los cambios dietéticos en el manejo inicial de estos trastornos.

BIBLIOGRAFÍA

Abraldes AJ, Ramos-Clemente MT, Pérez P, Rodríguez-Ramos C. Estreñimiento. Medicine. 2016;12(7):337-45.

Angos R. Gastritis. Medicine. 2016;12(2):66-73.

Balestrieri P, Ribolsi M, Guarino MPL, Emerenziani S, Altomare A, Cicala M. Nutritional Aspects in Inflammatory Bowel Diseases. Nutrients. 2020;12(2):372.

Boudet JM. Protocolo diagnóstico de la diarrea crónica. Medicine. 2016;12(4):197-202.

Camilleri M. The leaky gut: Mechanisms, measurement and clinical implications in humans. Gut. 2019;68(8):1516-26.

Chey WD, Keefer L, Whelan K, Gibson PR. Diet therapies in integrated care for patients with Irritable Bowel Síndrome. Gastroenterology. 2021;160:47-62.

Encinas A, Jiménez AI. Nutrición y enfermedades del aparato digestivo. En: Ortega RM, Requejo AM, eds. Nutriguía. Manual de nutrición clínica. 2ª ed. Madrid: Editorial Médica Panamericana; 2015. p. 211-24.

Fahey JW, Stephenson KK, Wallace AJ. Dietary amelioration of Helicobacter Infection. Nutr Res. 2015;35(6):461-73.

Hotubiuk T, Imiela J. Diet and Helicobacter pylori infection. Gastroenterology Rev. 2016;11(3):150-4.

Martínez Gómez MJ, Melián Fernández C, Romeo Donlo M. Nutrición en enfermedad inflamatoria intestinal. Nutr Hosp. 2016;33(Supl 4):59-62.

Mearin F, Ciriza C, Minguez M, Rey E, Mascort JJ, Peña E, et al. Guía de Práctica Clínica: Síndrome del intestino irritable con estreñimiento y estreñimiento funcional en adultos. Rev Esp Enferm Dig. 2016;108(6):332-63.

Michielan A, D'Inca R. Intestinal permeability in Inflammatory Bowel Disease: Pathogenesis, clinical evaluation, and therapy of leaky gut. Mediators Inflamm. 2015:2015:628157. Disponible en: https://www.hindawi.com/journals/mi/2015/628157 [última consulta: 19 de marzo de 2024].

Molina-Infante J, Serra J, Fernandez-Bañares F, Mearin F. The low-FODMAP diet for irritable bowel syndrome: Lights and shadows. Gastroenterol Hepatol. 2016;39(2):55-65.

Murcia O, Gutierrez A. Enfermedad por reflujo gastroesofágico. Medicine. 2016;12(1):11-21.

Pardillos A, Alcedo J. Protocolo diagnóstico del meteorismo abdominal. Medicine. 2016; 12(4):203-6.

Ren X, Di Z, Zhang Z, Fu B, Wang Y, Huang C, et al. Chinese herbal medicine for the treatment of small intestinal bacterial overgrowth (SIBO): A protocol for systematic review and meta-analysis. Medicine (Baltimore). 2020;99(51):e23737. Disponible en: https://journals.lww.com/md-journal/fulltext/2020/12180/chinese_herbal_medicine_for_the_treatment_of_small.75.aspx [última consulta: 19 de marzo de 2024].

Serra J. Puesta al día en el reflujo gastroesofágico. Gastroenterol Hepatol. 2014;37(2):73-82.

Vázquez S, Golmayo Flethes C, García Gallego MT. Otras entidades del tubo digestivo que cursan con malabsorción intestinal. Linfomas. Inmunodeficiencias. Sobrecrecimiento bacteriano y miscelánea. Medicine. 2020;13(1):16-25.

Whelan K, Martin LD, Staudacher HM, Lomer MCE. The low FODMAP diet in the management of irritable bowel syndrome: an evidence-based review of FODMAP restriction, reintroduction and personalisation in clinical practice. J Hum Nutr Diet. 2018;31(2):239-55.

Wielgosz-Grochowska, JP, Domanski N, Drywień ME. Efficacy of an irritable bowel syndrome diet in the treatment of small intestinal bacterial overgrowth: a narrative review. Nutrients. 2022;14(16):3382. Disponible en: https://www.mdpi.com/2072-6643/14/16/3382 [última consulta: 19 de marzo de 2024].

Hepatopatías

28

L. Pérez-Olleros Conde y A. Encinas Sotillos

 Las primeras referencias históricas que relacionan la nutrición con las enfermedades del hígado se remontan a los tiempos del Egipto faraónico, según aparece en el papiro de Ebers. En aquellos tiempos, para las dolencias hepatobiliares se aconsejaba la ingesta de uvas, higos, el fruto del sicomoro y otros no identificados. Hipócrates, primer autor en describir la encefalopatía hepática en el siglo v a. C., muy posiblemente aplicara algún remedio dietético a esos enfermos. Desde esas fechas, pasando por la Edad Media, en la que los galenos aconsejaban el ayuno y las purgas, se ha avanzado considerablemente hasta la actualidad, cuando se dispone de argumentos científicos sólidos para tratar de forma nutricionalmente adecuada a estos pacientes.

INTRODUCCIÓN

En España, según el último informe de indicadores de salud publicado por el Ministerio de Sanidad en 2020, se indica que la cirrosis hepática y la enfermedad crónica del hígado fueron responsables del 1 % de las defunciones en 2017, con una tasa de mortalidad de 9 por 100.000 habitantes. En hombres, el porcentaje de defunciones que produjo esta enfermedad fue de 1,5 con una tasa de mortalidad de 14 por 100.000 habitantes, mientras que en mujeres ese porcentaje fue de 0,5 con una tasa de mortalidad de 5 por 100.000 habitantes. Según el informe mencionado anteriormente, la mortalidad por esta enfermedad experimentó un importante descenso en las últimas dos décadas, concretamente el riesgo de mortalidad descendió en España entre 1991 y 2017 un 64 % en hombres y un 71 % en mujeres. En Europa, la mortalidad por cirrosis hepática y otras enfermedades crónicas del hígado muestra un marcado perfil geográfico, caracterizado por una elevada mortalidad en los países del este de la Unión Europea. Las causas más frecuentes de hepatopatías son los virus (fundamentalmente los de la hepatitis C y B), el alcohol y los fármacos, aunque sin olvidar que, cada vez más, el sobrepeso y/o la obesidad suponen frecuentes causas de alteraciones en la bioquímica hepática.

El *hígado* es un órgano que desempeña un protagonismo fundamental en el metabolismo de los nutrientes. Interviene en el de los principios inmediatos (glúcidos, lípidos, proteínas), en el almacenamiento de sustancias (glucógeno, vitamina A, etc.), en la activación de algunas vitaminas (K, D, etc.) y, finalmente, en la biotransformación de fármacos, tóxicos y moléculas endógenas, como la insulina.

Esto hace fácilmente comprensible que las alteraciones en la nutrición puedan desencadenar hepatopatías y que, de igual manera, una enfermedad hepática pueda ser responsable de consecuencias nocivas sobre la utilización de nutrientes y el estado nutritivo del individuo.

Tanto por excesos como por defectos en la dieta pueden originarse anomalías en la estructura y función hepáticas. Los excesos se observan fundamentalmente en las sociedades occidentales, mientras que la repercusión de un aporte insuficiente de energía y nutrientes sobre el hígado se diagnostica en los países en vías de desarrollo. Además de estas causas, ciertos tipos de tratamientos, como el uso de alimentación artificial (nutrición parenteral total) y el *bypass* intestinal, deben también considerarse.

INSUFICIENCIA DE APORTE ALIMENTARIO COMO CAUSA DE HEPATOPATÍA

En los países subdesarrollados es frecuente la malnutrición caloricoproteica, pudiéndose observar sus dos formas extremas: kwashiorkor y marasmo:

- En el **kwashiorkor**, consecuencia de la carencia de proteínas, la lesión hepática observada con más frecuencia es la esteatosis, resultado de un cúmulo de triglicéridos, y en cuyas formas más evolucionadas puede verse cierto grado de fibrosis. No se ha descrito evolución hacia la cirrosis.
- En el caso del **marasmo**, causado por carencias proteínicas y energéticas, las lesiones hepáticas son inexistentes o inespecíficas.

En cualquier caso, en ambas situaciones las alteraciones anatómicas hepáticas regresan a la normalidad con una dieta correcta.

EXCESOS Y ANOMALÍAS DIETÉTICAS CAUSANTES DE DAÑO HEPÁTICO

Entre ellos, las causas más frecuentes de alteración hepática se encuentran en el **consumo de alcohol** y en el **excesivo aporte calórico** (causante de la obesidad y de la acumulación de grasa a nivel hepático). El hígado graso no alcohólico, en los países desarrollados constituye en preadolescentes y adolescentes la primera causa de hepatopatía crónica, siendo proporcional su frecuencia a la de la obesidad infantojuvenil. También puede ser causa de enfermedad hepática el exceso de vitamina A, niacina y, finalmente, la elevada ingesta de hierro oral, problema característico de algunos pueblos africanos.

Asimismo, el consumo mediante la dieta de algunas sustancias tóxicas puede motivar hepatopatías potencialmente graves: toxicidad hepática por la ingesta de algunas setas (*Amanita phalloides*), aflatoxinas (responsables del cáncer hepatocelular), etc.

LA HEPATOPATÍA PUEDE ALTERAR LA SITUACIÓN NUTRICIONAL DEL PACIENTE

La existencia, a menudo olvidada, de una hepatopatía es una de las causas más frecuentes de **malnutrición caloricoproteica** (MCP). Aunque los resultados de los

Tabla 28-1. Causas de malnutrición en caso de hepatopatías

Causas	Factores
Ingesta inadecuada	• Anorexia • Alteraciones del gusto y del olfato • Dietas hiposódicas • Calorías vacías (alcohol)
Malabsorción	• Hipertensión portal • Menor síntesis de ácidos biliares • Alteraciones de la mucosa intestinal • Fármacos (p. ej., colestiramina)
Pérdidas intraluminales	• Hipertensión portal y linfática
Aumento de las necesidades energéticas	• Complicaciones sépticas • Aumento del tono simpático • Mayor uso de trifosfato de adenosina • Alteración de la fosforilación oxidativa • Oxidación del etanol
Otras	• Alteración del metabolismo de los hidratos de carbono, lípidos y proteínas • Menor síntesis de proteína

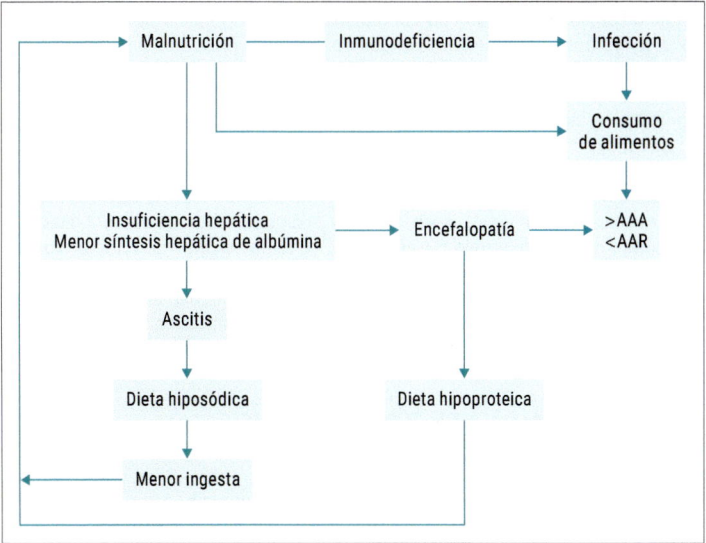

Figura 28-1. Relación entre malnutrición caloricoproteica y hepatopatías.

AAA: aminoácidos aromáticos; AAR: aminoácidos ramificados.

estudios efectuados para estimar la prevalencia de dicho trastorno difieren según los métodos utilizados, alrededor de un 50 % de estos enfermos tienen una MCP. En concreto, en la hepatopatía alcohólica, la prevalencia de MCP es de un 30-66 %, y en hepatopatías con otros orígenes, la MCP afecta al 58-100 % de los pacientes, pudiendo ser grave en el 22-43 % de ellos. Diferentes estudios han observado una prevalencia de MCP entre el 33-90 % en pacientes adultos candidatos a trasplante hepático. La gravedad de la malnutrición se relaciona con la función hepática, de forma que la presencia de *ascitis* de gran volumen puede tener una importancia especial, mejorando el estado nutricional tras la eliminación del líquido ascítico.

Las causas de la MCP en los enfermos hepáticos se recogen en la **tabla 28-1**, donde se observan entre las más frecuentes la anorexia y la yatrogénica, al administrarse a estos enfermos una dieta deficiente y poco apetecible ante el temor de causar encefalopatía hepática o retención salina.

Una vez generada la MCP, esta origina, a su vez, unas consecuencias que pueden agravar las hepatopatías (**Fig. 28-1**) e influir de forma negativa en el pronóstico de estos enfermos.

PAUTAS EN LA ALIMENTACIÓN DE PACIENTES CON HEPATITIS AGUDA

Aunque no se ha demostrado que pequeñas cantidades de alcohol ejerzan un efecto nocivo, es recomendable su abstención en los primeros 6 meses después de la curación de la hepatitis.

La dieta deberá ser equilibrada, intentando cubrir el gasto energético del individuo, alcanzando con carácter general las 2.000-3.000 kcal/día y manteniendo las proporciones normales de hidratos de carbono, proteínas y grasas. A pesar de que, tradicionalmente, se ha aconsejado disminuir el consumo de grasa, esta medida no parece conveniente al ser dietas poco palatables y de gran volumen. No obstante, siempre habrá que evaluar la tolerancia a la grasa dependiendo de la relevancia de la colestasis en el daño hepático.

En cuanto a la composición de la dieta, se recomienda que sea el propio paciente quien la regule, evitando de esta manera los alimentos que no tolere. Los pacientes que presenten anorexia, náuseas y vómitos deben planificar dietas muy palatables, realizando comidas frecuentes (5-6 tomas al día) y con poco volumen. Puesto que la anorexia es menor por la mañana, la mayor parte del aporte calórico debe darse en el desayuno. Solo en caso de que la evolución del paciente sea desfavorable, se tomarán las medidas pertinentes para evitar la ascitis (restringir sal) y obviar la aparición de encefalopatía hepática (restricción de proteínas).

PAUTAS EN LA ALIMENTACIÓN DE PACIENTES CON HEPATOPATÍA CRÓNICA

La *valoración del estado nutricional* del paciente con una hepatopatía crónica es problemática. Esto se debe a varias circunstancias:

- En primer lugar, las medidas antropométricas clásicas se *sobrevaloran* por la frecuente presencia de edema en estos enfermos.

- Por otro lado, algunas determinaciones (como ocurre con el índice creatinina/altura) solo son *fiables* si no hay insuficiencia renal.
- Finalmente, no se pueden hacer estimaciones nutricionales en la mayoría de las proteínas, al ser su *síntesis* dependiente de la función hepática.

El tratamiento se diferencia según se trate de una hepatopatía crónica en buen estado funcional (compensada) o con síntomas que denotan la insuficiencia de este órgano (descompensada), como son la aparición de algunas complicaciones: ascitis, encefalopatía, etc. También deben considerarse situaciones especiales, como colestasis y hepatopatía alcohólica. En primer lugar, siempre se intentará la *vía oral*. Si las condiciones del paciente no la permiten, se implantará una sonda nasogástrica, la cual no supone ningún riesgo de hemorragia digestiva alta, ni siquiera en caso de existir varices esofágicas. La sal y el agua se aportarán según sea la situación del enfermo y el grado de retención hidrosalina.

El aporte calórico debe ser el adecuado de acuerdo con los requerimientos energéticos (v. **Cap. 3** y **Anexo 7**). En la práctica, las necesidades calóricas giran en torno a las 25-30 kcal/kg peso.

De estas calorías, el 50-55 % debe obtenerse de los hidratos de carbono, y menos del 35 % de los lípidos, que deben incluir una mayor proporción de grasas insaturadas (aceites vegetales y de pescado). Se debe vigilar el aporte de ácidos grasos esenciales para que sea el adecuado y, si el paciente tiene *esteatorrea*, conviene aportarle triglicéridos de cadena media (aceite TCM). La dieta será normoproteica o hiperproteica, ya que las proteínas deben representar el 15-20 % de las calorías totales.

Es aconsejable el uso de *preparados multivitamínicos y minerales* para obviar las carencias en estos micronutrientes, que pueden surgir con relativa frecuencia, evitando el uso de preparados de hierro o de cobre solo en el caso de que existan situaciones de sobrecarga de estos minerales (hemocromatosis o enfermedad de Wilson).

TRATAMIENTO DIETÉTICO DE LAS COMPLICACIONES

Ascitis

En caso de existir ascitis deberá disminuirse el aporte de sodio, teniendo en cuenta que este objetivo se consigue disminuyendo la palatabilidad de los alimentos. El régimen hiposódico de estos pacientes dependerá de la magnitud de la ascitis, pero el aporte aconsejado oscila entre 22 y 87 mEq de este elemento mineral. Por su parte, la restricción de líquidos estará especialmente indicada cuando exista una hiponatremia dilucional (<120 mEq/L). En este caso será necesario aportar alrededor de 1 L de líquidos diariamente.

Encefalopatía hepática

Las bases dietéticas para este tratamiento se sustentan en la influencia que tienen en su patogenia el amoníaco sintetizado y absorbido en el intestino, y la relación existente en el cerebro entre los aminoácidos ramificados y aromáticos.

Esta complicación se debe, entre otros factores, a un aumento de la síntesis de *amoníaco* en el intestino. Este tóxico procede de la acción de las bacterias en el colon y de la de aminación de la glutamina en el intestino delgado. El amoníaco es absorbido por difusión pasiva y sufre una alta extracción en su primer paso por el hígado. La presencia de insuficiencia hepática y/o anastomosis portosistémicos aumentan los niveles de amoníaco en sangre arterial y su exposición a nivel cerebral.

El *objetivo terapéutico* perseguido por la dieta es, además de facilitar un aporte energético adecuado, interferir en la formación de este tóxico. Para ello, se debe disminuir moderadamente y progresivamente la ingesta proteínica hasta que se restablezca el paciente, tras lo que se incrementará hasta alcanzar la cuantía que este tolere. El único límite en esta acción consiste en evitar que el consumo proteínico esté por debajo de los 40 g/día, para evitar el desarrollo de una malnutrición. Por diversos motivos, las proteínas vegetales y las de los productos lácteos provocan menos encefalopatía que las proteínas de la carne y del pescado, debido a su contenido mayor en aminoácidos ramificados y menor en amoníaco, metionina y otros aminoácidos aromáticos, siendo deseable, por tanto, el aporte de estos alimentos en caso de encefalopatía hepática. Están en ensayo clínico ciertos tratamientos, como la utilización de probióticos (p. ej., *Lactobacillus acidophilus*), que podrían ser beneficiosos al modificar la microflora colónica, la permeabilidad intestinal y la respuesta inmunológica.

En los enfermos con encefalopatía hepática existe un *desequilibrio* entre los aminoácidos de cadena ramificada y los aminoácidos aromáticos. Tanto en el plasma como en el cerebro están disminuidos los ramificados (valina, leucina e isoleucina) y aumentados los aromáticos (tirosina, fenilalanina y triptófano). Estos últimos son precursores de los neurotransmisores dopamina, noradrenalina y serotonina, y producen una desviación metabólica cerebral que origina falsos neurotransmisores como la *tiramina* y la *octopamina*. Estas aminas compiten con las catecolaminas normales por los mismos receptores, y se produce una marcada alteración de la neurotransmisión dopaminérgica en el sistema nervioso central.

Para intentar corregir esa alteración se han usado soluciones enriquecidas en aminoácidos de cadena ramificada en variadas preparaciones parenterales (p. ej., fórmula de Fischer) y enterales. Los resultados de los múltiples ensayos clínicos realizados han dado lugar a numerosas controversias. Algunos autores opinan que no se ha podido establecer que proporcionen efectos beneficiosos significativos y que, por tanto, no deben formar parte del tratamiento básico de los enfermos con encefalopatías. Otros, sin embargo, consideran que son muy eficaces en estos casos y que los suplementos enterales deben usarse en enfermos con encefalopatías que no respondan a un tratamiento estándar con lactulosa y modificaciones en la dieta.

TRATAMIENTO DIETÉTICO EN SITUACIONES ESPECIALES

Colestasis

En todo paciente con colestasis crónica (por cirrosis biliar primaria, colangitis esclerosante primaria, etc.) es obligado considerar el *soporte nutricional*. En estos casos, como consecuencia del aporte de sales biliares al intestino delgado, se produce una disminución en la absorción de las grasas y de las vitaminas liposolubles (A, D, K, E). De esta manera, si el enfermo no tolera las grasas, se deberán disminuir y aumentar la cuantía de los hidratos de carbono hasta conseguir una ingesta energética adecuada, pero teniendo presente que la disminución de los lípidos repercute sobre la palatabilidad de la dieta y sobre la situación del paciente en relación con las vitaminas liposolubles y los ácidos grasos esenciales. En estos casos suele ser muy útil emplear los TCM en forma de emulsión láctea. En cuanto a las vitaminas liposolubles, se dará:

- **Vitamina D**: si la dieta de los enfermos es pobre y la exposición solar, escasa. Se administran 100.000 UI/mes i.m. o 50-100 µg/día de 25-OH-D$_3$ v.o.
- **Vitamina A**: se administrarán 25.000 UI/día v.o. de forma intermitente si existen alteraciones visuales.
- **Vitamina K**: se administrará si el tiempo de protrombina está disminuido, a dosis de 10 mg/semana.
- **Vitamina E**: se administrarán 20 mg/día v.o.

También se aconseja tomar *suplementos de calcio* en forma de sales simples, ya que su aporte en forma de hidroxiapatita no ha demostrado de forma concluyente beneficios añadidos.

Hepatopatía alcohólica

En general, la dieta en estos casos no difiere de la recomendada para las hepatopatías crónicas. No obstante, conviene tener presente la repercusión metabólica

Tabla 28-2. Deficiencias nutricionales en la hepatopatía alcohólica

Deficiencia	Influencia
Vitamina B$_6$	• Menor actividad de aminotransferasas y descarboxilasas
Ácido fólico	• Anemia, hipoxia
Tiamina	• Menor catabolismo de hidratos de carbono
Proteínas y calorías	• Disminución de defensas antioxidantes • Déficit de homeostasis celular general
Antioxidantes (vitaminas C y E y metionina)	• Menor defensa contra radicales libres
Vitamina B$_{12}$	• Disminución de efecto antioxidante por una menor metilación de homocisteína • Anemia, hipoxia
Selenio	• Disminución de la glutatión-peroxidasa
Cinc	• Inhibición de la síntesis de ADN y ARN • Disminución de las metaloenzimas que lo contienen (alcohol-deshidrogenasa, superóxido-dismutasa)
Factores lipotróficos (metionina, colina)	• Metabolismo lipídico, esteatosis

que, además de la hepatopatía, origina el consumo de etanol. En este sentido, hay que estar atentos a la *hipoglucemia*, que es la alteración en la utilización de hidratos de carbono más frecuente, y potencialmente más grave, generada por el consumo alcohólico. En los enfermos con encefalopatía alcohólica es frecuente la presencia de MCP; el pronóstico de la enfermedad mejora consiguiendo un balance positivo de nitrógeno. Por otra parte, algunas deficiencias nutricionales, como las de *vitaminas hidrosolubles*, resultan bastante frecuentes en estos enfermos (**Tabla 28-2**), por lo que se recomienda aportar suplementos de estas. Por tanto, es fundamental que estos pacientes se abstengan de consumir alcohol, que ante la malnutrición se les aporte una dieta nutricionalmente adecuada, que se corrijan los déficits de micronutrientes y se controlen las complicaciones (ascitis, varices esofágicas, encefalopatía, etc.).

PUNTOS CLAVE

- La relación entre la nutrición y las enfermedades hepáticas es bidireccional. Así, una nutrición adecuada disminuirá el riesgo de determinadas hepatopatías (p. ej., esteatosis) y mejorará, a su vez, la situación clínica de los pacientes hepáticos.
- La administración de los alimentos se hará, siempre que sea posible, por vía oral y, en segundo término, por vía enteral. La vía parenteral se utilizará como último recurso.
- En los enfermos con hepatitis aguda la dieta será equilibrada, sin restringir la ingesta lipídica más allá de lo razonable. Es aconsejable que sea el mismo paciente quien regule la composición cualitativa de la dieta según su tolerancia.
- En los pacientes con hepatopatías crónicas el objetivo básico es la provisión adecuada de energía y proteínas para prevenir, o detener, las situaciones de malnutrición. El aporte energético suele corresponder a unas 25-30 kcal/kg/día (50-55 % obtenidas de los hidratos de carbono y 30-35 % de los lípidos) y las proteínas deben representar el 15-20 % de las calorías totales. La sal y el agua se aportarán según la situación individual del paciente respecto a la retención hidrosalina.
- Si la tolerancia metabólica de las proteínas no es adecuada, conviene disminuir el aporte de proteínas procedentes de alimentos a 0,5 g/kg de peso/día y dar suplementos de aminoácidos de cadena ramificada (20-30 g/día) hasta alcanzar los 70-80 g de proteínas/día.
- Es aconsejable el uso de preparados multivitamínicos y minerales para evitar su carencia.

BIBLIOGRAFÍA

Aller de la Fuente R. Nutrition and Chronic Liver Disease. Clin Drug Investig. 2022; 42(Suppl 1):55-61.

Cabré E, Peña L, Virgili N. Nutrición en las enfermedades hepatobiliares. En: Gil A, ed. Tratado de Nutrición. Tomo V: Nutrición y enfermedad. 3ª ed. Madrid: Editorial Médica Panamericana; 2017. p. 865-906.

Canicoba M, Domínguez N, Gutiérrez S. Nutrición en las enfermedades hepáticas crónicas. Nutr Clin Med 2014; VIII(3):121-35.

Cañamares-Orbis P, Bernal-Monterde V, Sierra-Gabarda O, Casas-Deza D, García-Rayado G, Cortes L, et al. Impact of Liver and Pancreas Diseases on Nutritional Status. Nutrients. 2021;13(5):1650. Disponible en: https://www.mdpi.com/2072-6643/13/5/1650 [última consulta: 19 de marzo de 2024].

Cárdenas G, Simón-Talero M, Segurola H. Dieta controlada en proteínas en la encefalopatía hepática. En: Salas-Salvadó J, Bonada A, Trallero R, Saló E, Burgos R, eds. Nutrición y dietética clínica. 4ª ed. Barcelona: Elsevier; 2019. p. 339-45.

Casanova L. Nutrición y enfermedades del aparato digestivo. En: Ortega RM, ed. Nutrición Clínica y Salud Nutricional. Madrid: Editorial Médica Panamericana; 2023. p. 251-61.

Devarbhavi H, Asrani SK, Arab J, Nartey YA, Pose E, Kamath P. Global burden of liver disease: 2023 update. J Hepatol. 2023;79(2):516-37.

Encinas A, Cano JM. Patogenia de la hepatopatía alcohólica. En: Encinas A, Cano JM, Cerezo E, eds. Hepatopatía alcohólica. Barcelona: Laboratorios Madaus; 1998. p. 36-51.

Encinas Sotillos A. Las colestasis en la práctica clínica de una consulta del médico general. En: Habilidades en hepatología para médicos generales. Madrid: Sociedad Española de Medicina General, ed.; 1997. p. 119-43.

European Association for the Study of the Liver. EASL Clinical Practice Guidelines on nutrition in chronic liver disease. J Hepatol. 2019;70(1):172-93.

Hasse JM, Matarese LE. Tratamiento nutricional médico en los trastornos hepatobiliares y pancreáticos. En: Raymond JL, Morrow K, eds. Krause. Mahan. Dietoterapia. 15ª ed. Barcelona: Elsevier; 2021. p. 539-605.

Hernaez R, Li H, Moreau R, Coenraad MJ. Definition, diagnosis and epidemiology of acute-on-chronic liver failure. Liver Int. 2023;00:1-13.

Kappus MR. Acute Hepatic Failure and Nutrition. Nutr Clin Pract. 2020;35(1):30-5.

Mataix J, Martínez E. Hígado y vías biliares. En: Mataix J, ed. Tratado de nutrición y alimentación. Tomo II: Situaciones fisiológicas y patológicas. 2ª ed. Barcelona: Océano/Ergon; 2009. p. 1355-69.

Ministerio de Sanidad. Indicadores de Salud 2020. Evolución de los indicadores del estado de salud en España y su magnitud en el contexto de la Unión Europea. Madrid: Ministerio de Sanidad; 2020.

Plauth M, Bernal W, Dasarathy S, Merli M, Plank LD, Schütz T, et al. ESPEN guideline on clinical nutrition in liver disease. Clin Nutr. 2019;38(2):485-521.

Colelitiasis

29

A. I. Jiménez Ortega y A. Encinas Sotillos

Pocas áreas de la patología son tan conflictivas como la relación entre dieta y padecimiento de cálculos biliares. Este tema, por otra parte, ha sido objeto de debate desde hace mucho tiempo. Ya en el siglo XVI Paracelso describía que los trastornos digestivos producían una «acidificación de la sangre», lo que según este autor conducía a la formación de cálculos. Sylvius (1614-1672) señaló al abuso en el consumo de cerveza y/o bebidas alcohólicas como responsable de este padecimiento. Frerichs (1861) llegó a la conclusión de que la mayor incidencia de la enfermedad entre mujeres se debía a su mayor consumo de verduras. Puede observarse que, a lo largo de la historia, se han hecho responsables del problema a unos alimentos/bebidas o a otros, procediendo a exonerarse a los culpados en épocas anteriores.

INTRODUCCIÓN

La **litiasis biliar** es una de las enfermedades más prevalentes en la humanidad, especialmente en los países desarrollados, donde se estima que afecta a un 10-20% de los individuos, lo que hace que sea una enfermedad muy común y la causa más frecuente de hospitalización en gastroenterología. Por otra parte, requiere altos costes para su tratamiento, especialmente si se producen complicaciones quirúrgicas. Dado que solo 1/3 de las personas con cálculos refieren síntomas relacionados con estos, el número de afectados es muy superior al aparente. Mientras que en poblaciones de África o Asia son frecuentes los cálculos pigmentarios, en poblaciones occidentales desarrolladas los más frecuentes son los cálculos de colesterol, por lo que es en estos últimos en los que se va a centrar el análisis de la influencia de la dieta.

OBESIDAD

Las personas con sobrepeso tienen el doble de riesgo de formación de cálculos biliares que los individuos de peso normal; en los obesos la predisposición es muy superior (**Fig. 29-1**). Las razones pueden ser:

- Con el exceso de peso **aumenta la secreción biliar de colesterol** (incremento paralelo al aumento de peso e independiente de la ingesta calórica). Cuando las personas con peso normal consumen una dieta rica en calorías, no incrementan su secreción y saturación biliar de colesterol en la misma medida que los obesos.

- También puede desempeñar un papel el **hiperinsulinismo** (frecuente en personas obesas), que contribuye a aumentar la saturación de la bilis con colesterol.
- La **adiposidad central** está frecuentemente asociada con la dislipidemia (especialmente hipertrigliceridemia y bajas concentraciones de colesterol HDL), alteraciones que favorecen el aumento de las concentraciones de colesterol biliar y la secreción (inducida por la hipertrigliceridemia) de mucina en la vesícula biliar.
- Los obesos suelen tener una **vesícula biliar de mayor volumen** que la de individuos normales y sufren con frecuencia un **trastorno motor** de la vesícula, lo que favorece el estancamiento de la bilis.

PÉRDIDA DE PESO

El riesgo de formación de cálculos biliares aumenta en los individuos obesos durante los períodos de pérdida de peso (v. **Fig. 29-1**). Esto puede deberse a que durante la restricción calórica:

- Aumentan la secreción biliar de colesterol y la saturación de la bilis, probablemente por movilización del colesterol periférico.
- Se reduce el *pool* de ácidos biliares.
- Aumenta el calcio y la mucina en la bilis.
- Durante los períodos de ayuno prolongados aumenta la viscosidad de la bilis y, secundariamente, el tiempo de evacuación de la vesícula biliar. Esta influencia supone, probablemente, un mayor riesgo de formación de cálculos (v. **Fig. 29-1**).

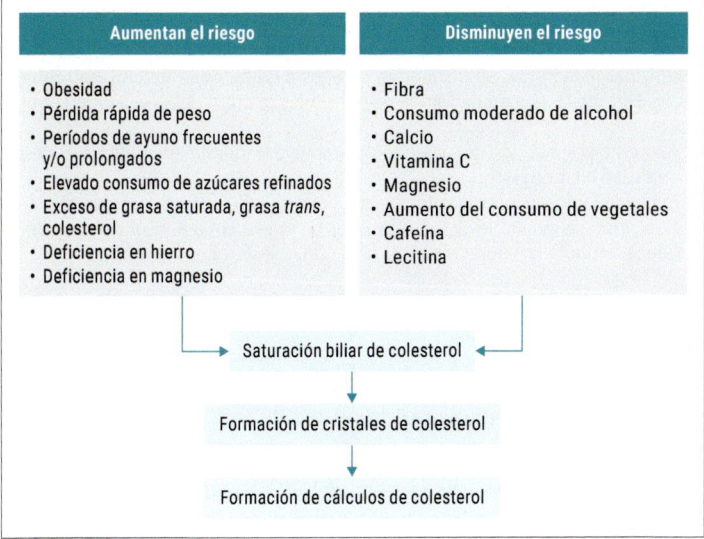

Figura 29-1. Factores que influyen en la formación de cálculos biliares.

Dado que la posibilidad de sufrir colelitiasis aumenta cuanto mayor es el grado de obesidad, conviene evitar el sobrepeso y planificar los programas de adelgazamiento para que sean graduales y sostenidos, evitando las fluctuaciones ponderales.

INGESTA ENERGÉTICA

Los resultados de los estudios publicados son contradictorios. Algunos autores describen una correlación positiva entre ingesta calórica y concentración de colesterol en bilis; otros, en cambio, no observan que los individuos con cálculos biliares ingieran más calorías/día que los controles.

El hecho de que durante los *períodos de pérdida de peso* exista un mayor riesgo de formación de cálculos podría explicar, en parte, la diferencia de resultados entre estudios.

SEDENTARISMO

La inactividad contribuye a un aumento del riesgo de obesidad y, secundariamente, de litiasis biliar. Para evitar ambos problemas se aconseja la práctica de ejercicio moderado, pero habitual y prolongado (30-60 min/día) (**Tabla 29-1**).

FIBRA

La saturación de la bilis disminuye al aumentar el consumo de fibra vegetal, sobre todo si, paralelamente, se disminuye la ingesta de hidratos de carbono refinados (v. **Fig. 29-1**). Los mecanismos responsables pueden deberse a que la fibra:

- Aumenta la sensación de saciedad y disminuye la ingesta energética y el riesgo de desarrollar obesidad.
- Acelera el tránsito intestinal, lo que, a su vez, dificulta la formación de cálculos.
- Contribuye a evitar elevaciones bruscas de la glucemia e insulinemia, con lo que se modula la saturación de la bilis con colesterol.

HIDRATOS DE CARBONO

Una dieta rica en hidratos de carbono refinados se asocia a un aumento en el riesgo de formación de cálculos biliares (v. **Fig. 29-1** y **Tabla 29-1**). Las razones pueden ser que:

- La dieta rica en hidratos de carbono refinados suele ser pobre en fibra.
- La rápida absorción de estos hidratos de carbono, a nivel intestinal, puede estimular al páncreas para secretar más insulina, lo que contribuye a que el hígado segregue bilis más saturada con colesterol.

Tabla 29-1. Consumo de alimentos que conviene aumentar, mantener o restringir en la prevención/tratamiento de la colelitiasis

	Aumentar	Permitido	Moderado o restringido
Carnes y derivados		Consumo normal	
Pescados y mariscos		Consumo normal	
Huevos		Consumo normal	
Leche y lácteos	Consumo normal o algo superior		
Verduras y hortalizas	Consumo normal o algo superior		
Frutas y zumos	Consumo normal o algo superior		
Legumbres	Consumo normal o algo superior		
Cereales	Consumo normal o algo superior (ESPECIALMENTE INTEGRALES)		
Bebidas	Consumo de unos 2 L de agua/día	Bebidas alcohólicas (con moderación)	
Grasas y aceites			Sobre todo si existe exceso de peso
Dulces y azúcar			Sobre todo si existe exceso de peso
Ejercicio	Ejercicio suave y habitual		
Control de peso	Conseguir un peso adecuado y estable		Evitar el exceso de peso y las pérdidas rápidas y frecuentes
Número de comidas	Horario regular 4-5 comidas/día		Evitar un ayuno prolongado No saltarse el desayuno

GRASA

Con frecuencia se indica que los pacientes con cálculos no deben tomar mucha grasa para evitar los síntomas de dolor o dispepsia, ya que las grasas incrementan la secreción de *colecistocinina* y la contractibilidad de la vesícula. Sin embargo, la necesidad de restringir la ingesta de grasa ha sido cuestionada recientemente.

Aunque rebajar en exceso el aporte de grasas no parece necesario y podría asociarse, incluso, a malnutrición calórica, sí es conveniente evitar el consumo excesivo, especialmente en las personas con hipertrigliceridemia u obesidad mórbida.

Grasa monoinsaturada y poliinsaturada

Aumentar la ingesta de grasa monoinsaturada y poliinsaturada se asocia con una disminución del riesgo de formación de cálculos biliares. De hecho, las dietas pobres en ácidos grasos poliinsaturados en general, y en ácidos grasos esenciales en concreto, favorecen la formación de bilis más litogénica. Por otra parte, en pacientes con cálculos biliares, la suplementación con aceite de pescado disminuye la saturación de la bilis un 25 %. Los ácidos grasos omega-3 y omega-6 también ejercen un efecto protector, aunque falta investigación para establecer la proporción que resulta más conveniente, pero teniendo en cuenta las características de la dieta media española, es conveniente hacer más énfasis en el aumento en la ingesta de ácidos grasos omega-3.

Colesterol, grasa saturada y grasa *trans*

Dado que los cálculos biliares son mayoritariamente de colesterol, las influencias dietéticas que pueden elevar el colesterol sérico, como la ingesta excesiva de ácidos grasos saturados, grasa *trans* y colesterol, se han relacionado, con frecuencia, con la patogenia de la colelitiasis. No todos los individuos responden de igual manera ante estas modificaciones dietéticas, pero es posible que en los pacientes con colelitiasis existan alteraciones en los mecanismos homeostáticos de control del metabolismo del colesterol. Aunque es necesaria una mayor investigación sobre el tema, teniendo en cuenta que la ingesta de grasa saturada, grasa *trans* y colesterol es superior a la aconsejada, reducir su presencia en la dieta puede suponer un beneficio sanitario general, y en relación con los cálculos biliares en concreto.

HIERRO

En relación con los minerales, se ha constatado que la deficiencia en hierro se relaciona con mayor saturación del colesterol en la vesícula biliar.

CALCIO

Los alimentos ricos en calcio, como los lácteos, son de utilidad en la prevención de la colelitiasis, ya que el calcio forma sales con los ácidos biliares (desoxicólico fundamentalmente), contribuyendo a disminuir sus niveles en la bilis. Esto puede resultar útil, dado que el ácido desoxicólico se relaciona positivamente con el índice de saturación biliar de colesterol (v. **Fig. 29-1** y **Tabla 29-1**).

MAGNESIO

La deficiencia de magnesio puede producir dislipemia e hipersecreción de insulina, lo cual facilita la formación de cálculos biliares. Por otra parte, algunos estudios señalan que un aumento en la ingesta de magnesio reduce el riesgo de formación de cálculos biliares en varones.

VITAMINA C

El déficit en vitamina C es un factor de riesgo de colelitiasis, dado que esta vitamina interviene en la hidroxilación hepática del colesterol y en la síntesis de ácidos biliares (v. **Fig. 29-1**). La suplementación de la dieta con vitamina C (2 g/día durante 2 semanas) en humanos prolonga el tiempo de cristalización del colesterol debido a cambios cualitativos en la composición del ácido biliar y al aumento de las concentraciones de fosfolípidos en la bilis, aunque no se ha observado que esto cambie los niveles séricos de lípidos ni la concentración y saturación del colesterol biliar. Sí se ha detectado relación entre déficit de vitamina C y mayor riesgo de padecer colelitiasis.

MICROBIOMA

Algunos estudios han asociando la disbiosis de la microbiota con la formación de cálculos biliares. El microbioma puede favorecer la litogénesis mediante la regulación del metabolismo de los ácidos biliares y las vías de señalización relacionadas.

ALCOHOL

Algunos estudios indican que el alcohol protege de la formación de cálculos biliares (v. **Fig. 29-1** y **Tabla 29-1**). La razón puede ser que el consumo moderado de alcohol:

- Incrementa las lipoproteínas de alta densidad, fracción lipoproteica que presenta una relación inversa con el riesgo de formación de cálculos.
- Contribuye a desaturar los lípidos biliares.
- Disminuye la secreción biliar de colesterol y el contenido en calcio intravesicular.
- Aumenta la proporción de ácido quenodesoxicólico en la bilis vesicular.

Pese a este beneficio, el consumo de alcohol siempre tiene que ser moderado y nunca se puede animar a un paciente a tomar alcohol para evitar la colelitiasis.

OTROS FACTORES

En ambos sexos el aumento de los niveles de insulina y de triglicéridos se relaciona con un incremento del riesgo de formación de cálculos.

También la cafeína y el aumento en el consumo de vegetales, frutos secos y legumbres condicionan una disminución del riesgo.

Parece que las personas predispuestas a padecer cálculos sufren más el efecto de los condicionantes dietéticos de la enfermedad que las personas no predispuestas. Existe mayor riesgo en los descendientes de las personas que los padecen, en mujeres, gestantes y personas que utilizan ciertos fármacos (como anticonceptivos orales o agentes hipolipemiantes) de manera habitual.

PUNTOS CLAVE

- La obesidad y la pérdida rápida de peso son factores que contribuyen a la formación de los cálculos biliares.
- Parece prudente limitar la ingesta calórica para evitar el aumento de peso. En este sentido, aumentar el gasto energético incrementando la actividad física parece también una medida útil.
- El exceso de calorías, grasas e hidratos de carbono refinados puede considerarse contraproducente por su contribución al aumento de peso (los hidratos de carbono refinados elevan, además, la insulinemia y, secundariamente, la saturación biliar de colesterol).
- Un escaso consumo de fibra y un insuficiente aporte de calcio y/o vitamina C también resultan perjudiciales. Para aumentar la ingesta de calcio conviene mantener el consumo de lácteos, siendo también recomendable el consumo regular de frutas y verduras para asegurar el aporte de fibra y vitamina C. Para lograr el aporte recomendado de fibra debe fomentarse el consumo de legumbres y cereales (preferiblemente integrales) (v. **Tabla 29-1**).
- El consumo moderado de cafeína y de alcohol (<10 % de la energía ingerida) se asocia a una disminución del riesgo de formación de cálculos.

BIBLIOGRAFÍA

Cabre-Gelada E, Peña Quintana L, Virgili N. Nutrición en las enfermedades hepatobiliares. En: Gil A, ed. Tratado de Nutrición. Tomo V: Nutrición y enfermedad. 3ª ed. Madrid: Editorial Medica Panamericana; 2017. p. 865-906.

Casanova Martínez L. Nutrición y enfermedades del aparato digestivo. En: Ortega RM, ed. Nutrición Clínica y Salud Nutricional. Madrid: Editorial Médica Panamericana; 2023. p. 251-61.

Cha BH, Jang M-J, Lee SH. Alcohol Consumption Can Reduce the Risk of Gallstone Disease: A Systematic Review with a Dose-Response Meta-Analysis of Case-Control and Cohort Studies. Gut and Liver.2019;13(1):114-31.

Cortés VA, Barrera F, Nervi F. Pathophysiological connections between gallstone disease, insulin resistance, and obesity. Obes Rev. 2020;21(4):e12983.

Dan WY, Yang YS, Peng LH, Sun G, Wang ZK. Gastrointestinal microbiome and cholelithiasis: Current status and perspectives. World J Gastroenterol. 2023;29(10):1589-601.

Di Ciaula A, Garruti G, Frühbeck G, De Angelis M, de Bari O, Wang DQ, et al. The Role of Diet in the Pathogenesis of Cholesterol Gallstones. Curr Med Chem. 2019;26(19):3620-638.

Di Ciaula A, Portincasa P. Recent advances in understanding and managing cholesterol gallstones. F1000 Res. 2018;7:F1000 Faculty Rev-1529. Disponible en: https://f1000research.com/articles/7-1529/v1 [última consulta: 19 de marzo de 2024].

Gaby AR. Nutritional approaches to prevention and treatment of gallstones. Altern Med Rev. 2009;14(3):258-67.

Gutt C, Schläfer S, Lammert F. The Treatment of Gallstone Disease. Dtsch Arztebl Int. 2020; 117(9):148-58.

Martínez García RM, Jiménez Ortega AI, Salas-González MD, Bermejo López LM, Rodríguez-Rodríguez E. Intervención nutricional en el control de la colelitiasis y la litiasis renal. Nutr Hosp. 2019;36(Spec No3):70-4.

Méndez-Sánchez N, Chávez-Tapia NC, Uribe M. The role of dietary fats in the pathogenesis of gallstones. Front Biosci. 2003;8:420-7.

Nordenvall C, Oskarsson V, Wolk A. The consumption of fruits and vegetables and the risk of cholecystectomy: a prospective cohort study of women and men. Eur J Nutr. 2018;57(1):75-81.

Nordestgaard AT. Causal relationship from coffee consumption to diseases and mortality: a review of observational and Mendelian randomization studies including cardiometabolic diseases, cancer, gallstones and other diseases. Eur J Nutr. 2022;61(2):573-87.

Shabanzadeh DM, Jørgensen T, Linneberg A, Sørensen LT, Skaaby T. Vitamin D and gallstone disease: a population-based study. Endocrine. 2016;54:818-25.

Shanmugam H, Molina Molina E, Di Palo DM, Faienza MF, Di Ciaula A, Garruti G, et al. Physical Activity Modulating Lipid Metabolism in Gallbladder Diseases. J Gastrointestin Liver Dis. 2020;29(1):99-110.

Shay JES, Singh A. The Effect of Obesity on Gastrointestinal Disease. Gastroenterol Clin North Am. 2023;52(2):403-15.

Stinton LM, Myers RP, Shaffer EA. Epidemiology of gallstones. Gastroenterol Clin North Am. 2010;39(2):157-69.

Sun H, Warren J, Yip J, Ji Y, Hao S, Han W, et al. Factors Influencing Gallstone Formation: A Review of the Literature. Biomolecules. 2022;12(4):550.

Zdanowicz K, Daniluk J, Lebensztejn DM, Daniluk U. The Etiology of Cholelithiasis in Children and Adolescents-A Literature Review. Int J Mol Sci. 2022;23(21):13376.

Problemática nutricional del paciente celíaco

30

A. I. Jiménez Ortega

La enfermedad celíaca es la enfermedad crónica intestinal más frecuente que existe. Afecta aproximadamente al 1% de la población, aunque en muchos individuos permanece sin diagnosticar y supone un riesgo de aumento en su morbilidad y mortalidad (se estima que existen 5-10 casos sin diagnosticar por cada caso diagnosticado). Antes de su diagnóstico condiciona problemas de malabsorción y trastornos gastrointestinales, pero una vez diagnosticada el único tratamiento es el seguimiento de una dieta sin gluten, que es difícil de seguir y se aleja con frecuencia del ideal teórico, por lo que debe ser supervisada para conseguir que aporte cantidades adecuadas de nutrientes.

INTRODUCCIÓN

La enfermedad celíaca es un trastorno autoinmunitario caracterizado por una inflamación intestinal provocada por la ingestión de gluten en individuos genéticamente predispuestos. En estos individuos, el consumo de gluten conduce a un daño de la mucosa intestinal, caracterizado por deterioro y atrofia de las vellosidades y aumento de los linfocitos intraepiteliales, lo que provoca malabsorción, además de los síntomas gastrointestinales típicos (diarrea, gases, dolor abdominal). El problema trasciende a otros órganos y se asocia con diversas complicaciones. Casi todos los sistemas del cuerpo pueden verse afectados, pero el dermatológico, hematológico, neurológico, musculoesquelético, endocrino, reproductivo y digestivo son los más comúnmente involucrados. La enfermedad no reconocida, o no tratada, se asocia con un aumento de la mortalidad y con riesgo de linfoma intestinal. Aunque puede manifestarse en cualquier edad, la incidencia más frecuente se da en la primera y en la cuarta-quinta décadas de la vida. Su prevalencia ha aumentado 4-5 veces en las últimas 3-4 décadas y es más frecuente en la población femenina: afecta a 2-3 mujeres por cada varón.

El único tratamiento posible es la supresión del consumo de alimentos con gluten. Este tratamiento permite la mejora de los síntomas e histología y la disminución de comorbilidades a largo plazo.

Gluten

El **gluten** es una fracción de las proteínas del endospermo de los granos de diversos cereales (trigo, centeno, cebada, avena y todas sus variedades e híbridos), que tienen elevados residuos de prolaminas y gluteninas, capaces de estimular la respuesta inmunitaria en las personas con enfermedad celíaca. No se encuentra en maíz, arroz, mijo y sorgo. La avena no lo contiene específicamente, pero en su cultivo y producción es frecuente que se contamine.

Este conjunto de proteínas que contienen gluten presenta capacidad espesante y dan elasticidad a las harinas que las contienen; por ello el gluten forma parte de muchos productos manufacturados.

PREVENCIÓN DE LA ENFERMEDAD CELÍACA

El riesgo de enfermedad celíaca es de 10 a 15 % en personas que tienen un pariente de primer grado con la enfermedad. Hace unos años se planteó la posibilidad de que la lactancia materna y el retraso de la introducción del gluten en la dieta del niño podía prevenir o retrasar la sensibilización al gluten, pero estudios aleatorizados más recientes revelaron que retrasar la introducción del gluten no modificó el riesgo de enfermedad celíaca en bebés de alto riesgo. Las recomendaciones actuales son introducir el gluten en la dieta de un bebé en torno a los 6 meses, y es mejor si se hace mientras se mantiene la lactancia materna. No se ha establecido la cantidad óptima de gluten que debe introducirse en el momento del destete; sin embargo, una ingesta elevada de gluten en los primeros 5 años de vida, en niños de alto riesgo, se ha asociado con una mayor frecuencia y autoinmunidad de la enfermedad celíaca.

La vitamina D es un regulador clave de la homeostasis del calcio y la salud ósea en niños y adultos, pero en los últimos años se ha demostrado que esta vitamina puede ejercer muchas funciones extraesqueléticas, principalmente a través de una modulación relevante del sistema inmunitario innato y adaptativo, y se ha sugerido que podría desempeñar un papel fundamental en el desarrollo, curso clínico y evolución de varios trastornos autoinmunitarios, incluyendo la enfermedad celíaca. La administración de vitamina D en casos de enfermedad celíaca ya diagnosticados no siempre ha modificado significativamente el curso de la enfermedad. Sin embargo, la mayoría de los expertos recomiendan la monitorización de las concentraciones de la vitamina en pacientes celíacos y la administración de suplementos en pacientes con hipovitaminosis.

PROBLEMAS NUTRICIONALES DEL PACIENTE CELÍACO ANTES DEL DIAGNÓSTICO DE LA ENFERMEDAD

Antes de que la enfermedad celíaca sea diagnosticada, la principal dificultad nutricional del paciente deriva de los problemas de malabsorción, que dependen de la duración de la enfermedad sin tratamiento, y de la extensión y localización de las lesiones intestinales. Está descrita la dificultad para absorber vitaminas liposolubles (D, E, A y K), así como ácido fólico, dado que estos micronutrientes se absorben preferentemente a través del intestino delgado proximal, que es la zona donde se encuentran principalmente las lesiones intestinales y en la que se produce atrofia de las vellosidades intestinales y cambios inflamatorios característicos. Con menor frecuencia también pueden observarse deficiencias en tiamina, vitamina B_6 y vitamina B_{12}. Las deficiencias de minerales más frecuentemente descritas en la bibliografía son las de hierro, calcio y magnesio. También se detectan deficiencias en yodo, potasio y cinc, y algunos estudios encuentran bajas ingestas de selenio y manganeso. Los resultados pueden ser más o menos acusados dependiendo de la gravedad de la enfermedad y de la ingesta dietética. Las deficiencias detectadas se observan en pacientes celíacos tanto sintomáticos como asintomáticos.

Una de las deficiencias más frecuentemente detectadas en pacientes con enfermedad celíaca es la de hierro. La deficiencia en hierro ha sido declarada una complicación común de la enfermedad celíaca.

De hecho, en las personas con deficiencia de hierro inexplicable, especialmente si son resistentes a la suplementación oral con el mineral, se debe sospechar del padecimiento de enfermedad celíaca y proceder a realizar pruebas encaminadas a confirmarla o descartarla. En estos pacientes se observa que el 6-10 % tendrá enfermedad celíaca, incluso en ausencia de otros signos y síntomas.

La enfermedad celíaca también causa, con frecuencia, malabsorción de vitamina D y calcio, y los pacientes con enfermedad ósea metabólica inexplicable o con osteoporosis grave deben ser evaluados para descartar la enfermedad celíaca, incluso en ausencia de síntomas gastrointestinales. Esto se aplica, especialmente, a pacientes con osteomalacia o densidad ósea reducida a una edad temprana, o a hombres que desarrollan osteoporosis.

La etiopatología de las lesiones óseas en la enfermedad celíaca es multifactorial y otras afecciones, además de la malabsorción mineral y de vitamina D, pueden afectar la salud esquelética, especialmente las relacionadas con el sistema endocrino y cambios en el microbioma intestinal. Se mencionan como mecanismos subyacentes a la enfermedad ósea en la enfermedad celíaca el aumento de citocinas proinflamatorias que favorecen la osteoclastogénesis, hipogonadismo, bajo peso y desnutrición. La mayoría de los estudios muestran una reducción de la densidad mineral ósea en estos pacientes. La microarquitectura ósea también se deteriora y muchas investigaciones, pero no todas, han mostrado un mayor riesgo de fractura asociado con el padecimiento de enfermedad celíaca.

Malabsorción

Un problema frecuente antes del diagnóstico de la enfermedad es la malabsorción de lactosa, por la pérdida de lactasa de la superficie de los enterocitos dañados. Por ello, hasta que se diagnostique la enfermedad, se regeneran las vellosidades intestinales y se compruebe si la persona puede tolerar la lactosa, conviene evitar su consumo. Pero si el paciente suprime totalmente el consumo de lácteos, esto favorece la deficiencia en calcio y puede conducir a enfermedades osteopénicas.

PROBLEMAS NUTRICIONALES DEL PACIENTE CELÍACO DESPUÉS DEL DIAGNÓSTICO

Una vez diagnosticada la enfermedad celíaca, el tratamiento indispensable es el seguimiento de una **dieta sin gluten** (DSG). En esta fase del proceso, el paciente se enfrenta con problemas de: absorción, ingesta, inseguridad y coste.

Malabsorción

En lo que se refiere a la absorción, la extensión y localización de las lesiones intestinales condicionan el grado de malabsorción de varios nutrientes y el tiempo que tarda en producirse la recuperación.

Al introducir la DSG se espera que la superficie de absorción funcional del intestino se restablezca. Sin embargo, la recuperación histológica completa requiere un tratamiento a largo plazo, especialmente en pacientes adultos (puede tardar de 6 meses a 2 años). Esto hace que los pacientes celíacos sean propensos a padecer **deficiencias de nutrientes** en el primer período después de iniciar la DSG, incluso cuando se adhieren estrictamente a la dieta.

En relación con la **anemia ferropénica**, diagnosticada con frecuencia en pacientes celíacos, algunos autores han indicado que durante el primer año de seguimiento de la DSG esta anemia mejora notablemente en la mayoría de los casos (pero no en todos) debido a la recuperación variable de la mucosa intestinal. En las mujeres, la recuperación parece ser más lenta que en los hombres debido a la pérdida de sangre menstrual. Asimismo, otros autores observaron deterioro de varios índices nutricionales, como la hemoglobina y el folato, tras un año de DSG. Por lo tanto, en los casos recién diagnosticados, además de controlar el seguimiento de la DSG, podría ser interesante tratar las deficiencias con suplementos, como el hierro, especialmente en las mujeres. En función de los datos analíticos puede ser recomendable tomar un suplemento de vitaminas y minerales, además del seguimiento de la DSG, hasta que el intestino se recupere y los niveles, previamente bajos, estén normalizados. Después, cuando se alcanzan los valores normales y se supone que se logra la recuperación de la mucosa, la DSG por sí sola podría ser suficiente.

En lo que se refiere a la **deficiencia en calcio y vitamina D**, la DSG corrige la pérdida ósea en pacientes con enfermedad leve y se asocia con una mejora significativa en pacientes con malabsorción grave. Sin embargo, la densidad mineral ósea sigue siendo menor en comparación con los controles y el aumento del riesgo de fractura puede persistir.

En relación con la **intolerancia a la lactosa**, cuando la persona sigue la DSG y se regeneran las vellosidades intestinales, puede suceder que pase a tolerar la lactosa o que la persona siga siendo intolerante. En el primer caso no hay ningún problema en el consumo de lácteos; en el segundo caso, las pautas serían las aplicables a cualquier individuo intolerante a la lactosa: tomar leche sin lactosa, el queso y el yogur son mejor tolerados.

Una revisión sistemática proporciona evidencia de que la adherencia a una DSG y la cicatrización de la mucosa previenen o mejoran las complicaciones de la enfermedad celíaca. Los autores sugieren que el seguimiento a largo plazo es esencial, pero reconocen que la evidencia es limitada. En general, los estudios de resultados de la enfermedad celíaca están limitados por su naturaleza retrospectiva y la dificultad inherente de evaluar la adherencia a la DSG.

Problemas con la ingesta y la microbiota

La recuperación completa de la persona va a depender, entre otros factores, de lo estricta que sea la DSG. El paciente tiene que replantear su dieta, lo que a veces le resulta inicialmente complicado. Por otra parte, esta dieta es compleja y tiene muchas caídas potenciales (voluntarias o involuntarias). La motivación y la educación del paciente son cruciales, sobre todo porque no hay tratamiento alternativo.

La no adherencia es común, especialmente en adolescentes, cuando están con sus amigos y no quieren sentirse diferentes; por otra parte, el sabor especial de los alimentos sin gluten hace que en algunos casos sean rechazados, aunque en este sentido, la oferta es cada vez más abundante y variada. La ingestión de cantidades muy pequeñas de gluten puede causar un retorno de los síntomas en casos previamente bien controlados, y puede estar asociada con alteraciones histológicas del intestino delgado, incluso en ausencia de síntomas clínicos manifiestos.

Aunque los síntomas a menudo se resuelven a los pocos días o semanas del inicio del tratamiento, el daño reaparecerá si el gluten se reintroduce en la dieta porque la intolerancia inmunológica al gluten no desaparece. Los pacientes pueden creer incorrectamente que la ausencia de síntomas cuando toman alimentos que contienen gluten indica que se pueden consumir sin daño. En consecuencia, se les debe alentar a cumplir estrictamente con la dieta para evitar complicaciones, como la pérdida ósea y el aumento del riesgo de cáncer.

Además de la no adherencia voluntaria a la DSG, las transgresiones involuntarias son frecuentes, dado que se puede encontrar gluten como espesante o incluso como aditivo estabilizador o saborizante en muchos alimentos, lo que dificulta aún más su eliminación de la dieta. También se pueden dar contaminaciones de alimentos sin gluten con gluten de otros productos.

Al planificar una DSG lo ideal es sustituir las harinas de cereales por otras harinas (legumbres, maíz, etc.) que no tengan gluten, y aumentar el consumo de frutas y vegetales, que es insuficiente en toda la población y es una alternativa para mejorar la alimentación de pacientes celíacos.

Anteriormente, las harinas sin gluten no estaban enriquecidas con nutrientes, lo que condujo a deficiencias nutricionales (p. ej., en hierro o vitaminas B) en pacientes con enfermedad celíaca que seguían una DSG. Las recomendaciones actuales se centran en lo que se puede comer y en la elección prioritaria de productos sin gluten naturales con alto valor nutricional, incluida la fibra. El consumo de alimentos procesados que son altos en azúcar y grasa debe ser moderado, para evitar desequilibrar la dieta y dificultar el cumplimiento de los objetivos nutricionales (v. **Cap. 2**). Se puede ver un ejemplo de DSG en el **anexo 15-1**.

Con el seguimiento de la DSG, la ingesta de calcio, magnesio y hierro es a menudo insuficiente, especialmente en la adolescencia, mientras que la vitamina D es insuficiente en todos los grupos de edad. Por otra parte, la DSG puede exponer a los pacientes celíacos a ingestas altas de grasa y bajas de micronutrientes esenciales. Pero teniendo en cuenta que la DSG es una terapia de por vida, para prevenir la aparición de enfermedades (p. ej., trastornos cardiovasculares u óseos) es necesario evaluar la ingesta dietética en los seguimientos a largo plazo.

La microbiota juega un papel extremadamente importante en el mantenimiento de la salud humana, y la dieta es el factor principal que regula la composición y la función de la microbiota intestinal. Estudios recientes han demostrado que el metabolismo del gluten está estrechamente relacionado con la microbiota del tracto gastrointestinal. Con la creciente prevalencia de la enfermedad celíaca, existe la necesidad de tratamientos alternativos para las personas que siguen la DSG. Es necesaria una mayor investigación en este terreno, pero es posible que sea conveniente utilizar probióticos.

Problemas relacionados con la inseguridad alimentaria

El primer problema con el que se enfrenta el paciente que debe seguir una DSG es el de conocer los alimentos naturalmente libres de gluten y saber interpretar el etiquetado alimentario en relación con los productos manufacturados. Los productos convencionales del mercado podrán poner en su etiquetado que son sin gluten cuando contienen menos de 20 mg/kg (<20 ppm).

Un problema muy frecuente en el seguimiento de DSG es la inseguridad en el momento de las comidas, especialmente cuando se come fuera del hogar, en lugares no conocidos. No basta con evitar el consumo de alimentos con gluten, ya que los alimentos sin gluten pueden contaminarse si se utilizan platos, recipientes, cubiertos, hornos, microondas, etc., que han contenido alimentos con gluten. Las manos, superficies de trabajo, ropa, paños, bayetas, o los lugares de almacenamiento pueden contaminar el alimento. El conseguir una dieta libre de gluten resulta muy complicado en la práctica.

Otros aspectos que dificultan el seguimiento de la dieta son el miedo al rechazo social por seguir una dieta especial (este temor es especialmente frecuente en los adolescentes), el miedo a comer fuera de casa, o una falsa sensación de seguridad cuando se toman alimentos con gluten sin experimentar manifestaciones aparentes, ya que muchas personas celíacas toleran el consumo de pequeñas cantidades de gluten sin experimentar síntomas, aunque se mantiene el daño estructural y las repercusiones clínicas.

Problemas relacionados con el coste de la alimentación

Indudablemente, el seguimiento de una DSG supone un coste adicional, con frecuencia reduce la calidad de vida de los pacientes y es, a menudo, una carga socioeconómica.

Según datos de la FACE (Federación de Asociaciones de Celíacos de España), en el año 2019 el seguimiento de una dieta sin gluten suponía un gasto adicional, en alimentación, de unos 1.000 € por persona y año; en el año 2023 este gasto adicional era menor, pero seguía suponiendo una diferencia de unos 600 € más por persona y año para las personas que deben seguir una DSG. Si bien es verdad que se ha observado una disminución en el precio de los productos, este sigue siendo un condicionante muy importante.

HÁBITOS ALIMENTARIOS EN PACIENTES CON ENFERMEDAD CELÍACA

Los hábitos alimentarios son importantes para lograr un adecuado estado nutricional. En el paciente celíaco, la dieta no solo debe estar libre de gluten, sino que también debe ser equilibrada, cubriendo todas las necesidades energéticas y nutricionales.

Sería deseable aumentar el consumo de verduras (esto ayudaría a aproximar la dieta al ideal teórico), pero con frecuencia esto no sucede y la DSG, en lugar de ser más equilibrada que la dieta media, pasa a tener mayores desequilibrios. Varios estudios han detectado en las DSG una baja ingesta de cereales, frutas y verduras, y un exceso de carne y derivados, lo cual es similar o incluso acentúa la problemática de la población general.

Además, se ha informado de que los niños y adolescentes celíacos consumen grandes cantidades de productos específicos sin gluten. Estos productos son más pobres desde el punto de vista nutricional y tienen mayor contenido en grasa total y saturada, proteínas, hidratos de carbono sencillos y menor contenido de fibra (para mejorar su presencia y palatabilidad) que sus homólogos que contienen gluten.

El seguimiento de dietas libres de gluten se asocia con frecuencia a ingesta insuficiente de diferentes micronutrientes y esto se ha descrito en todos los grupos de edad.

Por todo lo anterior, los pacientes con enfermedad celíaca deberían ser referidos a un dietista nutricionista y a un gastroenterólogo especializados en enfermedad celíaca, y deben permanecer en una dieta estricta sin gluten indefinidamente.

PUNTOS CLAVE

- La enfermedad celíaca es una enfermedad autoinmunitaria multisistémica con base genética que tiene una prevalencia muy elevada (1 % de la población) y en un porcentaje elevado de casos puede permanecer sin diagnosticar, perjudicando la salud.
- Su único tratamiento, actualmente, consiste en el seguimiento de una dieta estricta sin gluten.
- Cuando la enfermedad no ha sido diagnosticada pueden darse diferentes manifestaciones clínicas, pero desde el punto de vista nutricional el principal problema es la malabsorción, dado el deterioro que se produce en la mucosa intestinal, especialmente en la parte proximal.
- Está descrita la dificultad para absorber vitaminas liposolubles (D, E, A y K), así como ácido fólico. También pueden observarse deficiencias en tiamina, vitaminas B_6 y B_{12}, hierro, calcio, magnesio, yodo, potasio y cinc.
- Una vez diagnosticada la enfermedad e instaurada la DSG, la absorción de nutrientes puede ir mejorando, pero se necesita un tiempo para que el funcionamiento del intestino se aproxime a la normalidad. En muchos casos puede ser recomendable tomar un suplemento de vitaminas y minerales, además del seguimiento de la dieta sin gluten, hasta que el intestino se recupere y los niveles previamente bajos estén normalizados.
- El seguimiento de la DSG se asocia con otros problemas a la hora de elegir los alimentos, también con problemas socioeconómicos y de inseguridad y con un mayor coste.
- En general, la DSG es más desequilibrada que la dieta media, por lo que es muy importante realizar un seguimiento continuo y personalizado de los pacientes celíacos desde el momento del diagnóstico, para ayudarles a mejorar la calidad nutricional de sus dietas.

BIBLIOGRAFÍA

Abreu Paiva LM, Gandolfi L, Pratesi R, Harumi Uenishi R, Puppin Zandonadi R, Nakano EY, et al. Measuring quality of life in parents or caregivers of children and adolescents with celiac disease: Development and content validation of the questionnaire. Nutrients. 2019;11(10):2302.

Bolia R, Thapar N. Celiac Disease in Children: A 2023 Update. Indian J Pediatr. 2024 May;91(5):481-489. Disponible en: https://doi.org/10.1007/s12098-023-04659-w.

Calvo-Lerma J, Crespo-Escobar P, Martínez-Barona S, Fornés-Ferrer V, Donat E, Ribes-Koninckx C. Differences in the macronutrient and dietary fibre profile of gluten-free products as compared to their gluten-containing counterparts. Eur J Clin Nutr. 2019;73(6):930-6.

Cardo A, Churruca I, Lasa A, Navarro V, Vázquez-Polo M, Perez-Junkera G, et al. Nutritional Imbalances in Adult Celiac Patients Following a Gluten-Free Diet. Nutrients. 2021;13(8):2877.

Gessaroli M, Frazzoni L, Sikandar U, Bronzetti G, Pession A, Zagari RM, et al. Nutrient intakes in adult and pediatric coeliac disease patients on gluten-free diet: a systematic review and meta-analysis. Eur J Clin Nutr. 2023;77(8):784-93.

Husby S, Koletzko S, Korponay-Szabó I, Kurppa K, Mearin ML, Ribes-Koninckx C, et al. European Society Paediatric Gastroenterology, Hepatology and Nutrition Guidelines for Diagnosing Coeliac Disease 2020. J Pediatr Gastroenterol Nutr. 2020;70(1):141-56.

Infantino C, Francavilla R, Vella A, Cenni S, Principi N, Strisciuglio C, et al. Role of Vitamin D in celiac disease and inflammatory bowel diseases. Nutrients. 2022;14(23):5154.

Jiménez Ortega AI, López-Plaza B, Ortega RM, Lozano Estevan MDC, Martínez García RM. Problemática nutricional en pacientes celíacos. Dificultades para conseguir una situación nutricional adecuada. Nutr Hosp. 2022;39(Supl 3):60-4.

Kondapalli AV, Walker MD. Celiac disease and bone. Arch Endocrinol Metab. 2022;66(5):756-64.

Kreutz JM, Adriaanse MPM, van der Ploeg EMC, Vreugdenhil ACE. Narrative Review: Nutrient Deficiencies in Adults and Children with Treated and Untreated Celiac Disease. Nutrients. 2020;12(2):500.

Larretxi I, Simon E, Benjumea L, Miranda J, Bustamante MA, Lasa A, et al. Gluten-free-rendered products contribute to imbalanced diets in children and adolescents with celiac disease. Eur J Nutr. 2019;58(2):775-83.

Lungaro L, Manza F, Costanzini A, Barbalinardo M, Gentili D, Caputo F, et al. Osteoporosis and Celiac Disease: Updates and Hidden Pitfalls. Nutrients. 2023;15(5):1089.

Montoro-Huguet MA, Santolaria-Piedrafita S, Cañamares-Orbis P, García-Erce JA. Iron Deficiency in Celiac Disease: Prevalence, Health Impact, and Clinical Management. Nutrients. 2021;13(10):3437.

Rubin JE, Crowe SE. Celiac Disease. Ann Intern Med. 2020;172(1):ITC1-16.

Sue A, Dehlsen K, Ooi CY. Paediatric Patients with Coeliac Disease on a Gluten-Free Diet: Nutritional Adequacy and Macro- and Micronutrient Imbalances. Curr Gastroenterol Rep. 2018;20(1):2.

Vici G, Belli L, Biondi M, Polzonetti V. Gluten free diet and nutrient deficiencies: A review. Clin Nutr. 2016;35(6):1236-41.

Wagh SK, Lammers KM, Padul MV, Rodriguez-Herrera A, Dodero VI. Celiac Disease and Possible Dietary Interventions: From Enzymes and Probiotics to Postbiotics and Viruses. Int J Mol Sci. 2022;23(19):11748.

Wu X, Qian L, Liu K, Wu J, Shan Z. Gastrointestinal microbiome and gluten in celiac disease. Ann Med. 2021;53(1):1797-805.

Disfagia

31

M. C. Lozano Estevan y M. D. Salas González

 La disfagia se encuentra catalogada en la sección de «síntomas y signos que afectan al sistema digestivo y al abdomen» según la Clasificación Internacional de Enfermedades (CIE-10, código R13). Es considerada una de las causas fundamentales que impactan negativamente en la ingesta adecuada de energía y nutrientes. Un enfoque dietético y nutricional eficaz desempeña un papel crucial en el tratamiento de la disfagia.

INTRODUCCIÓN

La **deglución**, función fisiológica fundamental, abarca el intrincado proceso de transporte de alimentos y líquidos desde la cavidad oral hasta el estómago, involucrando la faringe y el esófago, bajo criterios de ritmo y velocidad, según la Clasificación Internacional del Funcionamiento, la Discapacidad y la Salud (ICF), establecida por la Organización Mundial de la Salud (OMS).

La **disfagia**, identificada como un síntoma en la categoría de «síntomas y signos digestivos» según la Clasificación Internacional de Enfermedades (CIE-10, código R13) promulgada por la OMS, se caracteriza por la obstrucción y estancamiento en la región de la faringe, esternón o xifoides. Este impedimento surge debido al bloqueo en el paso de alimentos desde la boca hasta el estómago o el cardias, emergiendo como un factor relevante que contribuye a la desnutrición en ciertos grupos de edad.

Las consecuencias de la disfagia a nivel nutricional son significativas, ya que la dificultad para tragar puede llevar a la ingesta inadecuada de nutrientes y energía. Esto, a su vez, puede desencadenar desnutrición, pérdida de peso no deseada, y aumentar la vulnerabilidad a otras complicaciones de salud. Además, la disfagia puede afectar negativamente la calidad de vida, limitando la variedad de alimentos que se pueden consumir y generando ansiedad relacionada con la alimentación.

En términos epidemiológicos, la prevalencia de la disfagia a nivel mundial afecta aproximadamente al 8 % de la población, lo que se traduce en unos 590 millones de personas. El análisis epidemiológico es esencial para comprender mejor la distribución de la disfagia en diferentes poblaciones y para guiar políticas de salud pública que se enfoquen en la prevención y gestión de esta condición.

ETIOLOGÍA

Desde la perspectiva etiológica se vislumbran diversas condiciones que pueden desempeñar un papel significativo en la instauración de la disfagia.

La etiología de la disfagia es multifacética y abarca una gama amplia de factores, desde alteraciones estructurales hasta disfunciones neuromusculares. Entre las condiciones anatómicas, se destacan estenosis esofágicas, divertículos, tumores esofágicos y hernias hiatales, todas las cuales pueden obstaculizar el flujo normal de los alimentos. Las disfunciones neuromusculares, por otro lado, comprenden trastornos como la esclerosis lateral amiotrófica, el Parkinson, el accidente cerebrovascular y otras enfermedades neurológicas que comprometen la coordinación y fuerza de los músculos implicados en la deglución.

La disfagia yatrogénica derivada de intervenciones médicas, como cirugías cervicales o esofágicas, también figura entre las causas, al igual que las condiciones inflamatorias, como la esofagitis, la enfermedad por reflujo gastroesofágico y las infecciones esofágicas.

Es esencial destacar la importancia de una evaluación exhaustiva para identificar la etiología subyacente, ya que ello orientará el enfoque terapéutico más adecuado. Un abordaje integral considera factores como la edad, la comorbilidad, la gravedad de la disfagia y las características específicas de la condición subyacente. Además, un análisis detallado de la historia clínica del paciente, junto con pruebas diagnósticas especializadas, contribuirá a una comprensión más precisa

Tabla 31-1. Etiología de la disfagia (porcentaje de prevalencia)

Etiología de la disfagia	Descripción
Trastornos neuromusculares (51-86 %)	Esclerosis múltiple, enfermedad de Parkinson, esclerosis lateral amiotrófica, miastenia *gravis*, distrofia muscular
Accidente cerebrovascular (25-81 %)	Un accidente cerebrovascular puede dañar los centros nerviosos responsables de la deglución
Enfermedades del esófago (22-52 %)	Esofagitis, estenosis esofágica, enfermedad por reflujo gastroesofágico, acalasia, divertículos esofágicos, tumores esofágicos
Trastornos estructurales o tumorales (23-100 %)	Tumores de cabeza y cuello, compresión extrínseca del esófago, estrechamiento o anillos esofágicos congénitos o adquiridos
Trastornos musculoesqueléticos de la cabeza y el cuello (24-34 %)	Miopatías, trastornos de la articulación temporomandibular, trauma o cirugía en la región de cabeza y cuello
Enfermedades neurológicas (15-80 %)	Esclerosis lateral amiotrófica, enfermedad de Alzheimer, enfermedad de Huntington, parálisis cerebral
Efectos secundarios de la radioterapia (40-80 %)	La radioterapia dirigida a la región de cabeza y cuello puede dañar los tejidos y causar disfagia
Efectos secundarios de la cirugía (22-52 %)	Las intervenciones quirúrgicas en la región de cabeza, cuello o esófago pueden afectar la función de la deglución

y completa de los desencadenantes específicos de la disfagia. En la **tabla 31-1** se presenta un resumen de estas causas y condiciones, cuya prevalencia se asocia de manera más marcada con la manifestación de la disfagia.

COMPLICACIONES

Las complicaciones asociadas a la disfagia se encuentran intrínsecamente ligadas al tipo y la gravedad de esta afección, pudiendo oscilar desde dificultades moderadas hasta la completa imposibilidad de la deglución.

Independientemente de la naturaleza de la disfagia, estas complicaciones se correlacionan con un incremento palpable en la morbilidad y mortalidad del paciente.

Dentro del conjunto de complicaciones de la disfagia, se puede discernir dos vías distintas, cada una presentando cuadros clínicos únicos:

- Complicaciones relacionadas con la **seguridad deglutoria**:
    - Atragantamiento.
    - Aspiración traqueobronquial.
    - Neumonía aspirativa.
    - Polimedicación.

- Complicaciones relacionadas con la **eficacia deglutoria**:
    - Desnutrición.
    - Deshidratación.

Cuando la eficacia de la deglución se ve mermada, surgen problemas potenciales de desnutrición y/o deshidratación en el individuo afectado. La desnutrición, derivada de una reducción en la ingesta de nutrientes, y la deshidratación, como consecuencia de una disminución en la ingesta de líquidos, se manifiestan como complicaciones significativas.

La desnutrición puede inducir alteraciones sustanciales en el estado nutricional del paciente, con consecuencias que varían según la duración del síntoma, desde una leve pérdida de peso hasta un marcado deterioro del tejido magro. Esta condición puede incidir negativamente en la capacidad de deglutir al debilitar los músculos involucrados en el proceso de deglución.

En contrapartida, la deshidratación puede manifestarse a través de síntomas como confusión mental, sequedad en la piel y mucosas, reducción en la salivación, expectoración disminuida o disnea, entre otros. Estos síntomas adicionales acentúan aún más las dificultades en la capacidad de deglutir. Por tanto, abordar de manera adecuada estos problemas es esencial para mejorar la calidad de vida y la salud general del paciente.

La prevención de las complicaciones derivadas de la disfagia requiere una evaluación precisa de esta condición.

Los métodos actuales de valoración clínica posibilitan: reconocer y dar seguimiento a pacientes con disfagia, identificar a aquellos en riesgo de aspiración y malnutrición, seleccionar alimentos adecuados en términos de tipo, viscosidad y volúmenes para contrarrestar los signos de disfagia, y determinar qué pacientes necesitan evaluaciones complementarias instrumentales. Este enfoque integral es esencial para mitigar el impacto adverso de la disfagia en la salud del paciente.

PROTOCOLO DE ACTUACIÓN

Actualmente, existen diversos protocolos de actuación para el tratamiento mul-tidisciplinar de la disfagia. La formulación de un protocolo de actuación ante la disfagia es de gran importancia por diversas razones:

- Se estandariza el abordaje: se establece un enfoque uniforme y consistente para la atención de la disfagia.
- Se contribuye a un diagnóstico temprano y preciso: se aspira a la identifica-ción oportuna y precisa de la disfagia para facilitar una intervención eficaz.
- Se personaliza el tratamiento: se adaptan las estrategias de tratamiento a las necesidades individuales de cada paciente.
- Se mejora la seguridad alimentaria: se garantiza la seguridad en la ingestión de alimentos, minimizando los riesgos asociados a la disfagia.
- Se favorece la coordinación multidisciplinar: se promueve la colaboración entre diversos profesionales de la salud para abordar integralmente la disfagia.
- Se evalúan el progreso y los resultados.

En la tabla 31-2, se muestran las diversas fases del protocolo de actuación integral destinado a gestionar la disfagia, abarcando desde la identificación y eva-luación inicial hasta la provisión de educación y orientación, tanto al paciente como a los cuidadores.

A su vez, dicha tabla 31-2 se puede explicar en tres pasos que aúnan las fases.

Paso 1. Detección y evaluación inicial

El paso 1 comprende la detección y evaluación inicial, y la evaluación instrumen-tal de la deglución (v. Tabla 31-2).

El procedimiento empleado para la detección de la disfagia es el EAT-10, un cuestionario de autopercepción centrado en los signos de disfagia. Los cues-tionarios de autopercepción, vitales para detectar dificultades en la deglución, deben cumplir con criterios específicos, siendo rápidos, confiables, no invasivos y de fácil aplicación por profesionales no especializados. Estas herramientas son esenciales para obtener una evaluación subjetiva del paciente sobre su capacidad para deglutir, posibilitando una valoración más completa y eficaz de la disfagia.

En cuanto a la evaluación de la capacidad de deglución frente a diversas vis-cosidades, se recurre al MECV-V buscando dos factores esenciales:

- Identificar signos clínicos de alteración de la seguridad y eficacia de la deglución.
- Seleccionar el volumen y viscosidad más eficaz y seguro para el paciente.

La planificación dietética adecuada es esencial al adaptar texturas y volúme-nes según la capacidad del paciente para deglutir de manera segura y eficaz. El MECV-V proporciona información crucial sobre la consistencia y volúmenes segu-ros y eficaces de alimentos, fundamental para asegurar una alimentación ade-cuada y prevenir complicaciones asociadas a la disfagia.

Dada la elevada vulnerabilidad de los pacientes con disfagia a la malnutrición y pérdida de peso, la valoración nutricional inicial y reevaluaciones periódicas

Tabla 31-2. Resumen de las etapas del protocolo de actuación frente a la disfagia

Fase del protocolo	Procedimiento y pruebas
Detección y evaluación inicial	• Entrevista clínica y anamnesis médica • Cribado de la disfagia (*Eating Assessment Tool-10, EAT10*) • Evaluación del estado nutricional y de la deglución mediante exploración clínica (método de exploración clínica volumen viscosidad, MECV-V) • Detección de signos de desnutrición y riesgo de aspiración (*Mini Nutritional Assessment, MNA®*)
Evaluación instrumental de la deglución	• Videofluoroscopia de la deglución (VFSS) • Fibroendoscopia de la deglución (FEES) • Manometría esofágica (si se sospechan trastornos esofágicos)
Planificación del tratamiento	• Diseño del plan de alimentación adaptado a las necesidades del paciente con modificaciones de texturas y consistencias • Establecimiento de metas y objetivos del tratamiento • Selección de métodos y técnicas de rehabilitación • Coordinación de la terapia logopédica y terapia ocupacional
Seguimiento y evaluación	• Monitorización del progreso del paciente • Evaluación periódica de la eficacia del tratamiento • Ajuste del plan de tratamiento según las necesidades • Reevaluación del estado nutricional • Valoración de la seguridad alimentaria y la deglución
Educación y orientación	• Asesoramiento sobre la dieta modificada y adaptación de texturas • Instrucciones para el paciente y cuidadores sobre la deglución • Consejos para prevenir complicaciones • Información sobre la importancia de la adherencia al tratamiento

son necesarias. Entre los métodos estandarizados, destaca el MNA®-SF, versión reducida que conserva la precisión y validez del MNA®.

Paso 2. Planificación

El paso 2 comprende la planificación del tratamiento y el seguimiento y evaluación (v. Tabla 31-2).

Una vez establecido el diagnóstico de la disfagia, el siguiente paso es la planificación del tratamiento, cuyo objetivo primordial es compensar la disfagia. Las recomendaciones de ingesta no son universales y deben ajustarse según la individualidad de cada paciente, considerando edad, género, actividad física y estado de salud (v. Cap. 3 y Anexo 7).

El cálculo de necesidades energéticas, basado en datos antropométricos y ecuaciones establecidas, es tarea de profesionales sanitarios. La distribución equilibrada de nutrientes con proporciones adecuadas de macronutrientes es esencial.

El tratamiento busca ajustar la textura para cada paciente y diversificar la dieta de forma gradual. La evaluación continua y ajustes en el plan son fundamentales para asegurar una alimentación segura y efectiva. Los alimentos con alta densidad de nutrientes, textura homogénea y sabores ácidos o dulces suelen ser más fáciles de deglutir.

Como recomendación general: se pueden incluir alimentos homogéneos, evitar mezclar líquidos y sólidos, incorporar variedad de alimentos para evitar la monotonía y, al pasar a una dieta oral, decidir modificaciones en texturas según las necesidades individuales y qué tipo de dieta puede ser administrada.

Tipo de dietas

En cuanto al tipo de dietas a elegir depende del grado y tipo de disfagia; estas se engloban en:

- **Dieta basal** (**normal**): sin problemas en la deglución. Incluye todas las texturas y consistencias.
- **Dieta blanda o de fácil masticación**: dirigida a problemas masticatorios sin síntomas de disfagia. Puede ser una dieta de transición.
- **Dieta de disfagia para la reeducación de la deglución**: evita alimentos de riesgo y no admite dobles texturas. Permite una fácil formación del bolo.

Entre los alimentos a evitar se encontrarían: alimentos pegajosos (p. ej., miel, melaza), alimentos que se dispersan en la boca (p. ej., guisantes, garbanzos), alimentos que desprenden agua al morderse (p. ej., melón, sandía), alimentos que se funden de sólido a líquido en la boca (p. ej., helado), alimentos fibrosos (p. ej., piña, espárragos), alimentos con semillas (p. ej., uvas, soja), alimentos que se desmenuzan en la boca (p. ej., pan tostado), alimentos duros y secos (p. ej., frutos secos), y dobles texturas (p. ej., sopa de pasta, cereales con leche).

- **Dieta de disfagia para la reeducación de la deglución avanzada**: evita alimentos con líquidos y dobles texturas. Exige alta masticación.
- **Dieta túrmix**: purés homogéneos, saborizados y con requerimientos nutricionales completos o enriquecidos.

Tipos de consistencia y volumen

Otro aspecto crucial es ajustar la consistencia de los líquidos, y para ello se requiere la comprensión de dos elementos esenciales:

1. **Niveles de consistencia**:

   - *Consistencia de néctar*: apropiada para beber en vaso, fluye formando un hilo fino al caer.
   - *Consistencia de miel*: puede beberse o consumirse con cuchara; al caer, forma gotas gruesas y no mantiene su forma.

– *Consistencia de pudin*: solo puede tomarse con cuchara; al caer, mantiene su forma.

2. **Niveles de volumen**:

– *Volumen alto*: alimentación con cuchara sopera rasa.
– *Volumen medio*: alimentación con cuchara de postre.
– *Volumen bajo*: alimentación con cuchara de café.

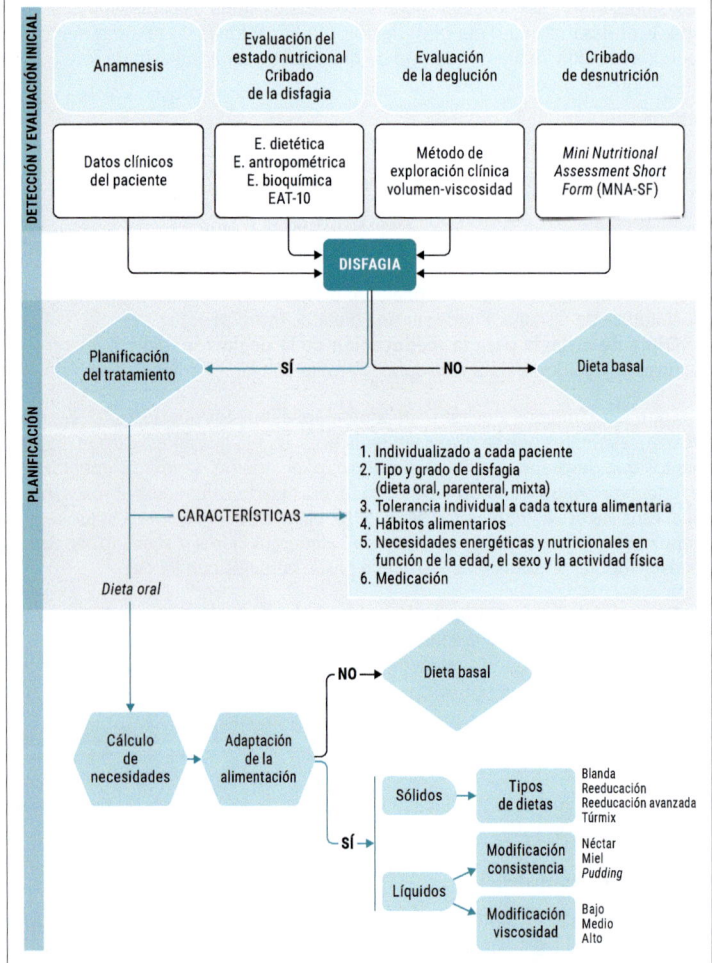

Figura 31-1. Protocolo para la dieta de la disfagia.

En la actualidad, se está llevando a cabo la implementación de descriptores estandarizados a nivel internacional a través de la *Dysphagia Diet Standardisation Initiative* (IDDSI). Después de años de dedicación se ha elaborado un marco definitivo para la dieta de la disfagia, compuesto por ocho niveles continuos (0-7), identificados mediante números, códigos de colores, etiquetas y descripciones minuciosas. Estos descriptores cuentan con respaldo de métodos de medición sencillos, accesibles para personas con disfagia, cuidadores, profesionales médicos y la industria alimentaria, interesados en determinar el nivel de textura adecuado para cada alimento.

Paso 3. Educación y orientación

Una vez que se establece el tratamiento, es crucial supervisar el proceso con la frecuencia necesaria. Además, se deben establecer directrices tanto para familiares como para cuidadores y el propio paciente, con el objetivo de prevenir posibles complicaciones en el futuro.

Como resumen de todo lo anteriormente mencionado, se puede establecer el protocolo que se muestra en la **figura 31-1**.

PUNTOS CLAVE

- Las complicaciones varían según la gravedad de la disfagia, desde dificultades moderadas hasta la completa incapacidad de la deglución. Se dividen en dos: relacionadas con la seguridad deglutoria (atragantamiento, aspiración traqueobronquial) y con la eficacia deglutoria (desnutrición, deshidratación).
- Independientemente del tipo de disfagia, estas complicaciones se asocian con un aumento significativo en la morbilidad y mortalidad del paciente.
- El diagnóstico y la evaluación precisa del tipo de disfagia es crucial para prevenir complicaciones.
- Existen métodos que permiten reconocer, dar seguimiento, identificar riesgos de aspiración y malnutrición, seleccionar alimentos adecuados y determinar la necesidad de pruebas instrumentales.
- El protocolo de actuación es esencial para el tratamiento multidisciplinar de la disfagia ya que se estandariza el abordaje, se logra un diagnóstico temprano y preciso, se personaliza el tratamiento y se mejora la seguridad alimentaria.
- El protocolo abarca desde la detección y evaluación inicial hasta la educación y orientación al paciente y cuidadores. Incluye pasos como la detección y evaluación con herramientas como EAT-10 y MECV-V, planificación del tratamiento (tipos de dietas, volumen), seguimiento continuo y pautas educativas para prevenir complicaciones futuras.
- La creación de un protocolo dietético y nutricional sólidamente estructurado, respaldado por la evidencia científica, es esencial para potenciar la gestión y tratamiento de la disfagia. Este enfoque busca mejorar tanto la seguridad como la calidad de vida de los pacientes afectados. La atención personalizada, el seguimiento constante y la colaboración entre diversos profesionales desempeñan un papel fundamental en el éxito de esta estrategia, garantizando resultados positivos y sostenibles a largo plazo para aquellos que enfrentan los desafíos asociados con la disfagia.

BIBLIOGRAFÍA

Baijens LW, Clavé P, Cras P, Ekberg O, Forster A, Kolb GF, et al. European Society for Swallowing Disorders – European Union Geriatric Medicine Society white paper: oropharyngeal dysphagia as a geriatric syndrome. Clinical Interventions in Aging. 2016;11:1403-28.

Belafsky PC, Mouadeb DA, Rees CJ, Pryor JC, Postma GN, Allen J, et al. Validity and reliability of the Eating Assessment Tool (EAT-10). The Annals of Otology, Rhinology, and Laryngology. 2008;117(12):919-24.

Burgos R, Sarto B, Segurola H, Romagosa A, Puiggrós C, Vázquez C, et al. Traducción y validación de la versión en español de la escala EAT-10 (Eating Assessment Tool-10) para el despistaje de la disfagia. Nutrición Hospitalaria. 2012;27(6):2048-54.

Cichero JAY, Lam P, Steele CM, Hanson B, Chen J, Dantas RO, et al. Development of International Terminology and Definitions for Texture-Modified Foods and Thickened Fluids Used in Dysphagia Management: The IDDSI Framework. Dysphagia. 2017;32(2):293-314.

Clavé P, Arreola V, Romea M, Medina L, Palomera E, Serra-Prat M. Accuracy of the volume-viscosity swallow test for clinical screening of oropharyngeal dysphagia and aspiration. Clinical Nutrition (Edinburgh, Scotland). 2008;27(6):806-15.

Gallegos C, Brito-de la Fuente E, Clavé P, Costa A, Assegehegn G. Nutritional Aspects of Dysphagia Management. En: Toldrá F, ed. Volumen 85: Advances in Food and Nutrition Research. Academic Press; 2017. p. 271-318.

Kaiser MJ, Bauer JM, Ramsch C, Uter W, Guigoz Y, Cederholm T, et al. Validation of the Mini Nutritional Assessment short-form (MNA-SF): a practical tool for identification of nutritional status. The Journal of Nutrition, Health & Aging. 2009;13(9):782-8.

Lam P, Stanschus S, Zaman R, Cichero JAY. The International Dysphagia Diet Standardisation Initiative (IDDSI) framework: the Kempen pilot. Br J Neurosci Nurs. 2017;13(Suppl 2):S18. Disponible en: https://www.magonlinelibrary.com/doi/full/10.12968/bjnn.2017.13.Sup2.S18 [última consulta: 19 de marzo de 2024].

Lancaster J. Dysphagia: its nature, assessment and management. Br J Community Nurs. 2015;Suppl Nutrition:S28-32.

Lozano-Estevan MDC, González-Rodríguez LG, Cuadrado-Soto E, Bermejo LM, Salas-González MD. Protocol of action in the dietary and nutritional approach in patients with dysphagia. Nutr Hosp. 2023;40(2):55-61.

McCarty EB, Chao TN. Dysphagia and Swallowing Disorders. Med Clin North Am. 2021; 105(5):939-54.

Mirmosayyeb O, Ebrahimi N, Shekarian A, Afshari-Safavi A, Shaygannejad V, Barzegar M, et al. Prevalence of dysphagia in patients with multiple sclerosis: A systematic review and meta-analysis. J Clin Neurosci. 2023;108:84-94.

Ney DM, Weiss JM, Kind AJH, Robbins J. Senescent Swallowing: Impact, Strategies, and Interventions. Nutr Clin Pract. 2009;24(3):395-413.

Payne C, Methven L, Fairfield C, Bell A. Consistently inconsistent: commercially available starch-based dysphagia products. Dysphagia. 2011;26(1):27-33.

Pourhassan M, Böttger S, Janssen G, Sieske L, Wirth R. The Association of Inflammation with Food Intake in Older Hospitalized Patients. J Nutr Health Aging. 2018;22(5):589-93.

Prell T, Perner C. Disease Specific Aspects of Malnutrition in Neurogeriatric Patients. Front Aging Neurosci. 2018;10:80.

Shen Z, Hou Y, Huerman A, Ma A. Patients with dysphagia: How to supply nutrition through non-tube feeding. Front Nutr. 2022;9:1060630. Disponible en: https://www.frontiersin.org/articles/10.3389/fnut.2022.1060630/full [última consulta: 19 de marzo de 2024].

Velasco C, García-Peris P. Tecnología de alimentos y evolución en los alimentos de textura modificada: del triturado o el deshidratado a los productos actuales. Nutr Hosp. 2014;29(3):465-69.

Vellas B, Villars H, Abellan G, Soto ME, Rolland Y, Guigoz Y, et al. Overview of the MNA—Its history and challenges. J Nutr Health Aging. 2006;10(6):456-63.

Warnecke T, Dziewas R, Wirth R, Bauer JM, Prell T. Dysphagia from a neurogeriatric point of view: Pathogenesis, diagnosis and management. Z Gerontol Geriatr. 2019;52(4):330-5.

Wirth R, Pourhassan M, Streicher M, Hiesmayr M, Schindler K, Sieber CC, et al. The Impact of Dysphagia on Mortality of Nursing Home Residents: Results From the nutritionDay Project. J Am Med Dir Assoc. 2018;19(9):775-8.

Fibrosis quística

L. G. González Rodríguez y M. D. Salas González

32

 La esperanza de vida de los enfermos de fibrosis quística ha aumentado de manera significativa, debido a la mejora del diagnóstico precoz de la enfermedad y a los avances científicos en el tratamiento, que incluyen tratamiento enzimático, antibioticoterapia, fisioterapia respiratoria y terapia nutricional, lo que permite que los pacientes tengan la posibilidad de llegar a la vida adulta y llevar una vida normal como la de cualquier individuo.

INTRODUCCIÓN

La **fibrosis quística** (FQ) es una enfermedad crónica, multisistémica y hereditaria con carácter autosómico recesivo. Es causada por mutaciones del gen regulador de la conductancia transmembrana de la fibrosis quística (gen *CFTR*) que codifica la proteína CFTR, que tiene como función mantener el equilibrio apropiado del sodio y del agua a nivel intracelular.

Se caracteriza por la alteración de las glándulas exocrinas y la producción de secreciones espesas, que obstruyen principalmente las vías respiratorias y pancreáticas.

Las causas más frecuentes de morbilidad y mortalidad en los pacientes con FQ son la enfermedad pulmonar y la desnutrición.

La **enfermedad pulmonar** consiste en la obstrucción progresiva de los alvéolos pulmonares producida por los tapones de moco, la presencia de infección pulmonar bacteriana persistente e inflamación, lo que limita la capacidad respiratoria con el paso del tiempo.

La **insuficiencia pancreática** es frecuente en pacientes con FQ (alrededor del 85 %) debido a tapones de moco producidos por las alteraciones en la secreción de cloro y bicarbonato, que obstruyen los conductos pancreáticos, reduciendo la liberación de agua, enzimas y bicarbonato al intestino delgado. Además, afecta la secreción de sales biliares y causa acumulación de moco en el intestino, lo que altera la digestión y causa malabsorción de nutrientes, en especial grasas, vitaminas A, D, E, K y carotenoides. Esto con frecuencia lleva a desnutrición, deficiencia de vitaminas y a evacuaciones voluminosas, grasas y con olor desagradable debido a la malabsorción de las grasas.

La **desnutrición** en niños y adolescentes provoca retraso en el crecimiento, deterioro de la función pulmonar y debilita la respuesta inmunitaria, aumentando las infecciones respiratorias y empeorando la salud general. Esto se debe al déficit de energía causado por: *1)* mayores necesidades energéticas debido a infecciones y al aumento del esfuerzo respiratorio; *2)* menor ingesta de energía por problemas gastrointestinales y respiratorios (anorexia, vómitos, tos crónica, etc.), y *3)* mayores pérdidas nutricionales debido a problemas digestivos, malabsorción, inflamación, entre otros.

TRATAMIENTO NUTRICIONAL

El tratamiento nutricional es fundamental como parte de un enfoque multidisciplinar del paciente con FQ en todas las edades. Tiene por objetivo alcanzar y mantener un estado nutricional óptimo, con el fin de promover un adecuado crecimiento y desarrollo, controlar las manifestaciones gastrointestinales, mejorar la función pulmonar, aumentar la resistencia a las infecciones, prevenir la enfermedad cardiovascular, reducir la hiperlipidemia, optimizar la masa corporal magra para una vida activa, y mejorar tanto la calidad de vida como la supervivencia.

ENERGÍA

El gasto energético total (GET) de los pacientes con FQ puede estar aumentado entre un 50 y un 199 % en comparación con una persona sin la enfermedad. En concreto, el gasto metabólico basal (GMB) puede estar aumentado en un 10 a 30 %. La gravedad de la enfermedad pulmonar, especialmente por la mayor carga de trabajo de los músculos respiratorios, la insuficiencia pancreática, la inflamación crónica durante una exacerbación respiratoria y el uso de medicamentos, como el salbutamol y otros agonistas β-adrenérgicos, contribuyen al aumento del GMB. Por esta razón, es necesario ajustar la ingesta de energía para garantizar un crecimiento normal y un estado nutricional adecuado evitando la obesidad.

En este sentido, las guías de la ESPEN-ESPGHAN-ECFS señalan que la ingesta de energía debe aportar entre un 110 y un 200 % de la energía recomendada para personas sanas de su misma edad, peso y sexo (**Tabla 32-1**). La cantidad de energía requerida variará según la situación de cada paciente, teniendo en cuenta

Tabla 32-1. Recomendaciones de energía y macronutrientes en pacientes de fibrosis quística

		Recomendaciones
Energía	Lactantes y niños <2 años	110-200 %*
	Niños 2-18 años	110-200 %*
	Adultos >18 años	110-200 %*
Hidratos de carbono		40-50 % del GET
Proteínas		15-20 % del GET
Grasas		35-40 % del GET

*Para la misma edad y sexo en sujetos sanos.
GET: gasto energético total.

diversos factores, como el grado de malabsorción, el nivel de inflamación crónica, la función pulmonar y las exacerbaciones respiratorias agudas.

En lactantes y niños que no alcanzan un crecimiento y desarrollo adecuados y adultos que tengan dificultad para ganar peso, pueden utilizarse suplementos energéticos orales adicionales a la dieta habitual.

La **nutrición enteral** nocturna constituye una manera adecuada de complementar el consumo de alimentos en pacientes en los que la vía oral resulte insuficiente, y resulta eficaz para mejorar la función respiratoria y el estado nutricional en pacientes desnutridos.

Se debe reservar el uso de la **nutrición parenteral** por cortos períodos de tiempo para aquellos pacientes que se encuentren en situaciones especiales que hagan aconsejable su utilización (trasplante, infección grave, etc.), pues aumenta el riesgo de infección.

Recientemente, la prevalencia de sobrepeso u obesidad en pacientes con FQ está aumentando debido a diversos factores, como la dieta, el uso de moduladores de CFTR, entre otros. Esto se asocia a un peor resultado postrasplante de pulmón, hiperlipidemia, un mayor riesgo de diabetes y con mayores concentraciones de insulina en ayunas. Algunos pacientes pueden requerir reducir la ingesta energética y mejorar la calidad de su dieta.

HIDRATOS DE CARBONO, GRASAS Y PROTEÍNAS

Se aconseja que el aporte de **hidratos de carbono** sea entre el 40 y el 50 % de la ingesta energética total (v. **Tabla 32-1**). Esta cantidad debe ajustarse en función de la ingesta energética, pero también en función de la presencia de alteraciones en el metabolismo de la glucosa. A medida que la edad aumenta, la afectación de la función de las células β del páncreas puede dar lugar a la aparición de intolerancia a la glucosa y de diabetes mellitus relacionada con FQ. El 20 a 30 % de los individuos de 18 a 24 años con FQ presentan hiperglucemia o diabetes, lo que está asociado a síndrome metabólico y enfermedad cardiovascular. En estos casos, es recomendable no restringir la ingesta de hidratos de carbono, sino individualizar su cantidad y supervisarla mediante el control de la glucosa sanguínea, priorizando la ingesta de hidratos de carbono complejos sobre los sencillos.

También debe vigilarse el aporte de **fibra** con el fin de evitar el estreñimiento y el síndrome de obstrucción intestinal distal, que ocurren a menudo en estos pacientes. Se recomienda que la dieta aporte 25 g/día de fibra. Es necesario asegurar el suministro de líquidos en cantidades suficientes e incrementar el ejercicio físico en la medida de lo posible.

Las necesidades de **proteínas** en los enfermos de FQ son mayores de lo habitual debido a la malabsorción y al estado de hipercatabolismo. Es fundamental garantizar una ingesta adecuada de proteínas para asegurar un correcto crecimiento y desarrollo en los niños y evitar la pérdida de masa muscular, deficiencia de vitaminas liposolubles e infecciones. Por ello, se aconseja que entre el 15 y el 20 % de la ingesta energética total de la dieta proceda de las proteínas y que estas sean de elevada calidad (v. **Tabla 32-1**).

Las **grasas** tienen un papel de gran importancia en el tratamiento del paciente con FQ debido, por una parte, a su alto valor energético, pudiéndose lograr mayores ingestas de energía en un menor volumen de alimentos y, por otra parte, a que proporcionan ácidos grasos esenciales y a que mejoran la palatabilidad de la dieta. Se recomienda que la ingesta de grasas sea entre el 35 a 40 % de la ingesta energética total (v. **Tabla 32-1**).

Es necesario asegurar un aporte suficiente de ácidos grasos esenciales, principalmente en los pacientes con insuficiencia pancreática que sufren esteatorrea, pues con bastante frecuencia, presentan deficiencias de ácido linoleico, ácido α-linolénico, ácido eicosapentaenoico (EPA) y docosahexaenoico (DHA). La deficiencia de ácido linoleico se correlaciona con un estado pulmonar deficiente y un crecimiento deficiente en bebés y niños, mientras que una alta proporción del ácido araquidónico respecto al DHA se asocia con una menor densidad mineral ósea, tanto en niños como en adultos jóvenes. Las alteraciones en las concentraciones de ácidos grasos esenciales también se correlacionan con el deterioro de la función renal, hepática e inmunitaria. En este sentido, se recomienda que el 1 a 2 % de la ingesta energética total de la dieta provenga del ácido α-linolénico para prevenir su deficiencia.

El ácido linoleico es beneficioso para el adecuado crecimiento y desarrollo de niños y adolescentes. Sin embargo, es importante controlar el aporte de ácido araquidónico para evitar el incremento de mediadores inflamatorios en estos pacientes.

Además, se ha observado que el DHA, el EPA y el ácido γ-linolénico contribuyen a evitar el estrés oxidativo y a disminuir la inflamación en estos pacientes, por lo que hay que garantizar un aporte adecuado.

No se dispone de evidencia suficiente para recomendar el uso de suplementos que contengan estos ácidos grasos de manera rutinaria. No obstante, la poca evidencia disponible señala que la suplementación con EPA y DHA puede producir beneficios clínicos significativos en cuanto al número de exacerbaciones y duración de la antibioticoterapia. En este sentido, el Ministerio de Salud de Italia sugiere la suplementación con DHA en una dosis de 100 mg/kg/día durante el primer año de vida.

VITAMINAS

La deficiencia de vitaminas liposolubles ocurre con bastante frecuencia y su suplementación es indispensable en pacientes con FQ. La deficiencia puede persistir incluso cuando se suministran suplementos, debido a la malabsorción, inflamación crónica e hipoalbuminemia. La dosificación debe realizarse de forma individualizada, en base a la edad y a los niveles séricos de cada vitamina. Una vez alcanzadas las concentraciones normales, se recomienda valorar las concentraciones plasmáticas de estas vitaminas al menos una vez al año y siempre que se produzcan cambios en el tratamiento de reemplazo enzimático.

La deficiencia de **vitamina A** es muy frecuente en estos pacientes (10 a 40 %) debido a la malabsorción o a la presencia de infecciones. La ocurrencia de su deficiencia en pacientes sin esteatorrea sugiere la existencia de otros mecanismos, como alteraciones en la movilización de las reservas hepáticas de la vitamina debido a menores concentraciones de proteína transportadora de retinol que pueden ocurrir en la enfermedad hepática, desnutrición o deficiencia de cinc. Además, el estrés oxidativo relacionado con inflamación sistémica en estos pacientes puede influir en la deficiencia de la vitamina. La deficiencia puede producir dificultades para adaptarse a la oscuridad, xeroftalmía, alteraciones en el epitelio de la mucosa bronquial, peor función pulmonar, un mayor número de exacerbaciones, una menor resistencia a las infecciones y, en general, un peor estado clínico.

Es recomendable iniciar la suplementación de retinol con la dosis mínima necesaria para alcanzar las concentraciones séricas normales de retinol, y aumentar la dosis teniendo en cuenta los valores séricos. Esto con el propósito de prevenir la hipervitaminosis A, ya que esta podría provocar hepatotoxicidad y una disminución de la densidad ósea, aumentando así el riesgo de fracturas. Además, se ha demostrado que, en personas con insuficiencia pancreática, la administración de una dosis de β-caroteno de 1 mg/kg de peso corporal/día durante 12 semanas, seguida de una dosis de mantenimiento (hasta 10 mg/día), es eficaz y segura para niños de 6 a 18 años. La administración de β-caroteno se considera más segura que la de retinol, ya que está sujeta a un control de retroalimentación negativa. En mujeres embarazadas se recomienda evaluar la ingesta de vitamina A y las concentraciones séricas antes de la concepción o al inicio del embarazo, y mantener una ingesta inferior a 10.000 UI/día.

Por otra parte, la inflamación crónica, enfermedad hepática, inadecuada exposición solar, el uso de glucocorticoides e hipogonadismo conducen con frecuencia al déficit de **vitamina D**. Esto, junto con la deficiencia de **vitamina K**, provocada principalmente por la malabsorción, utilización prolongada de antibióticos o enfermedad hepática, contribuye a la pérdida de masa ósea y al aumento del riesgo de desarrollar osteopenia u osteoporosis. Además, algunos estudios recientes sugieren que la deficiencia de la vitamina D está asociada con el desarrollo de diabetes mellitus relacionada con FQ, y que la vitamina K desempeña un papel importante en la regulación de la inflamación y en el metabolismo de la energía, lo que resulta de gran interés en el tratamiento de los pacientes con FQ. Las guías ESPGHAN recomiendan suplementar con colecalciferol en pacientes con FQ para mantener unas concentraciones mínimas de 25-hidroxivitamina D de 20 ng/mL. Es aconsejable utilizar una dosis inicial de colecalciferol en infantes de 400 UI/día (aumentando hasta un máximo de 1.000 UI/día), para niños de 1 a 10 años de 800 UI/día (aumentando hasta un máximo de 2.000 UI/día), y 4.000 UI/día para niños mayores de 10 años, adolescentes y adultos. En embarazadas se recomienda tomar un suplemento de 600 UI de vitamina D.

En aquellos pacientes con mayor riesgo de deficiencia de la vitamina K, como son los recién nacidos y los pacientes con insuficiencia pancreática no controlada, enfermedad hepática avanzada o resección colónica, se aconseja la suplementación de la vitamina en forma de fitomenadiona (vitamina K_1) por ser la forma más segura de suplementación en dosis de 300-1.000 μg/día para infantes y en niños, adolescentes y adultos de 1.000-10.000 μg/día.

La **vitamina E** debido a su función antioxidante resulta de gran utilidad en estos pacientes, en los que existe un incremento del estrés oxidativo. Su deficiencia está asociada con anemia hemolítica, degeneración neuromuscular y con alteraciones en la función visual y cognitiva. Es aconsejable que la suplementación de α-tocoferol se realice en dosis de 50 UI/día para niños menores de 12 meses y 100 a 400 UI/día para niños mayores y adultos para mantener concentraciones séricas de la relación α-tocoferol-colesterol por encima de 5,4 mg/g.

Por lo general, las concentraciones de vitaminas hidrosolubles se encuentran dentro de la normalidad. Sin embargo, algunos estudios han encontrado pacientes con deficiencias de **tiamina** y **piridoxina**. Además, las necesidades de **riboflavina** y **niacina** están aumentadas debido a la alta demanda energética del paciente, por lo que es importante controlarlas. Resulta de especial interés vigilar el aporte dietético de la **vitamina C**, pues desempeña un papel muy importante por su función antioxidante en la prevención y control del estrés oxidativo presente en estos pacientes, por lo que es recomendable suplementar cuando la ingesta es insuficiente (v. **Anexo 1-17**). Los pacientes tras una resección intestinal a nivel del íleon terminal pueden necesitar suplementos de **cianocobalamina**. En casos de deficiencia se recomienda 100 µg/mes vía intramuscular.

MINERALES

En los pacientes con FQ se han descrito principalmente concentraciones bajas de calcio, sodio, cloro, hierro, magnesio, cinc y selenio. Con frecuencia, el **calcio** se ve afectado en estos pacientes debido a la malabsorción, deficiencia de vitamina D o al uso de glucocorticoides y antibióticos. Por ello, es necesario vigilar que el aporte dietético cubra las ingestas recomendadas para población sana y suplementar en caso de que la ingesta sea insuficiente, con el fin de prevenir la osteoporosis (v. **Anexo 1-24**).

Las pérdidas de **sodio** y de **cloro** a través del sudor pueden llegar a ser muy elevadas y agudizarse en situaciones de ejercicio físico intenso, fiebre, vómito, diarrea o con altas temperaturas, pudiendo evolucionar a hiponatremia y alcalosis metabólica. La deficiencia de sodio está asociada con alteraciones en el crecimiento de los niños. A pesar de que la leche materna y las fórmulas aportan las cantidades adecuadas de sodio para lactantes sanos, pueden no llegar a cubrir las necesidades que presentan estos pacientes. Asimismo, los alimentos dirigidos a lactantes no contienen sal añadida haciéndolos vulnerables a una inadecuada ingesta de sodio. Por ello, puede ser necesaria la suplementación de sodio como cloruro de sodio en forma de sal de mesa, comprimidos o suero salino fisiológico.

La deficiencia de **hierro** es frecuente debido principalmente a la malabsorción, presencia de infecciones crónicas, pérdida de sangre, etc., lo que también contribuye al retraso del crecimiento y desarrollo de niños y adolescentes y a la aparición de anemia. Se aconseja su suplementación en los pacientes con anemia ferropénica; sin embargo, en los casos en que la inflamación crónica sea la causa de la anemia, resultará conveniente tratar la inflamación subyacente y administrar suplementos de hierro solo si la deficiencia persiste.

El suministro de algunos antibióticos por tiempo prolongado puede aumentar la excreción urinaria de **magnesio**, por lo que, en estos casos, puede ser necesaria la suplementación con preparados que contengan este mineral.

La excreción fecal de **cinc** puede llegar a ser muy elevada en pacientes con insuficiencia pancreática no controlada y dada su implicación en el crecimiento y desarrollo, en la respuesta inmunitaria y en la movilización del retinol del hígado, es necesario vigilar su aporte dietético. Se aconseja su suplementación en niños y adultos con riesgo de insuficiencia de cinc. La insuficiencia puede manifestarse mediante un inadecuado crecimiento, deficiencia de vitamina A o esteatorrea. Se recomienda una dosis de 1 mg/kg/día en niños menores de 2 años, 15 mg/día en niños mayores de 2 años y 25 mg/día en adultos durante 6 meses.

Además, resulta conveniente garantizar un buen aporte dietético de **selenio** debido a su función antioxidante, participación en el sistema inmunitario y para preservar la función pulmonar (v. **Anexo 1-31**).

TERAPIAS COMPLEMENTARIAS

La evidencia sobre el uso de **probióticos** y **fitoquímicos** en pacientes con FQ todavía es limitada; no obstante, sigue en constante crecimiento. El género *Lactobacillus* puede proporcionar algunos beneficios para la salud de las personas con FQ; sin embargo, no hay evidencia suficiente para respaldar la suplementación de rutina. En este sentido, un metaanálisis concluyó que el uso de probióticos reduce la calprotectina fecal (que es un marcador de inflamación intestinal) en niños y adultos con FQ. Además, algunos estudios piloto han descrito que el tratamiento con *Lactobacillus* GG de 1 a 6 meses puede reducir los marcadores de inflamación, las tasas de exacerbación pulmonar y la frecuencia de ingresos hospitalarios. Además, fitonutrientes como la curcumina, genisteína y resveratrol han demostrado efectos positivos en la disminución de complicaciones y síntomas de la FQ.

PAUTAS ALIMENTARIAS Y RECOMENDACIONES

Se deberá considerar la utilización de fórmulas infantiles especiales en lactantes sometidos a resección intestinal o que presenten intolerancia o alergia a la leche y fórmulas con triglicéridos de cadena media en pacientes con intestino corto, colestasis y esteatorrea no controlada.

En niño y adultos se recomienda la elección de alimentos de alto valor energético y nutricional (leche entera, helados, frutos secos, bocadillos, batidos, etc.). La ingesta de pequeñas porciones de alimentos y frecuentes a lo largo del día, ayudará a que estos sean mejor tolerados por el paciente, cuidando la presentación, el sabor y la textura de los alimentos para que sean más apetecibles. Cuando la masticación cause fatiga se recomienda elegir alimentos que sean blandos o líquidos.

Con el fin de mejorar algunos síntomas digestivos (meteorismo, distensión abdominal, etc.) se evitarán aquellos alimentos productores de gas (v. **Cap. 27**). En los casos en que se presente diarrea debido a intolerancia a la lactosa es aconsejable utilizar leche sin lactosa.

Se recomienda un consumo adecuado de líquidos, con el fin de evitar la deshidratación producida por la excesiva sudoración y para fluidificar las secreciones.

Dada la susceptibilidad a infecciones que tienen estos pacientes, es importante tener precaución al manipular los alimentos y aconsejar a las personas encargadas de su preparación el lavado frecuente de manos.

Cuando sea necesario realizar el drenaje broncopulmonar varias veces al día es recomendable planear las comidas una hora antes o después de la terapia.

El tratamiento con enzimas y medicamentos para ajustar la acidez intestinal mejora la absorción de nutrientes y controla problemas como la esteatorrea. La dosis de enzimas debe adaptarse individualmente según factores como el peso y la dieta. No es recomendable añadir las enzimas a la fórmula, porque es probable que no se alcancen a consumir las cantidades deseadas o que las enzimas obstruyan el orificio del biberón. Para los niños pequeños que tengan dificultad para ingerir las cápsulas, se pueden mezclar las microesferas con alimentos líquidos o blandos. Es importante evitar triturar las microesferas para no desactivar las enzimas al contacto con el ácido estomacal.

PUNTOS CLAVE

- El tratamiento nutricional debe permitir alcanzar un crecimiento y desarrollo adecuados, mejorar la función pulmonar, prevenir enfermedades y mejorar la calidad de vida y supervivencia.
- La ingesta energética debe ajustarse a las necesidades de cada paciente con la finalidad de asegurar un crecimiento y estado nutricional adecuados. Se aconseja que la distribución de macronutrientes sea: 40-50 % de hidratos de carbono, 15-20 % de proteínas y 35-40 % de grasas.
- La suplementación de vitaminas liposolubles es esencial debido a la malabsorción. Se debe vigilar la ingesta de vitaminas hidrosolubles y minerales y considerar su suplementación, si es necesario.
- Para compensar pérdidas de sodio y cloruro por sudor, se recomienda usar sal de mesa, comprimidos o suero fisiológico.

BIBLIOGRAFÍA

Baharara H, Kesharwani P, Johnston TP, Sahebkar A. Therapeutic potential of phytochemicals for cystic fibrosis. Biofactors. 2023;49(5):984-1009.

Bailey J, Krick S, Fontaine KR. The Changing Landscape of Nutrition in Cystic Fibrosis: The Emergence of Overweight and Obesity. Nutrients. 2022;14(6):1216.

Coffey MJ, Garg M, Homaira N, Jaffe A, Ooi CY. Probiotics for people with cystic fibrosis. Cochrane Database Syst Rev. 2020;1(1):CD012949. Disponible en: https://www.cochranelibrary.com/cdsr/doi/10.1002/14651858.CD012949.pub2/full [última consulta: 30 de junio de 2024].

Mariotti-Zani E, Grandinetti R, Cunico D, Torelli L, Fainardi V, Pisi G, et al. Nutritional Care in Children with Cystic Fibrosis. Nutrients. 2023;15(3):479.

McDonald CM, Alvarez JA, Bailey J, Bowser EK, Farnham K, Mangus M, et al. Academy of Nutrition and Dietetics: 2020 Cystic Fibrosis Evidence Analysis Center Evidence-Based Nutrition Practice Guideline. J Acad Nutr Diet. 2021;121(8):1591-1636.e3.

McDonald CM, Bowser EK, Farnham K, Alvarez JA, Padula L, Rozga M. Dietary Macronutrient Distribution and Nutrition Outcomes in Persons with Cystic Fibrosis: An Evidence Analysis Center Systematic Review. J Acad Nutr Diet. 2021;121(8):1574-1590.e3.

Ministero della Salute. Linee Guida per una Corretta Prescrizione di Alimenti a Fini Medici Speciali Erogabili per Soggetti con Fibrosi Cistica. 2019. Disponibile online: https://www.salute.gov.it/imgs/C_17_pubblicazioni_1438_allegato.pdf [última consulta: 30 de junio de 2024].

Ratchford TL, Teckman JH, Patel DR. Gastrointestinal pathophysiology and nutrition in cystic fibrosis. Expert Rev Gastroenterol Hepatol. 2018;12(9):853-62.

Shape JM, Sala MA. Nutrition management in adults with cystic fibrosis. Nutr Clin Pract. 2022;37(2):256-64.

Stallings VA, Stark LJ, Robinson KA, Feranchak AP, Quinton H. Evidence-based practice recommendations for nutrition-related management of children and adults with cystic fibrosis and pancreatic insufficiency: results of a systematic review. J Am Diet Assoc. 2008;108(5):832-9.

Turck D, Braegger CP, Colombo C, Declercq D, Morton A, Pancheva R, et al. ESPEN-ESPGHAN-ECFS guidelines on nutrition care for infants, children, and adults with cystic fibrosis. Clin Nutr. 2016;35(3):557-77.

Van der Haak N, King SJ, Crowder T, Kench A, Painter C, Saxby N. Nutrition Guidelines for Cystic Fibrosis in Australia and New Zealand Authorship Group and Interdisciplinary Steering Committee. Highlights from the nutrition guidelines for cystic fibrosis in Australia and New Zealand. J Cyst Fibros. 2020;19(1):16-25.

Wilschanski M, Braegger CP, Colombo C, Declercq D, Morton A, Pancheva R, et al. Highlights of the ESPEN-ESPGHAN-ECFS Guidelines on Nutrition Care for Infants and Children with Cystic Fibrosis. J Pediatr Gastroenterol Nutr. 2016;63(6):671-5.

Insuficiencia renal

33

V. Loria Kohen

 Los riñones son los órganos más importantes del sistema urinario con una principal función excretora que permite la eliminación de productos tóxicos del metabolismo a través de la orina. La enfermedad renal crónica (ERC) implica la presencia de alteraciones en la función o en la estructura renal durante un período mayor a 3 meses asociado a la disminución de la tasa de filtración glomerular, con diferentes manifestaciones clínicas y bioquímicas e importantes repercusiones sobre la salud.

Se estima que entre el 18-75% de los pacientes con ERC presentan malnutrición, con la presencia de varios marcadores nutricionales alterados. Este aspecto es fundamental ya que la malnutrición conlleva a una entrada precoz en tratamiento renal sustitutivo, y es considerada un factor predictivo de la evolución clínica en los siguientes dos años en diálisis. Se deben combinar varios métodos y medidas para realizar el diagnóstico de malnutrición en la ERC.

El tratamiento nutricional varía a lo largo de la evolución de la enfermedad. En todas las etapas es importante realizar un adecuado cálculo de las necesidades de energía y proteínas. Debe hacerse hincapié en el control proteico durante la etapa de tratamiento conservador. También debe asegurarse un adecuado aporte de vitaminas y minerales recurriendo a la suplementación cuando sea necesario. En aquellos casos en que la ingesta oral no permita alcanzar las necesidades del paciente, deberá recurrirse al soporte nutricional, dando prioridad a la suplementación oral y empleando las diferentes vías de alimentación que se requieran.

INTRODUCCIÓN

Los riñones son los órganos más importantes del sistema urinario con una principal función excretora que permite la eliminación de productos tóxicos del metabolismo a través de la orina. Asimismo, los riñones cumplen importantes funciones de carácter hormonal y metabólico que pueden verse afectadas cuando la **enfermedad renal crónica** (ERC) se establece de forma parcial o completa. Esta situación genera una incapacidad para excretar los productos metabólicos residuales y el agua, con una disminución lenta y progresiva hacia la insuficiencia renal crónica terminal.

Durante la progresión de la ERC las necesidades y la utilización de los diferentes nutrientes van cambiando de forma significativa, lo que coloca a los pacientes con enfermedad renal en mayor riesgo de anomalías nutricionales y metabólicas.

El tratamiento nutricional está orientado a corregir y atenuar las alteraciones metabólicas derivadas de la insuficiencia funcional mientras que, al mismo tiempo, intenta recuperar y mantener el estado nutricional, lo que va a mejorar la sobrevida y calidad de vida del paciente.

DEFINICIÓN DE ENFERMEDAD RENAL CRÓNICA

La ERC, también conocida como **insuficiencia renal crónica**, es un proceso fisiopatológico de carácter multifactorial que es progresivo e irreversible y que, con frecuencia, conduce a un estado terminal en el que el paciente necesita terapia renal sustitutiva (TRS) (hemodiálisis, diálisis peritoneal o trasplante).

En el año 2002, la *National Kidney Foundation* (NKF) publicó las guías KDOQI (*Kidney Disease Outcome Quality Initiative*) que sentaron las bases para definir, evaluar y clasificar la ERC, haciéndose hincapié en la reducción de la tasa de filtrado glomerular (TFG) a menos de 60 mL/min/1,73 m^2 o a la presencia del daño renal durante un período de al menos tres meses, como puntos de corte.

CRITERIOS DIAGNÓSTICOS Y ESTADIOS CLÍNICOS

En el año 2012, el grupo de trabajo en ERC de las guías KDIGO (*Kidney Disease: Improving Global Outcomes*) fijó los criterios diagnósticos de la ERC. En estos criterios además de considerar la reducción de la TFG, incluyó la presencia de otros marcadores del daño renal, como las alteraciones histológicas en la biopsia renal (relacionadas con enfermedades glomerulares, vasculares, tubulointersticiales), las alteraciones hidroelectrolíticas, albuminuria, alteraciones en el sedimento urinario, o alteraciones en pruebas de imagen.

En 2002, la guía clínica KDOQI incluyó una clasificación de la ERC en cinco estadios, desde el estadio 1 de diagnóstico del daño renal, en el que se presenta una TFG >90 mL/min/1,73 m^2, hasta el estadio 5, que constituye el fallo renal o entrada en TRS con un TFG <15 mL/min/1,73 m^2. Posteriormente, de acuerdo con las guías KDIGO (2012), se recomendó que la ERC se clasifique según la categoría de la TFG y también la categoría de la albuminuria. Estas guías también establecieron una clasificación pronóstica de la ERC respecto al riesgo de complicaciones. Para ello se considera la categoría de la TFG y de la albuminuria. En la **tabla 33-1** se ha representado con diferentes gradaciones de color, que se corresponden con «bajo riesgo», «riesgo moderadamente aumentado», «alto riesgo» y «muy alto riesgo», respectivamente.

PRINCIPALES CAUSAS Y DATOS DE PREVALENCIA

Las principales causas asociadas a la ERC pueden clasificarse en factores modificables y no modificables:

- **Situaciones comórbidas que son potencialmente modificables**: hipertensión arterial (HTA), diabetes, obesidad, dislipemia, tabaquismo, enfermedad cardiovascular, hiperuricemia (que pueden inducir o agravar el daño renal).
- **Condiciones no modificables**: género, raza, edad, peso bajo al nacer.

Tabla 33-1. Clasificación pronóstica de la enfermedad renal crónica

Pronóstico de enfermedad renal crónica por tasa de filtrado glomerular (mL/min/1,73 m²) y categorías de albuminuria KDIGO 2012		Albuminuria Categorías, descripción y rangos		
		A1 Normal a ligeramente elevada <30 mg/g <3 mg/mmol	**A2** Moderadamente elevada 30-300 mg/g 3-30 mg/mmol	**A3** Gravemente elevada >300 mg/g >30 mg/mmol
G1	Normal o elevado ≥90	Bajo riesgo	Riesgo moderadamente aumentado	Alto riesgo
G2	Ligeramente disminuido 60-89	Bajo riesgo	Riesgo moderadamente aumentado	Alto riesgo
G3a	Ligera a moderadamente disminuido 45-59	Riesgo moderadamente aumentado	Alto riesgo	Muy alto riesgo
G3b	Moderada a gravemente disminuido 30-44	Alto riesgo	Muy alto riesgo	Muy alto riesgo
G4	Gravemente disminuido 15-29	Muy alto riesgo	Muy alto riesgo	Muy alto riesgo
G5	Fallo renal <15	Muy alto riesgo	Muy alto riesgo	Muy alto riesgo

Adaptada de: KDIGO, 2013.

Diferentes estudios han mostrado que las personas con obesidad tienen un 83 % más de posibilidades de desarrollar ERC. Además, el 13,8 % de las ERC en hombres y el 24,9 % de las ERC en mujeres pueden estar asociadas con sobrepeso u obesidad en países industrializados.

Según los datos del estudio *The Global Kidney Health Atlas*, la prevalencia a nivel mundial estimada de la ERC en los diferentes continentes es, en sentido creciente del 7 % en Asia Meridional, 8 % en África, 11 % en América del Norte y 12 % en Europa, Oriente Medio, Asia Oriental y América Latina.

En España, disponemos de los datos del estudio EPIRCE (Epidemiología de la insuficiencia renal crónica en España) del año 2010, con una estimación de un 10 % de la población adulta española con algún grado de ERC, que ascendería a un 20 % al considerar la población con edad superior a los 60 años. Además, se considera que estos datos estarían infravalorados.

Existen datos más recientes en la población española que se obtuvieron a partir del estudio ENRICA (Estudio de nutrición y riesgo cardiovascular en España) publicado en 2018; en este caso, la prevalencia de ERC fue del 15,1 % (IC 95 %: 14,3-16,0 %), siendo esta más frecuente entre los hombres (23,1 %) que entre las mujeres (7,3 %). Además, la prevalencia aumentaba con la edad, alcanzando cifras del 17,4 y 37,3 % en sujetos con edades comprendidas entre los 45 y 64 años y a partir de los 65 años, respectivamente. Estos datos indicarían que 1 de cada 7 adultos en España presentaba ERC.

TRATAMIENTO NUTRICIONAL

Existe evidencia de que el tratamiento nutricional precoz puede prevenir (cuando existen factores de riesgo como la diabetes y la HTA) y retrasar la progresión y las complicaciones de la ERC.

Situación nutricional del paciente con enfermedad renal crónica

Se estima que entre 18-75 % de los pacientes con ERC presentan malnutrición, con la presencia de varios marcadores nutricionales alterados. Su detección es fundamental ya que la malnutrición conlleva a una entrada precoz en TRS, y es considerada un factor predictivo de la evolución clínica en los siguientes dos años en diálisis.

La malnutrición, en sí misma, genera un compromiso fisiopatológico que se establece en los estadios 3, 4 y 5 de la ERC, complicando su evolución. También se ha estudiado el efecto de la malnutrición como factor pronóstico de morbilidad y mortalidad, siendo la malnutrición un predictor independiente de mortalidad en pacientes en hemodiálisis.

La tasa de mortalidad por malnutrición e inflamación oscila entre el 3-5 %. La enfermedad cardiovascular (ECV) representa la mayor causa de mortalidad en la enfermedad renal. Existe una posible interacción entre malnutrición, ECV e inflamación, generando la presencia del síndrome de malnutrición inflamación-aterosclerosis caracterizado por los tres componentes y asociado con aumento de la mortalidad en diálisis.

La malnutrición que acompaña a los sujetos con enfermedad renal terminal ha llevado a crear un término específico para describir la misma: **desgaste proteico**

energético conocido como PEW por las siglas en ingles de *protein-energy-wasting*. En una situación de malnutrición, la renutrición permite, generalmente, revertirla; sin embargo, en presencia de PEW se suman otros problemas que tienden a perpetuarla, como la inflamación sistémica, el menor aclaramiento renal de las hormonas que controlan el apetito, alteraciones en la señalización de neuropéptidos, la resistencia a la insulina, acidosis metabólica y la anorexia.

Además de la malnutrición por defecto, el sobrepeso y la obesidad, especialmente de tipo central, son alteraciones nutricionales muy frecuentes en la ERC avanzada que se acompaña de síndrome metabólico. El sobrepeso y la obesidad influyen de forma negativa en la evolución del paciente ya que favorecen la hiperfiltración renal e incrementan el riesgo cardiovascular. En pacientes en diálisis peritoneal el sobrepeso es más acusado y durante el primer año el contenido en grasa corporal puede incrementarse hasta un 30 % y aparecer sobrepeso hasta en el 50 % de los pacientes.

Métodos de evaluación nutricional, frecuencia de monitorización y criterios para el diagnóstico de malnutrición

No existe un único marcador fiable y precoz para realizar la evaluación nutricional en la ERC, por lo que las guías KDOQI recomiendan combinar varios métodos y medidas. Además, la evaluación no puede ser un procedimiento estático, sino que debe realizarse un seguimiento adecuado a las necesidades y evolución del paciente.

Tabla 33-2. Criterios diagnósticos de malnutrición en pacientes con enfermedad renal crónica

Marcadores bioquímicos	• Concentración de albúmina sérica <4 g/dL (hemodiálisis) o <3,8 g/dL (diálisis peritoneal y enfermedad renal crónica) • Concentración de prealbúmina sérica <30 mg/dL (pacientes en diálisis) • Concentración de colesterol total <100 mg/dL
Masa corporal	• IMC <23 kg/m^2 • Pérdida involuntaria de peso seco (≥5 % en tres meses o ≥10 % en seis meses) • Porcentaje de grasa corporal total <10 %
Masa muscular	• Sarcopenia: reducción de masa magra corporal >5 % en tres meses o >10 % en seis meses • Reducción de la circunferencia muscular del brazo (<percentil 10) • Baja concentración de creatinina sérica (ajustado por función renal) o descenso aparición de creatinina
Ingesta alimentaria (involuntariamente disminuida)	• Ingesta diaria proteica en la enfermedad renal crónica <0,5 g/kg/día y <1,0 g/kg/día (diálisis) • Ingesta energética <25 kcal/kg/día, mantenida durante dos meses • Anorexia: pérdida subjetiva de apetito

Adaptada de: Ruperto, 2012.

Tabla 33-3. Indicaciones de energía y nutrientes críticos en situación de prediálisis, diálisis peritoneal y hemodiálisis

Aspecto	Prediálisis	Diálisis peritoneal	Hemodiálisis
Energía	25-35 kcal/kg de peso corporal/día (enfermedad renal crónica estadios 1-5 y metabólicamente estables) 30 kcal/kg de peso corporal/día (>60 años o si coexiste sobrepeso u obesidad)	30-35 kcal/kg/día (considerar peso seco [libre de edema o ascitis] o posdiálisis)	Igual a prediálisis
Hidratos de carbono	50-55 % de la energía total/día con predominio de los hidratos de carbono complejos	35 % de la energía total/día (contabilizar la absorción constante de glucosa del dializado de 100-200 g/24 h). Predominio de hidratos de carbono complejos	Igual a prediálisis (elegir fuentes no asociadas a potasio)
Proteínas	Estadios 1 y 2 <1,3 g/kg de peso corporal/día. En adultos con estadios 3-5 <0,55 a 0,60 g de proteína/kg de peso corporal/día, o 0,28-0,43 g de proteína/kg de peso corporal/día con adición de análogos de cetoácidos En presencia de proteinuria significativa (>1 g/día) se debería adicionar a la recomendación proteica estándar, 1 g de proteína por cada g de proteinuria/día	1,0-1,2 g/kg/día (2/3 proteínas de alto valor biológico) para cubrir las pérdidas de aminoácidos y de albúmina. Para pacientes con riesgo de hiperglucemia y/o hipoglucemia, considerar niveles más altos de ingesta de proteínas para mantener el control glucémico	1,0-1,2 g/kg/día (2/3 proteínas de alto valor biológico) para cubrir las pérdidas de aminoácidos y de albúmina
Líquidos y sodio	Ajustar según función renal residual, estado de hidratación y presión arterial	Dependerá de la función renal residual y las pérdidas peritoneales (2 a 4 g de sodio diario)	Deben igualar a las pérdidas urinarias y cubrir las pérdidas insensibles para evitar la ganancia de peso interdialítica. Limitar el sodio a 2 a 3 g/día
Potasio	Restricción con tasa de filtrado glomerular <10 mL/min o en aquellos casos que exista una hiperpotasemia	Suele liberarse por características de depuración de la técnica continua y diaria	Restringirse a 2.000-3.000 mg/día (con técnicas culinarias que reducen su contenido)
Fósforo (P)	P 800-1.000 mg/día (a partir del estadio 3). Ca <2.000 mg/día	P <1.000-1.200 mg/día (uso de captadores o quelantes de fósforo que se ingieren con la comida). Ca <2.000 mg/día	Igual a diálisis peritoneal

Respecto a la frecuencia de monitorización del estado nutricional, las guías KDOQI (2020) sugieren que, en pacientes adultos en estadio 1-5 de ERC se realice un examen nutricional de rutina al menos cada dos años con la intención de identificar a aquellos pacientes en riesgo de PEW.

Los puntos de corte para identificar la presencia de PEW se resumen en la tabla 33-2.

Tabla 33-4. Recomendaciones nutricionales diarias de vitaminas y oligoelementos en enfermedad renal crónica y en diálisis

Nutrientes		Prediálisis	Hemodiálisis	Diálisis peritoneal
Vitamina B_1		No limitado	1-1,2 mg[a]	1-1,2 mg[a]
Vitamina B_2		1-3 mg	1-1,3 mg[a]	1-1,3 mg[a]
Vitamina B_6		1,3-10 mg	10 mg[a]	10-50 mg[a]
Vitamina C		60 mg	75-90 mg[a]	75-90 mg[a]
Ácido fólico		1 mg	1 mg[a]	1 mg[a]
Vitamina B_{12}		2,4 µg[a]	2,4 µg[a]	2,4 µg[a]
Niacina		ND	14-16 mg[a]	14-16 mg[a]
Biotina		30 µg	30 µg[a]	30 µg[a]
Ácido pantoténico		ND	5 mg[a]	5 mg[a]
Tiamina		1,1-1,2 mg	10 mg[a]	10 mg[a]
Vitamina A		ND	700-900 µg	700-900 µg
Vitamina D[b]		0,25-5 µg	0,25-5 µg	0,25-5 µg
Vitamina E		ND	400-800 UI[c]	400-800 UI[c]
Vitamina K		ND	90-120 µg	90-120 µg
Hierro[d]	Hombres	8 mg	8 mg	8 mg
	Mujeres	15 mg	15 mg	15 mg
Cinc (elemental)	Hombres	10-15 mg	10-15 mg	10-15 mg
	Mujeres	8-12 mg	8-12 mg	8-12 mg
Selenio		55 µg	55 µg	55 µg

[a] Indicación de suplementación farmacológica adicional.

[b] Ingestas diarias recomendadas. Suplementación de vitamina D según niveles de calcio, fósforo y PTH intacta.

[c] Suplementación indicada para prevención cardiovascular.

[d] Suplementación farmacológica si hay terapia con agentes estimulantes de la eritropoyesis (objetivos): Hb >11 g/dL o hematocrito >33 % (excepto, hierro intravenoso).

Adaptada de: Ruperto, 2012.

ND: no definido; UI: unidades internacionales.

Tratamiento nutricional en las diferentes situaciones: prediálisis, diálisis peritoneal y hemodiálisis

El aporte adecuado de energía, proteínas, vitaminas y minerales puede retrasar la progresión de la enfermedad y minimizar las complicaciones metabólicas en ERC.

El método *gold standard* para la determinación de las necesidades de energía es la calorimetría indirecta, método recomendado en las guías KDOQI 2020.

La **tabla 33-3** recoge las indicaciones de energía y nutrientes críticos en situación de prediálisis, diálisis peritoneal y hemodiálisis.

La **tabla 33-4** resume las recomendaciones de consumo de vitaminas y oligoelementos en las diferentes situaciones de prediálisis, diálisis peritoneal y hemodiálisis.

PUNTOS CLAVE

- La enfermedad renal crónica (ERC) es un proceso fisiopatológico de carácter multifactorial progresivo e irreversible, caracterizado por la presencia de alteraciones en la función o en la estructura renal durante un período mayor a 3 meses, asociado a la reducción de la capacidad de filtrado renal y con importantes repercusiones sobre la salud.
- Existen cinco estadios en la ERC, desde el diagnóstico de la condición comórbida hasta el fallo renal que conduce a la necesidad de tratamiento renal de sustitución (hemodiálisis, diálisis peritoneal o trasplante) para prolongar la vida.
- Existe evidencia de que el tratamiento precoz puede prevenir (cuando existen factores de riesgo como la diabetes y la hipertensión arterial) y retrasar la progresión y las complicaciones de la ERC. En este aspecto, el tratamiento nutricional desempeña un papel relevante.
- La detección temprana de la malnutrición, ya sea por defecto (conocida como *protein-energy-wasting*) como por exceso, debe realizarse mediante la conjunción de diferentes marcadores del estado nutricional. El aporte adecuado de energía, proteínas, vitaminas y minerales puede retardar la progresión de la enfermedad y reducir las complicaciones metabólicas en la ERC. Este aporte variará de acuerdo con el momento evolutivo de la enfermedad, lo que requiere de la frecuente y adecuada monitorización y adaptación al paciente.

BIBLIOGRAFÍA

Cardone FD, Milano C. El plan de alimentación en las enfermedades renales. En: Navarro E, Longo E, González Andrea F, eds. Técnica dietoterápica. 3ª ed. Buenos Aires: Editorial El Ateneo; 2019. p. 70-100.

Fouque D, Kalantar-Zadeh K, Kopple J, Cano N, Chauveau P, Cuppari L, et al. A proposed nomenclature and diagnostic criteria for protein-energy wasting in acute and chronic kidney disease. Kidney Int. 2008;73(4):391-8.

Gorostidi M, Sánchez-Martínez M, Ruilope LM, Graciani A, De La Cruz JJ, Santamaría R, et al. Prevalencia de enfermedad renal crónica en España: impacto de la acumulación de factores de riesgo cardiovascular. Nefrología 2018;38(6):606-15. Disponible en: https://www.revistanefrologia.com/es-linkresolver-prevalencia-enfermedad-renal-cronica-espana-S0211699518300754 [última consulta: 18 de junio de 2024].

Grupo de trabajo de la Guía de Práctica Clínica sobre la Detección y el Manejo de la Enfermedad Renal Crónica. Guía de Práctica Clínica sobre la Detección y el Manejo de la Enfermedad Renal Crónica. Ministerio de Sanidad, Servicios Sociales e Igualdad. Instituto Aragonés de Ciencias de la Salud; 2016. Guías de Práctica Clínica en el SNS. Disponible en: https://portal.guiasalud.es/wp-content/uploads/2018/12/GPC_559_ERC_IACS_compl.pdf [última consulta: 30 de junio de 2024].

Hernández Ocampo J, Torres Rosales A, Rodríguez Castellanos F. Comparación de cuatro métodos de medición de la tasa de filtración glomerular con depuración de inulina en individuos sanos y en pacientes con insuficiencia renal. Nefrología (Madr.) 2010;30(3):324-30. Disponible en: https://scielo.isciii.es/scielo.php?script=sci_arttext&pid=S0211-69952010000300009&lng=es [última consulta: 19 de marzo de 2024].

Ikizler TA, Burrowes JD, Byham-Gray LD, Campbell KL, Carrero JJ, Chan W, et al. KDOQI Nutrition in CKD Guideline Work Group. KDOQI clinical practice guideline for nutrition in CKD: 2020 update. Am J Kidney Dis. 2020;76(3 Suppl 1):S1-107.

KDIGO. Kidney disease: improving global outcomes (KDIGO) CKD work group. Clinical Practice Guideline for the Evaluation and Management of Chronic Kidney Disease. Kidney inter. 2013;3(Suppl):1-150.

Lopes AA, Bragg-Gresham JL, Elder SJ, Ginsberg N, Goodkin DA, Pifer T, et al. Independent and joint associations of nutritional status indicators with mortality risk among chronic hemodialysis patients in the Dialysis Outcomes and Practice Patterns Study (DOPPS). J Ren Nutr. 2010;20(4):224-34.

Lorenzo Sellarés V, Luis Rodríguez D. Alteraciones Nutricionales en la Enfermedad Renal Crónica (ERC). En: Lorenzo V, López Gómez JM, eds. Nefrología al día. Disponible en: https://www.nefrologiaaldia.org/es-articulo-alteraciones-nutricionales-enfermedad-renal-cronica-274 [última consulta: 30 de junio de 2024].

Lorenzo Sellarés V, Luis Rodríguez D. Nutrición en la Enfermedad Renal Crónica. En: Lorenzo V, López Gómez JM, eds. Nefrología al día. Disponible en: https://www.nefrologiaaldia.org/es-articulo-alteraciones-nutricionales-enfermedad-renal-cronica-220 [última consulta: 30 de junio de 2024].

Martínez-Castelao A, Górriz JL, Bover J, Segura-de la Morena J, Cebollada J, Escalada J, et al. Documento de consenso para la detección y manejo de la enfermedad renal crónica. Nefrología (Madr.). 2014;34(2):243-62. Disponible en: https://scielo.isciii.es/pdf/nefrologia/v34n2/documento_consenso.pdf [última consulta: 31 de julio de 2024].

National Kidney Foundation. K/DOQI clinical practice guidelines for chronic kidney disease: evaluation, classification, and stratification. Am J Kidney Dis. 2002;39(2):S1-266.

Ruperto M. Nutrición y enfermedad renal. En: Carbajal A, Martínez C, coord. Manual práctico de nutrición y salud. Nutrición y salud. Madrid: Kellogg España; 2012. p. 333-55.

Servicio Madrileño de Salud. Recomendaciones dietético nutricionales. Madrid: Consejería de Sanidad; 2013. Disponible en: https://www.comunidad.madrid/hospital/ramonycajal/file/2632/download?token=RMpKw1-5 [última consulta: 30 de junio de 2024].

Sociedad Española de Nefrología. La enfermedad renal crónica (ERC) en España 2022. Sociedad Española de Nefrología; 2022. Disponible en: https://www.seden.org/files/courses/Informe_390a.pdf [última consulta: 31 de julio de 2024].

Litiasis renal

R. M. Martínez García

34

 La litiasis renal es una enfermedad metabólica prevalente, con una elevada tasa de recurrencia. La mayoría de las litiasis son de calcio (oxalato o, menos frecuente, en combinación con fosfato o de fosfato cálcico) seguidas de las de ácido úrico, estruvita y cistina. Se recomienda la realización de un estudio metabólico cuando no se conoce el tipo de cálculo en pacientes con alto riesgo litogénico y con litiasis recurrentes, para seguir un tratamiento preventivo. Las intervenciones dietéticas pueden reducir el riesgo de formación de cálculos urinarios y su recurrencia. La terapia basada en la elevada ingesta de agua con la finalidad de disminuir la sobresaturación de sales litogénicas, el consumo adecuado de productos lácteos, frutas y verduras, así como de dietas bajas en sal y en proteínas animales y el control del exceso ponderal (sobrepeso y obesidad), se consideran los pilares de la prevención no farmacológica de la nefrolitiasis, aunque las medidas específicas dependen del tipo de cálculo.

INTRODUCCIÓN

La litiasis renal es el conjunto de procesos fisicoquímicos y biológicos que conducen a la sobresaturación de la orina y a la formación de un cálculo urinario. Es la tercera patología urológica más frecuente, después de las infecciones y la patología prostática. En los últimos años se ha constatado un ascenso de su prevalencia, sobre todo en países desarrollados. En España, la incidencia media de urolitiasis es de 0,73 %, correspondiendo a 325.079 nuevos casos al año, y la prevalencia es del 5,06 %, correspondiendo a 2.233.214 casos. Esta patología presenta una alta tasa de recidivas, siendo la probabilidad de reaparición del 13 % durante el primer año, del 35 % en cinco años y del 50 % en los diez años siguientes, después del primer episodio.

Los cálculos renales de **sales de calcio** (oxalato o, menos frecuente, en combinación con fosfato o de fosfato cálcico) representan el 80 % de todos los tipos de litiasis renales. Por el contrario, la prevalencia de nefrolitiasis por ácido úrico no supera el 10 %, seguidos de los de estruvita (5-10 %) y cistina (1 %). En ocasiones, las sales de calcio pueden formarse alrededor de núcleos de ácido úrico en pacientes con hiperuricosuria.

La identificación del tipo de cálculo o la realización de un estudio metabólico cuando no se conoce su composición, será esencial para establecer una terapia nutricional y farmacológica preventiva más efectiva, variando el tipo de alimentos recomendados o desaconsejados en función del tipo de cálculo (**Tabla 34-1**).

Tabla 34-1. Consumo de alimentos en función del tipo de cálculo

Tipo de cálculo	Recomendados	Desaconsejados
Oxalato cálcico	• Alimentos con poco ácido oxálico (v. **Anexo 2-4**) • Lácteos (2-3 raciones) y probióticos • Carne y productos cárnicos (<150 g/día) • Frutas y verduras: especialmente plátanos, higos, albaricoques secos, manzanas, ciruelas • Bebidas alcalinizantes • Sal (<5 g/día) (v. **Anexo 2-4**)	• Espinacas, fresas, chocolate, productos con salvado de trigo o trigo integral, frutos secos (almendras, cacahuetes o nueces), remolacha, dosis altas de cúrcuma • Ingesta alta de limonada (>3 L)
Fosfato cálcico	• Dieta acidificante: carne, pescado, aves, huevos, cereales (centeno, trigo, etc.) (v. **Anexo 13-1**) • Carne y productos cárnicos (<150 g/día) • Ingesta de fosfatos (<800 mg/día) • Ingesta de fibra (v. **Anexo 1-10**)	• Zumos de cítricos • Aguas bicarbonatadas • Consumo de alcohol y de bebidas carbonatadas azucaradas
Ácido úrico	• Dieta alcalinizante: frutas, verduras y cereales (v. **Anexo 13-2**) • Ingesta de purina (<500 mg/día) (v. **Anexos 2-3** y **16-4**) • Sal (<5 g/día) • Bebidas alcalinizantes (agua carbonatada)	• Alimentos ricos en purinas: carne, pescado, aves de corral, vísceras y menudillos (v. **Anexo 2-3**) • Consumo de alcohol y de bebidas azucaradas
Cistina	• Consumo de dieta alcalinizante (verduras y frutas ricas en citrato y malato, como melones, limas, naranjas y zumo de tomate fresco (v. **Anexo 13-2**) • Bebidas alcalinizantes y neutras	• Elevada ingesta de carne, pescado, huevos • Ingesta elevada de sal (alimentos enlatados y precocinados) • Bebidas alcohólicas y azucaradas
Estruvita	• Dietas acidificantes, ingesta de fibra y bebidas neutras o acidificantes (zumo de arándanos) (v. **Anexo 13-1**)	• Ingesta de alimentos ricos en fosfatos, bebidas alcohólicas, azucaradas

ETIOPATOGENIA, ANÁLISIS Y TRATAMIENTO DE LA LITIASIS RENAL

La formación de cálculos incluye varias etapas: sobresaturación de la orina, nucleación cristalina, crecimiento cristalino, agregación de cristales (etapa fundamental de los procesos litiásicos) y retención cristalina. En la etiopatogenia de los cálculos de sales de calcio intervienen distintos factores de riesgo, siendo los más frecuentes la hipercalciuria idiopática o secundaria a otra enfermedad, hipocitraturia, hipomagnesuria y la hiperoxaluria. La mayoría de los cálculos idiopáticos de oxalato de calcio se forman a partir de placas intersticiales de fosfato de calcio y carbonato de calcio, conocidas como placas de Randall, en las superficies papilares renales. La otra vía es la formación y retención de cristales dentro de los conductos colectores terminales, los conductos de Bellini, que conducen a la formación de los tapones de Randall.

Las manifestaciones clínicas más comunes de la litiasis renal son hematuria y dolor en flanco con el paso del cálculo. Un 70-90 % de las litiasis sintomáticas presentan hematuria, pero su ausencia no excluye el diagnóstico de litiasis. El análisis mineralógico del cálculo expulsado permite confirmar el tipo de litiasis y facilitar el tratamiento específico. Por otra parte, el estudio metabólico permite orientar el tratamiento preventivo. La realización de análisis de orina de 24 horas proporciona información fiable sobre el aumento del riesgo de la formación de litiasis cálcica, como son estados de hipercalciuria (>250 y 300 mg/día para mujeres y hombres, respectivamente), hiperoxaluria (>45 mg/día), hipocitraturia (<320 mg/día), hipomagnesuria (<45 mg/día) y pH urinario bajo/hiperuricosuria (>750 y 800 mg/día para mujeres y hombres, respectivamente).

La mayoría de los cálculos ureterales se expulsan de manera espontánea. La probabilidad de expulsión del cálculo aumenta cuando su tamaño es pequeño (<5 mm), y se reduce progresivamente a medida que va aumentando (87 % de probabilidad de expulsión si es de 1 mm y 25 % si está entre 9-10 mm). Se debe estudiar a los pacientes con alto riesgo litogénico (**Tabla 34-2**) y litiasis recurrentes para seguir un tratamiento preventivo.

En los pacientes con un episodio agudo de litiasis, la medida terapéutica más urgente es la analgesia. Los antiinflamatorios no esteroídicos (AINE) (diclofenaco, dexketoprofeno, ibuprofeno, etc.) proporcionan un alivio eficaz, utilizando un medicamento alternativo cuando persista el dolor (metamizol, tramadol). Sin embargo, los AINE deben usarse con precaución cuando la función renal está alterada.

El tratamiento expulsivo se basa en los efectos beneficiosos de ciertos medicamentos que contribuyen a la relajación del músculo liso ureteral, mediante la inhibición de las bombas de los canales de calcio o el bloqueo de los receptores α_1-simpáticos. Entre los antagonistas calcio más utilizados se encuentra el nifedipino.

Tabla 34-2. Pacientes con alto riesgo litogénico

- Antecedentes familiares
- Hiperparatiroidismo primario, nefrocalcinosis, acidosis tubular renal, enfermedad renal poliquística, estenosis pieloureteral, reflujo vesicoureteral
- Enfermedad inflamatoria intestinal, enfermedad de Crohn, cirugía bariátrica, *bypass* yeyunoileal, resección intestinal, diarrea crónica o malabsorción
- Alteraciones genéticas (cistinuria, hiperoxaluria primaria, hipercalciuria idiopática, xantinuria, síndrome de Lesch-Nyhan y fibrosis quística)
- Litiasis bilaterales, múltiples y mononéfricas
- Litiasis formada por fosfato cálcico, ácido úrico, cistina o estruvita
- Presencia de osteoporosis o fracturas óseas patológicas

Adaptada de: Ferrer Moret y Pérez Morales, 2018, y de Susaeta *et al.*, 2018.

Por otro lado, se ha demostrado que los α-bloqueantes facilitan la expulsión de los cálculos además de reducir la intensidad y duración del dolor, siendo la tamsulosina (0,4 mg) el α-bloqueante más utilizado en la práctica clínica diaria.

FACTORES PROMOTORES E INHIBIDORES DE LA LITIASIS RENAL

La litogénesis renal es la consecuencia de un desequilibrio entre los factores promotores (bajo volumen de orina y la alta excreción urinaria, principalmente de calcio, oxalato y urato) e inhibidores de la cristalización como citrato, magnesio, potasio y otras sustancias orgánicas (nefrocalcina, fragmento 1 de protrombina urinaria, osteopontina).

Factores litogénicos

Antecedentes familiares

Los antecedentes familiares multiplican por tres el riesgo de padecer nefrolitiasis.

Clima

Existe una mayor prevalencia de litiasis en climas cálidos o secos y en los meses más calurosos del año. Las temperaturas elevadas, el aumento de sudoración y una menor diuresis se asocia con una mayor probabilidad de cristaluria y nefrolitiasis.

Sexo

Los varones sufren litiasis con mayor frecuencia que las mujeres, con una proporción de 1,5:1.

Enfermedades

La **obesidad** y la circunferencia abdominal aumentan el riesgo, sobre todo en mujeres. Se ha observado que los pacientes con obesidad presentan con mayor frecuencia calcificación intratubular. También la **diabetes mellitus**, el **síndrome metabólico**, la **hipercalcemia** (asociada a neoplasias, hiperparatiroidismo primario, sarcoidosis, inmovilización duradera, enfermedad de Paget), el **hipertiroidismo**, la **osteoporosis**, la **gota**, las **enfermedades malabsortivas** (enfermedad inflamatoria intestinal, cirugía bariátrica, como la derivación gástrica en Y de Roux, o resección ileal) y las **enfermedades renales** (acidosis tubular tipo I, riñón de esponja, riñón de herradura, obstrucción de la unión pieloureteral, estenosis ureteral, cirugía renal previa) aumentan el riesgo. Además, la litiasis renal se asocia con otras comorbilidades como **hipertensión arterial**, mayor probabilidad de desarrollar enfermedad renal crónica y mayor riesgo de sufrir fractura ósea, eventos cardiovasculares y calcificaciones vasculares.

Tabla 34-3. Factores dietéticos promotores de litogénesis

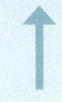

Elevado consumo de:
- Sal
- Proteína animal
- Refrescos carbonatados con azúcar añadido

Baja ingesta:
- Hídrica
- Calcio dietético
- Fruta

Tratamientos farmacológicos

Algunos antibióticos orales, como las sulfamidas y fluoroquinolonas, los diuréticos del asa, antiácidos, corticoides, teofilinas, ácido acetilsalicílico, suplementos de calcio, vitamina C y la quimioterapia son factores predisponentes.

Dieta

Muchos de los factores implicados en la patogénesis de los cálculos renales están influenciados por la dieta (**Tabla 34-3**). La **baja ingesta de líquidos** que ocasiona un descenso en la producción de orina (<1 L/día), provoca una sobresaturación de esta con sales formadoras de litiasis. Sin embargo, no todas las bebidas presentan el mismo efecto. El consumo de **refrescos carbonatados** debido a su alto contenido en fructosa o ácido fosfórico se asocia con un mayor riesgo (30-40%) de nefrolitiasis, al aumentar la excreción urinaria de calcio, oxalato y ácido úrico. También la **baja ingesta de frutas** (relacionada con bajo pH y reducción de la excreción de citrato) y la **restricción de calcio dietético** (<400 mg/día), pueden agravar el riesgo de formación de cálculos renales.

El consumo de dietas bajas en calcio se relaciona con una mayor absorción intestinal de oxalato libre y sobresaturación urinaria de oxalato cálcico. Existe una relación lineal inversa entre el consumo diario de calcio y la absorción de oxalato. Mientras que el calcio dietético procedente de fuentes lácteas y no lácteas muestra un efecto protector en el proceso de litogénesis, el calcio suplementario se asocia con un mayor riesgo de incidencia de cálculos. Por otra parte, la **elevada ingesta de sal y de carne** se asocian con un aumento de la calciuria y la reducción de la excreción de citrato, aumentando el riesgo litogénico. Las proteínas animales aumentan la carga de ácido renal, lo que se asocia con una excreción reducida de inhibidores de la litogénesis, como el citrato.

Medidas protectoras: asesoramiento dietético y pautas nutricionales

Como medida general se aconseja la ingesta elevada de líquidos, aunque las medidas específicas dependen del tipo de cálculo.

Ingesta líquida

La ingesta líquida para lograr una diuresis alta (>2,5 L/día), es una de las intervenciones dietéticas más importante en la disminución del riesgo de formación de cálculos renales. Por cada 200 mL (1 vaso) de agua consumidos al día, se reduce en un 13 % el riesgo de litogénesis.

Respecto a la dureza del agua, no existe evidencia demostrada que la relacione con la litiasis cálcica. Además, se desaconseja el consumo en grandes cantidades de bebidas como la cerveza, por su efecto uricosúrico, y de refrescos tipo cola, por sus efectos oxalúricos. Por otra parte, los zumos de cítricos, en especial el de limón, son una fuente natural de citrato dietético. La terapia con limonada se ha propuesto como un tratamiento potencial para pacientes con hipocitraturia.

Aunque la ingesta hídrica es una medida protectora, el elevado consumo de líquidos durante la fase aguda parece ser contraproducente. El cálculo, si está obstruyendo, cuanto más líquido se beba más se acumulará, ocasionando una mayor presión y dolor en el paciente; además, se relaciona con dilatación y mayor riesgo de daño renal.

Cálculos de sales de calcio: oxalatos y fosfatos

Oxalato cálcico

Se recomienda la ingesta de alimentos con poco oxálico (v. **Anexos 2-4** y **16-5**) y/o una **ingesta adecuada de calcio** (1-1,2 g/día, aproximadamente 2-3 raciones diarias de lácteos) (v. **Anexo 1-24**) para reducir la excreción urinaria de oxalato, dado que la ingesta de calcio junto a oxalato dificulta su absorción. Durante décadas se recomendaron dietas pobres en calcio para reducir la hipercalciuria en pacientes formadores de cálculos; sin embargo, una dieta rica en oxalatos y/o una dieta baja en calcio son contraproducentes, al facilitar la absorción de oxalato dietético, el aumento del oxalato urinario y la desmineralización ósea.

También se recomienda el consumo de **frutas y verduras**, **bebidas alcalinizantes**, **reducir el consumo de carne y de productos cárnicos** (<150 g/día) (v. **Anexo 2-6**) y **evitar el exceso de sodio** (<5 g NaCl/día) (v. **Tabla 34-1**), ya que las dietas ricas en sal contribuyen a estados de hipercalciuria. El consumo de frutas y verduras, además de productos lácteos bajos en grasa, es capaz de reducir el riesgo de formación de cálculos hasta en un 45 %.

Las **frutas y verduras** tienen un alto contenido de inhibidores de la litogénesis, como el citrato, el potasio y el magnesio, y reducen la carga ácida renal. Se ha evidenciado una correlación inversa entre el riesgo de incidencia de cálculos renales y la ingesta dietética de magnesio. El magnesio actúa como quelante del oxalato en el intestino, reduciendo así su absorción intestinal; además, puede inhibir la formación de cristales de oxalato de calcio en la orina, uniéndose al oxalato libre y aumentando su solubilidad.

Por otra parte, la ingesta de **limonada** (120 mL de jugo de limón concentrado diluido en una solución de 2 L), reduce la tasa de formación de cálculos de 1,00 a 0,13 cálculos/paciente/año. El ácido cítrico se une al calcio y evita la unión con oxalato urinario. También parece ser útil la ingesta de zumo de limón y de tomate ya que contienen una alta concentración de ácido cítrico y una baja concentración de oxalato.

Dado que la vitamina C se transforma en oxalato en el organismo no es recomendable ingestas elevadas (>3 L de limonada).

Estudios recientes muestran que los **probióticos**, principalmente lactobacilos (*paracasei LPC09, gasseri* y *acidophilus*) y *Bifidobacterium* spp reducen la hiperoxaluria *in vivo* a través de su actividad degradante del oxalato intestinal; también se ha observado que la colonización de *Oxalobacter formigenes* en muestras fecales, es significativamente menor en pacientes formadores de cálculos o de alto riesgo litogénico. Esta bacteria gramnegativa tiene una fuerte capacidad de degradación de oxalato y parece proteger contra la nefrolitiasis cálcica a través de dos mecanismos distintos: degradación del oxalato en la luz intestinal con reducción de la absorción y aumento de la secreción de oxalato por la mucosa intestinal. La administración de *O. formigenes* en forma de cápsulas con recubrimiento entérico disminuye los niveles de oxalato en la orina de los pacientes con hiperoxaluria primaria.

Fosfato cálcico

Se aconseja el consumo de una dieta acidificante (v. **Anexo 13-1**), consumo de carne y de productos cárnicos (<150 g/día), ingesta de fibra (v. **Anexo 14-2**) y de bebidas acidificantes y neutras; se debe moderar el consumo de zumos cítricos, de agua rica en calcio y bicarbonato, así como de bebidas alcohólicas y carbonatadas azucaradas y limitar el consumo de fosfatos (<800 mg/día) (v. **Tabla 34-1**).

Litiasis úrica

El factor de riesgo más importante para su formación es la presencia de un pH urinario <5,5 (el ácido úrico se encuentra en forma no disociada y altamente insoluble, por lo que puede cristalizar como forma pura). Los cálculos de ácido úrico son los únicos que pueden disolverse mediante la alcalinización de la orina a un pH de 6 a 6,5. El uso de citrato aumenta la solubilidad del ácido úrico y favorece la excreción del mismo. Por otra parte, el consumo de bicarbonato potásico, de citrato potásico y de alopurinol hacen más efectivo el tratamiento alcalinizante, al disminuir este último las concentraciones séricas y la excreción de ácido úrico. El alopurinol se recomienda para los formadores de cálculos de oxalato cálcico con hiperuricosuria. El bicarbonato sódico aumenta el urato monosódico y el calcio urinarios, no siendo aconsejado su uso como suplemento.

Diversos estudios han evidenciado que la teobromina (una dimetilxantina natural presente en el cacao) actúa como inhibidor de la nucleación y crecimiento de cristales de ácido úrico. La combinación de citrato y teobromina frente al tratamiento exclusivo con citrato es una alternativa prometedora en el tratamiento de litiasis de ácido úrico, ya que se aumenta la solubilidad y se favorece la excreción urinaria de los cálculos.

También el elevado consumo de purinas en la dieta (v. **Anexo 2-3**), junto al padecimiento de síndrome metabólico y la predisposición genética, son factores de riesgo de la nefrolitiasis úrica.

Las recomendaciones dietéticas están basadas en ingestas de líquidos para producir volúmenes de orina >2 L/día mediante hidratación con bebidas alcalinizantes y neutras (respecto al tipo de agua, las carbonatadas podrían ser útiles) y dieta vegetariana. Dado que los cálculos de ácido úrico están relacionados con la excesiva ingesta de purinas (el ácido úrico es el producto final del metabolismo de las purinas) se aconseja reducir el consumo de alimentos ricos en purinas (<500 mg/día) (v. **Anexos 2-3** y **16-4**), consumir alimentos alcalinizantes (cereales, frutas, verduras) (v. **Anexo 13-2**), lácteos y moderar el consumo de sal (<5 g/día), alcohol y de bebidas azucaradas (v. **Tabla 34-1**).

Cálculos de cistina

Se deben a un trastorno genético que causa mayor excreción renal de cistina. La solubilidad de la cistina aumenta con pH >7; por lo tanto, debe mantenerse un pH alcalino de la orina las 24 horas del día. Las medidas dietéticas aconsejadas son alta ingesta hídrica (>4 L/día) mediante bebidas alcalinizantes y neutras, consumo de dieta alcalinizante (verduras y frutas ricas en citrato y malato, como melones, limas, naranjas y zumo de tomate fresco, pueden ayudar a alcalinizar la orina) (v. **Anexo 13-2**) y moderar la ingesta de sal, bebidas alcohólicas y azucaradas, además de limitar el consumo de carne, pescado y huevos (v. **Tabla 34-1**). También puede usarse el citrato de potasio para elevar el pH de la orina, aunque puede aumentar el riesgo de formación de cálculos de fosfato de calcio.

Cálculos de estruvita

Están compuestos de fosfato de amonio y magnesio y/o apatita (carbonato de calcio). Su formación se debe a infecciones urinarias (bacterias productoras de ureasa como *Proteus mirabilis* y *urealyticum,* o ciertas cepas de *Pseudomonas, Klebsiella* o *Serratia* que ocasionan la liberación de amoníaco y de dióxido de carbono, con lo que se incrementa el pH de la orina y se favorece la cristalización), por lo que el tratamiento implica la intervención farmacológica previo antibiograma. Respecto a las recomendaciones dietéticas, se aconseja el consumo de dietas acidificantes (v. **Anexo 13-1**), ingesta de fibra y bebidas neutras o acidificantes (zumo de arándanos), y moderar la ingesta de alimentos ricos en fosfatos, bebidas alcohólicas, azucaradas y limitar el aporte de grasas (v. **Tabla 34-1**).

PUNTOS CLAVE

- El asesoramiento dietético y las modificaciones en el patrón alimentario tienen un papel esencial en la prevención y tratamiento de la nefrolitiasis.
- Para prevenir la formación de cálculos renales, primero se debe considerar su etiología y factores de riesgo. Como medida general se aconseja la ingesta de líquidos de 2,5-3,0 L/día para una diuresis alta (>2,5 L/día), reducir la excreción de solutos prolitogénicos (calcio, oxalato, ácido úrico) y aumentar la de sustancias protectoras de la litogénesis (magnesio, potasio y citrato).

- Las estrategias nutricionales preventivas de la formación de cálculos de oxalato cálcico están basadas en limitar el consumo de alimentos con mucho oxálico, de sal y de carne y productos cárnicos, y realizar un consumo adecuado de lácteos, frutas, verduras, bebidas alcalinizantes y probióticos reductores de la absorción de oxalatos.
- Se recomienda mantener o reducir el IMC al rango de normopeso, así como el consumo de una dieta alcalinizante (frutas, verduras, cereales y agua carbonatada) y limitar la ingesta de alcohol y de bebidas azucaradas como terapia nutricional de la litiasis úrica y de cistina, reduciendo además en el primer caso la ingesta de purinas (<500 mg/día).
- La terapia nutricional preventiva de los cálculos de fosfato y de estruvita está basada en el consumo de dietas acidificantes, ingesta de fibra y limitar el consumo de alimentos ricos en fosfatos, bebidas alcohólicas y carbonatadas azucaradas.

BIBLIOGRAFÍA

Bird VY, Khan SR. ¿Cómo se forman las piedras? Es posible la unificación de las teorías sobre la formación de las piedras? Arch Esp Urol. 2017;70(1):12-27.

Ferraro PM, Taylor EN, Gambaro G, Curhan GC. Dietary and Lifestyle Risk Factors Associated with Incident Kidney Stones in Men and Women. J Urol. 2017;198(4):858-63. Disponible en: https://www.ncbi.nlm.nih.gov/pmc/articles/PMC5599330 [última consulta: 19 de marzo de 2024].

Ferrer Moret S, Pérez Morales D. Actualización en el tratamiento de la litiasis renal. Butlletí d'informació terapèutica Departament de Salut. BIT. 2018;29(4):21-8.

Gambaro G, Croppi E, Bushinsky D, Jaeger P, Cupisti A, Ticinesi A, et al. The Risk of Chronic Kidney Disease Associated with Urolithiasis and its Urological Treatments: A Review. The J Urol. 2017;198(2):268-73. Disponible en: https://doi.org/10.1016/j.juro.2016.12.135 [última consulta: 19 de marzo de 2024].

Gopala SK, Joe J, Chandran J. Effects of lemon-tomato juice consumption on crystal formation in the urine of patients with calcium oxalate stones: A randomized crossover clinical trial. Curr Urol. 2023;17(1):25-9. Disponible en: https://doi.org/10.1097/CU9.0000000000000178 [última consulta: 19 de marzo de 2024].

Heilberg IP, Goldfarb DS. Optimum nutrition for kidney stone disease. Adv Chronic Kidney Dis. 2013;20(2):165-74. Disponible en: https://doi.org/10.1053/j.ackd.2012.12.001 [última consulta: 19 de marzo de 2024].

Julià F, Costa-Bauza A, Berga F, Grases F. Effect of theobromine on dissolution of uric acid kidney stones. World J Urol. 2022;40(8):2105-111. Disponible en: https://link.springer.com/article/10.1007/s00345-022-04059-3 [última consulta: 19 de marzo de 2024].

Kang DE, Sur RL, Haleblian GE, Fitzsimons NJ, Borawski KM, Preminger GM. Long-term lemonade based dietary manipulation in patients with hypocitraturic nephrolithiasis. J Urol. 2007;177(4):1358-91. Disponible en: https://www.auajournals.org/doi/10.1016/j.juro.2006.11.058 [última consulta: 19 de marzo de 2024].

Martínez García RM, Jiménez Ortega AI, Salas-González MD, Bermejo L, Rodríguez-Rodríguez E. Intervención nutricional en el control de la colelitiasis y la litiasis renal. Nutr Hosp. 2019;36(Spec No3): 70-4.

Mogna L, Panel M, Nicola S, Raiteri E. Detection of different probiotic strains due to their in vitro capacity to metabolize oxalates: prospective use in humans? J Clin Gastroenterol. 2014;48(Suppl 1):S91-5.

Nguyen NU, Dumoulin G, Henriet MT, Regnard J. Increase in urinary calcium and oxalate after fructose infusion. Horm Metab Res. 1995;27(3):155-8. Disponible en: https://doi.org/10.1055/s-2007-979929 [última consulta: 19 de marzo de 2024].

Peerapen P, Thongboonkerd V. Kidney Stone Prevention. Adv Nutr. 2023;14(3):555-69. Disponible en: https://doi.org/10.1016/j.advnut.2023.03.002 [última consulta: 19 de marzo de 2024].

Prezioso D, Strazzullo P, Lotti T, Bianchi G, Borghi L, Caione P, et al. CLU Working Group. Dietary treatment of urinary risk factors for renal stone formation. A review of CLU Working Group. Arch Ital Urol Androl. 2015;87(2):105-20. Disponible en: https://doi.org/10.4081/aiua.2015.2.105 [última consulta: 19 de marzo de 2024].

Sánchez-Martín FM, Millán Rodríguez F, Esquena Fernández S, Segarra Tomás J, Rousaud Barón F, Martínez-Rodríguez R, et al. Incidencia y prevalencia de la urolitiasis en España: Revisión de los datos originales disponibles hasta la actualidad. Actas Urol Esp. 2007;31(5):511-20.

Shavit L, Ferraro PM, Johri N, Robertson W, Walsh SB, Moochhala S, et al. Effect of being overweight on urinary metabolic risk factors for kidney stone formation. Nephrol Dial Transplant. 2015;30(4):607-13. Disponible en: https://doi.org/10.1093/ndt/gfu350 [última consulta: 19 de marzo de 2024].

Spatola L, Ferraro PM, Gambaro G, Badalamenti S, Dauriz M. Metabolic syndrome and uric acid nephrolithiasis: insulin resistance in focus. Metabolism. 2018;83:225-33. Disponible en: https://doi.org/10.1016/j.metabol.2018.02.008 [última consulta: 19 de marzo de 2024].

Susaeta R, Benavente D, Marchant F, Gana R. Diagnóstico y manejo de litiasis renales en adultos y niños. Rev Med Clin Condes. 2018;29(2):197-212. Disponible en: https://www.elsevier.es/es-revista-revista-medica-clinica-las-condes-202-articulo-diagnostico-manejo-litiasis-renales-adultos-S0716864018300270 [última consulta: 19 de marzo de 2024].

Tavasoli S, Alebouyeh M, Naji M, Shakiba MG, Shabani NM, Broumandnia N, et al. Association of intestinal oxalate-degrading bacteria with recurrent calcium kidney stone formation and hyperoxaluria: a case-control study. BJU Int. 2020;125(1):133-43. Disponible en: https://doi.org/10.1111/bju.14840 [última consulta: 19 de marzo de 2024].

Taylor EN, Feskanich D, Paik JM, Curhan GC. Nephrolithiasis and Risk of Incident Bone Fracture. J Urol. 2016;195(5):1482-6. Disponible en: https://www.ncbi.nlm.nih.gov/pmc/articles/PMC4870104 [última consulta: 19 de marzo de 2024].

Wilkens K, Juneja V, Shanaman E. Tratamiento nutricional médico en las enfermedades renales. En: Raymond JL, Morrow K, eds. Krause. Mahan. Dietoterapia. 15ª ed. Barcelona: Elsevier; 2021. p. 727-55.

Ovario poliquístico

35

M. D. Salas González y M. C. Lozano Estevan

 El síndrome de ovario poliquístico (SOP) es uno de los trastornos endocrinos más comunes en mujeres en edad reproductiva. Una alimentación saludable rica en cereales enteros, ácidos grasos polinsaturados, fibra y vitaminas y minerales, realizar actividad física, mejorar los hábitos de sueño y evitar el alcohol y el tabaco, son comportamientos que se han visto relacionados con una menor sintomatología.

INTRODUCCIÓN

El **síndrome de ovario poliquístico** (SOP) se caracteriza por ciclos irregulares, disfunción ovulatoria, hiperandrogenismo y morfología de ovario poliquístico, y es uno de los trastornos endocrinos más comunes en mujeres en edad reproductiva, aunque actualmente permanece infradiagnosticado y las mujeres experimentan retrasos significativos en el diagnóstico.

El SOP es una enfermedad compleja en la que se entrelazan factores genéticos, endocrinos, ambientales y conductuales, dando lugar a un fenotipo heterogéneo con características reproductivas, metabólicas y psicológicas que afectan la salud y la calidad de vida de las mujeres a lo largo de su vida. Curiosamente, a medida que las mujeres envejecen, el fenotipo del SOP evoluciona con una mejora de las características clínicas.

El SOP es propenso a un mayor riesgo de complicaciones, como diabetes, enfermedades cardiovasculares y cáncer de endometrio a largo plazo, aunque el hiperandrogenismo y la resistencia a la insulina son las características etiológicas y endocrinas principales del SOP, que interactúan entre sí en la aparición y el desarrollo de la enfermedad.

ENFERMEDADES RELACIONADAS

Sobrepeso y obesidad

Los niveles elevados de hormonas androgénicas conducen al aumento de peso en mujeres con SOP, principalmente en el área abdominal. Como resultado, muchas mujeres con SOP tienen un cuerpo con obesidad androide en lugar de obesidad ginoide.

Aunque no es necesario ni suficiente para el desarrollo del SOP, la obesidad, especialmente la visceral, amplifica y empeora todos los resultados metabólicos y reproductivos del SOP. El índice de masa corporal (IMC) se correlaciona positivamente con el índice de andrógenos libres, testosterona, resistencia a la insulina, colesterol total, colesterol LDL, trigliceridemia, estradiol y androstenediona, y correlaciona negativamente con los niveles de globulina transportadora de hormonas sexuales y colesterol HDL. Además, se ha estudiado el vínculo entre la obesidad durante la adolescencia y la aparición SOP más adelante en la vida.

Por tanto, el primer paso para las mujeres diagnosticadas con SOP y con exceso de peso sería la reducción de peso mediante la restricción calórica. Muchos estudios demuestran que incluso una reducción de peso del 5 al 10 % puede restaurar el ciclo menstrual normal. Junto con la pérdida de peso, el nivel de testosterona libre disminuye y la incidencia del síndrome metabólico se reduce.

Resistencia a la insulina

El SOP es una enfermedad muy relacionada con la resistencia a la insulina. Aunque esta relación se da mayoritariamente en personas con sobrepeso y obesidad, también se puede encontrar en personas con un peso adecuado. Se reconoce que una intolerancia a la glucosa es común en mujeres con SOP y se ha encontrado un mayor riesgo de desarrollar SOP en mujeres con diabetes tipo 2.

Además de los efectos metabólicos ampliamente conocidos, la insulina participa en el control de los procesos de crecimiento y desempeña un papel en la fisiología y fisiopatología ovárica. Los receptores de insulina están ampliamente distribuidos en las células ováricas estromales y foliculares, donde la hormona participa en el desarrollo folicular y la esteroidogénesis ovárica. Por tanto, la hiperinsulinemia conduce a una mayor producción de andrógenos, lo que, a su vez, puede afectar la sensibilidad a la insulina. Este círculo vicioso induce y empeora las anomalías reproductivas y metabólicas que caracterizan al SOP.

La hiperinsulinemia contribuye al SOP al afectar la glándula pituitaria. El exceso de insulina estimula sus receptores en la glándula pituitaria para liberar hormona luteinizante. La acumulación de insulina estimula la secreción de pulsos de hormona liberadora de gonadotropina (GnRH) y hormona luteinizante al influir tanto en la amplitud como en la frecuencia. El efecto indirecto de la insulina sobre el SOP se ve aumentado por la sensibilidad de la gonadotropina hipofisaria a la GnRH, y la hiperinsulinemia aumenta la actividad de las neuronas GnRH. La influencia de la insulina sobre el tejido adiposo y la inflamación es otro tema fundamental de la patogenia del SOP. La insulina estimula la lipogénesis e inhibe la lipólisis, lo que provoca la acumulación de grasa. La resistencia a la insulina conduce a niveles plasmáticos mejorados de ácidos grasos libres, que afectan el hígado y el tejido adiposo. Además, la hiperglucemia puede provocar inflamación al producir el factor de necrosis tumoral alfa (TNF-α) a partir de células mononucleares.

A pesar de la heterogeneidad actual de los datos, la naturaleza cambiante de este trastorno y la incertidumbre con respecto a los mecanismos exactos que regulan la progresión de la disglicemia en el SOP, existen varios principios generales que se deben implementar en la práctica diaria. El desarrollo no lineal de diabetes tipo 2 en SOP en mujeres sin obesidad destaca la importancia de mantener un peso óptimo en todas las mujeres que padecen el síndrome. Y las mujeres menopáusicas con antecedentes de SOP deben evaluarse con regularidad, ya que pueden tener un mayor riesgo de diabetes tipo 2, especialmente si tienen obesidad.

Trastornos psicológicos y de la conducta alimentaria

Las mujeres en edad reproductiva con SOP se ven afectadas con mayor frecuencia por trastornos psiquiátricos de leves a moderados, como depresión, ansiedad o trastornos de la conducta alimentaria.

Las mujeres con SOP presentan niveles reducidos de serotonina en el suero, lo que inhibe la liberación pulsátil de GnRH/hormona luteinizante. Los trastornos alimentarios se han relacionado con genes que están involucrados en la regulación del neurotransmisor serotonina, que modula tanto el apetito como el estado de ánimo y el ritmo circadiano.

Se debe tener en cuenta la importancia de los problemas psiquiátricos y los trastornos alimentarios subyacentes en la etiología del SOP, especialmente durante el embarazo y la pubertad. Sin embargo, esto no impide que se implementen evaluaciones dietéticas e intervenciones conductuales basadas en la evidencia como parte de la atención sanitaria.

TRATAMIENTO NUTRICIONAL

Los estudios muestran cómo las mujeres con SOP presentan una mayor ingesta de energía y una peor calidad dietética, mayor ingesta de grasa y baja ingesta de fibra y micronutrientes, como folatos, vitamina D, hierro, magnesio o cinc. También se observa un consumo peor o similar de los grupos básicos de alimentos (cereales, frutas, verduras, semillas, frutos secos, lácteos, etc.) en mujeres con SOP.

El enfoque terapéutico depende de la paciente y sus prioridades, como la búsqueda de la fertilidad, la regulación de los trastornos menstruales, la pérdida de peso o el alivio de los síntomas hiperandrogénicos. Por lo tanto, el abordaje debe ser individual para lograr el mejor resultado para cada paciente. Actualmente, aún no existe un tratamiento ideal o definitivo para esta condición.

El abordaje nutricional de estas pacientes tiene como objetivo mejorar la resistencia a la insulina y las funciones metabólicas y reproductivas mediante una dieta personalizada, considerando la restricción energética si se necesita pérdida de peso, así como la composición de nutrientes de la dieta que, independientemente de la pérdida de peso, afecta la sensibilidad a la insulina. Por esto, el papel de la dieta en este tipo de pacientes se ha convertido en un foco de investigación tanto reproductiva como endocrina en los últimos años.

Las dietas hipocalóricas no solo pueden mejorar la sensibilidad a la insulina y regular el metabolismo de la glucosa, sino que también son ventajosas para provocar una pérdida de peso significativa, lo que desempeña un papel fundamental en la mejora del fenotipo del SOP. Sin embargo, los beneficios de la dieta hipocalórica podrían no ser suficientes; por ejemplo, la mejora de la tasa de embarazo clínico, la tasa de regularidad menstrual y el nivel de hormona antimülleriana en mujeres sin restricción calórica fue más evidente que en aquellas que ingirieron menos calorías. Por ello, el manejo dietético debe ir más allá de la pérdida de peso, ya que no todas las pacientes con SOP tienen sobrepeso u obesidad.

Patrones dietéticos y de alimentación

Aparte de la restricción calórica en caso de exceso de peso, no hay acuerdo sobre una composición dietética específica que pueda ayudar a los pacientes con SOP a lograr un mejor control del su enfermedad.

La dieta mediterránea y la dieta para detener la hipertensión, o dieta DASH (*Dietary Approaches to Stop Hypertension*), han mostrado que conducen a una mejora en la morfología de los ovarios y ayudan en el cuadro clínico y de laboratorio del SOP, por ser una dieta rica en frutas y verdura, por lo general, lácteos bajos en grasa y baja en cereales refinados, pescados ricos en ácidos grasos omega-3, legumbres, productos integrales y carne y aves en pequeñas cantidades.

La adherencia a un patrón dietético mediterráneo se ha asociado con una reducción de la inflamación, con una regulación de las vías inmunológicas humorales y celulares relacionadas con la actividad y la progresión de la enfermedad, con menor resistencia a la insulina, y gracias al poder antioxidante de la dieta mediterránea, puede reducir el estrés oxidativo.

Aunque la dieta cetogénica a corto plazo parece ser eficaz para tratar los síntomas, el SOP es una enfermedad crónica que requiere tratamiento a largo plazo, y los experimentos con animales sugieren que el mantenimiento a largo plazo de la dieta cetogénica puede afectar el estado metabólico y estimular el desarrollo de hígado graso no alcohólico e intolerancia sistémica a la glucosa.

Por otro lado, las dietas altas en calorías y/o en azúcar pueden contribuir al SOP al alterar la microbiota intestinal, inducir inflamación crónica, aumentar la resistencia a la insulina y aumentar la producción de andrógenos.

Macronutrientes

El uso de una composición alterada de **hidratos de carbono** sigue siendo el enfoque dietético más investigado para el manejo del SOP. La reducción de la carga glucémica conduce a una reducción de los niveles de glucosa posprandial y a la consiguiente hiperinsulinemia. Una dieta rica en hidratos de carbono complejos, especialmente de alimentos no refinados y fibra, se ha relacionado con una menor resistencia a la insulina. Se ha demostrado que la **fibra dietética**, especialmente del tipo soluble, provoca un retraso en el vaciamiento gástrico, digestión y absorción de nutrientes, como la glucosa, y aumento de la saciedad.

La composición de **ácidos grasos** también es una consideración importante, ya que los trastornos metabólicos asociados con el SOP pueden beneficiarse de una mayor ingesta de ácidos grasos monoinsaturados y poliinsaturados. Los ácidos grasos omega-3 estimulan la secreción de adiponectina, que mejora la sensibilidad a la insulina y regula la granulosa ovárica y la esteroidogénesis. En mujeres con SOP, la suplementación con ácidos grasos omega-3, en particular el ácido eicosapentaenoico (EPA) y el ácido docosahexaenoico (DHA) ha mostrado efectos antiinflamatorios y antioxidantes y mejora la resistencia a la insulina.

Por otro lado, la ingesta de ácidos grasos saturados desempeña un papel en el SOP al producir un estado inflamatorio y reducir la sensibilidad a la insulina. Además, la ingesta de ácidos grasos saturados induce la inflamación al desencadenar un aumento en el nivel de TNF-α en la circulación y expresar un supresor de citocinas específico.

Micronutrientes

Las mujeres con SOP tienden a tener deficiencias nutricionales en muchas vitaminas y minerales, que se cree que están asociados con problemas psicológicos (depresión, ansiedad, etc.) y fisiológicos (resistencia a la insulina, diabetes, infertilidad, etc.) derivados de la enfermedad, por lo que se tendría que estar atentos a estas deficiencias para poder corregirlas en caso de ser necesario.

La ingesta inadecuada y las deficiencias posteriores de **cinc**, **magnesio** y **selenio** están involucradas en la disminución de la secreción y/o actividad de la insulina, mientras que su suplementación, tanto en sujetos diabéticos como no diabéticos, ha mostrado mejoras en la glucosa en ayunas y HOMA-IR (test que evalúa el índice de resistencia a la insulina). Tanto el cinc como el selenio son micronutrientes esenciales para el metabolismo y actúan como antioxidantes que contrarrestan el estrés oxidativo involucrado en el SOP, y probablemente sean importantes en su patogenia. Además, el **cromo** puede mejorar eficazmente la tolerancia a la glucosa al reducir la resistencia a la insulina y estimulando la ovulación, aunque todavía no hay evidencia suficiente para justificar la inclusión del cromo como estándar en el tratamiento de la resistencia a la insulina ni el SOP.

Las vitaminas también juegan un papel primordial. Es bien sabido que la **vitamina D** afecta la señalización y la liberación de insulina, mejora la función de las células β y reduce la resistencia a la insulina. La suplementación con vitamina D en pacientes con SOP parece ser útil para mejorar la sensibilidad a la insulina y aumentar la capacidad antioxidante. Sin embargo, la literatura actual muestra hallazgos controvertidos con respecto a la capacidad del colecalciferol para prevenir o mejorar los biomarcadores de estrés oxidativo, y existe la necesidad de más estudios de alta calidad que prueben el efecto antioxidante de la suplementación con vitamina D.

Otro grupo de vitaminas importantes son las vitaminas B, en particular la **vitamina B_{12}** y el **folato**, que son cofactores importantes en el proceso de homocisteína/metionina y en la reparación del ADN. La deficiencia de vitamina B_{12} y folato se puede relacionar con una mayor resistencia a la homocisteína y la insulina, así como a un mayor riesgo de diabetes tipo 2. A menudo se observan niveles altos de homocisteína en mujeres con SOP, y el folato es un suplemento prometedor para disminuir los niveles de homocisteína en pacientes con SOP; sin embargo, se necesitan más ensayos controlados aleatorios para confirmar esta suposición.

La suplementación con **vitamina E** también podría afectar positivamente los parámetros metabólicos y hormonales en mujeres con SOP, ya que la suplementación con esta vitamina mejora los biomarcadores relacionados con la glucosa (como la resistencia a la insulina), los lípidos (como el colesterol o los triglicéridos) y los niveles de andrógenos en mujeres con SOP.

Por otro lado, la combinación de antioxidantes podría ser una terapia adecuada para pacientes con SOP cuando no están indicados los anticonceptivos orales, por la mejora en la androstenediona, así como los parámetros clínicos, la menstruación irregular y la calidad de vida; sin embargo, hacen falta más estudios para comprobar esta hipótesis.

Por último, los alimentos derivados de fuentes vegetales son ricos en fitoquímicos, como los polifenoles, que disminuyen la hiperglucemia y mejoran la secreción aguda de insulina y la sensibilidad a la insulina.

Por tanto, la intervención relacionada con los micronutrientes podría representar un enfoque novedoso para el tratamiento de pacientes con SOP, y su manejo

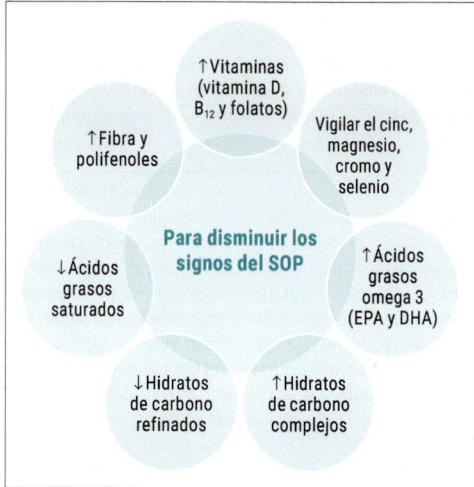

Figura 35-1. Macronutrientes y micronutrientes con efectos en el síndrome de ovario poliquístico (SOP).

DHA: ácido docosahexaenoico; EPA: ácido eicosapentaenoico; ↑: aumentar; ↓: disminuir.

óptimo debe proporcionar un equilibrio correcto de micronutrientes en el cuerpo. La ingesta óptima de micronutrientes en mujeres con SOP se puede obtener mediante un mayor consumo de alimentos ricos en micronutrientes o suplementación. Se debe tener precaución con el uso incontrolado de estos suplementos debido a sus efectos tóxicos (**Fig. 35-1**).

OTROS COMPONENTES DEL ESTILO DE VIDA

Alcohol y tabaco

Es importante evaluar el consumo de alcohol y tabaco con el fin de mejorar la infertilidad asociada al SOP y para evaluar los factores de riesgo de enfermedad cardiovascular y el riesgo de tromboembolismo asociado con las píldoras anticonceptivas orales.

Además, las mujeres con SOP con hábitos tabáquicos, ya sean fumadoras activas o pasivas, presentan mayores tasas de fertilidad reducida y de oligoovulación que aquellas con SOP, pero sin hábitos tabáquicos. En el SOP, fumar se asocia con niveles elevados de testosterona, colesterol, colesterol LDL e insulina en ayunas.

Actividad física

La actividad física es imprescindible en el manejo del SOP, debido a que promueve cambios metabólicos muy importantes. A todas las mujeres con SOP se les debe dar el consejo general de ser físicamente activas. Además, el entrenamiento físico reduce los efectos causados por la resistencia a la insulina a través de la optimización del transporte y metabolismo de la glucosa.

En mujeres con SOP, el ejercicio aeróbico y vigoroso puede mejorar la resistencia a la insulina, la composición corporal y los niveles de andrógenos. El entrenamiento de intervalos de alta intensidad (HIIT) por sí solo puede ser eficaz para mejorar la resistencia a la insulina y el estado ponderal; sin embargo, esto no se ha demostrado consistentemente.

Sueño

La hipersomnia y el insomnio también son trastornos clínicos del sueño comunes en el SOP. Los trastornos del sueño en estas pacientes pueden estar mediados por trastornos hormonales, en particular niveles reducidos de estrógeno, progesterona y melatonina. Optimizar el sueño puede ser una consideración importante al promover un cambio de estilo de vida saludable en mujeres con SOP, ya que algunos estudios muestran que los trastornos del sueño pueden reducir la capacidad para mantener las intervenciones dietéticas. Además, los trastornos del sueño afectan la etiología y el desarrollo de la ansiedad y la depresión que se observan en el SOP.

Intervenciones conductuales

Las intervenciones en el estilo de vida tendrían que incluir estrategias conductuales, como el establecimiento de objetivos, el autocontrol, el control de estímulos, la resolución de problemas, el entrenamiento en asertividad, una alimentación más lenta, el refuerzo de cambios y la prevención de recaídas, para optimizar el control del peso, un estilo de vida saludable y el bienestar emocional en mujeres con SOP.

PUNTOS CLAVE

- El SOP es propenso a un mayor riesgo de enfermedades y complicaciones, como el exceso de peso, problemas psiquiátricos, hiperandrogenismo o la resistencia a la insulina.
- El primer paso para las mujeres diagnosticadas con SOP y con exceso de peso sería la reducción de peso.
- Se debe recomendar un cambio de estilo de vida caracterizado por una alimentación saludable, actividad física regular, unos hábitos de sueño adecuados y restringir el consumo de alcohol y tabaco para todas las mujeres con SOP, con el fin de mejorar la salud y el bienestar de por vida mediante la optimización de los resultados hormonales, la salud general y la calidad de vida.
- Hasta la fecha todavía no existe un tratamiento ideal para el SOP, por lo que este dependerá de la paciente y sus prioridades (la búsqueda de la fertilidad, la regulación de los trastornos menstruales, etc.).
- Las mujeres con SOP tienden a tener deficiencias nutricionales en muchas vitaminas y minerales, siendo especialmente importante la ingesta adecuada de vitaminas del grupo B (sobre todo, folatos y vitamina B_{12}), vitamina D, cinc, magnesio y selenio.

BIBLIOGRAFÍA

Alesi S, Ee C, Moran LJ, Rao V, Mousa A. Nutritional supplements and complementary therapies in polycystic ovary syndrome. Adv Nutr. 2022;13(4):1243-66.

Calcaterra V, Verduci E, Cena H, Magenes VC, Todisco CF, Tenuta E, et al. Polycystic ovary syndrome in insulin-resistant adolescents with obesity: The role of nutrition therapy and food supplements as a strategy to protect fertility. Nutrients. 2021;13(6):1848.

Cowan S, Lim S, Alycia C, Pirotta S, Thomson R, Gibson-Helm M, et al. Lifestyle management in polycystic ovary syndrome - beyond diet and physical activity. BMC Endocr Disord. 2023;23(1):14.

Di Lorenzo M, Cacciapuoti N, Lonardo MS, Nasti G, Gautiero C, Belfiore A, et al. Pathophysiology and nutritional approaches in polycystic ovary syndrome (PCOS): A comprehensive review. Curr Nutr Rep. 2023;12(3):527-44.

Ding H, Zhang J, Zhang F, Zhang S, Chen X, Liang W, et al. Resistance to the insulin and elevated level of androgen: A major cause of polycystic ovary syndrome. Front Endocrinol. 2021;12:741764. Disponible en: https://www.frontiersin.org/journals/endocrinology/articles/10.3389/fendo.2021.741764/full [última consulta: 19 de marzo de 2024].

Kazemi M, Kim JY, Wan C, Xiong JD, Michalak J, Xavier IB, et al. Comparison of dietary and physical activity behaviors in women with and without polycystic ovary syndrome: a systematic review and meta-analysis of 39 471 women. Hum Reprod Update. 2022;28(6):910-55. Disponible en: https://academic.oup.com/humupd/article/28/6/910/6593244 [última consulta: 21 de julio de 2023].

Louwers YV, Laven JSE. Characteristics of polycystic ovary syndrome throughout life. Ther Adv Reprod Health. 2020;14:2633494120911038. Disponible en: https://journals.sagepub.com/doi/10.1177/2633494120911038 [última consulta: 19 de marzo de 2024].

Moslehi N, Zeraattalab-Motlagh S, Rahimi Sakak F, Shab-Bidar S, Tehrani FR, Mirmiran P. Effects of nutrition on metabolic and endocrine outcomes in women with polycystic ovary syndrome: an umbrella review of meta-analyses of randomized controlled trials. Nutr Rev. 2023;81(5):555-77.

Pani A, Gironi I, Di Vieste G, Mion E, Bertuzzi F, Pintaudi B. From prediabetes to type 2 diabetes mellitus in women with polycystic ovary syndrome: Lifestyle and pharmacological management. Int J Endocrinol. 2020;2020:6276187. Disponible en: https://www.hindawi.com/journals/ije/2020/6276187 [última consulta: 19 de marzo de 2024].

Pingarrón Santofímia C, Poyo Torcal S, López Verdú H, Henríquez Linares A, Calvente Aguilar V, Terol Sánchez P, et al. Evaluation of the efficacy of an antioxidant combination for the modulation of metabolic, endocrine, and clinical parameters in patients with polycystic ovary syndrome. Gynecol Endocrinol. 2023;39(1):2227277. Disponible en: https://www.tandfonline.com/doi/full/10.1080/09513590.2023.2227277 [última consulta: 19 de marzo de 2024].

Sadeghi HM, Adeli I, Calina D, Docea AO, Mousavi T, Daniali M, et al. Polycystic ovary syndrome: A comprehensive review of pathogenesis, management, and drug repurposing. Int J Mol Sci. 2022;23(2):583.

Saei Ghare Naz M, Jahanfar S, Ramezani Tehrani F. An overview on effects of micronutrients and macronutrients interventions in management of polycystic ovary syndrome. Clin Nutr ESPEN. 2022;52:218-28.

Shang Y, Zhou H, He R, Lu W. Dietary modification for reproductive health in women with polycystic ovary syndrome: A systematic review and meta-analysis. Front Endocrinol. 2021;12:735954. Disponible en: https://www.frontiersin.org/journals/endocrinology/articles/10.3389/fendo.2021.735954/full [última consulta: 19 de marzo de 2024].

Singh S, Pal N, Shubham S, Sarma DK, Verma V, Marotta F, et al. Polycystic ovary syndrome: Etiology, current management, and future therapeutics. J Clin Med. 2023;12(4):1454.

Steegers-Theunissen RPM, Wiegel RE, Jansen PW, Laven JSE, Sinclair KD. Polycystic ovary syndrome: A brain disorder characterized by eating problems originating during puberty and adolescence. Int J Mol Sci. 2020;21(21):8211.

Szczuko M, Kikut J, Szczuko U, Szydłowska I, Nawrocka-Rutkowska J, Ziętek M, et al. Nutrition strategy and life style in polycystic ovary syndrome-narrative review. Nutrients. 2021;13(7):2452.

Tefagh G, Payab M, Qorbani M, Sharifi F, Sharifi Y, Ebrahimnegad Shirvani MS, et al. Effect of vitamin E supplementation on cardiometabolic risk factors, inflammatory and oxidative markers and hormonal functions in PCOS (polycystic ovary syndrome): a systematic review and meta-analysis. Sci Rep. 2022;12(1):5770.

Xenou M, Gourounti K. Dietary patterns and polycystic ovary syndrome: A systematic review. Maedica. 2021;16(3):516-21.

Diabetes mellitus

36

B. Ruiz-Roso Calvo de Mora

El término *diabetes mellitus* (DM) describe un conjunto de síndromes que se producen como consecuencia de un déficit de actividad insulínica en los tejidos del organismo. La DM constituye actualmente una pandemia que afecta tanto a países desarrollados como a países en desarrollo. Las alteraciones metabólicas que origina la DM provocan diferentes procesos patológicos secundarios, que son una de las primeras causas de morbilidad y mortalidad, y suponen un problema importante para el individuo que padece la enfermedad y un coste elevado para el sistema sanitario. Una dieta adecuada y regulada es imprescindible para prevenir y controlar la DM, así como para prevenir o al menos reducir la velocidad de la aparición de los procesos patológicos secundarios de esta alteración metabólica.

INTRODUCCIÓN

La prevalencia mundial de la **diabetes mellitus** (DM) ha aumentado en los últimos 40 años; en 1985 se calculaba que había 30 millones de casos, en tanto que en el año 2000 se calculó que había 177 millones. En el año 2021, el número de adultos enfermos de diabetes registrado a nivel mundial fue de aproximadamente 537 millones, lo que supone un considerable ascenso respecto al año 2019 (463 millones). Más de 200 millones se concentran en la región de Asia-Pacífico (CDC, 2022). La prevalencia de los tipos 1 y 2 de diabetes aumenta a nivel mundial, pero la del tipo 2 lo hace con una rapidez mucho mayor, por el incremento en la frecuencia de obesidad y la disminución de los niveles de actividad física; ello sucede en casi todas las naciones, y seis de los 10 países con los índices más altos están en Asia. En España, según Valdés *et al.* (2007), entre un 10 y un 15 % de la población adulta padecía DM. Más recientemente, la incidencia se sitúa en aproximadamente 5 casos/año por cada 1.000 habitantes (Rojo-Martínez *et al.*, 2020). Los factores que producen esta elevada incidencia son el envejecimiento de la población, la menor mortalidad de las personas con DM y la mejora en los criterios diagnósticos, así como los cambios en la alimentación y la forma de vida.

DIAGNÓSTICO

El **criterio diagnóstico** actual de DM, según el Comité de Expertos de la *American Diabetes Association* (ADA, 2023), se indica en la **tablas 36-1** y **36-2**.

Tabla 36-1. Criterios para el cribado de diabetes o prediabetes en pacientes asintomáticos adultos (ADA, 2023)

1. Se deben considerar las pruebas en adultos con sobrepeso u obesidad (IMC ≥25 kg/m² o ≥23 kg/m²) en individuos que tienen uno o más de los siguientes factores de riesgo:
   - **Familiar de primer grado con diabetes**
   - **Raza/etnicidad** de alto riesgo (p. ej., afroamericano, hispano, asiático)
   - **Historia de enfermedad cardiovascular**
   - **Hipertensión** (≥140/90 mmHg o en tratamiento para la hipertensión)
   - **Nivel de colesterol** HDL <35 mg/dL (0,90 mmol/L) y/o nivel de triglicéridos >250 mg/dL (2,82 mmol/L)
   - Personas con **síndrome de ovario poliquístico**
   - **Sedentarismo** o inactividad física
   - **Otras condiciones clínicas** asociadas con la resistencia a la insulina (p. ej., obesidad severa, acantosis *nigricans*)
2. **Las personas con prediabetes** (A1C 5,7 % [39 mmol/mol], intolerancia a la glucosa o alteración de la glucosa en ayunas) deben hacerse pruebas anualmente
3. Las personas a las que se les diagnosticó **diabetes mellitus gestacional** deben hacerse pruebas de por vida al menos cada 3 años
4. Para todas las demás personas, las pruebas deben comenzar a los 35 años
5. Si los resultados son normales, las pruebas deben repetirse a intervalos mínimos de 3 años, realizando pruebas más frecuentes dependiendo de los resultados iniciales y el estado de riesgo
6. Personas con **VIH**

Tabla 36-2. Criterios para el diagnóstico de diabetes (ADA, 2023)

	Prediabetes	Diabetes
A1C	5,7-6,4 % (39-47 mmol/mol)[a]	≥6,5 % (48 mmol/mol)[b]
Glucosa plasmática ayunas	100 a 125 mg/dL (5,6 a 6,9 mmol/L)[a]	≥126 mg/dL (7,0 mmol/L)[b]
Glucosa plasmática de 2 horas durante OGTT de 75 g	140 a 199 mg/dL (7,8 a 11,0 mmol/L)[a]	≥200 mg/dL (11,1 mmol/L)[b]
Glucosa plasmática aleatoria	–	≥200 mg/dL (11,1 mmol/L)[c]

[a]Para las tres pruebas, el riesgo es continuo, se extiende por debajo del límite inferior del rango y se vuelve desproporcionadamente mayor en el extremo superior del rango.

[b]En ausencia de hiperglucemia inequívoca, el diagnóstico requiere dos resultados anormales de la misma muestra o en dos muestras separadas.

[c]Únicamente diagnóstico en un paciente con síntomas clásicos de hiperglucemia o crisis hiperglucémica.

CLASIFICACIÓN

La mayoría de los pacientes con DM pueden clasificarse como:

- **Diabéticos tipo 1** (aproximadamente el 10 %).
- **Diabéticos tipo 2** (aproximadamente el 90 %).

Los dos tipos de diabetes son precedidos por una *fase transitoria* de metabolismo anormal de la glucosa denominado **prediabetes**.

La diabetes tipo 1 es el resultado de la deficiencia completa o casi total de insulina, y la tipo 2 es un grupo heterogéneo de trastornos que se caracterizan por grados variables de resistencia a la insulina, menor secreción de dicha hormona y mayor producción hepática de glucosa.

Diferentes defectos genéticos y metabólicos en la acción o secreción (o ambas) de la insulina originan el fenotipo común de hiperglucemia en la DM tipo 2. Este tipo de DM es precedida por un período de homeostasia anormal de la glucosa, clasificado como trastorno de la glucosa en ayunas, o *trastorno de la tolerancia a la glucosa asociado a insulinorresistencia*, generalmente como consecuencia de obesidad, y que produce, siempre que el funcionamiento de las células β de los islotes pancreáticos sea normal, un estado de hiperinsulinemia con el fin de mantener una suficiente actividad insulínica en los tejidos. Algunos de estos sujetos desarrollarán diabetes tipo 2 cuando, por un factor genético o adquirido, se produce el fracaso en la función celular β, y una descompensación entre el aumento de necesidades de insulina y la producción de esta hormona.

Existen también **otros tipos específicos** mucho menos abundantes: defectos genéticos específicos de la secreción o acción de la insulina, alteraciones metabólicas que trastornan la secreción de insulina, trastornos mitocondriales y un sinnúmero de situaciones que alteran la tolerancia a la glucosa:

- La diabetes del joven de **inicio en la madurez** (*maturity onset diabetes of the young*).
- Las **mutaciones del receptor de insulina** causan un grupo de trastornos poco frecuentes caracterizados por resistencia grave a la insulina.
- La DM es a menudo una manifestación de ciertas **endocrinopatías**, como acromegalia y síndrome de Cushing.
- La destrucción de los islotes pancreáticos se ha atribuido a **infecciones virales**, pero son una causa extremadamente rara de DM.
- En el 2-6 % de las mujeres embarazadas, aproximadamente, también se puede producir intolerancia a la glucosa con comienzo o diagnóstico inicial en el embarazo, lo que se denomina **diabetes gestacional**.

FACTORES RELACIONADOS CON LA APARICIÓN DE LA DIABETES

Hay componentes *genéticos y ambientales* que desencadenan la diabetes, tanto tipo 1 como tipo 2. Existe información suficiente para afirmar que la diabetes tipo 1 (subtipo 1A) es una enfermedad autoinmunitaria de las células β. No obstante, en el subtipo 1B, o diabetes idiopática de etiología desconocida, no hay evidencia de autoinmunidad contra las células β, pudiendo ser en estos pacientes fluctuante la dependencia absoluta de insulina.

En la diabetes tipo 2 también se produce una reducción de la masa de células β, pero en estos pacientes las concentraciones plasmáticas de insulina durante 24 horas pueden variar desde bajas a normales e incluso elevadas. La DM tipo 2 posee un fuerte componente genético. La enfermedad es poligénica y multifactorial, porque además de la susceptibilidad genética, los factores ambientales (como obesidad, nutrición y actividad física) modulan el fenotipo.

Es evidente la relación entre obesidad y diabetes tipo 2 pues, aunque todos los diabéticos tipo 2 no son obesos, el índice de masa corporal medio en estos sujetos está significativamente por encima de los individuos no diabéticos. Además, obesidad y diabetes tipo 2 se asocian independientemente con resistencia a la insulina. La asociación de insulinorresistencia, intolerancia hidrocarbonada, hiperinsulinemia, aumento de triglicéridos en lipoproteínas de muy baja densidad (VLDL), disminución de colesterol HDL, hipertensión arterial, obesidad troncal, hiperuricemia, aumento de inhibidor del activador del plasminógeno-1 (PAI-1), sedentarismo y edad han sido denominadas por Reaven **síndrome X** o **síndrome plurimetabólico**.

OBJETIVOS DE LA DIETOTERAPIA EN LA DIABETES

En términos generales, las directrices de una dieta para una persona con DM son similares en las personas con uno u otro tipo de diabetes, y semejantes también a las de la población no diabética. Los objetivos de la terapia dietética en relación a la DM se refieren tanto a la prevención *primaria* de DM en sujetos con sobrepeso no diabéticos, como *secundaria*, para el control metabólico de la DM, y *terciaria*, para controlar y retrasar las complicaciones de la DM, siempre procurando al paciente un modo de vida tan normal como sea posible. Para ello, se debe buscar la normalización de los niveles sanguíneos de glucosa, la optimización de los valores de lipoproteínas, normalizar la presión arterial, suministrar el aporte de energía y nutrientes en cantidades adecuadas para mantener un peso corporal correcto, y prevenir complicaciones agudas y crónicas, todo ello procurando mantener una alimentación placentera y gratificante para el sujeto.

RECOMENDACIONES NUTRICIONALES EN LA PREVENCIÓN DE LA DIABETES MELLITUS

No se pueden establecer recomendaciones nutricionales para la prevención de la DM tipo 1, pero sí para la DM tipo 2. Los individuos con alto riesgo de desarrollar DM tipo 2 deben incorporarse a programas que incluyan pérdida moderada de peso y actividad física regular. Como ya se ha comentado, existe una clara relación entre obesidad y resistencia a la insulina. El exceso de grasa en algunos sujetos tiende a localizarse en la cintura, y algunas personas, que según los patrones de peso-talla no serían obesas, realmente sí pueden tener exceso de adiposidad visceral. Por ello, se recomienda control nutricional, actividad física y terapia conductual para lograr y mantener una pérdida de peso ≥5 % para la mayoría de las personas con diabetes tipo 2 y sobrepeso u obesidad. Una pérdida de peso adicional suele dar lugar a mejoras adicionales en el tratamiento de la diabetes y el riesgo cardiovascular.

Para la reducción de peso en individuos con **insulinorresistencia y sobrepeso** se debe realizar una restricción *moderada* de la ingesta calórica (de unas 250 y 500 kcal/día), siguiendo dietas bajas en grasas y/o hidratos de carbono, aunque con un nivel suficiente de fibra (14 g/1.000 kcal), para conseguir una pérdida de peso gradual.

Para individuos **obesos**, por encima de 30 kg/m² de IMC, se puede utilizar una dieta muy baja en calorías (menos de 800 kcal/día), que proporciona una rápida pérdida de peso, mejoras también rápidas en los niveles de glucosa y lípidos sanguíneos y bajada de la presión sanguínea, pero que debe seguir una adecuada supervisión y un cuidado extremo en incluir, en ese bajo paquete calórico, una ingesta proteínica suficiente (entre 1,0 y 1,4 g/kg de peso ideal y día) y un nivel adecuado de fibra, vitaminas, electrolitos y agua. Este tipo de dieta muy baja en calorías no garantiza el mantenimiento de la pérdida de peso que produce y tiene efectos colaterales no deseables, como arritmias, anemia, trastornos nerviosos, estreñimiento, fatiga e irregularidades menstruales.

Una vez conseguida la reducción de peso, queda algo aún más difícil: su *mantenimiento*; para ello es fundamental continuar con el control de la ingesta calórica y, si es posible, incrementar la actividad física al menos a 150 min/semana, lo que permite mantener o aumentar la masa magra sin aumentar la grasa corporal. Además, se debe tener en cuenta que el ejercicio físico, al permitir la captación de glucosa por el músculo de forma no dependiente de la insulina, reduce las necesidades de esta hormona.

En cuanto a la *distribución de la ingesta*, deben realizarse de 3 a 5 comidas por día, pues la ingesta repartida en múltiples pequeñas comidas reduce los lípidos séricos, lipoproteínas, insulina y los niveles séricos posprandiales de glucosa, frente a la misma ingesta distribuida en un número reducido de comidas.

La *cirugía bariátrica* y los *fármacos* se podrían considerar en individuos con más de 35 kg/m².

NUTRIENTES DE LA DIETA EN LA DIABETES MELLITUS

La composición de la dieta, no solamente el contenido calórico, es un factor que va a tener una gran influencia en el éxito del control de la enfermedad. En este sentido, en una ingesta calórica restringida se debe considerar como *objetivo principal* el incorporar los nutrientes necesarios para cubrir las necesidades del individuo, teniendo en cuenta que para algunos de ellos, como es el caso de las proteínas, dichas necesidades están incrementadas en relación a la población sana.

Hidratos de carbono

Los **hidratos de carbono** de la dieta son uno de los factores inductores de la liberación de insulina, puesto que es la glucosa que penetra en la célula β, la principal desencadenante de la liberación de la hormona. No obstante, también elevan los triglicéridos, pues aumentan su síntesis hepática y su liberación a la sangre en las VLDL, pero si este consumo de hidratos de carbono se produce sin asociarse a un exceso de ingesta calórica, la hipertrigliceridemia es una situación transitoria. En este sentido, parece prudente una dieta que aporte del orden del 50 al 60%

de la ingesta calórica en forma de hidratos de carbono; de ellos, más del 50% deben de ser féculas complejas y el resto monosacáridos o disacáridos contenidos de forma natural por los alimentos, no añadidos.

El consumo de **sacarosa** está contraindicado, según los últimos resultados de estudios sobre el índice glucémico de diferentes hidratos de carbono en sujetos con diabetes tipo 2. También hay que tener en cuenta que muchos alimentos ricos en este disacárido lo son también en grasa y colesterol (bollería, helados, etc.), por lo que deben evitarse.

La **fructosa** produce una menor respuesta glucémica que la sacarosa en cantidades isocalóricas; no obstante, sacarosa, glucosa o fructosa pueden estar presentes en la dieta del diabético en cantidades pequeñas y están contraindicadas en cantidades altas. Los edulcorantes bajos en calorías, como polioles, aspartamo, sacarina, etc., son seguros y no están contraindicados en la DM.

Se debe tener en cuenta que, en los alimentos de origen vegetal, los hidratos de carbono van asociados a otro componente esencial de la dieta, sobre todo para estos sujetos con diabetes tipo 2, que es la **fibra dietética**. La fibra dietética soluble (pectinas, hemicelulosas, etc.) en diferentes ensayos clínicos ha demostrado su efecto en la reducción de los picos de las curvas de glucemia producidas por comidas ricas en hidratos de carbono, y un moderado efecto en la reducción de la lipemia. También se ha demostrado que la fibra dietética produce efectos beneficiosos en la tolerancia a la glucosa y modifica la secreción de insulina y glucagón. Por otra parte, la fibra dietética contiene sustancias asociadas a los hidratos de carbono, como los polifenoles, con probado efecto antioxidante, antiinflamatorio, antihipertensivo y antidiabético. En cualquier caso, la ingesta de fibra debe suponer entre 30 y 40 g/día, 14 g por cada 1.000 kcal.

Proteínas

En relación a las necesidades de **proteínas** en el sujeto diabético, se debe tener en cuenta que, debido a la reducción de la actividad insulínica en estos pacientes, el metabolismo proteico se encuentra alterado y la eficacia de la utilización de la proteína disminuida, pues la insulina produce un efecto neto anabólico y es necesaria para que algunos aminoácidos entren en la célula. En la diabetes se reducen la síntesis proteica, la vida media de las proteínas intracelulares y aumentan la gluconeogénesis hepática y las pérdidas renales de nitrógeno. Por todo ello, se recomienda que las proteínas ingeridas por los pacientes con DM sean de *alto valor biológico* y se mantengan entre el 15 y el 20% de la energía ingerida. No se aconsejan dietas hiperproteicas con aportes de más del 20% de la energía. Si el paciente diabético presenta una enfermedad renal o una insuficiencia renal crónica, se recomienda reducir la ingesta proteica a 0,8 g/kg de peso y día, con el fin de reducir la progresión de la nefropatía; una reducción mayor produce malnutrición proteica en estos sujetos.

Ingesta de grasa

En relación a la ingesta de **grasa** se debe considerar en primer lugar su limitación, primeramente por la importancia de la restricción calórica en estos enfermos, teniendo en cuenta que la grasa es el nutriente con una mayor densidad energética. Además, si como se ha dicho, la ingesta de proteínas e hidratos de carbono debe mantenerse en un contexto de dieta hipocalórica, la mejor solución es reducir la cantidad de grasa. También hay que considerar que la hiperlipemia, consecuencia de la insulinorresistencia de los sujetos con diabetes tipo 2, es uno de los principales factores de riesgo de la enfermedad cardiovascular (ECV) y la principal causa de muerte en estos pacientes.

Por tanto, el *aporte de grasa total* en el diabético debe reducirse por debajo del 30 % de las calorías totales. En segundo lugar, para disminuir el riesgo de ECV se debe optimizar el perfil lipídico. En este sentido, es preciso tener en cuenta que los **ácidos grasos saturados** (palmítico, mirístico y láurico) elevan las concentraciones de colesterol sérico. Por ello es necesaria la limitación de la ingesta de este tipo de ácidos grasos a menos del 7 % de las calorías totales.

En relación a los **ácidos grasos *trans***, puesto que se han demostrado consecuencias metabólicas adversas, como elevación de colesterol LDL, disminución de colesterol HDL y competencia con los ácidos grasos esenciales por las enzimas responsables de la elongación y desaturación de estos y, por tanto, con la formación de eicosanoides, y puesto que no se conocen beneficios nutricionales de estos ácidos grasos *trans*, su inclusión en la dieta del diabético debe ser minimizada a un nivel inferior al 2 % de la grasa total.

Los **ácidos grasos poliinsaturados** (AGP) de las series omega-6 y omega-3 son nutrientes esenciales. Los AGP omega-6, principalmente el ácido linoleico, disminuyen las concentraciones de colesterol total en todas las fracciones de las lipoproteínas (VLDL, LDL y HDL), aunque estos ácidos grasos ingeridos en altas cantidades aumentan su concentración en los fosfolípidos de las membranas celulares y en las LDL, y las predispone a la oxidación por radicales libres. Por tanto, el consumo de AGP deberá estar entre el 5 y el 7 % de la energía total ingerida.

No obstante, los AGP del tipo omega-3, como el ácido eicosapentaenoico (EPA), inhiben la conversión de linoleico a araquidónico y también compiten con el ácido araquidónico por la posición del grupo 2-acilo en los fosfolípidos de membrana, reduciendo los niveles plasmáticos y celulares de ácido araquidónico. Además, el EPA compite con el ácido araquidónico como sustrato de la ciclooxigenasa. Por tanto, se afecta la producción de eicosanoides inhibiéndose la síntesis de leucotrieno B_4 y prostaglandina E_2, que causan vasoconstricción y agregación plaquetaria. Una dieta rica en pescado graso también se ha comprobado que reduce los triglicéridos plasmáticos al inhibir su síntesis hepática, disminuyendo las VLDL y la lipemia posprandial. En resumen, los AGP omega-3 dietarios pueden prevenir los problemas cardiovasculares, y con este fin se recomienda ingerir 2-3 g/día de aceite de pescado. Esto se puede conseguir con el consumo de 200-300 g semanales de pescado graso.

En relación a los **ácidos grasos monoinsaturados**, el ácido oleico parece ser el principal ácido graso en la prevención de la aterosclerosis, pues reduce las concentraciones séricas de colesterol sin reducir las cifras de colesterol HDL, disminuyendo la concentración sérica de LDL, su daño oxidativo y su contenido en colesterol. Por lo tanto, en relación a este tipo de ácidos grasos, su limitación en el sujeto diabético solo debe limitarse en función de la reducción de la ingesta grasa total, lo que permitiría una ingesta de monoinsaturados del 15-16 % de la ingesta calórica.

Minerales y vitaminas en diabetes mellitus

Los pacientes que consumen una dieta variada, ajustada en su aporte calórico al gasto energético del individuo para el mantenimiento de su peso ideal, y cuya composición se ajusta a las recomendaciones que se han indicado, no necesitan ningún tipo de suplementos con minerales o vitaminas. No obstante, esta suplementación está indicada en los períodos en que son necesarias las dietas de pérdida de peso con el fin de conseguir el peso ideal. Debido a que frecuentemente la diabetes tipo 2 se asocia a hipertensión, es conveniente reducir la ingesta de sodio en general en los pacientes diabéticos a 2,5-3 g/día. Cuando además de la diabetes existe hipertensión moderada, la ingesta de sodio se limitará a menos de 2,5 mg/día, y en el caso de que además presenten nefropatía, se deberá reducir por debajo de 2 mg/día (v. **Anexo 2-6**).

Alcohol y diabetes mellitus

Los pacientes con DM deben limitar el consumo de alcohol a menos de 30 g/día y consumirlo solamente con las comidas. El alcohol, al aportar 7 kcal/g, puede incrementar innecesariamente la ingesta calórica del diabético, también incrementa la síntesis hepática de triglicéridos, induce resistencia a la insulina y aumenta la presión arterial. Además, el consumo de alcohol incrementa el riesgo de hipoglucemia en pacientes que son tratados con hipoglucemiantes orales.

ACTIVIDAD FÍSICA EN EL DIABÉTICO

La actividad física tiene múltiples beneficios para el paciente con DM, entre los que se pueden citar: descenso del riesgo cardiovascular, disminución de la presión arterial, conservación de la masa muscular, reducción de la grasa corporal y pérdida de peso. Tanto en los diabéticos tipo 1 como en los tipo 2, el ejercicio también resulta útil para disminuir la glucosa plasmática (durante el ejercicio y después de él) y para aumentar la sensibilidad a la insulina. En los diabéticos, la ADA recomienda cada semana 150 minutos (distribuidos como mínimo en tres días) de ejercicios aeróbicos. En sujetos con DM tipo 2, el régimen ergométrico también debe incluir ejercicios contra resistencia.

A pesar de los beneficios que produce, el ejercicio plantea algunos problemas a los pacientes con DM, porque tienen alterados los *mecanismos homeostáticos* en los sustratos energéticos musculares. Los diabéticos tipo 1 son propensos tanto a la hiperglucemia como a la hipoglucemia durante el ejercicio, dependiendo de las concentraciones de glucosa plasmática previas al ejercicio, los valores de insulina circulante y el nivel de catecolaminas inducido por la actividad física. Si el valor de insulina es demasiado bajo, el incremento de las catecolaminas puede aumentar excesivamente la glucosa plasmática, promover la formación de cetonas y, posiblemente, provocar cetoacidosis. Por el contrario, cuando las concentraciones de insulina circulante son excesivas, esta hiperinsulinemia relativa puede disminuir el aporte hepático de glucosa a la sangre (reducir la glucogenólisis y disminuir la gluconeogénesis) y aumentar la penetración de glucosa en el músculo, provocando hipoglucemia.

Para *evitar la hiperglucemia o la hipoglucemia por el ejercicio,* las personas con DM tipo 1 deben:

- Medir su glucemia antes del ejercicio, durante y después de haberlo realizado.
- Diferir la práctica de ejercicio si la glucemia es mayor de 14 mmol/L (250 mg/100 mL) y aparecen cetonas.
- Si la glucemia es menor de 5,6 mmol/L (100 mg/100 mL), habrá que ingerir hidratos de carbono antes del ejercicio.
- Vigilar la concentración de glucosa en sangre durante el ejercicio e ingerir hidratos de carbono para prevenir la hipoglucemia.
- Disminuir las dosis de insulina (basándose en la experiencia previa) antes del ejercicio e inyectarse la insulina en una zona que sea ejercitada.
- Aprender a conocer las respuestas individuales de la glucosa a los diferentes tipos de ejercicio y aumentar la ingestión de alimentos hasta 24 horas después de este, dependiendo de su intensidad y duración. En los diabéticos tipo 2 las hipoglucemias relacionadas con el ejercicio son menos frecuentes, pero pueden darse tanto en sujetos tratados con insulina como en los que reciben secretagogos de insulina.

Como las enfermedades cardiovasculares asintomáticas se presentan a menor edad tanto en la DM tipo 1 como en la tipo 2, puede estar justificado efectuar *mediciones formales de la tolerancia al ejercicio* de los individuos diabéticos con cualquiera de las siguientes características:

- Edad mayor de 35 años.
- Duración de la diabetes de más de 15 años (DM tipo 1) o de más de 10 años (DM tipo 2).
- Complicaciones microvasculares de la DM (retinopatía, microalbuminuria o nefropatía), enfermedad arterial periférica, otros factores de riesgo de enfermedad arterial coronaria o neuropatía vegetativa. La retinopatía proliferativa no tratada es una contraindicación relativa del ejercicio vigoroso, puesto que podrían producirse hemorragia hacia el cuerpo vítreo y desprendimiento de retina.

OBJETIVOS NUTRICIONALES ESPECÍFICOS

Diabético tipo 1

En la DM tipo 1 se debe coordinar y acompañar, tanto en el tiempo como en la cantidad, el aporte calórico con la cantidad apropiada de insulina. La dieta y la autovigilancia de la glucosa deben estar integradas para definir el régimen óptimo de insulina. La ADA (2023) aconseja a los enfermos y a quienes los cuidan controlar el consumo de hidratos de carbono mediante sistemas de intercambio y calcular el contenido de nutrientes de cada comida. Con base en el contenido estimado de hidratos de carbono, hecho por el propio paciente, y empleando la proporción de insulina/hidratos de carbono, se calcula la dosis de la hormona para administrar correspondiente a una comida o un bocadillo. La dieta debe ser lo suficientemente flexible para permitir el ejercicio, y la pauta de insulina debe permitir algunas desviaciones en el aporte calórico; el ejercicio no planificado podría necesitar un aporte extra de hidratos de carbono.

Un componente importante de la dieta en la diabetes tipo 1 es reducir al mínimo el aumento de peso que a menudo acompaña al tratamiento intensivo (v. **Anexo 16-2**).

Diabético tipo 2

Los objetivos de la terapia dietética en la diabetes tipo 2 son distintos y abordan la alta prevalencia de enfermedad cardiovascular en esta población. Específicamente para pacientes con diabetes tipo 2 existen dos actuaciones principales: actuar en la *composición* de la dieta y *reducir la ingesta total de energía* para intentar eliminar el sobrepeso y la insulinorresistencia. Pérdida de peso y ejercicio mejoran la insulinorresistencia. Por tanto, todos los sujetos con diabetes tipo 2 pueden beneficiarse de una dieta con restricción calórica. Así, pérdidas de un 5 a un 10 % en el peso corporal producen también beneficios en el control de la glucemia de sujetos con diabetes tipo 2 sin sobrepeso.

Las dietas hipocalóricas y la pérdida discreta de peso (5-7 %) con frecuencia provocan un descenso rápido e impresionante de la glucosa en individuos con DM tipo 2 de nuevo inicio. Sin embargo, numerosos estudios documentan que es rara la pérdida de peso a largo plazo. La dieta en la diabetes tipo 2 debe procurar la reducción de las calorías, disminución del consumo de grasas, principalmente de ácidos grasos saturados y *trans*, colesterol, aumento de la actividad física y descenso de la hiperlipidemia y la hipertensión (reducción del consumo de sodio). El aumento del consumo de fibra dietética puede mejorar el control de la glucemia en los diabéticos tipo 2 (v. **Anexo 16-2**).

Gestante con diabetes mellitus

A partir de la pubertad y de forma continuada en todas las personas con diabetes y potencial reproductivo, el asesoramiento previo a la concepción debe incorporarse a la atención diabética de rutina. Este asesoramiento debe abordar la importancia de alcanzar niveles de glucosa tan cercanos a los normales como sea posible de forma segura, idealmente A1C < 6,5 %, para reducir el riesgo de anomalías congénitas, preeclampsia, macrosomía, parto prematuro y otras complicaciones.

Es fundamental mantener la ingesta energética que permita la ganancia adecuada de peso durante la gestación. No es recomendable perder peso en esta situación; no obstante, en mujeres con sobrepeso y DM gestacional, podría ser beneficiosa una ligera restricción en la ingesta energética y en el aporte de hidratos de carbono. La cetosis producida por el ayuno debe evitarse. La dietoterapia debe ir dirigida a mantener una ganancia de peso adecuada, la normoglucemia y evitar la cetosis.

Debido a que la DM gestacional es un factor de riesgo de padecer posteriormente DM tipo 2, tras el parto se recomiendan cambios en el estilo de vida dirigidos a la reducción de peso y el incremento de la actividad física.

Anciano con diabetes mellitus

En el anciano se recomienda una nutrición óptima y una elevada ingesta de proteínas. Se debe fomentar el ejercicio regular, incluida la actividad aeróbica, el ejercicio con pesas y/o el entrenamiento de resistencia, en todos los adultos mayores que puedan realizar dichas actividades de manera segura.

Para los adultos mayores con diabetes tipo 2, sobrepeso/obesidad y capacidad para hacer ejercicio de manera segura, se debe considerar una intervención intensiva en el estilo de vida centrada en cambios en la dieta, actividad física y una pérdida de peso modesta (p. ej., 5-7 %) por sus beneficios en la calidad de vida, movilidad y funcionamiento físico, y control de factores de riesgo cardiometabólico.

PUNTOS CLAVE

- La terapia dietética en relación a la diabetes mellitus (DM) es necesaria tanto en la prevención primaria en sujetos con sobrepeso no diabéticos, como secundaria para el control metabólico de la DM, y terciaria para controlar y retrasar sus complicaciones, aunque siempre procurando al paciente un modo de vida tan normal como sea posible. Se debe buscar la normalización de los niveles sanguíneos de glucosa, la optimización de los valores de lipoproteínas y el control de la presión arterial.
- La dieta en DM también debe suministrar el aporte de energía y nutrientes en cantidades adecuadas, mantener un peso corporal correcto y procurar mantener una alimentación placentera y gratificante para el sujeto. Las directrices generales de una dieta para una persona con DM son similares en las personas con uno u otro tipo de diabetes y semejantes también a las de la población no diabética.
- En la dieta del diabético, del orden del 50 al 60 % de la ingesta calórica debe proceder de los hidratos de carbono; de ellos, más del 50 % de las calorías totales deben de ser féculas y el resto (hasta el 10 %) pueden ser monosacáridos o disacáridos. La ingesta de fibra debe suponer entre 30 y 40 g/día, 14 g por cada 1.000 kcal.
- Se recomienda que la proteína ingerida por los pacientes con DM sea de alto valor biológico y que se mantenga entre el 15 y el 20 % de la energía ingerida; conviene no rebasar 0,8 g de proteína por kg de peso y día, con el fin de reducir la progresión de la nefropatía. Cuando la nefropatía aparece, se debe reducir al 8 % de la ingesta calórica.
- El aporte de grasa en el diabético debe limitarse al 30 % de las calorías, y para disminuir el riesgo de ECV debemos optimizar el perfil lipídico. En este sentido, los ácidos grasos saturados (palmítico, mirístico y láurico) deben limitarse al 7 % de las calorías totales. El consumo de ácidos grasos poliinsaturados deberá estar entre el 5 y el 7 % de la energía total ingerida. De los omega-3 se recomienda ingerir 2-3 g/día; esto se puede conseguir con el consumo de 200-300 g semanales de pescado graso.
- La suplementación con vitaminas y minerales está solamente indicada en los períodos en que son necesarias las dietas de pérdida de peso. Es conveniente reducir la ingesta de sal a 2,5-3 g/día. Cuando además de DM existe hipertensión moderada, la ingesta de sodio se limitará a menos de 2,5 mg/día, y en el caso de nefropatía se deberá reducir por debajo de 2 mg/día.
- La actividad física aeróbica, tanto en DM tipo 1 como tipo 2, debe realizarse de forma regular y moderada (unos 150 minutos semanales distribuidos al menos en tres días), pues desciende el riesgo cardiovascular, disminuye la presión arterial, contribuye a la reducción de la glucemia, aumenta la sensibilidad a la insulina, conserva la masa muscular y ayuda en la reducción de grasa corporal y pérdida de peso.

BIBLIOGRAFÍA

ADA. American Diabetes Association. Standards of Care in Diabetes—2023. Diabetes Care. 2023;46(Suppl 1). Disponible en: https://diabetesjournals.org/care/issue/46/Supplement_1 [última consulta: 19 de marzo de 2024].

Centers for Disease Control and Prevention (CDC). National Diabetes Statistics Report website; 2022. Disponible en: https://www.cdc.gov/nchs/fastats/diabetes.htm [última consulta: 19 de marzo de 2024].

ElSayed NA, Aleppo G, Aroda VR, Bannuru RR, Brown FM, Bruemmer D, et al. on behalf of the American Diabetes Association. 15. Management of Diabetes in Pregnancy: Standards of Care in Diabetes-2023. Diabetes Care. 2023;46(Suppl 1):254-66.

Ginter E, Simko V. Type 2 diabetes mellitus, pandemic in 21st century. Adv Exp Med Biol. 2012;771:42-50.

Klatsky AL. Alcohol, cardiovascular diseases and diabetes mellitus. Pharmacol Res. 2007;55(3): 237-47.

Mataix J, Soringer F. Diabetes mellitus. En: Mataix J, ed. Tratado de nutrición y alimentación. Tomo II: Situaciones fisiológicas y patológicas. 2ª ed. Barcelona: Océano/Ergon; 2009. p. 1555-83.

Nelson DL, Cox MM. Regulación hormonal e integración del metabolismo de los mamíferos. En Lehninger. Principios de bioquímica. 5ª ed. Sabadell (Barcelona): Ediciones Omega; 2009.

Nordmann AJ, Nordmann A, Briel M, Keller U, Yancy WS Jr, Brehm BJ, et al. Effects of low-carbohydrate vs low fat diets on weight loss and cardiovascular risk factors: a meta-analysis of randomized controlled trials. Arch Intern Med. 2006;166:285-93.

Powers AC, Fowler MJ, Rickels MR. Diabetes mellitus: Tratamiento. En: Loscalzo J, Fauci A, Kasper D, Hauser S, Longo D, Jameson JL, eds. Harrison. Principios de Medicina Interna. 21ª ed. Madrid: McGraw-Hill; 2022.

Rana A, Samtiya M, Dhewa T, Mishra V, Aluko RE. Health benefits of polyphenols: A concise review. J Food Biochem. 2022;46(10):e14264.

Rojo-Martínez G, Valdés S, Soriguer F, Vendrell J, Urrutia I, Pérez V, et al. Incidence of diabetes mellitus in Spain as results of the nation-wide cohort di@bet.es study. Sci Rep. 2020;10(1):2765.

Ruiz-Roso B. Fibra dietética y salud. En: Vaquero MP, coord. Genética, Nutrición y Enfermedad. Madrid: EDIMSA Editores Médicos; 2008. p. 199-208.

Reaven GM. The insulin resistance syndrome: definition and dietary approaches to treatment. Annu Rev Nutr. 2005;25:391-406.

Weltman NY, Saliba SA, Barrett EJ, Weltman A. The use of exercise in the management of type 1 and type 2 diabetes. Clin Sports Med. 2009;28(3):423-39.

Disfunción tiroidea

A. Aparicio Vizuete

37

La deficiencia de yodo se relaciona con importantes alteraciones en la salud que se conocen con el nombre de trastornos por déficit de yodo (*iodine deficiency disorders*).

El tiroides es una glándula formada por dos lóbulos que se encuentra localizada en el centro del cuello, por delante de la laringe. En él podemos encontrar dos tipos de células:

- Células foliculares, que son las encargadas de la síntesis y liberación a la sangre de las hormonas tiroideas y sus precursores, a partir del yodo del organismo.
- Células C, que producen calcitonina, que interviene en la regulación del calcio en sangre y estimula la formación ósea.

Se habla de disfunción tiroidea o de trastornos cuando el tiroides no es capaz de mantener concentraciones sanguíneas adecuadas de hormonas tiroideas.

INTRODUCCIÓN

El **yodo** es un nutriente esencial que debe ser ingerido con los alimentos, ya que el organismo es incapaz de sintetizarlo, siendo las principales fuentes naturales de yodo el suelo y el agua del mar. En este sentido, aunque los alimentos procedentes del mar, como los pescados, mariscos y algas, son las fuentes más ricas, la utilización de la sal de mesa yodada supone una de las principales fuentes en yodo en la alimentación. Por otra parte, aunque la leche de vaca y los huevos son ricos en yodo, su contenido puede variar en función de la alimentación que haya recibido el animal. Asimismo, el contenido en yodo de los alimentos de origen vegetal va a depender de la composición del suelo y de las condiciones de los cultivos. Finalmente, los alimentos procesados o industriales también pueden contener yodo, debido a que en su elaboración se emplean yodóforos como aditivos.

A pesar de que el contenido de yodo en el organismo es muy bajo (20-50 mg), la importancia de este mineral radica en que su principal función es participar en la síntesis de las hormonas tiroideas **triyodotironina** (T_3) y **tetrayodotironina** o **tiroxina** (T_4).

Además, en las mujeres lactantes una pequeña cantidad de yodo pasa a la leche materna para proporcionárselo a su descendiente.

385

IMPORTANCIA DEL YODO EN EL ORGANISMO

Las hormonas tiroideas desempeñan un papel esencial en el crecimiento y desarrollo del ser humano, en la regulación del metabolismo energético, en el desarrollo del sistema nervioso y en la producción de calor a lo largo de toda la vida, entre otras funciones.

El tiroides, junto con la hipófisis y el hipotálamo, actúan conjuntamente para que exista una adecuada producción de hormonas T_3 y T_4. Así, cuando la hipófisis detecta una baja concentración sanguínea de las mismas, libera una **hormona estimulante del tiroides** (TSH, *thyroid-stimulating hormone*) que estimula o activa al tiroides para que capte más yodo y aumente la producción y liberación de T_3 y T_4, reduciéndose la liberación de TSH cuando los valores de las hormonas tiroideas son adecuados. A su vez, para que la hipófisis pueda detectar si las cifras de hormonas tiroideas están dentro de los valores normales es necesaria la actuación del hipotálamo, de tal manera que ante la disminución de la concentración de hormonas tiroideas este libera **hormona liberadora de tirotropina** (TRH), que estimula a la hipófisis para que sintetice TSH (**Fig. 37-1**).

Por lo tanto, para que nuestro organismo funcione bien es necesario tener unas concentraciones adecuadas de TSH, T_3 y T_4, las cuales van a depender de la ingesta de yodo.

Las principales fuentes dietéticas de yodo son los alimentos de origen marino (algas, pescados y mariscos) y la sal yodada. La captación y utilización de yodo por el tiroides puede ser bloqueada por el consumo de algunos alimentos en crudo, como la col o repollo, coliflor, coles de Bruselas, brócoli, nabos, rábanos, yuca, maíz, cacahuetes o mostaza, por contener unos compuestos químicos, denominados *bociógenos* (glucosinolatos y progoitrina), que se encuentran de forma natural en los mismos.

Cuando se cortan o mastican estos alimentos en crudo se libera una enzima que degrada los glucosinolatos dando lugar a las rodanidas (tiocianatos), que inhiben la incorporación del yodo a la glándula tiroides. La progoitrina en el aparato digestivo se transforma en goitrina, que inhibe la síntesis de la hormona tiroidea T_4 o tiroxina. El consumo de estos alimentos cocinados no supone ningún riesgo para la salud debido a que el calor inactiva la enzima responsable de formar estos compuestos.

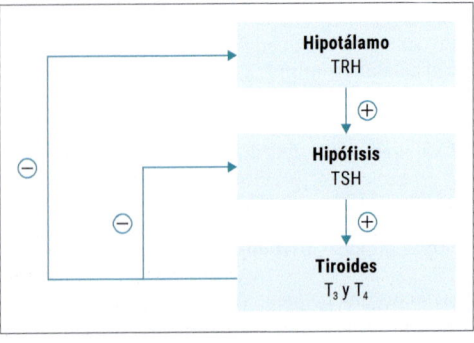

Figura 37-1. Regulación del eje hipotálamo-hipófisis-tiroides en la síntesis de hormonas tiroideas.

TRH: hormona liberadora de tirotropina; TSH: hormona estimulante del tiroides; T_3: triyodotironina; T_4: tetrayodotironina o tiroxina.

TRASTORNOS ASOCIADOS A LA DEFICIENCIA DE YODO

Debido a que los minerales están ampliamente distribuidos por los alimentos, la deficiencia en minerales es bastante rara, a excepción de la de hierro y yodo.

Tal y como se ha comentado anteriormente, el yodo es esencial para la producción de las hormonas tiroideas y tiene que ser aportado por los alimentos. Por eso, su deficiencia, aún siendo leve, se asocia con la aparición de una serie de trastornos con importantes efectos sobre la salud.

Las ingestas recomendadas de yodo varían desde los 70 µg/día en niños de 1-3 años, a 150 µg/día a partir de los 10 años para varones y mujeres, estando aumentadas a 175 µg/día y 200 µg/día en mujeres embarazadas y lactantes, respectivamente (v. **Cap. 2**). En la actualidad, diversas sociedades científicas recomiendan la suplementación con yodo durante toda la gestación con 200-250 µg/día, indicando que es importante que dicho suplemento se inicie antes de la gestación, siempre que sea posible, igual que se hace con los suplementos de folatos. La utilización de estos suplementos durante el embarazo y la lactancia no supone ningún riesgo para la salud de la madre o de sus hijos.

Tradicionalmente, junto con un gran número de países de Europa, gran parte de España (Galicia, Asturias, Lérida, Jaén y Cádiz), han presentado una situación nutricional inadecuada en yodo. Sin embargo, a partir de la publicación del Real Decreto 1424/1983, que aprobó la reglamentación técnico-sanitaria para la obtención, circulación y venta de sal yodada, la situación ha mejorado enormemente. Aunque estos resultados son muy positivos, debido al carácter voluntario del consumo de sal yodada en nuestro país, un porcentaje importante de individuos presentan trastornos asociados a la deficiencia de yodo, lo que hace que periódicamente se tengan que realizar campañas para promover su consumo. En relación con este tema, la Organización Mundial de la Salud aboga por la yodación de la sal, tanto de mesa como la de consumo animal y la que se utiliza en la industria alimentaria. Así, países como Estados Unidos, que desde hace años han seguido esta recomendación, han erradicado por completo los trastornos por deficiencia de yodo. Otros métodos empleados por distintos países para garantizar un aporte adecuado para corregir una deficiencia en yodo, o prevenirla, van desde la yodación del agua a la yodación de harinas, leche o aceite.

Entre los trastornos que produce la deficiencia de yodo destacan: el bocio, el hipotiroidismo o el hipotiroidismo congénito, así como al riesgo de prematuridad, aumento de abortos, presencia de déficits auditivos o psicomotores, etc.

Bocio

El término **bocio** se refiere a un aumento del tamaño de la glándula tiroides, si bien la presencia de bocio no siempre significa un mal funcionamiento de dicha glándula, ya que puede cursar con una sobreproducción, una síntesis deficitaria o adecuada de hormonas tiroideas.

La prevalencia de bocio a nivel mundial es de un 5-20 % en casos de deficiencia leve de yodo, y supera el 30 % cuando la deficiencia es severa.

En general, el crecimiento de la glándula tiroides suele ser lento y el paciente suele notar un bulto en la parte anterior del cuello. Sin embargo, cuando el tiroides alcanza un tamaño considerable se pueden producir síntomas compresivos y presión sobre la tráquea, esófago o el nervio recurrente, lo que produce dificultad respiratoria y sensación de ahogo, alteraciones de la deglución o afonía, respectivamente. Asimismo, si el paciente presenta hipotiroidismo o hipertiroidismo asociada al bocio podrá presentar los síntomas de la disfunción tiroidea que padezca.

En la tabla 37-1 se detallan las causas más importantes de desarrollo de bocio.

El bocio se suele diagnosticar por palpación de la glándula tiroides, aunque es necesario identificar su origen mediante la determinación en sangre de las hormonas tiroideas y la TSH para proceder al tratamiento, que va a depender de la causa. Así, el bocio que cursa con nódulos pequeños solamente requiere supervisión periódica, ya que la función del tiroides suele ser adecuada. Sin embargo, cuando el bocio se debe a deficiencia de yodo, el tratamiento consistirá en la administración de suplementos de yodo, lo que podría conducir a una reducción del tamaño de la glándula. En el caso de que el bocio se deba a la tiroiditis de Hashimoto, asociado a hipotiroidismo, el paciente será tratado con tiroxina sintética, lo que

Tabla 37-1. Principales causas de bocio	
Causa	**Características**
Ingesta de yodo insuficiente	Es la causa más común
	Cuando el tiroides no recibe la suficiente cantidad de yodo y no puede afrontar la demanda del organismo de hormonas tiroideas, la hipófisis aumenta la producción de TSH lo que estimula la glándula tiroidea sometiéndola a un sobreesfuerzo que provoca hiperplasia o aumento de su tamaño
Tiroiditis de Hashimoto	Es una inflamación del tiroides producida por causas autoinmunitarias, en la que los anticuerpos que se forman atacan a las células tiroideas dejando de funcionar
	Al igual que en la ingesta insuficiente de yodo, la hipófisis secreta una elevada cantidad de TSH al detectar bajas concentraciones de hormonas T_3 y T_4, lo que causa una hiperestimulación del tiroides que puede terminar en bocio
Enfermedad de Graves	El sistema inmunitario produce una proteína denominada TSI, que estimula el tiroides produciendo un aumento de su tamaño y aumentando la producción de hormonas tiroideas
	A pesar de que la hipófisis detecta elevadas concentraciones hormonales y deja de secretar TSH, el tiroides sigue creciendo y sintetizando hormonas. El resultado final es la aparición de bocio e hipertiroidismo
Nódulos tiroideos	Los nódulos tiroideos provocan un agrandamiento de la glándula, y son palpables en los exámenes físicos rutinarios
Otras causas	También puede aparecer bocio por defectos genéticos, infecciones en el tiroides y algunos tumores, ya sean de carácter benigno o maligno

TSH: hormona estimulante del tiroides (*thyroid-stimulating hormone*); TSI: inmunoglobulina estimulante del tiroides (*thyroid-stimulating immunoglobulin*); T_3: triyodotironina; T_4: tetrayodotironina o tiroxina.

normalizará los valores de las hormonas tiroideas, aunque, generalmente, el bocio no suele desaparecer por completo, aconsejándole seguir las pautas nutricionales asociadas al hipotiroidismo (v. apartado *Hipotiroidismo*, a continuación). Cuando el bocio se acompaña de hipertiroidismo, como en la enfermedad de Graves, se suelen emplear fármacos antitiroideos o un tratamiento con yodo radiactivo, lo que normalmente conduce a una disminución o desaparición del bocio. Cuando una persona presenta bocio y cifras de hormonas tiroideas normales (eutiroidismo) solamente se aconseja realizar un control de este de forma regular.

Hipotiroidismo

Cuando el tiroides no funciona correctamente y la síntesis de hormonas no es suficiente, aparece lo que se denomina **hipotiroidismo**, que se diagnostica cuando la concentración sérica de T_4 está disminuida y la de TSH está por encima de los valores normales (v. Anexo 10). En caso de hipotiroidismo subclínico se pueden encontrar valores normales de T_4.

La prevalencia de hipotiroidismo oscila entre el 0,4 al 9 % de la población, y se estima que otro 5 % podría estar sin diagnosticar. Además, es hasta 20 veces más frecuente en las mujeres que en los hombres y la prevalencia aumenta con la edad.

En la tabla 37-2 se muestra la clasificación del hipotiroidismo y las causas más comunes.

Tabla 37-2. Clasificación del hipotiroidismo y causas más comunes		
	Características	**Causas**
Hipotiroidismo primario	• Es la causa más común • Se produce como consecuencia de una insuficiencia tiroidea • Afecta principalmente a mujeres	• Autoinmunitarias: tiroiditis de Hashimoto • Yatrogénicas: tratamiento con ^{131}I, tiroidectomía (extirpación) total o parcial • Tiroiditis transitoria • Otras causas: fármacos, ingesta inadecuada de algunos nutrientes, daño hipofisario, infecciones, etc.
Hipotiroidismo secundario	• Se produce por una deficiencia de la hormona estimulante del tiroides	• Tumores • Traumatismos • Lesiones yatrogénicas: cirugía, irradiación • Otras causas
Hipotiroidismo terciario	• Se produce por una deficiencia de hormona liberadora de tirotropina	• Resistencia a hormona liberadora de tirotropina • Enfermedades hipotalámicas: traumas, enfermedades inflamatorias (sarcoidosis), tumores

La tiroiditis de Hashimoto es una enfermedad que se caracteriza por la presencia de anticuerpos (anti-TPO) que atacan a las células tiroideas y enzimas haciendo que las que quedan intactas no sean capaces de sintetizar suficiente cantidad de hormona T_3 y T_4. Inicialmente, puede cursar de forma asintomática o con síntomas inespecíficos. A largo plazo aparecen los síntomas y signos característicos de la enfermedad.

Por otra parte, en algunas ocasiones se producen tiroiditis transitorias por la presencia de inflamación o infecciones virales, en las que se produce una liberación de las hormonas tiroideas de forma masiva, causando inicialmente hipertiroidismo seguido de hipotiroidismo.

Por otro lado, algunas personas con nódulos en los lóbulos tiroideos, cáncer de tiroides o enfermedad de Graves, tienen que ser intervenidas quirúrgicamente para extraerles total o parcialmente la glándula. En ocasiones, aunque no siempre, cuando se extirpa parte del tiroides, la parte intacta puede funcionar correctamente y sintetizar la suficiente cantidad de hormonas. Cuando se elimina el tiroides por completo la persona desarrolla hipotiroidismo.

Por su parte, el tratamiento con yodo radiactivo está indicado en individuos con cáncer de tiroides en los que la radiación que desprende el yodo administrado (^{131}I) destruye las células de la glándula dejando de producir hormonas tiroideas. Algunos pacientes con linfomas o cánceres localizados en la cabeza o cuello, al recibir radioterapia pueden perder parte del tiroides, o su totalidad.

Finalmente, otras causas menos comunes que pueden hacer que la glándula tiroides no produzca suficiente cantidad de hormonas tiroideas son: el consumo de ciertos medicamentos (litio, amiodarona o interferón α), la ingesta inadecuada de yodo, selenio, hierro y cinc o el daño de la hipófisis.

El hipotiroidismo es una enfermedad de aparición lenta y gradual, que inicialmente puede cursar de forma asintomática o con una sintomatología inespecífica. Dentro de los síntomas es frecuente padecer cansancio y debilidad, somnolencia e intolerancia al frío, bradicardia, aumento de peso y estreñimiento. Estos síntomas pueden acompañarse de piel pálida y seca, uñas quebradizas, pelo áspero y seco y caída del cabello, coloración amarillenta de la córnea, tendencia a sufrir olvidos y a encontrase deprimido. En las mujeres el hipotiroidismo se asocia a ciclos menstruales irregulares, aumento de la incidencia de abortos e infertilidad, prematuridad y descendientes con bajo peso al nacer o con desarrollo neuropsicológico deficiente.

Con respecto al tratamiento, este incluye la administración de tiroxina de forma sintética (levotiroxina) de por vida, ya que el hipotiroidismo no tiene cura, debiéndose tomar en ayunas. En cuanto a las pautas dietéticas aconsejadas para estos pacientes, en los que existe una dificultad importante para perder el peso ganado, se encuentra el seguimiento de una dieta con un adecuado aporte de energía con el fin de controlar el aumento de peso que se deriva de la disminución de la tasa metabólica basal. En general, debe asegurarse un adecuado aporte de todos los nutrientes, sobre todo de yodo con sal yodada u otras fuentes ricas en el mineral, especialmente en mujeres embarazadas y lactantes. Otros nutrientes a aportar de forma adecuada para evitar su deficiencia son el hierro, el selenio, las vitaminas A y D y los omega-3. Hay que recordar que es conveniente calentar y cocinar los alimentos con bociógenos.

Por otra parte, el consumo de tabaco está totalmente desaconsejado en individuos con hipotiroidismo ya que contiene tiocianato, que es un compuesto bociógeno que actúa como inhibidor competitivo de la captación de yodo. También está desaconsejado el consumo de alcohol.

Hipotiroidismo congénito

El cretinismo está caracterizado por la disminución de la producción de hormonas tiroideas en los recién nacidos. Estas hormonas son necesarias para el correcto desarrollo y maduración del cerebro, por lo que un hipotiroidismo en los primeros meses de vida puede producir lesiones irreversibles en el sistema nervioso. Por ello, el hipotiroidismo congénito debe ser diagnosticado y tratado de forma precoz, ya que es la causa más frecuente, y evitable, de retraso mental.

La incidencia a nivel mundial de este trastorno es de 1 caso por cada 3.000-4.000 recién nacidos, aunque en algunos lugares como Quebec ha aumentado a 1 de cada 1.600-2.600 recién nacidos, lo que coincide con los datos publicados en nuestro país, siendo más frecuente en niñas que en niños.

Durante la gestación el feto depende exclusivamente de las hormonas tiroideas de la madre hasta el momento del nacimiento. Según la causa, el hipotiroidismo congénito puede ser permanente, necesitando tratamiento de por vida, o transitorio al desaparecer de forma espontánea la causa que lo originó. Sin embargo, independientemente de que sea permanente o transitorio, durante los meses en los que se produce el desarrollo cerebral todos los niños afectados por este trastorno van a necesitar tratamiento con el fin de regular la función del tiroides.

En la tabla 37-3 se indican los diferentes tipos de hipotiroidismo congénito.

Los síntomas clínicos del hipotiroidismo congénito suelen progresar en relación directa con el tiempo transcurrido de la enfermedad y con su intensidad. En los niños más pequeños los síntomas más característicos son: cianosis, retraso del desarrollo e hipotonía, retraso de la maduración ósea, piel ictérica, seca y descamada, cara con aspecto tosco y macroglosia, llanto ronco e irritabilidad, dificultad respiratoria, abdomen distendido (con frecuencia con hernia umbilical), estreñimiento, intolerancia al frío y somnolencia.

En niños más mayores la deficiencia de yodo puede provocar cretinismo mixedematoso, que cursa con hipotiroidismo, defectos del crecimiento y retraso mental; y el neurológico, que se caracteriza por alteraciones neurológicas importantes, deficiencia intelectual.

El cribado neonatal a las 48 horas de vida (conocido como la «prueba del talón») es una herramienta muy útil en el diagnóstico del hipotiroidismo congénito. Una vez detectado, el tratamiento debe comenzar lo antes posible, siendo recomendable realizarlo en los primeros 15 días de vida, con tiroxina sintética, asegurando un adecuado aporte de yodo.

TRASTORNOS ASOCIADOS AL EXCESO DE YODO

Aunque la toxicidad por yodo es prácticamente nula, en algunos casos se ha observado que el exceso de yodo durante períodos de tiempo prolongados puede producir, entre otros trastornos, hipertiroidismo.

Hipertiroidismo

La producción excesiva y mantenida de hormonas tiroideas se denomina **hipertiroidismo**. No es tan común como el hipotiroidismo, siendo su prevalencia en

Tabla 37-3. Tipos y características de hipotiroidismo congénito

	Características	Causas
Hipotiroidismo congénito primario permanente	Se producen por: • Disgenesias tiroideas o alteraciones en la morfogénesis de la tiroides. Representan el 80-90 % del hipotiroidismo primario permanente y afectan en mayor medida a las niñas • Dishormonogénesis o errores congénitos que afectan a la síntesis y secreción de las hormonas tiroideas. Representan el 10-20 % del hipotiroidismo congénito	• Anomalías en la glándula tiroides (ausencia o desarrollo anómalo) • Error innato en la síntesis de las hormonas tiroideas por defectos de respuesta o resistencia a la TSH, en la captación-transporte de yodo, en la organificación del yodo, en la síntesis de tiroglobulina, de desyodación
Hipotiroidismo congénito primario transitorio	• Representan un 10 % de los hipotiroidismos congénitos	• Yatrogénicas: exceso de yodo y fármacos antitiroideos administrados a la madre • Déficit de yodo • Inmunológicas, por paso transplacentario de anticuerpos anti-TPO maternos durante la gestación • Idiopáticas
Hipotiroidismo congénito secundario	• También se denomina hipotiroidismo hipofisario • Su frecuencia es de 1 caso por cada 29.000 recién nacidos	• La falta de estímulo hipofisario produce déficit de TSH
Hipotiroidismo congénito terciario	• También se denomina hipotiroidismo hipotalámico o central • Su frecuencia es de 1 caso por 40.000-10.000 recién nacidos • No se detecta en programas de cribado neonatal que determinan solamente la TSH	• La falta de estímulo hipotalámico produce déficit de hormona liberadora de tirotropina
Hipotiroidismo congénito periférico	• También denominado síndrome de resistencia generalizada a las hormonas tiroideas	• Alteración del gen que codifica para el receptor de las hormonas tiroideas

TSH: hormona estimulante del tiroides (*thyroid-stimulating hormone*).

población general del 0,2-1,3 %. Es más frecuente en la mujer y en personas fumadoras, y aumenta con la edad, afectando al 2,7 % de las mujeres frente al 0,2 % de los varones.

En la tabla 37-4 se indican las principales causas de hipertiroidismo y sus características.

En general, el hipertiroidismo comienza lentamente, con un funcionamiento del organismo acelerado; de ahí que entre los síntomas más frecuentes se encuentren: nerviosismo, irritabilidad, aumento de la sudoración, palpitaciones o taquicardia, temblor, ansiedad, dificultad para dormir, adelgazamiento (por aumento de la tasa metabólica basal), cabello fino y quebradizo, debilidad muscular en brazos y muslos, ojos prominentes con mirada de asombro y, en algunos casos, bocio. Además, en mujeres posmenopáusicas, el hipertiroidismo no tratado aumenta el riesgo de osteoporosis y fracturas.

Por otro lado, la crisis tiroidea o tirotoxicosis es un empeoramiento repentino de los síntomas del hipertiroidismo, y puede producirse por infección o estrés. Además de los síntomas del hipertiroidismo, los pacientes con tirotoxicosis pueden

Tabla 37-4. Principales causas de hipertiroidismo y sus características

Causa	Características
Enfermedad de Graves	Es la causa más frecuente de hipertiroidismo, especialmente en mujeres jóvenes
	Se caracteriza por la presencia de TSI, que estimula el tiroides produciendo un aumento de su tamaño y aumentando la producción de hormonas tiroideas. A pesar de que la hipófisis detecta elevadas concentraciones hormonales y deja de secretar TSH, el tiroides sigue creciendo y sintetizando hormonas. El resultado final es la aparición de hipertiroidismo y bocio
Bocio tóxico nodular	Se caracteriza por la aparición de uno o varios bultos en el tiroides haciéndole crecer de forma gradual y aumentando su actividad, de manera que la liberación de hormonas tiroideas en sangre es superior a la normal
Tiroiditis autoinmunitaria	Puede estar desencadenada por medicamentos, tabaquismo y estrés, así como por infecciones
	Enfermedades como la celiaquía o la cirrosis biliar también se relacionan con procesos autoinmunitarios tiroideos
Ingesta excesiva de yodo	Consumo excesivo de alimentos ricos en yodo
Dosis excesiva de hormona tiroidea sintética	Tomar una dosis de hormona tiroidea más alta de la necesitada

TSH: hormona estimulante del tiroides (*thyroid-stimulating hormone*); TSI: inmunoglobulina estimulante del tiroides (*thyroid-stimulating immunoglobulin*).

presentar presión arterial sistólica elevada y diastólica baja, náuseas, vómitos, diarreas, fiebre elevada, confusión y somnolencia. Asimismo, puede producirse delirio, fatiga, coma, insuficiencia cardíaca y muerte si no se trata urgentemente.

El tratamiento del hipertiroidismo va a depender de la edad del paciente, del tipo de hipertiroidismo, de su gravedad y de la presencia, o no, de otras condiciones médicas que afecten a su salud. Se pueden emplear distintos tipos de fármacos, como los antitiroideos (que bloquean la producción de hormonas tiroideas) o los β-bloqueantes (que impiden la acción de la T_4 en el organismo). Asimismo, el hipertiroidismo puede ser tratado con yodo radioactivo (con el fin de destruir las células tiroideas productoras de las hormonas, aunque con este tratamiento a los pocos meses se desarrollará hipotiroidismo, el cual se tratará con hormona tiroidea sintética), o con cirugía (extirpando parte de la glándula o su totalidad, lo que probablemente también cause la aparición de hipotiroidismo).

Desde el punto de vista nutricional es importante que la persona con hipertiroidismo siga una dieta rica en energía ajustada a sus necesidades en función de la evolución del trastorno, que aporte suficiente cantidad de hidratos de carbono y proteínas. Además, se deben cubrir adecuadamente las ingestas recomendadas de todas las vitaminas y minerales, especialmente de calcio, fósforo, selenio y vitamina D, con el fin de asegurar un adecuado metabolismo óseo y evitar la disminución de la densidad mineral de los huesos. Se deben evitar ingestas elevadas de yodo para no aumentar la actividad del tiroides. En este sentido, se aconseja limitar el consumo de algas marinas ricas en yodo, como el Kombu, así como de cafeína y otros estimulantes porque agravan la excitabilidad y el nerviosismo.

PUNTOS CLAVE

- El yodo juega un importante papel en la producción de hormonas tiroideas.
- La deficiencia de yodo se relaciona con la aparición de bocio e hipotiroidismo y lactantes con hipotiroidismo congénito.
- El exceso de yodo puede condicionar la aparición de hipertiroidismo, aunque también de hipotiroidismo o bocio nodular.
- En general, el aporte dietético de yodo es suficiente, aunque existen algunas zonas geográficas de deficiencia endémica.
- Para aumentar la ingesta de yodo se puede emplear sal yodada al cocinar, así como aumentar el consumo de alimentos de origen marino.
- El mejor tratamiento de las disfunciones tiroideas es la prevención de la deficiencia o del exceso de yodo.

BIBLIOGRAFÍA

Alexander EK, Pearce EN, Brent GA, Brown R, Chen H, Dosiou C, et al. 2017 Guidelines of the American Thyroid Association for the Diagnosis and Management of Thyroid Disease During Pregnancy and the Postpartum. Thyroid. 2017;27(3):315-89. Erratum in: Thyroid. 2017;27(9):1212.

Aparicio A. Nutrición y enfermedades endocrinas: tiroides. En: Ortega RM, ed. Nutrición Clínica y Salud Nutricional. Madrid: Editorial Médica Panamericana; 2023. p. 281-8.

Brough L. Global iodine status has improved: but we must not be complacent. Br J Nutr. 2017;117(3):439-40.

Can AH, Rehman A. Goiter. StatPearls [Internet]. Treasure Island (FL): StatPearls Publishing. Disponible en: https://www.ncbi.nlm.nih.gov/books/NBK562161 [última consulta: 13 de octubre de 2023].

Carretero N. Disfunción tiroidea. En: Requejo AM, Ortega RM, eds. Nutriguía. Manual de nutrición clínica en atención primaria. Madrid: Editorial Complutense; 2006. p. 149-54.

Chiovato L, Magri F, Carlé A. Hypothyroidism in Context: Where We've Been and Where We're Going. Adv Ther. 2019;36(Suppl 2):47-58.

De Luis DA, Aller R, Izaola O, de la Fuente B. Nutrición en otras enfermedades. En: Gil A, ed. Tratado de Nutrición. Tomo IV: Nutrición clínica. 2ª ed. Madrid: Editorial Médica Panamericana; 2010. p. 927-44.

Dean S. Tratamiento nutricional médico en los trastornos tiroideos y suprarrenales y en otros trastornos endocrinos. En: Raymond JL, Morrow K, eds. Krause. Mahan. Dietoterapia. 15ª ed. Barcelona: Elsevier; 2021. p. 641-54.

Hatch-McChesney A, Lieberman HR. Iodine and Iodine Deficiency: A Comprehensive Review of a Re-Emerging Issue. Nutrients. 2022;14(17):3474.

Jo HY, Yang EH, Kim YM, Choi SH, Park KH, Yoo HW, et al. Incidence of congenital hypothyroidism by gestational age: a retrospective observational study. J Yeungnam Med Sci. 2023;40(1):30-6.

Krela-Kaźmierczak I, Czarnywojtek A, Skoracka K, Rychter AM, Ratajczak AE, Szymczak-Tomczak A, et al. Is There an Ideal Diet to Protect against Iodine Deficiency? Nutrients. 2021;13(2):513.

Lope V, Pollán M, Pérez-Gómez B, Aragonés N, Ramis R, Gómez-Barroso D, et al. Municipal mortality due to thyroid cancer in Spain. BMC Public Health. 2006;6:302.

Mahan LK, Raymond JL. Tratamiento nutricional médico en los trastornos tiroideos y suprarrenales, y en otros trastornos endocrinos. En: Mahan LK, Raymond JL, eds. Krause. Dietoterapia. 14ª ed. Barcelona: Elsevier; 2017. p. 2238-77.

Mora M, Sanz M, Carrascón L, Rodríguez A. Revisión de las guías del hipotiroidismo congénito. Novedades en el manejo del hipotiroidismo congénito. Rev Esp Pediatr 2022;13(Supl 1):7-12.

Navarro-Alarcón MA. Selenio, manganeso, cromo, molibdeno, yodo y otros oligoelementos minoritarios. En: Gil A, ed. Tratado de Nutrición. Tomo I: Bases fisiológicas y bioquímicas de la Nutrición. 3ª ed. Madrid: Editorial Médica Panamericana; 2017. p. 545-75.

Ortega RM, Requejo AM, Navia B, López-Sobaler AM, Aparicio A. Ingestas diarias recomendadas de energía y nutrientes para la población española. Madrid: Departamento de Nutrición y Ciencia de los Alimentos, Facultad de Farmacia, Universidad Complutense de Madrid; 2019. Disponible en: https://www.ucm.es/idinutricion/ingestas-recomendadas-de-energia-y-nutrientes [última consulta: 19 de marzo de 2024].

Pearce EN. A Comparison of ATA and Updated ACOG Guidelines for Thyroid Disease in Pregnancy. Clin Thyroidol. 2020;32:317-20.

Real Decreto 1424/1983, de 27 de abril, por el que se aprueba la Reglamentación Técnico-Sanitaria para la obtención, circulación y venta de la sal y salmueras comestibles. Disponible en: https://www.boe.es/buscar/doc.php?id=BOE-A-1983-15544 [última consulta: 19 de marzo de 2024].

Taylor PN, Albrecht D, Scholz A, Gutiérrez-Buey G, Lárazo J, Dayan C, et al. Global epidemiology of hyperthyroidism and hypothyroidism. Nat Rev Endocrinol. 2018;14(5):301-16.

Vila L, Lucas A, Donnay S, de la Vieja D, Wengrovicz S, Santiago P, et al. La nutrición de yodo en España. Necesidades para el futuro. Endocrinol Diabetes Butr. 2020;67(1):61-9.

World Health Organization, UNICEF, International Council for Control Iodine Deficiency Disorders. Assessment of iodine deficiency disorders and monitoring their elimination. En: A guide programme managers. 3ª ed. Geneva: World Health Organization, 2007.

Zimmermann MB, Andersson M. Global Endocrinology: Global perspectives in endocrinology: coverage of iodized salt programs and iodine status in 2020. Eur J Endocrinol. 2021;185(1):R13-21. Disponible en: https://academic.oup.com/ejendo/article/185/1/R13/6654349 [última consulta: 19 de marzo de 2024].

Enfermedades metabólicas

A. Cuevas-Sierra

38

El metabolismo, un conjunto de procesos químicos que convierte los alimentos en energía y otros componentes esenciales, es fundamental para el funcionamiento óptimo del organismo. En este contexto, las enfermedades metabólicas se refieren a un grupo heterogéneo de trastornos que afectan el metabolismo normal del organismo, representando un desafío para la salud. Estas abarcan una amplia gama de condiciones médicas que involucran problemas en la producción, utilización o regulación de sustancias químicas, como hormonas o enzimas, necesarias para el metabolismo. De hecho, estas enfermedades pueden afectar múltiples aspectos del organismo, desde el procesamiento de nutrientes hasta el equilibrio de líquidos y electrolitos, y otros procesos vitales.

Las enfermedades metabólicas, como la fenilcetonuria, tienen una base genética y se deben a mutaciones genéticas hereditarias; sin embargo, su condición y pronóstico pueden verse empeorados por factores ambientales o de estilo de vida del paciente. En este sentido, los antecedentes familiares desempeñan un papel importante, ya que la predisposición genética puede determinar el riesgo de enfermedad.

El abordaje dietético es fundamental en el tratamiento de las enfermedades metabólicas y se basará principalmente en eliminar de la dieta del paciente aquello que no puede metabolizar correctamente y que suponga un riesgo para su salud. Estas estrategias dietéticas específicas se aplican según el tipo de enfermedad y las necesidades individuales, y deben ser monitorizadas. Esta es un área de estudio fundamental en la medicina y la nutrición, puesto que la dieta desempeña un papel crítico en la modulación de estos trastornos metabólicos. Sumado a ello, la educación nutricional es una herramienta esencial en el control de las enfermedades metabólicas. Las perspectivas de futuro en las enfermedades metabólicas son alentadoras, con enfoques cada vez más personalizados y tratamientos innovadores en desarrollo.

INTRODUCCIÓN

El **metabolismo** es el conjunto de procesos químicos que ocurren en el cuerpo para convertir los alimentos en energía y otros componentes esenciales. Una **enfermedad metabólica** es un término genérico que se utiliza para describir un grupo de trastornos médicos que afectan el metabolismo normal del cuerpo. Las enfermedades metabólicas pueden involucrar problemas en la producción, utilización o regulación de las sustancias químicas (como hormonas o enzimas) necesarias para el metabolismo. Estas enfermedades pueden afectar diversos aspectos del funcionamiento del organismo, incluyendo el procesamiento de nutrientes, el equilibrio de líquidos y electrolitos, y otros procesos esenciales. Estas enfermedades metabólicas son hereditarias y se deben a mutaciones genéticas, aunque pueden empeorar su pronóstico por factores ambientales o de estilo de vida. Las enfermedades metabólicas incluyen la fenilcetonuria, la enfermedad de Gaucher o la enfermedad de Fabry, entre otras. Estas enfermedades requieren un diagnóstico y tratamiento médico especializado para controlar los síntomas y prevenir complicaciones. En cuanto a la prevalencia de enfermedades metabólicas en el mundo, los datos varían según el tipo de enfermedad y la región geográfica. Estas enfermedades son raras en general; sin embargo, las enfermedades metabólicas más frecuentes a nivel global son la fenilcetonuria y la galactosemia.

Factores de riesgo

Los factores de riesgo para la aparición de enfermedades metabólicas son principalmente genéticos, aunque los factores ambientales y de estilo de vida (o una combinación) están estrechamente relacionados con un peor pronóstico y calidad de vida del paciente.

Factores genéticos/familiares

La **predisposición genética** desempeña un papel importante en muchas enfermedades metabólicas. Algunas variantes genéticas hacen más susceptibles el desarrollar trastornos metabólicos. Estas variantes pueden afectar la función de proteínas clave en el metabolismo, como las implicadas en la regulación de la insulina o el procesamiento de lípidos. En este sentido, la historia familiar de una enfermedad metabólica hereditaria es uno de los factores de riesgo más significativos. Si un miembro de la familia, especialmente los padres, hermanos o parientes cercanos, tiene la enfermedad, existe un mayor riesgo para otros miembros de la familia de heredar o ser portadores de la enfermedad (**antecedentes familiares**). Tener familiares de primer grado (padres o hermanos) con una enfermedad metabólica aumenta el riesgo de padecerla.

En algunos casos, **mutaciones genéticas** específicas pueden llevar al desarrollo de enfermedades metabólicas hereditarias raras, como la fenilcetonuria o la enfermedad de Gaucher. Estos son errores innatos del metabolismo; son trastornos hereditarios resultado de mutaciones en genes específicos que codifican enzimas o proteínas involucradas en procesos metabólicos.

La **consanguinidad** también puede aumentar el riesgo de enfermedades metabólicas hereditarias. Esto se debe a que los parientes cercanos comparten una mayor proporción de su material genético, lo que aumenta la probabilidad de que ambos sean portadores de la misma mutación genética por parentesco. Asimismo, la **edad de los padres** en el momento de la concepción puede influir en el riesgo de ciertas enfermedades metabólicas. En algunos casos, los padres de mayor edad pueden tener un mayor riesgo de tener hijos con ciertas enfermedades genéticas.

En este contexto, algunas enfermedades metabólicas hereditarias son más comunes en ciertos grupos étnicos o poblaciones. Por ejemplo, la anemia de

Tabla 38-1. Resumen de los factores de riesgo asociados a la aparición de enfermedades metabólicas

Antecedentes familiares	Historia de la enfermedad en familiares cercanos
Herencia genética	Presencia de mutaciones genéticas responsables de la enfermedad
Consanguinidad	El matrimonio entre parientes consanguíneos aumenta el riesgo de heredar la enfermedad
Grupo étnico	Algunas enfermedades son más comunes en ciertos grupos étnicos
Edad de los padres	La edad de los padres en la concepción puede influir en el riesgo
Condiciones médicas preexistentes	Algunas condiciones médicas en los padres pueden aumentar el riesgo

células falciformes es más frecuente en personas de ascendencia africana. Sin embargo, la incidencia y prevalencia pueden variar según la población.

Factores ambientales

Los factores ambientales pueden empeorar el pronóstico de la enfermedad y la calidad de vida del paciente. El exceso de grasa corporal, especialmente en el área abdominal, puede contribuir a la resistencia a la insulina y la inflamación crónica, aumentando el riesgo de diabetes tipo 2 y síndrome metabólico, y empeorando el cuadro clínico y el estado inicial del paciente. Asimismo, una dieta inadecuada, la falta de actividad física regular (si estuviera recomendada en la enfermedad), el estrés, el tabaquismo, el consumo de alcohol, la disrupción del sueño, factores socioeconómicos, la educación nutricional y la atención médica, también pueden influir en el trascurso de la enfermedad (Tabla 38-1).

TIPOS DE ENFERMEDADES METABÓLICAS

Las enfermedades metabólicas se pueden clasificar en varios tipos según la naturaleza específica del trastorno y los sistemas metabólicos involucrados. A continuación, se nombran las enfermedades metabólicas según el tipo de nutriente al que afecten.

Enfermedades del metabolismo de los hidratos de carbono

Galactosemia

La galactosemia es un trastorno metabólico hereditario que afecta la capacidad del organismo para metabolizar la galactosa. Esta condición se debe a una deficiencia enzimática específica, generalmente una deficiencia de galactosa-1-fosfato uridiltransferasa, galactocinasa, o galactosa-4-epimerasa, que son enzimas necesarias para descomponer la galactosa en glucosa. Se caracteriza principalmente por la acumulación de galactosa y sus metabolitos tóxicos en el organismo debido a la incapacidad de convertirla eficazmente en glucosa. Esta acumulación puede tener efectos dañinos en diversos órganos y sistemas, incluyendo el hígado, el sistema nervioso central, los riñones, los ojos y la piel. La forma de herencia de la galactosemia es autosómica recesiva, lo que significa que un individuo afectado hereda dos copias defectuosas del gen responsable, una de cada progenitor. Los síntomas de la galactosemia pueden variar desde leves hasta graves e incluir problemas como ictericia, hepatomegalia, retraso en el desarrollo, daño cerebral, cataratas y problemas renales.

El diagnóstico de la galactosemia implica pruebas de detección neonatal y análisis de sangre para medir los niveles de galactosa y de las enzimas responsables. En cuanto al tratamiento, el más común implica una dieta libre de galactosa de por vida, evitando todos los alimentos que contienen galactosa, como la leche y sus derivados. Si se detecta y trata a tiempo, la prognosis puede ser buena, y la calidad de vida puede ser saludable y productiva con una dieta y estilo de vida adecuados (**Tabla 38-2**).

Deficiencia de glucógeno glucosa-6-fosfatasa (enfermedad de Von Gierke)

Se trata de un trastorno metabólico hereditario autosómico recesivo que afecta el metabolismo del glucógeno. Esta enfermedad recibe su nombre en honor al médico estadounidense Edgar von Gierke, quien la describió por primera vez en 1929. Se caracteriza por una deficiencia enzimática específica, la glucosa-6-fosfatasa (G6Pasa), que es crucial para la liberación de glucosa del glucógeno almacenado en el hígado. Esto se traduce en una incapacidad para regular adecuadamente los niveles de glucosa en sangre debido a la falta de la enzima G6Pasa, y conduce a una acumulación excesiva de glucógeno en el hígado, lo que a su vez provoca una serie de complicaciones metabólicas y clínicas. Desde una perspectiva bioquímica, la enfermedad de Von Gierke se manifiesta como una incapacidad para convertir el glucógeno hepático en glucosa libre. Al no poder liberar glucosa en el torrente sanguíneo, se produce una hipoglucemia y disfunción hepática.

Además, la acumulación de glucógeno excesiva en el hígado puede causar hepatomegalia. Los síntomas clínicos pueden incluir hipoglucemia, acidosis láctica, hiperlipidemia, retraso en el crecimiento, agrandamiento del hígado y niveles elevados de ácido úrico en sangre, entre otros. La hipoglucemia recurrente puede ser potencialmente peligrosa y requerir intervenciones médicas, como la administración de glucosa intravenosa.

El tratamiento principal de la enfermedad de Von Gierke implica mantener un aporte constante de glucosa a través de la alimentación para evitar la hipoglucemia. Esto a veces se logra a través de una dieta rica en hidratos de carbono y suplementos orales de glucosa. Además, en algunos casos, pueden requerirse medicamentos para ayudar a controlar la acidosis láctica y otros aspectos de la enfermedad (v. **Tabla 38-2**).

Tabla 38-2. Resumen de las enfermedades del metabolismo de los hidratos de carbono

Enfermedad	Definición	Síntomas	Diagnóstico	Tratamiento	Herencia
Galactosemia	Incapacidad para metabolizar la galactosa	Vómitos, ictericia, retraso en el desarrollo	Prueba de detección neonatal, análisis de sangre, análisis de enzimas	Dieta baja en galactosa	Autosómica recesiva
Enfermedad de Von Gierke	Deficiencia de la enzima glucosa-6-fosfatasa	Hipoglucemia, agrandamiento del hígado, retraso en el crecimiento	Análisis de glucosa y ácido láctico en sangre, análisis genéticos	Dieta, suplementos de glucosa	Autosómica recesiva
Enfermedad de Pompe	Deficiencia de la enzima α-glucosidasa ácida	Debilidad muscular, dificultad respiratoria, agrandamiento cardíaco	Análisis de enzimas en sangre, análisis genéticos	Terapia de reemplazo enzimático, fisioterapia	Autosómica recesiva
Deficiencia de piruvato-cinasa	Deficiencia de la enzima piruvato-cinasa en los glóbulos rojos	Anemia hemolítica, fatiga, ictericia	Análisis de la actividad enzimática en sangre, análisis genéticos	Transfusión de sangre, esplenectomía	Autosómica recesiva
Intolerancia a la fructosa	Incapacidad para metabolizar la fructosa	Dolor abdominal, diarrea, hipoglucemia	Pruebas genéticas y de intolerancia, prueba de hidrógeno en el aliento después de consumir fructosa	Dieta baja en fructosa	Autosómica recesiva

Enfermedad de Pompe (deficiencia de α-glucosidasa ácida)

Es una enfermedad metabólica hereditaria autosómica recesiva. Se caracteriza por la deficiencia o ausencia de una enzima específica llamada α-glucosidasa ácida, que es necesaria para descomponer un tipo particular de glucógeno llamado glucógeno lisosomal. Esta deficiencia enzimática conduce a la acumulación anormal de glucógeno dentro de las células, principalmente en los lisosomas, que son las estructuras celulares encargadas de descomponer diferentes sustancias, y especialmente en los tejidos musculares y el sistema nervioso. Esto provoca una disfunción progresiva de los músculos, incluyendo los músculos cardíacos y esqueléticos, y puede causar debilidad muscular, miopatía, dificultades respiratorias y problemas cardíacos. Los pacientes con esta enfermedad pueden experimentar una variedad de síntomas, como debilidad muscular, problemas respiratorios, hipotonía o cardiomegalia, entre otros. La gravedad de los síntomas puede variar desde formas infantiles severas, que se manifiestan en los primeros meses de vida, hasta formas de inicio tardío en la edad adulta.

El tratamiento principal es la terapia de reemplazo enzimático, que implica la administración de la enzima deficiente (α-glucosidasa ácida) para descomponer el glucógeno lisosomal acumulado. Esta terapia puede ayudar a mejorar los síntomas y la calidad de vida de los pacientes. Además del tratamiento nutricional, el abordaje clínico, que puede incluir fisioterapia, asistencia respiratoria y otros cuidados de apoyo, es esencial para mantener la función muscular y mejorar la calidad de vida de los afectados (v. **Tabla 38-2**).

Deficiencia de piruvato-cinasa

Se trata de un trastorno hematológico hereditario caracterizado por la disminución o ausencia de una enzima llamada piruvato-cinasa. Esta enzima desempeña un papel fundamental en la glucólisis, una vía metabólica que es esencial para la producción de energía en forma de trifosfato de adenosina (ATP) en las células, especialmente en los glóbulos rojos. La deficiencia de piruvato-cinasa se traduce en una disrupción de la vía glucolítica que provoca una acumulación de piruvato y otros intermediarios metabólicos. Esto afecta directamente la función de los glóbulos rojos, ya que estos dependen en gran medida de la glucólisis para generar energía.

La consecuencia más evidente es la anemia hemolítica crónica, en la que los glóbulos rojos tienen una vida útil reducida y son propensos a la destrucción prematura en el torrente sanguíneo. Esto puede llevar a una variedad de síntomas, incluyendo fatiga, ictericia, y esplenomegalia. La gravedad de la enfermedad puede variar desde casos leves hasta formas más graves, que requieren tratamiento médico. El diagnóstico se realiza mediante pruebas genéticas para identificar mutaciones en el gen de la piruvato-cinasa.

El tratamiento puede incluir transfusiones de glóbulos rojos para manejar la anemia, así como otras terapias para controlar los síntomas. En algunos casos graves puede ser necesaria la esplenectomía (extirpación del bazo) para reducir la destrucción de glóbulos rojos. Además, el manejo de la enfermedad puede requerir una atención médica continua para monitorizar la salud sanguínea y abordar las complicaciones asociadas (v. **Tabla 38-2**).

Intolerancia a la fructosa

Es un trastorno metabólico hereditario autosómico recesivo que afecta la capacidad del organismo para metabolizar y utilizar la fructosa, un azúcar simple presente en muchas frutas, verduras y otros alimentos. Este trastorno se debe a la deficiencia de la enzima hepática aldolasa B, que desempeña un papel fundamental en la descomposición de la fructosa en el hígado. En condiciones normales, la fructosa es metabolizada en el hígado y convertida en glucosa, que es una fuente de energía esencial para el cuerpo. Sin embargo, en individuos con intolerancia a la fructosa, la falta de aldolasa B impide la correcta metabolización de la fructosa, lo que lleva a la acumulación de este azúcar en el hígado. Esto puede provocar una serie de síntomas y complicaciones, que pueden incluir náuseas, vómitos, dolor abdominal, diarrea, hinchazón y malestar general después de la ingestión de alimentos ricos en fructosa. En casos graves, la acumulación de fructosa en el hígado puede dañar el tejido hepático y provocar consecuencias graves. Además, la hipoglucemia puede ocurrir debido a la incapacidad del organismo para convertir la fructosa en glucosa, lo que puede llevar a debilidad, sudoración, etc.

El diagnóstico de la intolerancia a la fructosa se basa en pruebas genéticas y análisis de sangre para evaluar los niveles de enzimas hepáticas. Los pacientes con intolerancia a la fructosa deben evitar los alimentos que contienen fructosa y sacarosa, y en algunos casos, también pueden necesitar controlar el consumo de sorbitol, un alcohol de azúcar que se encuentra en ciertos alimentos y que puede empeorar los síntomas (v. **Tabla 38-2**).

Enfermedades del metabolismo de los lípidos

Hipercolesterolemia familiar

Es un trastorno genético autosómico dominante que afecta el metabolismo del colesterol y se caracteriza por niveles elevados de colesterol LDL (lipoproteínas de baja densidad) en sangre desde el nacimiento. Esto se debe a una mutación en los genes que codifican las proteínas responsables de eliminar el exceso de LDL del torrente sanguíneo, principalmente el receptor de LDL y el gen *PCSK9*. Esta acumulación anormal de colesterol LDL en la sangre, conocida como hipercolesterolemia, puede llevar al depósito de colesterol en las arterias, aumentando significativamente el riesgo de enfermedad cardiovascular prematura, como la aterosclerosis y las enfermedades cardíacas. Los pacientes con hipercolesterolemia familiar a menudo tienen antecedentes familiares de niveles elevados de colesterol y enfermedades cardíacas prematuras. La hipercolesterolemia familiar se clasifica en dos tipos principales: homocigota y heterocigota. La **hipercolesterolemia familiar homocigota** es una forma más grave y rara en la que los individuos heredan dos copias mutadas del gen, lo que resulta en niveles extremadamente elevados de colesterol LDL y un riesgo muy alto de enfermedad cardiovascular a una edad temprana. La **hipercolesterolemia familiar heterocigota** es más común y menos grave, donde los individuos heredan una copia mutada del gen y una copia normal del gen. Aunque menos severa, aún conlleva un riesgo significativo de enfermedad cardiovascular.

El diagnóstico de la hipercolesterolemia familiar implica la medición de los niveles de colesterol LDL en sangre, la identificación de antecedentes familiares y la detección de mutaciones genéticas específicas relacionadas con la hipercolesterolemia familiar. El tratamiento se basa en el control de los niveles de colesterol, generalmente a través de cambios en la dieta, el ejercicio y la medicación, como las estatinas. El diagnóstico y el tratamiento tempranos son fundamentales para reducir el riesgo de complicaciones cardiovasculares en individuos con hipercolesterolemia familiar (**Tabla 38-3**).

Hipertrigliceridemia familiar

Se trata de un trastorno metabólico hereditario que se caracteriza por niveles elevados de triglicéridos en la sangre debido a mutaciones genéticas que afectan el metabolismo de los lípidos, aumentando el riesgo de enfermedades cardiovasculares.

En términos científicos, la hipertrigliceridemia familiar (HTG) se clasifica en diferentes tipos según la causa subyacente:

- **HTG familiar tipo I**: también conocida como enfermedad de Fredrickson tipo I, esta forma de HTG es causada por una deficiencia genética de la lipoproteína lipasa (LPL) o sus cofactores. La LPL es una enzima que descompone los triglicéridos en la sangre. La deficiencia de LPL conduce a una acumulación de triglicéridos y puede causar pancreatitis recurrente.
- **HTG familiar tipo IV**: este tipo de HTG, conocido como enfermedad de Fredrickson tipo IV, se debe a una disminución en la actividad de la LPL y también puede estar asociado con la presencia de una variante genética específica, como la variante APOA5. Los niveles elevados de triglicéridos en sangre son una característica principal de este tipo de HTG.
- **HTG familiar tipo V**: esta forma de HTG es una combinación de HTG tipo I y tipo IV, lo que significa que hay una deficiencia genética de la LPL y, a menudo, una reducción en la actividad de la lipasa hepática. Esto provoca niveles extremadamente altos de triglicéridos y un mayor riesgo de pancreatitis. El diagnóstico de la HTG familiar implica la medición de los niveles de triglicéridos en sangre y, en algunos casos, pruebas genéticas para identificar mutaciones específicas relacionadas con el trastorno. El tratamiento se centra en la modificación del estilo de vida, que incluye cambios en la dieta, aumento de la actividad física y, en algunos casos, medicamentos para reducir los niveles de triglicéridos (v. **Tabla 38-3**).

Deficiencia de lipoproteína lipasa (hiperquilomicronemia)

La deficiencia de LPL, también conocida como hiperquilomicronemia, es un trastorno metabólico hereditario caracterizado por la incapacidad de descomponer adecuadamente los quilomicrones, que son partículas de lipoproteínas que transportan los triglicéridos después de una comida. La LPL es una enzima esencial que se encuentra en la superficie de las células endoteliales de los capilares y se encarga de hidrolizar los triglicéridos circulantes en los quilomicrones,

Tabla 38-3. Resumen de las enfermedades del metabolismo de los lípidos

Enfermedad	Definición	Síntomas	Diagnóstico	Tratamiento	Herencia
Hipercolesterolemia familiar	Aumento del colesterol LDL en sangre debido a mutaciones genéticas	Xantomas (depósitos de grasa en la piel), riesgo de enfermedad cardiaca	Pruebas de colesterol en sangre, análisis genéticos	Dieta baja en grasas, medicamentos (estatinas)	Autosómica dominante
Hipertrigliceridemia familiar	Niveles elevados de triglicéridos en sangre debido a factores genéticos	Pancreatitis, dolor abdominal, xantomas	Pruebas de triglicéridos en sangre, análisis genéticos	Dieta baja en grasas e hidratos de carbono, medicamentos	Autosómica recesiva
Deficiencia de lipoproteína lipasa	Falta de la enzima lipoproteína lipasa, que descompone las partículas de grasa	Dolor abdominal, pancreatitis, xantomas	Pruebas de enzimas en sangre, análisis genéticos	Dieta baja en grasas, medicamentos (fibratos)	Autosómica recesiva
Enfermedad de Gaucher	Acumulación de glucocerebrósido debido a una deficiencia de la enzima glucocerebrosidasa	Hepatomegalia, esplenomegalia, anemia	Análisis de glucocerebrosidasa en leucocitos, análisis genéticos	Terapia de reemplazo enzimático, medicamentos	Autosómica recesiva
Enfermedad de Niemann-Pick	Acumulación de esfingomielina debido a una deficiencia de la enzima esfingomielinasa	Hepatomegalia, esplenomegalia, problemas neurológicos	Análisis de esfingomielinasa en leucocitos, análisis genéticos	No existe un tratamiento específico, cuidados de apoyo	Autosómica recesiva
Xantomatosis cerebrotendinosa	Acumulación de colesterol y otros lípidos en el cerebro y tejidos	Demencia, xantomas cerebrales y tendinosos	Análisis de lípidos, análisis genéticos	Tratamiento sintomático, terapia de reemplazo enzimático	Autosómica recesiva
Síndrome de Wolman	Acumulación de ésteres de colesterol en tejidos debido a la deficiencia de la enzima lisosomal	Hepatomegalia, fallo hepático, malabsorción	Análisis de lípidos en sangre, análisis genéticos	Cuidados de apoyo, trasplante hepático en algunos casos	Autosómica recesiva

liberando ácidos grasos y glicerol para su utilización como fuente de energía o almacenamiento. La deficiencia de LPL es causada por mutaciones genéticas en el gen *LPL*, lo que provoca la reducción o la falta de actividad de esta enzima. Como resultado, los quilomicrones no pueden ser procesados adecuadamente, lo que lleva a niveles extremadamente elevados de triglicéridos en la sangre después de las comidas. Esta acumulación de triglicéridos puede causar una serie de complicaciones, como pancreatitis aguda, xantomas eruptivos (depósitos de grasa en la piel), hepatomegalia (aumento del tamaño del hígado) y esplenomegalia (aumento del tamaño del bazo). La deficiencia de LPL es clasificada como una de las hiperlipoproteinemias familiares, específicamente como tipo I según la clasificación de Fredrickson. Esta afección se hereda de forma autosómica recesiva, lo que significa que el individuo afectado ha heredado una copia mutada del gen *LPL* de ambos padres.

El diagnóstico de la deficiencia de LPL se basa en pruebas clínicas y bioquímicas que revelan niveles muy altos de triglicéridos en sangre, especialmente después de las comidas. Las pruebas genéticas pueden confirmar la presencia de mutaciones en el gen *LPL*.

El tratamiento de la deficiencia de LPL implica una dieta baja en grasas y restricción de las grasas saturadas y *trans*. También puede requerir el uso de medicamentos para reducir los niveles de triglicéridos, como fibratos. El manejo de esta afección es fundamental para prevenir la pancreatitis recurrente y otras complicaciones asociadas con la hiperquilomicronemia (v. **Tabla 38-3**).

Enfermedad de Gaucher

Es un trastorno hereditario autosómico recesivo que pertenece al grupo de las enfermedades de almacenamiento lisosomal. Se caracteriza por una deficiencia de la enzima glucocerebrosidasa (también conocida como β-glucosidasa ácida), lo que tiene como resultado la acumulación de un lípido complejo llamado glucocerebrósido en los lisosomas de las células. La deficiencia de la enzima glucocerebrosidasa lleva a la acumulación de glucocerebrósido en varios tipos de células, particularmente en los macrófagos del sistema reticuloendotelial, que están involucrados en la eliminación de los desechos celulares. La acumulación de glucocerebrósido provoca la formación de células de Gaucher, que son células distendidas y con inclusiones de lípidos. Esta acumulación afecta principalmente a los tejidos y órganos del sistema reticuloendotelial, el hígado, el bazo, la médula ósea y, en ocasiones, el sistema nervioso central. Desde el punto de vista clínico, la enfermedad de Gaucher se presenta en tres formas principales: la tipo 1, tipo 2 y tipo 3. La enfermedad de Gaucher tipo 1 es la forma más común y generalmente no afecta el sistema nervioso central, mientras que las formas tipo 2 y tipo 3 pueden involucrar problemas neurológicos (v. **Tabla 38-3**).

El diagnóstico implica la evaluación de la actividad de la enzima glucocerebrosidasa, análisis de ácido glucocerebrósido en sangre o tejidos y pruebas genéticas para identificar mutaciones en el gen de la enzima.

El tratamiento de la enfermedad de Gaucher se basa en la administración de terapia de reemplazo enzimático, que proporciona una forma funcional de la enzima deficiente. En algunos casos, se pueden utilizar otras terapias específicas para abordar complicaciones y síntomas adicionales.

Enfermedad de Niemann-Pick

Se refiere a un trastorno hereditario autosómico recesivo que pertenece al grupo de las enfermedades de almacenamiento lisosomal. Esta afección se caracteriza por una acumulación anormal de esfingomielina y otros lípidos en los lisosomas de las células debido a la deficiencia de una enzima llamada esfingomielinasa ácida. Esta acumulación lipídica provoca daño a diversos órganos y tejidos. La enfermedad de Niemann-Pick se clasifica en varios subtipos según la enzima específica que falta o no funciona correctamente. El subtipo más común es la enfermedad de Niemann-Pick tipo A y B, que se debe a mutaciones en el gen *SMPD1* que codifica la esfingomielinasa ácida. La enfermedad de Niemann-Pick tipo C es otro subtipo que es consecuencia de mutaciones en los genes *NPC1* o *NPC2*, lo que afecta la regulación del transporte de lípidos intracelulares. El almacenamiento excesivo de esfingomielina y otros lípidos en los lisosomas conlleva la formación de células gigantes espumosas y provoca daño tisular en el hígado, el bazo, los pulmones, el sistema nervioso central y otros órganos. Los síntomas y la gravedad de la enfermedad pueden variar según el subtipo y la persona afectada. En los casos más graves, la enfermedad de Niemann-Pick puede causar retraso en el desarrollo, deterioro neurológico, hepatomegalia, esplenomegalia y otros problemas de salud.

El diagnóstico de la enfermedad de Niemann-Pick implica pruebas bioquímicas que revelan la acumulación de esfingomielina y otros lípidos, junto con pruebas genéticas para identificar las mutaciones en los genes relevantes. A pesar de que no existe una cura para esta enfermedad, se investigan enfoques terapéuticos, como la terapia de reemplazo enzimático y terapias dirigidas a reducir la acumulación de lípidos (v. **Tabla 38-3**).

Xantomatosis cerebrotendinosa

La xantomatosis cerebrotendinosa es una enfermedad metabólica hereditaria extremadamente rara y progresiva que afecta a varios sistemas del cuerpo, incluido el sistema nervioso central, la piel, los tendones y otros tejidos. Se trata de una enfermedad hereditaria autosómica recesiva, y por tanto los pacientes afectados heredan dos copias mutadas del gen, una de cada progenitor. Se caracteriza por una acumulación anormal de lípidos, específicamente colesterol y otros esteroles, en diversas partes del cuerpo. Esta acumulación se debe a la deficiencia enzimática de una proteína llamada esterol 27-hidroxilasa, que desempeña un papel crucial en el metabolismo del colesterol. La falta de esta enzima conduce a la acumulación de esteroles en el sistema nervioso central, los tendones, la piel y otros tejidos, lo que da como resultado los signos y síntomas característicos de la enfermedad. Los síntomas de la xantomatosis cerebrotendinosa pueden incluir xantomas tendinosos, xantomas cutáneos, deterioro neurológico o cataratas tempranas.

El diagnóstico de esta enfermedad se basa en la evaluación clínica de los síntomas y en pruebas bioquímicas que revelan la acumulación de esteroles en la sangre y en los tejidos afectados. La confirmación se realiza mediante pruebas genéticas que identifican mutaciones en el gen *CYP27A1*, que codifica el esterol 27-hidroxilasa.

Aunque no existe una cura para la xantomatosis cerebrotendinosa, el tratamiento puede incluir la administración de suplementos de ácido quenodesoxicólico para reducir los niveles de colesterol y el manejo de los síntomas específicos (v. **Tabla 38-3**).

Enfermedad de Wolman

La enfermedad de Wolman es una rara y grave enfermedad metabólica hereditaria (herencia autosómica recesiva) de almacenamiento lisosomal que afecta principalmente a los lactantes. Se clasifica dentro del grupo de las enfermedades de depósito lisosomal y es causada por mutaciones en el gen *LIPA*, que codifica la enzima lipasa ácida lisosómica. La enfermedad de Wolman se caracteriza por la acumulación anormal de lípidos, principalmente ésteres de colesterol y triglicéridos, en las células de diferentes tejidos y órganos debido a la deficiencia de la enzima lipasa ácida lisosómica. Esta acumulación provoca la formación de vacuolas de lípidos en el citoplasma celular y, a lo largo del tiempo, conduce al desarrollo de una serie de síntomas y complicaciones graves. Los síntomas pueden incluir hepatomegalia, esplenomegalia, malabsorción, retraso en el crecimiento y desarrollo, insuficiencia suprarrenal, fallo hepático, fallo renal, problemas neurológicos, como retraso en el desarrollo, hipotonía y convulsiones. La enfermedad de Wolman suele llevar a un deterioro progresivo de la salud del paciente, con un pronóstico muy pobre. Actualmente, no existe una cura para esta enfermedad, y el tratamiento se centra en el manejo de los síntomas y las complicaciones (v. **Tabla 38-3**).

Enfermedad de Fabry

La enfermedad de Fabry, también conocida como lipidosis por almacenamiento de glóbulo, es una enfermedad metabólica hereditaria rara y crónica. Esta enfermedad se clasifica como una de las llamadas «lipidosis» debido a la acumulación anormal de lípidos, específicamente glicoesfingolípidos, en diversas células y tejidos del cuerpo. Es causada por la deficiencia o la ausencia de una enzima llamada α-galactosidasa A.

Los síntomas de la enfermedad de Fabry pueden variar en gravedad y generalmente aparecen en la infancia o adolescencia (dolor en extremidades, problemas en la piel, problemas gastrointestinales, problemas oculares, problemas renales o cardíacos, como arritmias cardíacas, hipertrofia ventricular izquierda y otros problemas cardiovasculares. La enfermedad de Fabry es una enfermedad genética ligada al cromosoma X, lo que significa que se hereda de manera recesiva y afecta principalmente a los varones. Las mujeres portadoras pueden transmitir la enfermedad a sus hijos varones. El diagnóstico se basa en pruebas de laboratorio para medir la actividad de la α-galactosidasa A y, en algunos casos, en análisis genéticos.

El tratamiento de la enfermedad de Fabry se centra en el alivio de los síntomas y la gestión de las complicaciones. Los enfoques terapéuticos pueden incluir medicamentos para controlar el dolor, tratamientos para problemas específicos (como el reemplazo de la enzima faltante) y abordar las afecciones cardíacas y renales (v. **Tabla 38-3**).

Enfermedades del metabolismo de los aminoácidos

Fenilcetonuria

La fenilcetonuria es un trastorno metabólico hereditario autosómico recesivo causado por la deficiencia de la enzima fenilalanina hidroxilasa. Esta enzima es esencial para convertir la fenilalanina, un aminoácido presente en las proteínas de la dieta, en tirosina, otro aminoácido necesario para diversas funciones en el organismo. La falta de esta enzima tiene como resultado la acumulación tóxica de fenilalanina en el cuerpo. Se caracteriza por altos niveles de fenilalanina en sangre y tejidos, lo que puede causar daño cerebral si no se controla adecuadamente. El cerebro es especialmente vulnerable, ya que la fenilalanina en exceso se convierte en fenilpirúvico y otros metabolitos tóxicos que afectan negativamente al sistema nervioso central. Los síntomas y manifestaciones de la fenilcetonuria pueden variar, pero típicamente incluyen: retraso en el desarrollo cognitivo, discapacidades intelectuales, problemas de comportamiento como hiperactividad, u olor corporal peculiar debido a la acumulación de fenilalanina. La fenilcetonuria se detecta generalmente a través de pruebas de cribado neonatal, permitiendo un diagnóstico temprano y la implementación de una dieta baja en fenilalanina.

El tratamiento principal consiste en seguir una dieta restringida en fenilalanina, que incluye alimentos especiales bajos en proteínas. El objetivo es mantener los niveles de fenilalanina en sangre dentro de un rango seguro para evitar daños cerebrales (**Tabla 38-4**). La fenilcetonuria es un ejemplo clásico de una enfermedad metabólica tratable a través de la dieta, donde la restricción de la fenilalanina es esencial para prevenir complicaciones neurológicas. El diagnóstico y manejo tempranos son cruciales para garantizar un desarrollo cognitivo y físico normales en los afectados (v. **Tabla 38-4**).

Tirosinemia

La tirosinemia es un grupo de trastornos metabólicos hereditarios autosómicos recesivos que tienen como consecuencia la deficiencia de enzimas responsables de la degradación del aminoácido tirosina. Existen varios tipos de tirosinemia, siendo la tipo I la forma más grave y ampliamente estudiada. La tirosinemia tipo I es causada por la deficiencia de la enzima fumarylacetoacetato hidrolasa, que desempeña un papel crucial en la vía de degradación de la tirosina. La acumulación de compuestos tóxicos, como el ácido maleilacetoacetato y el ácido fumárico, daña el hígado y los riñones, lo que puede provocar insuficiencia hepática y renal, así como otros problemas de salud graves. Los síntomas de la tirosinemia tipo I pueden incluir: fallo en el crecimiento y desarrollo, hepatomegalia, problemas neurológicos, coagulopatía (trastornos de la coagulación sanguínea), hipertensión arterial.

El tratamiento principal de la tirosinemia tipo I implica una dieta baja en tirosina y fenilalanina, así como la administración de medicamentos que ayudan a eliminar los compuestos tóxicos acumulados. En algunos casos, puede ser necesario un trasplante de hígado para evitar el daño hepático irreversible (v. **Tabla 38-4**).

Tabla 38-4. Resumen de las enfermedades del metabolismo de los aminoácidos

Enfermedad	Definición	Síntomas	Diagnóstico	Tratamiento	Herencia
Fenilcetonuria	Incapacidad para metabolizar la fenilalanina debido a la deficiencia de fenilalanina hidroxilasa	Retraso mental, retraso en el desarrollo, convulsiones	Pruebas de sangre para niveles de fenilalanina, análisis genéticos	Dieta baja en fenilalanina, suplementos y seguimiento médico	Recesiva autosómica
Tirosinemia tipo I	Incapacidad para descomponer la tirosina debido a la deficiencia de fumarylacetoacetato hidrolasa	Problemas hepáticos, daño renal, retraso en el crecimiento	Pruebas de sangre para niveles de tirosina, análisis genéticos	Dieta baja en fenilalanina y tirosina, medicamentos	Recesiva autosómica
Acidemia isovalérica	Acumulación de ácido isovalérico debido a la deficiencia de isovaleril-CoA deshidrogenasa	Vómitos, letargo, olor a pies o repollo en el sudor	Análisis de orina para ácido isovalérico, análisis genéticos	Dieta especial baja en leucina e isoleucina, cuidados médicos	Recesiva autosómica
Acidemia metilmalónica	Incapacidad para metabolizar el ácido metilmalónico debido a la deficiencia de metilmalonil-CoA mutasa	Vómitos, letargo, convulsiones, coma	Análisis de ácido metilmalónico en sangre, análisis genéticos	Tratamiento con vitamina B$_{12}$ y dieta especial, seguimiento médico	Recesiva autosómica
Aciduria glutárica tipo 1	Incapacidad para descomponer la lisina, el triptófano y la hidroxiprolina debido a la deficiencia de glutaril-CoA deshidrogenasa	Rigidez muscular, problemas neurológicos, discapacidad intelectual	Pruebas de orina para ácido glutárico, análisis genéticos	Dieta especial baja en lisina y triptófano, cuidados médicos	Recesiva autosómica
Enfermedad de la orina con olor a jarabe de arce	Incapacidad para metabolizar los aminoácidos de cadena ramificada	Vómitos, letargo, convulsiones, coma	Pruebas de sangre para niveles de leucina, isoleucina y valina, análisis genéticos	Dieta especial baja en aminoácidos de cadena ramificada, seguimiento médico	Recesiva autosómica
Síndrome de Hartnup	Deficiencia en la absorción de aminoácidos en los riñones debido a mutaciones genéticas	Síntomas de pelagra (dermatitis, diarrea, demencia)	Análisis de orina para aminoácidos, análisis genéticos	Dieta rica en niacina (vitamina B$_3$), cuidados médicos	Autosómica recesiva

Homocistinuria

La homocistinuria es un trastorno metabólico hereditario autosómico recesivo que se caracteriza por la acumulación de homocisteína en el organismo debido a una deficiencia enzimática. La homocisteína es un aminoácido sulfurado que se produce durante el metabolismo de otro aminoácido llamado metionina. Existen varios tipos de homocistinuria, y cada uno está asociado con una deficiencia específica de la enzima que participa en la vía metabólica que convierte la homocisteína en cisteína o su metabolismo posterior. La acumulación de homocisteína en el cuerpo puede ser tóxica y dañina para varios sistemas de órganos, especialmente el sistema cardiovascular y el tejido conectivo. Los síntomas clínicos de la homocistinuria pueden variar y pueden incluir problemas oculares, como desplazamiento del cristalino (subluxación del cristalino), trastornos del tejido conectivo, como debilidad en los huesos y mayor riesgo de fracturas, riesgo aumentado de enfermedad cardiovascular, como aterosclerosis, retraso en el crecimiento y desarrollo en niños.

El tratamiento de la homocistinuria suele involucrar una dieta baja en metionina, junto con la suplementación de ciertos nutrientes, como piridoxina (vitamina B_6), vitamina B_{12}, y ácido fólico. Estos nutrientes pueden ayudar a reducir los niveles de homocisteína en el cuerpo y prevenir complicaciones (v. **Tabla 38-4**).

Alcaptonuria

La alcaptonuria es una rara enfermedad metabólica hereditaria de carácter autosómico recesivo causada por una deficiencia de la enzima homogentísica 1,2-dioxigenasa. Esta enzima es responsable de descomponer un compuesto llamado ácido homogentísico, que se forma durante el metabolismo de un aminoácido llamado fenilalanina y otros compuestos. En individuos con alcaptonuria, la enzima defectuosa conduce a una acumulación de ácido homogentísico en el cuerpo. El ácido homogentísico se deposita en los tejidos y órganos, lo que puede provocar una serie de problemas clínicos. Los pacientes con alcaptonuria presentan orina oscura, depósitos de pigmento en los tejidos conectivos, como la piel, los cartílagos y los ligamentos, afectación articular (dolor y rigidez) y problemas cardíacos y renales.

El diagnóstico de la alcaptonuria se basa en la observación de los síntomas clínicos, junto con pruebas bioquímicas que muestran la presencia elevada de ácido homogentísico en la orina.

No existe una cura para la alcaptonuria, y el tratamiento se centra en aliviar los síntomas y reducir la acumulación del ácido homogentísico (v. **Tabla 38-4**).

Enfermedad de la orina con olor a jarabe de arce

Se trata de trastorno metabólico hereditario raro que afecta el metabolismo de los aminoácidos de cadena ramificada: leucina, isoleucina y valina. Esta enfermedad es autosómica recesiva, lo que significa que se hereda de ambos padres que portan el gen mutado. El nombre de «orina con olor a jarabe de arce» proviene del característico olor dulce y similar al jarabe de arce que puede desprender la orina de las personas afectadas. Este olor se debe a la acumulación de aminoácidos de cadena ramificada y sus derivados en el cuerpo. El trastorno es causado por mutaciones en los genes responsables de la síntesis de las enzimas que descomponen estos aminoácidos. La falta de enzimas funcionalmente activas conduce a la acumulación de leucina, isoleucina y valina en la sangre y los tejidos. Esta acumulación puede dañar el sistema nervioso y otros órganos. Los síntomas de la enfermedad de la orina con olor a jarabe de arce pueden variar desde leves hasta graves y, en ocasiones, ser potencialmente mortales. Los signos y síntomas pueden incluir: olor característico de la orina, dificultades para alimentarse y retraso en el crecimiento en bebés, problemas neurológicos, como irritabilidad, letargo y convulsiones, dificultades en la coordinación motora y trastornos del tono muscular o incluso coma y daño cerebral en casos graves.

El diagnóstico se basa en pruebas de laboratorio que miden los niveles de aminoácidos en la sangre y la orina, junto con análisis genéticos para identificar mutaciones en los genes relacionados con la enfermedad.

El tratamiento implica una restricción estricta de los aminoácidos de cadena ramificada en la dieta. Los pacientes deben consumir fórmulas médicas especiales que contienen niveles controlados de estos aminoácidos. La adherencia a esta dieta es crucial para prevenir la acumulación de aminoácidos tóxicos y los síntomas asociados (v. **Tabla 38-4**).

Síndrome de Hartnup

Es una enfermedad metabólica hereditaria poco común que afecta la absorción y el transporte de ciertos aminoácidos en el tracto gastrointestinal y los riñones. Los aminoácidos involucrados principalmente son el triptófano, que es esencial en la dieta, y otros aminoácidos neutros. El síndrome se debe a mutaciones en el gen *SLC6A19*, que codifica un transportador de aminoácidos neutros en el intestino delgado y los túbulos renales. Estas mutaciones dificultan la absorción eficiente de triptófano y otros aminoácidos similares desde los alimentos y, además, aumentan su excreción en la orina. El síndrome de Hartnup puede manifestarse con una variedad de síntomas que pueden incluir: dermatitis y erupciones en la piel debido a la deficiencia de triptófano (que es un precursor de la niacina [vitamina B_3]), sensibilidad a la luz solar (lo que se conoce como eritema lumínico), trastornos neurológicos, como ataxia y confusión (debido a la deficiencia de triptófano y sus productos metabólicos), problemas gastrointestinales, como dolor abdominal y diarrea (relacionados con la malabsorción de aminoácidos).

El diagnóstico del síndrome de Hartnup implica pruebas de laboratorio que muestran aminoaciduria, es decir, la excreción anormalmente alta de aminoácidos en la orina. Las pruebas genéticas pueden confirmar la presencia de mutaciones en el gen *SLC6A19*.

El tratamiento del síndrome generalmente involucra la administración de suplementos de triptófano y niacina (vitamina B_3) para abordar las deficiencias nutricionales. Esto suele ser efectivo para controlar los síntomas cutáneos y neurológicos, además de medidas para evitar la exposición excesiva al sol (v. **Tabla 38-4**).

Enfermedades del metabolismo de los ácidos orgánicos

Acidemia metilmalónica

Es un trastorno metabólico hereditario que se caracteriza por la acumulación de metilmalonato, un ácido orgánico, en el cuerpo debido a la deficiencia de una enzima llamada metilmalonil-CoA mutasa o su cofactor, la adenosilcobalamina (una forma de vitamina B_{12}). Esta acumulación de metilmalonato conduce a un aumento de la acidez en el cuerpo, lo que se manifiesta como acidemia. La acidemia metilmalónica puede ser causada por mutaciones genéticas que afectan la función de la enzima metilmalonil-CoA mutasa o por problemas en la absorción o el metabolismo de la vitamina B_{12}. Como resultado, los metabolitos tóxicos, como el metilmalonato, se acumulan en el organismo, lo que puede tener efectos dañinos en varios órganos y tejidos. Los síntomas de la acidemia metilmalónica pueden abarcar problemas neurológicos, como retraso en el desarrollo, convulsiones, debilidad muscular y alteraciones en el tono muscular, problemas gastrointestinales, como vómitos, diarrea y rechazo de los alimentos o acidosis metabólica.

El diagnóstico de la acidemia metilmalónica generalmente implica análisis de sangre y orina que revelan niveles elevados de metilmalonato y acidosis metabólica. Las pruebas genéticas pueden identificar las mutaciones específicas responsables del trastorno.

El tratamiento se centra en reducir los niveles de metilmalonato en el cuerpo y controlar la acidosis. Esto se logra mediante una dieta especial baja en proteínas y suplementos de vitamina B_{12}. En algunos casos graves, el trasplante de médula ósea puede considerarse como una opción de tratamiento.

Aciduria glutárica tipo 1

Se trata de un trastorno metabólico hereditario poco común que afecta el metabolismo de los aminoácidos, en particular la degradación de los aminoácidos lisina, hidroxilisina y triptófano. Este trastorno se debe a una deficiencia enzimática en la degradación del ácido glutárico, lo que lleva a la acumulación de este ácido y sus derivados en el cuerpo. La deficiencia enzimática es causada por mutaciones genéticas en el gen *GCDH*, que codifica la enzima glutaril-CoA deshidrogenasa. La acumulación de ácido glutárico y sus derivados puede ser tóxica para el sistema nervioso central. Los síntomas de la aciduria glutárica tipo 1 generalmente se manifiestan durante la infancia, a menudo después de una infección viral. Estos síntomas pueden incluir: distonía, ataxia, hipotonía, irritabilidad y regresión del desarrollo, incluida la pérdida de habilidades adquiridas previamente.

El diagnóstico de la aciduria glutárica tipo 1 implica pruebas bioquímicas, como la medición de los niveles elevados de ácido glutárico y sus derivados en sangre y orina. Las pruebas genéticas también pueden confirmar la presencia de mutaciones en el gen *GCDH*.

El tratamiento de la aciduria glutárica tipo 1 se centra en evitar las crisis metabólicas agudas que pueden agravar los síntomas. Esto se logra a través de una dieta especial baja en lisina, hidroxilisina y triptófano, junto con la suplementación de carnitina y la administración de antibióticos como precaución durante infecciones.

El seguimiento regular es esencial para ajustar la dieta y el tratamiento según las necesidades individuales.

Acidemia isovalérica

Es una enfermedad metabólica hereditaria rara que se caracteriza por la incapacidad del organismo para descomponer adecuadamente un aminoácido de cadena ramificada llamado leucina. La leucina es un componente esencial de las proteínas dietéticas y se encuentra en muchos alimentos proteicos, como la carne y los productos lácteos. El trastorno se debe a la deficiencia de una enzima llamada isovaleril-CoA deshidrogenasa, que normalmente participa en el metabolismo de la leucina. La deficiencia de esta enzima conduce a la acumulación de ácido isovalérico y sus productos de degradación en el organismo, lo que provoca síntomas característicos. Los síntomas de la acidemia isovalérica pueden variar en gravedad y suelen aparecer en la primera infancia. Estos síntomas pueden incluir vómitos, letargo, olor fuerte o episodios de cetoacidosis que pueden ser potencialmente mortales y requieren atención médica inmediata.

El diagnóstico de la acidemia isovalérica se realiza mediante pruebas metabólicas que detectan niveles elevados de ácido isovalérico y ácido 3-hidroxiisovalérico en la sangre y la orina. El análisis genético también se utiliza para confirmar el diagnóstico y detectar mutaciones en el gen que codifica la isovaleril-CoA deshidrogenasa.

El tratamiento de la acidemia isovalérica implica una dieta especial que restringe la ingesta de leucina y garantiza la suficiente nutrición. Los pacientes deben recibir fórmulas médicas específicas bajas en leucina y seguir una dieta estricta para evitar la acumulación de leucina en el cuerpo. También pueden requerir suplementos médicos de vitaminas y minerales esenciales.

El manejo de la acidemia isovalérica es un proceso continuo y requiere la supervisión de un equipo médico especializado, que puede incluir un dietista metabólico, un genetista y un médico especializado en enfermedades metabólicas. El objetivo del tratamiento es minimizar los síntomas y prevenir complicaciones graves.

Acidemia metilmalónica-cobalamina C (Cbl-C)

Es un trastorno metabólico hereditario raro que afecta la capacidad del organismo para descomponer adecuadamente el aminoácido de cadena ramificada leucina. Se debe a la deficiencia de una enzima llamada isovaleril-CoA deshidrogenasa, que desempeña un papel crucial en la degradación de la leucina. Como resultado, se acumulan niveles elevados de ácido isovalérico y otros metabolitos en el cuerpo. Los síntomas de la acidemia isovalérica pueden variar desde leves hasta graves y, por lo general, se manifiestan en la infancia. Estos síntomas pueden incluir vómitos, olor fuerte, letargo y dificultades para alimentarse, desarrollo motor y cognitivo retrasado, crisis metabólicas potencialmente letales, que pueden provocar problemas neurológicos y coma.

El diagnóstico de la acidemia isovalérica se basa en pruebas bioquímicas que detectan los niveles elevados de ácido isovalérico y otros metabolitos en la sangre y la orina. Las pruebas genéticas también se utilizan para confirmar la presencia de mutaciones en el gen *IVD*, que codifica la isovaleril-CoA deshidrogenasa.

El tratamiento de la acidemia isovalérica implica una restricción estricta de la ingesta de leucina en la dieta, junto con suplementos de fórmulas médicas específicas que contienen aminoácidos esenciales. Los pacientes requieren supervisión médica regular para ajustar la dieta y monitorizar los niveles de aminoácidos en sangre y orina.

Enfermedades del almacenamiento de glucógeno

Glucogenosis tipo IV (enfermedad de Andersen)

Es un trastorno metabólico hereditario extremadamente raro que afecta la forma en que el organismo almacena y utiliza el glucógeno, una molécula de almacenamiento de glucosa. Se caracteriza por una acumulación anormal de glucógeno en los tejidos del cuerpo, lo que puede provocar daño en varios órganos y sistemas. Esta enfermedad se debe a mutaciones en el gen *GBE1*, que codifica la enzima ramificante de glucógeno. La enzima GBE1 desempeña un papel fundamental en la síntesis y el procesamiento del glucógeno, asegurando que tenga una estructura adecuada. En individuos con glucogenosis tipo IV, las mutaciones en el gen *GBE1* provocan la producción de una enzima disfuncional o insuficiente, lo que lleva a la acumulación de un tipo anormal de glucógeno llamado glucógeno amiloide en los tejidos. Los síntomas de la glucogenosis tipo IV pueden variar ampliamente, pero a menudo incluyen hepatomegalia, cirrosis, problemas de crecimiento, problemas neuromusculares y acumulación de glucógeno amiloide en otros órganos, como corazón, riñones, intestino y sistema nervioso central.

El diagnóstico de la glucogenosis tipo IV se basa en la evaluación de la clínica del paciente, análisis de sangre para medir los niveles de enzimas hepáticas y pruebas genéticas para confirmar la presencia de mutaciones en el gen *GBE1*.

El tratamiento de esta enfermedad es principalmente de apoyo y varía según los síntomas y la gravedad de la enfermedad. Puede incluir una dieta especial para mantener los niveles de glucosa y evitar una acumulación excesiva de glucógeno. En algunos casos graves, puede requerirse un trasplante hepático para reemplazar un hígado afectado. Sin embargo, debido a la rareza de esta enfermedad y su complejidad, el pronóstico puede ser desafiante y varía de un individuo a otro.

Glucogenosis tipo VI (enfermedad de Hers)

Se trata de un trastorno metabólico hereditario de carácter autosómico recesivo que afecta la capacidad del organismo para descomponer el glucógeno en glucosa. Esta enfermedad es causada por mutaciones en el gen *PYGL*, que codifica la enzima glucógeno-fosforilasa hepática. Esta enzima es esencial para la liberación de glucosa a partir del glucógeno almacenado en el hígado, lo que regula los niveles de glucosa en sangre. Los individuos afectados por la glucogenosis tipo VI tienen una deficiencia de la enzima glucógeno-fosforilasa hepática, lo que provoca una acumulación anormal de glucógeno en el hígado. Aunque esta acumulación de glucógeno en sí misma no causa daño hepático significativo, puede llevar a síntomas característicos, que incluyen hipoglucemia después de períodos de ayuno o hepatomegalia persistente. La hipoglucemia en la glucogenosis tipo VI es consecuencia de la incapacidad del organismo para liberar glucosa de manera efectiva desde el glucógeno hepático almacenado durante los períodos de ayuno o durante la noche. Esta hipoglucemia puede causar síntomas como debilidad, temblores y sudoración excesiva. La hepatomegalia, por su parte, se debe a la acumulación de glucógeno en el hígado, lo que puede hacer que el órgano se agrande.

El diagnóstico de la glucogenosis tipo VI se basa en la evaluación de los síntomas clínicos, análisis de sangre para medir los niveles de glucosa y marcadores hepáticos, y pruebas genéticas para identificar las mutaciones en el gen *PYGL*.

El tratamiento de esta enfermedad implica una dieta específica que incluye comidas frecuentes para evitar la hipoglucemia. Además, en algunos casos, se puede administrar suplementos de almidón crudo antes de períodos de ayuno prolongado para mantener los niveles de glucosa. El pronóstico para los individuos con glucogenosis tipo VI suele ser bueno con un manejo dietético adecuado, y la enfermedad no suele afectar de manera significativa la calidad de vida.

Glucogenosis tipo IX

Es un trastorno metabólico hereditario raro, causado por mutaciones en genes específicos, siendo las mutaciones en los genes *PHKA2* y *PHKB* las más comunes. Estos genes codifican las subunidades α y β de la enzima glucógeno-fosforilasa cinasa que regula la degradación del glucógeno en el hígado y es esencial para mantener niveles adecuados de glucosa en sangre. Las personas afectadas por la glucogenosis tipo IX pueden presentar una variedad de síntomas, que incluyen: hepatomegalia (aumento del tamaño del hígado), hipoglucemia (niveles bajos de glucosa en sangre), retraso del crecimiento, fatiga y, en algunos casos, niveles elevados de ácido láctico en sangre. La gravedad de los síntomas y la edad de inicio pueden variar entre los individuos, y esto puede deberse a la magnitud de la deficiencia enzimática y a la presencia de mutaciones específicas.

El diagnóstico de la glucogenosis tipo IX involucra la evaluación de los síntomas clínicos, análisis de sangre para medir los niveles de glucosa y marcadores hepáticos, así como pruebas genéticas para identificar las mutaciones en los genes *PHKA2* o *PHKB*.

El tratamiento se enfoca en controlar los síntomas y prevenir episodios de hipoglucemia. Esto generalmente se logra a través de una dieta específica que proporciona una liberación controlada de glucosa, así como la administración de suplementos de glucosa, según sea necesario.

Enfermedades del metabolismo de las porfirinas

Porfiria

La porfiria es un grupo de trastornos metabólicos hereditarios caracterizados por la acumulación anormal de sustancias químicas llamadas porfirinas y sus precursores. Las porfirinas son compuestos involucrados en la síntesis del grupo hemo, un componente esencial de la hemoglobina y otras proteínas que contienen hierro.

La interrupción en la producción del grupo hemo y la acumulación de porfirinas en el cuerpo pueden llevar a una variedad de síntomas y complicaciones clínicas. Existen varios tipos de porfiria, y cada uno está asociado con una enzima específica en la vía de síntesis del grupo hemo que está alterada debido a mutaciones genéticas. Las formas más comunes de porfiria incluyen la porfiria aguda intermitente, la porfiria cutánea tarda y la porfiria eritropoyética congénita. Cada tipo de porfiria se caracteriza por un conjunto particular de síntomas y manifestaciones clínicas. Los síntomas comunes de la porfiria pueden incluir dolor abdominal intenso, náuseas, vómitos, estreñimiento y debilidad muscular. Algunas formas de porfiria también pueden tener efectos en la piel, como ampollas, cicatrices o sensibilidad extrema al sol.

El diagnóstico de la porfiria implica la evaluación de los síntomas clínicos, el análisis de sangre y orina para detectar niveles anormales de porfirinas y sus precursores, y pruebas genéticas para identificar las mutaciones responsables del trastorno.

El tratamiento se enfoca en aliviar los síntomas y prevenir las crisis agudas de porfiria. Esto a menudo implica evitar ciertos desencadenantes, como medicamentos, alcohol y exposición solar excesiva, y administrar terapias específicas, como la infusión de hemo, para reducir la acumulación de porfirinas.

Existe una forma rara de porfiria, la porfiria eritropoyética ligada al cromosoma X (PEX), que presenta un grupo de trastornos metabólicos hereditarios caracterizados por la acumulación de porfirinas y precursores de porfirinas en el cuerpo debido a la deficiencia enzimática en la vía de síntesis del grupo hemo. La PEX se hereda como un rasgo ligado al cromosoma X, lo que significa que afecta predominantemente a hombres, ya que poseen un único cromosoma X. Las mujeres portadoras del gen defectuoso en uno de sus cromosomas X pueden ser asintomáticas o presentar síntomas leves debido a la compensación del otro cromosoma X normal. La PEX se debe a mutaciones en el gen *ALAS2*, que codifica la enzima 5-aminolevulinato sintasa 2, una enzima clave en la vía de síntesis del grupo hemo. La deficiencia de esta enzima lleva a una acumulación de 5-aminolevulinato (5-ALA) y porfirinas en la sangre y otros tejidos. El exceso de 5-ALA y porfirinas puede tener efectos tóxicos en el organismo y causar una variedad de síntomas, que pueden incluir anemia hemolítica (destrucción anormal de glóbulos rojos), problemas cutáneos, dolor abdominal, orina oscura y otros síntomas neurológicos. El diagnóstico de la PEX implica la evaluación de los síntomas clínicos, análisis de sangre y orina para detectar niveles elevados de 5-ALA y porfirinas, y pruebas genéticas para identificar las mutaciones en el gen *ALAS2*. El tratamiento puede incluir la administración de hemo para reducir la síntesis de 5-ALA y porfirinas, transfusiones de sangre para tratar la anemia y medidas para manejar los síntomas agudos.

Enfermedades de almacenamiento de cobre

Enfermedad de Wilson

Esta enfermedad implica una acumulación tóxica de cobre en el hígado y otros órganos debido a una mutación genética. También conocida como degeneración hepatolenticular, es un trastorno metabólico hereditario autosómico recesivo causado por mutaciones en el gen *ATP7B*, que se encuentra en el cromosoma 13. Este gen codifica una proteína llamada ATPasa de cobre, que desempeña un papel fundamental en la regulación del metabolismo del cobre en el organismo. La deficiencia de esta proteína tiene como consecuencia una acumulación excesiva de cobre en diversos tejidos, especialmente en el hígado, el cerebro y otros órganos. La acumulación de cobre en el organismo conlleva una serie de manifestaciones clínicas. En el hígado se produce una acumulación de cobre que puede causar hepatitis y cirrosis. En el sistema nervioso, la sobrecarga de cobre puede llevar a síntomas neuropsiquiátricos, como cambios de personalidad, temblores, distonía y, en casos graves, demencia. Además, la acumulación de cobre en otros órganos y tejidos puede dar lugar a diversas complicaciones, como anemia, enfermedades renales y trastornos hematológicos.

El diagnóstico de la enfermedad de Wilson se basa en una combinación de hallazgos clínicos, pruebas de laboratorio y análisis genéticos. Las pruebas de laboratorio incluyen la medición de los niveles de cobre en el suero sanguíneo y la detección de ceruloplasmina, una proteína que transporta el cobre. El análisis genético puede confirmar la presencia de mutaciones en el gen *ATP7B*.

El tratamiento de la enfermedad de Wilson se centra en reducir los niveles de cobre en el organismo. Esto se logra mediante la administración de quelantes de cobre, como la penicilamina o la trientina, que ayudan a eliminar el exceso de cobre a través de la orina. En algunos casos, se requiere un trasplante de hígado si la enfermedad hepática es grave.

Enfermedades de almacenamiento de hierro y electrolitos

Hemocromatosis hereditaria

Es un trastorno metabólico hereditario autosómico recesivo caracterizado por una absorción excesiva de hierro en el intestino delgado. Esta afección se asocia comúnmente con mutaciones en los genes *HFE*, que regulan la homeostasis del hierro en el organismo. La hemocromatosis hereditaria lleva a una acumulación patológica de hierro en los tejidos y órganos del cuerpo, lo que puede causar daño y disfunción. El proceso subyacente de la hemocromatosis hereditaria implica una absorción intestinal inapropiadamente elevada de hierro, lo que tiene como resultado una carga excesiva de hierro en el organismo con el tiempo. La acumulación de hierro se produce principalmente en el hígado, el páncreas, el corazón y otros órganos. Este exceso de hierro puede causar daño a los tejidos y órganos afectados, lo que lleva a una variedad de síntomas y complicaciones clínicas. Los síntomas iniciales de la hemocromatosis hereditaria pueden ser inespecíficos, lo que dificulta su diagnóstico temprano. Entre los síntomas y manifestaciones clínicas comunes se encuentran la fatiga, la debilidad, el dolor abdominal, la pérdida de peso y el bronceado de la piel. A medida que la enfermedad progresa, puede dar lugar a complicaciones graves, como cirrosis hepática, diabetes tipo 2, enfermedad cardíaca, daño articular y trastornos endocrinos.

El diagnóstico de la hemocromatosis hereditaria implica una combinación de evaluación clínica, análisis de laboratorio y pruebas genéticas para identificar mutaciones en los genes relacionados con la afección.

El tratamiento se centra en la eliminación del exceso de hierro del organismo mediante flebotomías regulares (extracción de sangre) y, en algunos casos, el uso de quelantes de hierro. El tratamiento temprano y adecuado puede prevenir o retrasar las complicaciones asociadas con la hemocromatosis hereditaria.

Fibrosis quística

Es una enfermedad genética autosómica recesiva que afecta principalmente a las glándulas exocrinas y se caracteriza por la acumulación anormalmente espesa y pegajosa de moco en varios sistemas del cuerpo. Aunque a menudo se considera una enfermedad pulmonar crónica, la fibrosis quística (FQ) es una enfermedad metabólica debido a que implica una disfunción en el transporte de iones a través de las membranas celulares. En condiciones normales, las glándulas exocrinas producen secreciones que son fluidas y fáciles de eliminar. Sin embargo, en la FQ, una mutación genética en el gen *CFTR* (*cystic fibrosis transmembrane conductance regulator*) da como resultado un defecto en la proteína CFTR, que regula el equilibrio de cloruro y sodio en las membranas celulares. Esta disfunción conduce a una acumulación anormalmente viscosa de moco en las glándulas y conductos de órganos, como los pulmones, el páncreas, el hígado y el intestino.

En el sistema respiratorio, la acumulación de moco espeso en las vías respiratorias puede provocar infecciones crónicas, dificultad para respirar y daño pulmonar progresivo. En el páncreas, la obstrucción de los conductos puede interferir con la digestión de los alimentos y causar insuficiencia pancreática exocrina, lo que produce la mala absorción de nutrientes. Además, la FQ puede afectar el hígado y el sistema gastrointestinal. La FQ tiene consecuencias en múltiples sistemas y procesos metabólicos. El manejo de la FQ implica un enfoque integral que incluye la fisioterapia, la administración de enzimas pancreáticas, la terapia farmacológica y otras intervenciones para abordar sus manifestaciones clínicas y mejorar la calidad de vida de los pacientes.

TERAPIAS DIETÉTICAS ESPECÍFICAS EN ENFERMEDADES METABÓLICAS: CASO PRÁCTICO

La relación entre la dieta y las enfermedades metabólicas es un área de estudio fundamental en la medicina y la nutrición. La dieta desempeña un papel crítico en el tratamiento de estos trastornos metabólicos y en la mejora de su pronóstico y calidad de vida del paciente. En enfermedades metabólicas, las terapias dietéticas suelen basarse en la eliminación del nutriente «problema» de la dieta del paciente. Por ejemplo, en la fenilcetonuria se requiere de una dieta baja en fenilalanina. La terapia dietética en este caso involucra la suplementación de aminoácidos esenciales sin fenilalanina y la monitorización de los niveles de este aminoácido en sangre. Por otro lado, para la enfermedad de Gaucher se han desarrollado terapias de reemplazo enzimático que implican la administración de la enzima deficiente.

La supervisión y el seguimiento son esenciales en el tratamiento de las enfermedades metabólicas. Los profesionales de la salud, incluyendo médicos, dietistas y nutricionistas, desempeñan un papel crucial en la evaluación de la respuesta a la terapia dietética. Esto implica la monitorización regular de los marcadores metabólicos, como los niveles de glucosa, lípidos y otros parámetros específicos. Al mismo tiempo, la educación nutricional y el apoyo continuo del paciente son componentes integrales de la supervisión. Los pacientes deben aprender a identificar los alimentos y ajustar su dieta en consecuencia con su enfermedad. Además, la adherencia a las recomendaciones dietéticas es fundamental para evitar complicaciones asociadas a estas enfermedades. A continuación, se exponen dos ejemplos de tratamiento nutricional en pacientes con enfermedades metabólicas.

Ejemplo 1. Paciente con fenilcetonuria

El tratamiento dietético y las pautas nutricionales recomendadas para un paciente con fenilcetonuria son cruciales para controlar los niveles de fenilalanina en sangre y prevenir el daño cerebral. El tratamiento dietético de la enfermedad consta, principalmente, de la restricción de fenilalanina. Se debe limitar el consumo de alimentos y bebidas ricos en fenilalanina, como carne, pescado, huevos, productos lácteos, nueces, legumbres, productos de soja, chocolate y edulcorantes que contengan aspartamo. Además, se aportarán fórmulas médicas que contengan fenilalanina controlada. Estas fórmulas proporcionan una fuente segura de proteínas y nutrientes esenciales sin exceso de fenilalanina. El patrón dietético recomendado para este paciente debe ser una dieta baja en proteínas. La mayoría de las calorías deben provenir de hidratos de carbono bajos en fenilalanina, como frutas, verduras, cereales, arroz, pasta y patatas. Deben evitarse especialmente la carne y el pescado por su alto contenido en este aminoácido. Estará contraindicado el consumo regular de lácteos, con la excepción de aquellos preparados lácteos sin fenilalanina. Por otro lado, dado que la fenilalanina es necesaria para la síntesis de tirosina, que es un aminoácido esencial, se deben incluir alimentos ricos en tirosina en la dieta, como productos lácteos bajos en fenilalanina. Los pacientes con fenilcetonuria deben mantener un peso saludable y evitar la obesidad. Es importante controlar las calorías y ajustar la ingesta calórica según sea necesario, ya que el exceso de peso podría complicar la condición metabólica. En algunos casos, puede ser necesario suplementar la dieta con vitaminas y minerales específicos, como calcio y hierro. Por último, es fundamental que el paciente sea supervisado de cerca por un equipo médico y un dietista especializado. Se deben realizar análisis de sangre regularmente para monitorizar los niveles de fenilalanina en sangre y ajustar la dieta según sea necesario. Es importante destacar que el tratamiento dietético de la fenilcetonuria debe ser personalizado para cada paciente, ya que las necesidades nutricionales pueden variar. También es esencial mantener un equilibrio entre la restricción de fenilalanina y la obtención de nutrientes esenciales para el crecimiento y desarrollo. Los pacientes con fenilcetonuria requieren apoyo continuo para mantener una dieta adecuada y prevenir complicaciones.

Ejemplo 2. Paciente con galactosemia

El tratamiento dietético y las pautas nutricionales recomendadas para un paciente con galactosemia se centran en evitar los alimentos y las fuentes de galactosa, un hidrato de carbono que no puede metabolizarse adecuadamente en esta afección. Se deben eliminar todos los alimentos y productos que contengan galactosa o lactosa de la dieta. Esto incluye leche y sus derivados, así como otros alimentos que contengan galactosa como ingredientes ocultos. La lactancia materna está contraindicada, ya que la leche materna contiene galactosa. En su lugar se utilizarán fórmulas médicas especiales bajas en galactosa para bebés. Del mismo modo, se deben evitar todos los productos lácteos, como leche, queso, yogur y helado, ya que son fuentes significativas de galactosa. Debido a la restricción de productos lácteos, es importante considerar la suplementación de calcio. Es fundamental leer las etiquetas de los alimentos para identificar cualquier ingrediente que contenga galactosa, como lactosa, lactosa modificada, caseinato y derivados de la leche. En este sentido, es importante educar al paciente para que identifique este tipo de compuestos en los alimentos y los reconozca. Por tanto, la dieta de este paciente debe basarse en consumo de carnes magras, pescado, huevos, frutas, verduras, legumbres, cereales bajos en galactosa (como arroz, avena y maíz) y aceites vegetales. Los alimentos naturales sin galactosa deben ser la base de la dieta. Además, como recomendaciones de estilo de vida, un paciente con galactosemia debe mantener un peso saludable y realizar ejercicio físico regularmente. Como en el caso anterior, el paciente debe ser seguido de cerca por un médico y un dietista especializado.

PERSPECTIVAS DE FUTURO EN ENFERMEDADES METABÓLICAS

Las perspectivas de futuro en el campo de las enfermedades metabólicas son muy prometedoras, ya que la investigación y la medicina continúan avanzando para comprender mejor estas afecciones y desarrollar enfoques más efectivos para su prevención, diagnóstico y tratamiento. Aquí se relacionan algunas de las perspectivas clave para el futuro en el ámbito de las enfermedades metabólicas:

- **Medicina personalizada**: con los avances en la genómica y la medicina de precisión, se espera que se pueda realizar una evaluación genética individualizada para identificar el riesgo genético de enfermedades metabólicas. Esto permitirá un enfoque de medicina personalizada, donde los tratamientos y las intervenciones dietéticas se adapten a las necesidades y predisposiciones genéticas de cada paciente.
- **Terapias génicas y celulares**: la terapia génica y celular se está investigando como un enfoque potencial para tratar enfermedades metabólicas hereditarias, como la fenilcetonuria y la lipodistrofia. Estos enfoques buscan corregir mutaciones genéticas o reemplazar células dañadas o defectuosas con células sanas.
- **Farmacoterapia avanzada**: se están desarrollando nuevos fármacos y terapias farmacológicas específicas para tratar enfermedades metabólicas.
- **Intervenciones dietéticas innovadoras**: la investigación en nutrición y dietética continúa evolucionando. Se están desarrollando enfoques dietéticos personalizados y terapias concretas que pueden ayudar a tratar enfermedades metabólicas. Esto incluye el uso de dietas bajas en hidratos de carbono, dietas cetogénicas, dietas ricas en fibra y dietas diseñadas para equilibrar el microbioma intestinal.
- **Monitorización continua**: los avances en tecnología permiten una monitorización continua y no invasiva de los marcadores metabólicos. Los dispositivos portátiles y las aplicaciones móviles brindan a las personas con enfermedades metabólicas herramientas para gestionar su salud de manera más efectiva.

- **Enfoque multidisciplinario**: se reconoce cada vez más la importancia de un enfoque multidisciplinario para el tratamiento de las enfermedades metabólicas. Los equipos de atención médica incluyen médicos, dietistas, enfermeros y otros profesionales de la salud que trabajan juntos para brindar una atención integral y personalizada.
- **Investigación en microbioma**: el estudio del microbioma intestinal está arrojando luz sobre su influencia en el metabolismo y la salud en general. En el futuro es posible que se desarrollen terapias que modifiquen el microbioma para mejorar la regulación metabólica.

Las perspectivas de futuro en las enfermedades metabólicas son alentadoras, con enfoques cada vez más personalizados y tratamientos innovadores en desarrollo. La comprensión en constante evolución de la biología subyacente y la genética de estas enfermedades permitirá mejores enfoques terapéuticos y preventivos, lo que tiene el potencial de mejorar significativamente la calidad de vida de las personas afectadas y reducir la carga de estas afecciones en la salud pública.

PUNTOS CLAVE

- Las enfermedades metabólicas son principalmente hereditarias y condicionan el estilo de vida de los pacientes.
- La nutrición en el manejo de enfermedades metabólicas es fundamental, basándose en la recomendación de dietas que eviten alimentos que supongan un riesgo para la afección del paciente.
- Las enfermedades metabólicas requieren terapia dietética específica y que los nutricionistas y dietistas desempeñen un papel vital en la prescripción y supervisión de dietas adecuadas.
- El manejo de enfermedades metabólicas a menudo requiere un enfoque multidisciplinario que involucra a médicos, nutricionistas y otros profesionales de la salud.
- Es preciso reconocer la importancia de la investigación continua para comprender mejor las enfermedades metabólicas y desarrollar nuevas estrategias de prevención y tratamiento.

BIBLIOGRAFÍA

Balwani M, Desnick RJ. The Porphyrias: Clinical Presentation, Diagnosis and Treatment. J Intern Med. 2019;286(5):525-42.

Blau N, Van Spronsen FJ, Levy HL. Phenylketonuria. Lancet. 2010;376(9750):1417-27.

De Franceschi S, Cappellini G, Means RT Jr. Iron Metabolism: From Health to Disease. Curr Opin Hematol. 2019;26(3):146-53.

Decker B, Namkoong H, Marino DR, et al. Recent advances in understanding and managing cystic fibrosis transmembrane conductance regulator function in the airways. F1000Research. 2021;10:1311.

Fridovich-Keil JL, Walter JH. Galactosaemia. En: Valle D, Beaudet al, Vogelstein B, et al., eds. The Online Metabolic and Molecular Bases of Inherited Disease. New York: McGraw-Hill; 2019.

Hicks J, Wartchow E, Mierau G. Glycogen storage diseases: a brief review and update on clinical features, genetic abnormalities, pathologic features, and treatment. Ultrastruct Pathol. 2011;35(5):183-96.

Iijima R, Hayasaka K. Amino Acid Metabolism Disorders. Adv Clin Chem. 2011;54:109-49.

Lichter-Konecki U, Tarry Jr HW. Amino Acid Disorders. Pediatr Clin North Am. 2018;65(2):237-54.

Longo N, Korson TI. Current and Future Treatments for Inherited Metabolic Diseases. Curr Pharm Des. 2014.

Medvedev YA, George SS, Nam D, et al. Genetic Disorders of Copper Metabolism. Metallomics. 2019;11(1):9-24.

Ozen H. Glycogen storage diseases: new perspectives. World J Gastroenterol. 2007;13(18):2541-53.

Peloso GM, Kathiresan S. Genetics of Lipid Disorders: From GWAS to Personalized Medicine. Curr Cardiol Rep. 2012;14(6):669-77.

Pleasure J, Kandel ER, Schwartz JH, Jessell TM, Siegelbaum SA, Hudspeth AJ. Metabolic Disorders of Amino Acids. En: Kandel ER, Koester JD, Mack SH, Siegelbaum SA, eds. Principles of Neural Science. 6ª ed. New York: McGraw-Hill; 2021.

Pollitt RJ. Metabolic Disorders of Carbohydrate Metabolism. Pediatr Clin North Am. 2018.

Rezayi SM, et al. Dietary Management of Inherited Metabolic Disorders: Recent Advances and Current Challenges. Curr Pharm Biotechnol. 2020;21(7):593-601.

Schwartz IVD. Carbohydrate Metabolism Disorders: Comprehensive Overview. Adv Exp Med Biol. 2018.

Spranger JH, Superti-Furga A, Koeller DM. Inborn Metabolic Diseases: Diagnosis and Treatment. 6ª ed. Springer; 2016.

Tejada-Martínez I, García-Lozano JR, et al. Emerging Trends in Inherited Metabolic Disorders. Curr Pharm Biotechnol. 2019;20(2):105-18.

Teofoli G, et al. Dietary Management of Phenylketonuria: Recent Advances and Current Challenges. J Inborn Errors Metab Screen. 2020;8:1-8.

Tybjærg-Hansen A, Nordestgaard BG. Genetics of Lipid Disorders. Circ Res. 2016;119(4): 491-507.

Osteoporosis

A. I. Jiménez Ortega y R. M. Ortega Anta

39

La osteoporosis es la enfermedad ósea más común en los seres humanos, afectando especialmente a la población femenina. Se asocia con una elevada morbilidad y mortalidad; de hecho, el riesgo de que una mujer muera por una fractura de cadera excede al de cáncer de mama, cáncer uterino y cáncer de ovario combinados. Es una enfermedad crónica y progresiva caracterizada por una disminución de la densidad mineral ósea y deterioro de la microarquitectura del tejido óseo, lo que puede aumentar la incidencia de fracturas por fragilidad.

El número de personas que sufren la enfermedad ha aumentado a lo largo de los años debido al rápido envejecimiento de la población en todo el mundo. Dado el coste sanitario, económico y social de esta patología, que se establece a lo largo de la vida, es importante hacer esfuerzos en la prevención, que están muy influenciadas por mejoras nutricionales y en el estilo de vida.

INTRODUCCIÓN

En muchos individuos, la osteoporosis permanece sin diagnosticar y aunque las manifestaciones aparecen en etapas avanzadas de la vida, se debe prevenir y frenar desde la edad pediátrica, actuando sobre los factores modificables, especialmente la alimentación y el estilo de vida.

La masa ósea crece a lo largo de la infancia, adolescencia y juventud, hasta alcanzar el pico máximo hacia los 30 años en varones y un poco antes en mujeres. Se mantiene estable un tiempo y a partir de los 40 años puede empezar a disminuir de manera gradual. En población femenina se produce una pérdida más acusada de hueso a partir de la menopausia, pero posteriormente el descenso se enlentece hasta ser similar al observado en varones.

Teniendo en cuenta esta evolución de la masa ósea con la edad, todos los factores que permitan lograr el mayor pico de masa ósea en la etapa adulta, o enlentezcan su pérdida en la edad avanzada, son útiles en la promoción de la salud ósea y la prevención de osteoporosis y fracturas.

La OMS establece el diagnóstico de **osteopenia** cuando la densidad mineral ósea está por debajo de los valores normales, para una edad y un sexo en una DE de la media; pero si la densidad mineral ósea disminuye en mayor medida y presenta valores que están por debajo de 2,5 DE de la media de individuos normales, en ese caso hablamos de **osteoporosis**.

FACTORES NO NUTRICIONALES QUE PUEDEN FAVORECER EL PADECIMIENTO DE OSTEOPOROSIS

Entre el 60 y el 80% de la densidad mineral ósea está condicionada por influencias **genéticas**, pero el 20-40% restante depende de otros factores, principalmente de la alimentación, la actividad física, el estilo de vida, e interacciones entre estas influencias que se pueden asociar para favorecer o perjudicar la salud ósea.

Al aumentar la **edad** se incrementa el riesgo de fracturas y de diagnóstico de osteopenia o de osteoporosis, con mayor frecuencia en población **femenina**. También el padecimiento de algunas **enfermedades** y el consumo de algunos **fármacos** perjudica a la adquisición y mantenimiento de la masa ósea.

El hábito de **fumar**, igual que el **excesivo consumo de alcohol** se asocian con menor densidad mineral ósea y mayor riesgo de osteoporosis, probablemente por el efecto tóxico de la nicotina y del alcohol sobre los osteoblastos, y por los peores hábitos alimentarios que caracterizan a las personas con estos hábitos.

La **inactividad** y el **sedentarismo** favorecen la desmineralización, mientras que la actividad física es un estímulo mecánico que ayuda a la adquisición y el mantenimiento de la masa ósea.

INFLUENCIAS NUTRICIONALES QUE PUEDEN FAVORECER EL PADECIMIENTO DE OSTEOPOROSIS

La nutrición es uno de los factores modificables con más impacto en la salud ósea. Los nutrientes pueden tener un efecto directo, cuando forman parte de la estructura del hueso, o pueden actuar de manera indirecta, mejorando la absorción y/o utilización del calcio y otros nutrientes importantes en la salud ósea, o contribuir a modificar las hormonas calciotrópicas. Además, muchos nutrientes interaccionan entre sí y existen influencias genéticas y ambientales que modulan estas interacciones.

Energía y control del peso

En relación con la ingesta de energía, conviene evitar los excesos que favorecen el incremento de peso, pero también las restricciones, especialmente en mujeres posmenopáusicas, y sobre todo si tienen osteopenia/osteoporosis, dado que, en personas mayores, puede ser preferible un exceso de peso a un **peso insuficiente**. El beneficio se debe a que la carga mecánica favorece el remodelado óseo; además, el tejido adiposo es fuente de estrógenos endógenos, útiles cuando disminuye la producción gonadal de hormonas, y puede ayudar a amortiguar el impacto de los golpes en caso de una eventual caída. Por otra parte, con el adelgazamiento se producen pérdidas de grasa, pero también óseas y de masa muscular.

Una **pérdida de peso** moderada (de un 10%) se asocia con una pérdida de hueso (del 1 al 2%), pero un adelgazamiento más marcado, o las situaciones de desnutrición, se consideran un factor de riesgo de osteoporosis. También la sarcopenia, o pérdida de tejido muscular relacionada con la edad, evoluciona paralelamente con la osteopenia en las personas de edad avanzada. Por otra parte, las dietas hipocalóricas pueden asociarse con aportes insuficientes de nutrientes vitales para el hueso.

El padecimiento de **obesidad** también tiene efectos desfavorables, ya que suele asociarse con ingestas elevadas de grasa y azúcar, así como con sedentarismo y escasa actividad física. Además, el consumo excesivo de alimentos relacionado con la obesidad tiene un impacto negativo en la calidad ósea. La oxidación de la grasa y de la glucosa es necesaria para proporcionar la energía requerida para la formación del hueso y los procesos de remodelación. Sin embargo, la acumulación de lípidos ectópicos y la hiperglucemia crónica en osteoblastos y osteocitos debido a la sobrealimentación crónica afectan la formación ósea y las adaptaciones a la carga mecánica. La hiperglucemia persistente, que es una de las consecuencias de la obesidad, se asocia con mayor fragilidad del esqueleto.

Macronutrientes

Proteínas

Las proteínas son muy importantes en el remodelado del hueso por proporcionar los aminoácidos necesarios en la construcción de la matriz ósea y en el mantenimiento de la masa muscular. También aumentan la absorción del calcio, contribuyen a disminuir la producción de hormona paratiroidea y aumentan la producción y acción de la *insulin-like growth factor 1*, implicada en la proliferación y actividad de los osteoblastos y en la hidroxilación renal de 25 hidroxicolecalciferol (25-OH-D_3) para obtener la forma hormonal activa 1,25-$(OH)_2$-D_3, lo que contribuye a aumentar la absorción de calcio y fósforo en el intestino y su fijación ósea.

Algunas investigaciones han indicado que una ingesta proteica excesiva aumenta la producción de ácidos y puede favorecer la movilización de calcio del hueso y su eliminación urinaria. Sin embargo, teniendo en cuenta los beneficios del aporte proteico, parece que una ingesta de 1,2-1,6 g/kg/día de proteínas de alta calidad (al menos 20-25 g en las comidas principales) es aconsejable para conseguir los máximos beneficios sanitarios.

Teniendo en cuenta la salud ósea, se considera conveniente una relación calcio/proteínas de 20 mg/g. Pero la baja relación calcio/proteínas (próxima a 10 mg/g) encontrada en poblaciones desarrolladas no debe animar a disminuir la ingesta de proteínas, sino a aumentar la de calcio.

Las mujeres posmenopáusicas (de 50 años y más), merecen una consideración especial, dado que en ellas aumenta el riesgo de sufrir sarcopenia y osteoporosis como resultado del deterioro de la salud musculoesquelética, y ambos desórdenes pueden aumentar el riesgo de caídas y de fracturas. En estas mujeres la ingesta proteica y la actividad física son los principales estímulos anabólicos para la síntesis proteica muscular y para aumentar la fuerza muscular. También la vitamina D ayuda a mantener la masa muscular y la fuerza, igual que la salud ósea.

Hidratos de carbono

El consumo excesivo de hidratos de carbono sencillos es negativo para el hueso, porque induce hiperinsulinemia, que inhibe la reabsorción del calcio a nivel renal, lo cual aumenta su eliminación urinaria; también la hiperglucemia persistente induce una respuesta inflamatoria que disminuye la masa ósea. Sin embargo, la lactosa (azúcar de los lácteos) favorece la absorción del calcio en el intestino delgado (siempre que la persona no tenga problemas de intolerancia a la lactosa), por lo tanto, los lácteos son una fuente de calcio de elevada biodisponibilidad en personas sanas.

Grasas

El seguimiento de una dieta rica en grasa puede perjudicar la salud ósea, por una parte, por la inducción de lipogénesis a expensas de la osteoblastogénesis en las células madre mesenquimales, por la acumulación de lípidos en los osteoblastos y osteocitos que influye negativamente en el remodelado óseo, y además el exceso de grasa se asocia con mecanismos inflamatorios y con sedentarismo. Asimismo, una ingesta excesiva de grasa, especialmente de grasa saturada, contribuye a disminuir la absorción del calcio de la dieta, por la formación de sales insolubles entre los ácidos grasos saturados con el calcio, que se eliminan con las heces.

Sin embargo, los ácidos grasos poliinsaturados omega-3 parecen ser beneficiosos para la salud ósea por modular la actividad de los osteoblastos y osteoclastos, controlando también los procesos inflamatorios y el metabolismo del calcio.

Fibra

Un aporte excesivo de fibra (≥ 50 g/día) podría interferir la absorción de calcio. Sin embargo, dado el bajo aporte de fibra en la dieta media española, lo deseable es un aumento en su consumo (tomando mayores cantidades de cereales integrales, legumbres y verduras), dado que además se ha comprobado que la fibra ejerce un efecto prebiótico, al ser fermentada por las bacterias, en la parte final del intestino humano. Varios prebióticos han demostrado ser capaces de alterar el microbioma intestinal, condicionando incrementos en la proporción del calcio absorbido y en las medidas de densidad ósea y fuerza.

Micronutrientes

Vitaminas

Vitamina D

Entre las vitaminas implicadas en el remodelado óseo, merece especial atención la vitamina D, que es imprescindible para la absorción y utilización del calcio, especialmente en los años de crecimiento prepuberales y pospuberales. Además, actúa sobre los osteoblastos, favorece la formación de diversas proteínas de la matriz ósea y modula el crecimiento del hueso, inhibiendo su degradación. También contribuye al mantenimiento del tono y la contracción muscular, lo que disminuye el riesgo de caídas, frecuentes en personas mayores, que podrían ser el origen de fracturas.

Los estudios realizados encuentran un aporte insuficiente de vitamina D en la práctica totalidad de la población, lo que pone de relieve la necesidad de vigilar y mejorar la situación. Para ello, puede ser útil mejorar la dieta, utilizar alimentos enriquecidos y/o fortificados, así como la suplementación, junto con una adecuada exposición al sol.

Vitamina K

La vitamina K interviene en la γ-carboxilación de varias proteínas de la matriz ósea, incluida la osteocalcina, factor clave en el proceso de mineralización que es sintetizada por los osteoblastos y favorece un aumento de la densidad mineral del hueso. Pero, además, la vitamina K facilita la unión del calcio a las proteínas y el proceso de mineralización. De hecho, una ingesta insuficiente de esta vitamina se asocia con menor carboxilación de la osteocalcina, baja densidad mineral ósea y aumento del riesgo de fracturas.

La principal fuente de vitamina K de la dieta media española son los vegetales, que se consumen en cantidad inferior a la recomendada por la mayor parte de la población; además, las personas que toman medicación anticoagulante pueden tener deficiencia con mayor frecuencia y deben ser objeto de atención prioritaria.

Las ingestas recomendadas de vitamina K se han marcado pensando en conseguir una adecuada coagulación, pero los requerimientos necesarios para mantener la salud musculoesquelética pueden ser superiores a las recomendaciones actuales, por lo que los aportes habituales quizá no sean los óptimos para el hueso.

Vitamina C

La vitamina C realiza una acción antioxidante, induce la formación de osteoblastos y osteoclastos y está implicada en la producción de colágeno en la matriz ósea. Por esta razón es deseable conseguir el aporte adecuado.

Vitaminas del grupo B condicionantes de las cifras de homocisteína

El aumento en las concentraciones de **homocisteína** y las **cifras subóptimas de ácido fólico, vitaminas B$_{12}$ y B$_6$** en suero (vitaminas implicadas en el metabolismo de la homocisteína) han sido asociados con una menor densidad mineral ósea, alteraciones en la microarquitectura del hueso y mayor fragilidad ósea. Algunos metaanálisis indican que el riesgo de sufrir una fractura aumenta un 4 % por cada µmol/L de incremento en las cifras séricas de homocisteína.

Además de la implicación de estas vitaminas en el metabolismo de la homocisteína, la vitamina B$_{12}$ interviene en la proliferación de los osteoblastos, y la vitamina B$_6$ interviene en la estabilización de las cadenas de colágeno de la matriz ósea, por lo que un aporte adecuado es importante.

Minerales

Calcio

Numerosas investigaciones han puesto de relieve que un aporte insuficiente y mantenido de calcio, aunque sea ligero, se asocia con una menor densidad mineral ósea y un mayor riesgo de osteoporosis, en etapas posteriores de la vida; mientras que un aumento en la ingesta de calcio se asocia con mayor incremento en la masa ósea y con mayor pico de masa ósea máxima. Se estima que por cada 10 % de incremento en el pico de masa ósea se reduce el riesgo de fracturas osteoporóticas en la etapa adulta en un 50 %.

Aunque el 99 % del calcio del organismo se encuentra en el esqueleto, el otro 1 % es esencial para realizar muchos procesos vitales; por ello, la concentración sérica de calcio está regulada por mecanismos muy estrictos, y cuando la ingesta de calcio es insuficiente, el equilibrio se mantiene extrayendo mineral del hueso, lo que favorece su desmineralización.

La principal fuente de calcio de la dieta española son los lácteos, que también contienen otros nutrientes importantes para la salud ósea: proteínas, magnesio, fósforo, potasio, cinc, etc.

Sin embargo, el consumo de lácteos está disminuyendo, lo que favorece el descenso en la ingesta de calcio y contribuye al riesgo para la salud ósea. De hecho, este nutriente (junto con la vitamina D, fibra y potasio) ha sido señalado por el Comité Consultivo de las *Dietary Guidelines* como nutriente de preocupación para la salud pública, por tomarse con frecuencia en cantidad insuficiente y suponer esto un riesgo sanitario.

Fósforo

El fósforo es necesario para la correcta mineralización del hueso, aunque la relación calcio/fósforo más conveniente es de 1:1, o superior, y el problema en relación con el fósforo no suele ser el aporte insuficiente sino un aporte superior al de calcio, que desequilibra el cociente deseable. Cuando la relación es de 0,5-0,6 o inferior, disminuyen los niveles sanguíneos de calcio y se estimula la hormona paratiroidea, que condiciona resorción ósea para equilibrar las cifras sanguíneas de calcio. El aporte de este mineral es importante, pero hay que hacer hincapié en conseguir el aporte adecuado de calcio.

Magnesio

El magnesio también forma parte de la estructura ósea y se moviliza cuando el aporte dietético es insuficiente, problema que afecta a un porcentaje apreciable de la población, lo que puede repercutir sobre la salud del hueso. Por otra parte, diversos estudios indican que una ingesta adecuada del mineral mejora la densidad mineral ósea.

Sodio

Un aporte excesivo de sodio (frecuente en poblaciones desarrolladas) condiciona un aumento de la excreción de calcio por orina (debido a que el calcio y el sodio comparten el mismo sistema de transporte en su eliminación). Esto resulta desfavorable para el hueso, especialmente si el aporte de calcio y vitamina D no es el adecuado. Por ello, a igualdad de aporte de calcio, los alimentos con mayor relación calcio/sodio resultan más beneficiosos para el hueso.

Otros minerales

Diversos minerales como el **hierro, flúor, cobre, cinc, manganeso, silicio, boro**, etc., parecen estar relacionados con el correcto mantenimiento estructural y funcional del hueso. En algunos estudios se comprueba que la administración de suplementos de varios oligoelementos, junto con calcio durante 1 año, reduce la pérdida de densidad mineral ósea en mayor medida que lo observado por suplementación con calcio, únicamente.

Residuo ácido de la dieta

Algunos estudios han planteado la posibilidad de que un aumento en la ingesta proteica condicione una acidificación que lleve al esqueleto a movilizar álcalis, junto con el calcio, que sería eliminado por la orina, pero una ingesta proteica elevada es favorable para el hueso, especialmente en personas mayores. Lo deseable es que el aporte de calcio también sea el adecuado y conviene aconsejar un aumento en el consumo de frutas y vegetales, por su acción alcalinizante que evitaría el riesgo de acidificación del medio interno.

Microbioma

En los últimos años, el eje «intestino-hueso» se ha propuesto como un nuevo enfoque en la prevención y el tratamiento de la osteoporosis. Algunos estudios demuestran que el funcionamiento de las comunidades microbianas puede proporcionar la capacidad de optimizar el crecimiento y la salud ósea. La flora intestinal o sus metabolitos modulan procesos inmunitarios, metabolismo de los nutrientes y la permeabilidad intestinal, lo que puede favorecer o perjudicar la salud ósea.

Consumo de alimentos

Se han mencionado diversas influencias implicadas en la salud ósea, pero existen interacciones entre ellas y con el estilo de vida que condicionan el efecto sobre el hueso. Es el total de la dieta y el conseguir una alimentación correcta lo que permite mejorar la salud ósea, aunque en relación con la osteoporosis podemos destacar como influencias alimentarias importantes:

- La leche y los productos lácteos, que son la principal fuente de calcio y otros nutrientes vitales para el hueso. De hecho, se ha encontrado una asociación positiva y significativa entre el consumo de estos alimentos y la salud ósea.
- El aumento en el consumo de frutas, verduras y hortalizas permite aumentar la ingesta de potasio, fibra y vitamina K, así como de fitoquímicos que pueden ayudar a frenar los procesos inflamatorios que se producen en la osteoporosis; además, contribuyen a compensar el residuo ácido de la dieta.
- El consumo de pescado puede proteger frente a la pérdida de masa ósea (por su aporte de ácidos grasos poliinsaturados omega-3). En este sentido, parece conveniente un consumo de tres o más raciones de pescado por semana.

Teniendo en cuenta las pautas de consumo actual, resulta conveniente aumentar el consumo de vegetales, frutas, cereales integrales, pescados, legumbres y lácteos.

PUNTOS CLAVE

- La osteoporosis es una patología infradiagnosticada y de prevalencia creciente. Por su elevada morbilidad y mortalidad es importante la prevención y control a lo largo de toda la vida.
- La nutrición es el factor modificable más importante en la adquisición y mantenimiento de la masa ósea y la prevención/control de la osteoporosis.
- Conviene evitar las restricciones energéticas, especialmente en mujeres posmenopáusicas, sobre todo si tienen osteopenia/osteoporosis, dado que, en relación con estas patologías, puede ser preferible un exceso de peso frente a un peso insuficiente.
- Una ingesta proteica superior a la recomendada es beneficiosa para el hueso siempre que la ingesta de calcio sea adecuada.
- Se debe evitar una ingesta excesiva de azúcar y de grasa saturada, pero se deben intentar alcanzar los objetivos nutricionales marcados para los ácidos grasos poliinsaturados omega-3 y la fibra.
- Es importante vigilar la situación en vitamina D y la ingesta de calcio, que es inadecuada en un elevado porcentaje de individuos. También conviene mejorar el aporte de vitaminas K, C y del grupo B, así como de magnesio, potasio, hierro, cinc, cobre, flúor, manganeso, silicio y boro, y evitar el aporte excesivo de fósforo y sodio.
- Muchos nutrientes son dependientes unos de otros, y pueden interaccionar entre sí y con los factores genéticos y ambientales. La complejidad de las interacciones es, probablemente, la razón por la que algunos hallazgos resultan controvertidos.
- En general, el incremento en el consumo de lácteos, pescado, verduras, hortalizas y frutas, así como la reducción del consumo de sal, durante la infancia y a lo largo de la vida, parecen convenientes para la mejora ósea de la mayor parte de la población.

BIBLIOGRAFÍA

Awuti K, Wang X, Sha L, Leng X. Exploring the regulatory mechanism of osteoporosis based on intestinal flora: A review. Medicine (Baltimore). 2022;101(52):e32499. Disponible en: https://journals.lww.com/md-journal/fulltext/2022/12300/exploring_the_regulatory_mechanism_of_osteoporosis.35.aspx [última consulta: 19 de marzo de 2024].

Bermudez B, Ishii T, Wu YH, Carpenter RD, Sherk VD. Energy Balance and Bone Health: a Nutrient Availability Perspective. Curr Osteoporos Rep. 2023;21(1):77-84.

Capozzi A, Scambia G, Lello S. Calcium, vitamin D, vitamin K_2, and magnesium supplementation and skeletal health. Maturitas. 2020;140:55-63.

Dawson-Hughes B. Acid-base balance of the diet-implications for bone and muscle. Eur J Clin Nutr. 2020;74(Suppl 1):7-13.

De Lamas C, De Castro MJ, Gil-Campos M, Gil Á, Couce ML, Leis R. Effects of dairy product consumption on height and bone mineral content in children: a systematic review of controlled trials. Adv Nutr. 2019;10(Suppl 2):S88-96.

Frassetto L, Banerjee T, Powe N, Sebastian A. Acid Balance, dietary acid load, and bone effects-a controversial subject. Nutrients. 2018;10(4):517.

Fratoni V, Brandi ML. B vitamins, homocysteine and bone health. Nutrients. 2015;7(4):2176-92.

Fusaro M, Cianciolo G, Brandi ML, Ferrari S, Nickolas TL, Tripepi G, et al. Vitamin K and Osteoporosis. Nutrients. 2020;12(12):3625.

Groenendijk I, den Boeft L, van Loon LJC, de Groot LCPGM. High Versus low Dietary Protein Intake and Bone Health in Older Adults: a Systematic Review and Meta-Analysis. Comput Struct Biotechnol J. 2019;17:1101-12.

Jiménez AI, Ortega RM. Nutrición y Osteoporosis. En: Ortega RM, ed. Nutrición Clínica y Salud Nutricional. Madrid: Editorial Médica Panamericana; 2023. p. 399-407.

Martyniak K, Wei F, Ballesteros A, Meckmongkol T, Calder A, Gilbertson T, et al. Do poly-unsaturated fatty acids protect against bone loss in our aging and osteoporotic popula-tion? Bone. 2021;143:115736. Disponible en: https://www.sciencedirect.com/science/arti-cle/abs/pii/S875632822030524X [última consulta: 19 de marzo de 2024].

Muñoz Garach A, García Fontana B, Muñoz Torres M. Nutrients and Dietary Patterns Related to Osteoporosis. Nutrients. 2020;12(7):1986.

Ortega RM, Jiménez Ortega AI, Martínez García RM, Cuadrado Soto E, Aparicio A, López-Sobaler AM. Nutrición en la prevención y el control de la osteoporosis. Nutr Hosp. 2021;37(Supl 2):63-6.

Polzonetti V, Pucciarelli S, Vincenzetti S, Polidori P. Dietary intake of vitamin d from dairy products reduces the risk of osteoporosis. Nutrients. 2020;12(6):1743.

Rondanelli M, Peroni G, Fossari F, Vecchio V, Faliva MA, Naso M, et al. Evidence of a pos-itive link between consumption and supplementation of ascorbic acid and bone mineral density. Nutrients. 2021;13(3):1012.

Skalny AV, Aschner M, Silina EV, Stupin VA, Zaitsev ON, Sotnikova TI, et al. The role of trace elements and minerals in osteoporosis: a review of epidemiological and laboratory find-ings. Biomolecules. 2023;13(6):1006.

U.S. Department of Health and Human Services and U.S. Department of Agriculture (USDA). 2015-2020 Dietary Guidelines for Americans. 8ª ed. Diciembre 2015. Disponible en: https://health.gov/dietaryguidelines/2015/guidelines [última consulta: 19 de marzo de 2024].

Van Wijngaarden JP, Doets EL, Szczecińska A, Souverein OW, Duffy ME, Dullemeijer C, et al. Vitamin B$_{12}$, Folate, Homocysteine, and Bone Health in Adults and Elderly People: A Systematic Review with Meta-Analyses. J Nutr Metab. 2013;2013:486186. Disponible en: https://www.hindawi.com/journals/jnme/2013/486186 [última consulta: 19 de marzo de 2024].

Weaver CM, Gordon CM, Janz KF, Kalkwarf HJ, Lappe JM, Lewis R, et al. The National Osteoporosis Foundation's position statement on peak bone mass development and life-style factors: a systematic review and implementation recommendations. Osteoporos Int. 2016;27(4):1281-386.

World Health Organisation (WHO). World Health Organisation Scientific Group on the assessment of osteoporosis at the primary health care level. Summary Meeting Report. Bélgica: World Health Organisation; 2007.

Caries dental

40

M. C. Lozano Estevan y L. G. González Rodríguez

La salud bucodental constituye una faceta integral de la salud general, intrínsecamente relacionada con la situación nutricional. La presencia de caries, pérdida de tejidos o problemas dentales adversos impactan negativamente en el estado nutricional. Recíprocamente, problemas nutricionales y una dieta inapropiada aumentan el riesgo de caries y el deterioro periodontal. La interconexión entre salud bucodental, nutrición y caries subraya la necesidad de abordajes holísticos para preservar el bienestar integral del individuo.

INTRODUCCIÓN

La salud bucodental, según la *FDI World Dental Federation*, se define como «multifacética» e implica funciones orales y emocionales. Esta definición destaca la importancia de la salud bucodental no solo en términos de funcionalidad oral, como hablar, masticar y tragar, sino también en aspectos emocionales relacionados con la confianza y la calidad de vida. La Organización Mundial de la Salud (OMS) reconoce la relación bidireccional entre la dieta, la nutrición y la salud bucodental.

Varias enfermedades pueden tener un impacto negativo en la salud bucodental, y una de ellas es la caries.

La **caries dental** es una enfermedad infecciosa de origen microbiano que se caracteriza por la desmineralización del esmalte dental. Esta desmineralización se produce debido a la acción de los ácidos generados por la metabolización de hidratos de carbono presentes en la dieta. La complejidad de la caries dental se debe a la interacción de diversos factores, incluyendo hidratos de carbono fermentables, bacterias cariogénicas, susceptibilidad dental, composición salival y prácticas de higiene bucal deficientes.

La evolución de la caries se produce a través de diversas etapas, desde la desmineralización inicial del esmalte hasta la formación de cavidades y la afectación de capas más profundas del diente. En etapas tempranas, la desmineralización puede ser asintomática, pero a medida que progresa, pueden surgir síntomas como sensibilidad dental, dolor al masticar y cambios en la textura o color del diente afectado. La formación de cavidades compromete la estructura dental y proporciona un ambiente propicio para la proliferación bacteriana, intensificando la gravedad de la infección.

En estadios avanzados, cuando la caries alcanza la dentina y la pulpa dental, las complicaciones se intensifican. La inflamación de la pulpa puede ocasionar dolor intenso, inflamación de los tejidos circundantes y, en casos extremos, la formación de abscesos. La pérdida de tejido dental afecta la funcionalidad de la masticación y el habla, impactando negativamente en la calidad de vida del individuo.

La caries dental afecta significativamente a la población, con una prevalencia que varía entre el 60 y el 90% en niños en edad escolar, según datos de la OMS. Esta elevada prevalencia subraya la importancia de abordar la caries dental como un problema de salud pública que afecta a una amplia parte de la sociedad.

En este contexto, la prevención de la caries dental emerge como un componente esencial de la salud bucodental y general. Estrategias que abarcan desde prácticas de higiene bucal adecuadas hasta pautas nutricionales equilibradas desempeñan un papel crucial en la prevención de la integridad dental y la promoción del bienestar a lo largo de la vida.

ETIOLOGÍA

La etiología de la caries dental está vinculada a factores diversos, como la presencia de hidratos de carbono fermentables en la dieta, la actividad de bacterias cariogénicas, la susceptibilidad individual de los dientes, la composición de la saliva y las prácticas de higiene bucal, entre otros. La interacción de estos factores contribuye al desarrollo y progresión de la enfermedad, desde la desmineralización inicial del esmalte hasta la afectación de capas más profundas del diente, incluida la dentina y, en casos avanzados, como se ha mencionado, la pulpa dental.

Actualmente, se acepta que la etiología de la caries involucra diversos factores determinantes, como se evidencia en la **figura 40-1**. Este abordaje integral de la caries considera múltiples puntos de intervención. El primero se enfoca en el diente y los factores locales que inciden en la lesión cariosa, tales como la dieta,

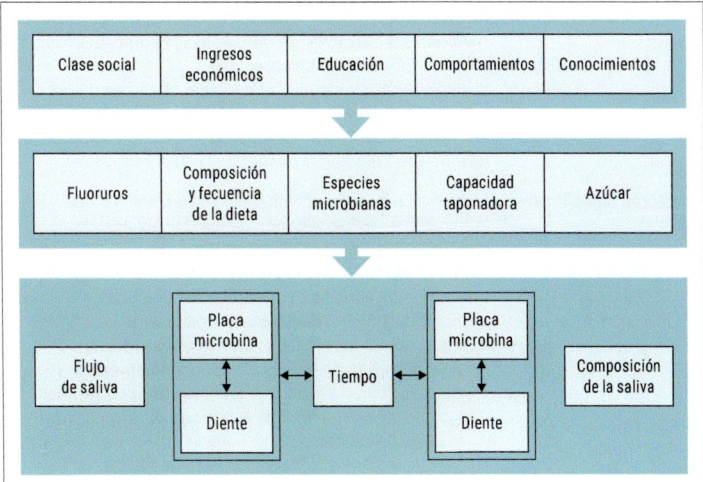

Figura 40-1. Factores determinantes en la etiología de la caries.

Tabla 40-1. Factores implicados en la caries dental

Existencia de microorganismos que conforman la placa bacteriana	La placa bacteriana se define como un conjunto de microorganismos firmemente adheridos entre sí y a una superficie, embebidos, entremezclados y rodeados de un material extracelular abiótico que tiene un triple origen: bacterias, saliva y dieta. El principal microorganismo presente en la cavidad bucal y que forma esa placa bacteriana es *Streptococcus mutans*, siendo el principal responsable de la fermentación de los hidratos de carbono que aporta la dieta. Esta actividad metabólica genera ácidos que desmineralizan el esmalte dental, iniciando la cariogénesis
Presencia de hidratos de carbono fermentables	Los azúcares sencillos, como glucosa, fructosa, galactosa, sacarosa, maltosa y lactosa, son fermentables en la cavidad bucal, siendo potencialmente cariogénicos. La fermentación de estos azúcares produce ácidos que disminuyen el pH de la placa bacteriana. Cuando el pH alcanza valores por debajo de 5,5, se inicia la desmineralización del esmalte, creando un ambiente propicio para la formación de lesiones cariosas. La cariogenicidad varía según la combinación de azúcares, siendo los mono y disacáridos más cariogénicos que los azúcares individuales. La clasificación de alimentos en cariogénicos, cariostáticos y anticariogénicos se basa en su contenido de hidratos de carbono fermentables y su impacto en la caries dental
Susceptibilidad del individuo	La susceptibilidad del huésped a la caries está influenciada por la composición del esmalte y la dentina, la localización de los dientes y la presencia de hendiduras y fisuras. La saliva desempeña un papel clave al eliminar compuestos fermentables, mantener un pH adecuado, remineralizar el esmalte y poseer propiedades antibacterianas. Alteraciones en la secreción, composición y flujo salival afectan el desarrollo de la caries dental
Factores nutricionales	La nutrición durante el embarazo y la lactancia influye en la formación y mineralización de los dientes, impactando la salud oral posterior. Déficits nutricionales, como los de proteínas, calorías, vitaminas A, D, C, calcio, fósforo, hierro, yodo y flúor, se relacionan con hipoplasia, deterioro del esmalte, menor resistencia a la caries y alteraciones en el desarrollo dental. La suplementación de vitamina D durante el embarazo reduce el riesgo de caries en la infancia. El flúor, clave en la prevención de la caries, tiene efectos beneficiosos durante el período de erupción dental y a lo largo de la vida, pero su suministro debe equilibrarse para evitar la fluorosis. Bajas ingestas de yodo y hierro también se asocian con mayor riesgo de caries

(Continúa)

Tabla 40-1. Factores implicados en la caries dental (*Cont.*)

Tiempo de contacto de los hidratos de carbono fermentables en los dientes	La textura y consistencia de los alimentos, junto con la frecuencia de consumo, afectan el tiempo de contacto de los hidratos de carbono fermentables con los dientes. Este tiempo condiciona la duración del descenso en el pH y la actividad ácida, influyendo en la desmineralización y la formación de caries
Higiene bucal	La higiene bucodental se centra en el control mecánico y químico de la placa bacteriana. El cepillado, especialmente con dentífricos fluorados, elimina mecánicamente la placa dental. El control químico, utilizando agentes como la clorhexidina, combate las bacterias de la placa. Ambos son pilares fundamentales para prevenir la acumulación de microorganismos y restos alimentarios, reduciendo así el riesgo de caries dental

la saliva, la microbiota oral, la posición de las piezas dentarias y la higiene bucal. El segundo punto se concentra en el individuo, considerando factores como el asesoramiento dietético y odontológico, recomendaciones personalizadas, así como los comportamientos y conocimientos del paciente. Por último, desde una perspectiva poblacional, se aborda la caries a través de factores socioeconómicos, culturales, educativos, estilos de vida y el establecimiento de políticas sanitarias, entre otras medidas. En términos generales, la caries dental es resultado de la compleja interacción de estos cuatro factores fundamentales, a los que se suman aspectos nutricionales y la calidad de la higiene bucodental individual.

En la tabla 40-1 se muestra un resumen de los factores que pueden influir en la aparición de caries.

El proceso de caries es una consecuencia de la ingesta de hidratos de carbono fermentables, que incluyen sacarosa, glucosa, fructosa, lactosa, maltosa y almidón. Estos hidratos de carbono fermentables pueden tener efectos tanto locales como sistémicos en la caries dental. Los efectos locales se describen típicamente como el resultado de la descomposición de los hidratos de carbono por microorganismos en el *biofilm* dental, que liberan productos ácidos, siendo el lactato y el acetato los principales. La variación en la producción de ácido en un entorno que promueve la caries es pequeña entre los diferentes hidratos de carbono fermentables. Por lo tanto, los efectos dietéticos locales dependen de lo que se consuma en un momento específico, y están influenciados por muchos factores que afectan al entorno intraoral, como los hábitos alimentarios generales, la composición del *biofilm*, la saliva y el flúor. Su magnitud variará, por lo tanto, de un individuo a otro, pero también de un diente a otro.

El esmalte comenzará a desmineralizarse cuando se exponga a hidratos de carbono fermentables si el pH durante el proceso de fermentación bacteriana desciende por debajo del nivel crítico de 5,5-5,7. Esto ocurre después de consumir la mayoría de los azúcares presentes en caramelos, refrescos, jugos de frutas o los azúcares añadidos al café o té. Las superficies de dentina o raíz de un diente, cuando no están cubiertas por esmalte tienen, debido a su menor contenido mineral, un pH crítico más alto (alrededor de pH 6,2). Los hidratos de carbono complejos presentes en alimentos integrales, como patatas, arroz, cereales y pan contribuyen a la caries de la dentina y el cemento.

La relación entre hidratos de carbono fermentables y caries dental puede cambiar a lo largo de la vida, ya que la superficie de la raíz se expone rutinariamente con el envejecimiento. Por lo tanto, tiene sentido distinguir entre las recomendaciones dietéticas dadas a niños y adolescentes en comparación con personas mayores.

FACTORES DIETÉTICOS QUE AFECTAN AL DESARROLLO DE LA CARIES DENTAL

Composición de los alimentos

Como ya se ha mencionado, la caries dental es un proceso multifactorial influenciado por diversos elementos dietéticos y nutricionales que interactúan con la microbiota oral y las condiciones ambientales intraorales. La principal contribución a la cariogenicidad y acidogenicidad proviene de la ingesta de hidratos de carbono fermentables, especialmente aquellos de naturaleza azucarada. En función de su cariogenicidad, los alimentos se pueden dividir en:

- **Alimentos cariogénicos**: aquellos que inducen y promueven el desarrollo de la caries dental.
- **Alimentos cariostáticos**: aquellos que no contribuyen al desarrollo de la caries dental.
- **Alimentos anticariogénicos**: aquellos que impiden el desarrollo de la caries dental.

A pesar de la falta de medidas precisas sobre la capacidad cariogénica de los alimentos, se considera esencial evaluar su acidogenicidad, que se cuantifica mediante el pH de la placa después de la ingestión. Algunos alimentos, debido a su tendencia a reducir el pH por debajo de 5,5 durante más de 20 minutos, se clasifican como altamente acidogénicos y se sugiere evitar su consumo, especialmente entre comidas.

Existen alimentos moderadamente acidogénicos que tienden a aclararse rápidamente de la cavidad oral debido al flujo salival, lo que los hace preferibles para el consumo entre horas en comparación con aquellos altamente acidogénicos. La tercera categoría de alimentos exhibe baja acidogenicidad (**Tabla 40-2**).

La cantidad de ácido formado no es proporcional al contenido de azúcar de los alimentos, y la relación entre la desmineralización y la producción de ácido varía. La cariogenicidad se ve afectada por factores como la composición de la saliva, el orden de consumo de alimentos, el depósito de placa y la susceptibilidad individual a las caries.

Se recomienda incluir alimentos cariogénicos durante las comidas, ya que el flujo salival aumenta, favoreciendo la eliminación de bacterias y restos de comida. Consumir una gran cantidad de alimentos cariogénicos de una vez es preferible a cantidades pequeñas y frecuentes, reduciendo el tiempo de exposición.

Los alimentos más cariogénicos son los altamente acidogénicos y viscosos, con alto contenido de hidratos de carbono fermentables. Galletas, frutas desecadas y golosinas se consideran cariogénicos. Al contrario, alimentos como carnes,

Tabla 40-2. Acidogenicidad de alimentos

Alta	Moderada	Baja
• Uvas	• Peras	• Brócoli, coliflor
• Frutos secos dulces	• Manzanas	• Pepino, apio
• Dátiles	• Melocotones	• Zanahoria
• *Crackers* de trigo	• Mosto	• Pepinillos
• Galletas dulces	• Sidra de manzana	• Carne, pescado
• Galletas rellenas	• Zumo de naranja	• Jamón, queso
• Chocolate con leche	• Zumo de uva	• Cacahuetes
• *Snacks*	• Bebidas dulces	• Almendras, avellanas
• Patatas fritas «chips»		• Nueces, palomitas

pescados y huevos, que no son metabolizados por microorganismos, se consideran no cariogénicos. Algunos quesos no solo son no acidogénicos sino que también previenen descensos significativos de pH cuando se consumen antes o después de comidas acidogénicas.

La acción protectora de ciertos alimentos, como quesos, se atribuye a mecanismos como el efecto tampón sobre el pH, la aceleración del aumento del pH y la inhibición de bacterias cariogénicas. Además, la presencia de calcio, fosfato, caseínas y lactoferrina en ciertos alimentos contribuye a la reducción de la desmineralización y la promoción de la remineralización del esmalte.

Prácticas como masticar chicle después de las comidas, especialmente aquellos con xilitol, y consumir productos con alto contenido de calcio, fósforo y pH >6, así como el consumo de té verde, se han asociado con propiedades anticariogénicas. Por el contrario, las bebidas azucaradas consumidas repetidamente durante el día aumentan el riesgo de caries. La hidratación adecuada a lo largo del día, fundamental para mantener el flujo salival, es esencial para la protección contra las caries. La importancia del tiempo de contacto entre hidratos de carbono fermentables y dientes se destaca en prácticas inadecuadas de alimentación en niños pequeños, como dormir con el biberón, que prolonga el contacto y aumenta el riesgo de caries, especialmente en los incisivos superiores.

A continuación, se detalla cómo algunos nutrientes de la dieta pueden influir, ya sea positiva o negativamente, en el desarrollo de la caries por su relación con la cariogenicidad (**Tabla 40-3**).

Hidratos de carbono

Como se ha detallado anteriormente, los hidratos de carbono simples desempeñan un papel crucial en la cariogenicidad. Su rápida fermentación por microorganismos de la placa dental, especialmente *Streptococcus mutans*, conduce a la producción de ácidos que pueden provocar la desmineralización del esmalte dental.

Respecto a los hidratos de carbono complejos, el almidón puede manifestar cariogenicidad en circunstancias específicas. Sin embargo, los alimentos ricos en fibra dietética, al exigir una masticación enérgica, se consideran anticariogénicos. Esto se debe a la producción de saliva, que amortigua el descenso del pH y aumenta la aclaración de la comida, contrarrestando potencialmente los efectos cariogénicos del almidón.

Tabla 40-3. Resumen de componentes de los alimentos y su relación con la cariogenicidad

Componente	Descripción	Efecto en la cariogenicidad
Hidratos de carbono	Los hidratos de carbono son potencialmente cariogénicos	*Sencillos*: relacionados con la cariogenicidad, especialmente en la forma de azúcares *Complejos*: el almidón puede ser cariogénico bajo ciertas circunstancias, pero alimentos ricos en fibra dietética actúan como anticariogénicos
Polioles (xilitol, sorbitol, etc.)	Presentes en chicles y caramelos sin azúcar, pueden reducir el riesgo de caries	Menor producción de ácido, aumento del flujo salival, capacidad amortiguadora de la saliva, reducción del espesor de la placa, inhibición del crecimiento bacteriano
Edulcorantes artificiales	No metabolizados por la placa dental, presentan actividad cariostática	Sustituir edulcorantes cariogénicos por este grupo puede ser una medida preventiva contra la caries
Compuestos ácidos	Presentes en alimentos ácidos, como frutas y bebidas refrescantes, pueden favorecer la erosión del esmalte	La frecuencia y cantidad de consumo influyen en el riesgo de caries; las bebidas energéticas presentan mayor cariogenicidad
Compuestos fenólicos	Presentes en alimentos de origen vegetal, como cerveza, vino, té negro, etc.	Acciones antibacterianas, inhibición de adherencia bacteriana, fortalecimiento del esmalte, efecto antiinflamatorio
Composición de la leche y derivados lácteos	Contiene calcio, fósforo, caseína, fosfopéptidos, enzimas antibacterianas, grasa láctea, pH alcalino y probióticos	Efectos anticariogénicos, favorece la remineralización, impide la desmineralización, protección contra patógenos, aumento del flujo salival

Polioles

Los polioles presentes en alimentos sin azúcar, como chicles y caramelos, pueden reducir el riesgo de caries. Su efecto anticariogénico se diversifica según el poliol utilizado, con mecanismos que incluyen una menor producción de ácido, un aumento del flujo salival debido a la masticación, una mayor capacidad amortiguadora de la saliva y la inhibición del crecimiento de *S. mutans*, con notables diferencias entre polioles individuales.

Edulcorantes artificiales

Son compuestos que no se metabolizan en la placa dental y exhiben actividad cariostática. La sustitución de edulcorantes cariogénicos por estos edulcorantes artificiales se propone como medida preventiva frente a la caries.

Compuestos ácidos

La acidez de los alimentos, derivada principalmente de los ácidos cítrico y fosfórico, puede favorecer la erosión del esmalte, siendo un factor de riesgo en la caries dental. Su presencia, especialmente en frutas, zumos, bebidas refrescantes y vinagre, requiere una consideración minuciosa de la frecuencia y cantidad de consumo, así como del tiempo de contacto con la superficie dental. Las bebidas energéticas, ricas en compuestos ácidos y azúcares añadidos, presentan una mayor cariogenicidad debido a su capacidad erosiva.

Compuestos fenólicos

El efecto anticariogénico de los compuestos fenólicos, presentes en alimentos de origen vegetal, como cerveza, vino, té, chocolate negro y diversos vegetales, se atribuye a múltiples mecanismos. Estos incluyen un efecto bactericida directo contra *S. mutans* y otras especies involucradas en la cariogénesis, la inhibición de la adherencia bacteriana a la superficie dental, la interferencia con sistemas enzimáticos de microorganismos presentes en la placa bacteriana, el fortalecimiento y aumento de la resistencia del esmalte, así como una capacidad antiinflamatoria.

Composición de la leche y los derivados lácteos

El consumo de leche y sus derivados se percibe como anticariogénico debido a su rica composición en calcio, fósforo, caseína, fosfopéptidos, enzimas antibacterianas y grasa láctea, junto con un pH alcalino y la presencia de probióticos. Estos componentes colaboran en la remineralización del esmalte dental, previenen y retardan el proceso de desmineralización, y poseen una notable capacidad amortiguadora que evita descensos abruptos del pH. Las proteínas y la grasa láctea, al adsorberse en la superficie del esmalte, contribuyen a prevenir la desmineralización. A pesar de la presencia de lactosa, los productos lácteos endulzados son más cariogénicos debido a los azúcares añadidos.

Además, la leche y sus derivados cuentan con factores protectores adicionales, como el pH y enzimas antibacterianas, que interfieren en el metabolismo de las bacterias de la placa dental, reduciendo así la cariogenicidad. Los probióticos presentes en estos alimentos forman una película protectora en los tejidos bucales, ofreciendo defensa contra patógenos bucales, inhibiendo la colonización de bacterias patógenas y modulando la respuesta inmunitaria. Por otro lado, los quesos exhiben propiedades anticariogénicas, principalmente mediante el aumento del flujo salival y la producción de saliva alcalina. Los probióticos, con efectos demostrados contra la caries, desempeñan un papel crucial en el mantenimiento de la salud bucal al interactuar con la microbiota bucal, contribuyendo así a una homeostasis oral adecuada. El uso de cepas de bacterias probióticas ha demostrado eficacia en la prevención y tratamiento de enfermedades infecciosas bucales, como la halitosis y la periodontitis, reduciendo el desarrollo de caries y la concentración de bacterias causantes de estas patologías.

Cantidad y frecuencia de consumo de azúcares

La OMS enfatiza la importancia de limitar la ingesta de azúcares libres o añadidos a menos del 10% de la ingesta energética total, tanto en niños como en adultos. Esta recomendación se fundamenta en la considerable influencia negativa que dicha ingesta tiene sobre la salud bucal, particularmente en relación con la caries dental, así como en su conexión con la obesidad. La OMS va un paso más allá al realizar una recomendación condicional, sugiriendo que, para obtener mayores beneficios para la salud, se debe limitar el consumo de azúcar añadido a menos del 5% de la energía total diaria. La base de esta restricción radica en la naturaleza acumulativa de los efectos perjudiciales de los azúcares, destacando que limitar la ingesta desde edades tempranas puede tener repercusiones positivas en la etapa adulta.

El aumento del riesgo de caries está directamente asociado con el consumo frecuente y global de azúcares. Sin embargo, es relevante señalar que este riesgo puede atenuarse mediante el uso de fluoruros. La elevada frecuencia de consumo de azúcares o alimentos con elevados contenidos conlleva a que el pH de la placa dental se mantenga normalmente ácido, situándose por debajo del pH crítico, lo que contribuye de manera significativa a la cariogénesis.

En términos generales, se puede afirmar que las comidas frecuentes compuestas por alimentos o bebidas ricos en hidratos de carbono fermentables incrementan la cariogenicidad de una dieta de manera más pronunciada, en comparación con una dieta que consta de tres comidas regulares. Este fenómeno subraya la importancia de la frecuencia de consumo y el tipo de hidratos de carbono ingeridos en la predisposición a la caries dental, resaltando la necesidad de estrategias preventivas que aborden tanto la cantidad como la distribución temporal de la ingesta de azúcares.

FACTORES NUTRICIONALES IMPLICADOS EN LA FORMACIÓN DE UN DIENTE SANO

El proceso de desarrollo de los dientes primarios se inicia en los primeros meses de gestación, con la mineralización comenzando a los cuatro meses de vida intrauterina y continuando hasta la preadolescencia. Este desarrollo está intrínsecamente ligado a la nutrición materna durante el embarazo, ya que los nutrientes suministrados durante esta fase crítica condicionan la formación y mineralización dental, afectando así la salud bucal a lo largo de la vida.

La influencia de la nutrición materna durante la gestación va más allá de la gestación misma. El estado nutricional de la madre afecta la formación de una matriz sobre la cual ocurre la mineralización dental. Algunos estudios destacan que el consumo de ciertos alimentos durante la gestación, como queso, yogur y productos lácteos, se asocia con un menor riesgo de caries en los niños. Asimismo, la suplementación con calcio durante este período se vincula inversamente con la incidencia de caries en los descendientes, mejorando la mineralización y la resistencia del esmalte dental.

La nutrición durante el embarazo, lactancia e infancia no solo influye en la formación y mineralización de los dientes, sino también en aspectos cruciales como la colocación dental, la estructura y las fisuras. Además, puede afectar de manera temprana la morfología y funcionalidad de las glándulas salivales, determinando el volumen salival y la capacidad de la saliva para combatir la caries, ya que disminuye su acción tampón y la producción de sustancias antibacterianas.

Además de factores genéticos, la primera dentición puede ser vulnerable a la caries debido a factores nutricionales. Deficiencias de vitaminas A, C y D, proteínas, calorías, calcio, yodo, fósforo y fluoruro se asocian a un aumento de la susceptibilidad a la caries en los primeros dientes. La malnutrición proteicocalórica, en particular, puede ocasionar retrasos en la erupción dental, menor estabilidad del esmalte y disfunción de las glándulas salivales, elevando significativamente el riesgo de caries.

FACTORES NUTRICIONALES QUE AFECTAN A DIENTES YA FORMADOS

Grasa

Más allá de la cantidad de grasa consumida, la relación entre grasa e hidratos de carbono puede influir en la incidencia de caries. La inclusión de alimentos ricos en grasa, como el queso, después de un alto consumo de azúcares, puede contrarrestar la acidificación en la placa dental.

Hidratos de carbono fermentables

La cariogenicidad no solo depende de la cantidad de hidratos de carbono, sino también de su frecuencia de consumo y retención en la boca. La sacarosa, fructosa y miel son cariogénicas, y la combinación de almidón y azúcar puede ser más perjudicial que el azúcar aislado.

Flúor

Tanto la aplicación tópica como sistémica de flúor resultan efectivas en la prevención de la caries. Sin embargo, equilibrar la ingesta es crucial para evitar la fluorosis dental. La aplicación tópica profesional y el uso diario de fluoruro en pasta dentífrica o enjuagues pueden reducir significativamente la incidencia de caries.

Otros minerales y vitaminas

Yodo, hierro, magnesio y vanadio

Estos minerales desempeñan roles específicos en la salud dental. La deficiencia de yodo se asocia con retrasos en la erupción dental, mientras que la carencia de hierro condiciona disfunciones en las glándulas salivales. El magnesio contribuye al desarrollo óseo y su déficit puede contribuir a la resorción del calcio. El vanadio, aunque su papel aún se investiga, podría tener un impacto protector en dietas cariogénicas.

Vitaminas (K, D, A, C)

Diferentes vitaminas influyen en la salud dental. La vitamina K contribuye a la fijación de calcio en el hueso, la vitamina D es esencial para la absorción y utilización del calcio, la formación de dentina y la prevención de enfermedades gingivales. La deficiencia de vitaminas D, A y C está asociada con una disminución del calcio plasmático, hipomineralización dental y mayor incidencia de caries.

Ácido ascórbico

La vitamina C, en cantidades adecuadas, es crucial para prevenir la gingivitis, las encías sangrantes y las alteraciones en la pulpa dental. Su deficiencia favorece estas condiciones, afectando la integridad del diente y la función de los odontoblastos.

PUNTOS CLAVE

- La caries dental es una enfermedad infecciosa de origen microbiano que se caracteriza por la desmineralización del esmalte dental y la destrucción de la estructura dental. Esta patología es consecuencia de la interacción de varios factores, incluyendo la actividad de bacterias cariogénicas, la presencia de hidratos de carbono fermentables, la susceptibilidad dental y las prácticas de higiene bucal, entre otros.
- La caries dental destaca como un importante problema de salud pública. La prevención, desde prácticas de higiene bucal hasta pautas nutricionales equilibradas, se posiciona como un componente esencial para preservar la integridad dental y promover el bienestar a lo largo de la vida.
- La cariogenicidad de los alimentos se ha descrito como la propiedad promotora de caries de un alimento. Teniendo en cuenta su contribución al proceso de caries, los alimentos se clasifican en: alimentos cariogénicos, cariostáticos y anticariogénicos. A este respecto, es recomendable evitar lo máximo posible el consumo de aquellos cariogénicos que son los que contienen hidratos de carbono fermentables, como caramelos, galletas, tartas o patatas fritas, y optar por aquellos cariostáticos o anticariogénicos, como el huevo, quesos, pescados, carnes, verduras o chicle con xilitol, entre otros.
- La acidogenicidad de los alimentos se evalúa mediante el pH de la placa después del consumo de alimentos, y es recomendable que se eviten alimentos altamente acidogénicos, como las galletas dulces, patatas fritas, dátiles, etc., pues reducen el pH por debajo de 5,5, aumentando el riesgo de desarrollar caries.
- Es recomendable preferir alimentos ricos en fibra dietética, pues aumentan la producción de saliva, lo que amortigua el descenso del pH.

- Se ha destacado el efecto anticariogénico de los compuestos fenólicos, presentes en alimentos de origen vegetal, como cerveza, vino, té, chocolate negro y diversos vegetales, lo que se atribuye a diferentes mecanismos que incluyen la inhibición de la adherencia bacteriana a la superficie dental y el fortalecimiento del esmalte, entre otros.
- La nutrición materna durante la gestación condiciona la formación y mineralización dental del feto, impactando la salud bucal a lo largo de la vida.
- La deficiencia de energía, proteínas, vitaminas (A, C y D), y minerales (calcio, yodo, fósforo y flúor) puede aumentar la susceptibilidad a las caries en los dientes temporales, lo que puede afectar el desarrollo y la salud de la dentadura permanente en etapas posteriores.
- La aplicación tópica y sistémica de flúor es efectiva en la prevención de la caries. Sin embargo, es necesario vigilar su aporte para evitar la fluorosis dental.
- Otros minerales y vitaminas, como yodo, hierro, magnesio y vanadio, desempeñan roles específicos en la salud dental. Las vitaminas K, D, A, C, y el ácido ascórbico (vitamina C) influyen en la absorción del calcio, desarrollo óseo y prevención de enfermedades gingivales.

BIBLIOGRAFÍA

Alshammari FR, Alsayed AA, Albakry M, Aljohani M, Kabbi H, Alamri H. Evidence based recommendations to improve the children oral health in Saudi Arabia. Saudi Dent J. 2022;34:431-44.

Benahmed AG, Gasmi A, Dadar M, Arshad M, Bjørklund G. The Role of Sugar-Rich Diet and Salivary Proteins in Dental Plaque Formation and Oral Health. J Oral Biosci. 2021;23:S1349-0079(21)00011-6. Disponible en: https://www.sciencedirect.com/science/article/abs/pii/S1349007921000116 [última consulta: 30 de junio de 2024].

Botelho J, Machado V, Proença L, Delgado AS, Mendes JJ. Vitamin D Deficiency and Oral Health: A Comprehensive Review. Nutrients. 2020;12(5):1471.

Bravo M, Almerich JM, Canorea E, Casals E, Cortés FJ, Expósito AJ, et al. Encuesta de Salud Oral en España. Revisa del Ilustre Consejo General de Colegios de Odontólogos y Estomatólogos de España, 2020.

Carpenter L, Gibbs L, Magarey A, Dashper S, Gussy M, Calache H. Nutrition and oral health in early childhood: associations with formal and informal childcare. Public Health Nutrition. 2021;24:1438-48.

Çetinkaya H, Romaniuk P. Relationship between consumption of soft and alcoholic drinks and oral health problems. Cent Eur J Public Health. 2020;28(2):94-102.

Chan AKY, Tsang YC, Jiang CM, Leung KCM, Lo ECM, Chu CH. Diet, Nutrition, and Oral Health in Older Adults: A Review of the Literature. Dent J (Basel). 2023;11(9):222.

De Cock P, Mäkinen K, Honkala E, Saag M, Kennepohl E, Eapen A. Erythritol Is More Effective Than Xylitol and Sorbitol in Managing Oral Health Endpoints. Int J Dent. 2016:9868421. Disponible en: https://www.hindawi.com/journals/ijd/2016/9868421 [última consulta: 30 de junio de 2024].

Espinoza-Tumbaco GJ, Armijos-Moreta JF, Machuca-Vivar SA, Gavilánez-Villamarin SM. Potencial cariogénico en alimentos incluidos en las loncheras y su influencia en la salud oral. Revista Arbitrada Interdisciplinaria de Ciencias de la Salud. Salud y Vida. 2023;6:313-26.

Gaona LS, Serra Ll. Nutrición, dieta y salud oral. En: Cuenca E, Baca P, eds. Odontología preventiva y comunitaria: principios, métodos y aplicaciones. Elsevier Health Sciences; 2013. p. 119-30.

Glick M, Williams DM, Kleinman DV, Vujicic M, Watt RG, Weyant RJ. A new definition for oral health developed by the FDI World Dental Federation opens the door to a universal definition of oral health. Int Dent J. 2016;66:322-4.

Gondivkar SM, Gadbail AR, Gondivkar RS, Sarode SC, Sarode GS, Patil S, et al. Nutrition and oral health. Dis Mon. 2019;65(6):147-54.

Halvorsrud K, Lewney J, Craig D, Moynihan PJ. Effects of Starch on Oral Health: Systematic Review to Inform WHO Guideline. J Dent Res. 2019;98:46-53.

Hujoel PP, Lingström P. Nutrition, dental caries and periodontal disease: a narrative review. J Clinic Periodontology. 2017;44(Suppl 18):S79-84.

Illescas P, Cuenca León K, Velez E, Villavicencio Coral B. Estado nutricional y caries de infancia temprana en niños de 0 a 3 años: Revisión de la literatura. Odontol Pediatr. 2021;20:49-59.

Lieffers JRL, Vanzan AGT, Rover de Mello J, Cammer A. Nutrition Care Practices of Dietitians and Oral Health Professionals for Oral Health Conditions: A Scoping Review. Nutrients. 2021;13(10);3588.

Machiulskiene V, Campus G, Carvalho JC, Dige I, Ekstrand KR, Jablonski-Momeni A, et al. Terminology of Dental Caries and Dental Caries Management: Consensus Report of a Workshop Organized by ORCA and Cariology Research Group of IADR. Caries Res. 2020;54(1):7-14.

Marques Martínez L, García Miralles E, Borrel García C. Relación entre la caries dental y la adherencia a la dieta mediterránea en niños. Nutr Clín Diet Hosp. 2021;41(3):105-10.

Martinon P, Fraticelli L, Giboreau A, Dussart C, Bourgeois D, Carrouel F. Nutrition as a Key Modifiable Factor for Periodontitis and Main Chronic Diseases. J Clin Med. 2021;10(2):197.

Mosaddad SA, Tahmasebi E, Yazdanian A, Rezvani MB, Seifalian A, Yazdanian M, Tebyanian H. Oral microbial biofilms: an update. Eur J Clin Microbiol Infect Dis. 2019;38(11):2005-19.

Najeeb S, Zafar MS, Khurshid Z, Zohaib S, Almas K. The Role of Nutrition in Periodontal Health: An Update. Nutrients. 2016;8(9):530.

Navarro González I, Periago MJ, García Alonso FJ. Estimación de la ingesta diaria de compuestos fenólicos en la población española. Rev Esp Nutr Hum Diet. 2017;21(4):320-6.

Uwitonze AM, Rahman S, Ojeh N, Grant WB, Kaur H, Haq A, et al. Oral manifestations of magnesium and vitamin D inadequacy. J Steroid Biochem Mol Biol. 2020;200:105636. Disponible en: https://www.sciencedirect.com/science/article/abs/pii/S0960076019301815 [última consulta: 30 de junio de 2024].

Enfermedad periodontal

41

P. Veiga Herreros y E. Benítez de Gracia

La enfermedad periodontal se manifiesta con una inflamación de la encía que cursa con una disminución de la fijación de las piezas dentales, afectando a más de la mitad de los adultos mayores de 45 años. La gingivitis es una manifestación temprana de la enfermedad, que se asocia a inflamación e infección de las encías producida por las bacterias de la boca.

La relación entre la enfermedad periodontal y la dieta/nutrición es bidireccional, ya que una mala nutrición y alimentación aumentan los riesgos de desarrollar enfermedad periodontal y, por otro lado, la presencia de enfermedad periodontal incide en una mala salud oral que a su vez afecta a una correcta alimentación.

INTRODUCCIÓN

La interacción entre la nutrición, la alimentación y la enfermedad periodontal es un campo de investigación que ha ganado interés en los últimos años. La enfermedad periodontal, caracterizada por la inflamación y destrucción de los tejidos de soporte dental, presenta una relación compleja con factores nutricionales y dietéticos. La dieta, al actuar como un modulador de respuestas inmunoinflamatorias y por su efecto a nivel local, puede influir en el aumento o disminución de la prevalencia y progresión de la enfermedad, con lo que su conocimiento es esencial para desarrollar enfoques preventivos y terapéuticos encaminados a reducir su impacto.

DEFINICIÓN Y FACTORES DE RIESGO DE LA ENFERMEDAD PERIODONTAL

La **enfermedad periodontal** es una patología crónica de carácter inmunoinflamatoria que afecta a las piezas dentarias, manifestándose en una destrucción progresiva de los tejidos duros y blandos que rodean los dientes, y que en última instancia conduce a la pérdida dental. La **gingivitis** es un estadio temprano de la enfermedad periodontal, que se asocia a inflamación e infección de las encías producida por las bacterias de la boca. El avance de la gingivitis, y por tanto la aparición de la enfermedad periodontal, va a producir una pérdida gradual de los medios de fijación de las piezas dentarias a los alvéolos, pudiendo llevar a la pérdida del diente. En la figura 41-1 podemos apreciar los distintos grados de evolución de la enfermedad periodontal.

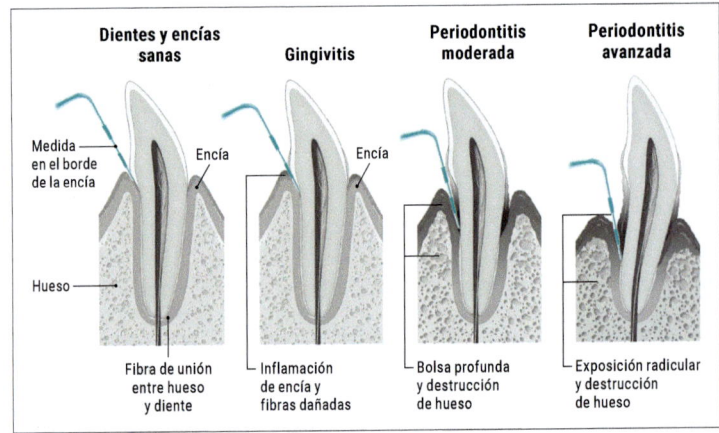

Figura 41-1. Principales estadios de la enfermedad periodontal.
Adaptada de: Herrera et al., 2018.

La gravedad del progreso y de la aparición de la patología, dependerá de la salud de cada individuo, de la integridad de su sistema inmunitario, de los mecanismos de defensa del tejido gingival, de la barrera epitelial y de la composición de la saliva.

De forma general, la enfermedad comienza como una respuesta inicial a la infección bacteriana que se manifiesta en una reacción inflamatoria local que activa el sistema inmunitario. La amplificación de esta respuesta localizada inicial da como resultado la liberación de una serie de citocinas, especies reactivas de oxígeno (ROS) y otros mediadores proinflamatorios, y la propagación de la inflamación a través de los tejidos gingivales.

La etiología de la enfermedad periodontal es multifactorial, siendo la causa principal una mala higiene oral, lo que conduce a una acumulación de placa bacteriana. Además de estos factores locales, hay otros que pueden afectar al desarrollo e inicio de la enfermedad, como la diabetes, enfermedades cardiovasculares, estrés, osteoporosis, embarazo y situación inmunitaria del individuo. Otros factores de riesgo asociados a la enfermedad periodontal son: tabaquismo, consumo de drogas y una dieta inadecuada.

Las deficiencias nutricionales afectan indirectamente a la dentición, debido a la inhibición del crecimiento de la mandíbula, alteración de su morfología e integridad estructural, tamaño, composición, posición, alineación, erupción y capacidad de resistencia de los dientes, situaciones que pueden condicionar una mayor susceptibilidad a la aparición de la enfermedad periodontal.

La relación entre enfermedad periodontal y una correcta nutrición es bidireccional, manifestándose por un lado que una mala nutrición y alimentación conllevan mayores riesgos de padecer enfermedad periodontal, pero del mismo modo personas con enfermedad periodontal tienen mayor riesgo de pérdida de dientes y disfunción masticatoria, lo que afectará a su nutrición, alimentación y, finalmente, a la calidad de vida.

Actualmente se conoce la estrecha relación entre la enfermedad periodontal y otras enfermedades sistémicas como:

- Enfermedades cardiovasculares: endocarditis bacteriana, infarto de miocardio, cardiopatía isquémica, trombosis e insuficiencia coronaria.
- Enfermedades respiratorias: neumonía, bronquitis, enfermedad pulmonar obstructiva crónica (EPOC) y abscesos pulmonares.
- Diabetes mellitus tipo 2.
- Alteraciones a nivel renal.
- Trastornos cerebrovasculares.
- Enfermedades neurológicas: Alzheimer, Parkinson y esquizofrenia, entre otras.
- Efectos adversos en el embarazo, como complicaciones en el parto, parto prematuro y bajo peso al nacer.

PAUTAS DIETÉTICAS Y CONSUMO DE ALIMENTOS EN RELACIÓN CON LA ENFERMEDAD PERIODONTAL

La dieta contribuye a la formación de la placa bacteriana alrededor del surco gingival entre las piezas dentarias. El alimento retenido en torno a los dientes es metabolizado por las bacterias de la boca contribuyendo a la acumulación de la placa. Por otro lado, la insuficiente higiene oral y la escasa producción de saliva favorecen la aparición y progreso de la enfermedad periodontal.

Las pautas dietéticas para la prevención de la enfermedad periodontal irán dirigidas, principalmente, a la reducción y eliminación de la placa bacteriana. A continuación, se enumeran las más importantes:

- El consumo de alimentos debe ser el establecido para una dieta equilibrada, distribuyéndolos en 3-5 ingestas por día y evitando las ingestas entre horas.
- Disminución en la frecuencia en el consumo de alimentos con alto contenido en hidratos de carbono simples (sobre todo entre horas).
- Equilibrar el consumo de alimentos cariogénicos con el de alimentos cariostáticos y anticariogénicos.
- Evitar alimentos de consistencia pegajosa ricos en hidratos de carbono fermentables.
- En ausencia de higiene dental, la masticación de chicle con o sin azúcar después de las comidas tiene un efecto preventivo en la enfermedad periodontal. Dicho efecto será mayor si el chicle lleva edulcorantes añadidos, tales como xilitol, sorbitol, eritritol, etc.
- El consumo de lácteos y derivados, debido a su composición en altas cantidades de calcio y fósforo, caseína y fosfopéptidos de caseína, enzimas antibacterianas y grasa láctea, además de su efecto tamponador del pH de la cavidad bucal, tiene efectos protectores frente a la enfermedad periodontal.
- La ingesta de alimentos que requieren masticaciones enérgicas (frutas, verduras, etc.) antes, durante y después de la comida, produce un aumento de la producción de saliva que ejerce un efecto protector centrado principalmente en la eliminación de compuestos fermentables, por su capacidad tamponadora, por su efecto remineralizante y por su contenido en sustancias antibacterianas que contribuyen a la estabilidad y el control de la placa bacteriana.

- La acidez de los alimentos (bebidas refrescantes, vinagre, frutas con alta acidez, etc.) puede favorecer la erosión del esmalte y por ello ser un factor de riesgo en la enfermedad periodontal. La disminución en la cantidad y frecuencia, así como una reducción del tiempo de contacto con el diente, puede ser una medida preventiva bastante eficaz.
- Consumo adecuado de alimentos con contenido en antioxidantes debido a la reducción del estrés oxidativo y a la disminución de los mediadores inflamatorios.

FACTORES NUTRICIONALES QUE AFECTAN AL DESARROLLO DE LA ENFERMEDAD PERIODONTAL

Hidratos de carbono

La relación entre el consumo de hidratos de carbono y la enfermedad periodontal se centra, sobre todo, en el elevado consumo de hidratos de carbono fermentables y de alimentos que los contienen, siendo el principal factor que contribuye a la formación de la placa dental.

Un excesivo consumo de hidratos de carbono fermentables puede provocar una disbiosis en la cavidad oral, así como una hiperglucemia prolongada que aumenta la inflamación sistémica, estando ambas situaciones relacionadas con el riesgo de enfermedad periodontal.

Del mismo modo, una elevada ingesta de azúcares sencillos puede conducir a situaciones de sobrepeso, obesidad y diabetes, patologías que aumentan el riesgo de enfermedad periodontal.

El consumo de hidratos de carbono complejos (de bajo índice glucémico), polioles y fibra, presentan efecto protector en la aparición de la enfermedad periodontal, cuyo mecanismo de acción se resume a continuación: los polioles (sobre todo el xilitol) por su efecto bactericida frente a bacterias implicadas en la enfermedad periodontal y el efecto protector de la fibra dietética se centra, por un lado, en el aumento de la producción de saliva por esa masticación energética de alimentos ricos en este nutriente, aunque hay que indicar que una masticación excesiva y muy enérgica puede producir pérdidas en la inserción periodontal y conducir a mayores riesgos de pérdidas dentarias. Por otro lado, y de forma indirecta, el consumo de fibra dietética influye en la reducción de los niveles de glucemia disminuyendo el riesgo de diabetes tipo 2, enfermedad que aumenta la susceptibilidad de padecer mayor número de infecciones y de enfermedad periodontal en concreto.

Lípidos

La relación de la grasa con la enfermedad periodontal se centra, sobre todo, en el papel positivo de los ácidos grasos omega-3, debido a sus efectos antioxidantes e inmunomoduladores, así como en una reducción de la pérdida ósea asociada a la enfermedad periodontal.

Por otro lado, un desequilibrio entre el cociente ácidos grasos omega-6 y omega-3 a favor del consumo de los primeros, parece inducir el proceso inflamatorio.

Las dietas ricas en grasas saturadas deben evitarse ya que aumentan el estrés oxidativo, así como la intensidad y la duración de los procesos inflamatorios.

Proteínas

La relación entre el consumo de proteínas y la enfermedad periodontal no está aún definida claramente, aunque las deficiencias en proteínas y aminoácidos han sido asociadas, en algunos casos, con un aumento de la susceptibilidad a la enfermedad periodontal. En estas situaciones, la suplementación proteica tiene un efecto positivo en la reducción de la inflamación gingival y periodontal y de la movilidad de los dientes. La respuesta inflamatoria producida en la enfermedad periodontal provoca un cambio en el metabolismo de los aminoácidos, que se traduce en un aumento de los requerimientos de aminoácidos, como arginina, cisteína, metionina y glicina.

El origen dietético de las proteínas parece influir en la salud periodontal, debido a que un alto consumo de proteínas de origen animal puede aumentar ciertos factores de crecimiento que podrían desempeñar un papel activo en la inflamación. Por el contrario, un consumo mayoritario de proteínas de origen vegetal se ha asociado con beneficios en la prevención en la aparición de determinadas patologías, situación que podrían repercutir positivamente en la enfermedad periodontal, probablemente debido a los nutrientes que llevan asociados el consumo de alimentos vegetales.

Vitaminas

Vitamina A

La vitamina A, así como sus precursores los carotenoides, desempeñan un papel clave en el mantenimiento de la integridad de las células epiteliales de la mucosa oral y funcionalidad de las encías. Por este motivo, y sobre todo por su acción antioxidante y su papel modulador en el sistema inmunitario, una deficiencia de vitamina A puede tener como consecuencia en un mayor riesgo de enfermedad periodontal.

Vitamina D

La vitamina D desempeña un papel esencial en el metabolismo óseo, en el sistema inmunitario, por sus efectos antiinflamatorios y propiedades antimicrobianas, por lo que afecta al desarrollo y extensión de la enfermedad periodontal, y déficits en esta vitamina se han relacionado con un mayor riesgo de enfermedad periodontal.

Los niveles adecuados de esta vitamina están estrechamente relacionados con un mejor desarrollo de los tejidos y estructuras de la boca (huesos, encías y dientes), así como con el buen funcionamiento del sistema inmunitario, con lo que parece que una suplementación en aquellos casos que haya deficiencia puede tener un efecto coadyuvante en el tratamiento de la enfermedad periodontal.

Vitamina E

La vitamina E es una sustancia con actividad antioxidante que detiene la producción de ROS que se producen durante la inflamación de los tejidos gingivales.

Debido a este motivo, parece que un buen estado nutricional en esta vitamina puede repercutir en una buena salud periodontal y en un control de la inflamación.

El mecanismo de acción de la vitamina E en la salud periodontal no está muy bien definido, pero parece que el uso de terapias nutricionales basadas en la ingesta de vitamina E en combinación con otras de tipo periodontal es prometedor en el tratamiento y prevención de la enfermedad periodontal.

Vitamina K

La vitamina K desempeña un papel fundamental en el mantenimiento de la integridad ósea y ha demostrado tener un impacto positivo en el metabolismo óseo, con lo que un buen estado nutricional en esta vitamina y debido a su impacto en la salud ósea, podría hacer más resistente al diente frente al inicio y desarrollo de la enfermedad periodontal.

Vitaminas del complejo B

Este grupo de vitaminas tiene un papel importante en el mantenimiento e integridad de todos los tejidos de nuestro cuerpo, y en concreto de la mucosa oral, encías y dientes. Un déficit en la dieta de estas vitaminas puede ocasionar alteración en dichas estructuras y aumentar el riesgo de enfermedad periodontal, y por otro lado una menor resistencia al inicio y desarrollo de la enfermedad periodontal y a una mayor susceptibilidad a las agresiones de las bacterias sobre el tejido gingival.

De forma específica, un déficit en vitamina B_{12} se ha asociado a sangrado gingival, y los bajos niveles plasmáticos con mayor riesgo de enfermedad periodontal. Por otro lado, la deficiencia en ácido fólico parece condicionar cambios reversibles en las células epiteliales, incluyendo las de la mucosa oral. De hecho, algunos autores han demostrado que la inflamación gingival puede disminuir con suplementación de ácido fólico.

La suplementación con vitaminas del complejo B parece acelerar la cicatrización posquirúrgica realizada en personas con enfermedad periodontal; sin embargo, se necesitan más estudios para analizar el efecto de la suplementación de vitaminas del complejo B en personas con algún tipo de déficit y su aplicación sobre la enfermedad periodontal.

Vitamina C

La vitamina C tiene un papel crucial en la síntesis de colágeno, en las estructuras periodontales y del diente, además de presentar una potente actividad antioxidante y antiinflamatoria. Por estas funciones tan definidas, un déficit de esta vitamina puede aumentar la permeabilidad de la barrera gingival, causar destrucción alveolar y eventuales pérdidas dentarias. Su actividad antioxidante y antiinflamatoria se manifiesta en la capacidad para detener la producción de ROS producidos durante la inflamación de los tejidos gingivales, además de inhibir la síntesis de mediadores proinflamatorios. Todas estas situaciones hacen que un déficit de vitamina C intensifique la susceptibilidad de sufrir enfermedad periodontal.

Diversos estudios han puesto de manifiesto que los niveles bajos plasmáticos de vitamina C se relacionan de forma estrecha con la enfermedad periodontal, viéndose una mayor progresión de la enfermedad periodontal asociada con niveles plasmáticos bajos y con bajas ingestas dietéticas. Del mismo modo, ingestas deficitarias de vitamina C en la dieta se han relacionado con mayores índices de sangrado gingival, situación que revierte cuando se alcanzan niveles óptimos de esta vitamina.

Las ingestas a través de suplementos de vitamina C no son eficaces en cuanto a reducción de inflamación gingival si no existe deficiencia de esta, y los resultados serán siempre mejores ingiriendo la vitamina C a través de alimentos que de suplementos dietéticos.

Prevención de la enfermedad periodontal

Como resumen, podemos concluir que un buen estado nutricional respecto a las vitaminas citadas anteriormente puede prevenir y/o mejorar el inicio y desarrollo de la enfermedad periodontal a través de los siguientes mecanismos, anteriormente descritos:

- Función antioxidante y control del proceso inflamatorio.
- Participación en el correcto funcionamiento del sistema inmunitario.
- Desarrollo adecuado del metabolismo óseo.
- Mantenimiento e integridad en la funcionalidad de las encías y de los tejidos orales.

Minerales

Los minerales tienen influencia en mayor o menor medida en la salud periodontal. A continuación, se exponen los minerales más relacionados con la enfermedad periodontal.

Calcio

El calcio es un mineral esencial en la formación de huesos y dientes, y su ingesta dietética adecuada está asociada a mejoras en el proceso de inflamación y en la movilidad dentaria, disminuyendo así la gravedad de la enfermedad periodontal.

Algunos estudios establecen que bajas ingestas dietéticas de calcio pueden estar relacionadas con la aparición de enfermedad periodontal y que los niveles séricos se asociaron inversamente con el riesgo de progresión de la enfermedad periodontal.

La suplementación mejora los resultados de la terapia periodontal no quirúrgica y su aplicación local mejora el proceso de osteointegración.

Magnesio

Es otro mineral necesario en la formación del hueso. Aunque no está del todo evidenciado, su suplementación puede mejorar la salud periodontal.

Hierro

El hierro desempeña un papel crucial en el transporte de oxígeno por la hemoglobina y es un cofactor esencial para muchas enzimas, cuya función se ve reducida si hay un suministro inadecuado de este mineral. La deficiencia de hierro puede manifestarse en una inadecuada funcionalidad de los tejidos gingivales y de los mecanismos de defensa a nivel local, incrementando el riesgo de enfermedad periodontal.

La deficiencia de hierro puede afectar a una reducción en la concentración de enzimas antioxidantes e incrementar, por lo tanto, el estrés oxidativo y el empeoramiento de la enfermedad periodontal.

Los primeros síntomas clínicos de deficiencia son las modificaciones de las mucosas bucal y esofágica (glositis, queilitis angular, ulceraciones).

Cinc

La relación con la enfermedad periodontal de este mineral se debe a su papel antioxidante (formando parte de coenzimas), disminuyendo los efectos nocivos del proceso inflamatorio y por su relación con la funcionalidad del sistema inmunológico.

La suplementación puede tener un efecto positivo en la cicatrización y osteointegración alrededor de los implantes dentales.

Flúor

Los tratamientos con flúor pueden reducir la prevalencia o la incidencia de esta enfermedad debido, sobre todo, al aumento en la integridad y resistencia del diente.

Selenio y manganeso

El papel de estos dos elementos traza en relación con la salud periodontal, se debe a que actúan como cofactores de enzimas antioxidantes, específicamente la SOD mitocondrial en el caso del manganeso, y la glutatión peroxidasa en el caso del selenio, con lo que ese papel antioxidante reduce la gravedad de la patología.

Antioxidantes

La enfermedad periodontal es un conjunto complejo de procesos infecciosos e inflamatorios que conduce a la producción de ROS, lo que a su vez empeora la patología (**Fig. 41-2**). Los antioxidantes pueden mejorar la salud periodontal mediante la reducción del estrés oxidativo, actuando a través de distintos mecanismos de acción que se pueden resumir en: control de la producción de los radicales libres, disminución de los mediadores inflamatorios y, en algunos casos, debido también a los efectos bacteriostáticos frente a las bacterias implicadas en la enfermedad periodontal.

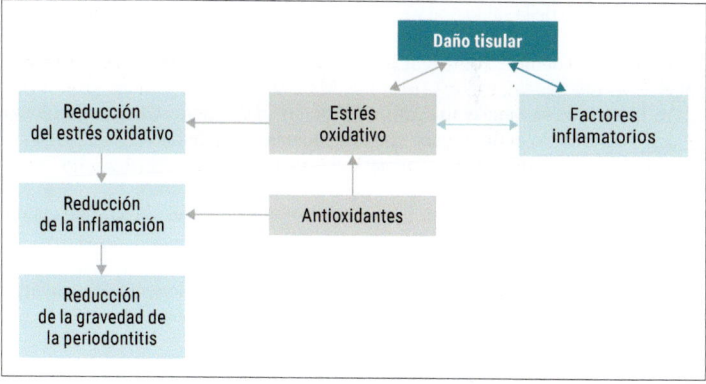

Figura 41-2. Proceso inflamatorio e infeccioso ocurrido en la enfermedad periodontal. Papel de los antioxidantes.

Adaptada de: Najeeb *et al.*, 2016.

Por otro lado, la aplicación local de geles o enjuagues bucales que contienen antioxidantes ha demostrado tener efectos antiinflamatorios locales en los tejidos periodontales y reducciones significativas en el crecimiento de bacterias, asociadas a la enfermedad periodontal.

Entre los compuestos antioxidantes más importantes que han demostrado alguna relación con la enfermedad periodontal destacan los siguientes:

- Vitaminas antioxidantes: carotenoides y vitamina A, vitamina C y tocoferoles.
- Hierro, cobre, selenio, manganeso y cinc debido a su participación en la estructura de enzimas con actividad antioxidante.
- Coenzima Q.
- Melatonina.
- Polifenoles o compuestos fenólicos: flavonoles, catequinas, isoflavonas, antocianos, taninos, resveratrol, etc.

Los alimentos de origen vegetal son excelentes fuentes de antioxidantes, que tienen un efecto positivo y protector en la salud periodontal. Las evidencias muestran que una dieta saludable y equilibrada tiene efectos antiinflamatorios y antioxidantes en la salud periodontal, con lo que un adecuado consumo de frutas, verduras y hortalizas, cereales y derivados, legumbres, frutos secos, aceite de oliva virgen extra, café y cacao, nos van a garantizar el aporte correcto de los antioxidantes anteriormente citados y de esa forma prevenir y/o retrasar la aparición de la enfermedad periodontal.

Probióticos

Algunas cepas de probióticos (en su mayoría bacterias acidolácticas entre las que destacan *Lactobacillus reuteri* y *Lactobacillus salivarius*), han demostrado efecto en el mantenimiento de la salud oral y en el tratamiento de la enfermedad periodontal, aunque en la mayoría de los estudios este efecto se obtuvo con una administración continuada en el tiempo. Los mecanismos propuestos para explicar ese efecto son:

- Producción de sustancias con actividad bactericida/bacteriostática, como ácido láctico, peróxido de hidrógeno o bacteriocinas, entre otras.
- Mecanismo competitivo con las bacterias patógenas.
- Capacidad de impedir la adhesión de las bacterias patógenas.
- Modulación del sistema inmunitario del huésped a través de su interacción con células inmunocompetentes.

En conclusión, la administración de probióticos como tratamiento coadyuvante a la intervención profesional de la enfermedad periodontal puede:

- Mejorar los parámetros clínicos a nivel general (índice de placa, índice gingival, profundidad de sondaje, sangrado al sondaje y pérdida de inserción periodontal).
- Producir cambios significativos en la composición de la microbiota subgingival, disminuyendo significativamente la concentración de los principales patógenos periodontales.
- No causar efectos secundarios percibidos a corto o largo plazo.
- Evitar el uso indiscriminado de antibióticos y utilizarse como coadyuvante del raspado y alisado radicular en la prevención y tratamiento de la enfermedad periodontal.

El uso de suplementos o alimentos que lleven en su composición las cepas que hayan demostrado actividad, así como la identificación de la cantidad exacta, su uso combinado con prebióticos, tiempo de tratamiento y la vía de administración es una línea de investigación prometedora en la prevención y tratamiento de la enfermedad periodontal.

MEDIDAS DE HIGIENE BUCODENTAL EN LA PREVENCIÓN DE LA ENFERMEDAD PERIODONTAL

Las medidas de higiene bucodental más importantes en la prevención de la enfermedad periodontal son:

- Cepillado de dientes y limpieza con hilo dental un mínimo de 2 veces/día, preferentemente después de las comidas.
- Uso de enjuagues después de comer, sobre todo si no es posible el cepillado.
- Masticación de chicle sin azúcar o edulcorado con polioles durante 15-20 minutos después de tomar cualquier alimento.
- Uso de pastas de dientes y enjuagues fluorados.
- Evitar el tabaco: se ha observado que el hábito de fumar está asociado a un incremento en el riesgo de sufrir enfermedad periodontal.
- Evitar el consumo de drogas cuyo hábito se ha relacionado con un incremento del riesgo de enfermedad periodontal.
- Detección precoz a través de visitas regulares al odontólogo para hacer frente a la progresión de formas leves a formas graves de enfermedad periodontal.

PUNTOS CLAVE

- La enfermedad periodontal es una patología caracterizada por una disbiosis oral que se manifiesta en una reacción inflamatoria local que activa el sistema inmunitario. La amplificación de esta respuesta localizada inicial da como resultado la liberación de una serie de mediadores proinflamatorios, especies reactivas de oxígeno (ROS) y otros mediadores, y la propagación de la inflamación a través de los tejidos gingivales.
- La etiología de la enfermedad periodontal es multifactorial, siendo la causa principal una mala higiene oral, lo que conduce a una acumulación de placa bacteriana. La relación entre enfermedad periodontal y nutrición es bidireccional, con lo que una mala nutrición y alimentación conlleva mayores riesgos de padecer enfermedad periodontal, e individuos con la patología presentan alteraciones a nivel de las estructuras orales, lo que puede afectar a su nutrición.
- Las principales pautas dietéticas para la prevención de la enfermedad periodontal irán dirigidas principalmente a la disminución y eliminación de la placa bacteriana, con lo que la reducción en cantidad y frecuencia de alimentos ricos en hidratos de carbono fermentables desempeñan un papel crucial.
- La ingesta adecuada de determinados macronutrientes y micronutrientes y de antioxidantes en las primeras etapas de la vida, así como su consumo adecuado en la dieta puede evitar y/o retrasar la enfermedad.
- Los probióticos han demostrado efecto en el mantenimiento de la salud oral y en el tratamiento de la enfermedad periodontal.
- La disminución en el consumo de alimentos con nutrientes proinflamatorios (azúcares y grasas saturadas, principalmente) y el aumento y adecuado consumo de alimentos con nutrientes con efecto antiinflamatorio y antioxidante (vitaminas, minerales y compuestos antioxidantes) puede ayudar al tratamiento y mejora de la enfermedad periodontal.

BIBLIOGRAFÍA

Botelho J, Machado V, Proença L, Delgado AS, Mendes JJ. Vitamin D Deficiency and Oral Health: A Comprehensive Review. Nutrients. 2020;12(5):1471.

Canut-Delgado N, Giovannoni ML, Chimenos-Küstner E. Are probiotics a possible treatment of periodontitis? Probiotics against periodontal disease: a systematic review. Br Dent J. 2021;23.

Çetinkaya H, Romaniuk P. Relationship between consumption of soft and alcoholic drinks and oral health problems. Cent Eur J Public Health. 2020;28(2):94-102.

Dommisch H, Kuzmanova D, Jönsson D, Grant M, Chapple I. Effect of micronutrient malnutrition on periodontal disease and periodontal therapy. Periodontol 2000. 2018;78(1):129-53.

Gasmi Benahmed A, Gasmi A, Dadar M, Arshad M, Bjørklund G. The role of sugar-rich diet and salivary proteins in dental plaque formation and oral health. J Oral Biosci. 2021;63(2):134-41.

Gondivkar SM, Gadbail AR, Gondivkar RS, Sarode SC, Sarode GS, Patil S, et al. Nutrition and oral health. Dis Mon. 2019;65(6):147-54.

Herrera D, Meyle J, Renvert S, Jin L. White Paper on Prevention and Management of Periodontal Diseases for Oral Health and General Health. FDI World Dental Federation [Internet]. 2018:1-17.

Kusama T, Nakazawa N, Takeuchi K, Kiuchi S, Osaka K. Free Sugar Intake and Periodontal Diseases: A Systematic Review. Nutrients. 2022;14(21):4444.

Liccardo D, Cannavo A, Spagnuolo G, Ferrara N, Cittadini A, Rengo C, et al. Periodontal Disease: A Risk Factor for Diabetes and Cardiovascular Disease. Int J Mol Sci. 2019;20(6):1414.

Lu EM. The role of vitamin D in periodontal health and disease. J Periodontal Res. 2023;58(2):213-24.

Martinon P, Fraticelli L, Giboreau A, Dussart C, Bourgeois D, Carrouel F. Nutrition as a key modifiable factor for periodontitis and main chronic diseases. J Clin Med. 2021;10(2):197.

Najeeb S, Zafar MS, Khurshid Z, Zohaib S, Almas K. The Role of Nutrition in Periodontal Health: An Update. Nutrients. 2016;8(9):530.

Ortega R, Lozano MC. Enfermedad periodontal. En: Ortega RM, Requejo AM, eds. Nutriguía. Manual de nutrición clínica. 2ª ed. Madrid: Editorial Médica Panamericana; 2015. p. 350-6.

Panezai J, van Dyke T. Polyunsaturated Fatty Acids and Their Immunomodulatory Actions in Periodontal Disease. Nutrients. 2023;15(4):821.

Santonocito S, Polizzi A, Palazzo G, Indelicato F, Isola G. Dietary Factors Affecting the Prevalence, and Impact of Periodontal Disease. Clin Cosmet Investig Dent. 2021;13:283-92.

Seminario-Amez M, López-López J, Estrugo-Devesa A, Ayuso-Montero R, Jané-Salas E. Probiotics, and oral health: A systematic review. Med Oral Patol Oral Cir Bucal. 2017;22(3):e282-88. Disponible en: http://www.medicinaoral.com/medoralfree01/aop/21494.pdf [última consulta: 19 de marzo de 2024].

Uwitonze AM, Rahman S, Ojeh N, Grant WB, Kaur H, Haq A, et al. Oral manifestations of magnesium and vitamin D inadequacy. J Steroid Biochem Mol Biol. 2020;200:105636. Disponible en: https://www.sciencedirect.com/science/article/abs/pii/S0960076019301815 [última consulta: 19 de marzo de 2024].

Ustianowski Ł, Ustianowska K, Gurazda K, Rusiński M, Ostrowski P, Pawlik A. The Role of Vitamin C and Vitamin D in the pathogenesis and therapy of periodontitis-Narrative Review. Int J Mol Sci. 2023;24(7):6774.

Vo TTT, Chu PM, Tuan VP, Te JS, Lee IT. The promising role of antioxidant phytochemicals in the prevention and treatment of periodontal disease via the inhibition of oxidative stress pathways: updated insights. Antioxidants (Basel). 2020;9(12):1211.

Veiga Herreros. P, Lozano Estevan MC, Lendínez Mesa A. Nutrición y salud dental. En: Ortega RM, ed. Nutrición Clínica y Salud Nutricional. Madrid: Editorial Médica Panamericana; 2023. p. 123-34.

Anemias nutricionales

42

L. Arcos Castellanos

 La anemia es una alteración en la que el número de glóbulos rojos o la concentración de hemoglobina que contienen estos, es inferior a las concentraciones normales. Esta afección se traduce en una reducción de la capacidad de la sangre para transportar oxígeno a los tejidos del organismo, provocando agotamiento, debilidad, mareos o complicaciones para respirar.

INTRODUCCIÓN

Existen diferentes tipos de anemias, destacando con mayor prevalencia las anemias ferropénicas seguidas de las megaloblásticas, que se caracterizan por un déficit de vitamina B_{12} o de ácido fólico.

Es de gran importancia conocer la causa de la anemia para establecer el tratamiento adecuado y que se pueda resolver este déficit.

ANEMIA POR DEFICIENCIA DE HIERRO

La anemia por deficiencia de hierro es también conocida como **anemia ferropénica** y como su propio nombre indica, se caracteriza por la falta de hierro. A nivel biológico, la anemia se desarrolla por un desequilibrio entre la pérdida de eritrocitos en relación con la producción. Esto cursa con una reducción de la concentración de hemoglobina en la sangre y en ocasiones va acompañado de una disminución del número de glóbulos rojos.

La anemia por deficiencia de hierro tiene una gran incidencia a nivel mundial. Se trata de un problema común en niños menores de 5 años y en mujeres, aunque la prevalencia de anemia en los adultos mayores de 50 años aumenta con la edad. En el año 2016, los datos de anemia fueron del 41,7 % en niños menores de 5 años, el 40,1 % en mujeres embarazadas y de un 32,5 % en mujeres no embarazadas.

Las funciones del hierro son múltiples, destacando los procesos enzimáticos, la síntesis de ADN o el transporte de oxígeno entre otros.

En cuanto a su clasificación, se puede distinguir entre hierro hemo y no hemo. El hierro hemo es fácilmente absorbible, mientras que el hierro no hemo presenta mayores dificultades para su absorción. En la **tabla 42-1** se presentan las principales fuentes de hierro, los potenciadores y los inhibidores de la absorción.

La deficiencia de hierro puede deberse a una alteración en la ingesta, absorción o transporte defectuoso de hierro, además de la pérdida de este mineral a través de sangrados gastrointestinales, o la menstruación en el caso de las mujeres.

Tabla 42-1. Fuentes de hierro, potenciadores e inhibidores de la absorción de hierro

	Hierro hemo	Hierro no hemo
Fuentes	Pescados y mariscos, carnes y derivados (ternera, cerdo y cordero) y aves	Huevos, cereales, verdura y frutas
Potenciadores de la absorción	Alimentos ricos en vitamina C	
Inhibidores de la absorción	Fitatos, oxalatos, polifenoles y taninos. El té y el café llegan a reducir la absorción del hierro en un 50 % por la formación de compuestos insolubles de hierro con el tanino	

Tabla 42-2. Principales causas de deficiencia de hierro

- Baja ingesta dietética
- Problemas de malabsorción (celiaquía, gastrectomía, *Helicobacter pylori*, resección intestinal, gastritis de *bypass*, sobrecrecimiento bacteriano)
- Interacción con alimentos que dificultan la absorción de hierro
- Pérdidas de sangre (cáncer de tracto digestivo y colorrectal, úlceras pépticas, parásitos, alteraciones ginecológicas)
- Enfermedades crónicas (insuficiencia cardíaca congestiva, enfermedad renal crónica, artritis reumatoide, obesidad)
- Desórdenes genéticos

Este tipo de anemia cursa con la disfunción de distintos sistemas del organismo, ocasionando una función muscular inadecuada que se manifiesta con una disminución del rendimiento y tolerancia al ejercicio. Además, es posible que se produzcan síntomas de cansancio, anorexia y pica, especialmente la pagofagia (ingesta de hielo). En la tabla 42-2 se destacan las principales causas de la deficiencia de hierro.

Para la prevención y tratamiento de la anemia por deficiencia de hierro, hay que tener en cuenta si existe o no inflamación, el tipo de dieta que se está llevando a cabo, los posibles factores estresantes ambientales que puedan afectar y el metabolismo que pueda influir en los niveles de hierro en sangre.

Con respecto al diagnóstico, la *European Society for Clinical Nutrition and Metabolism* (ESPEN) recomienda llevar a cabo una combinación de pruebas para medir la concentración de hierro plasmático, transferrina, saturación de transferrina, ferritina, proteína C-reactiva (PCR), hepcidina o evaluación de la morfología de los glóbulos rojos. Hay que tener en cuenta que estas concentraciones pueden verse afectadas por el género, la etnia, el sexo o el estado fisiopatológico. En algunos casos, no es posible llevar a cabo todas estas mediciones, presentando como principales valores diagnósticos las que se muestran en la tabla 42-3.

Cuando existe una deficiencia de hierro aislada, para poder considerar una anemia hay que valorar si la ferritina sérica presenta valores inferiores a 30 µg/L.

Tabla 42-3. Valores de referencia para diagnóstico de anemia ferropénica	
Marcadores séricos	**Valores diagnósticos**
Hemoglobina	<130 g/L hombres <120 g/L mujeres <110 g/L en embarazo
Ferritina	<30 µg/L (sin inflamación) <100 µg/L (con inflamación)
Transferrina	Aumentada
Capacidad total de unión de hierro	Aumentada
Hierro	Reducida
Saturación de transferrina	<20 %
Volumen corpuscular medio	Bajo

A pesar de ello, la ferritina es una proteína de fase aguda que puede aumentar en caso de inflamación, ocurriéndole lo mismo a la transferrina. En ese caso, la ferritina por debajo de 100 µg/L puede considerarse un valor de anemia por insuficiencia de hierro. Por otro lado, es importante remarcar cómo los niveles de hemoglobina en ocasiones pueden ser normales, existiendo aun así una deficiencia de hierro.

En el momento del tratamiento hay que tener en cuenta la ingesta de alimentos que pueden afectar a la absorción del hierro, mejorando de ese modo las posibles deficiencias de este mineral.

Cuando ya existe una anemia instaurada, los tratamientos más utilizados para combatir dicha patología son la suplementación con hierro por vía oral, existiendo multitud de formulaciones de hierro con diferentes dosis, y la terapia con hierro parenteral, tratándose de preparaciones intravenosas.

ANEMIA MEGALOBLÁSTICA

La **anemia megaloblástica** puede estar causada por una deficiencia de vitamina B_{12} o de ácido fólico. Actúa provocando cambios morfológicos y funcionales de los eritrocitos, leucocitos, plaquetas y precursores de la sangre.

Anemia por deficiencia de vitamina B_{12}

La **anemia perniciosa** es un tipo de anemia megaloblástica provocada por la deficiencia de vitamina B_{12}. Esta vitamina también es conocida como cobalamina y se cataloga dentro del grupo de vitaminas hidrosolubles. La anemia perniciosa cursa con la síntesis defectuosa de ADN o la producción ineficaz de glóbulos rojos, además de provocar otras alteraciones como la macrocitosis (donde los glóbulos rojos adquieren un tamaño superior al normal).

Con respecto a la prevalencia, parece que los países con ingresos más bajos suelen llevar a cabo una ingesta dietética inferior de este nutriente. Además, este tipo de anemia es más numerosa en sujetos de edad avanzada, a pesar de ir aumentando en los últimos años la incidencia en sujetos con menos de 60 años. Parece que la deficiencia de cobalamina está en torno al 10-26 % en la población general de los países occidentalizados, e incluso puede alcanzar el 75-90 % en la población vegana que no consume alimentos fortificados. A pesar de esto, los datos suelen estar infraestimados, debido a que la deficiencia de vitamina B_{12} en muchos de los casos cursa de forma silente.

Las principales funciones de la vitamina B_{12} son la de actuar como coenzima en la síntesis de ADN y en la síntesis de lípidos neuronales; por otro lado, se ocupa de la hematopoyesis y metabolismo neural, además de estar implicada en funciones del sistema nervioso.

La vitamina B_{12} no puede ser sintetizada por el organismo, teniendo que ser adquirida de forma externa a través de diferentes fuentes, siendo las principales los alimentos de origen animal, como la carne (especialmente ternera y cerdo), la leche y derivados, los huevos y el pescado.

Las causas de deficiencia de dicha vitamina se pueden deber a la ingesta, absorción o uso inapropiado de esta, además del posible aumento de las necesidades, de la excreción o de la destrucción de la misma (**Tabla 42-4**).

Por otro lado, la carencia de vitamina B_{12} puede tener consecuencias graves a largo plazo, las cuales se asocian con la falta de micronutrientes y la posible aparición de cáncer gástrico. La infección por *Helicobacter pylori* pueden dar lugar a hipoclorhidria, ocasionando malabsorción de algunos alimentos o de la propia vitamina.

En la mayoría de casos los pacientes son asintomáticos, mostrando síntomas solo un tercio de los afectados. Es posible que puedan producirse manifestaciones a nivel neurológico, parestesias, mala coordinación muscular o alucinaciones, además de poder producir síntomas en la memoria, gusto y olfato, o dar lugar a pacientes con mayor irritabilidad emocional, depresión o demencia. Por último, también parece existir una relación entre la gastritis autoinmunitaria y la anemia perniciosa.

El diagnóstico se lleva a cabo mediante la determinación analítica de vitamina B_{12}. Por otro lado, es adecuado comprobar los niveles de homocisteína y ácido metilmalónico como biomarcadores, ya que el déficit de B_{12} cursa con una acumulación de ambas sustancias. Se diagnostica una anemia perniciosa cuando los niveles séricos de cobalamina son inferiores a 200 pg/mL. Los pacientes con

---

Tabla 42-4. Causas más frecuentes de deficiencia de vitamina B_{12}

- Alcoholismo
- Dieta inadecuada
- Dietas veganas mal estructuradas
- Mujeres embarazadas
- Fármacos (antiácidos, metformina, colchicina, inhibidores de la bomba de protones)
- Causas hereditarias

niveles séricos de cobalamina entre 200 y 400 pg/mL pueden considerarse en concentraciones al límite.

Los requerimientos diarios en los adultos sin malabsorción son de 2,4 µg/día para hombres adultos y mujeres no embarazadas y de 2,6 µg/día para mujeres embarazas, aunque una ingesta diaria de 4-7 µg se ha asociado con niveles más bajos de ácido metilmalónico en suero. Esto puede variar con la edad, ya que las necesidades se ven incrementadas hasta alcanzar los 15 años, o en situaciones de vulnerabilidad, como en mujeres embarazadas y mujeres lactantes.

El tratamiento contra la anemia por deficiencia de vitamina B_{12}, en primer lugar, debe ser nutricional. Se trataría de llevar a cabo una dieta incrementada en proteínas (1,5 g/kg/día) para el adecuado funcionamiento del hígado y una correcta regeneración sanguínea. Por otro lado, se puede llevar a cabo a través de un aumento de la dosis con suplementos por vía oral o de manera inyectable. La vía de administración y la duración del tratamiento va a depender de la etiología subyacente y la gravedad de la deficiencia de vitamina B_{12}.

Anemia por deficiencia de ácido fólico

El **ácido fólico** es el nombre con el que se conoce a la vitamina B_9, perteneciente al grupo de vitaminas hidrosolubles. El ácido fólico no es capaz de sintetizarse en el organismo, por lo que debe llevarse a cabo su aporte a través de la dieta o con suplementos del mismo, que el organismo convierte en su forma reducida, denominada *folato*.

Dentro de las múltiples funciones del ácido fólico, destaca su participación en la síntesis de ácidos nucleicos, aminoácidos y proteínas. Además, es una vitamina esencial para el crecimiento de nuevas células, actúa en el metabolismo de la homocisteína como coenzima en la síntesis de purinas y pirimidinas, y participa en el ciclo de la metilación. Por otro lado, se trata de una vitamina fundamental para el buen desarrollo del embarazo, ya que disminuye el riesgo de defectos del tubo neural en el feto.

Las principales fuentes de ácido fólico son las verduras de hoja verde, nueces, frutas, huevos, carne o productos enriquecidos con vitamina B_9, como arroz, pasta o cereales de desayuno. También hay que tener en cuenta que la vitamina C mejora la biodisponibilidad de folato, ya que limita la degradación de las coenzimas de folato y los suplementos de ácido fólico en el estómago.

Las causas de la deficiencia de folato pueden deberse a un aumento de la excreción o de la destrucción por oxidantes de la dieta. Es más común en poblaciones donde la alimentación que llevan a cabo se basa en trigo o arroz no fortificados como alimento básico, además de un consumo bajo de alimentos ricos en folato. También son susceptibles de esta deficiencia las personas que sufren problemas de alcoholismo, los que presentan una disminución de la absorción por trastornos que afectan a dicho mecanismo en el intestino delgado, o poblaciones vulnerables con necesidades mayores de esta vitamina, como embarazadas, lactantes, bebés prematuros o en pubertad. Por último, hay que destacar que esta deficiencia puede deberse al efecto de ciertos medicamentos o que se produzca por trastornos genéticos con la hemoglobina.

Los niveles de folato se evalúan convencionalmente midiendo la concentración de dicha sustancia en suero/plasma (estado a corto plazo) o glóbulos rojos (estado a largo plazo). Las concentraciones plasmáticas son un indicador temprano para poder detectar una exposición alterada al folato y reflejan cómo es la ingesta reciente de folato en la dieta. El cálculo de folato en glóbulos rojos es un marcador sensible del estado del folato a largo plazo, puesto que informa de la acumulación de folato durante la eritropoyesis de los glóbulos rojos, reflejando así el estado del folato durante los 3 meses anteriores y las reservas de folato en los tejidos. La homocisteína y la metionina utilizan el folato para llevar a cabo la remetilación, haciendo que la homocisteína sea un buen marcador del estado del folato.

Por otro lado, las concentraciones de folato en plasma/suero y en sangre total se pueden medir de forma rutinaria mediante un ensayo microbiológico, utilizando *Lactobacillus rhamnosus*, ya que su crecimiento es proporcional a la cantidad de folato que hay en la muestra.

Niveles de B_{12} inferiores a 200 μg/mL indican datos de deficiencia. La dosis diaria recomendada de ácido fólico es de 330 μg/día, variando según la edad y duplicándose en el caso de mujeres embarazadas o lactantes.

Una vez diagnosticado, el tratamiento debe ser específico. El primer paso es pautar un tratamiento dietético, aunque hay que tener en cuenta que el folato de los alimentos presenta una biodisponibilidad menor que el ácido fólico sintético. Por otro lado, se puede tratar con la suplementación a través de folato oral, puesto que la causa principal se relaciona más con una deficiencia dietética que con una malabsorción. La forma de llevar a cabo la suplementación puede ser a través de la forma sintética, conocida como ácido fólico, o de forma natural con el ácido folínico.

En caso de que el tratamiento oral sea ineficaz o que exista intolerancia a este, se puede administrar ácido fólico por vía subcutánea.

OTRAS ANEMIAS

Anemia por déficit de cobre

El cobre es esencial para la formación de hemoglobina. En una situación de falta de cobre el hierro no puede ser liberado, ocasionando un descenso en la concentración de este mineral y de hemoglobina. La cantidad que se precisa para esta función es muy baja, por lo que este déficit de cobre suele aparecer en lactantes alimentados con leche de vaca o leches maternizadas sin cobre o cuando existe síndrome de hipoabsorción.

Anemia sideroblástica

Se caracteriza por una alteración en la vía final de la síntesis de hierro hemo, provocando la formación de eritrocitos inmaduros. El hierro que no puede ser utilizado en la síntesis del hierro hemo, se almacena en mitocondrias de los eritrocitos inmaduros. El tratamiento para dicha anemia consiste en una dosis terapéutica de piridoxina o fosfato de piridoxal. No obstante, las anemias sideroblásticas adquiridas, como las secundarias a fármacos, déficit de cobre, hipotermia o alcoholismo, no responden a la suplementación con B_6.

PUNTOS CLAVE

- Las anemias nutricionales presentan una elevada prevalencia en poblaciones de riesgo, como embarazadas, lactantes o ancianos.
- Los alimentos con mayor contenido en hierro tipo hemo son los pescados y mariscos, carnes y derivados.
- La absorción de hierro mejora con la ingesta de alimentos ricos en vitamina C, ocurriendo lo contrario con la ingesta de alimentos ricos en fitatos, oxalatos y taninos, como el té y el café.
- Las principales fuentes de vitamina B_{12} son los alimentos de origen animal, como la carne (especialmente ternera y cerdo), la leche y derivados, los huevos y el pescado.
- Para asegurar una ingesta adecuada de ácido fólico, es importante llevar a cabo una ingesta adecuada de verduras de hoja verde, nueces, frutas, huevos, carne y productos enriquecidos en vitamina B_9.
- La ingesta de vitamina C mejora la biodisponibilidad de folato.
- Las anemias minoritarias suele corregirse con la ingesta de proteínas, piridoxina o cobre, entre otros.

BIBLIOGRAFÍA

Berger MM, Shenkin A, Schweinlin A, Amrein K, Augsburger M, Biesalski HK, et al. ESPEN micronutrient guideline. Clin Nutr. 2022;41(6):1357-424.

Castillo KP. Vitamina B_{12} y trastornos hematológicos en la edad adulta tardía. Ambato: Universidad Técnica de Ambato; 2023.

Chaparro CM, Suchdev PS. Anemia epidemiology, pathophysiology, and etiology in low- and middle-income countries. Ann N Y Acad Sci. 2019;1450(1):15-31.

Esposito G, Dottori L, Pivetta G, Ligato I, Dilaghi E, Lahner E. Pernicious Anemia: The Hematological Presentation of a Multifaceted Disorder Caused by Cobalamin Deficiency. Nutrients. 2022;14(8):1672.

Htut TW, Thein KZ, Oo TH. Pernicious anemia: Pathophysiology and diagnostic difficulties. J Evid Based Med. 2021;14(2):161-9.

Infante M, Leoni M, Caprio M, Fabbri A. Long-term metformin therapy and vitamin B12 deficiency: an association to bear in mind. World J Diabetes. 2021;12(7):916-31.

Lanier JB, Park JJ, Callahan RC. Anemia in Older Adults. Am Fam Physician. 2018;98(7):437-42. Disponible en: https://www.aafp.org/pubs/afp/issues/2018/1001/p437.html [última consulta: 19 de marzo de 2024].

Lopez A, Cacoub P, Macdougall IC, Peyrin-Biroulet L. Iron deficiency anaemia. Lancet. 2016;38(1021):907-16.

Mahadea D, Adamczewska E, Ratajczak AE, Rychter AM, Zawada A, Eder P, et al. Iron deficiency anemia in inflammatory bowel diseases–A narrative review. Nutrients. 2021;13(11):4008.

Pasricha SR, Tye-Din J, Muckenthaler MU, Swinkels DW. Iron deficiency. Lancet. 2021;397:233-48.

Pyrgioti EE, Karakousis ND. B12 levels and frailty syndrome. J Frailty Sarcopenia Falls. 2022;7(1):32-7.

Raymond JK, Morrow K. Krause. Mahan. Dietoterapia. 14ª ed. Barcelona: Elsevier; 2017.

Sabaté LR, Pellicer À, Diego L. Vías de administración de la vitamina B_{12}. FMC. 2021;28(3):180-3.

Shokrgozar N, Golafshan HA. Molecular perspective of iron uptake, related diseases, and treatments. Blood Res. 2019;54(1):10-6.

Socha DS, DeSouza SI, Flagg A, Sekeres M, Rogers HJ. Severe megaloblastic anemia: Vitamin deficiency and other causes. Cleve Clin J Med. 2020;87(3):153-64.

Soh Y, Lee DH, Won CW. Association between Vitamin B12 levels and cognitive function in the elderly Korean population. Medicine (United States). 2020;99(30):E21371. Disponible en: https://journals.lww.com/md-journal/fulltext/2020/07240/association_between_vita-min_b12_levels_and.92.aspx [última consulta: 19 de marzo de 2024].

Stauder R, Valent P, Theurl I. Anemia at older age: etiologies, clinical implications, and management. Blood. 2018;131(5):505-14.

Stein J, Dignass AU, Sachsenhausen K. Management of iron deficiency anemia in inflammatory bowel disease-a practical approach. Ann Gastroenterol. 2013;26(2):104-13.

Sundarakumar JS, Shahul Hameed SK, SANSCOG Study Team; Ravindranath V. Burden of Vitamin D, Vitamin B12 and folic acid deficiencies in an aging, rural indian community. Front Public Health. 2021;9:707036. Disponible en: https://www.frontiersin.org/journals/public-health/articles/10.3389/fpubh.2021.707036/full [última consulta: 19 de marzo de 2024].

Weiss G, Goodnough LT. Anemia of Chronic Disease. N Engl J Med. 2005;352(10):1011-23. Disponible en: https://www.nejm.org/doi/10.1056/NEJMra041809 [última consulta: 19 de marzo de 2024].

Enfermedades cardiovasculares

J. M. Perea Sánchez

43

En España, al igual que en el resto de los países occidentales, las enfermedades cardiovasculares (ECV) son la primera causa de muerte.

En 2018 las ECV supusieron el 28,3 %, el cáncer, el 26,4 % y las enfermedades del sistema respiratorio, el 12,6 % del total de muertes. Por sexos, las ECV fueron la primera causa de mortalidad de las mujeres y la segunda entre los varones. Estas afecciones implican, además, un enorme coste social por la morbilidad que generan.

INTRODUCCIÓN

Las **enfermedades cardiovasculares** (ECV) comprenden el ictus o enfermedad cerebrovascular, la enfermedad vascular periférica y las enfermedades coronarias (infarto de miocardio, angina de pecho, arritmias, etc.), siendo la **aterosclerosis** la causa más común a todas ellas. Este proceso se puede definir como una respuesta inflamatoria local crónica debida a la acumulación de distintos materiales en el endotelio de la arteria.

Se considera que es un proceso discontinuo que se prolonga en el tiempo, desde el nacimiento a la edad adulta, y puede ser estabilizado mediante el control de los factores de riesgo. De hecho, la evidencia científica señala que se puede disminuir el padecimiento de enfermedad coronaria en más de un 50 % al tratar los factores asociados de riesgo cardiovascular.

FACTORES DE RIESGO CARDIOVASCULAR

En la génesis de las ECV intervienen factores no modificables, como la predisposición genética, los antecedentes familiares, el sexo, la edad, etc., que se deben tener en cuenta a la hora de valorar el riesgo de padecer la enfermedad. De hecho, la prevalencia de la enfermedad aterosclerótica o de los factores de riesgo más importantes (hipertensión, diabetes mellitus tipo 2, hiperlipemia) deben valorarse en aquellas personas con familiares de primer grado afectados por la enfermedad antes de los 55 años en los varones y de los 65 años en las mujeres.

Por otro lado, los factores de riesgo modificables (estilo de vida y factores dietéticos) serán objeto de estudio para profundizar en la prevención cardiovascular.

Tabla 43-1. Esquema de las fases del proceso aterosclerótico y factores influyentes

Fases	Factores
Lesión endotelial	• Hábito tabáquico • Hipertensión • Hiperlipidemia • Diabetes • Obesidad • Dietas ricas en grasa saturada • Otros: virus, bacterias, reacción inmunitaria, radicales libres, etc.
Formación estría grasa (depósito de macrófagos ricos en lípidos)	• Acumulación de colesterol LDL • Oxidación de colesterol LDL • Diabetes (glucosilación de las apoproteínas de colesterol LDL)
Placa fibrosa	• Oxidación de colesterol LDL • Hipertensión • Bajos niveles de colesterol HDL • Sedentarismo • Tabaco • Obesidad • Diabetes
Placa avanzada + trombosis	• Oxidación de colesterol LDL • AGP ω-6 (grasa de la dieta) • Tabaco • Diabetes • Proteína C-reactiva

AGP ω-6: ácidos grasos poliinsaturados omega-6; HDL: lipoproteínas de alta densidad; LDL: lipoproteínas de baja densidad.

FACTORES ATEROGÉNICOS Y TROMBOGÉNICOS

El desarrollo de la aterosclerosis se inicia por la disfunción endotelial, que progresa con la formación de la estría grasa y la placa fibrosa, y se complica con la placa ateromatosa avanzada y la trombosis asociada. Los diferentes factores de riesgo tienen un papel decisivo en el desarrollo de esta enfermedad (Tabla 43-1). En la formación y el desarrollo de la **placa de ateroma** (resultante de la lesión del endotelio e invasión de la íntima por lípidos y otros materiales), así como los fenómenos trombogénicos asociados, participan principalmente, de forma directa, los siguientes factores:

• Altas concentraciones de colesterol total (lipoproteínas plasmáticas) (>200 mg/dL), colesterol LDL (lipoproteínas plasmáticas de baja densidad >130 mg/dL) y triglicéridos totales (>150 mg/dL).

- Bajas concentraciones de colesterol HDL (lipoproteínas plasmáticas de alta densidad) (<40 mg/dL).
- Oxidación de colesterol LDL.
- Eicosanoides trombogénicos, inhibición del óxido nítrico y alteraciones de los factores de coagulación.
- Hipertensión arterial (≥140/90 mmHg).
- Humo del tabaco.
- Hiperglucemia (glucemia en ayunas ≥126 mg/dL).

INFLUENCIA DEL ESTILO DE VIDA

Tabaquismo

El tabaquismo, constituye una de las principales causas de todas las muertes producidas por ECV. El consumo de tabaco resulta perjudicial, independientemente de cómo y cuánto se fume, e incluso como tabaquismo pasivo. El humo del tabaco aumenta el desarrollo de aterosclerosis y la incidencia de fenómenos trombóticos, efecto que se relaciona con las alteraciones que se producen en la función endotelial, los procesos oxidativos, la función plaquetaria, la fibrinólisis, la modificación de lípidos y la función vasomotora.

Sedentarismo

El estilo de vida sedentario es otro de los principales factores de riesgo de ECV. La realización de actividad física de forma regular y el ejercicio aeróbico, reducen el riesgo de sufrir eventos coronarios, tanto mortales como no mortales, en la población. La actividad física tiene un efecto positivo en muchos de los factores de riesgo de ECV establecidos, ya que previene o retrasa el desarrollo de hipertensión en sujetos normotensos y reduce la presión arterial en pacientes hipertensos, aumenta las concentraciones de colesterol HDL, ayuda a controlar el peso y reduce el riesgo de padecer diabetes mellitus tipo 2.

Sobrepeso y obesidad

El aumento del índice de masa corporal (IMC) presenta una estrecha asociación con el riesgo de ECV, siendo otro buen indicador el valor de la circunferencia de cintura. Sin embargo, esto no justifica la realización de continuas dietas de adelgazamiento, con el consiguiente efecto «yoyó», que se configura como un nuevo factor de riesgo.

Factor de riesgo psicosocial

Un estatus socioeconómico bajo, carencia de apoyo social, estrés en el trabajo y en la vida familiar, la depresión, ansiedad, hostilidad y la personalidad tipo D (negatividad y angustia) contribuyen al riesgo de ECV.

INFLUENCIA DE LA DIETA EN LA ENFERMEDAD CARDIOVASCULAR

Los hábitos alimentarios influyen en el riesgo de ECV, bien por su efecto sobre los factores de riesgo (lipoproteínas plasmáticas, hipertensión, diabetes, oxidación lipídica, etc.) o bien, mediante un efecto independiente de estos factores de riesgo (v. Caps. 1 y 2). Por otro lado, una de las dietas que ha despertado más interés es la dieta mediterránea, que se ha asociado con la protección frente a la ECV.

Dieta mediterránea

La dieta mediterránea se basa en el consumo de alimentos como los cereales (pan, pan integral, pasta, arroz), legumbres, frutas, hortalizas, pescado y aceite de oliva virgen extra, un consumo moderado de alcohol y un bajo consumo de carne (roja y procesada), así como una baja ingesta de grasa saturada. De hecho, distintos estudios han demostrado el efecto protector de esta dieta frente a la ECV.

Ingesta energética

La ingesta energética debe equilibrarse con el gasto energético para mantener un peso saludable (IMC: 18,5-25 kg/m²). Se debe moderar la ingesta calórica a la vez que se promueve la actividad física, con el objeto de buscar el equilibrio. De hecho, el exceso de calorías en la dieta, mantenida en el tiempo, se relaciona con sobrepeso, obesidad, hipertensión e hiperlipidemia.

Perfil calórico

El equilibrio de macronutrientes en la dieta es un factor de protección cardiovascular. El objetivo de tomar más del 50 % de las calorías de la dieta como hidratos de carbono, tomar como máximo el 35 % de las calorías como lípidos o grasas, y el 10-15 % de las calorías como proteínas, favorece el seguimiento de una dieta equilibrada con los nutrientes necesarios y más próxima al ideal teórico.

Frutas y hortalizas

La mayoría de los estudios señalan el efecto protector de las frutas y hortalizas frente a la ECV. Quizás, entre las razones principales de esta protección, se encuentre el contenido en potasio de estos alimentos, que contribuye a la reducción de la presión arterial, y su contenido en fibra, micronutrientes y fitoquímicos. En este sentido, se recomienda el consumo de al menos 5 raciones/día de frutas y hortalizas.

Cereales, legumbres y frutos secos

Entre las pautas actuales para la prevención cardiovascular se encuentran el consumo de legumbres, cereales integrales, nueces, almendras, etc., y minimizar la ingesta de hidratos de carbono refinados y azúcares sencillos. Los cereales integrales y las legumbres aportan hidratos de carbono de alta calidad, generalmente con cantidades significativas de fibra, más vitaminas, minerales y fitoquímicos. Además, tienen un índice/carga glucémica bajo (es decir, se absorben lentamente y, por lo tanto, no aumentan rápidamente los niveles de glucosa en plasma).

Pescado

El efecto protector del pescado frente la ECV se atribuye a su contenido en ácidos grasos omega-3. De hecho, se ha señalado que un pequeño aumento del consumo de pescado entre la población, podría reducir la mortalidad por ECV en un porcentaje importante. Por ello, es aconsejable consumir pescado, al menos dos/tres veces por semana, siendo una de ellas pescado azul.

Bebidas refrescantes

El consumo regular de refrescos azucarados se asocia con el sobrepeso y la diabetes mellitus tipo 2, ambos factores de riesgo de la ECV. Algunos estudios han indicado que, en niños y adolescentes, los refrescos pueden llegar a proporcionar un 10-15 % de la ingesta energética diaria y conviene que este consumo sea reducido.

Bebidas alcohólicas

En lo que se refiere al alcohol, parece existir una relación en forma de «J» entre su consumo y la mortalidad total. La ingesta de alcohol de forma moderada proporciona protección frente a las ECV, debido tanto al aumento de la concentración de colesterol HDL, como al efecto antitrombótico que ejerce. En particular, el vino tinto parece ejercer un efecto más favorable, que podría explicarse por el efecto antioxidante del resveratrol.

Sin embargo, cuando la ingesta es excesiva (tres o más bebidas alcohólicas/día) se produce un aumento de riesgo cardiovascular debido, principalmente, a la elevación de la presión arterial. Por ello, la recomendación es que se limite el consumo de alcohol a un máximo de una copa/día en las mujeres (10 g de alcohol) y dos copas/día en los varones (20 g de alcohol) para alcanzar el nivel más bajo de riesgo de enfermedad crónica. Además, se ha visto que los «bebedores de fin de semana» de altas dosis de alcohol, tienen mayor riesgo de padecer un accidente cardíaco o cerebrovascular, debido a las fluctuaciones en la presión arterial, junto a los cambios adversos en la agregación plaquetaria y la actividad fibrinolítica.

Grasa

La grasa es el componente de la dieta más estudiado en relación con este tipo de enfermedades. En general, las poblaciones que consumen dietas ricas en grasa tienden a tener mayores concentraciones de colesterol en suero, pero hay diferencias cualitativas que deben ser consideradas.

- **Ácidos grasos saturados**: la mayoría de los autores indican que son los principales determinantes del incremento de los niveles de colesterol sérico, por lo que se debe reducir la ingesta de grasas saturadas a un máximo del 10% del total de la energía y sustituirlas por grasas monoinsaturadas y poliinsaturadas para la prevención dietética de la ECV. Están presentes en la grasa vegetal de coco y palma, en la grasa láctea, animal y en muchos productos de origen industrial (ultraprocesados).
- **Ácidos grasos *trans***: aumentan el colesterol total y reducen las concentraciones de colesterol HDL. Están presentes en alimentos ultraprocesados que contienen grasas hidrogenadas, y de forma natural en carnes y leches de rumiantes. Se recomienda que menos del 1% de la ingesta total de la energía provenga de las grasas *trans*.
- **Ácidos grasos monoinsaturados**: tienen un efecto favorable en los valores de colesterol HDL cuando sustituyen a los ácidos grasos saturados. Además, disminuyen la oxidación de colesterol LDL, dado que las lipoproteínas formadas con una dieta alta en ácidos grasos monoinsaturados son más resistentes a la oxidación. La principal fuente dietética es el aceite de oliva, siendo preferible consumir el aceite de oliva virgen extra, por su composición en antioxidantes.
- **Ácidos grasos poliinsaturados**: reducen las concentraciones de colesterol LDL, aunque también aumentan la susceptibilidad a la oxidación de las lipoproteínas.
- **Ácidos grasos omega-6**: sus fuentes principales son los aceites de girasol y soja, y los alimentos ultraprocesados que los contienen. Una alta ingesta de estos ácidos grasos se relaciona con un mayor riesgo cardiovascular, principalmente porque promueven la trombogénesis.
- **Ácidos grasos omega-3** (α-linolénico, eicosapentaenoico y docosahexaenoico): su fuente dietética principal es el pescado. Disminuyen los fenómenos trombogénicos en la placa de ateroma y previenen las arritmias cardíacas, reduciendo la mortalidad por ECV. La mayoría de los autores recomiendan ingestas diarias de ácidos grasos omega-3 cercanas al 2% de las calorías totales.
- **Colesterol dietético**: influye poco en la concentración plasmática de colesterol total (lipoproteínas séricas). Por ello, algunas guías sobre dietas saludables no establecen recomendaciones específicas sobre la ingesta de colesterol en la dieta, aunque en otras se recomienda ingerir menos de 300 mg/día. A este respecto, es importante resaltar que el consumo de alimentos como el huevo, no debe ser restringido como algunas pautas indicaban, sino que su consumo puede formar parte, perfectamente, de una dieta cardiosaludable.

Fibra

La alta ingesta de fibra reduce el riesgo de sufrir ECV, debido a la mejora que ocasiona en el control de la glucosa y a la reducción que genera en las concentraciones de colesterol total y colesterol LDL.

Constituyen fuentes dietéticas importantes de fibra: los cereales integrales (pan integral, pasta integral, etc.), las legumbres, las frutas y las verduras. El objetivo nutricional marcado para la ingesta de fibra es de 25-35 g/día para adultos.

Vitaminas

Diversos autores han relacionado de forma positiva las concentraciones plasmáticas de vitaminas con la prevención cardiovascular, por lo que, en ocasiones, se ha sugerido la utilización de suplementos con esta finalidad. A este respecto, se han estudiado tres grupos de vitaminas:

- **Vitaminas B$_6$, B$_{12}$ y ácido fólico**: potencialmente disminuyen los niveles de homocisteína en suero reduciendo el riesgo cardiovascular, concluyendo los últimos estudios, que no reducen el riesgo de padecer esta patología.
- **Vitaminas A y E**: los estudios más actuales no han demostrado que exista evidencia científica al respecto.
- **Vitamina D**: algunos estudios epidemiológicos han mostrado una asociación entre deficiencia de vitamina D y ECV; sin embargo, tampoco se ha comprobado que los suplementos de vitamina D reduzcan el riesgo de sufrir esta enfermedad.

Minerales

Los principales minerales relacionados con la ECV son el sodio y el potasio:

- **Sodio**: existe consenso científico de que una ingesta de sodio elevada se relaciona con un aumento de la presión arterial. En la mayoría de los países occidentales, la ingesta de sal es elevada (9-10 g/día), muy por encima de la ingesta máxima recomendada (5 g/día). Los alimentos procesados y los caldos de carne o verduras, son importantes fuentes de sodio, así como la sal añadida a las comidas.
- **Potasio**: se ha demostrado que una alta ingesta de potasio reduce las cifras de presión arterial. Los estudios indican que la ingesta adecuada de potasio (4,7 g/día) reduce el riesgo de ictus. Las principales fuentes de potasio son las frutas y las verduras.

Antioxidantes

La oxidación de colesterol LDL contribuye al desarrollo de la enfermedad coronaria. En este sentido, los antioxidantes presentes en los alimentos y bebidas, parecen ejercer un papel protector en la peroxidación lipídica y en la modificación oxidativa de colesterol LDL por parte de los radicales libres. Los antioxidantes polifenólicos presentes en hortalizas, frutas, aceite de oliva virgen, vino, etc., inhiben la oxidación de colesterol LDL y reducen la tendencia trombótica.

PUNTOS CLAVE

- Las ECV son la primera causa de muerte en nuestro país y representan un alto coste social. En su génesis y desarrollo influyen factores genéticos, ambientales y patologías asociadas. La aterosclerosis es la causa más común a todas las ECV y se puede definir como una respuesta inflamatoria local crónica a la acumulación de distintos materiales en el endotelio de la arteria. El control de los factores de riesgo puede estabilizar o disminuir la progresión de la enfermedad.
- Entre los factores de riesgo se encuentran: el hábito tabáquico, la hipertensión, la diabetes mellitus, la hiperlipidemia, la obesidad, el sedentarismo y diversos factores alimentarios. Respecto a la dieta, se debe tener en cuenta el efecto adverso de la ingesta excesiva de ácidos grasos saturados y *trans*, y el beneficio de la ingesta de grasa monoinsaturada y grasa poliinsaturada omega-3, así como de alimentos ricos en fibra, antioxidantes y algunos minerales como el potasio.
- Una dieta cardiosaludable podría ser la dieta mediterránea que se basa en el consumo de cereales (incluidos los integrales), legumbres, frutas, hortalizas, pescado y aceite de oliva virgen extra, y un consumo moderado de carne (roja y procesada) y productos de origen industrial con un contenido alto de grasa saturada y *trans*. Por otro lado, las recomendaciones dietéticas deben basarse en el impacto global sobre la salud, siendo importante mantener una dieta equilibrada.
- El mantenimiento de un peso y un porcentaje de grasa corporal adecuada, así como la práctica regular de ejercicio físico, son importantes en la prevención de este tipo de enfermedades. El ejercicio disminuye el riesgo cardiovascular, normaliza la presión arterial y contribuye al control del peso corporal.
- El consumo de sal y de alcohol debe ser moderado, y es preciso suprimir el hábito de fumar.

BIBLIOGRAFÍA

Brecht P, Dring JC, Yanez F, Styczeń A, Mertowska P, Mertowski S, et al. How Do Minerals, Vitamins, and Intestinal Microbiota Affect the Development and Progression of Heart Disease in Adult and Pediatric Patients? Nutrients. 2023;15(14):3264.

Cayuela L, Gómez Enjuto S, Olivares Martínez B, Rodríguez-Domínguez S, Cayuela A. Is the pace of decline in cardiovascular mortality decelerating in Spain? Rev Esp Cardiol (Engl Ed). 2021;74(9):750-6.

Feingold KR. The Effect of Diet on Cardiovascular Disease and Lipid and Lipoprotein Levels. April 16. En: Dhatariya K, Dungan K, Hofland J, Kalra S, Kaltsas G, Kapoor N, et al., eds. Endotext [Internet]. South Dartmouth (MA): MDText.com, Inc.; 2000-2021. Disponible en: https://pubmed.ncbi.nlm.nih.gov/33945244 [última consulta: 19 de marzo de 2024].

Francula-Zaninovic S, Nola IA. Management of Measurable Variable Cardiovascular Disease' Risk Factors. Curr Cardiol Rev. 2018;14(3):153-63.

Gil A, Ortega RM, Maldonado J. Wholegrain cereals and bread: a duet of the Mediterranean diet for the prevention of chronic diseases. Public Health Nutr. 2011;14(12A):2316-22.

Giosuè A, Recanati F, Calabrese I, Dembska K, Castaldi S, Gagliardi F, et al. Good for the heart, good for the Earth: proposal of a dietary pattern able to optimize cardiovascular disease prevention and mitigate climate change. Nutr Metab Cardiovasc Dis. 2022;32(12):2772-81.

Kiani AK, Medori MC, Bonetti G, Aquilanti B, Velluti V, Matera G, et al. Modern vision of the Mediterranean diet. J Prev Med Hyg. 2022;63(2 Suppl 3):E36-43. Disponible en:

https://www.jpmh.org/index.php/jpmh/article/view/2745/1009 [última consulta: 19 de marzo de 2024].

Konieczna J, Ruiz-Canela M, Galmes-Panades AM, Abete I, Babio N, Fiol M, et al. An Energy-Reduced Mediterranean Diet, Physical Activity, and Body Composition: An Interim Subgroup Analysis of the PREDIMED-Plus Randomized Clinical Trial. JAMA Netw Open. 2023;6(10):e2337994. Disponible en: https://jamanetwork.com/journals/jamanetworkopen/fullarticle/2810826 [última consulta: 19 de marzo de 2024].

Li A, Yan J, Zhao Y, Yu Z, Tian S, Khan AH, et al. Vascular Aging: Assessment and Intervention. Clin Interv Aging. 2023;18:1373-95.

Li H, Xia N. Alcohol and the vasculature: a love-hate relationship? Pflugers Arch. 2023;475(7):867-75.

Lombardo M, Feraco A, Camajani E, Caprio M, Armani A. Health Effects of Red Wine Consumption: A Narrative Review of an Issue That Still Deserves Debate. Nutrients. 2023;15(8):1921.

Lopez-Neyman SM, Zohoori N, Broughton KS, Miketinas DC. Association of Tree Nut Consumption with Cardiovascular Disease and Cardiometabolic Risk Factors and Health Outcomes in US Adults: NHANES 2011-2018. Curr Dev Nutr. 2023;7(10):102007.

Melaku YA, Appleton S, Reynolds AC, Milne RL, Lynch BM, Eckert DJ, et al. Healthy lifestyle is associated with reduced cardiovascular disease, depression and mortality in people at elevated risk of sleep apnea. J Sleep Res. 2023:e14069. Disponible en: https://onlinelibrary.wiley.com/doi/10.1111/jsr.14069 [última consulta: 19 de marzo de 2024].

Münzel T, Hahad O, Sørensen M, Lelieveld J, Duerr GD, Nieuwenhuijsen M, et al. Environmental risk factors and cardiovascular diseases: a comprehensive expert review. Cardiovasc Res. 2022;118(14):2880-902.

Narain A, Kwok CS, Mamas MA. Soft drinks and sweetened beverages and the risk of cardiovascular disease and mortality: a systematic review and meta-analysis. Int J Clin Pract. 2016;70(10):791-805.

Naureen Z, Dhuli K, Donato K, Aquilanti B, Velluti V, Matera G, et al. Foods of the Mediterranean diet: tomato, olives, chili pepper, wheat flour and wheat germ. J Prev Med Hyg. 2022;63(2 Suppl 3):E4-11. Disponible en: https://www.jpmh.org/index.php/jpmh/article/view/2740/1005 [última consulta: 19 de marzo de 2024].

Petersen KS, Kris-Etherton PM. Diet Quality Assessment and the Relationship between Diet Quality and Cardiovascular Disease Risk. Nutrients. 2021;13(12):4305.

Tani S, Atsumi W, Yagi T, Imatake K, Suzuki Y, Takahashi A, et al. Higher frequency of fish intake and healthy lifestyle behaviors may be associated with a lower platelet count in Japan: Implication for the anti-atherosclerotic effect of fish intake. Prev Med. 2023;175:107682. Disponible en: https://www.sciencedirect.com/science/article/pii/S0091743523002621 [última consulta: 19 de marzo de 2024].

Timm M, Offringa LC, Van Klinken BJ, Slavin J. Beyond Insoluble Dietary Fiber: Bioactive Compounds in Plant Foods. Nutrients. 2023;15(19):4138.

Yao F, Ma J, Cui Y, Huang C, Lu R, Hu F, et al. Dietary intake of total vegetable, fruit, cereal, soluble and insoluble fiber and risk of all-cause, cardiovascular, and cancer mortality: systematic review and dose-response meta-analysis of prospective cohort studies. Front Nutr. 2023;10:1153165. Disponible en: https://www.frontiersin.org/articles/10.3389/fnut.2023.1153165/full [última consulta: 19 de marzo de 2024].

Zeng W, Jin Q, Wang X. Reassessing the Effects of Dietary Fat on Cardiovascular Disease in China: A Review of the Last Three Decades. Nutrients. 2023;15(19):4214.

Hipertensión arterial

A. Aparicio Vizuete

44

 La hipertensión es una de las alteraciones más frecuentemente detectadas en atención primaria, constituyendo un importante factor de riesgo cardiovascular, de fallo renal, e incluso de muerte, cuando no se detecta a tiempo y se trata adecuadamente. Se caracteriza por afectar a un elevado número de personas, a las que habría que sumar aquellas que aún no han sido diagnosticadas debido a que los síntomas y signos de esta enfermedad tardan mucho tiempo en aparecer. En este sentido, se estima que, a nivel mundial, más del 30 % de la población adulta padece hipertensión. Debido a que se ha demostrado una relación directa entre diversos factores ambientales con cifras de presión arterial elevadas, es importante desarrollar y poner en marcha estrategias que permitan controlar y reducir la presión arterial tanto en individuos normotensos como en hipertensos, especialmente en relación con la dieta y los estilos de vida. Para ello, es necesario que la población conozca dichas estrategias y sepa cómo ponerlas en marcha con el fin de que las puedan incorporar en sus hábitos diarios de forma sencilla y sin esfuerzo.

INTRODUCCIÓN

En España, la hipertensión es uno de los principales factores de riesgo de mortalidad, siendo el trastorno de salud más diagnosticado. Según el Ministerio de Sanidad, Consumo y Bienestar Social, la prevalencia de hipertensión arterial en la población adulta oscila entre el 33 y el 43 %, y es de más del 60 % en mayores de 65 años, aumentando al 75-80 % en los mayores de 80 años.

La **presión arterial elevada** se ha identificado como un importante factor de riesgo de enfermedad cardiovascular (ECV), insuficiencia renal y alteraciones en el sistema nervioso (retinopatía). Además, se ha observado que los individuos con cifras de presión arterial elevadas tienen más riesgo de alteraciones en la función cognitiva y mayor incidencia de demencia.

Se pueden distinguir dos tipos de hipertensión: la hipertensión esencial y la hipertensión secundaria. La **hipertensión esencial** es la más prevalente (90 % de los casos), y hace referencia a la hipertensión de causa desconocida, ya que suele deberse a un conjunto de factores de origen genético y ambiental. Sin embargo, la **hipertensión secundaria** se debe a una alteración concreta y específica (embarazo, alteración renal, alteración neurológica, medicamentos, etc.).

En la tabla 44-1 se muestra la clasificación de la hipertensión, en la que la hipertensión de grados 1, 2 y 3 corresponde a la clasificación de hipertensión leve, moderada y grave, respectivamente.

Tabla 44-1. Clasificación de la presión arterial

Categoría	Sistólica (mmHg)		Diastólica (mmHg)
Óptima	<120	y	<80
Normal	120-129	y/o	80-84
Normal-alta	130-139	y/o	85-89
Hipertensión grado 1	140-159	y/o	90-99
Hipertensión grado 2	160-179	y/o	100-109
Hipertensión grado 3	≥180	y/o	≥110
Hipertensión sistólica aislada	≥140	y/o	<90

Adaptada de: Williams *et al.*, 2018.

FACTORES QUE INFLUYEN EN LA PRESIÓN ARTERIAL

La presión arterial depende del gasto cardíaco (en función de las necesidades metabólicas del organismo) y la resistencia periférica (resistencia total al flujo sanguíneo que ofrecen todos los vasos a la circulación sistémica). Los componentes básicos de la regulación de la presión arterial son: la frecuencia cardíaca, la resistencia periférica y el volumen sanguíneo.

En la tabla 44-2 se presentan los principales factores que determinan las cifras de presión arterial.

Tabla 44-2. Factores que influyen en la presión arterial (PA)

Componentes de la regulación de la PA	Factores influyentes
Frecuencia cardíaca	Sistema nervioso simpático (PA ↑) Sistema nervioso parasimpático (PA ↓)
Resistencia vascular	Sistema nervioso simpático (vasoconstricción) Óxido nítrico (vasodilatación) (tabaco: efecto inhibidor) Eicosanoides derivados de omega-3 (vasodilatación) Angiotensina II (vasoconstricción) Placa de ateroma (enfermedad cardiovascular)
Volumen sanguíneo	Aumento de la ingesta de sodio Sistema renina-angiotensina aumenta: • Aldosterona: reabsorción de sodio • Hormona antidiurética: reabsorción de agua Péptidos natriuréticos (disminuyen frecuencia cardíaca) Relación inversa con el índice de masa corporal

FACTORES DE RIESGO DE HIPERTENSIÓN

Los individuos con una presión arterial elevada suelen tener otros factores de riesgo de ECV, como diabetes mellitus tipo 2 y dislipemias, que pueden interactuar aumentando el riesgo de forma sinérgica, sobre todo en el caso de pacientes con hipertensión leve o moderada. Otros factores de riesgo importantes son el hábito tabáquico, el sedentarismo, el exceso de peso, el consumo excesivo de alcohol y el seguimiento de dietas desequilibradas.

Asimismo, también se debe tener en cuenta en la valoración del riesgo de padecer hipertensión la edad (>65 años), y el hecho de tener antecedentes personales o familiares de ECV, hipertensión o dislipidemia.

Influencia del estilo de vida

Entre los factores de riesgo de padecer hipertensión relacionados con el estilo de vida se encuentran el tabaquismo, la obesidad y el sedentarismo, los cuales son modificables.

Las intervenciones en el estilo de vida, tales como el abandono del hábito tabáquico, la pérdida de peso y el aumento de la actividad física, podrían ser suficientes para controlar las cifras de presión arterial en aquellos individuos con hipertensión leve, y se deben recomendar siempre a los pacientes con tratamiento farmacológico, ya que pueden contribuir a reducir las dosis necesarias de fármacos antihipertensivos para el control de la presión arterial.

Tabaco

El consumo de tabaco aumenta, de forma general, el riesgo cardiovascular y, de forma concreta, conduce al incremento de la presión arterial al disminuir el efecto vasodilatador del endotelio vascular.

Sedentarismo/actividad física

La práctica regular de actividad física es una de las recomendaciones para prevenir la hipertensión en personas sedentarias, habiéndose indicado, por la *American Heart Association* (AHA) y algunos autores, que la actividad física es tan importante como el tratamiento farmacológico para reducir el riesgo de mortalidad en adultos con hipertensión, especialmente moderada y grave.

Sobrepeso y obesidad

El exceso de peso tiene una relación comprobada por distintos estudios con la hipertensión. De hecho, se considera que a este factor es atribuible más del 25 % del riesgo de padecer hipertensión. Además, el tipo obesidad androide (hombre: >102 cm; mujer: >88 cm) (NCEP-ATP III, 2002) (v. **Cap. 16**), también se asocia con el padecimiento de la enfermedad.

La asociación entre el exceso de peso y la hipertensión podría deberse a que la obesidad genera resistencia insulínica e hiperinsulinemia, la insulina reduce la excreción renal de sodio, aumenta el tono simpático y altera los iones intracelulares, lo que incrementa la reactividad vascular.

Por ello, se recomienda la pérdida de peso en individuos con sobrepeso u obesidad, no siendo necesario alcanzar el peso ideal del individuo ya que se ha observado que pequeñas pérdidas de peso tienen un impacto positivo sobre las cifras de presión arterial. Para conseguir un adecuado control del peso, además de controlar la ingesta energética es importante aumentar la actividad física.

Influencia de los factores dietéticos

Estudios clínicos muestran que diversos componentes de la dieta, tales como el sodio, el potasio, la fibra y la grasa de pescado, afectan a la presión arterial (**Tabla 44-3**). La modificación de estos factores nutricionales hacia los objetivos nutricionales puede proporcionar una estrategia importante para controlar la presión arterial.

Tabla 44-3. Factores dietéticos con influencia en la presión arterial

Factor dietético	Dirección de la asociación	Recomendación dietética
Efecto directo	Peso corporal	Mantener o alcanzar un peso adecuado
	Grasa saturada	Reducir la ingesta de grasa saturada (<10 % de la energía total)
	Hidratos de carbono refinados	Sustituir por cereales de grano entero
	Alcohol	Evitar su consumo
	Sodio	Ingerir menos de 1.500-2.000 mg/día (4-5 g sal)
Efecto inverso	Grasa insaturada	Aumentar la ingesta de grasa monoinsaturada (30-35 % de la energía total) y poliinsaturada (4-10 % de la energía total)
	Fibra	Aumentar el consumo de alimentos ricos en fibra
	Potasio	Consumir alimentos ricos en potasio

Adaptada de: Ortega *et al.*, 2016.

Ingesta energética

Una ingesta calórica habitual por encima del gasto energético conduce al aumento de peso, así como al riesgo de hipertensión. Por ello, es importante consumir alimentos de baja densidad energética junto con la práctica habitual de actividad física.

Sodio

Numerosos estudios han puesto de relieve que una elevada ingesta de sal incrementa las cifras de presión arterial, mientras que su reducción se asocia con descensos de la presión arterial sistólica y presión arterial diastólica, especialmente en individuos hipertensos. Es este sentido, el mecanismo responsable es, probablemente, la mayor retención de sodio y fluido en los vasos sanguíneos, así como la mayor reactividad vascular, anteriormente mencionada. Por ello, se aconseja no superar los 5 g/día de sal (2.000 mg de sodio/día). Otros organismos, como la AHA, recomiendan valores inferiores a 3,8 g/día de sal (1.500 mg/día de sodio). Para disminuir el consumo de sal, la población puede, entre otras estrategias, reducir el aporte de sal de mesa que se añade durante el cocinado y condimentación de los platos y, por otro, escoger alimentos con un bajo contenido en sal (v. **Anexo 2-6**).

Potasio

Diversos estudios señalan que la ingesta de potasio está inversamente relacionada tanto con la presión arterial sistólica, como con la presión arterial diastólica. Los mecanismos implicados están relacionados con una disminución en la excreción de sodio, la actividad de la renina en plasma, y las concentraciones plasmáticas de la aldosterona. La recomendación de la ingesta de potasio es de 4.700 mg/día para los adultos, para alcanzar el beneficio potencial de la reducción de la presión arterial y, especialmente, cuando se combina con la disminución de la ingesta de sodio. Los alimentos ricos en potasio son las verduras, frutas, los cereales de grano completo, los productos lácteos, frutos secos, etc., siendo preferibles las fuentes naturales de potasio a los suplementos de este mineral.

Alcohol

El consumo excesivo de alcohol, por encima del nivel moderado, se asocia con un mayor riesgo de hipertensión de manera dependiente de la dosis de alcohol ingerida, especialmente en individuos con exceso de peso.

Por ello, se recomienda evitar el consumo de alcohol y, en caso de tomarlo, se aconseja consumirlo de forma moderada, considerándose una ingesta máxima de 20 g de etanol/día en los varones y de 10 g/día en las mujeres.

Fibra

Diversos estudios han descrito una asociación inversa entre la presión arterial y la ingesta de fibra. Son fuentes dietéticas importantes de fibra los cereales integrales o de grano entero (pan, pasta, etc.), las legumbres, las frutas y las verduras

(v. **Anexo 1-10**). El objetivo nutricional marcado para la ingesta de fibra es de 25-35 g/día para adultos (v. **Cap. 2**).

Dieta equilibrada

La base de una dieta equilibrada está en el consumo de cereales, legumbres, frutas y hortalizas. Además, esta incluye el consumo de productos lácteos, pescado, huevos y carne de forma moderada, así como un consumo ocasional de alimentos de origen industrial como la bollería, *snacks*, refrescos, platos precocinados y preparados, especialmente de aquellos ricos en grasa, azúcar, sal, etc.

En este sentido, la alimentación DASH (*Dietary Approaches to Stop Hypertension*) indicada para prevenir o tratar la hipertensión es muy similar a la dieta equilibrada recomendada por diversos organismos nacionales. Esta dieta se basa en el aumento del consumo de frutas, vegetales, lácteos pobres en grasa, cereales de grano entero, nueces, legumbres y semillas, y un bajo consumo de carne, sodio, azúcar añadida y grasa saturada. Tal y como se puede observar, la dieta DASH y la dieta mediterránea coinciden en la inclusión de numerosos alimentos, de ahí sus resultados favorables en el control de la presión arterial.

Otros factores dietéticos

Según algunos autores, otros factores dietéticos, como el calcio y el magnesio, presentan supuestos beneficios en la prevención o el tratamiento de la hipertensión, aunque estudios recientes señalan la ausencia de efecto de estos minerales sobre el control de la presión arterial, existiendo controversia al respecto. Sin embargo, parece recomendable cubrir las ingestas recomendadas de ambos minerales para obtener otros efectos beneficiosos para la salud, tanto a nivel óseo como a nivel cardiovascular.

Por otro lado, las ingestas insuficientes de cinc, cobre y manganeso también parecen afectar negativamente al control de la presión arterial. Además, algunos estudios han encontrado asociaciones inversas entre la situación nutricional en vitamina D y la presión arterial.

Por otro lado, tampoco existen suficientes evidencias científicas que avalen que la cafeína, presente en el café, té, refrescos y muchas bebidas energéticas, consumida de forma moderada eleve la presión arterial o aumente el riesgo de ECV.

PUNTOS CLAVE

- La hipertensión es un importante factor de riesgo de diversas enfermedades (ECV, insuficiencia renal, alteraciones en el sistema nervioso, etc.) y presenta una prevalencia elevada. Se pueden distinguir dos tipos: hipertensión esencial (90 % de los casos) e hipertensión secundaria.
- La presión arterial depende del gasto cardíaco y la resistencia que ofrecen los vasos de la circulación sistémica al paso del flujo sanguíneo. Los componentes básicos de la regulación de la presión arterial son la frecuencia cardíaca, la resistencia periférica y el volumen sanguíneo.

- Entre los factores de riesgo de padecer hipertensión se encuentran los relacionados con el estilo de vida (tabaquismo, obesidad y sedentarismo) y los factores dietéticos (energía, sodio, potasio, fibra, alcohol), así como el seguimiento de dietas desequilibradas. Además, para una correcta valoración del riesgo se debe tener en cuenta la edad y los antecedentes personales o familiares de ECV, hipertensión o dislipidemia.
- Las intervenciones en el estilo de vida y en la dieta podrían ser suficientes para controlar las cifras de presión arterial en aquellos individuos con hipertensión leve, y siempre se deben recomendar a los pacientes con tratamiento antihipertensivo, ya que, además de proporcionar una estrategia importante para controlar la presión arterial, pueden ayudar al tratamiento farmacológico.

BIBLIOGRAFÍA

Arnett DK, Blumenthal RS, Albert MA, Buroker AB, Goldberger ZD, Hahn EJ, et al. 2019 ACC/AHA Guideline on the Primary Prevention of Cardiovascular Disease: A Report of the American College of Cardiology/American Heart Association Task Force on Clinical Practice Guidelines. Circulation. 2019;140(11):e596-646. Disponible en: https://www.aha-journals.org/doi/10.1161/CIR.0000000000000678 [última consulta: 19 de marzo de 2024].

Carey RM, Wright JT, Taler SJ, Whelton PK. Guideline-Driven Management of Hypertension. An Evidence-Based Update. Circulation Res. 2021;128:827-46.

Filippou CD, Tsioufis CP, Thomopoulos CG, Mihas CC, Dimitriadis KS, Sotiropoulou LI, et al. Dietary Approaches to Stop Hypertension (DASH) Diet and Blood Pressure Reduction in Adults with and without Hypertension: A Systematic Review and Meta-Analysis of Randomized Controlled Trials. Adv Nutr. 2020;11(5):1150-60.

Gorostidi M, Gijón-Conde T, de la Sierra A, Rodilla E, Rubio E, Vyniles E, et al. Guía práctica sobre el diagnóstico y tratamiento de la hipertensión arterial en España, 2022. Sociedad Española de Hipertensión – Liga Española para la Lucha contra la Hipertensión Arterial (SEH-LELHA). Hipertensión y riesgo cardiovascular. 2023;39:174-94.

López-Plaza B, Bermejo LM. Nutrición en las enfermedades cardiovasculares. En: Ortega RM, ed. Nutrición Clínica y Salud Nutricional. Madrid: Editorial Médica Panamericana; 2023. p. 363-73.

Mahmood S, Shah KU, Khan TM, Nawaz S, Rashid H, Baqar SWA, et al. Non-pharmacological management of hypertension: in the light of current research. Ir J Med Sci. 2019;188(2):437-52.

Ortega RM, Jiménez-Ortega AI, Perea-Sánchez JM, Cuadrado-Soto E, López-Sobaler AM. Pautas nutricionales en prevención y control de la hipertensión arterial. Nutr Hosp. 2016;33(Supl 4):53-8.

Ortega RM, López-Sobaler AM, Ballesteros JM, Pérez-Farinós N, Rodríguez-Rodríguez E, Aparicio A, et al. Estimation of salt intake by 24 h urinary sodium excretion in a representative sample of Spanish adults. Br J Nutr. 2011;105(5);787-94.

Ozemek C, Laddu DR, Arena R, Lavie CJ. The role of diet for prevention and management of hypertension. Curr Opin Cardiol. 2018;33(4):388-93.

Rosendorff C, Lackland DT, Allison M, Aronow WS, Black HR, Blumenthal RS. Treatment of hypertension in patients with coronary artery disease a scientific statement from the American Heart Association, American College of Cardiology, and American Society of Hypertension. J Am Soc Hypertens. 2015;9(6):453-98.

Visseren FLK, Mach F, Smulders YM, Carballo D, Koskinas KC, Bäck M, et al. 2021 ESC Guidelines on cardiovascular disease prevention in clinical practice: Developed by the Task Force for cardiovascular disease prevention in clinical practice with representatives of the European Society of Cardiology and 12 medical societies With the special contribution of the European Association of Preventive Cardiology (EAPC). Eur Heart J. 2021;42(34):3227-337.

William B, Mancia G, Spiering W, Agabiti-Rosei R, Azizi M, Burnier M, et al. 2018 ESC/ESH Guidelines for the management of arterial hypertension. The Task Force for the management of arterial hypertension of the European Society of Cardiology and the European Society of Hypertension. J Hypertens. 2018;36(10):1953-2041.

Zhou B, Perel P, Mensah GA, Ezzati M. Global epidemiology, health burden and effective interventions for elevated blood pressure and hypertension. Nat Rev Cardiology. 2021;18:785-802.

Enfermedades dérmicas

A. M. López-Sobaler

45

 La piel, las uñas y el pelo son muy sensibles a las carencias nutricionales, por ser estructuras en constante renovación e intervenir en los procesos de eliminación de productos del organismo.

INTRODUCCIÓN

Aunque muchos de los problemas de la piel, uñas y cabello se relacionan con factores de tipo hormonal, estrés, etc., resulta indudable que una correcta alimentación que aporte cantidades correctas de vitaminas y minerales puede contribuir a mantener su buen estado.

PSORIASIS

Se estima que alrededor del 2 % de la población padece **psoriasis**, afectando por igual a ambos sexos. Puede aparecer a cualquier edad, aunque la incidencia aumenta entre los 20 y los 30 años, y también entre los 50 y 60 años.

El padecimiento de esta enfermedad crónica de la piel supone una predisposición genética, aunque también son necesarios otros factores desencadenantes. Cada vez existen más evidencias a favor de que la psoriasis no es más que una *enfermedad autoinmunitaria* (**Fig. 45-1**).

Los individuos con psoriasis siguen una dieta con cantidades significativamente menores de alimentos como zanahorias, tomates y fruta fresca, lo que puede provocar la aparición y/o agravamiento de su enfermedad.

De hecho, se ha comprobado que algunos pacientes mejoran con un régimen vegetariano o con dietas en las que se eliminan algunos alimentos. Esto puede deberse a que:

- La zanahoria, la espinaca y el pimiento son una buena fuente de *β-carotenos*, necesarios para el buen estado general de la piel.
- Algunas verduras, como el apio y la lechuga, son ricas en *psoralenos*, sustancias que protegen la piel en caso de psoriasis y mejoran la respuesta de la piel a la luz del sol.
- Los pescados grasos contienen ácidos grasos omega-3, que mejoran las lesiones cutáneas, mientras que las carnes, que aportan grasas saturadas, pueden empeorarla.

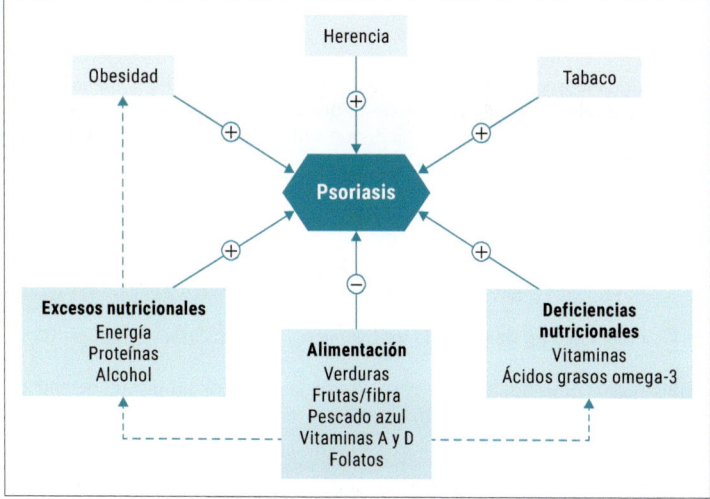

Figura 45-1. Posibles factores condicionantes de psoriasis.

Los pacientes con psoriasis presentan un mayor **índice de masa corporal** y una mayor incidencia de obesidad, sin que pueda establecerse si la obesidad es causa o consecuencia de la enfermedad, o si se produce una asociación debida a que estas personas tienen hábitos dietéticos diferentes por otros motivos.

La relación entre la psoriasis y el **hábito de fumar** es controvertida, aunque el riesgo de desarrollo de la enfermedad se duplica en personas que fuman 15 o más cigarrillos diarios.

En lo que se refiere al consumo de **alcohol**, aunque los resultados de los estudios son también contradictorios, parece necesario restringir su consumo, dado que:

- Por una parte, los pacientes con psoriasis indican que consumen mayor cantidad de bebidas alcohólicas.
- Y por otra, el riesgo de padecer psoriasis es el doble en personas que consumen 100 g de alcohol diarios, en comparación con aquellas que no lo toman.

Al analizar la relación entre ingesta de nutrientes y padecimiento de psoriasis, se observa que el exceso de **proteínas** no es conveniente en estos pacientes, lo que debe tenerse en cuenta dado que la dieta media española aporta aproximadamente el doble de la cantidad recomendada de proteínas.

Estudios dietéticos en personas con psoriasis muestran que estos pacientes ingieren una mayor cantidad de alimentos ricos en **grasa** total y grasa saturada que las personas que no la padecen. Así, en poblaciones en las que se consumen grandes cantidades de pescado (esquimales), la presencia de la psoriasis es mucho menor que en los países europeos.

Una dieta pobre en proteínas y grasas, y con un elevado porcentaje de *ácido linoleico* y otros ácidos grasos, se asocia a mejorías clínicas. Las razones pueden ser:

- El ácido linoleico es fundamental en el mantenimiento de la epidermis, al participar en la cohesión del *estrato córneo* y en la prevención de la pérdida de agua por la piel.
- El ácido *eicosapentaenoico o EPA* (aceite de pescado) y el *α-linolénico* (aceites vegetales) son inhibidores de la producción de agentes inflamatorios derivados del ácido araquidónico, que son los responsables de las lesiones características de la psoriasis.
- El ácido araquidónico y alguno de sus metabolitos son reguladores de la proliferación dérmica. Cuando las dietas son pobres en ácidos grasos esenciales, o cuando en la epidermis hay deficiencia de prostaglandina E_2 (PGE_2), como en la psoriasis, se produce una hiperproliferación de células epidérmicas, con el consiguiente engrosamiento de los estratos.

Una dieta rica en **fibra** puede ser beneficiosa por dos motivos:

- El escaso consumo de fibra se asocia a un aumento de los niveles de endotoxinas producidas por las bacterias, y en la psoriasis se observan altos niveles de endotoxinas circulantes.
- Se ha observado que algunos pacientes mejoran con dietas vegetarianas, o cuando aumentan su consumo de vegetales, que condicionan, entre otros efectos, un aumento en el consumo de fibra.

En lo que se refiere a la importancia de un adecuado consumo de **vitaminas**, se han observado niveles bajos de *retinol sérico* y *folatos* en pacientes con psoriasis al compararlos con sujetos sanos. Subsanar estas deficiencias podría resultar beneficioso, tanto en el progreso de esta enfermedad como en relación con la salud general.

También se han descrito bajos niveles séricos de calcitriol o 1,25-dihidroxivitamina D $(OH)_2$-D_3 en pacientes que sufren esta enfermedad. Además, se ha observado mejora del estatus en relación con la vitamina, bien mediante exposición solar o mediante aporte exógeno. Por otra parte, la eficacia de la fototerapia con rayos UVA puede deberse al aumento de los niveles de vitamina D_3.

ECCEMA O DERMATITIS ATÓPICA

La **dermatitis atópica** es una de las enfermedades de la piel de mayor prevalencia. Aparece con frecuencia asociada a antecedentes familiares de asma o alergia. Pese a ello, y aunque no hay un acuerdo unánime, no hay evidencias claras de que la dermatitis atópica sea una alergia o consecuencia de un problema alérgico.

La dermatitis atópica infantil aparece entre los 2 meses y los 2 años de edad, y se estima que afecta al 5 % de los niños. El 90 % de los afectados soluciona este problema antes de los 5 años, aunque puede aparecer más tarde, en cualquier momento de la vida.

Es controvertido el papel de las **alergias alimentarias** como desencadenante de la dermatitis atópica. En algunos casos puede ser útil un estudio de hipersensibilidad a ciertos alimentos, como la leche, pescado o huevos, aunque bajo una cuidada supervisión.

La introducción de alimentos alergénicos en el primer año de vida (después de los 4 meses) no incrementa el riesgo de dermatitis atópica/eccema.

La exclusión de algunos alimentos de la dieta de la madre durante el embarazo y la lactancia no ha demostrado que se asocie con menor incidencia de dermatitis en el descendiente, mientras que el seguimiento de una dieta restrictiva puede afectar negativamente, tanto a la situación nutricional de la madre como a la del recién nacido.

La leche de vaca es una de las principales causas de dermatitis atópica en niños con historia familiar de alergia, pudiendo producirse incluso por contacto en la piel alrededor de los labios. Además, muchos niños con dermatitis alérgica empeoran cuando consumen pescado.

Los ácidos grasos esenciales son fundamentales para la homeostasis dérmica. De hecho, en pacientes con nutrición parenteral total pueden agotarse los almacenes de ácidos grasos esenciales y aparecer distintas manifestaciones clínicas, principalmente dermatitis.

Se han descrito mejoras en las lesiones de la piel al suplementar la dieta con aceite de pescado, rico en EPA. A su vez, esta mejora se corresponde con cambios en los fosfolípidos séricos, indicadores de un aumento de la ingesta de EPA. Por ello, en adultos en los que el problema no está asociado a una alergia al pescado, este puede ser beneficioso para aumentar la cantidad de EPA aportado por la dieta.

También conviene evitar la deficiencia en ciertas **vitaminas**, ya que pueden relacionarse con problemas dérmicos:

- La deficiencia de **vitamina B$_2$** puede producir erupciones en la piel y dermatitis seborreica. También pueden presentarse dificultades para reparar el daño tisular causado por un trauma local, posiblemente por insuficiente energía local.
- La carencia grave de **niacina** provoca dermatitis y pelagra, mientras que la deficiencia leve provoca piel seca y agrietada, lo que favorece la aparición de infecciones. Además, gran parte del metabolismo cutáneo depende de la presencia de nicotinamida-adenina-dinucleótido (NAD) y de nicotinamida-adenina-dinucleótido-fosfato (NADP), coenzimas dependientes de esta vitamina.
- El déficit de **piridoxina** produce alteraciones cutáneas parecidas a las que se manifiestan con la deficiencia de ácidos grasos esenciales y, en parte, parecidas a las de la pelagra. La implicación de la vitamina en el metabolismo del triptófano y aminoácidos azufrados explica que su deficiencia provoque hiperqueratosis. Algunos medicamentos provocan deficiencia en vitamina B$_6$, como los anticonceptivos, isoniacida y cicloserina (v. **Cap. 58**), y su utilización podría ser el origen de algunas dermatitis, que podrían corregirse consumiendo alimentos ricos en esta vitamina (v. **Anexo 1-14**) o suplementos de esta.

El eje intestino-piel hace que algunas enfermedades de la piel (dermatitis atópica, acné, rosácea, alopecia, etc.) puedan verse influidas por la microbiota intestinal.

ACNÉ

Esta afección cutánea, que preocupa tanto a la mayoría de los adolescentes, afecta principalmente a la cara, aunque puede aparecer en otras zonas del cuerpo.

Coincidiendo con la pubertad (entre los 10-18 años), la secreción sebácea aumenta, propiciándose la aparición de comedones y acné en las zonas cutáneas de mayor densidad glandular.

Por ello, el **acné** aparece más frecuentemente en la adolescencia, dependiendo de factores hereditarios, hormonales, ambientales (como el estrés) y nutricionales. Sin embargo, también puede aparecer en adultos de hasta 50 años.

Las *dietas occidentales* se asocian a un aumento de este problema dérmico. De hecho, en las poblaciones que cambian sus hábitos dietéticos occidentalizándolos aumenta su presencia. Parece que una alimentación pobre en productos vegetales y rica en productos elaborados y de origen animal favorece el acné.

No se ha podido demostrar una clara relación entre el consumo de ciertos alimentos, como chocolate o bebidas de cola, y la aparición o agravamiento de los síntomas del acné. Sin embargo, puede que en ciertos pacientes sea útil evitar su consumo. Incrementar el consumo de frutas y vegetales parece ejercer un efecto protector.

Las dietas pobres en grasa y ricas en ácidos grasos omega-3 y en γ-linoleico mejoran el curso del acné, mientras que la grasa y los hidratos de carbono de la dieta se asocian a un aumento en la producción de sebo.

La ingesta de azúcares refinados y el seguimiento de dietas de alto índice glucémico parecen estar relacionadas con la incidencia de acné y otros síntomas de dermatosis. Además, las situaciones de hiperglucemia prolongadas, o repetidas, pueden agravar el problema. Por ello, el consumo de dulces en situaciones de ayuno, es decir, fuera de las comidas, puede empeorar el acné.

Parece recomendable aumentar el contenido de fibra en la dieta para la resolución de este tipo de problemas dérmicos debido, posiblemente, a la mejora que se consigue en el tránsito intestinal y por favorecerse una mejora de la microbiota, que también tiene impacto positivo en la piel.

Algunas vitaminas como *retinol*, *biotina* y *tiamina* son necesarias para mantener un nivel adecuado de secreción sebácea, por lo que conviene evitar su deficiencia. También un aporte correcto de vitamina C, D, E, cinc y selenio ayudan en el tratamiento del acné.

Por su parte, el exceso de *yodo* puede perjudicar o exacerbar las erupciones.

LUPUS ERITEMATOSO

En los pacientes lúpicos, las dietas ricas en pescado, en las que se limita el contenido de *fenilalanina* y *tirosina*, aportadas en mayor cantidad por alimentos como la carne de vacuno o los productos lácteos, pueden ser beneficiosas.

Parece que las dietas ricas en grasa potencian la respuesta inflamatoria, al tiempo que las bajas en calorías y grasa tienen el efecto contrario. Esto ha hecho que se invoque el posible papel protector de estas últimas en el lupus eritematoso sistémico.

Aunque en otras afecciones de la piel mejoran las lesiones al administrarse ácidos grasos de la familia omega-3, parece que no sucede así en el caso del lupus eritematoso.

INFECCIONES DÉRMICAS

En el caso de infecciones por *herpes simple* no se recomienda el consumo de alimentos como chocolate, cacahuetes, nueces y gelatina, pues tienen una relación lisina/arginina desfavorable para el tratamiento de la infección. Por otro lado, se aconseja consumir carne, patatas, leche, pescado, judías o huevos, porque su contenido en estos aminoácidos es más adecuado.

En caso de infección por *Candida albicans*, el consumo de yogur es beneficioso, modificando positivamente incluso la microflora vaginal. Sin embargo, se recomienda evitar el consumo de alimentos que contengan mohos y levaduras, como ciertos quesos y cervezas.

En lo que se refiere a la influencia de las **proteínas**, estudios realizados *in vitro* han demostrado que la deficiencia en arginina inhibe la replicación del herpes simple, mientras que la lisina –análogo de la arginina–, al actuar como antimetabolito ejerce este mismo efecto, antagonizando el crecimiento promovido por la arginina. Esta es la razón por la que, en el tratamiento del herpes simple con suplementos de lisina, se recomiende al paciente evitar el consumo de alimentos con alto contenido en arginina.

En el caso de infección por *Candida albicans*, conviene evitar el consumo de azúcares simples. Esta recomendación se basa en que:

- *Candida albicans* es incapaz de crecer en la saliva humana a no ser que se suplemente con glucosa.
- Evitando el consumo excesivo de productos lácteos, edulcorantes artificiales y sacarosa se ha observado una reducción en la incidencia y gravedad de vulvovaginitis por *Candida*.

También se ha observado que los ácidos grasos de la familia omega-3 pueden ser deficientes en los casos de candidiasis. Por otro lado, los aceites de pescado son ricos en ácido linoleico, linolénico y EPA, ácidos grasos esenciales que parecen tener funciones antifúngicas y antivirales.

La deficiencia de ciertos **micronutrientes**, como selenio o cinc, puede predisponer a la infección por *Candida*. Concretamente en el caso del cinc, las dietas ricas en este mineral mejoran la resistencia a la infección.

Igualmente, la deficiencia en hierro puede predisponer a padecer candidiasis y otras infecciones. Así, se ha observado que las personas con historia de herpes labial recurrente presentan este déficit nutricional con mayor frecuencia. La corrección de la deficiencia consigue una mejoría en muchos casos.

OTROS PROBLEMAS DE PIEL, PELO Y UÑAS

Los ácidos grasos esenciales son vitales para mantener la integridad de la epidermis, y se hallan implicados en la patogenia de diversos problemas cutáneos como psoriasis, acné y dermatitis atópica. La deficiencia nutricional de estos ácidos grasos se manifiesta por deshidratación de la piel, aumento del riesgo de sufrir infecciones cutáneas, disminución de la capacidad cicatrizante, prurito, pérdida de cabello y descamación.

Los ácidos linoleico y araquidónico son esenciales para mantener una adecuada proporción de lípidos capilares. Son precursores de PGE y leucotrienos, y estos, a su vez, aumentan los niveles intracelulares de monofosfato de adenosina cíclico (AMPc) y monofosfato de guanosina cíclico (GMPc). El equilibrio entre estos nucleótidos es esencial para la homeostasis dérmica, pues mientras que el AMPc frena la descamación, el GMPc la estimula. Así, en patologías como la psoriasis, el cociente GMPc/AMPc está aumentado y conviene intentar equilibrarlo.

La **vitamina C**, además de antioxidante y antirradicales libres, es esencial en la síntesis de colágeno por parte del fibroblasto. La acción antioxidante de esta vitamina se potencia en presencia de vitamina E. Además, protege frente a las alteraciones inducidas por la radiación ultravioleta.

La **vitamina E** también tiene propiedades antirradicales libres. Es posible que una de sus misiones sea estabilizar las bicapas lipídicas de las membranas biológicas, sensibles a los procesos oxidativos, por la elevada insaturación de las cadenas grasas fosfolipídicas.

El déficit de **biotina** se ha relacionado con dermatitis seborreica, xerosis y ciertas alopecias. Además, esta vitamina influye en los procesos de multiplicación celular, contribuyendo al crecimiento del cabello.

Se ha comprobado que algunos cuadros seborreicos pueden relacionarse con niveles excesivamente bajos de biotina, y que su administración por vía oral ocasiona mejorías parciales.

El **ácido pantoténico** interviene en la reparación tisular y facilita la cicatrización de las heridas. Es esencial para la utilización del cobre, y su déficit está relacionado con procesos alopécicos y con la aparición de canas. En combinación con la **vitamina B6**, induce un aumento del ácido hialurónico en la piel y anejos cutáneos, importantes en el desarrollo y actividad del folículo piloso.

La deficiencia de **hierro** puede manifestarse con grietas en los labios y debilidad del cabello. De hecho, se ha descrito que la corrección de la anemia por deficiencia de hierro puede ser beneficiosa para evitar la fragilidad de las uñas y para la corrección de algunos tipos de alopecias.

La mayor parte del **cinc** del organismo se encuentra en la piel, pelo y uñas, contribuyendo a su buen estado general. Conviene, por tanto, evitar su deficiencia, pues en casos de pacientes sometidos a nutrición parenteral total carente de cinc se han descrito numerosos casos de dermatitis eccematosa.

El **selenio**, además de antioxidante, tiene un papel protector contra el cáncer, especialmente de piel.

PUNTOS CLAVE

- La piel, pelo y uñas se hallan en constante renovación, siendo su metabolismo muy sensible a los déficits nutricionales.
- Las dietas pobres en proteínas y grasas, pero con un elevado porcentaje de ácido linoleico, parecen ser las más recomendables en distintas afecciones dérmicas.
- En la dermatitis atópica conviene descartar que se trate de una alergia alimentaria. En algunos casos puede ser útil la retirada de algún alimento al que se presente una mayor sensibilidad, procurando que la dieta siga siendo equilibrada y continúe aportando las vitaminas y minerales necesarios.
- Conviene evitar deficiencias en vitaminas, prestando especial atención a las vitaminas D, A, E, C y vitaminas del grupo B.
- El hierro y el cinc son fundamentales en el mantenimiento de la integridad de la piel, pelo y uñas. La deficiencia de hierro, incluso sin anemia, puede predisponer al padecimiento de infecciones y deterioros.

BIBLIOGRAFÍA

Baldwin H, Tan J. Effects of Diet on Acne and Its Response to Treatment. Am J Clin Dermatol. 2021;22(1):55-65.

Cao C, Xiao Z, Wu Y, Ge C. Diet and Skin Aging-From the Perspective of Food Nutrition. Nutrients. 2020;12(3):870.

Coerdt KM, Goggins CA, Khachemoune A. Vitamins A, B, C, and D: A Short Review for the Dermatologist. Altern Ther Health Med. 2021;27(4):41-9.

Conforti C, Agozzino M, Emendato G, Fai A, Fichera F, Marangi GF, et al. Acne and diet: a review. Int J Dermatol. 2022;61(8):930-4.

Dall'Oglio F, Nasca MR, Fiorentini F, Micali G. Diet and acne: review of the evidence from 2009 to 2020. Int J Dermatol. 2021;60(6):672-85.

DiBaise M, Tarleton SM. Hair, Nails, and Skin: Differentiating Cutaneous Manifestations of Micronutrient Deficiency. Nutr Clin Pract. 2019;34(4):490-503.

Garbicz J, Całyniuk B, Górski M, Buczkowska M, Piecuch M, Kulik A, et al. Nutritional Therapy in Persons Suffering from Psoriasis. Nutrients. 2021;14(1):119.

Gokce N, Basgoz N, Kenanoglu S, Akalin H, Ozkul Y, Ergoren MC, et al. An overview of the genetic aspects of hair loss and its connection with nutrition. J Prev Med Hyg. 2022;63(2 Suppl 3):E228-38.

González-Mondragón EA, Ganoza-Granados LDC, Toledo-Bahena ME, Valencia-Herrera AM, Duarte-Abdala MR, Camargo-Sánchez KA, et al. Acne and diet: a review of pathogenic mechanisms. Bol Med Hosp Infant Mex. 2022;79(2):83-90.

Greer FR, Sicherer SH, Burks AW; Committee On Nutrition; Section On Allergy And Immunology. The Effects of Early Nutritional Interventions on the Development of Atopic Disease in Infants and Children: The Role of Maternal Dietary Restriction, Breastfeeding, Hydrolyzed Formulas, and Timing of Introduction of Allergenic Complementary Foods. Pediatrics. 2019;143(4):e20190281.

Hattangdi-Haridas SR, Lanham-New SA, Wong WHS, Ho MHK, Darling AL. Vitamin D Deficiency and Effects of Vitamin D Supplementation on Disease Severity in Patients with Atopic Dermatitis: A Systematic Review and Meta-Analysis in Adults and Children. Nutrients. 2019;11(8):1854.

Jiao H, Acar G, Robinson GA, Ciurtin C, Jury EC, Kalea AZ. Diet and Systemic Lupus Erythematosus (SLE): From Supplementation to Intervention. Int J Environ Res Public Health. 2022;19(19):11895.

Katta R, Huang S. Skin, Hair and Nail Supplements: An Evidence-Based Approach. Skin Therapy Lett. 2019;24(5):7-13.

Katta R, Kramer MJ. Skin and Diet: An Update on the Role of Dietary Change as a Treatment Strategy for Skin Disease. Skin Therapy Lett. 2018;23(1):1-5.

Mahmud MR, Akter S, Tamanna SK, Mazumder L, Esti IZ, Banerjee S, et al. Impact of gut microbiome on skin health: gut-skin axis observed through the lenses of therapeutics and skin diseases. Gut Microbes. 2022;14(1):2096995.

Meixiong J, Ricco C, Vasavda C, Ho BK. Diet and acne: A systematic review. JAAD Int. 2022;7:95-112.

Muzumdar S, Rothe MJ. Nutrition and psoriasis. Clin Dermatol. 2022;40(2):128-34.

Obbagy JE, English LK, Wong YP, Butte NF, Dewey KG, Fleischer DM, et al. Complementary feeding and food allergy, atopic dermatitis/eczema, asthma, and allergic rhinitis: a systematic review. Am J Clin Nutr. 2019;109(Suppl 7):S890-934.

Podgórska A, Puścion-Jakubik A, Markiewicz-Żukowska R, Gromkowska-Kępka KJ, Socha K. Acne Vulgaris and Intake of Selected Dietary Nutrients-A Summary of Information. Healthcare (Basel). 2021;9(6):668.

Rustad AM, Nickles MA, Bilimoria SN, Lio PA. The Role of Diet Modification in Atopic Dermatitis: Navigating the Complexity. Am J Clin Dermatol. 2022;23(1):27-36.

Infecciones e inmunodeficiencias

46

M. D. Salas González y L. G. González Rodríguez

 Un estado nutricional óptimo resulta crucial para el desarrollo, mantenimiento y manifestación de una respuesta inmunológica eficaz. Las carencias de micronutrientes pueden afectar tanto la inmunidad innata como la adquirida, generando un estado de inmunosupresión. Además, la nutrición ejerce una fuerte influencia sobre los mecanismos inflamatorios que componen la inmunidad innata, y cuando esta interacción se ve alterada, puede tener un profundo impacto en el desarrollo de enfermedades.

INTRODUCCIÓN

El **sistema inmunitario** se encarga de defender al organismo de agentes infecciosos y de distintas agresiones tanto internas como externas. El sistema inmunitario comprende una amplia gama de células inmunitarias, citocinas y vías de señalización que protegen la piel, el tracto intestinal y el tracto respiratorio de invasores extraños, como bacterias, virus y hongos.

Este sistema se compone de dos grandes unidades funcionales, el sistema inmunitario innato y el sistema inmunitario adquirido, y ambos están constituidos por barreras fisicoquímicas, moléculas, células y mediadores que interactúan entre sí con el fin de preservar la homeostasis del organismo.

INMUNIDAD

La desnutrición es uno de los estados nutricionales que más pueden deteriorar el sistema inmunológico. Tener un estado nutricional adecuado permite mantener y reparar los sistemas básicos de defensa del organismo. Además, la desnutrición está asociada con la atrofia de la mucosa que protege el intestino, lo que permite que los microorganismos patógenos ingresen al sistema circulatorio. También, se ha asociado con la atrofia de los órganos linfoides y su función, aumentando el riesgo de infección en individuos desnutridos.

Tanto el ejercicio físico como una dieta bien equilibrada pueden mejorar la inmunidad y la resistencia a las infecciones. A su vez, la actividad física y el seguimiento de una dieta equilibrada durante toda la vida pueden ayudar a reducir el impacto adverso de la disfunción inmunitaria relacionada con la edad.

Cada vez hay más evidencia de que la inactividad física, el sedentarismo y sus consecuencias, como la acumulación de tejido adiposo y la disfunción muscular, tienen un impacto negativo tanto en la inmunidad innata como en la adaptativa.

Además, ahora se acepta ampliamente que la actividad física intensiva mejora la función inmunológica.

Los **macronutrientes**, como las proteínas y los lípidos, además de desempeñar un papel indispensable como fuente de energía y componentes estructurales, también son fuente de aminoácidos y ácidos grasos. En este sentido, los aminoácidos contribuyen a las funciones del sistema inmunitario innato y adquirido. En el sistema inmunitario innato, la glutamina y la arginina son importantes para la síntesis de citocinas y óxido nítrico por parte de los macrófagos. La arginina también está involucrada en el cambio de macrófagos inflamatorios (M1) a antiinflamatorios (M2) que ocurre durante la respuesta inmunitaria. Estos aminoácidos también participan en respuestas inmunitarias específicas al aumentar la proliferación de linfocitos T y la síntesis de citocinas. Por otro lado, los ácidos grasos poliinsaturados omega-3 y omega-6 sirven como sustratos para la síntesis de compuestos bioactivos asociados a procesos inflamatorios. Asimismo, la acción inflamatoria o antiinflamatoria dependerá del sustrato lipídico utilizado (el omega-3 es antiinflamatorio y el omega-6 es proinflamatorio), por lo que la dieta debe tener la proporción adecuada entre omega-3 y omega-6.

Ciertos **micronutrientes** como las vitaminas A, B_1, B_2, B_3, B_{12}, C y D, y minerales como el cinc y el selenio, afectan la inmunidad innata y adaptativa específicamente a través de vías genéticas, bioquímicas y de señalización. Todo esto puede traducirse en la modulación de la proliferación, la división celular, la movilización celular y la fisiología de las células inmunitarias.

La vitamina D promueve la respuesta *T-helper* al mejorar la producción de interleucina (IL)-4, IL-5 e IL-10. Además, muchos patógenos provocan estrés oxidativo y la vitamina D potencia la producción de enzimas antioxidantes que lo contrarrestan.

Es importante señalar que algunas vitaminas, como la A y la D, son liposolubles. Es por lo que, cuando consumimos productos libres de grasa, vemos la ingesta y metabolismo de estas vitaminas comprometidos y la función inmunológica puede verse afectada. Por lo tanto, la dieta debe contener una proporción correcta de grasas; un buen ejemplo de esta distribución es la dieta mediterránea.

La vitamina C es un cofactor importante para las enzimas involucradas en la reparación de tejidos después de una herida o lesión. La vitamina C también tiene propiedades antioxidantes críticas, lo que limita la inflamación y mejora la recuperación. Este efecto es más fuerte en personas con deficiencia de vitamina C, así como en aquellas que atraviesan condiciones estresantes.

El cinc es un componente de enzimas y factores de transcripción, y desempeña un papel fundamental en la expresión génica, la división celular y la inmunidad. Regula la proliferación, diferenciación, maduración y funcionamiento de las células epiteliales y leucocitos. También modula la producción de linfocitos T, citocinas y especies reactivas de oxígeno. Además, el cinc mejora el apetito y su deficiencia conduce a la anorexia, lo que afecta la ingesta de macronutrientes y micronutrientes esenciales para montar una respuesta inmunitaria fuerte.

Existen otros componentes fitoquímicos, como algunos polifenoles, terpenoides, compuestos azufrados, polisacáridos, etc., de plantas medicinales y especias que poseen un potencial significativo para mejorar la inmunidad, aunque la evidencia científica es todavía limitada.

Por último, existe un fuerte vínculo entre la **microbiota intestinal** y la inmunidad porque la microbiota entrena y estimula la función del sistema inmunológico, compensando el mantenimiento de una relación simbiótica con los huéspedes intestinales. Además, numerosos estudios han encontrado que la microbiota intestinal puede ayudar a regular la homeostasis inmunitaria en las respuestas innatas y adaptativas.

Los primeros mil días de vida de un niño también son importantes para la maduración del sistema inmunitario. La leche materna contiene muchos componentes bioactivos que apoyan el desarrollo y pueden regular el sistema inmunitario; a su vez, también contiene componentes con efectos antibacterianos y antivirales. Los estudios científicos muestran cómo los niños que se alimentan con leche materna tienen menos infecciones que los niños alimentados con fórmula artificial. Por esto se ha planteado la inclusión de probióticos y prebióticos en fórmulas infantiles.

INFECCIONES

Un estado nutricional deteriorado aumenta la susceptibilidad y la gravedad de las **infecciones**. A su vez, las infecciones graves o repetidas aumentan el riesgo de desnutrición, al inducir anorexia con la disminución asociada de la ingesta de nutrientes, provocando un estado de malabsorción o alterando el metabolismo del cuerpo y aumentando la demanda de nutrientes.

Los micronutrientes, como las vitaminas (A, B_6, B_{12}, folato, C, D, E) y los minerales (cinc, selenio, cobre, magnesio), desempeñan un papel importante en el apoyo del sistema inmunitario y, por lo tanto, sus deficiencias podrían aumentar la susceptibilidad del huésped a las enfermedades infecciosas.

Las deficiencias de micronutrientes múltiples se han asociado con un riesgo elevado de infecciones respiratorias, especialmente entre los ancianos. Los suplementos de micronutrientes que incluyen cinc, vitaminas C y D, y suplementos de micronutrientes múltiples pueden ser moderadamente efectivos para prevenir las infecciones agudas de las vías respiratorias y mejorar su curso clínico, especialmente en personas con déficit nutricionales.

La dieta mediterránea se ha relacionado con un menor riesgo de presentar infecciones respiratorias, entre las que se encuentra el COVID-19, y un riesgo reducido de inflamación, con una disminución de la proteína C-reactiva (PCR) y citocinas proinflamatorias, como IL-6 e IL-1β.

Sepsis

La sepsis se caracteriza por catabolismo masivo, pérdida de masa corporal magra e hipermetabolismo en aumento que persiste durante meses o años. Este catabolismo da lugar a alteraciones en el metabolismo de la glucosa, proteína y grasa, al igual que ocurre en otros momentos de estrés fisiológico.

La detección de desnutrición previa a la enfermedad es esencial, y la evaluación nutricional y el tratamiento en la sepsis son complicados por la inflamación relacionada con la sepsis, los cambios metabólicos, la reactividad inmunitaria o la disfunción orgánica que determinan o comprometen el proceso de alimentación.

La prescripción de calorías y proteínas en pacientes sépticos es un desafío. Los pacientes pueden ser hipometabólicos o hipermetabólicos, y las necesidades energéticas cambian considerablemente con el tiempo y entre pacientes. El cálculo de los requerimientos energéticos frecuentemente subestima las necesidades reales y expone a la subalimentación, aunque aún hay escasa evidencia que sugiere que una mayor ingesta de calorías no afecta la morbilidad ni a la mortalidad. Idealmente, para calcular las necesidades energéticas en el paciente con sepsis se debe individualizar midiendo el gasto energético en reposo con calorimetría indirecta. Además, esta evaluación nutricional se debe realizar en diferentes etapas del proceso séptico.

Tanto la vía enteral como la parenteral son útiles para alimentar a pacientes sépticos. Además de las limitaciones y los inconvenientes específicos de cada vía en particular, la nutrición enteral temprana aumenta el riesgo de complicaciones digestivas graves en el estado de shock, mientras que la nutrición parenteral temprana no individualizada se asocia con peores resultados en la UCI. La nutrición parenteral sigue siendo una opción valiosa si con la nutrición enteral no se logra alcanzar los objetivos de calorías después de 3 a 7 días.

La nutrición enteral temprana debe intentar corregir las deficiencias de micronutrientes/vitaminas, proporcionar proteínas adecuadas (aproximadamente 1,0 g/kg/día) y calorías no proteicas moderadas (aproximadamente 15 kcal/kg/día).

Después de que los síntomas de choque disminuyan, la nutrición para pacientes con sepsis debe incluir la provisión, por vía enteral y/o parenteral, de calorías medidas por calorimetría indirecta y proteínas a 1,3 g/kg/día, en combinación con dosis bajas de glutamina en pacientes alimentados solo por vía parenteral. Después de la reanimación, se necesita aumentar las proteínas (1,5-2,0 g/kg/día) y las calorías para atenuar la pérdida de masa corporal magra, promover la movilidad temprana y la recuperación.

Después de la UCI se requiere una ingesta aumentada de proteínas/calorías durante meses o años para facilitar la recuperación funcional y de la masa corporal magra, posiblemente teniendo que añadir suplementos orales ricos en proteínas para lograr una nutrición adecuada.

La evidencia clínica para justificar el uso de glutamina, arginina, selenio o aceite de pescado es débil y la suplementación excesiva puede ser dañina.

VIH y sida

El síndrome de inmunodeficiencia adquirida (**sida**) es un trastorno inmunológico adquirido por infección por el virus de la inmunodeficiencia humana (**VIH**). Esta infección se caracteriza por una disminución importante de la producción de linfocitos T. Con el paso del tiempo, la destrucción de estas células debilita el sistema inmunitario, aumentando el riesgo de infecciones oportunistas y de otras enfermedades.

En base a la nutrición el objetivo principal es mantener un estado nutricional óptimo durante los períodos sintomáticos, evitar el deterioro durante los episodios agudos y mejorarlo durante los períodos asintomáticos.

Estos pacientes por lo general presentan alteraciones digestivas secundarias a la medicación, alteraciones del gusto, dolor abdominal tras la ingesta, vómitos, náuseas, diarrea, sequedad bucal, enlentecimiento del vaciado gástrico y del tránsito intestinal, que pueden alterar la ingesta y el metabolismo de los alimentos y contribuir al desarrollo de la desnutrición. Además, es común que presenten anemia; por ello hay que tenerla controlada y llevar una dieta alta en hierro y vitamina B_{12}. En los pacientes que no presenten anemia la suplementación con hierro solo estaría indicada en embarazadas infectadas.

La desnutrición es uno de los principales problemas graves en los pacientes con VIH/sida. Como ya hemos mencionado, la desnutrición debilita el sistema inmunológico. Las personas que viven con VIH que están desnutridas exhiben una variedad de síntomas, que incluyen un sistema inmunitario debilitado, pérdida de peso, deficiencias de micronutrientes y atrofia muscular y, por lo tanto, son vulnerables a las infecciones oportunistas. Además, algo que también tiene relevancia es que la desnutrición aumenta la incidencia de resistencia a la insulina y enfermedades cardiovasculares en personas que viven con el VIH después de recibir tratamiento antirretroviral. De hecho, la obesidad ha sido un problema creciente entre las personas que viven con el VIH, que es uno de los factores de riesgo significativos para las enfermedades no transmisibles.

Algunos problemas de salud, como las llagas bucales, la diarrea y la tuberculosis, así como ciertas creencias culturales, tienen un papel importante en la determinación de las preferencias alimentarias de las personas infectadas por el VIH. Por esto es importante tener en cuenta la individualización y darles importancia a las características organolépticas de la comida o los productos nutricionales.

En relación al tratamiento antirretroviral y el estado nutricional, por lo general, comenzar el tratamiento antirretroviral da como resultado la reversión de los síntomas relacionados con el VIH, como la desnutrición y la pérdida de peso (incluida la masa muscular). Esto se relaciona con una disminución de la morbilidad y mortalidad de estos pacientes.

Una intervención nutricional individualizada en función de las necesidades de los pacientes, combinada con la terapia médica, puede mejorar el estado de salud de los pacientes evitando enfermedades asociadas y reduciendo la mortalidad.

Según la Organización Mundial de la Salud (OMS), se debe aumentar un 10% el gasto energético total en pacientes asintomáticos y hasta un 20-30% en pacientes en fase aguda. Estos pacientes también muestran importante pérdida de masa magra, por lo que se recomienda aumentar la proteína a 1,2 g/kg de peso corporal/día en el caso de los pacientes sin síntomas, y hasta 1,5 g/kg de peso corporal/día en el caso de los pacientes sintomáticos.

Las deficiencias de micronutrientes, ya sean subclínicas o graves, disminuyen el número circulante y la capacidad funcional de importantes proteínas y células inmunitarias, que comprenden la inmunidad innata y factores de inmunidad adaptativa, como las actividades de los linfocitos T y B. Los déficits de micronutrientes, como el cinc, la vitamina A y el folato, pueden provocar lesiones en la mucosa o una pérdida de su integridad, lo que aumenta el riesgo de infecciones oportunistas.

La OMS fomenta el consumo apropiado de micronutrientes en los niveles de ingesta dietética de referencia en la dieta. Es probable que los pacientes con VIH, especialmente aquellos que tienen malos hábitos alimenticios o que viven en la pobreza, se beneficien al tomar un suplemento nutricional que proporciona micronutrientes a niveles óptimos de forma regular.

En general, no hay evidencia suficiente para respaldar la suplementación habitual con micronutrientes antioxidantes en población con VIH/sida. Los ensayos clínicos de micronutrientes antioxidantes, solos o en combinación, entre personas con infección por VIH han arrojado resultados en su mayoría nulos, y algunos estudios observaron beneficios leves de la suplementación con cinc y selenio. Se muestra un beneficio clínico significativo y marcado para adultos con VIH que aún no reciben tratamiento antirretroviral. Sin embargo, los beneficios de la suplementación general con micronutrientes para aquellos que no están en tratamiento antirretroviral no deben servir como justificación para retrasar o diferir el acceso a esta medicación.

COVID-19

Si bien el COVID-19 es una enfermedad respiratoria, puede tener un impacto en el intestino. De hecho, casi un tercio de todos los pacientes con COVID-19 experimentaron síntomas gastrointestinales, diarrea, náuseas, vómitos y dolor abdominal.

El COVID-19 grave se caracteriza por insuficiencia respiratoria progresiva y frecuentemente necesidad de ventilación mecánica. Estos pacientes a menudo tienen hospitalizaciones prolongadas y estancias en la unidad de cuidados intensivos. El manejo de la nutrición en estos pacientes en estado crítico es primordial para el tratamiento agudo y la recuperación a largo plazo de COVID-19. La mayoría de estos pacientes críticos requieren nutrición enteral para cubrir sus requerimientos energéticos. Se prefiere la nutrición enteral a la nutrición parenteral, ya que es más fisiológica y reduce el riesgo de disfunción intestinal, y es bien tolerada por este tipo de pacientes. La nutrición enteral temprana (24 a 36 horas posteriores al ingreso en la unidad de cuidados intensivos o 12 horas de ventilación mecánica) reduce significativamente el riesgo de mortalidad. Sin embargo, aún no está claro si dar un tipo de nutrición u otro reduce la duración de la estancia hospitalaria o la duración de la ventilación.

Las recomendaciones de dosis calóricas y proteicas varían según la constitución corporal, el estado clínico y las comorbilidades de los pacientes. Se recomienda utilizar calorimetría indirecta para cuantificar los requerimientos energéticos de los pacientes cuando sea factible, y ecuaciones predictivas cuando la calorimetría indirecta no sea factible. Las ecuaciones basadas en el peso que se han recomendado para su uso incluyen: 25-30 kcal/kg/día según las pautas de ASPEN/SCCM, o 20-25 kcal/kg/día según las pautas de ESPEN. Para las personas obesas, los objetivos calóricos recomendados son 11-14 kcal/kg de peso corporal ajustado por día para un índice de masa corporal (IMC) de 30-50 kg/m², y 22-25 kcal/kg de peso corporal ideal por día para un IMC >50 kg/m². Para las personas que requieren soporte de oxigenación por membrana extracorpórea, las necesidades energéticas pueden aumentar hasta 30 kcal/kg/día.

El objetivo de la dosis de proteína recomendada para las personas con enfermedades graves es de 1,2 a 2 g/kg de peso corporal ajustado por día. Para las personas con obesidad con un IMC >30 kg/m², el objetivo proteico recomendado es de 2 a 2,5 g/kg de peso corporal al día. Para las personas que reciben terapia de reemplazo renal continua, los objetivos de proteínas son 2-2,5 g/kg peso corporal ajustado por día. Para las personas que requieren soporte de oxigenación por membrana extracorpórea, las necesidades de proteínas pueden aumentar a 1,5-2 g/kg/día. Además, pueden considerarse fórmulas nutricionales enriquecidas con omega-3, y los pacientes con niveles sanguíneos bajos de vitamina D (<12,5 ng/mL) pueden recibir suplementos.

PUNTOS CLAVE

- La desnutrición es uno de los estados nutricionales que más pueden deteriorar el sistema inmunológico.
- Ciertos micronutrientes, como las vitaminas A, B_1, B_2, B_3, B_{12}, C y D, y minerales como el cinc y el selenio, afectan la inmunidad innata y adaptativa, por lo que una deficiencia de estos minerales puede aumentar el riesgo de infección.
- La dieta mediterránea se ha relacionado con un menor riesgo de presentar infecciones respiratorias.
- En pacientes con sepsis existe un catabolismo masivo, por lo que hay que garantizar la evaluación nutricional y proporcionar un tratamiento nutricional adecuado, ya sea por vía enteral o parenteral.
- El objetivo nutricional principal en pacientes infectados con VIH o pacientes con sida es mantener un estado nutricional óptimo durante los períodos sintomáticos, evitar el deterioro durante los episodios agudos y mejorarlo durante los períodos asintomáticos.
- En pacientes con infección por COVID-19 se prefiere la nutrición enteral a la nutrición parenteral, ya que es bien tolerada por este tipo de pacientes. Y se recomienda utilizar calorimetría indirecta para cuantificar los requerimientos energéticos de los pacientes cuando sea factible

BIBLIOGRAFÍA

Abioye AI, Bromage S, Fawzi W. Effect of micronutrient supplements on influenza and other respiratory tract infections among adults: a systematic review and meta-analysis. BMJ Glob Health. 2021;6(1):e003176. Disponible en: https://gh.bmj.com/content/bmjgh/6/1/e003176.full.pdf [última consulta: 30 de junio de 2024].

Bell MG, Ganesh R, Bonnes SL. COVID-19, the gut, and nutritional implications. Curr Nutr Rep. 2023;12(2):263-9.

Carter GM, Indyk D, Johnson M, Andreae M, Suslov K, Busani S, et al. Micronutrients in HIV: A Bayesian meta-analysis. PLoS One. 2015;10(4):e0120113. Disponible en: https://journals.plos.org/plosone/article?id=10.1371/journal.pone.0120113 [última consulta: 30 de junio de 2024].

De Waele E, Malbrain MLNG, Spapen H. Nutrition in sepsis: A bench-to-bedside review. Nutrients. 2020;12(2):395.

Fatima AS, Madhu M, Udaya Kumar V, Dhingra S, Kumar N, Singh S, et al. Nutritional aspects of people living with HIV (PLHIV) amidst COVID-19 pandemic: An insight. Curr Pharmacol Rep. 2022;8(5):350-64.

Gasmi A, Shanaida M, Oleshchuk O, Semenova Y, Mujawdiya PK, Ivankiv Y, et al. Natural ingredients to improve immunity. Pharmaceuticals. 2023;16(4):528.

Govers C, Calder PC, Savelkoul HFJ, Albers R, van Neerven RJJ. Ingestion, immunity, and infection: Nutrition and viral respiratory tract infections. Front Immunol. 2022;13:841532. Disponible en: https://www.frontiersin.org/journals/immunology/articles/10.3389/fimmu.2022.841532/full [última consulta: 30 de junio de 2024].

Herron TJ, Farach SM, Russo RM. COVID, the gut, and nutritional implications. Curr Surg Rep. 2023;11(2):30-8.

López Plaza B, Bermejo López LM. Nutrición y trastornos del sistema inmunitario. En: Ortega RM, ed. Nutrición Clínica y Salud Nutricional. Madrid: Editorial Médica Panamericana; 2023. p. 233-41.

Munteanu C, Schwartz B. The relationship between nutrition and the immune system. Front Nutr. 2022;9:1082500. Disponible en: https://www.frontiersin.org/articles/10.3389/fnut.2022.1082500/full [última consulta: 30 de junio de 2024].

Pecora F, Persico F, Argentiero A, Neglia C, Esposito S. The role of micronutrients in support of the immune response against viral infections. Nutrients. 2020;12(10):3198.

Polo R, Gómez-Candela C, Miralles C, Locutura J, Álvarez J, Barreiro F, et al. Recomendaciones de SPNS/GEAM/SENBA/SENPE/AEDN/SEDCA/GESIDA sobre nutrición en el paciente con infección por VIH. Nutr Hosp. 2007;22(2):229-43.

Rust P, Ekmekcioglu C. The role of diet and specific nutrients during the COVID-19 pandemic: What have we learned over the last three years? Int J Environ Res Public Health. 2023;20(7):5400.

Shao T, Verma HK, Pande B, Costanzo V, Ye W, Cai Y, et al. Physical activity and nutritional influence on immune function: An important strategy to improve immunity and health status. Front Physiol. 2021;12:751374. Disponible en: https://www.frontiersin.org/journals/physiology/articles/10.3389/fphys.2021.751374/full [última consulta: 30 de junio de 2024].

Wilkinson AL, Huey SL, Mehta S. Antioxidants and HIV/AIDS: Zinc, selenium, and vitamins C and E. En: Mehta S, Finkelstein J, eds. Nutrition and HIV. New York: CRC Press; 2018. p. 191-205.

Wischmeyer PE. Nutrition therapy in sepsis. Crit Care Clin. 2018;34(1):107-25.

Pautas nutricionales en la prevención del cáncer

47

O. Hernando Requejo

La nutrición desempeña un papel crucial en la formulación de programas de prevención del cáncer, ya que los nutrientes constituyen una parte muy significativa de los factores de riesgo asociados a la aparición de tumores. Dietas con un exceso de calorías, carne roja y procesada, grasas, alcohol, nitrosaminas o alimentos procesados, aumentan el riesgo de cáncer.

Por otro lado, la restricción calórica, el ejercicio físico, el consumo de frutas, verduras, pescado y soja, entre otros, pueden actuar como factores protectores contra el desarrollo del cáncer.

INTRODUCCIÓN

Desde la antigüedad el estudio y tratamiento del cáncer ha supuesto un reto importante para los médicos. Ya en la Grecia clásica se identificó el significado de cáncer («cangrejo»), al nombrar al eritema inflamatorio y la vasodilatación cutánea que, con frecuencia, acompaña a los tumores cutáneos, y que remeda a las patas de estos artrópodos.

Como **cáncer** se conoce a un amplio grupo de enfermedades con etiología, tratamiento y pronóstico muy variables, pero a las que subyace la proliferación descontrolada de un clon celular que adquiere capacidad de invasión local y a distancia de otros órganos.

La importancia de este grupo de enfermedades ha ido creciendo, hasta ocupar en España actualmente la segunda causa más frecuente de mortalidad; además, es la mayor causa de años potenciales de vida perdidos, dado que afecta a población más joven que otras enfermedades más características de la tercera edad y que comparten tasas de mortalidad también elevadas.

La alimentación y los procesos que se llevan a cabo en la industria alimentaria, pueden representar hasta el 35 % de los factores exógenos que se comportan como factores de riesgo para el desarrollo de ciertos tumores.

El estudio de los hábitos alimentarios más adecuados en la prevención del cáncer es una línea de investigación muy importante en la actualidad, y desde hace más de 30 años las publicaciones al respecto han ido en aumento. No obstante, la obtención de resultados sólidos en base a estudios científicos prospectivos y controlados, se ve muy dificultada por factores de confusión, debido a la interacción entre nutrientes, dietas y estilos de vida, y a la necesidad de un gran número de sujetos en estudio cuyo seguimiento se mantenga durante años para obtener resultados estadísticamente significativos; por lo tanto, la mayor parte de la información al respecto proviene de estudios descriptivos y estudios epidemiológicos casos-control.

El mecanismo mediante el cual la dieta puede promover o prevenir el cáncer es complejo. Es esencial adquirir hábitos saludables en etapas tempranas de la vida, ya que la nutrición puede actuar como un factor epigenético inductor del cáncer, induciendo cambios heredables en la expresión de genes sin alterar la secuencia normal del ADN.

Desde el punto de vista de la oncología, la importancia de una adecuada nutrición en la población radica en que se trata de una prevención precoz muy eficaz de la aparición de un porcentaje importante de tumores malignos.

EFECTOS DE LA DIETA EN EL RIESGO DE PRODUCCIÓN O PROTECCIÓN FRENTE AL CÁNCER

Obesidad

La obesidad ha demostrado ser un factor de riesgo importante para el desarrollo del cáncer. Aumenta el riesgo de cáncer colorrectal, empeora el pronóstico en pacientes con cáncer de próstata, y puede favorecer la progresión tumoral en el cáncer de mama. La diabetes y la hiperglucemia aumentan el riesgo de muerte en mujeres con cáncer de mama.

El mecanismo propuesto por el que la obesidad aumenta el riesgo de cáncer (**Fig. 47-1**) está relacionado con la activación de vías de la proteína mTOR (presente en mamíferos e implicada en la proliferación y muerte celular).

Restricción calórica y ejercicio físico

En numerosos metaanálisis se ha demostrado que un estilo de vida saludable, que incluya ejercicio físico y evite el sobrepeso, protege frente a la aparición del cáncer.

La restricción calórica (v. **Fig. 47-1**), por otra parte, inhibe las vías de mTOR (activadas en la obesidad) siendo también un factor protector frente a la aparición de cáncer.

Carnes

La carne, fundamentalmente la carne roja y la procesada, se ha relacionado siempre con un mayor riesgo de desarrollo de neoplasias. Actualmente, existe evidencia suficiente como para que el *World Cancer Research Found/American Institute for Cancer Research* recomiende restringir su consumo a no más de 300-500 g a la semana de carnes rojas, y muy poca cantidad o nada de procesadas. La carne roja y la procesada se han relacionado con un aumento de incidencia de cáncer colorrectal, existiendo relación directa proporcional entre la cantidad consumida y el aumento del riesgo.

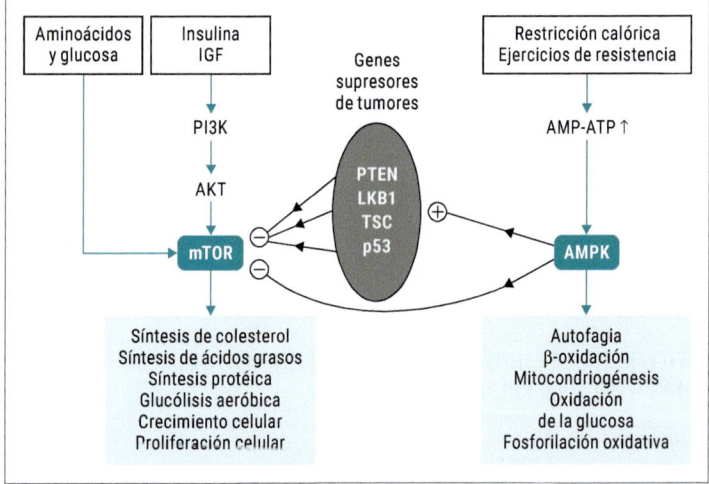

Figura 47-1. Vías metabólicas activadas en la obesidad, la restricción calórica y el ejercicio físico.

AMP: monofosfato de adenosina; AMPK: cinasa dependiente de AMP; ATP: trifosfato de adenosina; IGF: factor de crecimiento insulínico; LKB1: serina/treonina proteina cinasa 11; mTOR: *mamalian Target of Rapamicin*; PI3K: fosfoinositol 3-cinasa; PTEN: fosfatidilinositol-3,4,5-trifosfato 3-fosfatasa; TSC: complejo de la esclerosis tuberosa.

Tomada de: Hernando Requejo *et al.*, 2015.

Frutas y verduras

Muchos estudios epidemiológicos confieren al consumo de frutas y verduras un efecto protector frente a la carcinogénesis; se ha demostrado una menor incidencia de tumores del área de cabeza y cuello con un consumo elevado. Además, un estudio de la *Food and Drug Administration* ha demostrado un efecto beneficioso entre el consumo de tomates y la probabilidad de desarrollar un cáncer. Existen estudios prospectivos randomizados europeos que han investigado sobre la potencial prevención de frutas y verduras en la aparición de cáncer; en su mayoría reportan una relación favorable en la que las frutas y verduras protegen contra la aparición de cáncer.

Algún estudio ha correlacionado un mayor consumo de frutas y verduras con un aumento de riesgo de cáncer; se cree que la contaminación del agua con nitrosaminas o por el *Aspergillus flavus* (productor de aflatoxinas, que son potenciales cancerígenos en los humanos) de las frutas y las verduras consumidas en dichos estudios, pudiera explicar esta infrecuente relación.

Productos lácteos

Si bien existen estudios que presentan el consumo excesivo de productos lácteos como un factor de riesgo para el desarrollo de cáncer de próstata, la evidencia es discreta. Por otro lado, existe evidencia que objetiva el papel protector de los productos lácteos frente al desarrollo de cáncer de esófago, colon y vejiga.

Fibra

Los mecanismos por los que se ha relacionado el consumo de fibra con un efecto protector frente a la aparición de cáncer, y fundamentalmente del que afecta al colon y al recto, son diversos.

Entre esos mecanismos destacan: su unión a ácidos biliares, el incremento de la hidratación del bolo fecal, la unión directa e inactivación de los carcinógenos, la modificación de la flora colónica con inhibición de enzimas bacterianas responsables de la formación de carcinógenos, la disminución del tiempo de tránsito intestinal, la producción de ácidos grasos de cadena corta, y la inhibición de los receptores de crecimiento insulínicos (IGF-1R), que se han relacionado con el desarrollo de cáncer de colon.

Café y té

El té verde no ha demostrado ser un factor protector contra el desarrollo del cáncer; en cambio sí parece que favorece la pérdida de peso y la estabilización de este, por lo que, sí puede tener un efecto protector, aunque indirecto, al ayudar a evitar el sobrepeso.

Aunque existen dos metaanálisis que señalan como factor protector un elevado consumo de café (tres tazas al día) frente al desarrollo de hepatocarcinoma, no está claro si es por efecto directo o debido a que el café aumenta la respuesta antiviral de algunos fármacos usados habitualmente contra la hepatitis C.

En un metaanálisis de 13 estudios de cohortes, el café tampoco ha demostrado ser protector frente al cáncer colorrectal.

Grasas

Desde la década de 1950, un consumo elevado de grasas se ha relacionado con más probabilidad de desarrollo de cáncer y peor pronóstico en los pacientes que ya lo padecen o lo han padecido. En estudios *in vitro*, se ha relacionado a las lipoproteínas de baja densidad (LDL) con la producción de factor de necrosis tumoral que puede favorecer la transformación celular, y la sobreexpresión de monoacilglicerol lipasa con aumento de la migración, invasión y supervivencia de células tumorales. No obstante, además de la dieta, otros factores como la genética o el estilo de vida influyen mucho en la cantidad de lípidos y su metabolismo en el organismo.

Aunque no es evidente en estudios randomizados, los estudios casos-control realizados concluyen que puede existir relación, aunque débil, entre el elevado consumo de grasas y el cáncer colorrectal, de próstata y de mama:

- **Cáncer colorrectal:** no existen datos claros al respecto. Un estudio randomizado no encontró asociación entre el consumo de grasa y la aparición de cáncer colorrectal tras realizar un ajuste por calorías totales; de forma contraria a lo esperado, incluso tuvieron menor incidencia de cáncer colorrectal las mujeres con un consumo más elevado de grasa. Este beneficio puede deberse al consumo de compuestos como los ácidos linoleicos conjugados. Los ácidos grasos omega-3 procedentes del pescado, también se han propuesto como beneficiosos.

- **Cáncer de próstata**: existen estudios casos-control que no han sido capaces de establecer un vínculo claro entre el consumo de grasas y el aumento del riesgo de cáncer de próstata.
- **Cáncer de mama**: el *Women's Health Initiative Study* mostró una disminución del riesgo de padecer cáncer de mama para dietas con menor consumo de grasa; no obstante, existen otros estudios casos-control que han encontrado resultados contradictorios. De nuevo parece que es la ingesta calórica total, más que el consumo de grasas en sí mismo, lo que puede conllevar a un aumento del riesgo de padecer cáncer de mama.

En conclusión, de forma global, y dado que el consumo elevado de grasas está estrechamente relacionado con la obesidad y otros malos hábitos alimentarios, existe una relación de las grasas con un mayor riesgo de desarrollar un cáncer, pero esta relación no se sostiene únicamente por el consumo elevado de grasas.

Pescados

El consumo de pescado parece tener un efecto protector frente al desarrollo del hepatocarcinoma, según un metaanálisis que demuestra hasta un 18 % menos de riesgo de este tumor asociado a elevados consumos de pescado.

Otro metaanálisis concluye que el consumo mayor de 20 g/día se asocia con efecto protector frente al cáncer, sobre todo frente al cáncer colorrectal, de esófago y el hepatocarcinoma.

Vitaminas, antioxidantes y otros micronutrientes

Existen varios estudios randomizados sobre el efecto de la suplementación con vitaminas y antioxidantes en el desarrollo del cáncer. En pacientes con cáncer de colon no han encontrado un efecto beneficioso en la prevención de la enfermedad, ni en la prevención de recaídas o el aumento de supervivencia.

Una revisión sistemática encuentra un riesgo aumentado de cáncer de pulmón en pacientes fumadores o expuestos a asbesto suplementados con β-carotenos.

Estudios previos apuntaban a que la suplementación con ácido fólico o folatos naturales podrían prevenir de la aparición de cáncer de colon; no obstante, el efecto solo se ha visto en personas que toman suplementos durante más de 15 años; los grandes fumadores y bebedores serían los más beneficiados de estos suplementos (ya que presentan niveles sanguíneos más bajos). Por otra parte, se ha demostrado que altos niveles de folatos en sangre se asocian con un mayor riesgo de cáncer de próstata. Por lo tanto, sería necesario mantener el folato dentro de un rango en sangre, ya que niveles por encima o debajo de ese rango aumentarían el riesgo de cáncer.

Los intentos de suplementación con selenio en pacientes con déficit del mismo no han demostrado un efecto protector en los pacientes suplementados.

La vitamina más interesante como factor protector es la vitamina D, que ha demostrado protección en el cáncer colorrectal en tres estudios diferentes; además, reduce el riesgo de padecer melanoma en mujeres y muestra también un efecto protector del cáncer de mama, aunque en menor medida que lo propuesto previamente por estudios casos-control.

Alcohol

El alcohol es una de las causas más frecuentes de desarrollo de hepatocarcinoma (hasta un 40 % debidos a elevados consumos de alcohol); se considera que consumos de más de 80 g/día durante más de 10 años multiplican por cinco el riesgo.

El consumo mayor de 60 g/día de alcohol aumenta el riesgo de padecer cáncer de cavidad oral e hipofaringe, ajustando estas cifras a consumo de tabaco y otros factores de confusión. Cifras de 12,5 g/día aumentan levemente el riesgo de cáncer de esófago, pero consumos más elevados pueden aumentar el riesgo hasta cinco veces más que en la población normal.

El consumo elevado de alcohol también aumenta de forma proporcional el riesgo de cáncer colorrectal, cáncer de próstata y cáncer de mama (sobre todo el que presenta receptores hormonales positivos).

La recomendación actual es evitar el consumo de alcohol en la medida de lo posible.

Soja y derivados

La soja ejerce un efecto protector frente al cáncer de mama; se ha demostrado que las mujeres chinas que consumen en la adolescencia 11,3 g/día de proteína de soja tienen un 43 % menos de riesgo de padecer cáncer de mama que las que consumen al menos 2,7 g.

Otro estudio realizado en mujeres adultas concluye que el consumo de más de 12,8 g/día reduce el riesgo de cáncer de mama en un 59 %, al compararlo con un consumo de menos de 4,9 g/día.

El consumo de isoflavonas previene la mortalidad por cáncer de mama y, además, puede prevenir el riesgo de recaída tumoral hasta en un 60 % en pacientes con consumos mayores de 1.453 µg/día.

El efecto positivo de la soja y sus derivados en la prevención del cáncer de mama se basa en que son antagonistas parciales de los receptores de estrógenos, produciendo así su bloqueo, e impidiendo que los cánceres de mama hormonodependientes proliferen.

Nitratos, nitritos y nitrosaminas

Son sustancias tóxicas que pueden contaminar el agua potable o de regadíos. Las enzimas que poseemos en la saliva, estómago, colon y vejiga, llevan a cabo la N-nitrosación, reacción por la cual los nitratos se reducen a nitritos, sustancias capaces de reaccionar con aminas y amidas produciendo compuestos N-nitrosos o nitrosaminas.

Las nitrosaminas son potentes carcinógenos, y su presencia en la dieta puede relacionarse con la contaminación de agua, o con el procesado de los alimentos en que se utilizan nitratos de sodio y de potasio.

Edulcorantes artificiales

Desde julio de 2023, el aspartamo ha sido clasificado por el *American Institute for Cancer Research* como un «posible carcinógeno»; la clasificación no puede ser más precisa dado que existe evidencia limitada solo a estudios en animales; sin embargo, se recomienda reducir su consumo a 0-40 mg/kg de peso, bien sea como edulcorante o asociado a refrescos.

Procesado de los alimentos

El cocinado de los alimentos puede producir sustancias de la familia de los hidrocarburos aromáticos policíclicos (benzopirenos) y aminas aromáticas heterocíclicas, que han demostrado *in vitro* ser potentes agentes carcinógenos.

Su producción en el asado, fritura o ahumado de carnes puede estar relacionado con un potencial aumento del riesgo de desarrollar cáncer de estómago y esófago.

PUNTOS CLAVE

- **Obesidad**: la obesidad aumenta el riesgo de cáncer por activación de vías de la proteína mTOR, especialmente cáncer colorrectal, de próstata y de mama.
- **Restricción calórica y ejercicio físico**: un estilo de vida saludable que incluya ejercicio y control del peso protege contra el cáncer.
- **Carnes**: se recomienda limitar el consumo de carne roja y evitar en la medida de lo posible la procesada debido a un mayor riesgo de cáncer colorrectal.
- **Frutas y verduras**: el consumo de frutas y verduras se asocia con un efecto protector contra la carcinogénesis, previniendo de varios tipos de cáncer.
- **Productos lácteos**: existen datos contradictorios con estudios antiguos en los que puede aumentar el riesgo de cáncer de próstata, y algunos más modernos que hablan de protección contra el cáncer de esófago, colon y vejiga.
- **Fibra**: el consumo de fibra se relaciona con un efecto protector, especialmente en el cáncer de colon y recto.
- **Café y té**: no existe clara evidencia ni a favor ni en contra del consumo de café o té en relación con el desarrollo de cáncer.
- **Grasas**: un alto consumo de grasas se ha relacionado con un mayor riesgo de cáncer, pero la relación no se sostiene solo por el consumo de grasas.
- **Pescados**: el consumo de pescado se asocia con un efecto protector contra el hepatocarcinoma y otros tipos de cáncer, como el colorrectal y de esófago.
- **Vitaminas, antioxidantes y otros micronutrientes**: solo la vitamina D presenta evidencia de tener un efecto protector contra el cáncer colorrectal y de mama.

- **Alcohol**: el alcohol se asocia con un mayor riesgo de hepatocarcinoma, cáncer de cavidad oral, hipofaringe, esófago, colorrectal, de próstata y de mama. Se recomienda evitar el consumo de alcohol en la medida de lo posible.
- **Soja y derivados**: el consumo de soja se asocia con un efecto protector contra el cáncer de mama.
- **Nitratos, nitritos y nitrosaminas**: las nitrosaminas, presentes en alimentos procesados y agua contaminada, son potentes carcinógenos.
- **Edulcorantes artificiales**: el aspartamo ha sido clasificado como un «posible carcinógeno» por el *American Institute for Cancer Research*, y se recomienda reducir su consumo.
- **Procesado de alimentos**: la cocción de alimentos a altas temperaturas puede producir sustancias carcinogénicas, como hidrocarburos aromáticos policíclicos, relacionadas con el riesgo de cáncer de estómago y esófago.

BIBLIOGRAFÍA

Aune D, Chan DS, Vieira AR, Rosenblatt DA, Vieira R, Greenwood DC, et al. Fruits, vegetables and breast cancer risk: a systematic review and meta-analysis of prospective studies. Breast Cancer Res Treat. 2012;134(2):479-93.

Bingham SA, Day NE, Luben R, Ferrari P, Slimani N, Norat T, et al. Dietary fiber in food and protection against colorectal cancer in the European Prospective Investigation into Cancer and Nutrition (EPIC): an observational study. Lancet. 2003;361(9368):1496-501.

Bozzetti F, Mariani L. Defining and classifying cancer cachexia: a proposal by the SCRINIO Working group. JPEN J Parenter Enteral Nutr. 2009;33(4):361-7.

George SM, Park Y, Leitzmann MF, Freedman ND, Dowling EC, Reedy J, et al. Fruit and vegetable intake and risk of cancer: a prospective cohort study. The Am J Clin Nutr. 2009;89:347-53.

Gianfredi V, Nucci D, Salvatori T, Dallagiacoma G, Fatigoni C, Moretti M, et al. Rectal Cancer: 20% risk reduction thanks to dietary fibre intake. Systematic review and meta-analysis. Nutrients. 2019;11(7):1579.

Gianfredi V, Salvatori T, Villarini M, Moretti M, Nucci D, Realdon S. Is dietary fibre truly protective against colon cancer? A systematic review and meta-analysis. Int J Food Sci Nutr. 2018;69(8):904-15.

Hernando Requejo O, Rubio Rodríguez MC. Nutrición y Cáncer. Nutr Hosp. 2015;32(Supl 1): 67-72.

Lee SA, Shu XO, Li H, Yang G, Cai H, Wen W, et al. Adolescent and adult soy food intake and breast cancer risk: results from the Shanghai Women's Health Study. Am J Clin Nutr. 2009;89(6):1920-6.

Li H, Boakye D, Chen X, Hoffmeister M, Brenner H. Association of Body Mass Index with Risk of Early-Onset Colorectal Cancer: Systematic Review and Meta-Analysis. Am J Gastroenterol. 2021;116(11):2173-83.

Manson JE, Mayne ST, Clinton SK. Vitamin D and prevention of cancer – ready for prime time? N Engl J Med. 2011;364:1385-7.

Ni J, Zhang L. Cancer Cachexia: definition, staging, and emerging treatments. Cancer Manag Res. 2020;12:5597-605.

Park SY, Murphy SP, Wilkens LR, Henderson BE, Kolonel LN. Fat and meat intake and prostate cancer risk: The multiethnic cohort study. Int J Cancer. 2007;121(6):1339-45.

Petrelli F, Cortenelli A, Indini A, Tomasello G, Ghidini M, Nigro O, et al. Association of obesity with survival outcomes in patients with cancer: A systematic review and meta-analysis. JAMA Netw Open. 2021;4(3):e213520. Disponible en: https://jamanetwork.com/journals/jamanetworkopen/fullarticle/2777839 [última consulta: 19 de marzo de 2024].

Prentice RL, Caan B, Chlebowski RT, Patterson R, Kuller LH, Ockene JK, et al. Low-fat dietary pattern and risk of invasive breast cancer: the Women's Health Initiative Randomized Controlled Dietary Modification Trial. JAMA. 2006;295(6):629-42.

Rahmati S, Azami M, Delpisheh A, Hafezi Ahmadi MR, Sayehmiri K. Total Calcium (Dietary and Supplementary) Intake and prostate cancer: a systematic review and meta-analysis. Asian Pac J Cancer Prev. 2018;19(6):1449-56.

Renehan AG, Tyson M, Egger M, Heller RF, Zwahlen M. Body-mass index and incidence of cancer: a systematic review and meta-analysis of prospective observational studies. Lancet. 2008;371:569-78.

Schulz M, Hoffmann K, Weikert C, Nothlings U, Schulze MB, Boeing H. Identification of a dietary pattern characterized by high-fat food choices associated with increased risk of breast cancer: the European Prospective Investigation into Cancer and Nutrition (EPIC)-Potsdam Study. Br J Nutr. 2008;100:942-6.

Yu XF, Zou J, Dong J. Fish consumption and risk of gastrointestinal cancers: a meta-analysis of cohort studies. World J Gastroenterol. 2014;20(41):15398-412.

Zhang K, Dai H, Liang W, Zhang L, Deng Z. Fermented dairy foods intake and risk of cancer. Int J Cancer. 2019;144(9):2099-108.

Zhang YB, Pan XF, Chen J, Cao A, Zhang YG, Xia L, et al. Combined lifestyle factors, incident cancer, and cancer mortality: a systematic review and meta-analysis of prospective cohort studies. Brit J Cancer. 2020;122(7):1085-93.

Nutrición del paciente con cáncer

48

M. Morato Martínez

 Según el último informe sobre las principales causas de muerte y discapacidad en el mundo publicado por la Organización Mundial de la Salud, el cáncer se encuentra entre las principales causas de mortalidad; de hecho, en 2020, se atribuyeron a esta enfermedad una de cada seis defunciones. Además, la población oncológica tiene un alto riesgo de morbilidad, siendo la desnutrición relacionada con la enfermedad uno de los problemas más habituales. El diagnóstico y tratamiento precoz de la desnutrición es esencial para minimizar los efectos y disminuir la mortalidad asociada.

INTRODUCCIÓN

La población oncológica, en comparación con otras enfermedades, presenta mayor probabilidad de desarrollar **desnutrición relacionada con la enfermedad** (**DRE**). El motivo de esta predisposición es por la heterogeneidad de los factores que pueden influir (Tabla 48-1). En este sentido, según el documento de consenso de la Sociedad Española de Endocrinología, Nutrición y Metabolismo (SEEN), la prevalencia de desnutrición en los pacientes con cáncer se sitúa entre el 30 y el 50% de los casos, alcanzando cifras mayores en estadios avanzados. Asimismo, las guías de práctica clínica de la Sociedad Europea de Nutrición y Metabolismo (ESPEN), clasifican a la DRE oncológica como aquella en la que existe un componente inflamatorio crónico.

Por otro lado, la DRE da lugar a un aumento de la morbilidad originando mayor número de complicaciones e infecciones, mayor toxicidad a los tratamientos antineoplásicos, provocando un mayor número de ingresos hospitalarios y derivando en un incremento de los costes sanitarios, y peor respuesta a las terapias oncológicas, dando lugar a un aumento de la mortalidad. De hecho, se estima que la DRE puede provocar hasta un 20% de las muertes.

Por tales motivos, el diagnóstico precoz es fundamental; sin embargo, la elevada complejidad de dicha acción hace necesario la presencia de personal sanitario entrenado para tal fin.

DIAGNÓSTICO DE LA DESNUTRICIÓN RELACIONADA CON LA ENFERMEDAD EN EL PACIENTE ONCOLÓGICO

Para conocer el estado nutricional se requiere realizar una evaluación exhaustiva a través de diferentes métodos que aportarán información sobre la enfermedad, su impacto y las reservas energéticas y proteicas del organismo.

Tabla 48-1. Causas de la desnutrición relacionada con la enfermedad (DRE) en la población oncológica

Factor	Tipo	
Paciente	Estilo de vida	El consumo de tóxicos, mala higiene, inactividad física o un patrón de alimentación desequilibrado antes de padecer la enfermedad puede aumentar el riesgo de desnutrición
	Estado nutricional	La composición corporal previa será determinante en el desarrollo de la DRE. Por ejemplo, un alto contenido en masa grasa conlleva a masa muscular disminuida e infiltrada, lo que significa baja capacidad funcional
	Situación emocional	Después de un diagnóstico es común presentar sentimientos negativos, como ansiedad, depresión, estrés, etc., lo que puede comprometer una alimentación correcta y favorecer la DRE
	Situación socioeconómica	Existe una relación directa entre un escaso poder económico y una baja educación con el padecimiento de enfermedades crónicas y desnutrición
Tumor	Metabolismo alterado	Al tratarse de una enfermedad con componente inflamatorio se produce una situación catabólica provocando intolerancia a la glucosa y resistencia a la insulina, proteólisis y lipólisis. Además, el gasto energético se encuentra alterado derivado de los cambios en la composición corporal y puede haber sustancias liberadas por el tumor para movilizar otros recursos metabólicos que aseguren el continuo crecimiento tumoral
	Localización	Los tumores que afecten en la digestión, asimilación y metabolización de nutrientes pueden provocar mayor riesgo de DRE
	Estadio	En los estadios más avanzados la presencia de DRE es muy prevalente siendo esta, además, de carácter grave

(Continúa)

Tabla 48-1. Causas de la desnutrición relacionada con la enfermedad (DRE) en la población oncológica (*Cont.*)

Factor	Tipo	
Tratamientos	Cirugía	Una intervención quirúrgica supone una agresión metabólica provocando que haya una redistribución de los sustratos energéticos y estructurales. Además, aumentan las necesidades nutricionales para dar respuesta a la cicatrización y a la lucha contra la infección Igualmente, aquellas cirugías realizadas sobre el tubo digestivo pueden interferir en la digestión, asimilación y metabolización de nutrientes, aumentando el riesgo de DRE
	Quimioterapia Inmunoterapia Radioterapia Hormonoterapia	Los efectos secundarios de los diferentes fármacos y la radiación pueden provocar una combinación de síntomas que dan lugar a un aumento de la DRE
Otros	Concienciación sanitaria	Si el personal sanitario no está concienciado sobre el riesgo de DRE en esta población, el riesgo será mayor
	Recursos	Las autoridades sanitarias deben estar implicadas proporcionando recursos suficientes para tratar la DRE desde la hospitalización hasta en el área ambulatoria

No obstante, realizar una valoración nutricional completa no es sencillo por la variedad de datos que deben recogerse, además de ser compleja su interpretación. Por ello, un diagnóstico nutricional requiere de personal sanitario especializado.

Para abordar esta problemática se han creado diferentes herramientas que identifican a aquellos pacientes que se beneficiarían de una valoración nutricional completa. Estas herramientas se conocen como *cribado o screening nutricionales*.

Los cribados son rápidos de aplicar, fiables y reproducibles en cualquier entorno clínico, y no requieren de personal sanitario necesariamente cualificado. Además, tienen una alta sensibilidad y especificidad de cara a orientar el diagnóstico nutricional.

Aunque son múltiples los tipos de cribado que existen, en el paciente oncológico se recomienda utilizar el test *Malnutrition Screening Tool* o el test *Nutriscore*. El primer test pregunta sobre la cantidad de peso perdido involuntariamente y la disminución del apetito, mientras que el *Nutriscore* añade a esas dos preguntas el riesgo nutricional derivado de la localización del tumor y el tratamiento antineoplásico administrado.

Asimismo, en la actualidad se han desarrollado herramientas telemáticas de cribado para facilitar el acceso a una atención nutricional; sin embargo, hasta ahora su aplicación es para población patológica, sin especificar el área oncológica.

De igual manera, se recomienda que los cribados se realicen tanto al diagnóstico como durante el tratamiento y una vez finalizado el mismo.

Así pues, una vez detectado que un paciente presenta riesgo de DRE, se deriva al especialista en nutrición para que pueda evaluar su estado nutricional más exhaustivamente.

En este sentido, el avance científico con respecto a conocer el estado corporal de un individuo ha permitido englobar una serie de medidas diagnósticas, con valor pronóstico, que aportan una valoración nutricional más especializada de la que había antes, dirigidas a conocer el estado corporal y funcional de un individuo.

Esto se conoce como **valoración morfofuncional**. Para conocer más sobre los parámetros y la metodología de la valoración morfofuncional, consulte el **capítulo 7** de este manual.

Sin embargo, debemos tener en cuenta que la valoración morfofuncional es una metodología de reciente aparición en el ámbito clínico y, por lo tanto, no tiene suficiente evidencia como para recomendar su uso en las diferentes patologías, incluido el cáncer, a través de las guías de práctica clínica.

Aun así, es la metodología de valoración del estado nutricional que mejor se adapta para el diagnóstico de la DRE a través de los nuevos criterios establecidos para ello, los criterios *Global Leadership Initiative on Malnutrition* (GLIM).

Global Leadership Initiative on Malnutrition

El diagnóstico de la DRE siempre ha estado sujeto a la elevada complejidad de realizar una valoración nutricional, así como a la interpretación de sus parámetros.

Por ello, en 2016 se crearon 5 criterios, basados en la evidencia científica, para el diagnóstico de la DRE, consensuados y aceptados por las principales sociedades mundiales de nutrición clínica, y englobados en dos grupos, fenotípicos y etiológicos. Para que haya un diagnóstico positivo debe existir al menos un criterio fenotípico y otro etiológico presentes (**Fig. 48-1**).

En el paciente oncológico, el uso de los criterios GLIM ha sido evaluado en diferentes estudios comparándolos con los distintos métodos diagnósticos establecidos hasta entonces, comprobando que son más sensibles y que pueden diagnosticar precozmente la DRE en estos pacientes.

TRATAMIENTO DE LA DESNUTRICIÓN RELACIONADA CON LA ENFERMEDAD EN EL PACIENTE ONCOLÓGICO

El tratamiento nutricional en el paciente con cáncer tiene como objetivo prevenir, mantener y/o corregir el déficit energético y de nutrientes que permita un estado nutricional óptimo.

La terapia nutricional se debe individualizar y elegir en función de las características del paciente; sin embargo, siempre se debe priorizar la vía oral antes que la artificial.

En este sentido, se debe tener en cuenta el gasto energético total, las necesidades nutricionales de los diferentes nutrientes, la capacidad del organismo para realizar los diferentes procesos de alimentación, el estado nutricional y el tratamiento antineoplásico, entre otros.

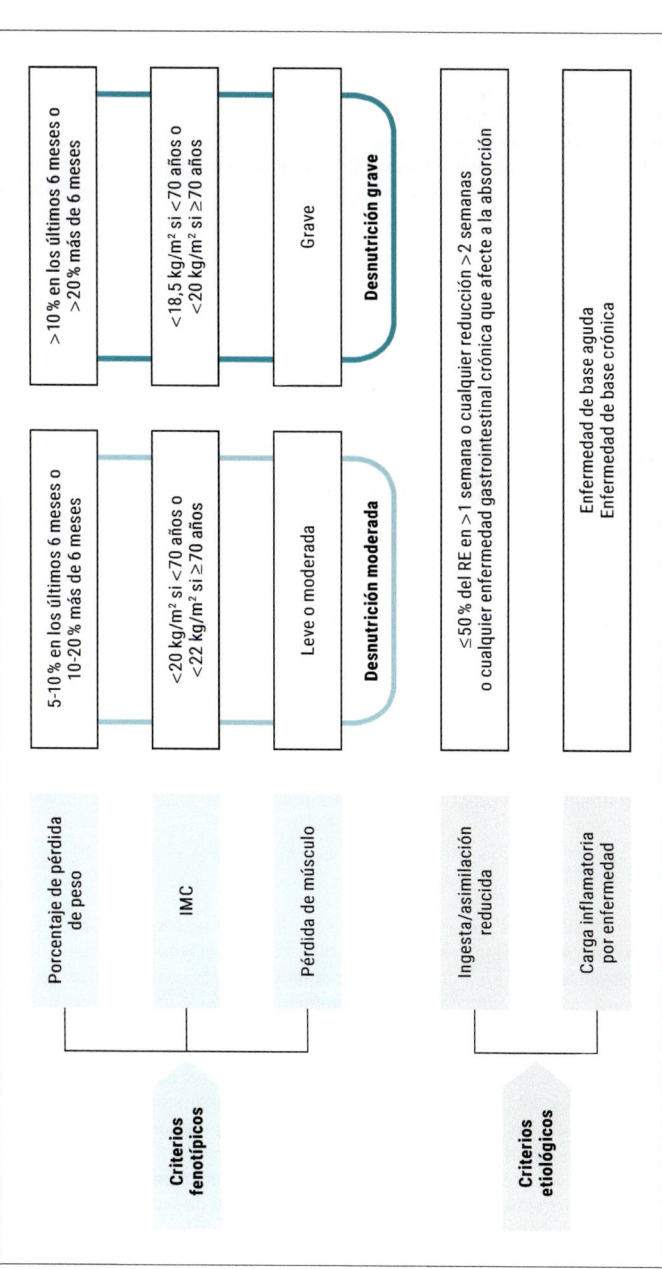

Figura 48-1. Criterios *Global Leadership Initiative on Malnutrition* (GLIM) para el diagnóstico de la desnutrición relacionada con la enfermedad.

En lo referente a las necesidades energéticas, existen algunos estudios, con grandes muestras de pacientes oncológicos, en los cuales se observa que estos tienen un metabolismo aumentado; sin embargo, en otros estudios no se demuestra tal diferencia comparando con población no tumoral. Por lo tanto, el gasto energético total en estos enfermos es similar a los sujetos sanos, oscilando entre 25 y 30 kcal/kg/día según la última guía de práctica clínica de la ESPEN.

No obstante, en esta misma guía se recomienda que la ingesta de proteínas sí sea superior a la recomendada en población sana, es decir, superior a 1 g/kg/día, recomendando llegar incluso hasta 1,5 g/kg/día.

Dietoterapia en el paciente oncológico

La primera intervención que se debe realizar es un asesoramiento dietético individualizado para aumentar la ingesta oral de energía y proteínas, así como para tratar los síntomas que puedan interferir en la misma. De hecho, un asesoramiento adecuado es capaz de tratar síntomas tan prevalentes en estos pacientes como la anorexia y la saciedad precoz, la xerostomía, la mucositis, las disgeusia y ageusia, el estreñimiento, la diarrea, los vómitos y náuseas, la disfagia, etc.

Para ello, el consejo dietético debe tener en cuenta el estado nutricional, la situación fisiopatológica, la situación funcional orgánica, la patología tumoral, los efectos secundarios de los tratamientos, la influencia de factores psicológicos y sociales, y los factores económicos.

En las ocasiones que con un asesoramiento dietético con alimentos naturales no se consiga aumentar la ingesta oral, se pueden utilizar productos comerciales diseñados mediante tecnología alimentaria, adaptados a distintas situaciones clínicas, que ofrecen un determinado contenido energético, nutricional y de volumen concreto. Estos productos pueden ser muy útiles en pacientes con disfagia, como en cáncer de cabeza y cuello.

Aun así, si con estas dos opciones no se consigue cubrir al menos el 75 % de los requerimientos, es preciso añadir nutrición artificial.

Nutrición artificial

El primer escalón de la nutrición artificial son los **suplementos nutricionales orales**, preparados nutricionales artificiales que, bajo supervisión médica, aportan una determinada cantidad de energía y nutrientes. En los pacientes oncológicos han demostrado que, junto con un asesoramiento dietético, pueden aumentar la calidad de vida, la ingesta energética y el peso corporal.

Existen diferentes tipos en función de la densidad energética y proteica, según la existencia de nutrientes específicos y en función de las características de los macronutrientes. Es esencial que se conozca adecuadamente la composición de este tratamiento para ajustar el tipo de suplementos nutricionales orales a las necesidades y comorbilidades del enfermo oncológico.

El siguiente escalón de la nutrición artificial es la **nutrición enteral**, nutrición administrada directamente al tracto gastrointestinal a través de una sonda. Esta terapia se indica cuando la ingesta oral no es segura, imposible y/o insuficiente. Las fórmulas existentes son similares a las encontradas en los suplementos nutricionales orales.

Por último, está la **nutrición parenteral**, caracterizada por administrar los nutrientes al torrente sanguíneo directamente. Este tipo de terapia nutricional está indicada cuando la nutrición enteral esté contraindicada o cuando los requerimientos nutricionales no se cubran con la vía oral/enteral. En los pacientes con cáncer, además, puede ser utilizada en conjunto con nutrición enteral para tratar estados de desnutrición muy grave (caquexia), en estados de mucositis grave o enteritis rádica.

Cuanto más invasivo es el tratamiento nutricional, más probabilidades de complicaciones habrá; por ello es muy importante individualizar la terapia.

Otros tratamientos

Cada vez es mayor la evidencia que demuestra cómo la práctica de **actividad física** en estos enfermos aporta múltiples beneficios: por ejemplo, mejora el apetito, la masa muscular, la tolerancia a los tratamientos, la respuesta inmunitaria o la calidad de vida, entre otros.

Tabla 48-2. Farmaconutrientes de interés en oncología

Farmaconutriente	Efecto
Omega-3	Tiene un efecto antiinflamatorio
	En estudios *in vitro* ha demostrado intervenir en la angiogénesis, proliferación celular y en la metástasis
	En pacientes con cáncer avanzado puede ayudar a reducir la toxicidad de los tratamientos, mejorar el apetito y el peso corporal, aunque la evidencia en este sentido es moderada
Leucina	El interés en oncología deriva del efecto sobre el daño muscular que puede producir y, aunque la evidencia es muy limitada todavía, en estos enfermos podría amortiguar el catabolismo muscular y promover el anabolismo de este compartimento
Arginina, glutamina y nucleótidos	Con una evidencia de grado A, las guías de práctica clínica recomiendan administrar fórmulas que contengan esta mezcla de sustancias en las cirugías oncológicas de tumores de cabeza y cuello, estómago, duodeno y páncreas
	Esta recomendación se basa en la disminución de las tasas de complicaciones posquirúrgicas (fístulas, infecciones, menor estancia hospitalaria, etc.)
Otros	Aunque no existe suficiente evidencia para recomendar su uso sistemático más allá de su déficit, algunas vitaminas podrían ser interesantes en el campo de la oncología
	Es el caso de la vitamina D, con función inmunitaria, y la vitamina C, como antioxidante potente
	Aquellos pacientes oncológicos con niveles deficientes de estas vitaminas presentan peor calidad de vida, peor tolerancia a los tratamientos y peor pronóstico

Sin embargo, como si de una terapia farmacológica se tratase, debe ser prescrita por un especialista que evalúe la idoneidad del ejercicio, pues algunos tratamientos oncológicos pueden producir comorbilidades como cardiotoxicidad, riesgo de fracturas, etc., así como establecer una intensidad, una duración y una frecuencia adaptada.

Aunque la evidencia de los beneficios es amplia, a día de hoy aun no se cuenta con unas guías de práctica clínica para prescribir ejercicio físico en oncología, más allá de las recomendaciones básicas.

Por otra parte, existen sustancias presentes en los alimentos que, además de ser fuente nutricional, pueden proporcionar beneficios para la salud. Algunas de ellas incluso se postulan para modular el sistema inmunitario, dado que se conoce la relación entre la DRE y la supresión de este. Estas sustancias se conocen como **farmaconutrientes**.

En oncología todavía hay controversia sobre el papel de los farmaconutrientes frente al crecimiento tumoral; sin embargo, existe interés científico para su uso en algunas condiciones (**Tabla 48-2**).

Por último, el tratamiento nutricional del cáncer está continuamente avanzando, siendo en la actualidad la investigación en **nutrición de precisión** aquella que genera más atención científica.

La posibilidad de incorporar intervenciones dietéticas a través de dietas diseñadas y adaptadas a cada paciente y a su enfermedad podría potenciar el efecto de las terapias antineoplásicas y reducir los efectos secundarios.

Combinando datos clínicos, diagnóstico molecular, nutrigenómica, microbiómica y metabolómica se podrían desarrollar tratamientos dietéticos específicos llegando a una nueva era en el tratamiento contra el cáncer, como muestran algunos estudios preclínicos.

SOPORTE NUTRICIONAL EN EL PACIENTE ONCOLÓGICO PALIATIVO

Un **paciente paliativo** es aquel que se encuentra en una situación clínica al final de la vida por padecer una enfermedad avanzada, progresiva e incurable que, además, presenta mal pronóstico y refractariedad a los tratamientos aplicados.

Los pacientes oncológicos paliativos presentan numerosas complicaciones y sintomatología que, en la mayoría de las veces, tienen un impacto directo en el estado nutricional ocasionando una DRE grave o caquexia, en el 80 % de los casos.

Sin embargo, esta situación al final de la vida presenta diversas cuestiones entre los especialistas por existir controversias sobre las condiciones para nutrir e hidratar.

Ante la falta de consenso de las diferentes organizaciones, la ESPEN publicó en 2016 las recomendaciones éticas para manejar esta situación enfatizando que el objetivo del soporte nutricional es la mejora de la calidad de vida.

Así pues, antes de pautar el soporte nutricional hay que plantearse si se podrían asumir las complicaciones y los costes derivados de la terapia, es decir, beneficios frente a riesgos. También hay que pensar cómo sería la calidad de vida con el tratamiento planteado y cuál sería el pronóstico.

En este sentido, si la vía oral se mantiene intacta hay que priorizar una alimentación de confort, evitando restricciones dietéticas y muy adaptada a las preferencias del paciente. Aunque las recomendaciones energéticas y nutricionales no se suelen cubrir, en estos pacientes no se aconseja el uso de suplementos nutricionales orales.

Si, por el contrario, la vía oral es inaccesible, tanto la nutrición enteral como la parenteral estarían contraindicadas si la supervivencia es inferior a un mes, teniendo claro que el objetivo es mejorar el estado nutricional.

PUNTOS CLAVE

- Los pacientes oncológicos tienen un alto riesgo de presentar DRE por la heterogeneidad de los factores que influyen.
- El estado nutricional puede influir directamente sobre la tolerancia a los tratamientos antineoplásicos administrados, sobre la calidad de vida y sobre el pronóstico.
- Se deben utilizar cribados para detectar el riesgo de desnutrición antes, durante y tras finalizar los tratamientos para poder identificar a aquellos pacientes que necesiten una valoración nutricional más específica y poder tratar precozmente la desnutrición.
- El tratamiento nutricional tiene como objetivo mantener el estado nutricional o revertir situaciones de DRE. La primera opción siempre será el asesoramiento dietético, añadiendo nutrición artificial cuando no se puedan cubrir los requerimientos.
- En los pacientes oncológicos en situación paliativa se precisa informar adecuadamente sobre el apoyo nutricional, valorando los beneficios y riesgos, y teniendo en cuenta que el objetivo no es tratar la DRE, sino optimizar la calidad de vida.

BIBLIOGRAFÍA

Arends J, Baracos V, Berts H, Bozzetti F, Calder PC, Deutz NEP, et al. ESPEN expert group recommendations for action against cancer-related malnutrition. Clin Nutr. 2017;36(5):1187-96.

Arribas L, Hurtós L, Sendrós MJ, Peiró I, Salleras N, Fort E, et al. NUTRISCORE: A new nutritional screening tool for oncological outpatients. Nutrition. 2017;33:297-303.

Bossi P, Delrio P, Mascheroni A, Zanetti M. The Spectrum of Malnutrition/Cachexia/Sarcopenia in Oncology According to Different Cancer Types and Settings: A Narrative Review. Nutrients. 2021;13(6):1980.

Cederholm T, Barazzoni R, Austin P, Ballmer P, Biolo G, Bischoff SC, et al. ESPEN guidelines on definitions and terminology of clinical nutrition. Clin Nutr. 2017;36:49-64.

Cederholm T, Jensen GL, Correia MITD, González MC, Fukushima R, Higashiguchi T, et al. GLIM criteria for the diagnosis of malnutrition – A consensus report from the global clinical nutrition community. Clin Nutr. 2019;38(1):1-9.

Druml C, Ballmer PE, Druml W, Oehmichen F, Shenkin A, Singer P, et al. ESPEN guideline on ethical aspects of artificial nutrition and hydration. Clin Nutr. 2016;35:545-56.

Gascón-Ruiz M, Casas-Deza D, Torres-Ramón I, Zapata-García M, Alonso N, Sesma A, et al. GLIM vs ESPEN criteria for the diagnosis of early malnutrition in oncological outpatients. Clin Nutr. 2021;40(6):3741-7.

Li Z, Heber D. Personalized Nutrition and Cancer. En: Heber D, Li Z, Liang V, eds. Nutritional Oncology: Nutrition in Cancer Prevention, Treatment, and Survivorship. 1ª ed. Boca Ratón: Editorial CRC Press; 2022. p. 91-134.

Martínez-Garay C, Djouder N. Dietary interventions and precision nutrition in cancer therapy. Trends Mol Med. 2023;29(7):489-511.

Muscaritoli M, Arends J, Bachmann P, Baracos V, Barthelemy N, Bertz H, et al. ESPEN practical guideline: Clinical Nutrition in cancer. Clin Nutr. 2021;40(5):2898-913.

Taylor SR, Falcone JN, Cantley LC, Goncalves MD. Developing dietary interventions as therapy for cancer. Nat Rev Cancer. 2022;22(8):452-66.

Tejera Pérez C, Guillín Amarelle C, Rodríguez Novo N, Lugo Rodríguez G, Mantiñán Gil B, Palmeiro Carballeira R, et al. Inmunonutrición, evidencias y experiencias. Nutr Hosp. 2023;40(1):186-99.

Enfermedades reumáticas

49

B. López Plaza

Las enfermedades reumáticas son un conjunto de trastornos del tejido conectivo que incluyen procesos degenerativos, inflamatorios y metabólicos en las articulaciones y tejidos aledaños, como ligamentos, huesos, tendones, etc. Las formas crónicas más comunes de las enfermedades reumáticas son la artrosis (artritis degenerativa), la artritis reumatoide y la gota. Las enfermedades reumáticas presentan períodos alternos de baja sintomatología o remisión, y exacerbación o fase aguda de la enfermedad. La valoración del estado nutricional es de vital importancia para mejorar la sintomatología y el estado de salud general de estos pacientes.

INTRODUCCIÓN

Las **enfermedades reumáticas** son un conjunto de trastornos del tejido conectivo que abarcan diferentes manifestaciones relacionadas con las articulaciones y estructuras afines, como ligamentos, tendones, huesos, músculos, etc., pero también pueden dañar a otros órganos, como el corazón, los pulmones, etc. Las enfermedades reumáticas se caracterizan por inflamación, degeneración o trastorno metabólico. Las enfermedades reumáticas más comunes incluyen la artrosis y la artritis reumatoide. De acuerdo con la Organización Mundial de la Salud, aproximadamente el 20 % de la población mundial padece alguna enfermedad reumática, y estas representan el 35 % de las causas de invalidez total o parcial de la población adulta en países occidentales.

ARTROSIS

La **artrosis**, u osteoartritis, es la forma más común de artritis en adultos. Se trata de una enfermedad degenerativa crónica caracterizada por dolor, pérdida de movilidad, crepitaciones y grados variables de inflamación, que afecta las articulaciones de rodillas, manos y cadera, principalmente. La artrosis es más frecuente después de los 40 años; sin embargo, aumenta rápidamente con la edad. La artrosis afecta la capacidad funcional y la calidad de vida ya que normalmente coexiste con otras enfermedades crónicas. La fisiopatología de la enfermedad incluye la degeneración y pérdida del cartílago articular, acompañada de cambios morfológicos articulares, como la hipertrofia ósea. Aproximadamente, el 7,6 % de la población mundial padece esta enfermedad y se espera que para 2050 los casos de artrosis aumenten hasta en 1.000 millones de personas.

Control del peso

Un índice de masa corporal (IMC) elevado contribuye hasta en un 20,4 % a la aparición de la artrosis. El exceso ponderal sobre las articulaciones agrava los síntomas debido al esfuerzo mecánico que condiciona el riesgo de progresión y deterioro funcional. El diseño de una dieta hipocalórica individualizada permitirá la pérdida progresiva de peso, y la implementación de un programa de educación nutricional permitirá conservar un peso adecuado a largo del tiempo. La reducción de un 5 % del peso corporal mejora hasta en un 18 % la función general del paciente con artrosis. La reducción de peso no solo mejora el dolor y la movilidad de las articulaciones, sino que mejora la evolución de otros factores asociados, como la resistencia a la insulina y la inflamación crónica leve que presentan los pacientes con sobrepeso y obesidad.

Alimentación

La dieta del paciente con artrosis debe contener un consumo moderado de proteínas, hidratos de carbono complejos de bajo índice glucémico y bajo consumo de ácidos grasos saturados. El patrón de alimentación mediterráneo que incluye un alto consumo de frutas, verduras y hortalizas, legumbres, frutos secos, semillas y cereales; una buena ingesta de pescados y mariscos; un consumo moderado de productos lácteos, aves y huevos; así como aceite de oliva como principal fuente de lípidos en la dieta, ha demostrado un efecto positivo en la mejora de la calidad de vida y reducción de algunos marcadores de inflamación de los pacientes con artrosis. La edad y la inmovilidad son factores de riesgo para el desarrollo de osteoporosis; aunado a ello, los pacientes con artrosis suelen tener un bajo consumo de calcio y vitamina D ligado a una baja ingesta y al consumo de medicamentos que afectan su metabolismo. Las deficiencias de micronutrientes deben ser cubiertas primeramente a través de la alimentación y la exposición solar, y posteriormente a través de la suplementación. Los corticosteroides provocan retención de sodio y afectan el metabolismo del calcio, por lo que una dieta baja en sodio y el consumo adecuado de líquidos aportan beneficios adicionales al paciente con artrosis.

Los ácidos grasos poliinsaturados omega-3 (AGP ω-3) y omega-6 (AGP ω-6) son precursores de eicosanoides, compuestos relacionados con el proceso inflamatorio. Se ha observado que los AGP ω-3 (EPA y DHA) disminuyen el dolor y la rigidez articular presentes en los pacientes con artrosis, mejorando la inflamación y reduciendo el catabolismo del cartílago articular. Se recomienda consumir entre 2-4 g de EPA y DHA a fin de proteger el cartílago y la sinovia en una proporción de AGP ω-6 : AGP ω-3 menor de 4 : 1. Otros suplementos que han demostrado tener un efecto positivo sobre el alivio del dolor y el retraso del deterioro de la articulación son el sulfato de glucosamina y el sulfato de condroitina.

ARTRITIS REUMATOIDE

La **artritis reumatoide** (AR) es una enfermedad crónica autoinmunitaria que actúa a nivel sistémico. Se caracteriza por la presencia de inflamación de las membranas sinoviales y la cápsula articular, degradación del cartílago y erosión de las estructuras óseas. La AR es más frecuente en mujeres que en varones; sin embargo, su incidencia aumenta con la edad. Aproximadamente, entre el 1-2 % de la población mundial padece AR y, si bien la mortalidad global ha descendido en las últimas tres décadas, se prevé que más de 30 millones personas convivan con esta enfermedad en el año 2050, de las cuales el 68,7 % serán mujeres.

La AR produce una inflamación del revestimiento de las articulaciones causando dolor, hinchazón y entumecimiento o rigidez, principalmente en las articulaciones de manos y pies.

Condicionantes del consumo de alimentos

La AR provoca una discapacidad progresiva para realizar actividades de la vida diaria, como la adquisición y preparación de alimentos, lo que repercute negativamente sobre el consumo de alimentos. Las dietas de pacientes con AR suelen tener un bajo aporte energético y proteico. Estos pacientes recurren frecuentemente a dietas alternativas buscando una mejora de los síntomas. Sin embargo, la eficacia de dichas dietas suele ser cuestionable y se ha observado que pueden tener una pérdida de peso no deseado de hasta 3 kg. Evitar prácticas alimentarias erróneas que impliquen un inadecuado consumo de energía y nutrientes debe formar parte de la educación nutricional del paciente con AR.

Como consecuencia del estado crónico de inflamación, los pacientes se encuentran fatigados y con frecuencia sufren de anorexia. La anorexia aparece principalmente durante la fase aguda y surge como consecuencia de la propia enfermedad y/o es secundaria al tratamiento médico. Los fármacos antirreumáticos modificadores de la enfermedad (FARME), como la hidroxicloroquina, la ciclosporina o la sulfasalacina, causan frecuentemente pérdida del apetito en los sujetos que los consumen. Estos también pueden producir dolor abdominal, náuseas o vómitos, lo que condiciona el consumo de alimentos. Como estrategia nutricional deben integrarse a la dieta alimentos de alta densidad de energía y nutrientes, valorar el enriquecimiento de la dieta y concienciar al paciente sobre la importancia de no reducir el consumo de alimentos.

La reducción del consumo de alimentos puede también ser debida a la afectación temporomandibular que presentan algunos pacientes con AR y que dificulta la apertura de la boca y la capacidad de masticación. En estos casos será necesario modificar la consistencia de los alimentos y fraccionarlos en pequeñas porciones que faciliten el trabajo de la articulación.

Los pacientes con AR tienen un consumo prolongado de medicamentos que afectan el consumo de alimentos. El metotrexato, un FARME, es uno de los más ampliamente utilizados para tratar la AR. Es un fármaco antiinflamatorio muy efectivo; sin embargo, produce efectos adversos, como dolor abdominal, llagas en la boca o náuseas. Los antiinflamatorios no esteroideos (AINE), como el ibuprofeno, reducen la inflamación mejorando el dolor y la rigidez articular; sin embargo, no previenen el daño progresivo de la enfermedad y su ingestión por largos períodos de tiempo puede causar úlcera péptica, hemorragias digestivas, pirosis o mala digestión.

Algunos individuos con AR desarrollan el síndrome de Sjögren, que consiste en la destrucción progresiva de las glándulas productoras de lágrimas y saliva.

La xerostomía produce problemas en la producción del bolo y la deglución, disfagia secundaria a la sequedad de la faringe y el esófago, alteraciones del gusto y problemas de caries que dificultan la situación nutricional del paciente con AR. En estos casos es posible distribuir el consumo de alimentos en 5 o 6 comidas al día, consumir alimentos de textura suave y bien hidratados con la inclusión de líquidos para favorecer la deglución. En caso de disfagia dolorosa será necesario modificar la consistencia y textura de los alimentos, eligiendo aquellos cuya densidad de energía y nutrientes favorezca la nutrición del paciente. Una buena higiene bucal reducirá el riesgo de caries.

Patrón de alimentación

Aproximadamente, un 50% de los pacientes con AR realizan cambios en la dieta; de hecho, de un 33-75% cree que la alimentación desempeña un papel importante en la gravedad de los síntomas. Se ha observado que un patrón de alimentación que contenga un alto consumo de frutas, verduras y hortalizas (antioxidantes), cereales integrales y legumbres (fibra), aceite (oliva, colza o nueces), frutos secos y semillas; moderado consumo de productos lácteos (fermentados), huevos, pescado (azules), aves de corral; y bajo consumo de carnes procesadas y rojas (dieta mediterránea, vegetariana), mejora el dolor en pacientes con AR. El patrón de alimentación mediterráneo reducirá además el riesgo cardiovascular aumentado en estos pacientes hasta en un 50%. También es deseable limitar el consumo de sal, debido al edema por inmovilidad o por efecto secundario al consumo de corticosteroides. El consumo de alcohol no está aconsejado en pacientes con AR debido a las interacciones farmacológicas. En pacientes tratados con metotrexato aumenta el riesgo de hepatotoxicidad.

Energía

Entre los pacientes con AR frecuentemente se detectan situaciones de desnutrición y bajo peso que comprometen su estado de salud. La pérdida de masa magra y de fuerza muscular son frecuentes. Aproximadamente, entre el 25-43% de los pacientes con AR presentan sarcopenia, por lo que su identificación es vital para su tratamiento. Por otro lado, hasta un 60% de los pacientes con AR padecen sobrepeso u obesidad, lo que contribuye al proceso fisiopatológico asociado con la inflamación e inmunidad. Además, muchos corticosteroides (prednisona, β-metasona, etc.) aumentan el apetito y la ganancia de peso. Los corticosteroides pueden causar un balance nitrogenado negativo, aumentar el riesgo cardiovascular y de osteoporosis. En casos de sobrepeso u obesidad un adecuado control del peso mejorará la sintomatología debido a la inflamación provocada por el exceso ponderal. Las necesidades energéticas en pacientes con AR suelen estar aumentadas debido al proceso inflamatorio y febril. De esta forma, al cálculo de las necesidades energéticas basales debe añadirse el gasto metabólico debido al proceso inflamatorio en fase activa (1,14-1,35) y diferenciando al paciente con movilidad limitada (1,2) o en fisioterapia (1,3). Un plan de alimentación personalizado debe contemplar una ingesta energética de 25-30 kcal/kg de peso/día.

Proteínas

Considerando que el porcentaje de pacientes con AR sarcopénica es elevado, se recomienda una ingesta proteica de 1-1,2 g/kg de peso/día, mientras que en el paciente con sarcopenia manifiesta esta aumenta a 1,5 g/kg de peso corporal/día. En fase aguda y con cualquier grado de desnutrición las proteínas deben oscilar entre 1,5-2 g/kg de peso/día.

Lípidos

Los AGP ω-3 y ω-6, son nutrientes esenciales que forman parte de las membranas celulares y que son utilizados como sustratos biológicamente activos relacionados con el proceso inflamatorio (**Fig. 49-1**). Los AGP ω-3, presentes en aceites de pescado, salmón, sardinas, arenques, atún, nueces o semillas de lino, etc., son mediadores lipídicos implicados en la limitación y resolución de la respuesta inflamatoria, mientras que el ácido araquidónico, un AGP ω-6, promueve el proceso inflamatorio. Dado que el contenido en ácidos grasos de las membranas celulares puede modificarse a través de la alimentación, una proporción AGP ω-6 : AGP ω-3 de 1-4 : 1 es deseable. La suplementación con aceite de pescado (> 2 g/día) durante más de 3 meses mejora los marcadores relacionados con la actividad de la enfermedad y reduce la inflamación y el dolor de las articulaciones.

Hidratos de carbono

Se ha observado que la calidad de los hidratos de carbono influye sobre la inflamación sistémica. Una dieta con un alto consumo de fibra se asocia a una menor

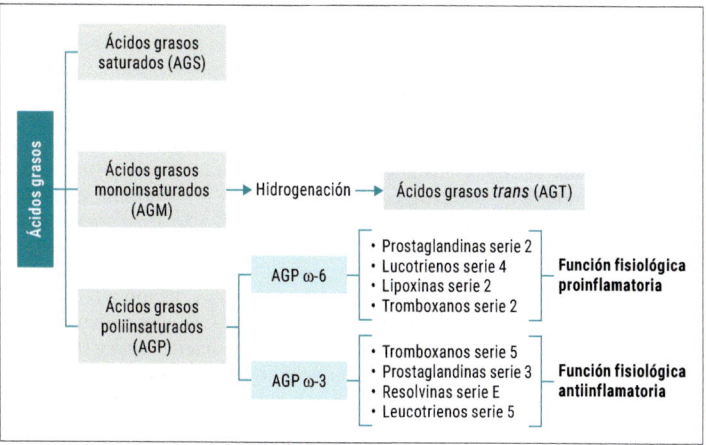

Figura 49-1. Producción de eicosanoides por los AGP ω-3 y AGP ω-6.

concentración de mediadores de la inflamación. La fermentación de la fibra por la microbiota intestinal produce ácidos grasos de cadena corta que presentan efectos antiinflamatorios. La microbiota intestinal y el sistema inmunológico están estrechamente relacionados, por lo que la inclusión de fibras prebióticas a través de los alimentos podría modular la respuesta inflamatoria de estos pacientes.

Vitaminas y minerales

El metotrexato es un FARME antagonista del ácido fólico ampliamente utilizado en pacientes con AR. En los pacientes que lo toman deberá realizarse una suplementación con ácido fólico que evite su deficiencia y reduzca la toxicidad del fármaco. La AR se asocia con aterosclerosis subclínica y mayor riesgo cardiovascular. En este sentido, entre un 20-42 % de los pacientes con AR presentan concentraciones elevadas de homocisteína. Se debe considerar la suplementación con vitaminas B_6, B_{12} y folatos cuando esté elevada. El aumento del riesgo de osteopenia y osteoporosis es una complicación extraarticular bien documentada en pacientes con AR. Además, el empleo de corticosteroides altera el metabolismo óseo aumentando la hipercalciuria y reduciendo la absorción de calcio, inhibiendo la síntesis de la matriz ósea y/o modificando las acciones del calcio y la vitamina D. La inmovilidad fomenta la pérdida de masa ósea. La suplementación con calcio y vitamina D debe considerarse en pacientes con alto riesgo de osteopenia; sin embargo, paralelamente debe fomentarse el consumo de alimentos como leche y productos lácteos. La vitamina D no solo desempeña un papel en la homeostasis del calcio y la mineralización ósea, sino que también afecta otros procesos biológicos que incluyen la respuesta inmunitaria. Una baja concentración sérica de la vitamina D se asocia a un empeoramiento de la enfermedad. En los pacientes con una insuficiencia de vitamina D (<30 ng/mL) debe considerarse la suplementación. Una adecuada exposición solar es recomendable.

Diversos estudios han encontrado concentraciones diferentes de hierro, selenio y cinc en pacientes con AR, lo que podría producir cambios en la inmunorregulación y la respuesta antioxidante. A pesar de ello, no existe evidencia para la suplementación de estos elementos traza. El uso de suplementos multivitamínicos debe realizarse en aquellos casos que se considere estrictamente necesario y priorizar un adecuado consumo de alimentos ricos en los nutrientes deficitarios.

En pacientes con AR es frecuente detectar anemia ferropénica causada por la administración de medicamentos y la inflamación crónica que obstaculiza el equilibrio inmunológico en la AR. Esta es corregida con la administración de hierro. Sin embargo, la anemia reumática no responde al tratamiento con hierro.

GOTA

La **gota** es una enfermedad metabólica inflamatoria caracterizada por una elevación en la concentración de urato en estructuras articulares y no articulares, causada por una alteración del metabolismo de las purinas. Provoca dolor muy intenso, malestar persistente e inflamación. Afecta principalmente a hombres en una proporción de 3 : 1 con respecto a las mujeres. La gota afecta comúnmente a la articulación metatarsofalángica del dedo gordo del pie, pero también afecta a tobillos, rodillas y manos. Si los episodios de gota no se tratan y se alargan en el tiempo, se forman depósitos de urato (tofos) que causan deformidad de las articulaciones.

La gota tiene una baja tasa de mortalidad y una alta tasa de remisión si no existen comorbilidades; sin embargo, se prevé que su prevalencia se duplique para 2050 debido, principalmente, al envejecimiento de la población.

La hiperuricemia sérica es el principal factor de riesgo para el desarrollo de gota; sin embargo, no todos los sujetos con urato sérico elevado desarrollan gota. La obesidad, el síndrome metabólico y la enfermedad renal crónica también condicionan su aparición. Se considera que un individuo padece hiperuricemia cuando la concentración de urato sérico es superior a 6,8 mg/dL. Las recomendaciones actuales para el manejo de los brotes agudos incluyen el uso de AINE, fármacos reductores de uratos, colchicina o corticosteroides.

Control del peso corporal

Un IMC elevado explica alrededor de un tercio de la discapacidad causada por la gota. En este sentido, es importante introducir modificaciones en la dieta y el estilo de vida para reducir el peso corporal. El sobrepeso y la obesidad están estrechamente relacionados con la aparición de hiperuricemia y se estima que están relacionados con el 60 % de estos casos. A este respecto, la probabilidad de que un proceso de hiperuricemia se convierta en un ataque de gota aumenta cuando el peso corporal excede el 30 % del peso ideal. Mantener un peso saludable mejorará la resistencia a la insulina y el riesgo cardiometabólico y renal frecuentemente asociados con la enfermedad. La pérdida de peso debe realizarse de forma gradual, evitando situaciones de ayuno que precipitan la aparición de ataques agudos de gota. La práctica de ejercicio físico regular debe formar parte de la estrategia del control del peso.

Consumo de alimentos

Se ha observado que una alta adherencia al patrón de dieta mediterránea tiene un 23 % menos de probabilidades de tener hiperuricemia comparado con aquellos con una baja adherencia. La hipertensión está presente en el 74 % de los pacientes con gota, por lo que se ha propuesto la dieta DASH (*Dietary Approaches to Stop Hypertension*) como una alternativa. Esta dieta prioriza el consumo de cereales integrales, frutas, verduras y productos lácteos bajos en grasa, así como una alta ingesta de proteínas vegetales procedentes de legumbres y frutos secos en lugar de fuentes de proteínas animales. Una mayor adherencia a la dieta DASH se asocia con un 32 % menos de probabilidades de hiperuricemia que en aquellos con menor adherencia.

La dieta baja en purinas tiene un papel modesto en la reducción de la hiperuricemia. El 85 % de los uratos formados son de producción endógena y por degradación de las purinas, por lo que una dieta rica en purinas rara vez causa hiperuricemia. No obstante, la dieta baja en purinas es utilizada con frecuencia dado que alrededor de un 10 % del urato formado cada día procede de la dieta y podría mejorar la evolución de la enfermedad. Una dieta muy baja en purinas puede reducir la concentración sérica de uratos en 1 mg/dL; sin embargo, tiene muy baja adherencia por lo que se recurre al uso de medicamentos junto a una alimentación menos restrictiva. Las restricciones de alimentos en la dieta son

Tabla 49-1. Contenido en purinas de los alimentos y su relación con un ataque agudo de gota

	Durante un ataque agudo*	Recuperación de un ataque agudo*	Ausencia de síntomas*
Alimentos con alto contenido en purina (150-1.000 mg/100 g) Vísceras (hígado, corazón, riñones), sesos, huevas, pescados grasos (sardina, arenque), extractos y jugos de carne, perdiz, mejillones, vieiras, anchoas, huevas de pescado, bebidas alcohólicas (cerveza con y sin alcohol, bebidas destiladas)	Suprimir de la dieta	Suprimir de la dieta	Consumir de forma ocasional
Alimentos con contenido medio en purinas (50-150 mg/100 g) *Fuentes animales*: carnes, pescados, aves, mariscos *Fuentes vegetales*: espárragos, habas, guisantes, espinacas, hongos, lentejas, coliflor, judías pintas, alubias, levaduras, espinacas, setas	No más de 2 raciones a la semana	No más de 5 raciones por semana	Consumir de forma moderada
Alimentos con bajo contenido en purinas (0-10 mg/100 g) Cereales (pan, galletas, arroz, pasta), lácteos bajos en grasa, café, chocolate, huevos, frutas, frutos secos (nueces), verduras y hortalizas, sazonadores y condimentos	Consumir sin restricciones	Consumir sin restricciones	Consumir sin restricciones

*A excepción de las fuentes de origen vegetal, que pueden consumirse sin restricción.

aconsejadas únicamente en las etapas agudas del proceso gotoso, ampliando la variedad de alimentos una vez finalizado (Tabla 49-1). No obstante, es recomendable que el paciente con gota evite el consumo de alimentos con alto contenido en purinas de origen animal con el objetivo de mejorar la función renal (v. Anexo 2-3). La ingesta verduras y hortalizas ricas en purinas no tiene efectos sobre la reducción de la hiperuricemia o los ataques agudos de gota, por lo que no existe evidencia para limitar su consumo. Los lácteos bajos en grasa se han asociado a una reducción de hiperuricemia y gota.

Por otro lado, se ha observado que el consumo de alcohol provoca ataques agudos de gota 24 horas después de su consumo. El consumo de cerveza aumenta el contenido de ácido úrico cuando excede una cantidad de 15 mL/kg de peso/día, y la cerveza, con y sin alcohol, es rica en purinas, por lo que el consumo de bebidas alcohólicas en general está desaconsejado en pacientes con gota.

Se ha observado que el consumo de fructosa se asocia con un mayor riesgo de desarrollar gota. En este sentido, las bebidas carbonatadas azucaradas con alto contenido en fructosa o azúcar aumentan el riesgo de hiperuricemia, por lo que su consumo debe ser reducido.

El estado hídrico es importante, principalmente en la fase aguda de la enfermedad con el objetivo de evitar la aparición de litiasis. Se recomienda el consumo de al menos 2 L/día excepto en aquellos pacientes con patología renal que pueden tener restringida la ingesta de líquidos.

Nutrientes

Un elevado consumo de grasas inhibe la excreción de urato aumentando los niveles plasmáticos y los ácidos grasos libres, que inician la aparición aguda de la enfermedad gotosa. Por lo tanto, es recomendable mejorar el perfil lipídico de la dieta.

El consumo de hidratos de carbono estimula la excreción de ácido úrico. Una ingesta baja o períodos de ayuno originan cetosis, que promueve la hiperuricemia.

El consumo de proteínas se hará de forma moderada ya que una elevada ingesta promueve la aparición de hiperuricemia. Se deben elegir alimentos proteicos con bajo contenido en nucleoproteínas, como el huevo, el queso o la leche baja en grasa.

Se ha demostrado que una ingesta adecuada de vitaminas y minerales tiene efectos beneficiosos en el tratamiento de la hiperuricemia y la gota. Vitaminas como la A, E y C muestran efectos beneficiosos contra el estrés oxidativo y la inflamación, así como en la reducción de ácido úrico.

El potasio, el cinc, el calcio, el cobre, el hierro y el selenio son micronutrientes esenciales para el metabolismo, y las deficiencias o excesos de estos minerales podrían estar involucrados en el desarrollo de la gota. La adecuada obtención a través de la dieta de estos micronutrientes debe ser parte de la estrategia nutricional.

PUNTOS CLAVE

- En las enfermedades reumáticas es importante la monitorización del peso dado que puede haber un exceso o un déficit a tratar.
- El patrón de dieta mediterránea parece ser una buena alternativa en el tratamiento nutricional de las enfermedades reumáticas.
- Limitar el consumo de azúcares simples, sal y ácidos grasos saturados mejorará la evolución de las enfermedades reumáticas.
- Una adecuada proporción de AGP ω-6:ω-3 (1-4:1) mejorará el perfil inflamatorio de las enfermedades reumáticas, por lo que su ingesta a través de los alimentos es deseable.
- La ingesta de alcohol debe estar limitada en pacientes con enfermedades reumáticas.
- De especial interés son las concentraciones séricas de calcio y vitamina D que suelen ser bajas en pacientes con enfermedades reumáticas.
- Un estilo de vida saludable junto a una alimentación variada, saludable y equilibrada, así como la realización regular de actividad física y una correcta hidratación son necesarios para mejorar el estado de salud de los pacientes con enfermedades reumáticas.

BIBLIOGRAFÍA

Ayoub-Charette S, Liu Q, Khan TA, Au-Yeung F, Blanco Mejia S, De Souza RJ, et al. Important food sources of fructose-containing sugars and incident gout: a systematic review and meta-analysis of prospective cohort studies. BMJ Open. 2019;9(5):e024171. Disponible en: https://bmjopen.bmj.com/content/bmjopen/9/5/e024171.full.pdf [última consulta: 19 de marzo de 2024].

Barber CEH, Smith A, Esdaile JM, Barnabe C, Martin LO, Faris P, et al. Best practices for cardiovascular disease prevention in rheumatoid arthritis: A systematic review of guideline recommendations and quality indicators. Arthritis Care Res. 2015;67(2):169-79.

Black RJ, Cross M, Haile LM, Culbreth GT, Steinmetz JD, Hagins H, et al. Global, regional, and national burden of rheumatoid arthritis, 1990-2020, and projections to 2050: a systematic analysis of the Global Burden of Disease Study 2021. Lancet Rheumatol. 2023;5(10):e594-610. Disponible en: https://www.thelancet.com/journals/lanrhe/article/PIIS2665-9913(23)00211-4/fulltext [última consulta: 19 de marzo de 2024].

Chu SF, Liou TH, Chen HC, Huang SW, Liao C De. Relative efficacy of weight management, exercise, and combined treatment for muscle mass and physical sarcopenia indices in adults with overweight or obesity and osteoarthritis: A Network Meta-Analysis of Randomized Controlled Trials. Nutrients. 2021;13(6):1992.

England BR, Smith BJ, Baker NA, Barton JL, Oatis CA, Guyatt G, et al. 2022 American College of Rheumatology Guideline for Exercise, Rehabilitation, Diet, and Additional Integrative Interventions for Rheumatoid Arthritis. Arthritis Care Res (Hoboken). 2023;75(8):1603-15.

Gioia C, Lucchino B, Tarsitano MG, Iannuccelli C, Di Franco M. Dietary habits and nutrition in rheumatoid arthritis: can diet influence disease development and clinical manifestations? Nutrients. 2020;12(5):1456.

Hagen KB, Byfuglien MG, Falzon L, Olsen SU, Smedslund G. Dietary interventions for rheumatoid arthritis. Cochrane Database Syst Rev. 2009;1:CD006400. Disponible en: https://www.cochranelibrary.com/cdsr/doi/10.1002/14651858.CD006400.pub2/full [última consulta: 19 de marzo de 2024].

He Q, Mok TN, Sin TH, Yin J, Li S, Yin Y, et al. Global, Regional, and National Prevalence of Gout From 1990 to 2019: Age-Period-Cohort Analysis with Future Burden Prediction. JMIR Public Heal Surveill. 2023;9:e45943. Disponible en: https://publichealth.jmir.org/2023/1/e45943 [última consulta: 19 de marzo de 2024].

Koller-Smith L, Mehdi AM, March L, Tooth L, Mishra GD, Thomas R. Rheumatoid arthritis is a preventable disease: 11 ways to reduce your patients' risk. Intern Med J. 2022;52(5):711-6.

Li R, Yu K, Li C. Dietary factors and risk of gout and hyperuricemia: a meta-analysis and systematic review. Asia Pac J Clin Nutr. 2018;27(6):1344-56.

Morales-Ivorra I, Romera-Baures M, Roman-Viñas B, Serra-Majem L. Osteoarthritis and the Mediterranean Diet: A Systematic Review. Nutrients. 2018;10(8):1030.

Philippou E, Petersson SD, Rodomar C, Nikiphorou E. Rheumatoid arthritis and dietary interventions: systematic review of clinical trials. Nutr Rev. 2021;79(4):410-28.

Rai SK, Fung TT, Lu N, Keller SF, Curhan GC, Choi HK. The Dietary Approaches to Stop Hypertension (DASH) diet, Western diet, and risk of gout in men: prospective cohort study. BMJ. 2017;357:j1794. Disponible en: https://www.bmj.com/content/357/bmj.j1794 [última consulta: 19 de marzo de 2024].

Robson EK, Hodder RK, Kamper SJ, O'Brien KM, Williams A, Lee H, et al. Effectiveness of Weight-Loss Interventions for Reducing Pain and Disability in People with Common Musculoskeletal Disorders: A Systematic Review With Meta-Analysis. J Orthop Sports Phys Ther. 2020;50(6):319-33.

Rondanelli M, Perdoni F, Peroni G, Caporali R, Gasparri C, Riva A, et al. Ideal food pyramid for patients with rheumatoid arthritis: A narrative review. Clin Nutr. 2021;40(3):661-89.

Schönenberger KA, Schüpfer AC, Gloy VL, Hasler P, Stanga Z, Kaegi-braun N, et al. Effect of Anti-Inflammatory Diets on Pain in Rheumatoid Arthritis: A Systematic Review and Meta-Analysis. Nutrients. 2021;13(12):4221.

Sigaux J, Mathieu S, Nguyen Y, Sanchez P, Letarouilly JG, Soubrier M, et al. Impact of type and dose of oral polyunsaturated fatty acid supplementation on disease activity in inflammatory rheumatic diseases: a systematic literature review and meta-analysis. Arthritis Res Ther. 2022;24(1):100.

Steinmetz JD, Culbreth GT, Haile LM, Rafferty Q, Lo J, Fukutaki KG, et al. Global, regional, and national burden of osteoarthritis, 1990-2020 and projections to 2050: a systematic analysis for the Global Burden of Disease Study 2021. Lancet Rheumatol. 2023;5(9):e508-22. Disponible en: https://www.thelancet.com/journals/lanrhe/article/PIIS2665-9913(23)00163-7/fulltext [última consulta: 19 de marzo de 2024].

Yokose C, McCormick N, Choi HK. The role of diet in hyperuricemia and gout. Curr Opin Rheumatol. 2021;33(2):135-44.

Zhang Y, Chen S, Yuan M, Xu Y, Xu H. Gout and Diet: A Comprehensive Review of Mechanisms and Management. Nutrients. 2022;14(17):3525.

Nutrición y enfermedades neurológicas

50

V. Hernando Requejo

 En este capítulo se revisan los aspectos nutricionales asociados a las enfermedades neurológicas más relevantes, a juzgar por su gravedad y/o su prevalencia: epilepsia, cefalea, esclerosis múltiple, demencia y enfermedad de Parkinson.

EPILEPSIA

Introducción

La **epilepsia** es una entidad frecuente, que afecta a individuos de todas las edades, con una incidencia de 20-70/100.000 casos nuevos por año y una prevalencia de 8-15/1.000 habitantes.

La interacción fármaco-nutriente cobra aquí un papel preponderante, pues se emplean muchos fármacos en el tratamiento de la epilepsia, y se requiere que sus niveles en sangre permanezcan dentro de unos rangos terapéuticos. Además, dicha interacción condiciona deficiencias nutricionales que deben prevenirse. Algunos fármacos antiepilépticos clásicos interfieren con el catabolismo de la vitamina D: primidona y fenobarbital (por aumento del metabolismo), y fenitoína (por aumento del metabolismo y limitación de la absorción). En general, esta interacción suele limitarse a déficits analíticos, sin afectación radiológica, pero debe considerarse la indicación de tratamiento con vitamina D (400-4.000 UI/día). La fenitoína y la carbamacepina interaccionan con el ácido fólico; si se documentaran niveles bajos en sangre estaría indicada la suplementación.

Como enfermedad crónica que es, los pacientes optan por diversas estrategias dietéticas, de cuya ineficacia no cabe duda, basadas en intentar evitar alimentos considerados epileptógenos.

Recomendaciones dietéticas generales

Los pacientes deben asegurar una alimentación normal y variada. Está descartada la utilidad de las dietas ricas en vegetales o de aquellas que tienden a evitar productos del cerdo, embutidos, conservas, picantes, especias; en general solamente sirven para dificultar la socialización.

El café, el té y el chocolate no perjudican si se toman con moderación. En algunos pacientes consiguen atenuar los efectos adversos de la medicación (somnolencia, hiperactividad, etc.).

Alcohol y epilepsia

Debe prohibirse el alcohol o, como mucho, permitirse la ingesta de pequeñas cantidades de vino en las comidas a pacientes sensatos y sin crisis. Los efectos del alcohol como inductor de crisis se potencian considerablemente si se asocian a la falta de sueño; no es raro ver crisis provocadas por la coincidencia de ambos desencadenantes. Muchos medicamentos contienen etanol en su excipiente, pero no será necesaria su restricción en estos pacientes.

Dieta cetogénica

La dieta cetogénica (**Tabla 50-1**) pretende aportar un alto contenido en grasa y bajo en hidratos de carbono (invirtiendo los correspondientes porcentajes de la dieta ideal) con vistas a provocar cetosis, y de este modo reducir la frecuencia de las crisis epilépticas. Esta dieta parece que provoca un aumento del reciclaje de glutamato (excitador) y de la síntesis de GABA (inhibidor); podría proteger la neurona modificando la función mitocondrial; contiene la cascada inflamatoria neuronal; provoca cambios en la microbiota, con disminución del proceso inflamatorio intestinal (eje de comunicación bidireccional intestino-cerebro). Se han desarrollado distintos tipos de dieta cetogénica con la intención de hacerla más llevadera, y por lo tanto de facilitar que se instaure y mantenga en el tiempo.

Dieta cetogénica clásica

Requiere el consumo de gran cantidad de triglicéridos saturados de cadena larga y poca cantidad de cadena media. La ratio grasa/hidratos de carbono y proteínas es de 3:1 o 4:1. Es la más antigua y restrictiva.

Respecto a su eficacia, a largo plazo alrededor de la mitad consiguen un 50% de reducción de crisis y libertad de las mismas el 15-20%. Las características metabólicas de neonatos y lactantes hacen que esta dieta dé aún mejores resultados que en adultos, pero hay dudas sobre su seguridad a tan temprana edad.

Tabla 50-1. Tipos de dietas cetogénicas

Tipo de dieta	Porcentajes del total de energía diaria		
	Grasas	Hidratos de carbono	Proteínas
Cetogénica clásica	90	4	6
Triglicéridos de cadena media	70-75	15-18	10
Modificada de Atkins	60-65	5-10	30
De bajo índice glucémico	60	10	30

Dieta de triglicéridos de cadena media

Son estos los que predominan, y no los de cadena larga; con aquellos se consiguen más cuerpos cetónicos por kilocaloría que con estos, lo que permite ampliar la gama de alimentos añadiendo más hidratos de carbono y proteínas. Además, los de cadena media pueden servir de fuente de energía para el cerebro. Son esperables resultados similares a los de la dieta clásica.

Dieta de Atkins modificada

Es fruto del intento de conseguir una dieta más agradable y menos restrictiva, que ampliara las «ganas», tanto de médicos como de pacientes (adolescentes, adultos con apetito), de seguirla. No se restringen las proteínas ni las calorías, se miden en porciones, no hay que pesar la comida. La ratio grasa/hidratos de carbono y proteínas es de 1:1 o 2:1. En niños se empieza con máximo de 10 g/día de hidratos de carbono, pero se puede ir subiendo hasta 30 g/día según el control de las crisis.

La eficacia también es similar a la de la dieta clásica, pero podría arrojar resultados algo peores que esta última en menores de 2 años.

Dieta de bajo índice glucémico

El índice glucémico cuantifica la tendencia de los alimentos a aumentar la glucemia, y se mide con respecto a 100, que correspondería a ingerir glucosa.

Esta dieta es más liberal y permite 40-60 g/día de hidratos de carbono, pero con índices glucémicos que no superen 50 para evitar aumentos de glucemia posprandiales. No hay restricciones con las grasas ni las proteínas. Se indica en adolescentes por ser algo más llevadera. La eficacia parece ser similar a las anteriores dietas.

Efectos adversos de la dieta cetogénica

Serán mayores cuanto más estricta sea la dieta, y en esto hay diferencias significativas.

- **Gastrointestinales:** estreñimiento (13 %), dolor (9,6 %), vómitos (9,1 %).
- **Cardiovasculares:** hiperlipidemia (leves aumentos de colesterol total y triglicéridos y disminución de HDL), posible aumento del intervalo QT (por la cetogénesis o por déficits que provoca la dieta, como en magnesio).
- **Renales/genitourinarios:** cálculos renales (3,1-6,7 % de ácido úrico o de oxalato cálcico); se recomienda asociar citrato potásico para alcalinizar la orina (pero puede aumentar el estreñimiento).
- **Óseos:** osteopenia (se recomiendan densitometrías periódicas), aunque no todos los estudios apoyan que se produzca.
- **Crecimiento:** puede no afectarse si se cuida el aporte calórico y la cetosis es moderada.

CEFALEA

Introducción

La **cefalea** es la dolencia que afecta más frecuentemente a los pacientes que consultan por dolor. La **migraña** es una cefalea primaria que puede ser incapacitante, y es la segunda causa en frecuencia de incapacidad laboral, con una prevalencia del 10-16 % (mujeres 3 : 1 varones). Aunque la fisiopatología de la migraña no está clara, se ha relacionado con la activación del sistema trigeminovascular, con la liberación de sustancias proinflamatorias circulantes y con el estado oxidativo.

La nutrición de precisión personalizada se convierte en un campo emergente en el tratamiento de las cefaleas. Ciertas vitaminas, suplementos como el magnesio, riboflavina o la coenzima Q, hierbas y nutracéuticos, se han postulado para el tratamiento de las crisis de migraña. Aunque estos agentes pueden ser beneficiosos, no siempre están exentos de efectos secundarios. Debemos estar en alerta en cuanto a su interacción con otros fármacos y su posible toxicidad.

La migraña puede influir en la elección de la dieta, y se sabe que existe relación entre la migraña, las hormonas y la obesidad. El hipotálamo desempeña un papel importante en este aspecto.

Con cierta controversia se ha relacionado el desencadenamiento de las crisis de migraña con algunos alimentos, bebidas e ingredientes que se resumen en la tabla 50-2. Se han propuesto varias tipologías de dietas, aunque solo unas pocas se han estudiado rigurosamente y en la mayor parte de los estudios revisados falta un grupo control adecuado. No obstante, parece haber consenso con algunas de ellas, que resumimos seguidamente, y que podrían ayudar a mejorar la frecuencia e intensidad de las crisis de migraña.

Dietas de eliminación

Este tipo de dietas se encaminan a la identificación del ingrediente o factor dietético que desencadena dolor. Requiere la autoobservación del paciente, para que sea capaz de reconocer la sustancia que le desencadena la cefalea, intentando descartar previamente alergias e intolerancias alimentarias. Una sustancia/ingrediente/plato podría considerarse el desencadenante de dolor si este se desencadena en más de un 50 % de las ocasiones en el día de exposición. La parte menos positiva de una dieta de eliminación son los posibles efectos a largo plazo por la posibilidad de excluir ciertos alimentos o sustancias (como gluten, tiramina, histamina, etc.).

Tabla 50-2. Desencadenantes de cefalea	
Comidas	Chocolate, cítricos, nueces, helados, tomates, cebollas, productos lácteos
Bebidas	Bebidas alcohólicas y café
Ingredientes	Cafeína, glutamato monosódico, histamina, tiramina, feniletilamina, nitritos, aspartamo, sucralosa, gluten o trigo

Dietas integrales

Teniendo en cuenta la premisa de que la exposición a ciertos nutrientes se relaciona con la aparición de dolor, en paralelo con el apartado anterior, donde se proponía la eliminación de algunos alimentos o sustancias de la dieta, se han propuesto determinadas dietas que, evitando ciertas sustancias, contengan todos los componentes necesarios para una buena alimentación; sin duda, estas dietas integrales pueden ser beneficiosas para la migraña. En la composición de dichas dietas se incluirían diversos compuestos con capacidad de modular una gran variedad de mecanismos implicados en la migraña, como, por ejemplo, la excitabilidad neuronal, la vía serotoninérgica, la función mitocondrial cerebral, la agregación plaquetaria, la neuroinflamación o la función hipotalámica. Dichas dietas podrían influir incluso en la concentración de determinadas sustancias implicadas en la patogénesis de la migraña (como el péptido relacionado con el gen de la calcitonina o *CGRP*, el óxido nítrico, la adiponectina y la leptina).

Se han publicado efectos beneficiosos de las siguientes dietas: altas en folato (implicado en el metabolismo de la homocisteína, que se ha visto aumentada en pacientes con migraña), altas en omega-3/baja en omega-6 (los primeros parecen ser antinociceptivos y los segundos pronociceptivos), cetogénica y de Atkins modificada (parecen disminuir los niveles de CGRP y suprimir la neuroinflamación), suplemento de vitamina D, dieta mediterránea.

Dietas epigenéticas

Buscan la modificación del perfil epigenético de los pacientes mediante la dieta, añadiendo a esta compuestos dietéticos con mecanismos de acción específicos. Se trata de un campo en desarrollo. Como ejemplo, se ha estudiado que la metilación aberrante del ADN en determinados genes puede asociarse a la aparición de migraña, por lo que una dieta que «ataque» a dicha metilación (p. ej., rica en folato) sería beneficiosa.

ESCLEROSIS MÚLTIPLE

Introducción

La **esclerosis múltiple** es una enfermedad inflamatoria multifactorial y muy probablemente autoinmunitaria, que afecta exclusivamente al sistema nervioso central (SNC), siendo la segunda causa de discapacidad en adultos jóvenes y la primera enfermedad neurológica en serlo.

Se han asociado e identificado muchos factores ambientales como de riesgo para desarrollar esclerosis múltiple. Son ejemplos algunas infecciones (como el virus Epstein-Barr) o el tabaco. La clara diferencia según latitudes en la incidencia de esclerosis múltiple hace pensar que la exposición solar y, por lo tanto, los niveles de vitamina D bajos, también podrían ser un factor de riesgo para el desarrollo de la enfermedad.

La importancia de la dieta radica en que es un factor modificable. Si bien el papel de los minerales, elementos traza, antioxidantes y vitaminas no está claramente establecido, se han llevado a cabo algunos estudios que orientan al cometido que pueden tener como factores modificadores de la enfermedad.

Sí está más demostrado y aceptado el papel de los ácidos grasos saturados en un peor control de la enfermedad.

Aspectos nutricionales más relevantes

Los nutrientes más relevantes en relación a la esclerosis múltiple, son:

- **Ácidos grasos:** un trabajo realizado en 40 pacientes con esclerosis múltiple remitente recurrente durante 30 meses determinó que las dietas ricas en ácidos poliinsaturados omega-3 y omega-6, así como ácidos grasos monoinsaturados junto con vitamina A y E, disminuían la tasa anualizada de brotes y progresión de la discapacidad. Los mejores resultados se obtuvieron si a lo anterior se añadía además tocoferol.

  En 2012 se publicó un estudio en el que se observó que la media de calorías ingeridas en pacientes con esclerosis múltiple era de 2.730 kcal en varones y de 1.967 kcal en mujeres. Se observó también que la cantidad de ácidos grasos poliinsaturados y fibra era menor de la recomendada diariamente.
- **Leche de vaca:** la butirofilina de la leche de vaca es estructuralmente muy parecida a la glucoproteína de la mielina de los oligodencrocitos. Un estudio francés observó que podría haber una reacción cruzada en la activación de linfocitos B frente a esta proteína, provocando inflamación.
- **Antioxidantes:** los polifenoles, que se encuentran en la soja o el té, protegen del estrés oxidativo que conduce a una migración leucocitaria que da lugar al deterioro de los oligodendrocitos y al daño neuronal.
- **Iones y elementos traza:** se han observado reducciones significativas de los valores nutricionales de varios minerales esenciales en los pacientes con esclerosis múltiple, incluidos magnesio, cinc, hierro y cobre, particularmente importantes para la homeostasis y correcto funcionamiento del SNC.
- **Vitamina D:** la mielinización es el proceso que conduce a dotar a los axones de envoltura de mielina. Hay evidencia de que al inicio de la esclerosis múltiple existe una remielinización de las lesiones desmielinizadas, aunque incompleta. Esta capacidad, que explica su frecuente curso remitente-recurrente, se va perdiendo con el tiempo. La vitamina D se metaboliza en el SNC y participa en el proceso de mielinización, por lo que acciones externas como la dieta podrían ayudar a la remielinización, aunque aún no hay una correlación en la aparición o no de secuelas clínicas reales para el paciente.

DEMENCIA

Introducción

El 5-8 % de los adultos mayores de 60 años desarrollarán alteraciones cognitivas que supondrán una merma en su calidad de vida, al reducir sus capacidades laborales y de interacción social, criterios fundamentales para diagnosticar una demencia.

La **demencia** más frecuente es la enfermedad de Alzheimer. En 2012 fue declarada prioridad de salud pública, porque requiere tantos recursos como la enfermedad cardiovascular o el cáncer. Incluso un pequeño avance en la prevención y el tratamiento de esta enfermedad beneficiará a millones de personas, especialmente si se interviene antes del inicio de los síntomas.

La fisiopatología de la **enfermedad de Alzheimer** incluye eventos como disfunción mitocondrial, alteración del metabolismo lipídico, disregulación enzimática, neuroinflamación y estrés oxidativo.

Tratamiento del deterioro cognitivo

Dentro de la terapia no farmacológica de la enfermedad de Alzheimer, la nutrición ha demostrado desempeñar un papel fundamental. Los pacientes con esta enfermedad frecuentemente tienen una nutrición inadecuada, lo cual se asocia a una mayor morbilidad y mortalidad. En las fases más iniciales se suele afectar el sentido del gusto, por lo que pierden el placer por las comidas; en fases intermedias es común aumentar las ingestas, en parte debido a que olvidan haber comido, y a medida que progresa la enfermedad las van reduciendo de forma excesiva, influenciados por factores cognitivos, conductuales o motores.

El aporte de suplementos nutricionales orales puede favorecer el aumento de peso en estos sujetos, pero esto no se ha asociado de manera clara con una mejoría del pronóstico.

Se ha estudiado el beneficio de la vitamina E debido a sus propiedades antioxidantes. Aunque los resultados son variados y no permiten recomendar su uso de manera rutinaria, se sugiere el aporte de vitamina E a dosis de 2.000 UI/día en pacientes con enfermedad de Alzheimer leve a moderada, ya que se relaciona con un beneficio modesto en cuanto al retraso en su deterioro funcional.

Todo déficit nutricional detectado en un paciente con deterioro cognitivo debe tratarse. Pero si lo que queremos es reducir la prevalencia tendremos que intervenir en el sujeto sano, pues cuando se diagnostica clínicamente una demencia ya es tarde para actuar.

Prevención del deterioro cognitivo

Los factores de riesgo cardiovascular, muy sensibles a la intervención preventiva nutricional, y el estilo de vida (ejercicio físico, nivel/actividad intelectual) se relacionan de forma directa con el desarrollo de deterioro cognitivo y demencia. Estudios recientes estiman que hasta un tercio de todos los casos de enfermedad de Alzheimer de inicio tardío podrían prevenirse con una adecuada actuación precoz sobre factores de riesgo vascular, como la hipertensión, hiperlipidemia, hábito tabáquico, diabetes, obesidad, sedentarismo y apnea del sueño.

Los estudios publicados sobre la influencia de diferentes suplementos nutricionales en la evolución de sujetos con enfermedad de Alzheimer muestran efectos discretos o no significativos. Teniendo en cuenta su acción sinérgica sobre los diversos mecanismos fisiopatológicos de la enfermedad, parece lógico pensar que encontraremos resultados más prometedores si evaluamos el efecto de determinadas dietas sobre estos sujetos.

Solamente la dieta mediterránea ha demostrado reducción del riesgo de deterioro cognitivo en adultos mayores sanos y enlentecimiento de la progresión del deterioro cognitivo en la enfermedad de Alzheimer, basado en ensayos controlados randomizados. Se ha encontrado que la adherencia a esta dieta se asocia con menor depósito de β-amiloide cerebral (una de las alteraciones histopatológicas fundamentales), pudiendo llegar a reducir hasta en un 39-40 % el riesgo de desarrollar enfermedad de Alzheimer.

El aceite de oliva virgen extra, al aportar ácidos grasos mono y poliinsaturados, así como polifenoles, en estudios animales ha demostrado que disminuye el depósito de β-amiloide (similar al efecto observado con el tratamiento hipolipemiante) y actúa sobre la estructura y la función de la membrana celular. El pescado aporta ácido icosapentaenoico y ácido docosahexaenoico, considerados factores de protección de deterioro cognitivo. Los suplementos con estos ácidos grasos son útiles en pacientes con deterioro leve, pero no con enfermedad de Alzheimer establecida.

A la hora de recomendar la ingesta de ácidos grasos insaturados, conviene tener en cuenta que debe existir un balance favorable entre los ácidos grasos omega-3 y omega-6, ya que se ha demostrado que un predominio de estos últimos favorecería la aparición de enfermedades cardiovasculares e inflamatorias.

Otro elemento importante de esta dieta es el vino. Varios estudios han demostrado que el consumo moderado de alcohol, fundamentalmente de vino (máximo 3 vasitos de vino al día), reduce el riesgo de enfermedad de Alzheimer y de demencia vascular. Este efecto se relaciona, por un lado, con que algunos polifenoles presentes en el vino tinto podrían inhibir la formación de agregados de β-amiloide, y, por otro lado, con la acción del etanol sobre el colesterol HDL, las plaquetas y la coagulación. Pero debe considerarse que el consumo de alcohol conlleva otros riesgos importantes.

En cuanto a los cereales, frutas (algo menos, por su contenido en hidratos de carbono) y vegetales, existe una relación inversa entre la fracción calórica que proviene de los cereales y la prevalencia de enfermedad de Alzheimer en mayores de 65 años, en estudios de hasta 30 años de seguimiento, por su actividad antiinflamatoria. Pero no está descartado que, en parte, la protección se deba a que el consumo importante de cereales conlleva una reducción en el de grasa saturada.

La presencia de ácidos grasos saturados en los productos lácteos no permite recomendarlos.

Múltiples estudios han evaluado el papel del aporte de diferentes vitaminas en la prevención de deterioro cognitivo.

Las vitaminas del grupo B: vitaminas B_6 (piridoxina), B_{12} (cobalamina) y B_9 (ácido fólico), están implicadas en el metabolismo de la homocisteína, cuyo aumento en sangre ha demostrado incrementar el riesgo relativo de demencia de 1,15 a 2,5 veces. Pero los suplementos de estas vitaminas, así como los de las vitaminas D y E, no han demostrado que prevengan la demencia.

En el caso de la vitamina D, sí podría enlentecer la progresión de una enfermedad de Alzheimer ya establecida.

El consumo de 1-2 tazas de café, o de té verde, fuentes de polifenoles, puede reducir el riesgo de deterioro cognitivo.

ENFERMEDAD DE PARKINSON

Introducción

La **enfermedad de Parkinson** es un proceso neurodegenerativo frecuente; su incidencia es de 20 casos nuevos/100.000 habitantes y año, y la prevalencia de 550/100.00 en la población con edades comprendidas entre 65 y 74 años.

El cerebro está preparado para sufrir reacciones oxidativas, pero la sustancia negra (dopaminérgica, la estructura cerebral más afectada por la enfermedad) es especialmente susceptible porque recibe grandes cantidades de oxígeno, contiene concentraciones altas de hierro libre, la actividad neuronal de monoaminooxidasa y aldehído-deshidrogenasa es intensa, así como la autooxidación de la dopamina, y dispone dicha estructura de mecanismos de antioxidación (superóxido-dismutasa, catalasa, glutatión peroxidasa, vitaminas C y E) que pueden resultar insuficientes, por lo que los síntomas reflejan la depleción gradual de dopamina.

Influencia de la dieta en el aumento o reducción del riesgo de desarrollar la enfermedad

Se ha encontrado una asociación entre la calidad de la dieta y el riesgo de padecer enfermedad de Parkinson. La ingesta copiosa de grasa animal está relacionada con un riesgo mayor de desarrollar enfermedad de Parkinson. Dicho riesgo dobla al de la población que ingiere cantidades normales de grasa animal si su saturación de transferrina es alta; si es baja, el riesgo asciende a nueve veces mayor. Esta diferencia es muy significativa; aunque no disponemos de justificación, debe haber una acción sinérgica en el proceso de peroxidación de lípidos en la enfermedad de Parkinson entre la grasa dietaria y el defecto sistémico de hierro. Puede que el hierro contribuya en la etiología de la enfermedad exponiendo al tejido nervioso, al acumularse en él, a agresiones, aunque en sí no produzca daño.

En el estudio de Boulos et al. (2019) se apunta que podrían ser protectores: ácidos grasos monoinsaturados y poliinsaturados, especialmente omega-3, cafeína, té, y cerveza. La dieta mediterránea también se postula como protectora, mientras que los productos lácteos, particularmente la leche, podrían incrementar el riesgo de Parkinson en función de su contenido en algunos contaminantes.

Influencia de la enfermedad en la dieta

Los pacientes con enfermedad de Parkinson parecen tener la vitamina D más baja que los controles; esto, además de las consecuencias para la salud ósea y el riesgo de fracturas, parece empeorar más rápido los síntomas motores. En un estudio se ha documentado que el 67,7 % de los pacientes tienen nutrición inadecuada, y el 25 % desnutrición; más a mayor gravedad de la enfermedad. Hay varias posibles causas para este alto riesgo de desnutrición: aumento de demanda metabólica (discinesias, distonía), anosmia, sialorrea/dificultades para deglutir o estreñimiento.

Microbiota

Los estudios sobre microbiota son prometedores, pero aún jóvenes (arrancaron en 2014). Parte del tratamiento de la enfermedad podría realizarse modificando la microbiota. Se ha documentado mejoría en las escalas motoras tras 12 semanas de tratamiento con probióticos; a este beneficio hay que añadir: disminución de la proteína C-reactiva (PCR) (como marcador de inflamación), aumento de la capacidad antioxidante del plasma, disminución la insulina y de la resistencia a la misma, o descenso de los triglicéridos.

Dieta hipoproteica

El trasporte de levodopa en el intestino delgado y su paso a través de la barrera hematoencefálica precisan de la competencia con el sistema de transporte de aminoácidos neutros de cadena larga. Con la dieta hipoproteica se minimiza esta competencia con la absorción de la levodopa, clave en el tratamiento de la enfermedad. En el desayuno y en el almuerzo no deberán tomarse más de 7 g de proteínas, y en la cena el resto de las cantidades recomendadas. De este modo se consiguen reducir las fluctuaciones en la situación motora de los pacientes, especialmente por las tardes, pero es una dieta estricta que debería reservarse a casos puntuales.

Sí se puede tomar la medicación con hidratos de carbono como las pastas, porque aumentan la secreción de insulina, y con ello disminuirán en el torrente circulatorio los aminoácidos neutros, aumentando así la eficacia del tratamiento.

PUNTOS CLAVE

- Los pacientes con enfermedades neurológicas deben asegurar una dieta equilibrada, independientemente de si se realiza intervención dietética terapéutica.
- En el tratamiento de la epilepsia deben considerarse las interacciones fármaco-nutriente.
- La dieta cetogénica puede ser tan eficaz como un fármaco antiepiléptico.
- Las dietas de eliminación son eficaces para tratar la migraña, pero deben garantizar una adecuada nutrición (dietas integrales).
- El consumo de grasas saturadas es un factor de riesgo de esclerosis múltiple; parecen serlo también los niveles bajos de vitamina D.
- La dieta mediterránea ha demostrado una reducción del riesgo de desarrollar deterioro cognitivo y enfermedad de Parkinson. Una vez desarrolladas estas enfermedades, los pacientes pueden tender a desnutrirse.

BIBLIOGRAFÍA

Abate G, Marziano M, Rungratanawanich W, Memo M, Uberti D. Nutrition and AGE-ing: Focusing on Alzheimer's Disease. Oxid Med Cell Longev. 2017:7039816. Disponible en: https://www.hindawi.com/journals/omcl/2017/7039816 [última consulta: 19 de marzo de 2024].

Abou-Khalil BW, Gallagher MJ, Macdonald RL. Epilepsies. En: Daroff RB, Fenichel GM, Jankovic J, Mazziotta JC, Bradley WG, eds. Bradley's Neurology in Clinical Practice. 6ª ed. Philadelphia: Elsevier-Saunders; 2012. p. 1583-633.

Alcalay RN, Gu Y, Mejia-Santana H, Cote L, Marder KS, Scarmeas N. The association between Mediterranean diet adherence and Parkinson's disease. Mov Disord. 2012;27(6):771-4.

Armon-Omer A, Waldman C, Simaan N, Neuman H, Tamir S, Shahien R. New Insights on the Nutrition Status and Antioxidant Capacity in Multiple Sclerosis Patients. Nutrients. 2019;11(2):427.

Bagur MJ, Murcia MA, Jiménez-Monreal AM, Tur JA, Bibiloni MM, Alonso GL, et al. Influence of Diet in Multiple Sclerosis: A Systematic Review. Adv Nutr. 2017;8(3):463-72.

Barnard ND, Bush AI, Ceccarelli A, Cooper J, de Jager CA, Erickson KI, et al. Dietary and life-style guidelines for the prevention of Alzheimer's disease. Neurobiol Aging. 2014;35:74-78.

Boulos C, Yaghi N, El Hayeck R, Heraoui GN, Fakhoury-Sayegh N. Nutritional Risk Factors, Microbiota and Parkinson's Disease: What Is the Current Evidence? Nutrients. 2019;11(8):1896.

Gazerani P. A Bidirectional View of Migraine and Diet Relationship. Neuropsychiatr Dis Treat. 2021;17:435-51.

Gazerani P. Migraine and Diet. Nutrients. 2020;12(6):1658.

Hindiyeh NA, Zhang N, Farrar M, Banerjee P, Lombard L, Aurora SK. The Role of Diet and Nutrition in Migraine Triggers and Treatment: A Systematic Literature Review. Headache. 2020;60(7):1300 16

Kim JE, Cho KO. Functional Nutrients for Epilepsy. Nutrients. 2019;11(6):1309.

Liu YH, Jensen GL, Na M, Mitchell DC, Wood GC, Still CD, et al. Diet Quality and Risk of Parkinson's Disease: A Prospective Study and Meta-Analysis. J Parkinsons Dis. 2021;11(1):337-47.

Martin VT, Vij B. Diet and Headache: Parts 1-2. Headache. 2016;56(9):1543-62.

Muñoz-Fernández SS, Lima-Ribeiro SM. Nutrition and Alzheimer Disease. Clin Geriatr Med. 2018;34:677-97.

Olsson T, Barcellos LF, Alfredsson L. Interactions between genetic, lifestyle and environmen-tal risk factors for multiple sclerosis. Nat Rev Neurol. 2017;13(1):25-36.

Ongun N. Does nutritional status affect Parkinson's Disease features and quality of life? PLOS ONE. 2018;13(10):e0205100. Disponible en: https://doi.org/10.1371/journal.pone.0205100 [última consulta: 19 de marzo de 2024].

Román GC, Jackson RE, Gadhia R, Román AN, Reis J. Mediterranean diet: The role of long-chain ω-3 fatty acids in fish; polyphenols in fruits, vegetables, cereals, coffee, tea, cacao and wine; probiotics and vitamins in prevention of stroke, age-related cognitive decline, and Alzheimer disease. Rev Neurol (Paris). 2019;175(10):724-41.

Ułamek-Kozioł M, Czuczwar SJ, Januszewski S, Pluta R. Ketogenic Diet and Epilepsy. Nutrients. 2019;11(10):2510.

Trastornos de la conducta alimentaria

V. Loria Kohen

51

Los trastornos de la conducta alimentaria (TCA) se asocian a un conjunto de actitudes, comportamientos y estrategias vinculados a una preocupación permanente por el peso y la imagen corporal. La prevalencia de estos trastornos es difícil de cuantificar ya que muchos pacientes no acuden a consulta y conviven con sus comorbilidades.

Los factores de riesgo implicados con su desarrollo son muy diversos, destacándose por su frecuencia la realización de dietas para perder peso mal controladas, que pueden desencadenar distintas alteraciones del comportamiento alimentario.

La evaluación nutricional es sustancial en estos pacientes e incluye diferentes marcadores que pueden indicar presencia de diversos grados de malnutrición en los pacientes con anorexia nerviosa (AN), y un estado nutricional normal o sobrepeso en el caso de los pacientes con bulimia nerviosa (BN), así como distintos grados de sobrepeso y obesidad en trastorno por atracón (TPA).

El tratamiento nutricional busca la recuperación del estado nutricional y de salud de los pacientes y debe acompañarse de educación nutricional para lograr una normalización del patrón alimentario y reducir la presencia de complicaciones.

En general, el pronóstico es más alentador en los pacientes con BN que en la AN, aunque ocurren transiciones entre las diferentes categorías diagnósticas a lo largo de la evolución de la enfermedad. En todo caso, la identificación de los TCA en sus etapas iniciales mejora su pronóstico, con disminución de la amplitud y la intensidad de su morbilidad y una menor mortalidad, además de traducirse en una mejora en la calidad de vida del paciente, lo que pone énfasis en la detección precoz e inicio temprano del tratamiento.

INTRODUCCIÓN

Los **trastornos de la conducta alimentaria** (TCA) hacen referencia a un conjunto de actitudes, comportamientos y estrategias asociados a una preocupación permanente por el peso y la imagen corporal. Su etiología es multifactorial y se acompañan de una significativa repercusión orgánica, en la que un individuo que presenta una serie de conflictos psicosociales estima que su resolución está inevitablemente condicionada por el logro y/o persistencia de un estado de delgadez.

Los TCA antes eran considerados como enfermedad psiquiátrica, pero actualmente se habla de enfermedad metabolicopsiquiátrica debido a todos los trastornos metabólicos que se asocian durante el curso de la enfermedad y que, de acuerdo con su gravedad, pueden ser muy importantes.

La etiología de los estos trastornos es compleja y multifactorial. De este modo, el elevado número de factores implicados en su desarrollo, así como de las comorbilidades que acompañan a estas enfermedades, demandan un enfoque multidisciplinar en su atención, que requiere profesionales capacitados y entrenados tanto en su detección temprana, aspecto clave en su pronóstico, como en su tratamiento.

CRITERIOS DIAGNÓSTICOS

El Manual Diagnóstico y Estadístico de los Trastornos Mentales, quinta edición (DSM-5) así como la Clasificación Internacional de Enfermedades (CIE-11) establecen los principales criterios diagnósticos, así como los criterios de gravedad para **anorexia nerviosa** (AN), **bulimia nerviosa** (BN) y **trastorno por atracón** (TPA) que se resumen en la tabla 51-1.

Los TCA que no cumplen los criterios diagnósticos de las entidades previamente descritas se engloban bajo las siglas EDNOS (*eating disorders not otherwise specified*) o TANE (TCA no especificados). En estos trastornos los pacientes presentan los síntomas característicos de un trastorno alimentario pero que no cumplen con todos los criterios especificados para AN, BN o TPA incluidos en tabla 51-1. Son ejemplos:

- **Anorexia nerviosa atípica**: se cumplen con los criterios de AN, pero el peso del paciente no es inferior al peso mínimo considerado normal para la edad, talla y sexo.
- **Bulimia nerviosa de frecuencia baja y/o duración limitada**: se cumplen con los criterios de BN, excepto que los atracones y los comportamientos compensatorios se presentan con una frecuencia inferior a la indicada o se mantienen por menos tiempo.
- **Trastorno por atracón de frecuencia baja y/o duración limitada**: se cumplen con los criterios de TPA, excepto que los atracones se presentan con una frecuencia inferior a la indicada o se mantienen por menos tiempo.
- **Trastorno por purgas**: presencia de conductas compensatorias, pero en ausencia de atracones.
- **Síndrome de ingestión nocturna de alimentos**: consumo aumentado de alimentos por la noche, después de cenar o durante despertares nocturnos.

Finalmente, el DSM-5 incluye otros cuadros clínicos recogidos bajo el término de TCA, como son la pica, la rumiación y el trastorno por evitación/restricción alimentaria. La pica se caracteriza por la ingestión persistente de sustancias no nutritivas y no alimentarias durante un período mínimo de un mes. El trastorno por rumiación se asocia a regurgitación repetida de alimentos durante un período mínimo de un mes no vinculada a afecciones gastrointestinales. Y, por último, el trastorno por evitación/restricción alimentaria, por la falta de interés aparente por comer o alimentarse que conduce a la pérdida de peso o deficiencias nutricionales, y que pueden estar motivadas por las características organolépticas de la comida: «alimentación selectiva», o «neofobia alimentaria», más frecuentes en la infancia.

Tabla 51-1. Criterios diagnósticos y de gravedad para anorexia nerviosa, bulimia nerviosa y trastorno por atracón

Tipo de TCA	Criterios diagnósticos	Clasificación de gravedad
Anorexia nerviosa	**A.** Rechazo a mantener el peso corporal igual o por encima del valor mínimo normal. Se define bajo peso como un peso inferior al peso mínimo considerado normal para la edad, talla y sexo **B.** Miedo intenso a ganar peso o a convertirse en obeso, incluso estando por debajo del peso normal **C.** Alteración de la percepción del peso o la silueta corporales, exageración de la importancia en la autoevaluación o negación del peligro que comporta el bajo peso corporal	Basado en el IMC: el nivel de gravedad está basado en los adultos en el IMC y en los niños en el percentil de IMC (OMS). El nivel de gravedad puede aumentar para reflejar la necesidad de seguimiento/vigilancia: • **Leve:** IMC ≥17 kg/m^2 • **Moderada:** IMC entre 16 y 16,99 kg/m^2 • **Grave:** IMC entre 15 y 15,99 kg/m^2 • **Extrema:** IMC <15 kg/m^2
Bulimia nerviosa	**A.** Episodios recurrentes de atracón **B.** Comportamientos compensatorios inapropiados recurrentes para prevenir la ganancia de peso, como vómitos autoinducidos, abuso de laxantes, diuréticos, enemas u otras mediaciones, ayuno o ejercicio excesivo **C.** Los episodios de atracón y los episodios compensatorios ocurren al menos una vez a la semana durante al menos un período de 3 meses **D.** La autoevaluación está influenciada por la imagen corporal y el peso **E.** Las alteraciones no ocurren exclusivamente durante los episodios de anorexia nerviosa	Basado en la frecuencia de los comportamientos compensatorios: • **Leve** un promedio de 1-3 episodios de comportamientos compensatorios inapropiados/semana • **Moderada** un promedio de 4-7 episodios de comportamientos compensatorios inapropiados/semana • **Grave** un promedio de 8-13 episodios de comportamientos compensatorios inapropiados/semana • **Extrema** un promedio de 14 episodios de comportamientos compensatorios inapropiados/semana

(Continúa)

Tabla 51-1. Criterios diagnósticos y de gravedad para anorexia nerviosa, bulimia nerviosa y trastorno por atracón (*Cont.*)

Tipo de TCA	Criterios diagnósticos	Clasificación de gravedad
Trastorno por atracón	**A.** Episodios recurrentes de atracón. Los episodios de atracones se asocian a tres (o más) de los hechos siguientes: • Comer mucho más rápidamente de lo normal • Comer hasta sentirse desagradablemente lleno • Comer grandes cantidades de alimentos cuando no se siente hambre físicamente • Comer solo debido a la vergüenza que se siente por la cantidad que se ingiere • Sentirse luego a disgusto con uno mismo, deprimido o muy avergonzado. • Malestar intenso respecto a los atracones • Los atracones se producen, de promedio, al menos una vez a la semana durante tres meses **B.** El atracón no se asocia a la presencia recurrente de un comportamiento compensatorio inapropiado como en la bulimia nerviosa, y no se produce exclusivamente en el curso de la bulimia o la anorexia nerviosa	La gravedad mínima se basa en la frecuencia de los episodios de atracones: • **Leve**: un promedio de 1-3 atracones/semana • **Moderada**: de 4-7 atracones/semana • **Grave**: de 8-13 atracones/semana • **Extrema**: de 14 o más atracones/semana

En ocasiones ocurren transiciones entre las diferentes categorías diagnósticas a lo largo de la evolución de la enfermedad.

EPIDEMIOLOGÍA

La epidemiología de los TCA varía según el trastorno y el contexto geográfico y cultural. Los TCA se presentan generalmente en mujeres adolescentes y adultas jóvenes, aunque puede afectar a cualquier edad y sexo.

Se han desarrollado diferentes estudios a fin de conocer el porcentaje real en el que esta enfermedad afecta a nuestra sociedad. A menudo, estos estudios presentan diferencias en las cifras aportadas, debido fundamentalmente a diferencias meto-dológicas según los criterios diagnósticos empleados o al grupo de edad incluido. Entre ellos, cabe destacar el estudio de Galmiche *et al.* (2019), en el que se rea-lizó una amplia revisión que incluía 94 estudios de todo el mundo, utilizando los criterios diagnósticos del DSM-5. De acuerdo con estos autores, la prevalencia de los TCA fue del 5,7 % (0,9-13,5 %) en mujeres y el 2,2 % (0,2-7,3 %) en hombres. Al presentar los datos por regiones geográficas, su prevalencia es mayor en América: 4,6 % (2,0-13,5 %), seguido por Asia: 3,5 % (0,6-7,8 %) y Europa: 2,2 % (0,2-13,1 %).

Los datos por diagnóstico (datos puntuales) y sexo son: AN 2,8 y 0,3 %; BN 1,5 y 0,1 %; TPA 2,3 y 0,3 %; TANE 10,1 y 0,9 % (en mujeres y hombres, respectiva-mente). Estos datos indican que la relación mujer/hombre es cercana a 10/1. Existen revisiones posteriores a la realizada por estos autores, sin embargo, no incluyen tan-tos estudios o se limitan a comunicar la prevalencia exclusivamente de AN y BN.

Respecto a la evolución en el tiempo de los datos de prevalencia, las cifras parecen indicar un número creciente. En el estudio de Galmiche *et al.*, observaron un incremento del 3,5 % en el período de 2000-2006 y del 7,8 % en el período de 2013-2018. Sin embargo, este aumento respondería fundamentalmente a la incorporación de los criterios DSM-5 en el diagnóstico que han contribuido a una mejor detección, ya que se ha observado un aumento de AN, BN y TPA, acom-pañado de una disminución de los TANE.

En España destaca el estudio de Álvarez-Malé *et al.* (2015), que se realizó en 1.342 escolares canarios, utilizando también los criterios diagnósticos del DSM-5 y en una edad comprendida entre los 12-20 años. La prevalencia de los TCA fue del 5,46 % (0,9-13,5 %) en mujeres y 2,55 % (0,2-7,3 %) en hombres, cifras muy similares a las del estudio de Galmiche *et al.*

No obstante, es importante distinguir entre la prevalencia y la prevalencia del riesgo del TCA, ya que en el caso de estos últimos se evalúa empleando cuestio-narios autoevaluados, administrados a los propios participantes (generalmente adolescentes) siendo más fácil que salgan a la luz trastornos que se ocultan por negación (particularmente en la AN) o por el estigma y la vergüenza (sobre todo en la BN). La prevalencia de riesgo varía entre un 9,2 y un 27,4 %, poniendo en evidencia el elevado infradiagnóstico de esta enfermedad.

ETIOPATOGENIA

La etiología de los trastornos alimentarios es compleja y multifactorial, e involucra factores de riesgo biológicos, psicológicos, socioculturales y ambientales que, con un grado de influencia variable en cada paciente, puede dar como resultado el feno-tipo del TCA. Los distintos factores involucrados se esquematizan en la **figura 51-1**.

SIGNOS DE ALERTA PARA LA IDENTIFICACIÓN PRECOZ

Se consideran signos de alerta para la identificación precoz y factores de riesgo:

- Restricción dietética, pérdida de peso, alteración de la imagen corporal, atra-cones y conductas compensatorias, ejercicio excesivo, uso de medicamentos para perder peso y laxantes.

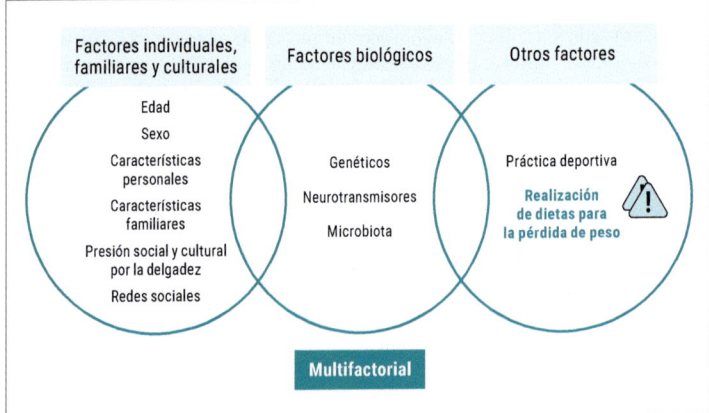

Figura 51-1. Factores etiológicos implicados en el desarrollo de los TCA.

- Rituales en relación con las comidas: cortar en trozos pequeños, ocultar alimentos, comidas muy prolongadas o rápidas.
- Signos de debilidad, cansancio y amenorrea o menstruaciones irregulares.
- Antecedentes familiares de trastornos alimentarios, apego temprano y dificultades de desarrollo, obesidad premórbida o problemas interpersonales.
- Práctica de deporte de forma profesional, baile o modelaje.
- Edad de riesgo: especialmente mujeres jóvenes entre 13 y 17 años.

ESTRATEGIAS DE ÉXITO PARA LA PREVENCIÓN DE LOS TRASTORNOS DE LA CONDUCTA ALIMENTARIA. PRINCIPALES ÁMBITOS DE APLICACIÓN

El carácter multifactorial de los TCA hace que las acciones de prevención sean complejas. Se han identificado como aspectos claves en las intervenciones de éxito en prevención de los TCA las que se realizan en sesiones múltiples, con formato grupal, con algo de contenido interactivo, están basadas en la teoría cognitiva o conductual y que incluyan varios de estos contenidos: alimentación saludable y nutrición, alfabetización mediática, ideal de belleza y satisfacción con la imagen corporal. Finalmente, aquellas intervenciones que incorporan nuevas tecnologías.

Los programas de prevención realizados específicamente para prevenir la aparición de TCA en adolescentes de ambos sexos dedicados al deporte de élite también han mostrado muy buenos resultados, al ser un grupo con un riesgo más elevado de desarrollo.

Respecto a las estrategias orientadas a la educación primaria, existen pocos programas de prevención de los TCA para niños en edad escolar, pero la evidencia existente sugiere una buena eficacia, tanto en las intervenciones selectivas como en las de carácter universal. En relación con las estrategias en educación secundaria, son muy relevantes ya que están dirigidas a alumnos con edades más vulnerables. Para obtener una mayor eficacia se recomienda que se haga un adecuado abordaje de los factores de riesgo, se realice prevención de la obesidad, se aplique desde edades tempranas, que sean realizadas por el propio centro educativo y su personal, que se incluya la perspectiva de género, el uso de contenido interactivo y que se realice una evaluación de los programas rigurosa y científica.

La prevención indicada (dirigida) y secundaria es fundamental, ya que es una etapa en que los TCA son altamente tratables, muy frecuentes y progresan normalmente a partir de una conducta alimentaria desordenada. La detección temprana en el ámbito de la atención primaria y especializada se enfrenta a barreras organizativas y de gestión (costes, listas de espera, criterios de elección, accesibilidad, reconocimiento, etc.). La formación a profesionales no sanitarios (educación, entrenadores deportivos, etc.) y sanitarios (farmacéuticos, Atención Primaria [médicos de familia/pediatras], endocrinos, odontólogos, psiquiatras/psicólogos, dietistas) son cruciales para una identificación temprana de los TCA. El uso de cribados y detección en poblaciones escolares, universitarios, personas con obesidad y deportistas también puede ser una estrategia con mucho interés.

EVALUACIÓN NUTRICIONAL

Las alteraciones anatómicas en los pacientes con AN se caracterizan por la pérdida de grasa corporal y de masa libre de grasa o masa magra, que en los casos más graves puede alcanzar proporciones extremas, similares a las observadas en prisioneros de los campos de concentración. La **desnutrición** que afecta a estos pacientes está dominada por el déficit calórico y un aumento relativo de la ingesta de proteínas con respecto a la grasa o a los hidratos de carbono, lo que conduce a una desnutrición predominantemente calórica en la forma más típica de marasmo. En este tipo de malnutrición, la grasa y el músculo esquelético son movilizados como fuente de energía, produciéndose una pérdida de peso importante y una disminución de las medidas antropométricas, mientras que las proteínas viscerales suelen mantenerse normales, incluso en etapas avanzadas.

- En la AN la desnutrición se desarrolla lentamente y da tiempo al organismo para adaptarse a la deficiencia crónica de nutrientes.
- En la BN no suele aparecer desnutrición y, en general, encontramos un estado nutricional normal o incluso la presencia de sobrepeso leve.
- El TPA suele acompañarse de diversos grados de sobrepeso y obesidad.

Para poder realizar una evaluación nutricional completa se deberá recoger la historia clínica, exploración física, hábitos de vida y dietéticos (patrón alimentario: número de ingestas/número de platos, tiempo de las comidas, variedad de alimentos, tamaño de las raciones, alimentos considerados como prohibidos o temidos, dónde y con quién realiza las comidas), patrón de actividad física, datos antropométricos y de composición corporal, así como parámetros bioquímicos y complicaciones asociadas.

Esta información va a ser crucial para conocer el grado de malnutrición del paciente y fijar los objetivos del tratamiento.

Tabla 51-2. Complicaciones en pacientes con TCA	
Orales	• Erosión del esmalte • Daño dental • Boca seca • Hipertrofia parotídea
Gastrointestinales	• Retraso del vaciamiento gástrico • Dilatación gástrica • Perforación gástrica/esofágica • Hematemesis • Disfunción colónica • Alteración de la motilidad intestinal: estreñimiento, diarrea
Hepáticas	• Elevación de las enzimas hepáticas • Hígado graso
Hematológicas	• Anemia • Leucopenia • Trombocitopenia
Endocrinológicas y metabólicas	• Amenorrea • Disminución de testosterona • Síndrome T3 baja • Elevación de niveles GH/IGF-I • Hipoglucemias sintomáticas
Alteraciones del metabolismo óseo	• Osteopenia y osteoporosis • Fractura patológica
Cardíacas	• Alteración del ritmo cardíaco • Hipotensión • Prolapso de la válvula mitral • Espacio QTc superior a 600 ms
Bioquímicas	• Deshidratación e hiponatremia • Hipopotasemia • Hipofosfatemia • Hipomagnesemia
Inmunológicas	• Disminución de la población linfocitaria • Alteración en los test de hipersensibilidad

COMPLICACIONES ASOCIADAS

Las complicaciones en los TCA derivan de los diferentes tipos de malnutrición (por exceso o defecto) que pueden presentar estos pacientes de acuerdo al tipo de TCA y, también, son consecuencia de las conductas purgativas que pueden estar presentes. Las complicaciones se ven afectadas por el tiempo de evolución de la enfermedad y, en general, revienten conforme el paciente normaliza su estado nutricional y desaparecen las conductas purgativas. La **tabla 51-2** esquematiza estas complicaciones.

TRATAMIENTO: ABORDAJE MULTIDISCIPLINARIO. MANEJO Y EDUCACIÓN NUTRICIONAL

El soporte nutricional tiene una importancia relevante ya que la recuperación ponderal es un marcador de evolución nutricional favorable que conduce, *per se*, a una mejoría sustancial del estado general del paciente y permitirá, al mismo tiempo, un mayor aprovechamiento del resto del tratamiento, tanto el psicológico como el farmacológico.

El tratamiento nutricional en pacientes con AN persigue la adquisición de un peso objetivo que suele estar establecido en el 90 % del peso ideal o IMC >18,5. En pacientes con BN se pretende el mantenimiento de un peso normal. Para alcanzar esto en cualquier nivel de atención, la vía de alimentación oral será la de elección, con o sin suplementos nutricionales de apoyo.

El soporte nutricional será elegido en función del grado de malnutrición y la colaboración del paciente. Podrá ir desde una dieta normal hasta nutrición artificial cuando el paciente es incapaz de cooperar con la ingesta oral, cuando su situación física es inestable o no hay progresión ponderal.

Es fundamental la prevención del **síndrome de realimentación**. El inicio cuidadoso y controlado del aporte calórico y su progresión en función de la evolución clínica y analítica es una recomendación clásica para prevenir este síndrome. En pacientes con TCA con riesgo elevado de síndrome de realimentación se recomienda el inicio con 10-20 kcal/kg/día. Los aportes de 10 kcal/kg/día de inicio suelen reservarse para los adultos con IMC <13 kg/m^2, junto con la presencia de enfermedad aguda (estado inflamatorio/infección) intercurrente, hipoalbuminemia o alteraciones electrolíticas. Algunos pacientes llegan a necesitar un aporte de 70-80 kcal/kg/día para conseguir el objetivo de incremento ponderal deseado; sin embargo, es importante señalar que alcanzar un peso concreto no debería ser el único parámetro de consideración. No existe un objetivo de peso o IMC universal para todos los pacientes, sino que este debe ser individualizado.

Los suplementos calóricos-proteicos pueden ser útiles siempre que no interfieran con la dieta y sustituyan tomas o alimentos, acentuando actitudes restrictivas. Ante una alimentación previsiblemente carencial puede realizarse una suplementación con vitaminas y/o minerales. Es aconsejable monitorizar algunos nutrientes (cinc, hierro, magnesio, vitamina D) y, si es necesario, proceder a su reposición nutricional. La suplementación con cinc (100 mg/día en forma de gluconato) puede mejorar la ganancia de peso.

En la BN y el TPA es fundamental trabajar en una adecuada organización de las comidas que promueva el mantenimiento de un estado nutricional normal. En pacientes con TPA la indicación de una dieta hipocalórica puede resultar de utilidad sin ser un precipitante importante de atracones. Sin embargo, esta situación no ocurre y debe evitarse en el caso de la BN.

Es imprescindible reorganizar las conductas alimentarias hasta recobrar una estructura alimentaria en términos de horarios, calidad y cantidad, es decir una alimentación saludable, con mayor libertad de elección de alimentos, organizada y completa, en la que las conductas de atracones y conductas purgativas desaparezcan, por lo que la búsqueda de la recuperación nutricional debe ir de la mano de la educación nutricional.

Es indispensable un enfoque multidisciplinar y altamente especializado en el tratamiento de los TCA.

EVOLUCIÓN Y PRONÓSTICO

Aproximadamente el 50 % de los pacientes con AN se recupera tras el tratamiento médico y psiquiátrico, aunque algunos autores hablan de hasta el 60 a 70 %; el 30 % experimenta una recuperación solo parcial, y en el 20 % el trastorno se cronifica o se presentan períodos de recuperación y recaídas. La transición a BN es frecuente, ocurre en un 30-40 % de los casos en 6-8 años de seguimiento.

El pronóstico en BN es más alentador y se han descrito cifras del 73 % de recuperación completa y del 98 % de recuperación parcial.

Existe consenso sobre que la identificación de los TCA en sus etapas iniciales mejora su pronóstico, con disminución de la amplitud y la intensidad de su morbilidad y una menor mortalidad, además de traducirse en una mejora en la calidad de vida del paciente, lo que pone énfasis en la detección precoz e inicio temprano del tratamiento.

PUNTOS CLAVE

- Las formas de presentación clínica de los TCA se describen en la última edición del Manual Diagnóstico y Estadístico de los Trastornos Mentales (DSM-5).
- Existe un importante infradiagnóstico, asociado a la negación, el estigma y la vergüenza que acompaña a quienes la padecen, que a menudo hace que el problema permanezca oculto.
- La etiología de estos trastornos es compleja y multifactorial.
- Es fundamental un enfoque multidisciplinar en su atención, que requiere profesionales capacitados y entrenados tanto en su detección temprana, aspecto clave en su pronóstico, como en su tratamiento.
- El enfoque dietético-nutricional es esencial para la normalización del estado nutricional y de las complicaciones asociadas.
- La educación nutricional contribuye a la restauración de un patrón de alimentación más normalizado.
- El pronóstico de los pacientes mejora con una detección precoz e inicio temprano del tratamiento.

BIBLIOGRAFÍA

Álvarez-Malé ML, Bautista Castaño I, Serra Majem L. Prevalencia de los trastornos de la conducta alimentaria en adolescentes de Gran Canaria. Nutr Hosp. 2015;31(5):2283-8.

American Psychiatric Association. Diagnostic and Statistical Manual of Mental Disorders. 5ª ed. Washington, DC: American Psychiatric Association; 2013.

Da Silva JS, Seres DS, Sabino K, Adams SC, Berdahl GJ, Citty SW, et al. ASPEN Consensus recommendations for refeeding syndrome. Nutr Clin Pract. 2020;35:178-95.

Galmiche M, Déchelotte P, Lambert G, Tavolacci MP. Prevalence of eating disorders over the 2000-2018 period: a systematic literature review. Am J Clin Nutr. 2019;109(5):1402-13.

Gómez Candela C, Loria Kohen V, Castillo Rabaneda R, Rodriguez-Santos E. Trastornos de la Conducta Alimentaria: anorexia, bulimia, trastorno alimentario no especificado y trastorno por atracón. Pautas de intervención. En: Rodriguez-Santos F, Aranceta Batrina J, Serra Majem L, eds. Psicología y Nutrición. Barcelona: Elsevier-Masson; 2008. p. 89-116.

Gómez-Candela C, Palma Milla S, Miján De La Torre A, Rodríguez Ortega P, Matía Martín P, Loria Kohen V, et al. Consenso sobre la evaluación y el tratamiento nutricional de los trastornos de la conducta alimentaria: anorexia nerviosa. Nutr Hosp. 2018;7;35(Spec No1):11-48.

Gómez Candela C, Palma Milla S, Miján De Latorre A, Rodríguez Ortega P, Matía Martín P, Loria Kohen V, et al. Consenso sobre la evaluación y el tratamiento nutricional de los trastornos de la conducta alimentaria: bulimia nerviosa, trastorno por atracón y otros. Nutr Hosp. 2017;7;34(5):1-97.

Gómez Candela C, Pérez-Rodrigo C, Campos Del Portillo R. Documento de consenso para la prevención de los trastornos de la conducta alimentaria de SENPE-SENC-SEPEAP-SEMERGEN. Presentation. Nutr Hosp. 2022;39(Spec No2):1-2.

International Classification of Diseases 11th Revision (ICD-11). The global standard for diagnostic health information. Ginebra: World Health Organization; 2019. Disponible en: https://icd.who.int/en [última consulta: 1 de mayo de 2022].

Loria Kohen V, Campos Del Portillo R, Valero Pérez M, Mories Álvarez MT, Castro Alija MJ, Matía-Martín MP, et al. Protocolo de educación nutricional en el tratamiento de los trastornos de la conducta alimentaria en el ámbito clínico y asistencial Nutr Hosp. 2021;38(4):857-70.

Loria Kohen V, Gómez Candela C. Manual teórico-práctico de Educación Nutricional en TCA. «Reaprendiendo a comer». Madrid: EDIMSA; 2010.

Loria Kohen V, Gómez Candela C, Lourenço Nogueira T, Pérez Torres A, Castillo Rabaneda R, Villarino Marin M, et al. Evaluación de la utilidad de un Programa de Educación Nutricional en Trastornos de la Conducta Alimentaria. Nutr Hosp. 2009;24(5):558-67.

Matía Martín, P, Castro Alija, MJ, Loria Kohen, V, Campos Del Portillo, R, Palma Milla, S, Valero Pérez, M, et al. Resultados de la encuesta sobre unidades asistenciales y atención a trastornos de la conducta alimentaria en España. Grupo de Trabajo sobre Trastornos de la Conducta Alimentaria de SENPE. Nutr Hosp. 2023;40(1):213-21.

The Society for Adolescent Health and Medicine. Medical management of restrictive eating disorders in adolescents and young adults. J Adolesc Health. 2022;71:648-54.

Asma bronquial

P. Rodríguez-Rodríguez y E. Rodríguez-Rodríguez

52

El asma bronquial es una enfermedad crónica reversible de las vías aéreas que se caracteriza por un estado de inflamación persistente e hiperreactividad bronquial. Actualmente, alrededor de 300 millones de personas en el mundo padecen esta enfermedad y sus principales síntomas incluyen sibilancias, opresión torácica, tos y sensación de falta de aire.

A nivel local, los cambios relacionados con el asma incluyen alteraciones en el equilibrio de citosinas proinflamatorias y antiinflamatorias Th1/Th2 y un aumento del estrés oxidativo.

El asma no controlada, que ocurre en algunos casos a pesar de la medicación pautada, puede conducir a un deterioro en la calidad de vida de los pacientes, necesidad de visitas a urgencias y de ingresos hospitalarios, incluso en pocos casos más graves puede llevar a la muerte.

No existe una sola causa identificada de asma, sino una serie de factores de riesgo, entre los que destacan las alergias, la contaminación ambiental y los irritantes, los factores genéticos, las medidas higiénicas excesivas en la infancia, las infecciones respiratorias frecuentes en los primeros años de vida, la exposición prenatal a ciertos medicamentos y la obesidad. Las exacerbaciones pueden ser inducidas por muchos factores, como la exposición a alérgenos o irritantes, el uso de medicamentos específicos, el aumento de la actividad física y el resfriado o las infecciones virales o bacterianas respiratorias. Un estilo de vida saludable, con una actividad física adecuada y una dieta equilibrada, en la que se incluyan nutrientes con acción antiinflamatoria y antioxidante, puede mejorar el control de la enfermedad y aliviar sus síntomas. En este capítulo se describirá el papel de la nutrición en su prevención y control.

INTRODUCCIÓN

El **asma bronquial** es una de las enfermedades respiratorias más prevalentes a nivel mundial y el número de casos parece que va en aumento, sobre todo a expensas de los casos de asma alérgica. Se sabe que los factores ambientales, en asociación con la susceptibilidad genética, desempeñan un papel crítico en la fisiopatología del asma. Los alérgenos inhalados, la exposición al humo y la contaminación del aire son desencadenantes comunes de los síntomas del asma.

Aunque el papel de la dieta no tiene un mecanismo claramente establecido en el asma, a diferencia de otras enfermedades, como las cardiovasculares o la diabetes, parece que la generalización de ciertos patrones dietéticos está influyendo en el aumento de casos de asma. Existen diferentes grupos de alimentos y nutrientes que, según su capacidad antiinflamatoria o proinflamatoria, antioxidante u oxidante, pueden prevenir o agravar su aparición, así como reducir o aumentar la gravedad de la enfermedad o de los síntomas de los pacientes con asma (sobre todo las sibilancias), y/o mejorar o empeorar la función pulmonar.

Las intervenciones dietéticas en el asma no se encuentran aún bien establecidas y son un punto pendiente de abordar en el futuro en el paciente con asma, de ahí la importancia de seguir investigando sobre el tema.

CONCEPTO, PREVALENCIA, FISIOPATOLOGÍA DEL ASMA

El **asma bronquial** se define clásicamente como una enfermedad crónica inflamatoria de las vías aéreas, donde intervienen diferentes células y mediadores de inflamación, condicionada en parte por factores genéticos. Cursa con hiperrespuesta bronquial y una obstrucción variable al flujo aéreo, total o parcialmente reversible, ya sea por la acción medicamentosa de broncodilatadores y corticoides inhalados, o de forma espontánea. Al tratarse de una enfermedad crónica, el objetivo de su abordaje es alcanzar y mantener el control de la patología y la prevención del riesgo futuro, que pueden poner en peligro la vida del paciente y generar una carga para la sociedad.

Su prevalencia varia ostensiblemente en el mundo, con cifras documentadas desde el 2 al 12,9 %, habiendo aumentado en los últimos años, aunque por otra parte la tasa de mortalidad se ha reducido debido a los avances en los tratamientos y el control de los pacientes en estas últimas décadas.

Desde el punto de vista fisiopatológico, la inflamación del árbol bronquial en el asma es secundaria a la hiperrespuesta del sistema inmunitario, aumentando la producción de interleucinas (IL), la activación de linfocitos T cooperadores y linfocitos B, así como la producción de IgE, histamina, leucotrienos y prostaglandinas, y a un aumento del estrés oxidativo en el organismo debido al aumento de las especies reactivas de oxígeno (ERO) con respecto al sistema de defensa antioxidante del organismo.

Según la *Global Initiative for Asthma*, el asma se puede clasificar en intermitente o persistente con diferentes niveles de gravedad, desde leve, moderada hasta grave, según el grado de medicación necesaria para llegar a controlar los síntomas de la enfermedad y sus agudizaciones. Cabe destacar que, para la clasificación, uno de los parámetros usados es el volumen espiratorio forzado en el primer segundo (FEV_1), que es el volumen de aire que se expulsa durante el primer segundo de una espiración forzada, siendo considerado como normal si es superior al 80 % de su valor teórico. Otros parámetros fundamentales para su clasificación son la frecuencia de síntomas diurnos y nocturnos y la necesidad de utilización de medicación de rescate, entre otros.

FACTORES DE RIESGO

Hay varios factores se han relacionado con un mayor riesgo de desarrollar asma, aunque es difícil encontrar una causa única y directa. Entre ellos se han descrito los antecedentes familiares, la exposición a alérgenos e irritantes, ácaros del polvo doméstico, moho, productos químicos, contaminantes atmosféricos y al humo del tabaco. También la presencia de afecciones alérgicas, como eccema y rinitis y el padecimiento de sobrepeso/obesidad.

Por otro lado, existen factores de riesgo para sufrir exacerbaciones y mal control de la enfermedad una vez establecida. Entre ellos también se encuentra la obesidad, y la exposición a sustancias nocivas, como el tabaco, alérgenos y polución. Encontramos también como factor de riesgo de agudizaciones el padecer una baja función pulmonar, o problemas psicosociales como un bajo nivel socioeconómico, así como el embarazo u otras condiciones, como la presencia de reflujo gastroesofágico.

En el caso del sobrepeso y la obesidad, el aumento de tejido adiposo hace que se liberen moléculas proinflamatorias (como IL-6, TNF-α, proteína C-reactiva [PCR], leptina) y de leucotrienos, que aumentan la broncoconstricción y por tanto la aparición y el empeoramiento del asma. Además, el aumento de reflujo gastroesofágico comúnmente presente en los pacientes obesos y la capacidad funcional pulmonar reducida, son mecanismos que condicionan esta relación obesidad-asma. De esta manera, se ha visto que la pérdida de peso en pacientes obesos puede prevenir broncoespasmo y mejorar la mecánica ventilatoria. Además, una dieta que produzca pérdida de peso puede aliviar el exceso de adiposidad, reducir la inflamación y, por lo tanto, mejorar la función pulmonar.

INGESTA DE NUTRIENTES Y RIESGO DE ASMA

El estrés oxidativo y la inflamación tienen un papel fundamental en la patogénesis del asma y, por ello, existen muchos estudios en los que se ha investigado la relación entre la ingesta de vitaminas y minerales con acción antioxidante y antiinflamatoria y el padecimiento de esta enfermedad.

Vitamina A

La **vitamina A** es un micronutriente liposoluble que, junto con sus derivados naturales y análogos sintéticos, constituye el grupo de los retinoides. El ácido retinoico es su principal forma activa y se encuentra implicado en diferentes procesos inmunológicos. Se requiere una ingesta adecuada de vitamina A en el desarrollo pulmonar temprano, la formación alveolar, el mantenimiento de los tejidos y la regeneración. De hecho, la deficiencia de vitamina A crónica se ha asociado con cambios histopatológicos en el revestimiento epitelial pulmonar que alteran la fisiología pulmonar normal y predisponen a una disfunción tisular grave y enfermedades respiratorias.

Sin embargo, los resultados en la bibliografía son dispares. Parece que la deficiencia de vitamina A en los niños, acompañada de la exposición al humo del tabaco, aumenta el riesgo de asma, aunque la suplementación con vitamina A en los primeros años de vida en regiones con deficiencias crónicas de esta vitamina no se ha asociado con un menor riesgo de asma. Sin embargo, sí parece existir una asociación negativa entre la ingesta de vitamina A y el riesgo de asma en adolescentes asmáticos. En cuanto a los niveles séricos, de momento parece no existir relación entre el riesgo de asma y los niveles séricos de la vitamina.

En cuanto a los carotenoides, se sabe que el β-caroteno elimina los radicales superóxido y reacciona directamente con los radicales peroxilo, disminuyendo así las ERO en el organismo. Por su parte, el licopeno suprime las respuestas Th2, reduce los infiltrados eosinofílicos en los pulmones y la inflamación de las vías respiratorias inducida por ovoalbúmina en modelos animales. Además, la ingesta de algunos carotenoides (α-caroteno, β-criptoxantina, luteína/zeaxantina y licopeno) y concentraciones séricas elevadas de α-caroteno y β-caroteno se han asociado con mejoras en la función pulmonar, lo que explicaría que su ingesta se haya relacionado con un menor riesgo de asma en algunos estudios.

Vitamina C

Ingestas menores de 60 mg/día de **vitamina C**, que es la ingesta recomendada para adultos, se asocian con un incremento del 12 % en el riesgo de asma. Además, los niveles séricos de la vitamina C tienden a ser menores en asmáticos que en controles sanos. Sin embargo, aunque estos resultados parecen esperanzadores, es necesario realizar ensayos clínicos aleatorizados para comprobar su uso en la prevención del asma. En cuanto al uso de la vitamina C en el tratamiento de la enfermedad, no se han encontrado diferencias en la ingesta y los niveles séricos de la vitamina en función del grado de gravedad del asma. El uso de suplementos de vitamina C tampoco ha demostrado ningún beneficio en la mejora de los síntomas, la función pulmonar ni el uso de medicación corticoidea inhalada.

Vitamina E

Son escasos los datos de esta vitamina y su papel en el asma. El mecanismo de la **vitamina E** en el asma consiste en inhibir la peroxidación lipídica para inhibir el daño de la membrana inducido por oxidantes en el tejido humano, y por otro lado interrumpir la actividad mediadora de la transducción de señales y la inflamación pulmonar. Aunque en el paciente con asma no haya una evidencia clara del papel de esta vitamina, se ha observado que una ingesta de más de 9,7 mg/día durante el embarazo se asocia con un 68 % menor riesgo de sibilancias en los descendientes a los 2 años de edad.

Selenio

No hay metaanálisis realizados en adultos, y en niños no se ha encontrado ninguna asociación entre el estatus en **selenio** y el padecimiento de la enfermedad, posiblemente debido a las diferencias metodológicas de los estudios analizados. Sin embargo, en algunos estudios observacionales sí se ha observado una menor concentración de selenio en sangre, en comparación con los controles no asmáticos, y de la actividad de la enzima glutatión peroxidasa en niños con asma. Por lo tanto, los estudios sugieren que el consumo de fuentes dietéticas de estos antioxidantes puede proteger contra los efectos de los oxidantes y prevenir la inflamación.

Cinc

Se han observado niveles de **cinc** en suero más bajos en niños asmáticos que en controles. También se ha estudiado que existe una relación entre la ingesta y los niveles de cinc en plasma/cordón umbilical y la aparición temprana de sibilancias y asma en descendientes. De cualquier manera, a pesar de que los resultados parecen positivos, es necesario realizar más ensayos de investigación para comprobar la eficacia en la prevención del asma.

Vitamina D

La **vitamina D** tiene efectos antioxidantes, inmunomoduladores y antiinflamatorios, incluida la inducción de células T reguladoras y la producción de IL-10, la reducción de las respuestas Th2 y Th17 y la regulación positiva de las vías antivirales mediadas por interferón y los péptidos antimicrobianos.

Varios estudios epidemiológicos han sugerido una relación entre la prevalencia del asma y la insuficiencia y deficiencia de vitamina D en los niños. En todos los estudios, dicha prevalencia fue significativamente mayor en los pacientes con asma que en los controles. Los resultados de estudios observacionales en humanos sugieren que la baja ingesta de vitamina D durante el embarazo podría conducir al asma infantil, y que los niveles de vitamina D por debajo de 30 ng/mL pueden aumentar el riesgo de exacerbaciones graves del asma en los niños. Por lo tanto, parece que la deficiencia se relaciona con el mal control de la enfermedad. Así, en un estudio realizado en 560 escolares se vio que aquellos con niveles insuficientes de vitamina D (<30 ng/mL) tenían un 26% mayor de riesgo de presentar una o más exacerbaciones de su enfermedad en el año previo. Sin embargo, un reciente ensayo clínico aleatorizado no mostró efectos significativos de la suplementación con vitamina D en la prevención de exacerbaciones graves en niños en edad escolar con asma y niveles de vitamina D inferiores a 30 ng/mL, y en otro ensayo clínico aleatorizado se vio que, aunque la suplementación prenatal con vitamina D tenía efectos sobre las sibilancias a los 3 años, no prevenía la aparición de asma a los 6 años de edad.

En conclusión, aunque los efectos beneficiosos de la suplementación con vitamina D en madres o niños con niveles muy bajos de vitamina D requieren más estudios, es poco probable que dicha suplementación beneficie a las personas con un nivel de vitamina D igual o superior a 20 ng/mL.

Ácidos grasos

En algunos estudios se ha relacionado el aumento de la ingesta de **ácidos grasos poliinsaturados** (AGP) omega-6 y el descenso de la ingesta de AGP omega-3 con el aumento de la prevalencia del asma, y parece que relaciones de omega-3 : omega-6 de 5 : 1 serían beneficiosas en pacientes con asma. De forma contraria, el seguimiento de dietas con una energía procedente de los **ácidos grasos saturados** superior al objetivo nutricional establecido, se relaciona con un mayor riesgo de presentar dicha enfermedad.

El AGP omega-6 más abundante en la dieta es el ácido linoleico, que se convierte en ácido araquidónico, un precursor tanto de la prostaglandina E_2 como del leucotrieno B_4, producido por mastocitos y eosinófilos. Tanto las prostaglandinas como los leucotrienos son potentes broncoconstrictores y exhiben propiedades proinflamatorias en las enfermedades alérgicas, de ahí su asociación positiva con el riesgo de asma. Por el contrario, el ácido α-linolénico es un AGP omega-3 que se convierte en EPA, que inhibe el ácido araquidónico y, por lo tanto, suprime la producción de los mediadores inflamatorios eicosanoides derivados de los AGP omega-6, presentando por ello propiedades antiinflamatorias y habiéndose relacionado de forma negativa con el riesgo de asma, como se citó anteriormente.

Por su parte, los ácidos grasos saturados, entre los que se encuentran el ácido palmítico, aumentan en las vías respiratorias de los pacientes obesos con asma y se ha demostrado que activan varias vías de señalización (p. ej., a través del receptor tipo Toll 4) en macrófagos para inducir una respuesta proinflamatoria, lo que explicaría la relación con el padecimiento de asma que se observado en algunos estudios.

CONSUMO DE ALIMENTOS Y SU RELACIÓN CON EL ASMA

Se ha demostrado que varios alimentos y grupos de alimentos influyen en el desarrollo y el curso del asma, destacando el consumo de frutas y verduras y productos lácteos.

Frutas y verduras

Se ha comprobado que el consumo de frutas y verduras puede reducir el riesgo de desarrollar asma tanto en niños y adolescentes como en adultos. Muchos de los estudios revisados muestran una asociación entre el consumo de frutas y verduras, al menos una vez al día, y un mayor FEV_1, reduciendo la prevalencia de asma y de los síntomas respiratorios (sibilancias). Estos datos se han encontrado con un consumo de fruta a largo plazo (desde los 2 a los 8 años de edad) y con un consumo de fruta adecuado en niños (≥3 veces por semana). Con respecto a la gravedad del asma ya establecida, también existe una asociación inversa entre el consumo de estos alimentos y la gravedad del asma.

También cabe destacar la importancia de consumir estos alimentos durante el embarazo, ya que se ha observado que el riesgo de que los descendientes presenten asma a los 3 años de edad es de un 42 % menor al comparar el primer y el cuarto cuartil del consumo de frutas y verduras durante el embarazo.

El efecto positivo en la prevención y control del asma de las frutas y verduras radica en su contenido en antioxidantes, como las vitaminas C y E, β-carotenos y flavonoides. Inmunológicamente, varios estudios han demostrado una reducción concomitante de las citocinas proinflamatorias y un aumento de los marcadores antiinflamatorios asociados con el consumo de frutas y verduras. Además, dicho consumo se ha asociado también de forma inversa con los neutrófilos de las vías respiratorias en adultos asmáticos. Los flavonoides han sido reconocidos como los principales ingredientes nutracéuticos activos en las plantas debido a sus propiedades como antioxidantes, ya que eliminan y suprimen la actividad del anión superóxido, exhibiendo así actividades antiinflamatorias y antialérgicas. De hecho, se ha demostrado que los flavonoides podrían contribuir al efecto positivo del consumo de frutas en el asma.

Es destacable también el contenido en fibra de estos alimentos, y en concreto fibra soluble, que presenta una acción antiinflamatoria a través de los ácidos grasos de cadena corta (AGCC) que se producen a partir de su metabolismo por bacterias anaeróbicas en el colon (microbiota intestinal). Los AGCC reducen la expresión de citocinas inflamatorias y activan receptores acoplados a proteínas G (GPR43, GPR41 y GPR109a) de manera dosis dependiente, regulando así la actividad de segundos mensajeros, como el monofosfato de adenosina cíclico, el trifosfato de inositol y el diacilglicerol, e inhibiendo el reclutamiento de células del sistema inmunitario. De esta manera, se ha constatado que los adultos con asma presentan una ingesta de fibra menor (5 g/día) que aquellos sin asma y que, en los primeros, la ingesta de fibra se ha asociado de forma inversa con la inflamación eosinofílica de las vías respiratorias y la función pulmonar.

Finalmente, en el caso concreto de las verduras, parece ser que el beneficio es mayor si estas se consumen crudas, y se ha visto su efecto protector con un consumo de al menos 5 raciones semanales con respecto a la mejora del FEV_1 y las sibilancias. Este hecho parece deberse al efecto antiinflamatorio de los flavonoides en las verduras, que se pierde con el calentamiento, lo que explica la asociación particular entre el consumo de verduras crudas y el asma bien controlada.

Lácteos y derivados

Las sociedades de pediatría aconsejan que la primera alimentación del ser humano sea la lactancia materna, sobre todo si es exclusiva frente a la lactancia artificial, al proteger frente al desarrollo de asma infantil mediante la prevención de aparición de alergias al reforzar el sistema inmunológico del lactante, manteniéndose este efecto hasta casi la adolescencia.

Sin embargo, se encuentra muy extendida la creencia de que los lácteos incrementan la producción de mucosidad, por lo que muchos padres creen necesario retirar estos alimentos de las dietas de sus hijos asmáticos. Sin embargo, la influencia del consumo de leche y sus derivados sobre la modificación de la función respiratoria, el aumento de resistencia al flujo aéreo o el agravamiento del asma, no cuenta a día de hoy con suficiente evidencia científica, por lo que no existen unas recomendaciones sólidas para limitar su consumo. Es más, teniendo en cuenta la deficiente evidencia científica del efecto de los lácteos sobre la sintomatología asmática, así como la composición nutritiva tan completa de los productos lácteos, su implicación sobre la estructura ósea por su alto contenido en calcio y las necesidades nutricionales de los niños, no se recomienda restringir el consumo de estos alimentos en el colectivo pediátrico aquejado de asma.

De la misma manera, y por el mismo motivo mencionado anteriormente, un elevado porcentaje de la población adulta también limita o elimina el consumo de leche de su dieta. Sin embargo, se ha comprobado, por ejemplo, que el consumo diario de 300 mL de leche de vaca diarios no se relaciona con la aparición de broncoconstricción en pacientes asmáticos. Además, en distintas revisiones realizadas no se ha encontrado evidencia científica suficiente que avale la asociación del consumo de lácteos y la aparición o el empeoramiento del asma, y no aconsejan eliminar estos alimentos de la dieta.

PATRONES DIETÉTICOS Y SU RELACIÓN CON EL ASMA

Numerosos estudios han analizado la relación del asma con diversos patrones dietéticos, destacando la dieta mediterránea y la dieta occidental.

Una de las diferencias clave entre estas dos dietas es la cantidad de frutas y verduras que se consumen. Estas ocupan un lugar destacado en las guías dietéticas de muchos países, incluidas las de España, siendo su recomendación mínima de 5 raciones al día. Sin embargo, el consumo en muchos países occidentalizados es inadecuada, ya que la ingesta media nacional cumple los objetivos recomendados de frutas y hortalizas en solo el 0,4 % de la población mundial. Otra diferencia clave entre la dieta mediterránea y la dieta occidental es la cantidad de pescado consumido, y en concreto pescado azul, siendo mayor en la primera que en la segunda. Este contiene AGP omega-3 de cadena larga, ácido docosahexaenoico (DHA), ácido eicosapentaenoico (EPA) y ácido docosapentaenoico (DPA).

Por tanto, la dieta mediterránea tiene beneficios para la salud, atribuidos en gran medida al contenido de fibra, antioxidantes, proteínas y cantidades moderadas de grasa, predominantemente de AGP omega-3 (**Fig. 52-1**). Por otro lado, se cree que el consumo de una dieta occidental tiene consecuencias perjudiciales,

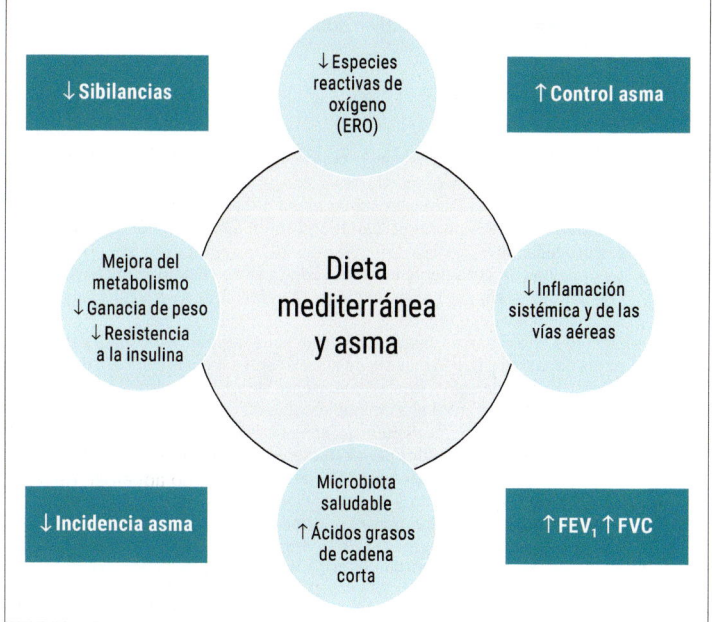

Figura 52-1. Efectos de la dieta mediterránea sobre el asma y la función pulmonar. FEV$_1$: volumen espiratorio forzado en el primer segundo; FVC: capacidad vital forzada.

debido al consumo excesivo de energía total, grasas saturadas y AGP omega-6, azúcar y sodio, combinado con la baja ingesta de AGP omega-3, proteínas, fibra, antioxidantes y fitoquímicos. Todo ello puede conducir a un aumento de la producción de ERO, una mayor respuesta inmunitaria Th2 y la activación del factor NF-kB, mecanismos inflamatorios implicados en el desarrollo del asma.

Lejos de analizar nutrientes de forma independiente y su relación con el asma, también se han realizado evaluaciones sobre la calidad o las propiedades de toda una dieta en conjunto. En este sentido, se han hecho algunos estudios analizando la relación entre el asma y el índice inflamatorio dietético ajustado por energía (E-DII), que determina el potencial inflamatorio de los nutrientes y alimentos, ya que vincula la misma con 6 biomarcadores inflamatorios: interleucinas IL-1β, IL-4, IL-6, IL-10, el TNF-α y la PCR. Un estudio transversal realizado en los Estados Unidos con 8.175 niños y 22.294 adultos mostró que un E-DII, se asoció con sibilancias actuales en adultos y en niños con un FeNO (óxido nítrico exhalado fraccionado) elevado, así como con un FEV reducido en adultos sin asma. Además, otro estudio transversal de Estados Unidos que incluyó a 12.687 adultos hispanos mostró que un E-DII más alto se asociaba con mayores probabilidades de asma actual y FEV más bajo. En otro estudio en el que se incluían 862 parejas irlandesas, se vio que un mayor E-DII materno en el primer trimestre del embarazo se asociaba con un mayor riesgo de asma en sus hijos, a quienes se les hizo un seguimiento hasta los 9 años de edad. Los hallazgos de estos estudios pueden ser prometedores, pero existen factores de confusión que han podido afectar a los resultados, como el hábito tabáquico o el sedentarismo, que también podrían contribuir al desarrollo del asma.

PUNTOS CLAVE

- La prevalencia de asma ha aumentado en las últimas décadas, siendo una de las enfermedades respiratorias crónicas más frecuentes.
- Este aumento de la prevalencia de asma puede estar influenciado por el aumento de los patrones dietéticos con mayor cantidad de alimentos procesados.
- La obesidad en el paciente asmático adulto se ha relacionado con mayores síntomas, mayor persistencia de la enfermedad y mayor riesgo de agudizaciones de la misma.
- Debido a que el estrés oxidativo tiene un papel fundamental en la patogénesis del asma y que la ingesta de antioxidantes hace mejorar la defensa oxidativa del organismo, existen numerosos estudios en los que se ha constatado la relación entre el asma y el estatus en vitaminas A, C y E, carotenoides, selenio y cinc. Sin embargo, son necesarios más estudios clínicos aleatorizados y controlados para estudiar el papel de algunos nutrientes y la función de sus suplementos en la dieta del paciente asmático.
- La deficiencia de vitamina D se ha relacionado con el desarrollo del asma y el mal control de los síntomas respiratorios, con aumento de sibilancias.
- Se ha relacionado el aumento de la ingesta de ácidos grasos saturados y poliinsaturados (AGP) omega-6 y el descenso de la ingesta de AGP omega-3 con el aumento de la prevalencia del asma.
- Se ha relacionado la dieta rica en frutas, verduras y baja en grasas saturadas con la prevención y el mayor control del asma. Aunque existe la creencia de que los lácteos incrementan la producción de mucosidad y

serían perjudiciales en personas con asma, no hay evidencia científica que avale tales asociaciones y no se aconseja eliminar la leche de la dieta y otros productos lácteos en pacientes con asma.
• El seguimiento de dietas con un patrón occidental o proinflamatorio se ha relacionado con un aumento del riesgo de asma, mientras que el de dietas con un patrón mediterráneo o antiinflamatorio parecen tener el efecto contrario.

BIBLIOGRAFÍA

Alwarith J, Kahleova H, Crosby L, Brooks A, Brandon L, Levin SM, et al. The role of nutrition in asthma prevention and treatment. Nutr Rev. 2020;78(11):928-38.

Barnard ND, Scialli AR, Turner-McGrievy G, Lanou AJ, Glass J. The effects of a low-fat, plant-based dietary intervention on body weight, metabolism, and insulin sensitivity. Am J Med. 2005;118(9):991-7.

Brehm JM, Acosta-Pérez E, Klei L, Roeder K, Barmada M, Boutaoui N, et al. Vitamin D insufficiency and severe asthma exacerbations in Puerto Rican children. Am J Respir Crit Care Med. 2012;186(2):140-6.

Denlinger LC, Phillips BR, Ramratnam S, et al. Inflammatory and comorbid features of patients with severe asthma and frequent exacerbations. Am J Respir Crit Care Med. 2017;195:302-13.

From the Global Strategy for Asthma Management and Prevention, Global Initiative for Asthma (GINA), 2023. Disponible en: http://www.ginasthma.org.

GEMA 5.3. Guía Española para el manejo del Asma. Madrid: Luzán Cinco; 2023. Disponible en: https://www.semg.es/images/2023/documentos/GEMA_53.pdf [última consulta: 19 de marzo de 2024].

Guilleminault L, Williams EJ, Scott HA, Berthon BS, Jensen M, Wood LG. Diet and Asthma: Is It Time to Adapt Our Message? Nutrients. 2017;9(11):1227.

Hibbs AM, Ross K, Kerns LA, Wagner C, Fuloria M, Groh-Wargo S, et al. Effect of vitamin D Supplementation on Recurrent Wheezing in Black Infants Who Were Born Preterm. The D-Wheeze Randomized Clinical Trial. JAMA. 2018;319(20):2086-94.

Itzsimon N, Fallon U, O'Mahony D, Loftus BG, Bury G, Murphy AW, et al. Lifeways Cross Generation Cohort Study Steering Group. Mothers' dietary patterns during pregnancy and risk of asthma symptoms in children at 3 years. Ir Med J. 2007;100:27-32.

Kim SH, Sutherland ER, Gelfand EW. Is There a Link Between Obesity and Asthma? Allergy Asthma Immunol Res. 2014;6(3):189-95.

Lundbäck B, Backman H, Lötvall J, Rönmark E. Is asthma prevalence still increasing? Expert Rev Respir Med. 2016;10(1):39-51.

McCormack MC, Appel L, White K, et al. Healthy eating better breathing: a dietary intervention study in asthma. Am J Respir Crit Care Med NY. 2015;191:A1744.

Cook-Mills JM, Abdala-Valencia H, Hartert T. Two faces of vitamin E in the lung. Am J Respir Crit Care Med. 2013;188(3):279-84.

Patterson E, Wall R, Fitzgerald GF, Ross RP, Stanton C. Health implications of high dietary omega-6 polyunsaturated Fatty acids. J Nutr Metab. 2012;2012:539426. Disponible en: https://www.hindawi.com/journals/jnme/2012/539426 [última consulta: 19 de marzo de 2024].

Rastogi D, Holguin F. Metabolic Dysregulation, Systemic Inflammation, and Pediatric Obesity-related Asthma. Ann Am Thorac Soc. 2017;14(Suppl 5):S363-7.

Reyes-Angel J, Han YY, Litonjua AA, Celedón JC. Diet and asthma: Is the sum more important than the parts? J Allergy Clin Immunol. 2021;148(3):706-7.

Rodríguez-Rodríguez P, Rodríguez-Rodríguez E. Nutrición, asma y otras enfermedades respiratorias. En: Ortega RM, ed. Nutrición Clínica y Salud Nutricional. Madrid: Editorial Médica Panamericana; 2023. p. 379-88.

Zajac D, Wojciechowski P. El papel de las vitaminas en la patogénesis del asma. Int J Mol Sci. 2023;24(10):8574.

Insuficiencia respiratoria aguda

53

E. Cuadrado Soto y L. G. González Rodríguez

 La nutrición y el metabolismo ejercen un papel muy importante en la insuficiencia respiratoria aguda. Los pacientes sometidos a estrés respiratorio pueden presentar hipermetabolismo, desgaste muscular y complicaciones sobre las que es importante actuar, limitando el daño y promoviendo su recuperación. La importancia de tener en cuenta la nutrición como factor radica en su papel clave para la prevención, la evolución y el pronóstico de la insuficiencia respiratoria.

INTRODUCCIÓN

La insuficiencia respiratoria se define como la situación en la que el paciente mantiene una **hipoxemia** clínicamente significativa (incapacidad de los pulmones para oxigenar adecuadamente la sangre), acompañada en algunos casos de una retención de dióxido de carbono. La causa subyacente de la insuficiencia respiratoria puede ser cualquiera de las numerosas afecciones que provocan lesiones pulmonares o deterioran la función pulmonar; por ejemplo, la infección (neumonía o septicemia), traumatismos físicos, trastornos neuromusculares, aspiración del contenido del estómago, inhalación de humo y obstrucción de las vías respiratorias. La lesión pulmonar aguda (LPA) y el síndrome de distrés respiratorio agudo (SDRA) se caracterizan por una insuficiencia respiratoria aguda (IRA) que suele requerir ventilación mecánica y una atención de urgencia para restablecer los niveles normales de oxígeno (O_2) y dióxido de carbono (CO_2).

Independientemente del origen de la IRA, destaca el interés entre la nutrición y la función pulmonar. Un estado nutricional alterado se asocia a una peor función de los músculos respiratorios, a mayor susceptibilidad a infecciones y mayor mortalidad. Por ello, el apoyo nutricional a los pacientes que sufren de un proceso de IRA resulta fundamental.

TRATAMIENTO NUTRICIONAL EN EL PACIENTE CON INSUFICIENCIA RESPIRATORIA AGUDA

El apoyo nutricional de estos pacientes tiene como objetivo satisfacer las necesidades nutricionales básicas, evitar la pérdida de masa muscular, mejorar la función pulmonar y la calidad de vida. Los pacientes con IRA representan una población heterogénea. Por lo tanto, es concebible que la práctica nutricional varíe dentro de esta población de pacientes en función de factores como la gravedad de la enfermedad o la etiología de la insuficiencia respiratoria. El apoyo nutricional de los pacientes con SDRA comparte características comunes con otras enfermedades críticas, teniendo en este caso especial relevancia la alteración de los niveles de O_2 y CO_2 y, a su vez, las importantes alteraciones metabólicas que lo acompañan (**Tabla 53-1**).

Energía

En general, las necesidades energéticas de los pacientes con insuficiencia respiratoria son elevadas. Esto se debe, fundamentalmente, al hipercatabolismo e hipermetabolismo provocado por el aumento del trabajo respiratorio, presencia de infecciones, inflamación, fiebre y a la utilización de algunos medicamentos (especialmente broncodilatadores). Se estima que el gasto energético de los adultos con SDRA es aproximadamente un 30 % superior al gasto energético en reposo.

Es importante individualizar lo más posible las necesidades energéticas de los pacientes con IRA asegurando un aporte adecuado de energía, pero no excesivo, ya que esto, lejos de mejorar el pronóstico, puede contribuir a la aparición de complicaciones (disfunción hepática, alteración del control glucémico, riesgo de infección, hígado graso) e incluso empeorar la función respiratoria al causar una producción excesiva de CO_2. La cantidad de energía que debe suministrarse durante una enfermedad aguda es controvertida y aún se está investigando.

La calorimetría indirecta se considera el método más fiable para evaluar el gasto energético y estimar la cantidad exacta de kilocalorías que debe administrarse al paciente, ya que permite comprender mejor los procesos metabólicos que tienen lugar en los pacientes con IRA. Sin embargo, es difícil trasladar esto a la práctica

Tabla 53-1. Características metabólicas del síndrome de distrés respiratorio agudo	
Fases metabólicas	1. El período inicial se caracteriza por inestabilidad metabólica y un aumento grave del catabolismo 2. El período posterior se caracteriza por un importante desgaste muscular y la estabilización de las alteraciones metabólicas 3. Por último, sigue la fase postaguda con mejoría y rehabilitación o catabolismo inflamatorio persistente
Cambios bioquímicos	1. Aumento de la secreción de citocinas proinflamatorias, hormonas catabólicas y resistencia a la insulina 2. Aumento de la glucogenólisis, la gluconeogénesis y la lipólisis 3. Mayor degradación de las proteínas musculares (para garantizar la energía y los aminoácidos suficientes para la reparación de las heridas y la función inmunitaria)
Consecuencias nutricionales	1. Desregulación de la producción endógena de glucosa 2. Aumento de la resistencia a los estímulos anabólicos

Adaptada de: Umbrello *et al.*, 2023.

clínica debido a la falta de equipos, en algunas ocasiones. Algunos expertos abogan por su utilización en pacientes críticos, y otros sugieren aplicarla en situaciones donde las fórmulas basadas en el peso corporal pueden ser más inexactas, como en casos de anasarca, obesidad severa o en la fase de recuperación de una enfermedad crítica. Otros métodos para determinar las necesidades energéticas incluyen ecuaciones predictivas y ecuaciones basadas en el peso. Las directrices de 2016 de la *American Society for Parenteral and Enteral Nutrition* (ASPEN) sugieren el uso de ecuaciones basadas en el peso (**Tabla 53-2**) para la determinación de las necesidades energéticas en ausencia de calorimetría indirecta. En estas directrices se propone que los pacientes críticos necesitan entre 25 y 30 kcal/día por kilogramo de peso corporal al día. Para los pacientes obesos en estado crítico la alimentación hipocalórica puede mejorar los resultados del paciente y la ingesta energética sugerida es de 11 a 14 kcal/día por kilogramo de peso corporal real. Distintas sociedades como la ASPEN, la *European Society for Clinical Nutrition and Metabolism* (ESPEN) y la *Society of Critical Care Medicine* (SCCM) están de acuerdo en que la sobrealimentación es indeseable en pacientes críticos y la importancia de evitarla. Se ha observado que incluso cierto grado de restricción calórica podría tener efectos beneficiosos. Una hipótesis plausible se centra en la inhibición de la autofagia asociada a una ingesta excesiva de calorías, especialmente en relación con la cantidad de aminoácidos proporcionados. La guía ESPEN sobre nutrición clínica en la unidad de cuidados intensivos (2019) sugiere que, en caso de no disponer de calorimetría, se use el consumo de O_2 (calculado a partir del catéter arterial pulmonar) o la producción de CO_2 (valor derivado del ventilador) o la ecuación simple 20-25 kcal/kg/día como opción más sencilla. Se recomienda administrar una nutrición hipocalórica

Tabla 53-2. Recomendaciones generales para el aporte de energía y proteínas en pacientes adultos en estado crítico. Resumen de la ASPEN/SCCM de 2016

	Energía*	Proteínas
Pacientes con IMC de 18 a <30 kg/m²	25-30 kcal/kg de peso corporal *real*	1,2-1,5 g/kg de peso corporal *real*
Pacientes con IMC de 30 a <50 kg/m²	11-14 kcal/kg de peso corporal *real*	
Pacientes con IMC de 30 a <40 kg/m²		2 g/kg de peso corporal *ideal*
Pacientes con IMC >50 kg/m²	22-25 kcal/kg de peso corporal *ideal*	
Pacientes con IMC >40 kg/m²		2,5 g/kg de peso corporal *ideal*

*Estas ecuaciones predictivas de la energía se usan cuando la calorimetría indirecta está contraindicada o no esté disponible

Adaptada de: Irving *et al.*, 2020.

ASPEN: *American Society for Parenteral and Enteral Nutrition*; IMC: índice de masa corporal; SCCM: *Society of Critical Care Medicine*.

(que no supere el 70 % de la energía) en la fase inicial de la enfermedad. En pacientes con LPA, la aplicación de alimentación enteral trófica inicial durante la primera semana de estancia en la UCI se asoció a una menor intolerancia gastrointestinal, pero no mostró una mejora de los días sin ventilación mecánica, la mortalidad o las complicaciones infecciosas, en comparación con la alimentación enteral completa.

Macronutrientes

Un dato importante en la recuperación de un paciente que ha sufrido una IRA es tener en cuenta la debilidad de sus músculos respiratorios, posterior a la retirada de la ventilación asistida, que puede empeorar la evolución de la enfermedad. Diversos estudios han mostrado que, en los pacientes con una **ingesta proteica** adecuada, el aumento de la síntesis de proteínas y el mantenimiento de la masa grasa corporal mejora el pronóstico. Así, la ingesta de estos pacientes debe cubrir ampliamente las necesidades de proteínas, para lo cual se recomienda un aporte 1,2-2 g/kg/día. Para mantener la masa muscular, la ingesta proteica recomendada durante el estrés es superior a las necesidades proteicas en adultos sanos de 0,8 g/kg/día (v. **Cap. 2**). Los pacientes con obesidad que siguen un régimen hipocalórico pueden necesitar entre 2 y 2,5 g/kg/día según la ASPEN/SCCN 2016. En pacientes obesos críticos la ESPEN 2019 sugiere guiarse por las pérdidas urinarias de nitrógeno o la determinación de la masa corporal magra, para estimar la cantidad de proteínas a administrar. Si no se dispone de estos indicadores se puede usar una ingesta de 1,3 g/kg/día de peso corporal ajustado/día,

$$\text{Peso ajustado} = \text{Peso ideal} + (\text{Peso actual} - \text{Peso ideal}) \times 0,33$$

considerando el índice de masa corporal (IMC) de 25 kg/m² para calcular el peso ideal en adultos, y de 28 kg/m² en ancianos.

Los aminoácidos glutamina y arginina se suelen administrar a pacientes con estrés agudo. En relación con su utilización los resultados son contradictorios y dependen de la subpoblación de pacientes que se está tratando. Las directrices ASPEN/SCCM ya no sugieren la glutamina por vía enteral o parenteral.

Dado que las **grasas** constituyen los macronutrientes de mayor densidad energética, su ingesta resulta muy adecuada entre individuos que tienen requerimientos energéticos elevados, como es el caso de los pacientes con alteraciones pulmonares. Además, el aporte elevado de grasas implica una reducción del cociente respiratorio, lo que permite reducir la cantidad de CO_2 que el sistema respiratorio debe eliminar. De hecho, en pacientes con ventilación mecánica, en los que es prioritario reducir al máximo los niveles de CO_2 satisfaciendo al mismo tiempo sus necesidades energéticas, se recomienda un suministro de energías no proteicas procedentes de las grasas cercano al 50 %.

En diversos estudios se ha descrito que, en pacientes con IRA, el uso de fórmulas enterales con ácido icosapentaenoico y ácido γ-linolénico asociados a antioxidantes, pueden modular la respuesta inflamatoria, mejorar la vasodilatación y el intercambio de gases, logrando una disminución del tiempo de ventilación mecánica y el riesgo de mortalidad.

En situaciones en la que sea prioritario reducir los niveles de CO_2 en sangre, como es el caso de los individuos con IRA, personas en ventilación mecánica o en situaciones de hipercapnia, debe controlarse la ingesta de **hidratos de carbono**, cuyo metabolismo implica una mayor producción de CO_2. La proporción ideal de hidratos de carbono es controvertida; tradicionalmente se ha sugerido que más de la mitad de la porción no proteica de la ingesta energética enteral debe consistir en grasas para reducir el CO_2 y la ventilación por minuto; sin embargo, investigaciones recientes muestran que lo realmente importante es el diseño de un programa de soporte nutricional que se aproxime a los requerimientos energéticos.

Vitaminas, minerales y fitoquímicos

El aporte adecuado de vitaminas y minerales, principalmente de aquellos con funciones antioxidante y antiinflamatoria, resulta esencial para la correcta función del aparato respiratorio y para la adecuada modulación de la respuesta inflamatoria y defensa antioxidante del organismo.

Vitaminas **antioxidantes** (incluidas las vitaminas E y C [ácido ascórbico]), **minerales** (selenio, cinc y cobre) y **fitoquímicos** (polifenoles y carotenoides) pueden mejorar la evolución de los pacientes con alteraciones en la función pulmonar. Se ha destacado el papel beneficioso de fórmulas con altas cantidades de vitamina E, β-caroteno y vitamina C en los pacientes con IRA.

La **vitamina E** resulta imprescindible para evitar la peroxidación lipídica, principalmente cuando se administran ácidos grasos poliinsaturados. Aunque hay estudios que no han encontrado beneficios sobre el uso de fórmulas inmunomoduladoras que contengan antioxidantes en pacientes con SDRA, un metaanálisis reciente encontró que una fórmula inmunomoduladora que contiene antioxidantes elevados (vitaminas E y C y β-caroteno) y ácidos grasos omega-3 y ácido γ-linolénico, redujo significativamente la duración de la estancia de pacientes que están en la UCI. La mejora de la función respiratoria y la mortalidad fueron citadas en la LPA y el SDRA.

En estos pacientes, resultan también comunes las terapias con corticoides, que pueden aumentar las necesidades de **vitamina D** e interferir en el metabolismo óseo, por lo que puede ser necesario recurrir a la utilización de suplementos. En pacientes críticos con niveles plasmáticos bajos (25-hidroxivitamina D <12,5 ng/mL o 50 nmol/L) puede administrarse un suplemento de vitamina D_3.

En los pacientes con alteraciones de la función pulmonar, también resulta fundamental la vigilancia de los niveles corporales de **minerales y electrolitos**, puesto que la disminución de sus concentraciones puede deteriorar el funcionamiento de los músculos respiratorios y, de hecho, son comunes las situaciones de hipofosfatemia entre pacientes con IRA. Por otro lado, el uso continuado de medicamentos, como corticoides y diuréticos, también puede afectar al balance mineral de los pacientes, ya que incrementan la eliminación urinaria de potasio, calcio, magnesio y cinc. También es importante asegurar un aporte adecuado de antioxidantes, especialmente de selenio, cinc y cobre, nutrientes vitales para la función de enzimas antioxidantes y que tienen un beneficio positivo en el tratamiento.

Balance de líquidos y electrolitos

La terapia nutricional de la IRA incluye, además de controlar la ingesta de energía y nutrientes según las necesidades del paciente, el mantenimiento de un correcto

balance de líquidos. Esto hace necesario no solo restringir la ingesta de sodio, sino también realizar una reducción de la ingesta de líquidos para prevenir el edema pulmonar y el fallo renal. Por ello, se puede considerar el uso de fórmulas enterales de alta densidad energética (1,5-2 kcal/mL) para pacientes con IRA que requieran restricción de volumen. Cuando se prescribe restricción de líquidos, es obligatoria la evaluación del equilibrio neto de líquidos, que incluye la monitorización del peso corporal, la diuresis, el sodio plasmático y la presión arterial. Según la guía ESPEN 2019, los electrolitos potasio, magnesio y fosfato deben medirse al menos una vez durante la primera semana en UCI.

Soporte nutricional en la insuficiencia respiratoria aguda

En pacientes sin ventilación mecánica, la evidencia disponible sugiere la viabilidad de iniciar la dieta oral en la mayoría de estos pacientes en la fase inicial. En aquellos sujetos que no alcancen el objetivo energético con una dieta oral (<60% de las necesidades energéticas por dos días), deben administrarse suplementos nutricionales hipercalóricos y/o hiperproteicos orales. Las directrices disponibles sugieren la administración de soporte nutricional a los pacientes con SDRA sometidos a ventilación mecánica. En estos pacientes, como es habitual cuando es necesario soporte nutricional, se prefiere la nutrición enteral a la parenteral, ya que se piensa que la primera mantiene la función absorbente y la barrera intestinal. La nutrición enteral debe administrarse de forma precoz en pacientes adultos críticamente enfermos. El acceso gástrico debe utilizarse como método estándar para inicial la nutrición enteral. Los pacientes con SDRA reciben a veces fórmulas enterales enriquecidas con ácidos grasos omega-3 y nutrientes antioxidantes, con el objetivo de reducir la inflamación y promover la curación. Sin embargo, los beneficios de estas fórmulas no son claros y se cuestiona su uso. La nutrición parenteral debe emplearse si está contraindicado utilizar el tracto gastrointestinal (riesgo de aspiración) o si existe dificultad para alcanzar los objetivos nutricionales.

Recomendaciones dietéticas

Los pacientes con IRA que mantengan su capacidad de deglución deben seguir las recomendaciones generales para la población, que incluyen el consumo de cereales, legumbres, verduras y frutas, lácteos, aves, pescados y huevos (v. **Cap. 1**).

En pacientes con disfagia puede considerarse la posibilidad de administrar alimentos de textura adaptada. En situaciones en las que el paciente presenta disnea, se recomienda optar por una dieta compuesta por alimentos blandos y líquidos, como sopas, purés o batidos, con el propósito de acelerar la deglución. En los casos en los que se presente anorexia, se prestará especial atención a todos los aspectos relacionados con la alimentación. Por lo tanto, el lugar donde se realice la comida debe promover una experiencia placentera en la que el paciente emplee todo el tiempo necesario, evitando comer en soledad. Se debe cuidar la presentación de los alimentos, su olor, textura, sabor, entre otros aspectos, y se recomienda utilizar alimentos con un contenido no excesivo de grasa, preferiblemente servidos fríos, para acelerar el vaciado gástrico.

COVID-19

Los pacientes con COVID-19 también pueden desarrollar SDRA. Al igual que en otros pacientes con SDRA, un soporte nutricional adecuado puede reducir el patrón inflamatorio ayudando al sistema inmunitario y prevenir problemas de desnutrición. Los pacientes con COVID-19 suelen experimentar pérdida de apetito, disfagia y síntomas gastrointestinales, por lo que es especialmente importante cuidar su alimentación. En cuanto a la nutrición oral, se sugieren comidas frecuentes y pequeñas, que deben complementarse con suplementos nutricionales densos en calorías y proteínas. El **gasto energético** puede determinarse mediante calorimetría indirecta, con las limitaciones ya mencionadas, o también se pueden utilizar las fórmulas de predicción simple basadas en el peso.

Es importante tener en cuenta que los pacientes después de las fases críticas pueden experimentar disfagia con frecuencia, limitando la ingesta nutricional. En consecuencia, a menudo son necesarias modificaciones nutricionales para ajustar la consistencia de los alimentos a la capacidad de deglución, y con frecuencia se precisa asesoramiento nutricional tras el alta.

PUNTOS CLAVE

- La nutrición ejerce un papel muy importante en la prevención, evolución y pronóstico de la insuficiencia respiratoria aguda.
- El apoyo nutricional en estos pacientes tiene el objetivo de satisfacer las necesidades básicas nutricionales, evitar la pérdida de masa corporal magra, mejorar la función pulmonar y la calidad de vida.
- Se recomienda estimar las necesidades energéticas de los pacientes con IRA de manera individualizada, utilizando la calorimetría indirecta y en su defecto ecuaciones predictivas.
- En pacientes con alteraciones pulmonares puede ser conveniente modificar el perfil calórico, aumentando la relación grasa/hidratos de carbono aconsejada, de forma que la grasa llegue a aportar el 50 % de las calorías no proteicas.
- Un adecuado aporte de ácidos grasos omega-3 en los pacientes con función pulmonar alterada podría tener un efecto beneficioso en la inflamación.
- Es recomendable asegurar un buen aporte de nutrientes antioxidantes y vigilar la ingesta de líquidos y de electrolitos.
- En los casos en los que exista anorexia, trastornos deglutorios o una situación nutricional muy deteriorada, debe considerarse la administración de suplementos nutricionales orales y adaptar la alimentación a las necesidades del paciente.
- En los casos en que se precise soporte nutricional se debe priorizar la nutrición enteral frente a la parenteral.

BIBLIOGRAFÍA

DeBruyne L, Pinna K. Nutrition for health and healthcare. 7ª ed. Boston: Cengage learning; 2020.
Griffiths MJD, McAuley DF, Perkins GD, Barrett N, Blackwood B, Boyle A, et al. Guidelines on the management of acute respiratory distress syndrome. BMJ Open Respir Res.

2019;6(1):e000420. Disponible en: https://bmjopenrespres.bmj.com/content/bmjresp/6/1/e000420.full.pdf [última consulta: 19 de marzo de 2024].

Hinkelmann JV, de Oliveira NA, Marcato DF, Costa ARRO, Ferreira AM, Tomaz M, et al. Nutritional support protocol for patients with COVID-19. Clin Nutr ESPEN. 2022;49:544-50.

Irving SY, McKeever L, Srinivasan V, Compher C. Nutrition support in critically ill adults and children. En: Marriott BP, Birt DF, Stallings VA, Yates AA, eds. Present knowledge in nutrition. Clinical and applied topics in nutrition. Vol. II. 11ª ed. Londres: International Life Sciences Institute (ILSI), Academic Press, Published by Elsevier Inc; 2020. p. 587-604.

Loi M, Wang J, Ong C, Lee JH. Nutritional support of critically ill adults and children with acute respiratory distress syndrome: A clinical review. Clin Nutr ESPEN. 2017;19:1-8.

Malekahmadi M, Pahlavani N, Firouzi S, Clayton ZS, Islam SMS, Rezaei Zonooz S, et al. Effect of enteral immunomodulatory nutrition formula on mortality and critical care parameters in critically ill patients: A systematic review with meta-analysis. Nurs Crit Care. 2022;27(6):838-48.

McClave SA, Taylor BE, Martindale RG, Warren MM, Johnson DR, Braunschweig C, et al. Guidelines for the provision and assessment of nutrition support therapy in the adult critically ill patient: Society of critical care medicine (SCCM) and American society for parenteral and enteral nutrition (A.S.P.E.N.). JPEN J Parenter Enteral Nutr. 2016;40(2):159-211.

Osuna-Padilla IA, Maldonado-Valadez PP, Rodríguez-Llamazares S. Terapia nutricional a pacientes con insuficiencia respiratoria aguda y ventilación mecánica no invasiva: revisión narrativa de la literatura. Rev Nutr Clin Metab. 2020;3(1):108-15.

Rolfes SR, Pinna K, Whitney E. Understanding normal and clinical nutrition. 11ª ed. Boston: Cengage learning; 2018.

Sbaih N, Hawthorne K, Lutes J, Cavallazzi R. Nutrition therapy in non-intubated patients with acute respiratory failure. Curr Nutr Rep. 2021;10(4):307-16.

Singer P, Blaser AR, Berger MM, Alhazzani W, Calder PC, Casaer MP, et al. ESPEN guideline on clinical nutrition in the intensive care unit. Clin Nutr. 2019;38(1):48-79.

Sweet DG, Carnielli VP, Greisen G, Hallman M, Klebermass-Schrehof K, Ozek E, et al. European consensus guidelines on the management of respiratory distress syndrome: 2022 update. Neonatology. 2023;120(1):3-23.

Umbrello M, Marini JJ, Formenti P. Metabolic support in acute respiratory distress syndrome: A narrative review. J Clin Med. 2023;12(9):3216.

Enfermedad pulmonar obstructiva crónica

54

L. Cea Calvo

La enfermedad pulmonar obstructiva crónica (EPOC) es la enfermedad respiratoria crónica más frecuente y se estima que, en España, afecta al 11 % de la población mayor de 40 años. La causa más frecuente de EPOC es el consumo de tabaco, aunque en un porcentaje importante de pacientes son otros los factores causales, incluyendo, entre otros, la exposición a tóxicos. Cada vez hay más evidencia de que una dieta poco saludable puede contribuir a la génesis de la EPOC y empeorar la evolución. Del mismo modo, en pacientes con EPOC, el estado nutricional condiciona el pronóstico, y en pacientes malnutridos un tratamiento nutricional adecuado puede mejorar determinados parámetros funcionales.

INTRODUCCIÓN

La anomalía funcional pulmonar básica de los pacientes con **enfermedad pulmonar obstructiva crónica** (EPOC) es una obstrucción del flujo aéreo irreversible y progresiva, acompañada de una serie de cambios sistémicos secundarios. El espectro anatómico y clínico de la EPOC es amplio, desde el paciente con **enfisema pulmonar** (definido desde un punto de vista anatomopatológico como un agrandamiento anormal y permanente de los espacios aéreos distales al bronquiolo terminal, acompañado de destrucción de sus paredes) hasta el paciente con **bronquitis crónica** (definida desde un punto de vista clínico como presencia de tos y expectoración durante la mayor parte de los días, al menos 3 meses seguidos durante 2 años consecutivos, y con un componente de inflamación crónica subyacente). Lo habitual, no obstante, es encontrar rasgos clínicos y anatómicos de ambos espectros en distintos grados en el mismo paciente, y en la práctica clínica, el enfisema y la bronquitis crónica no difieren en cuanto al tratamiento de primera línea.

IMPORTANCIA DE LA DIETA COMO FACTOR DE RIESGO PARA EPOC

El consumo de tabaco es el factor etiológico más importante en el desarrollo de EPOC. Sin embargo, en torno al 30 % de los pacientes con EPOC nunca han fumado. La dieta se ha identificado como un factor que puede condicionar el riesgo de desarrollar EPOC. Varias revisiones sistemáticas y metaanálisis han asociado una dieta poco saludable, «occidental» (con exceso de carnes, en especial procesadas, grasas saturadas, frituras o dulces industriales) con el desarrollo de EPOC, multiplicando el riesgo incluso por dos en comparación con el consumo de dietas ricas en frutas, verduras, pescado y cereales. Esta dieta de estilo más «mediterráneo» se ha asociado a un menor riesgo de desarrollo de EPOC incluso en fumadores.

MALNUTRICIÓN EN LOS PACIENTES CON EPOC

Está ampliamente aceptado el valor de evaluar el estado nutricional de los pacientes con EPOC, independientemente de su situación o gravedad clínica, ya que es un importante predictor de evolución clínica (incluso de mortalidad) y puede modificarse mediante intervenciones específicas. La evaluación del estado nutricional debe hacerse de forma continua, ya que una evaluación puntual únicamente del índice de masa corporal (IMC) no ofrece información suficiente para tomar decisiones terapéuticas. En la evaluación del estado nutricional del paciente con EPOC, no solo debe evaluarse el IMC sino también la composición corporal (masa magra, masa libre de grasa y masa ósea), si bien esto último precisa técnicas diagnósticas especiales no accesibles de forma universal.

La **malnutrición** es frecuente en pacientes con EPOC. Las dos definiciones de malnutrición más utilizadas son un peso por debajo del 90 % del ideal, y un IMC menor a 18,5 kg/m², o menor a 20 kg/m² según otros trabajos. La prevalencia de malnutrición varía según la definición utilizada, pero también dependiendo de las características de la muestra de pacientes estudiada. En general, la malnutrición es más frecuente en pacientes con EPOC más grave, y su prevalencia puede estimarse en un 20-25 % de los pacientes ambulatorios, un 50 % de los pacientes hospitalizados y un 60 % de los pacientes con insuficiencia respiratoria aguda. Los pacientes con oxigenoterapia domiciliaria, o con mayores alteraciones en las pruebas funcionales respiratorias, suelen presentar mayor prevalencia de malnutrición.

Adicionalmente a la malnutrición, en el paciente con EPOC es frecuente encontrar disminución de la masa corporal libre de grasa (básicamente a expensas de disminución de la masa muscular) y se ha descrito que la prevalencia de sarcopenia (pérdida de masa y potencia muscular asociada al envejecimiento) es más elevada que en la población general. La pérdida de la masa muscular en el paciente con EPOC se asocia a peor pronóstico y mayor mortalidad, y el impacto en el pronóstico es mayor que el de la mera disminución del IMC.

CAUSAS DE PÉRDIDA DE PESO Y MALNUTRICIÓN EN EL PACIENTE CON EPOC

Se han descrito varios factores que favorecen la pérdida de peso y la malnutrición en los pacientes con EPOC.

Aumento del gasto energético basal

La mayoría del gasto de energía diario en cualquier individuo es el gasto energético debido al metabolismo basal, que es la energía necesaria para mantener los procesos básicos de la vida, y que corresponde al 60-70% del gasto energético total diario. Los pacientes con EPOC tienen un gasto energético basal en reposo un 15-20% superior al observado en individuos sanos de igual peso, edad y actividad. Se ha observado que el gasto es mayor en EPOC malnutridos que en EPOC con un peso adecuado y que, en ambos casos, es mayor que en los controles sanos. Esto parece deberse a un incremento del trabajo de los músculos respiratorios, cuya contracción muscular es menos eficaz y requiere un mayor consumo de oxígeno y de nutrientes.

Inflamación sistémica

Los pacientes con EPOC presentan un estado de inflamación sistémica crónica en el que se han descrito alteraciones en diversas citocinas, entre ellas la interleucina-6, la interleucina-1 beta o el factor de necrosis tumoral alfa (TNF-α). Las situaciones de inflamación sistémica crónica se asocian a aumento del consumo de energía basal, y esto sucede tanto en los pacientes con EPOC estable como, con más intensidad, durante las exacerbaciones. Además, también inducen alteraciones en el metabolismo muscular que favorece la aparición de sarcopenia o ineficiencia en el trabajo muscular.

Hipoxemia

La hipoxemia del paciente EPOC contribuye a la aparición de malnutrición y caquexia, ya que contribuye al estado de inflamación sistémica crónica previamente descrito al favorecer la activación del sistema nervioso simpático, con liberación de catecolaminas que aumentan el gasto energético basal, y la liberación de citocinas.

Disminución de la ingesta de nutrientes

Si bien algunos estudios han descrito que la ingesta calórica en pacientes estables es adecuada o incluso superior a la habitual, en los pacientes con EPOC más avanzada o con exacerbaciones es frecuente la disminución de la ingesta de nutrientes, especialmente si precisan hospitalización. Las causas principales de la disminución de la ingesta en situaciones de empeoramiento clínico suelen ser: la disminución del apetito; la disnea asociada a las exacerbaciones, que dificulta la masticación adecuada, y la frecuente existencia de molestias gástricas debidas al aplanamiento diafragmático y a la propia disnea, que producen sensación de plenitud y aerofagia.

Efecto de las exacerbaciones agudas

Durante las reagudizaciones es frecuente que el estado nutritivo y metabólico de los pacientes con EPOC se deteriore. Las exacerbaciones producen aumento adicional del gasto energético basal mediado por la hipoxemia, la liberación de citocinas y catecolaminas, y la dificultad respiratoria, que exige un aumento del trabajo muscular ya de por sí ineficiente. Los empeoramientos suelen acompañarse, además, de disminución de la ingesta de nutrientes por las causas mencionadas previamente. Cuando el paciente mejora tras una exacerbación, el gasto energético tiende a volver a situación basal, aunque de forma muy lenta, y suelen precisarse incluso meses antes de observarse una ligera ganancia de peso.

CONSECUENCIAS DE LA MALNUTRICIÓN EN EL PACIENTE CON EPOC

La mala nutrición deteriora significativamente la función muscular, incluida la de los músculos respiratorios y del diafragma, lo que es de especial gravedad en los pacientes con enfermedades respiratorias. Las consecuencias de la malnutrición en el paciente EPOC son tanto a nivel fisiopatológico como en el pronóstico de la enfermedad.

Alteraciones fisiopatológicas

Alteración en la composición corporal

Los pacientes con EPOC suelen tener peso bajo y reducción de la masa corporal libre de grasa, en especial la masa muscular, cuando se comparan con controles sanos. En una gran serie de pacientes con EPOC se encontró que el 15 % presentaba IMC normal y masa corporal libre de grasa reducida, mientras que el 10 % tenía tanto el IMC como la masa corporal libre de grasa disminuida.

Alteraciones en la morfología y función de los músculos respiratorios

La masa muscular está compuesta en su mayor parte por proteínas. El sustrato energético del músculo es el propio almacén de glucógeno, pudiéndose utilizar también la reserva en forma de ácidos grasos. La malnutrición puede afectar al músculo, tanto por alteración en su estructura (disminución del diámetro y número de fibras musculares), como por disminución de la capacidad funcional (disminución del sustrato energético de glucógeno y ácidos grasos).

La malnutrición en el paciente con EPOC se acompaña de disminución de la masa muscular, tanto intercostal como diafragmática. El aumento del catabolismo proteico y de la gluconeogénesis contribuye a la depleción de los depósitos energéticos del músculo y a la pérdida de proteínas contráctiles. La consecuencia final es el deterioro de la capacidad funcional del músculo, con contractilidad menos eficaz, aumento del tiempo de relajación, empeoramiento de la disnea y de la capacidad pulmonar.

La prevalencia de sarcopenia es mayor en el paciente con EPOC respecto a la población sana, si bien las series ofrecen prevalencias muy variables dependiendo de la población estudiada y los criterios diagnósticos utilizados (entre el 5 % y más del 50 %).

Alteraciones en el parénquima y función pulmonar

En el paciente con EPOC y mala nutrición se ha descrito disminución de la producción de surfactante pulmonar que puede favorecer el desarrollo de atelectasias, y disminución de la síntesis de α_1-antitripsina y de fibra elástica en el parénquima pulmonar. Estos cambios, unidos a los cambios mencionados en la musculatura, deterioran la mecánica y la función respiratoria. Los pacientes con malnutrición suelen tener flujos espiratorios máximos (FEV_1) más reducidos que los pacientes con buen estado nutricional.

Impacto en el pronóstico de la enfermedad

Morbilidad. Riesgo de exacerbaciones

Varios estudios han mostrado que el riesgo de exacerbaciones de la EPOC es mayor en pacientes con bajo IMC, o en pacientes que pierden peso durante el seguimiento.

Durante los ingresos, los pacientes con EPOC frecuentemente pierden peso debido al aumento del gasto energético, el deterioro de la función ventilatoria, la liberación de catecolaminas y las frecuentes coinfecciones, y los pacientes que durante un ingreso pierden peso tienen más riesgo de necesitar nuevas hospitalizaciones en el seguimiento.

El exceso de peso y la obesidad tienen efectos paradójicos sobre la morbilidad en la EPOC. Si bien el exceso de peso puede asociarse a un mejor pronóstico en pacientes con EPOC avanzada, en estadios más tempranos puede resultar perjudicial al asociarse a factores de riesgo y a eventos cardiovasculares, así como a disminución de la capacidad de esfuerzo, mayor disnea y mayor riesgo de exacerbaciones severas que requieran hospitalización o uso de ventilación, tanto no invasiva como invasiva.

Mortalidad

La mala nutrición en el paciente con EPOC también se ha asociado a una mayor mortalidad. A pesar de que los pacientes EPOC con peso normal o aumentado tienen más factores de riesgo cardiovascular que los malnutridos, son los pacientes con nutrición deficiente los que tienen una mayor mortalidad en los 2 años siguientes a un ingreso hospitalario.

TRATAMIENTO NUTRICIONAL EN EL PACIENTE CON EPOC

Dada la repercusión de la malnutrición en la salud en general y en la evolución del EPOC en particular, la valoración del estado nutritivo del paciente con EPOC es esencial para su tratamiento integral. Como se ha comentado previamente, no debe hacerse únicamente una evaluación puntual de IMC sino una evaluación continuada del IMC y, en la medida de lo posible, de la composición corporal y la función muscular.

En la valoración del estado nutricional se pueden tener en cuenta datos dietéticos (v. **Cap. 4**), antropométricos (v. **Cap. 5**), hematológicos y bioquímicos (v. **Cap. 6**) y morfofuncionales (v. **Cap. 7**).

Aspectos generales de la nutrición en el paciente con EPOC

Aunque en los pacientes con EPOC que no presentan mala nutrición no está claro que las intervenciones específicas mejoren la enfermedad, hay algunas recomendaciones que pueden ser aplicables a todos los pacientes con EPOC, que se resumen a continuación:

- **Evitar grandes volúmenes de alimento**. Grandes volúmenes de alimento pueden hacer que la disnea aumente durante la ingesta y que aparezca o empeore la hipoxemia durante las breves apneas que suponen el acto de la deglución. Además, grandes volúmenes de ingesta en poco tiempo producen distensión gástrica, que puede afectar la función del diafragma y empeorar la disnea y la hipoxemia en el período posprandial. Por tanto, es aconsejable un mayor fraccionamiento de las comidas, en 5-6 tomas y con volúmenes menores, y evitar ingestas de grandes volúmenes en poco tiempo.
- **Adecuar la ingesta calórica a la demanda**. El exceso calórico, si excede la demanda metabólica, puede aumentar la producción de carbónico. En un individuo sano, el exceso de carbónico se puede eliminar aumentando la ventilación. En el paciente con EPOC la eliminación de carbónico es más difícil, y ante exceso calórico se puede favorecer la hipercapnia.
- **Asegurar una combinación de nutrientes adecuada**. Si no existe desnutrición, la composición de la dieta del paciente con EPOC no debe ser distinta a la recomendada para cualquier persona con estado de nutrición normal.

  - El 40-55 % de las kcal totales de la dieta pueden ser aportadas por alimentos ricos en hidratos de carbono, incluyendo aquellos con fibra.
  - El 30-40 % de las kcal pueden ser aportadas por alimentos ricos en grasas, en especial vegetales (frutos secos, aguacates, aceite de oliva), yema de huevo y pescados, disminuyendo la ingesta de grasas animales.
  - Un 15-20 % de las calorías diarias debe ser aportado en forma de proteínas. Si bien las proteínas pueden mejorar la mecánica muscular y respiratoria, también aumentan la demanda de oxígeno y la ventilación por minuto. En el paciente estable que lo precise puede intentarse aumentar el consumo de proteínas, pero esto no debe hacerse en el paciente con agudización.

- **Asegurar que las alteraciones hidroelectrolíticas** tales como hipopotasemia, hipomagnesemia, hipocalcemia e hipofosfatemia, frecuentes en estos pacientes, se corrigen, y corregir el déficit de vitamina D que frecuentemente presentan.
- **Se debe mantener un estado de hidratación adecuado**, asegurando una ingesta adecuada de líquidos. Si el paciente presenta retención de líquidos, se debe limitar la ingesta de líquido y de sal. En general, en el paciente con EPOC se recomienda disminuir el sodio en la dieta.

- **El paciente con EPOC que se encuentra estable y presenta obesidad**, habitualmente con perfil de bronquitis crónica, puede beneficiarse de una pérdida moderada de peso mediante una dieta hipocalórica controlada (v. **Cap. 16**), ya que puede mejorar los parámetros respiratorios y la fatiga muscular.
- Por último, en los pacientes estables, **el ejercicio suave y la rehabilitación** pueden contribuir a aumentar la masa libre de grasa y la fuerza de los músculos respiratorios, y a evitar el sobrepeso. No obstante, el plan de ejercicio debe ser supervisado por un experto y realizarse de acuerdo a la capacidad respiratoria del paciente.

Intervenciones específicas en el paciente con EPOC malnutrido

Las intervenciones específicas con el objetivo de corregir la desnutrición en pacientes con EPOC y malnutrición se han asociado no solo a aumento ligero de peso, sino también a mejoría en la composición corporal, la función muscular y la función pulmonar. Con la intervención nutricional en pacientes con EPOC malnutridos se ha observado incremento de la masa corporal libre de grasa, mejoría de algunas medidas de masa muscular (como la circunferencia braquial) y mejoría en las medidas de fuerza muscular respiratoria (presiones inspiratorias y espiratorias máximas), de capacidad funcional (mejoría del rendimiento en la prueba de 6 minutos caminando) y en los cuestionarios de calidad de vida. En pacientes cuyo estado nutritivo no está alterado, las intervenciones no han mostrado eficacia significativa.

Los programas de intervención con dietas en el paciente con EPOC y malnutrición deben realizarse con la colaboración de expertos en nutrición y tras una valoración minuciosa del estado del paciente, ya que pueden requerir distintos componentes en cada paciente.

Las intervenciones deben realizarse preferentemente en el paciente que esté estable y no en situaciones de exacerbación de la enfermedad. En pacientes con EPOC estable, una ingesta diaria de energía equivalente a 1,3 veces el gasto energético basal calculado para cada individuo, rica en proteínas y con predominio de hidratos de carbono sobre las grasas, consiguió un aumento significativo del peso. Sin embargo, se ha descrito que una dieta rica en grasas puede empeorar la disnea debido a que la liberación de energía (ATP) de las grasas puede ser más dificultosa en el paciente EPOC debido a que los músculos tienen una menor capacidad oxidativa.

La intervención nutricional, por tanto, debe basarse en: *1)* elevar el número de calorías en la dieta, hasta aproximadamente un 30 % por encima del gasto energético basal; *2)* suplementar la dieta con proteínas (20 % de las calorías administradas), hidratos de carbono y ácidos grasos poliinsaturados; *3)* reducir la proporción de grasas saturadas, y *4)* corregir del déficit de vitamina D y las alteraciones hidroelectrolíticas. La intervención debe hacerse, no obstante, de forma dirigida según las características y necesidades del paciente. El efecto de la intervención nutricional sobre las exacerbaciones y sobre la recuperación de las mismas aún no está claro, y es objeto de investigación actual.

Por último, la evidencia disponible sobre la intervención farmacológica con anabolizantes (testosterona) o estimulantes del apetito (megestrol) es escasa y se necesita más información al respecto.

PUNTOS CLAVE

- La evaluación del estado nutricional debe hacerse en todos los pacientes con EPOC y de forma continuada.
- La malnutrición es frecuente en pacientes con EPOC: puede considerarse que un 20-25 % de los pacientes ambulatorios, un 50 % de los pacientes hospitalizados y un 60 % de los pacientes con insuficiencia respiratoria aguda presentan malnutrición. Estos pacientes suelen presentar, además, disminución de la masa corporal libre de grasa (masa muscular) y prevalencia aumentada de sarcopenia.
- La etiología de la mala nutrición en el paciente EPOC es multifactorial, influyendo la hipoxemia, el aumento del gasto energético basal, la situación de «inflamación crónica sistémica», y la disminución de la ingesta de nutrientes.
- El mal estado nutritivo impacta negativamente en la función respiratoria, debido a las alteraciones tanto del parénquima pulmonar como de la musculatura respiratoria que acompañan. Los pacientes con EPOC y malnutrición tienen peor pronóstico, con mayor riesgo de agudizaciones que requieren ingreso y menor supervivencia.
- La dieta del EPOC estable y con estado nutritivo normal debe ser una dieta saludable similar a la de las personas sanas, disminuyendo el consumo de sal. Es importante evitar grandes volúmenes de alimento y adecuar la ingesta calórica a la demanda. La combinación de nutrientes debe ser adecuada y los trastornos hidroelectrolíticos y el déficit de vitamina D deben corregirse.
- Los pacientes EPOC con malnutrición que se encuentren estables de su enfermedad pueden beneficiarse de tratamiento nutricional que debe ser dirigido a la situación de cada paciente y con la guía de un experto en nutrición. En general, debe aumentarse moderadamente el aporte calórico con un moderado incremento de la ingesta de proteínas, predominio de hidratos de carbono sobre las grasas y suplementos y vitamina D en los pacientes que lo precisen, evitando las grasas saturadas.

BIBLIOGRAFÍA

Andreas S, Anker SD, Scanlon PD, Somers VK. Neurohumoral activation as a link to systemic manifestation of chronic lung disease. Chest. 2005;128(5):3618-24.

Aniwidyaningsih W, Varraso R, Cano N, Pison C. Impact of nutritional status on body functioning in chronic obstructive pulmonary disease and how to intervene. Curr Opin Clin Nutr Metab Care. 2008;11(4):435-42.

Beijers RJHCG, Steiner MC, Schols AMWJ. The role of diet and nutrition in the management of COPD. Eur Respir Rev. 2023;32(168):230003. Disponible en: https://err.ersjournals.com/content/errev/32/168/230003.full.pdf [última consulta: 19 de marzo de 2024].

Ezzell L, Jensen GL. Malnutrition in chronic obstructive pulmonary disease. Am J Clin Nutr. 2000;72:1415-6.

Ferreira IM, Brooks D, White J, Goldstein R. Nutritional supplementation for stable chronic obstructive pulmonary disease. Cochrane Database Syst Rev. 2012;12:CD000998. Disponible en: https://www.cochranelibrary.com/cdsr/doi/10.1002/14651858.CD000998.pub3/full [última consulta: 19 de marzo de 2024].

Goto T, Hirayama A, Faridi MK, Camargo CA Jr, Hasegawa K. Obesity and severity of acute exacerbation of chronic obstructive pulmonary disease. Ann Am Thorac Soc. 2018;15(2):184-91.

Hallin R, Gudmundsson G, Suppli Ulrik C, Nieminen MM, Gislason T, Lindberg E, et al. Nutritional status and long-term mortality in hospitalised patients with chronic obstructive pulmonary disease (COPD) Respir Med. 2007;101(9):1954-60.

Hallin R, Koivisto-Hursti UK, Lindberg E, Janson C. Nutritional status, dietary energy intake and the risk of exacerbations in patients with chronic obstructive pulmonary disease (COPD). Respir Med. 2006;100(3):561-7.

Hugli O, Schutz Y, Fitting JW. The daily energy expenditure in stable chronic obstructive pulmonary disease. Am J Respir Crit Care Med. 1996;153:294-300.

Kim EK, Singh D, Park JH, Park YB, Kim SI, Park B, et al. Impact of body mass index change on the prognosis of chronic obstructive pulmonary disease. Respiration. 2020;99(11):943-53.

Nan Y, Zhou Y, Dai Z, Yan T, Zhong P, Zhang F, et al. Role of nutrition in patients with coexisting chronic obstructive pulmonary disease and sarcopenia. Front Nutr. 2023;10:1214684. Disponible en: https://www.frontiersin.org/articles/10.3389/fnut.2023.1214684/full [última consulta: 19 de marzo de 2024].

Ottenheijm CAC, Heunks LMA, Dekhuijzen PNR. Diaphragm muscle fiber dysfunction in chronic obstructive pulmonary disease: Toward a pathophysiological concept. Am J Respir Crit Care Med. 2007;175:1233-40.

Parvizian MK, Dhaliwal M, Li J, Satia I, Kurmi OP. Relationship between dietary patterns and COPD: a systematic review and meta-analysis. ERJ Open Res. 2020;6(2):00168-2019. Disponible en: https://openres.ersjournals.com/content/erjor/6/2/00168-2019.full.pdf [última consulta: 19 de marzo de 2024].

Planas M, Álvarez J, García-Peris PA, de la Cuerda C, de Lucas P, Castellà M, et al. Nutritional support and quality of life in stable chronic obstructive pulmonary disease (COPD) patients. Clin Nutr. 2005;24:433-41.

Salari-Moghaddam A, Milajerdi A, Larijani B, Esmaillzadeh A. Processed red meat intake and risk of COPD: a systematic review and dose-response meta-analysis of prospective cohort studies. Clin Nutr. 2019;38(3):1109-16.

Schols AM, Broekhuizen R, Weling-Scheepers CA, Wouters EF. Body composition and mortality in chronic obstructive pulmonary disease. Am J Clin Nutr. 2005;82:53-9.

Sergi G, Coin A, Marina S, Vianello A, Manzan A, Peruzza S, et al. Body composition and resting energy expenditure in elderly male patients with chronic obstructive pulmonary disease. Respir Med. 2006;100:1918-24.

Trajanoska K, Schoufour J, Darweesh S, Benz E, Medina-Gomez C, Alferink LJ, et al. Sarcopenia and its clinical correlates in the general population: the Rotterdam study. J Bone Miner Res. 2018;33(7):1209-18.

Varraso R, Fung TT, Barr RG, Hu FB, Willett W, Camargo CA Jr. Prospective study of dietary patterns and chronic obstructive pulmonary disease among US women. Am J Clin Nutr. 2007;86(2):488-95.

Varraso R, Jiang R, Barr RG, Willett WC, Camargo CA Jr. Prospective study of cured meats consumption and risk of chronic obstructive pulmonary disease in men. Am J Epidemiol. 2007;166(12):1438-45.

Wagner P. Possible mechanisms underlying the development of cachexia in COPD. Eur Respir J. 2008;31:492-501.

Vermeeren MA, Schols AM, Wouters EF. Effects of an acute exacerbation on nutritional and metabolic profile of patients with chronic obstructive pulmonary disease. Eur Respir J. 1997;10:2264-9.

Vermeeren MA, Wouters EF, Nelissen LH, van Lier A, Hofman Z, Schols AM. Acute effects of different nutritional supplements on symptoms and functional capacity in patients with chronic obstructive pulmonary disease. Am J Clin Nutr. 2001;73:295-301.

Vermeeren MAP, Creutzberg EC, Schols AM, Postma DS, Pieters WR, Roldaan AC, et al. Prevalence of nutritional depletion in a large out-patient population of patients with COPD. Respir Med. 2006;100(8):1349-55.

Cataratas

E. Cuadrado Soto

55

 Las cataratas son la principal causa de ceguera en el mundo y se espera que su prevalencia aumente debido al envejecimiento de la población, lo que plantea un desafío socioeconómico y sanitario. Actualmente, la cirugía es el principal tratamiento, pero esta opción no está exenta de complicaciones y para algunas personas puede resultar inaccesible la atención oftalmológica. Por tanto, es importante identificar factores modificables que contribuyan a su prevención y control. El estrés oxidativo y el consiguiente daño oxidativo de las proteínas del cristalino es un factor causal conocido en el desarrollo y la progresión de las de cataratas. En este sentido, la nutrición desempeña un papel importante en su prevención y manejo.

INTRODUCCIÓN

La **discapacidad visual** se refiere a una disminución de la visión parcial o total que no puede corregirse con gafas y representa una carga significativa para los afectados y el sistema sanitario. La **catarata** asociada a la edad es la principal causa de discapacidad visual entre la población anciana a nivel mundial. La cirugía de cataratas mejora la calidad de vida en los pacientes tratados; sin embargo, no siempre es posible este tratamiento. El crecimiento y envejecimiento de la población aumentarán el riesgo de que más personas sufran problemas de visión. Dada la alta carga de morbilidad y los recursos limitados, es crucial identificar los factores de riesgo modificables y aplicar estrategias como la mejora nutricional para retrasar la aparición de las cataratas, reduciendo en gran medida la necesidad y los gastos asociados a la intervención quirúrgica.

TIPOS DE CATARATAS Y MECANISMOS SUBYACENTES

El **cristalino** humano es una estructura transparente biconvexa, situada dentro del ojo entre el iris y el humor vítreo, que facilita la entrada de la luz hacia la retina, permitiéndonos enfocar una imagen con claridad. Los principales constituyentes del cristalino son las cristalinas y las proteínas citoesqueléticas y de membrana. Las primeras forman una solución proteica compleja en el citoplasma de las fibras del cristalino, lo que les confiere transparencia. A medida que envejece, el cristalino pierde su transparencia y se opacifica, lo que se conoce como catarata.

Las cataratas pueden clasificarse **según su localización** en cataratas corticales, nucleares o subcapsulares. Las corticales se ubican en la periferia del cristalino, las nucleares en el núcleo interno y las subcapsulares en la cápsula que rodea al cristalino. También existe una forma mixta que combina características nucleares y corticales.

Asimismo, las cataratas pueden clasificarse **según su causa u origen**. La mayoría de las cataratas forman parte del proceso de envejecimiento (cataratas seniles). Además, también pueden surgir por traumatismos, radiaciones, factores hereditarios, el uso de ciertos fármacos, como corticoides, o debido a otras enfermedades, como la diabetes. Los dos tipos más comunes de cataratas asociadas al envejecimiento son la catarata cortical y la catarata nuclear.

El principal factor que contribuye a la formación de cataratas es el **estrés oxidativo** causado por los procesos metabólicos normales del cristalino, o el estrés fotooxidativo provocado por la exposición a la luz ultravioleta. Con la edad, disminuyen en eficiencia los sistemas de transporte acuoso y del cristalino y la actividad enzimática redox. El estrés oxidativo ocular puede deberse a un desequilibrio entre la generación de especies reactivas del oxígeno (ERO) y los mecanismos celulares de defensa antioxidante. La oxidación de las proteínas y la lisis peptídica provocan un mal plegamiento, su agregación y disfunción. Un desequilibrio en las reacciones redox también puede iniciar la peroxidación lipídica, promoviendo la cataratogénesis.

En las **cataratas nucleares** se han observado niveles mermados de glutatión (GSH, antioxidante hidrosoluble del organismo). El agotamiento de este en el núcleo provoca una **oxidación** significativa de las proteínas nucleares, una pérdida de sus grupos sulfhidrilos y un aumento de disulfuros proteicos, lo que da lugar a la agregación de proteínas.

En las **cataratas corticales diabéticas** se ha descrito una elevación de los niveles de sorbitol, osmolito producido a partir del exceso de glucosa por la enzima aldosa reductasa. La actividad de la vía de los polioles genera **presión osmótica**. Además, el descenso en los niveles de GSH, y un aumento de las ERO, genera **estrés oxidativo**. Ambos mecanismos de manera sinérgica repercuten en las células corticales del cristalino, las cuales muestran opacificaciones y una incapacidad de regulación del volumen.

FACTORES DE RIESGO DE CATARATAS

Se han reconocido varios factores de riesgo de cataratas, siendo la edad el más importante (**Fig. 55-1**). Entre los **factores de riesgo no modificables** del desarrollo de las cataratas se encuentran la edad, el sexo femenino, la raza y la alta miopía. El riesgo de cataratas es mayor en las mujeres que en los hombres, debido a diferencias en la esperanza de vida, los hábitos de salud y hormonales. Hay estudios que sugieren que los estrógenos pueden tener un efecto protector sobre la cataratogénesis, de manera que la disminución de estrógenos durante la menopausia podría causar un mayor riesgo de cataratas en las mujeres. También se ha demostrado que determinados grupos raciales presentan un mayor riesgo de formación y progresión de cataratas. Enfermedades oculares concomitantes, como la miopía, se han estudiado como posible factor de riesgo de formación de cataratas, induciendo o acelerando su formación, aunque existen datos contradictorios. Por otro lado, la presencia de ciertas enfermedades sistémicas se ha asociado a un mayor riesgo de cataratas. Por ejemplo, diabetes, hipertensión, síndrome metabólico, enfermedad

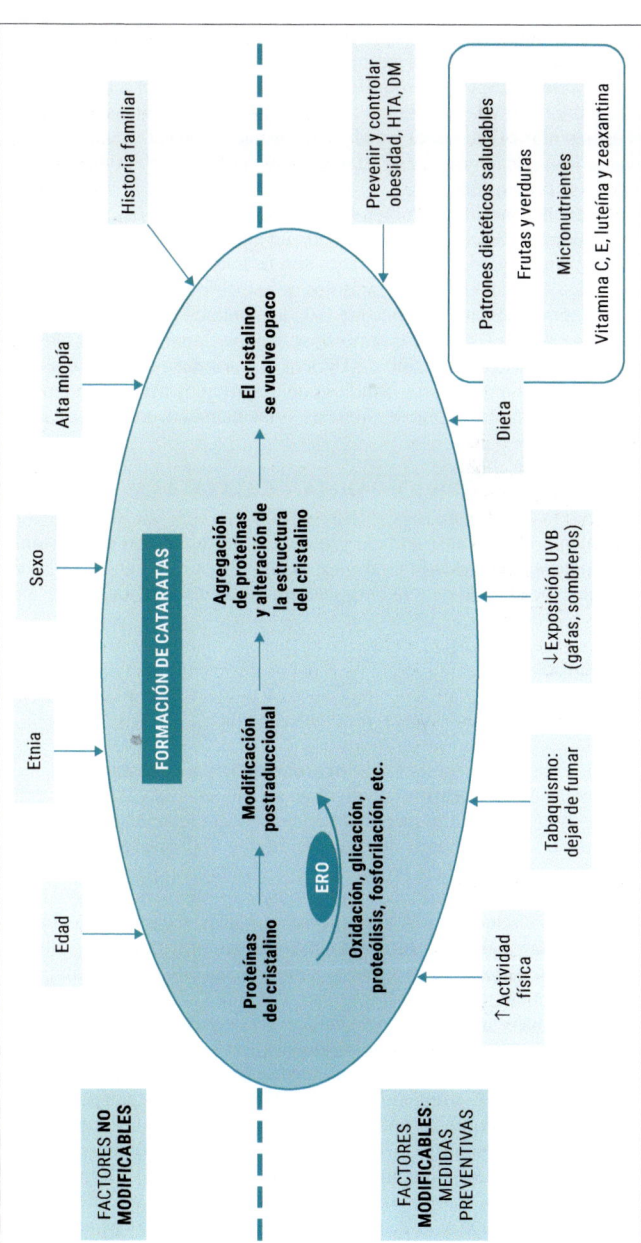

Figura 55-1. Factores relacionados con la prevención o aparición de cataratas.

DM: diabetes mellitus; ERO: especies reactivas del oxígeno; HTA: hipertensión arterial; UVB: radiación ultravioleta B.

crónica renal, hepatitis, celiaquía, lupus eritematoso y dermatitis atópica. También en trastornos metabólicos, como la galactosemia, y en síndromes como el de Down.

Entre los **factores de riesgo modificables** se encuentran el tabaquismo, el nivel socioeconómico y la exposición a la luz ultravioleta. Además, el estilo de vida y el estado nutricional puede influir en la formación de cataratas. Los períodos prolongados de inactividad y el estar sentado durante mucho tiempo se han asociado con su progresión.

La presencia de **obesidad** también se ha asociado a la aparición de cataratas; varios estudios poblacionales señalan que un índice de masa corporal (IMC) y una relación cintura-cadera más elevados son factores de riesgo independientes de cataratas. Algunos de los mecanismos que se atribuyen a esta asociación incluyen un control glucémico deficiente o un aumento de marcadores inflamatorios, como la proteína C-reactiva. También se han relacionado unos niveles más altos de leptina con la acumulación de ERO, lo que conduce al estrés oxidativo y la formación de cataratas. Otros estudios han descrito una asociación entre un IMC más bajo y algunos subtipos de cataratas, principalmente entre los asiáticos.

RELACIÓN ENTRE NUTRICIÓN, DIETA Y CATARATAS

El mantenimiento de la transparencia y el índice de refracción del cristalino requiere una elevada actividad metabólica, sostenida por nutrientes y antioxidantes que, por lo tanto, afectan al riesgo de desarrollo de catarata.

Micronutrientes

Carotenoides totales, α-caroteno, β-caroteno y xantófilas

En estudios de cohortes la ingesta total de **carotenoides** y **α-caroteno** no ha mostrado una asociación significativa con el riesgo de cataratas asociadas a la edad. En el caso del β-caroteno, sí se ha encontrado una ligera relación inversa con el riesgo de cataratas. Sin embargo, se ha sugerido que el **β-caroteno** no es adecuado como suplemento para la prevención de cataratas, ya que el cristalino no lo contiene ni se ha encontrado este efecto protector en otros estudios. Otros carotenoides como la **luteína** y la **zeaxantina** (xantófilas maculares) se encuentran en el cristalino y han sido asociados con un efecto protector frente al desarrollo de cataratas. Se ha sugerido que los antioxidantes luteína y zeaxantina se transportan continuamente desde la reserva corporal a la capa epitelial/cortical del cristalino, donde eliminan las ERO mediante la regulación de las actividades del GSH, catalasa y la SOD, protegiendo las proteínas, los lípidos y el ADN del cristalino contra el daño oxidativo. Una ingesta dietética elevada de luteína y zeaxantina se ha asociado a una incidencia un 23 % menor de cataratas nucleares. Las mujeres y los hombres con una ingesta de carotenoides (luteína/zeaxantina) de aproximadamente 4 a 6 mg/día presentan tasas reducidas de extracción de cataratas. Entre los alimentos ricos en luteína (luteína >900 mg/100 g) se encuentran las espinacas, col rizada cocida, cilantro, perejil, verduras de hoja verde (lechuga) y pistachos (v. **Anexo 1-33**). Entre los alimentos ricos en zeaxantina (zeaxantina >500 mg/100 g) se encuentran las naranjas y la yema de huevo.

Vitamina A

Dos revisiones han mostrado efectos significativos de la **vitamina A** en la prevención de cataratas: en un metaanálisis se observó que ingerir suficiente vitamina A disminuye el riesgo de cataratas en un 17 % (v. **Anexo 1-20**). También se ha observado una reducción significativa del riesgo de cataratas en personas con concentraciones más altas de vitamina A.

Vitamina C

La **vitamina C** dietética se ha asociado con una reducción de la incidencia y la progresión de las cataratas. La vitamina C está muy concentrada en el humor acuoso y el cristalino, y se cree que protege a este frente al daño oxidativo. También se ha asociado a los niveles de ascorbato ocular; sin embargo, la biodisponibilidad de la vitamina C disminuye con la edad. Se recomienda una dieta rica en vitamina C (principalmente de frutas y verduras) para reducir la formación de cataratas mediante la reducción del estrés oxidativo (v. **Anexo 1-17**). En cuanto a los beneficios de la suplementación con vitamina C, los resultados son diversos. El *Age-Related Eye Disease Study* (estudio de las enfermedades oculares relacionadas con la edad) (AREDS), en el que se utilizó una formulación de altas dosis de vitamina C, vitamina E y β-caroteno, no revelaron beneficios significativos de los antioxidantes. Además, se ha observado que los **suplementos** de vitamina C o vitamina E en dosis elevadas presentaban un aumento estadísticamente significativo del riesgo de cataratas relacionadas con la edad, muy probablemente debido a las propiedades prooxidantes de las vitaminas C y E en dosis elevadas, notificadas en estudios *in vitro*. Sin embargo, en general a dosis más bajas, la suplementación con vitamina C se ha asociado con un menor riesgo de formación de cataratas, y estudios que han analizado las concentraciones plasmáticas de ácido ascórbico han encontrado que las concentraciones más altas se asocian con una menor incidencia de cataratas.

Vitamina E

La **vitamina E** es otro nutriente con capacidad antioxidante que ha sido incluido en diversos estudios por su posible efecto protector frente al desarrollo de cataratas, encontrándose resultados dispares. Se ha observado una reducción del 10 % en el riesgo de desarrollar cataratas para los individuos de las categorías más altas de ingesta de vitamina E; sin embargo, otros estudios no muestran una relación significativa. Respecto al uso de **suplementos** de vitamina E, los resultados también son diversos y hay estudios que han encontrado un riesgo reducido de catarata o los resultados contrarios. El *Beaver Dam Eye Study* encontró que las personas que tomaban multivitamínicos o suplementos de vitamina C o E durante más de 10 años tenían un riesgo un 60 % menor de desarrollar cataratas tras 5 años de seguimiento. Sin embargo, en un ensayo controlado aleatorizado y enmascarado se observó que la administración de suplementos de vitamina C o E no tenía ningún efecto sobre la progresión de la catarata al cabo de 5 años. El grupo AREDS tampoco observó ningún efecto sobre el desarrollo o la progresión de todos los tipos de cataratas con la administración de suplementos vitamínicos durante 7 años.

Vitaminas del grupo B

Un mayor nivel de **tiamina** y **niacina** se ha asociado con un menor riesgo de algunos criterios de valoración de las cataratas. La **riboflavina** también se ha observado que puede ayudar a reducir el riesgo de catarata cortical y nuclear, especialmente en poblaciones desnutridas. La formación de cataratas aumenta en los ancianos con deficiencias de riboflavina. La riboflavina actúa como coenzima de la glutatión-reductasa, enzima que está relacionada con la formación de cataratas cuando está inhibida y se produce una disminución de los niveles de glutatión en el cristalino. En cuanto al **ácido fólico**, en hombres se ha observado que aquellos con un nivel adecuado de folato presentaban un menor riesgo de cualquier tipo de catarata.

Vitamina K

Únicamente un estudio ha mostrado hasta el momento que la ingesta elevada de **vitamina K**$_1$ dietética se asocia con un menor riesgo de cataratas en una población mediterránea de edad avanzada, incluso después de ajustar por otros posibles factores de confusión (v. **Anexo 1-23**).

Cinc

Se han encontrado mayores concentraciones de **cinc** en el humor acuoso de individuos con cataratas en comparación con los que no las padecen. Es necesario seguir investigando para determinar su papel en la formación de cataratas.

Selenio

La glutatión-peroxidasa es una selenoproteína, cuya actividad depende del **selenio** y se considera que es un importante antioxidante intracelular. Se ha sugerido que unos niveles insuficientes de selenio pueden afectar negativamente al metabolismo del cristalino, aumentando su opacidad; sin embargo, no está claro su papel en el riesgo de sufrir cataratas.

Sodio

Las dietas ricas en **sodio** también se han relacionado con el desarrollo de cataratas. El *Blue Mountains Eye Study* (BMES) halló una relación entre una ingesta elevada de sodio en la dieta y las cataratas subcapsulares posteriores, y sugirió que una dieta reducida en sal podría ayudar a prevenir el desarrollo de cataratas (v. **Anexo 2-6**). Otros autores también llegaron a conclusiones similares.

No están claros los mecanismos por los que los niveles elevados de sodio pueden provocar la formación de cataratas. Se ha propuesto que el desequilibrio electrolítico de sodio en el humor acuoso y el cristalino puede superar la capacidad de los canales de sodio del cristalino, lo que provoca una expansión del volumen de líquido extracelular y la formación de cataratas.

Macronutrientes

Se ha analizado la relación entre la ingesta de macronutrientes con la aparición de cataratas en distintos estudios epidemiológicos.

Hidratos de carbono

Se ha observado una débil asociación positiva entre la ingesta total de **hidratos de carbono** con las cataratas en una revisión en paraguas. Sin embargo, estos resultados no fueron concluyentes. Cuando los autores hicieron un análisis de sensibilidad empleando solamente estudios prospectivos, la ingesta de hidratos de carbono no fue significativa con relación al riesgo de cataratas.

Consumir una dieta con alto contenido glucémico, tanto si se miden por el índice glucémico como por la carga glucémica (v. **Anexo 3-2**), se ha asociado con la progresión de enfermedades oculares como las cataratas. La glucosa se absorbe de forma relativamente lenta del plasma al humor acuoso, el fluido que proporciona nutrientes al cristalino. Se ha observado que la exposición prolongada de las proteínas del cristalino a una glucosa elevada provoca una glicación extensa, cuyas consecuencias pueden incluir la oxidación, la reticulación, la agregación y la precipitación de las proteínas del cristalino modificadas. Por ello se ha sugerido evitar la ingesta frecuente y abundante de hidratos de carbonos simples con un índice glucémico elevado para reducir el riesgo de cataratas.

Por otro lado, las cataratas suelen desarrollarse en lactantes con deficiencia homocigótica de galactocinasa o galactosa-1-fosfato uridiltransferasa. Se trata de un mecanismo importante en el 30% de los pacientes con cataratas, pero solo en las cataratas diabéticas; probablemente no es relevante para las cataratas seniles.

Lípidos

La evidencia que muestra la relación entre la ingesta de distintos tipos de **grasas** y el riesgo de cataratas sigue siendo limitada, aunque se ha observado que la hiperlipidemia se relaciona con un mayor riesgo de cataratas y, por lo tanto, factores dietéticos que disminuyan los niveles de lípidos séricos podrían prevenir la cataratogénesis. Algunos estudios indican que las grasas saturadas, los triglicéridos y el colesterol en sangre, pueden asociarse a un mayor riesgo de cataratas, mientras que la ingesta de grasas poliinsaturadas y ácidos grasos omega-3 podrían reducirlo en ciertos tipos. El estudio EPIC (*European Prospective Investigation into Cancer and Nutrition*) señaló aumentos del 19 y 23% en riesgo de cataratas con grasas saturadas y colesterol elevados en suero, respectivamente. En el estudio BMES, respecto a la ingesta de grasas poliinsaturadas, más de 6,8 g/día disminuyeron el riesgo de cataratas corticales en un 30%. Sin embargo, en el *Nurses' Health Study* (NHS), altas ingestas de estas grasas mostraron un riesgo 2,3 veces mayor de catarata nuclear. Respecto a los ácidos grasos omega-3, también se han encontrado resultados dispares, tanto de disminución como de aumento del riesgo de cataratas asociados a su ingesta en los estudios NHS y PHS (*Physicians' Health Study*). Se requiere más investigación para comprender esta relación entre la ingesta de distintos tipos de grasas y la formación de cataratas.

Proteínas

Los estudios EPIC y el BMES proporcionaron datos relevantes sobre la relación entre la ingesta de proteínas de la dieta y la salud ocular. En el estudio EPIC se observó que los sujetos con una mayor ingesta de proteínas tenían un mayor riesgo de cualquier tipo de catarata. Se ha sugerido que una mayor ingesta total de energía podría estar relacionada con una mayor ingesta proteica y, a su vez, con un mayor riesgo de cataratas. Sin embargo, en el BMES se observó que un incremento en la ingesta de proteínas se asociaba a un descenso en el riesgo de cataratas. También se ha advertido que el riesgo de cataratas aumenta por deficiencia proteica.

Patrones dietéticos y cataratas

Diferentes indicadores de una dieta saludable se han relacionado con un menor riesgo de cataratas. Por ejemplo, en un estudio transversal de la cohorte NHANES, se encontró una asociación negativa significativa entre el índice de alimentación saludable (HEI-2015) y el riesgo de cirugía de cataratas. Además, la capacidad antioxidante de la dieta, la ingesta de fruta y verdura y otros patrones de dieta saludable se han asociado con una progresión más lenta de la enfermedad en personas con un estado moderado de la misma.

Las **dietas basadas en plantas** tienen el potencial de proteger contra el estrés oxidativo crónico gracias a su alto contenido en antioxidantes y fitonutrientes. Se ha visto una reducción del riesgo de formación de cataratas entre los vegetarianos en comparación con los no vegetarianos. Sin embargo, también se ha sugerido que seguir una dieta basada únicamente en plantas puede provocar insuficiencias nutricionales y afectar negativamente. Una revisión y metaanálisis que analizó la relación entre dietas basadas en plantas y el desarrollo de enfermedades oculares relacionadas con la edad, encontró que una dieta que incluye pescado se asocia con unos resultados más favorables, mientras que el consumo de carne roja afecta negativamente a la salud ocular. En la cohorte EPIC se observó que reducir el consumo de carne se asociaba con un menor riesgo de cataratas, mientras que los que consumían dietas ricas en pescado y verduras tenían un riesgo menor, al igual que los vegetarianos de todas las edades.

Respecto a la **dieta mediterránea** los resultados no son concluyentes. Se necesitan estudios de alta calidad para realizar evaluaciones exhaustivas de los beneficios potenciales de este patrón dietético en el desarrollo de cataratas. Hasta la fecha, el único ensayo clínico aleatorizado en el que se ha evaluado el efecto de una intervención dietética sobre la incidencia de cirugía de cataratas es el PREDIMED (prevención con dieta mediterránea). No se observaron diferencias significativas en la incidencia de cirugía de cataratas al comparar el grupo de control bajo en grasas con los dos grupos de intervención con dieta mediterránea. Sin embargo, hay que tener en cuenta que el control era un grupo de dieta baja en grasas (en la población suelen ser más frecuentes dietas altas en grasas).

Diferentes estudios han mostrado que un mayor consumo de frutas y verduras se asocia con un menor riesgo de cataratas. En españoles mayores de 65 años, una ingesta elevada de frutas y verduras se asoció con una reducción del 62 %

de la incidencia de cataratas. En la cohorte del Biobanco del Reino Unido, una mayor ingesta de frutas y verduras, y en concreto legumbres, tomates, manzanas y peras, se ha asociado a un menor riesgo de cataratas. Actualmente no hay pruebas suficientes que respalden una dieta específica para prevenir la aparición de cataratas y, en general, se recomienda una dieta equilibrada rica en frutas y verduras.

En cuanto a otros alimentos, en algunos estudios se ha mostrado que el **café** posee un efecto protector de la cafeína, mientras que en otros no se encontró ninguna asociación con la cataratogénesis. Respecto al **té verde y negro**, se ha observado que los tés retrasan el desarrollo de cataratas diabéticas debido a un efecto hipoglucemiante, que a su vez inhibe los biomarcadores de la enfermedad.

Con relación al **alcohol**, se ha sugerido que su consumo crónico aumenta el riesgo de cataratas; sin embargo, también se ha observado un efecto protector de un consumo de alcohol de bajo a moderado, el cual redujo la probabilidad de cataratas incidentes que requerían cirugía. La asociación protectora fue especialmente pronunciada en el caso del consumo de vino rico en polifenoles. El adecuado **consumo de agua** también es importante, ya que tanto la deshidratación como la ingesta excesiva de agua se han relacionado con la formación de cataratas.

Suplementos multivitamínicos/minerales

En las últimas décadas, muchos ensayos controlados aleatorizados han evaluado la eficacia de los suplementos multivitamínicos y de nutrientes específicos sobre el riesgo de cataratas, con resultados dispares. Entre ellos, el VECAT (*Vitamin E, Cataract and Age-related Maculopathy Study*), el AREDS, el AREDS2, el ATBC (*Alpha-Tocopherol Beta-Carotene Study*) no encontraron pruebas de que los suplementos vitamínicos disminuyeran el riesgo de cataratas relacionadas con la edad. Los estudios Linxian y REACT (*Roche European American Cataract Trial*) hallaron la eficacia de suplementos nutricionales específicos en subgrupos de pacientes. El estudio AREDS2 concluyó que la suplementación diaria con luteína/zeaxantina no tenía ningún efecto global sobre las tasas de cirugía de cataratas o pérdida de visión. Las limitaciones de este estudio, sin embargo, incluyen su población de estudio relativamente bien nutrida, que puede enmascarar su efecto sobre los pacientes con una ingesta dietética muy baja de carotenoides. Además, tanto en el AREDS como en el AREDS2 se administró un suplemento multivitamínico al inicio del estudio al 80 % de los participantes, lo que ya podría tener un efecto protector sobre la progresión de la catarata. De hecho, el efecto protector de este suplemento se evaluó en el CTNS (*Italian-American Clinical Trial of Nutritional Supplements and Age-Related Cataract*) y en el PHS II, que documentaron una menor incidencia de cataratas por esclerosis nuclear. Sin embargo, en el CTNS se observó un mayor riesgo de catarata subcapsular posterior en el grupo con el multivitamínico.

El glutatión también se postuló como posible candidato a incluir en suplementos para evitar el desarrollo y formación de cataratas. Sin embargo, se absorbe mal por vía oral y como consecuencia de su baja biodisponibilidad, muy poca cantidad llegaría al cristalino y su núcleo.

RECOMENDACIONES DEL ESTILO DE VIDA PARA LA PREVENCIÓN DE CATARATAS

El tabaquismo, el consumo excesivo de alcohol, la exposición directa a la luz ultravioleta y el sedentarismo se han asociado a la aparición de cataratas. Otro factor controlable, la actividad física, se asocia inversamente con el riesgo de cataratas relacionadas con la edad. El tabaquismo es el factor de riesgo de cataratas con una asociación más fuerte encontrada en una revisión en paraguas. Además, es importante controlar las enfermedades crónicas relacionadas con las cataratas para prevenir su aparición.

PUNTOS CLAVE

- La formación de cataratas es un proceso complejo influenciado por diferentes factores modificables y no modificables que retrasan, o aceleran, la formación y el progreso de las cataratas, entre los que se encuentra la dieta.
- Los nutrientes con propiedades antioxidantes, que protegen contra la agresión oxidativa del cristalino, se han asociado en diferentes estudios con una disminución del riesgo de aparición de cataratas.
- Hasta el momento, la ingesta de luteína, zeaxantina y la vitamina C muestran una relación más fuerte con las cataratas como factores protectores.
- Aunque se han evaluado los suplementos antioxidantes orales para la prevención de cataratas, sus efectos protectores no son concluyentes al encontrar resultados dispares.
- Una dieta que haga hincapié en las frutas, las verduras y las legumbres y que reduzca el consumo de carne roja y sal podría ser beneficiosa para prevenir las cataratas.
- Dejar de fumar, utilizar gafas y sombreros con filtro ultravioleta, la práctica de actividad física y abstenerse de un consumo elevado de alcohol son estrategias preventivas prácticas.

BIBLIOGRAFÍA

Ang MJ, Afshari NA. Cataract and systemic disease: A review. Clin Experiment Ophthalmol. 2021;49(2):118-27.

Braakhuis AJ, Donaldson CI, Lim JC, Donaldson PJ. Nutritional strategies to prevent lens cataract: Current status and future strategies. Nutrients. 2019;11(5):1186.

Broadhead GK, Hong T, Bahrami B, Flood V, Liew G, Chang AA. Diet and risk of visual impairment: a review of dietary factors and risk of common causes of visual impairment. Nutr Rev. 2021;79(6):636-50.

Chua SYL, Luben RN, Hayat S, Broadway DC, Khaw K-T, Warwick A, et al. Alcohol consumption and incident cataract surgery in two large UK cohorts. Ophthalmology. 2021;128(6):837-47.

Cicinelli MV, Buchan JC, Nicholson M, Varadaraj V, Khanna RC. Cataracts. Lancet. 2023;401(10374):377-89.

Cirone C, Cirone KD, Malvankar-Mehta MS. Linkage between a plant-based diet and age-related eye diseases: a systematic review and meta-analysis. Nutr Rev. 2023;81(4):428-40.

Fan H, Han X, Shang X, Zhu Z, He M, Xu G, et al. Fruit and vegetable intake and the risk of cataract: insights from the UK Biobank study. Eye (Lond). 2023;37(15):3234-42. Disponible en: https://www.nature.com/articles/s41433-023-02498-9 [última consulta: 19 de marzo de 2024].

Francisco SG, Smith KM, Aragonès G, Whitcomb EA, Weinberg J, Wang X, et al. Dietary patterns, carbohydrates, and age-related eye diseases. Nutrients. 2020;12(9):2862.

Jiang H, Yin Y, Wu C-R, Liu Y, Guo F, Li M, et al. Dietary vitamin and carotenoid intake and risk of age-related cataract. Am J Clin Nutr. 2019;109(1):43-54.

Johra FT, Bepari AK, Bristy AT, Reza HM. A mechanistic review of β-carotene, lutein, and zeaxanthin in eye health and disease. Antioxidants (Basel). 2020;9(11):1046.

Kai JY, Zhou M, Li D-L, Zhu K-Y, Wu Q, Zhang XF, et al. Smoking, dietary factors and major age-related eye disorders: an umbrella review of systematic reviews and meta-analyses. Br J Ophthalmol. 2023;108(1):51-57.

Lu ZQ, Yan J. Dietary carbohydrate and age-related cataract. En: Preedy VR, ed. Handbook of Nutrition, Diet, and the Eye. Elsevier; 2014. p. 271-7.

Micun Z, Falkowska M, Młynarczyk M, Kochanowicz J, Socha K, Konopińska J. Levels of trace elements in the lens, aqueous humour, and plasma of cataractous patients—A narrative review. Int J Environ Res Public Health. 2022;19(16):10376.

Mulpuri L, Sridhar J, Goyal H, Tonk R. The relationship between dietary patterns and ophthalmic disease. Curr Opin Ophthalmol. 2023;34(3):189-94.

Pizzorno J E, Murray MT, Joiner-Bey H. Senile (aging-related) cataracts. En: Pizzorno JE, Murray MT, Joiner-Bey H, eds. The Clinician's Handbook of Natural Medicine. Elsevier; 2016. p. 904-10.

Rodríguez-Rodríguez E, Rodríguez-Rodríguez P. Nutrición y degeneración macular, cataratas y otros procesos oculares. En: Ortega RM, ed. Nutrición Clínica y Salud Nutricional. Madrid: Editorial Médica Panamericana; 2023. p. 409-18.

Rondanelli M, Gasparri C, Riva A, Petrangolini G, Barrile GC, Cavioni A, et al. Diet and ideal food pyramid to prevent or support the treatment of diabetic retinopathy, age-related macular degeneration, and cataracts. Front Med (Lausanne). 2023;10:1168560. Disponible en: https://www.frontiersin.org/articles/10.3389/fmed.2023.1168560/full [última consulta: 19 de marzo de 2024].

Weikel KA, Garber C, Baburins A, Taylor A. Nutritional modulation of cataract. Nutr Rev. 2014;72(1):30-47.

Wu Y, Xie Y, Yuan Y, Xiong R, Hu Y, Ning K, et al. The Mediterranean diet and age-related eye diseases: A systematic review. Nutrients. 2023;15(9):2043.

Zhou J, Lou L, Jin K, Ye J. Association between healthy Eating Index-2015 and age-related cataract in American adults: A cross-sectional study of NHANES 2005-2008. Nutrients. 2022;15(1):98.

Degeneración macular asociada a la edad

56

E. Rodríguez-Rodríguez y P. Rodríguez-Rodríguez

La degeneración macular asociada a la edad (DMAE) es una enfermedad degenerativa que afecta a la mácula (zona que se encuentra en el centro de la retina) y es la principal causa de pérdida de visión en personas mayores de 60 años. Está relacionada con factores genéticos y ambientales, estando la etiología principalmente relacionada con el estrés oxidativo y en última instancia con la inflamación, siendo los factores de riesgo principales la edad, el tabaquismo, la hipertensión y la obesidad. La nutrición desempeña un papel crucial en la DMAE, y los nutrientes con capacidad antioxidante y/o antiinflamatoria (luteína, zeaxantina, vitaminas C y E, cinc, ácidos grasos omega-3, etc.) pueden proteger frente a la aparición y desarrollo de esta enfermedad. Así, el uso de suplementos con este tipo de nutrientes, destacando los utilizados en el Estudio de Enfermedades Oculares Relacionadas con la Edad (AREDS), han mostrado beneficios en la prevención y progresión de la DMAE. Igualmente, el seguimiento de un patrón de dieta mediterránea, caracterizado por la presencia de alimentos con nutrientes antioxidantes y antiinflamatorios (frutas y verduras, pescados azules y aceite de oliva, entre otros) y el consumo de ciertos alimentos, como los huevos y el aceite de oliva, se ha asociado con un menor riesgo de DMAE. Por el contrario, el consumo de alimentos ricos en grasas y con un elevado índice glucémico se ha asociado con un mayor riesgo de la misma.

INTRODUCCIÓN

La **degeneración macular asociada a la edad** (DMAE) es una enfermedad causada por el deterioro y degeneración de la zona central de la retina, denominada **mácula**, que es la zona que proporciona mayor sensibilidad y agudeza visual. La etiopatogenia de la enfermedad es incierta, y hay varios factores de riesgo que contribuyen a su aparición y progresión, como el genotipo, el envejecimiento, la hipertensión, el tabaquismo y el sobrepeso. Dado que el envejecimiento de la población del mundo industrializado está aumentando rápidamente, se espera que el impacto de la DMAE en los países socioeconómicos desarrollados aumente dramáticamente en los próximos años. En este contexto, los beneficios de la prevención y la detección temprana de la enfermedad para un tratamiento rápido y eficaz pueden ser enormes para reducir la carga social y económica de la DMAE. Se sabe que los cambios nutricionales y de estilo de vida protegen contra el riesgo de progresión de la DMAE desde las etapas tempranas hasta las más avanzadas de la enfermedad.

DEFINICIÓN Y PREVALENCIA

La DMAE es una enfermedad degenerativa que afecta a la mácula, que es la zona central de la retina, cuya estructura interna se muestra en la **figura 56-1**, y aunque representa solo una pequeña parte de la retina, es la parte más sensible a los detalles, ya que en ella se concentra la mayor parte de la visión. Los síntomas principales incluyen disminución de la agudeza visual central, posible existencia de metamorfopsia (las líneas rectas se ven onduladas o distorsionadas), escotoma central (aparición de un punto ciego central) y alteración en el tamaño de las imágenes.

De acuerdo con la Organización Mundial de la Salud, más de 8 millones de personas tienen comprometida la visión debido al padecimiento de alguna forma de DMAE, siendo la principal causa de ceguera irreversible en personas mayores de 60 años en países desarrollados, que ven afectadas su autonomía y calidad de vida. Considerando que su prevalencia está relacionada con la edad y que la edad de la población en los países industrializados se encuentra en aumento, se prevé que su prevalencia siga creciendo en los próximos años. Según la revisión realizada por Wong *et al.*, se estima que en el año 2040 el número de individuos en Europa con DMAE temprana se encuentre entre 14,9 y 21,5 millones y con DMAE tardía entre 3,9 y 4,8 millones.

CLASIFICACIÓN

Pueden distinguirse dos formas de DMAE según las anomalías fundoscópicas observadas: la forma seca o atrófica y la húmeda o neovascular.

En la **forma seca** (no exudativa o no neovascular) se producen fenómenos atróficos en el epitelio pigmentario de la retina (EPR) y en los fotorreceptores, con alteración de la visión central (que se va nublando). Un signo característico

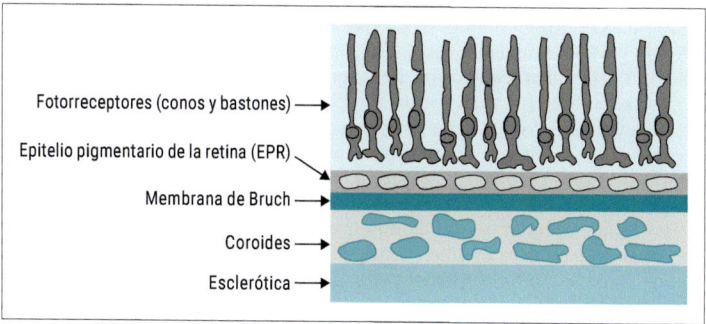

Figura 56-1. Estructura interna de la retina.

es la aparición de drusas (depósitos de residuos celulares de color amarillento). El resultado final de este proceso es la atrofia geográfica. Es la forma más común y cuando está muy avanzada se acaba convirtiendo en la forma húmeda.

La **forma húmeda** (exudativa o neovascular) se caracteriza por la presencia de una membrana neovascular coroidea, es decir, el crecimiento de vasos sanguíneos de la capa coroidea de la retina, que penetran el espacio subepitelial a través de una rotura de la membrana de Bruch, que produce exudación y hemorragia y la alteración del EPR. La salida de fluidos puede causar daño en los fotorreceptores, formándose puntos ciegos en el centro del campo visual (escotomas centrales absolutos) y metamorfopsia (se distorsiona la visión por el líquido acumulado). Aproximadamente 10 % de los pacientes con DMAE presentan la forma neovascular de la enfermedad.

De forma reciente, la DMAE también se clasifica en cuatro etapas en base al examen de la mácula. En la *primera etapa* (ausencia de DMAE) aparecen los cambios normales del envejecimiento, pudiéndose observar alguna pequeña drusa (5-10 drusas con diámetro <63 μm) y sin anomalías pigmentarias. En la *segunda etapa* (DMAE temprana), aparecen un mayor número de drusas (entre 63 y 125 μm) pero sin anomalías de las células del epitelio pigmentario de la retina (EPR). En la *tercera etapa* (DMAE intermedia) aparece un número considerable de drusas de tamaño medio y al menos una drusa grande (diámetro ≥125 μm), así como las primeras anomalías del EPR (sin afección de la fóvea). La *cuarta etapa* (DMAE avanzada) corresponde a las manifestaciones clínicas propiamente dichas, ya sea en forma de atrofia geográfica del tejido retiniano (DMAE neovascular seca) o en forma de neovascularización y desprendimiento del EPR (DMAE neovascular húmeda).

ETIOPATOGENIA

Se han propuesto muchas hipótesis para explicar la etiología y mecanismos de la DMAE, pero en la mayoría se incluye el estrés oxidativo como una de las causas más importantes. La mácula tiene una alta demanda metabólica y, por lo tanto, una elevada actividad mitocondrial, lo que se traduce en la aparición de altos niveles de especies reactivas de oxígeno (ROS) en el EPR. Además, el EPR se encarga de fagocitar los extremos más externos de los fotorreceptores, que es un proceso oxidativo en el que también se produce una elevada cantidad de ROS. Aunque en el EPR existe un sistema encargado de la eliminación de las ROS (mediante sustancias antioxidantes, como el cinc, las vitaminas C y E, la luteína y otras, y el factor nuclear eritroide 2 o NRF2, que regula la expresión de enzimas antioxidantes, como la superóxido dismutasa o SOD, catalasa y peroxidasa), llega un momento en el que hay un desequilibrio entre la producción de ROS y la capacidad antioxidante en el EPR. Así, aparece un estado de estrés oxidativo y se produce la acumulación de proteínas alteradas, lípidos y/o material genético, que puede ser citotóxico y acumularse en el EPR formando gránulos de lipofuscina (sobre todo teniendo en cuenta que con el envejecimiento también se produce una disminución de la capacidad fagocítica de los fotorreceptores y una disminución de los sistemas de degradación de las proteínas dañadas, como la vía ubiquitina-proteosoma), produciendo un estrés oxidativo adicional en las células del EPR. En algunas circunstancias (según el individuo) la lipofuscina se puede acumular de forma masiva dentro del EPR, dañando el funcionamiento de la célula y, finalmente, siendo expulsada fuera de la misma y acumulándose entre el EPR y la membrana de Bruch, constituyendo así las **drusas**, que son la primera manifestación visible de la DMAE. Además, el depósito de dichas drusas también puede desencadenar la aparición de inflamación crónica y la activación del sistema inmunológico en el EPR, lo que empeora aún más la integridad de la zona, produciéndose la degeneración o muerte de fotorreceptores con la consecuente pérdida gradual de la visión central, síntoma característico de las formas más avanzadas de DMAE.

FACTORES DE RIESGO

La DMAE es una enfermedad multifactorial que involucra la interacción de factores genéticos y ambientales. El factor de riesgo que más se asocia a la DMAE es la **edad**, ya que con ella se produce una pérdida de fotorreceptores, principalmente de bastones (aproximadamente, el 30 %). Por otra parte, el factor de riesgo ambiental con una asociación más fuerte es el **tabaco**, habiéndose encontrado una relación dosis-dependiente entre este factor y la DMAE tardía, seguramente debido a su acción oxidante, ya que el humo del tabaco contiene una elevada cantidad de compuestos oxidativos que aumentan la formación de especies reactivas de oxígeno y, por lo tanto, el daño oxidativo a nivel del EPR. Otros factores que se han asociado con un mayor riesgo de DMAE son los antecedentes familiares, la cirugía previa de cataratas, presentar un IMC elevado, padecer hipertensión, diabetes y enfermedad cardiovascular, entre otros.

PAPEL DE LA NUTRICIÓN EN LA DEGENERACIÓN MACULAR ASOCIADA A LA EDAD

La dieta tiene un papel fundamental en la DMAE ya que, por una parte, la ingesta de nutrientes que contribuyen a la inflamación, resistencia a la insulina, dislipemia y estrés oxidativo, favorecerían la aparición y desarrollo de la enfermedad, mientras que la ingesta de nutrientes con carácter antioxidante y antiinflamatorio tendría el efecto contrario.

En este sentido, se han realizado numerosos estudios, tanto observacionales como de intervención, para conocer el papel de la dieta y el uso de suplementos sobre esta patología. En concreto, se ha dado una especial importancia al papel de las vitaminas antioxidantes C y E, el cinc, cobre, selenio, los carotenoides β-caroteno, luteína y zeaxantina, y los ácidos grasos omega-3, de los cuales en este capítulo se tratará aquellos de los que se han encontrado los resultados más relevantes y prometedores.

Con respecto a la **luteína** y la **zeaxantina**, son dos xantófilas, isómeros entre ellas (se diferencian estructuralmente en la posición de un doble enlace), que no pueden ser sintetizadas en el organismo y, por lo tanto, deben ingerirse con la dieta (se encuentran principalmente en frutas y verduras). Junto con la mesozeaxantina forman el pigmento macular y su función es proteger a la retina del daño oxidativo inducido por la luz, al evitar la peroxidación lipídica, disminuir la respuesta inflamatoria y filtrar la luz azul. De esta manera, en diversos estudios se ha observado un efecto protector de su ingesta sobre la DMAE. En el estudio CAREDS (*Carotenoids in Age-related Eye Disease Study*), realizado en un grupo de mujeres americanas, se vio que en aquellas menores de 75 años el seguimiento de dietas ricas en luteína y zeaxantina podría proteger frente al padecimiento de DMAE intermedia. De manera similar, en el BMES (*Blue Mountain Eye Study*), realizado en población australiana mayor de 49 años, se observó que aquellos participantes con la mayor ingesta de xantófilas (≥ 1 mg/día) presentaban un menor riesgo de incidencia de DMAE neovascular, y que aquellos con ingestas por encima de la media (743 μg/día) tenían menor riesgo de presentar drusas que el resto de los participantes. Por otra parte, el aumento de la concentración de luteína en plasma se ha asociado con un aumento de la densidad del pigmento óptico macular, que es considerado como una medida indirecta de la cantidad de luteína y zeaxantina en la mácula y que se relaciona con un mayor riesgo de DMAE. Así, en el estudio POLA (*Pathologies Oculaires Liées à L'Age*) se observó una correlación entre los altos niveles de luteína/zeaxantina en plasma y un menor riesgo de DMAE. Teniendo en cuenta los estudios realizados hasta el momento, y a pesar de que no existe una ingesta diaria recomendada de luteína y zeaxantina, se ha descrito como aconsejable ingerir 10 mg/día de luteína y 2 mg/día de zeaxantina, al producir un aumento general sobre el pigmento óptico macular y la agudeza visual en pacientes con DMAE.

En cuanto al **cinc**, su contenido es relativamente alto en la retina, localizándose en la capa nuclear interna de la misma y el EPR, es decir, las regiones que están afectadas en la DMAE. Además, presenta propiedades antioxidantes, por lo que tendría un papel destacable en esta patología, al poder intervenir en la reducción del estrés oxidativo relacionado con la DMAE. Las propiedades antioxidantes del cinc pueden deberse a diferentes acciones, al participar como cofactor de la enzima SOD, en la generación de metalotioneína (que es capaz de eliminar el radical hidroxilo), regular el NRF2, etc. Además, parece que este mineral interviene de alguna manera en la modulación de la autofagia que se produce en la retina, lo que también explicaría la importancia de su papel en la DMAE. De esta manera, y en relación con lo anteriormente explicado, algunos estudios han sugerido que el contenido en cinc se puede reducir en un 24 % en el EPR/coroides de personas con DMAE, por lo que mantener una ingesta adecuada, o incluso recurrir al uso de suplementos, podría ser una estrategia eficiente para la prevención de la DMAE. Así, en el Estudio Rotterdam, la ingesta de cinc (procedente únicamente de alimentos) (9,67 mg/día) estuvo inversamente asociado con la incidencia de cualquier tipo de DMAE (aunque la mayoría de los casos fueron DMAE temprana). Asimismo, en el BMES, los participantes con la ingesta más alta de cinc (>15,8 mg/día) también presentaron menor riesgo de desarrollar cualquier tipo de DMAE.

De los **ácidos grasos omega-3**, los estudiados principalmente han sido el ácido α-linolénico, ácido docosahexaenoico (DHA) y ácido eicosapentaenoico (EPA). En general, una alta ingesta de ácidos grasos omega-3 parece que mejora la degeneración del EPR y la de los fotorreceptores, al reducir, entre otras causas, la producción de eicosanoides inflamatorios, incluyendo la prostaglandina E_2 (PGE$_2$) y el leucotrieno B_4 (LTB$_4$). De esta manera, en el BMES se demostró un efecto protector de la ingesta más alta de estos ácidos grasos (sobre todo de los procedentes del pescado) sobre el padecimiento de DMAE avanzada, y se ha estimado que el riesgo de DMAE tardía se reduce en un 38 % con una ingesta elevada de ácidos grasos omega-3, y en un 33 % con la ingesta de pescado (rico en ácidos grasos) dos veces a la semana.

Aunque menos estudiadas, algunas **vitaminas hidrosolubles** también parecen tener un papel protector frente a la DMAE. En concreto, la ingesta de las vitaminas B_6, B_{12} y ácido fólico, al reducir los niveles de homocisteína, que induce disfunción endotelial y parece estar implicada en la neovascularización de la DMAE, podrían tener un papel protector frente a esta enfermedad.

También se ha observado un papel protector de la **vitamina D** frente al riesgo de DMAE, por su capacidad antioxidante, antiinflamatoria y antiangiogénica. En concreto, parece que previene el riesgo de DMAE temprana e intermedia al inhibir el estrés oxidativo, los depósitos amiloides extracelulares y la activación de macrófagos y el desarrollo de DMAE neovascular, al inhibir la angiogénesis y la activación de células inmunitarias. De esta manera, los niveles elevados en suero de esta vitamina se han asociado con menor riesgo de DMAE.

Uso de suplementos y degeneración macular asociada a la edad

De todos los estudios realizados con suplementos destacan los dos realizados por el *National Eye Institute*, denominados AREDS y AREDS2. En el primer estudio (AREDS) se analizó el impacto de la suplementación con vitamina C (500 mg), vitamina E (400 UI), β-caroteno (15 mg), cinc (80 mg) y cobre (2 mg) en la prevención y progresión de la DMAE en ancianos americanos entre 55 y 80 años sin DMAE o con diferentes grados de la misma (temprana, intermedia o avanzada en un solo ojo). Los resultados observados tras 5 años de seguimiento fueron una disminución del 25 % del riesgo de desarrollar DMAE avanzada en aquellos individuos que inicialmente presentaban DMAE intermedia o en un solo ojo, y del 19 % de la pérdida de visión central en dichos individuos. Mientras, en el estudio AREDS2 se excluyeron a aquellos individuos sin DMAE o con DMAE temprana y se cambió la formulación de la suplementación, en la que se eliminó el β-caroteno (debido al aumento del riesgo de cáncer de pulmón producido en exfumadores) y se adicionó en su lugar luteína (10 mg) + zeaxantina (2 mg) y/o DHA (350 mg) + EPA (650 mg) a la fórmula original del AREDS. Inicialmente no se observó ningún beneficio al añadir **luteína/zeaxantina**, DHA + DPA o ambos a la formulación inicial. Sin embargo, cuando el análisis se limitó a los participantes que al comenzar el estudio presentaban una ingesta baja de estas xantófilas (por debajo del 20 %), se comprobó que se producía una reducción del riesgo de DMAE del 26 % al compararlos con aquellos participantes que inicialmente presentaban una ingesta más elevada de las mismas, lo que demuestra que la suplementación es más efectiva cuando se parte de una ingesta dietética más inadecuada. Además, tras realizar 5 años adicionales de seguimiento en un subgrupo de pacientes que habían participado en el estudio AREDS2, tiempo durante el cual siguieron tomando suplementos, se vio que el uso de luteína/zeaxantina producía una reducción aproximada del 10 % en el riesgo de progresión de DMAE intermedia a la fase avanzada, al cabo de 10 años. Teniendo en cuenta que la ingesta diaria media de luteína en los países occidentales es baja, encontrándose entre 0,5 y 4 mg/día, y que la toma de suplementos de luteína entre 10 y 20 mg/día con el fin de reducir el riesgo de progresión de DMAE temprana a avanzada parece segura, la suplementación con luteína podría ser una estrategia adecuada para disminuir el deterioro y la discapacidad futura en estos pacientes.

Con respecto al **cinc**, tanto en el estudio AREDS como en el AREDS2 se observó que la suplementación con cinc en combinación con la fórmula AREDS reducía la progresión hacia DMAE avanzada en aquellos individuos con un estadio moderado de la enfermedad, aunque estos efectos no se observaron si se tomaban los suplementos que contenían únicamente este mineral.

Aunque en el estudio AREDS2 no se encontró ninguna asociación entre la ingesta de suplementos de **omega-3** (**DHA** y **EPA**) en el desarrollo de la DMAE, en otros, como en el NAT-2 (*Nutritional AMD Treatment-2*), se observó que los pacientes entre 55 y 85 años que tomaron un suplemento diario de 840 mg de DHA y 270 mg de EPA durante 3 años, y que alcanzaron niveles altos de EPA/DHA en la membrana de los glóbulos rojos, estaban significativamente protegidos contra la DMAE en comparación con aquellos con niveles más bajos de EPA/DHA. La falta de resultados observada en el estudio AREDS2 podría deberse a fallos metodológicos del estudio, como, por ejemplo, la no inclusión de un verdadero grupo placebo, ya que los sujetos control en el estudio AREDS2 recibieron una fórmula nutricional que ya se había demostrado eficaz en estudio AREDS1 previamente llevado a cabo. Sin embargo, teniendo en cuenta que por el momento no hay resultados claros con respecto a la suplementación de ácidos grasos, no se pueden establecer recomendaciones en pacientes con DMAE.

Aunque la eficacia del uso de suplementos es aún controvertida, existen en el mercado diferentes formulaciones, con dosis que superan las ingestas dietéticas recomendadas, pero que podrían ayudar a los pacientes con DMAE a alcanzar las ingestas recomendadas en algunos casos, sobre todo en aquellas personas que no logran seguir una dieta equilibrada, variada y próxima a la recomendada. Por ello, en ciertos casos, y siempre bajo la supervisión de un profesional sanitario que haya hecho una valoración previa del estado de salud y dietético del paciente, y teniendo en cuenta que la ingesta excesiva de estos nutrientes podría causar toxicidad e interacciones con otras vitaminas y fármacos, podría recurrirse al uso de estos suplementos en personas que presenten DMAE en algunos de sus estadios.

Hay que considerar que los suplementos dietéticos no deben considerarse ni utilizarse como sustitutos de alimentos, ya que no pueden replicar el espectro completo de nutrientes que los forman, siendo importante considerar la dieta en su conjunto e identificar los componentes de la dieta que más se relacionan con la prevención de la DMAE, como se verá en el siguiente apartado.

Alimentación, dieta mediterránea y degeneración macular asociada a la edad

Diversos estudios han encontrado asociaciones entre el consumo de ciertos alimentos, como frutas y verduras, pescado, huevos o aceite de oliva, por su contenido en compuestos antioxidantes y antiinflamatorios, y un riesgo disminuido de DMAE. De forma contraria, el consumo de alimentos ricos en grasas o con un alto índice glucémico se ha asociado con un mayor riesgo de aparición y desarrollo de la enfermedad. Hay que destacar que la mayoría de estos estudios se han centrado en analizar las asociaciones de la DMAE con un solo alimento; sin embargo, una dieta es una combinación de varios nutrientes y alimentos que pueden tener efectos sinérgicos sobre la patología de la DMAE, por lo que es importante evaluar la asociación entre el riesgo de DMAE y el seguimiento de ciertos patrones dietéticos. El patrón de **dieta mediterránea**, caracterizado por un consumo de alimentos ricos en nutrientes antioxidantes y ácidos grasos monoinsaturados, como frutas y verduras, pescado azul, frutos secos, cereales de grano entero y legumbres y aceite de oliva, y un consumo limitado de carne roja, es uno de los más estudiados actualmente.

En varios estudios, entre los que se encuentran el CAREDS, AREDS y el *Coimbra Eye Study,* se ha constatado que cuanto mayor es la adherencia a un patrón de dieta mediterránea, el riesgo de DMAE es menor. En concreto, en el estudio AREDS una puntuación elevada de adherencia a la dieta mediterránea (puntuación que fue elaborada teniendo en cuenta el consumo de frutas, verduras, legumbres, cereales de grano entero, frutos secos, pescado, carnes rojas y procesadas, alcohol y el cociente entre la ingesta de grasas monoinsaturadas y saturadas) se asoció con un 26 % menos de riesgo de progresión de la DMAE hacia una forma avanzada, tras ajustar por diferentes factores de confusión (demográficos, genéticos, oculares y ambientales). En concreto, esta asociación se observó con el consumo de verduras y pescado y, además, el uso del suplemento usado en este estudio no interfirió sobre el efecto protector de este patrón dietético. De forma similar, en un estudio de casos y controles (*n* = 1.992 sujetos) dentro del *Coimbra Eye Study,* una alta adherencia a la dieta mediterránea (probablemente debido al alto consumo de verduras, frutas y frutos secos), y la realización de actividad física, resultaron factores protectores de la DMAE.

Cabe mencionar el consumo de aceite de oliva, ya que se trata de un alimento muy representativo de la dieta mediterránea, rico en ácidos grasos monoinsaturados y compuestos fenólicos (oleocantal, hidroxitirosol y oleuropeína), con propiedades antioxidantes y antiinflamatorias, y cuyo consumo se ha asociado de forma inversa a la prevalencia de DMAE avanzada en varios estudios, como el ALIENOR (*Antioxydants, Lipides Essentiels, Nutrition et maladies OculaiRes*), realizado en Francia en 654 individuos.

Un alimento que está suscitando un creciente interés en relación a esta enfermedad es el **huevo**, debido a su alto contenido en luteína y zeaxantina (la yema de un huevo contiene entre 200 y 300 μg) y de otros nutrientes (como vitamina D) y porque, además, supone una fuente económica y muy biodisponible de dichas xantófilas. De esta manera, el efecto beneficioso del consumo de este alimento se comprobó en el estudio BMES, en el que se observó que los participantes que consumían de 2 a 4 huevos a la semana, frente a aquellos que consumían semanalmente 1 unidad o menos, presentaban una reducción del 49 % del riesgo de desarrollar DMAE tardía, y una reducción del 62 % del riesgo de desarrollar DMAE neovascular tras 15 años de seguimiento.

De esta forma, en general, y de acuerdo con la evidencia existente, la recomendación general que debería darse a todos los pacientes, independientemente del grado de gravedad de la enfermedad, sería el seguimiento de una dieta equilibrada y variada, próxima al patrón de dieta mediterránea, haciendo especial hincapié en el consumo de frutas, verduras, pescado (preferiblemente azul) y huevos, así como de aceite de oliva (frente a otras grasas) y disminuyendo el consumo de alimentos grasos y con un índice glucémico elevado.

PUNTOS CLAVE

- La DMAE es una enfermedad que afecta a la zona central de la retina (mácula) y es la principal causa de pérdida de visión irreversible en personas de edad avanzada en países desarrollados.
- Se produce una degeneración progresiva de los fotorreceptores de la retina, el epitelio pigmentario de la retina, de la membrana de Bruch y, en algunos casos, los capilares de la coroides.
- Es una enfermedad multifactorial, en la que se combinan factores genéticos y ambientales (entre los que destaca el hábito tabáquico) y cuya prevalencia aumenta con la edad.
- La dieta tiene un papel fundamental en la DMAE, ya que la ingesta de nutrientes con actividad proinflamatoria y prooxidante favorecerían la aparición y desarrollo de la enfermedad, mientras que la ingesta de nutrientes con carácter antiinflamatorio y antioxidante tendría el efecto contrario.
- En los pacientes con DMAE el uso de suplementos podría ser aconsejable, ya que puede ser difícil alcanzar ingestas altas de algunos nutrientes, aunque siempre bajo supervisión de un profesional sanitario.
- Es importante que las personas de edad avanzada, y en especial aquellas con un riesgo elevado de padecer DMAE y las que ya presenten alguna forma de DMAE, sigan una dieta equilibrada y variada, haciendo hincapié en la inclusión de verduras, frutas, pesado (azul), huevos y aceite de oliva.

BIBLIOGRAFÍA

Age-Related Eye Disease Study Research Group. A randomized, placebo controlled, clinical trial of high-dose supplementation with vitamins C and E, beta carotene, and zinc for age-related macular degeneration and vision loss: AREDS report no. 8. Arch Ophthalmol. 2001;119(10):1417-36.

Age-Related Eye Disease Study 2 Research Group. Lutein + zeaxanthin and omega-3 fatty acids for age-related macular degeneration: the Age-Related Eye Disease Study 2 (AREDS2) randomized clinical trial. JAMA. 2013;309(19):2005-15.

Cachulo Mda L, Laíns I, Lobo C, Figueira J, Ribeiro L, Marques JP, et al. Age-related macular degeneration in Portugal: prevalence and risk factors in a coastal and an inland town. The Coimbra Eye Study - Report 2. Acta Ophthalmol. 2016;94(6):e442-53. Disponible en: https://onlinelibrary.wiley.com/doi/epdf/10.1111/aos.12950 [última consulta: 19 de marzo de 2024].

Carneiro Â, Andrade JP. Nutritional and Lifestyle Interventions for Age-Related Macular Degeneration: A Review. Oxid Med Cell Longev. 2017;2017:6469138. Disponible en: https://www.hindawi.com/journals/omcl/2017/6469138 [última consulta: 19 de marzo de 2024].

Chew EY, Clemons TE, Agrón E, Domalpally A, Keenan TDL, Vitale S, et al; AREDS2 Research Group. Long-term Outcomes of Adding Lutein/Zeaxanthin and ω-3 Fatty Acids to the AREDS Supplements on Age-Related Macular Degeneration Progression: AREDS2 Report 28. JAMA Ophthalmol. 2022;140(7):692-8.

Chong EW, Kreis AJ, Wong TY, Simpson JA, Guymer RH. Dietary omega-3 fatty acid and fish intake in the primary prevention of age-related macular degeneration: a systematic review and meta-analysis. Arch Ophthalmol. 2008;126(6):826-33.

Cougnard-Grégoire A, Merle BM, Korobelnik JF, Rougier MB, Delyfer MN, Le Goff M, et al. Olive Oil Consumption and Age-Related Macular Degeneration: The Alienor Study. PLoS One. 2016;11(7):e0160240. Disponible en: https://journals.plos.org/plosone/article?id=10.1371/journal.pone.0160240 [última consulta: 19 de marzo de 2024].

Delcourt C, Carrière I, Delage M, Barberger-Gateau P, Schalch W; POLA Study Group. Plasma lutein and zeaxanthin and other carotenoids as modifiable risk factors for age-related maculopathy and cataract: the POLA Study. Invest Ophthalmol Vis Sci. 2006;47(6):2329-35.

Deng Y, Qiao L, Du M, Qu C, Wan L, Li J, Huang L. Age-related macular degeneration: Epidemiology, genetics, pathophysiology, diagnosis, and targeted therapy. Genes Dis. 2021;9(1):62-79.

Ferris FL, Wilkinson CP, Bird A, Chakravarthy U, Chew E, Csaky K, et al. Clinical classification of age-related macular degeneration. Ophthalmology. 2013;120:844-51.

Garcia-Garcia J, Usategui-Martin R, Sanabria MR, Fernandez-Perez E, Telleria JJ, Coco-Martin RM. Pathophysiology of Age-Related Macular Degeneration: Implications for Treatment. Ophthalmic Res. 2022;65(6):615-36.

García-Montalvo IA, Matías-Pérez D. Componentes nutricionales y degeneración macular relacionada con la edad. Nutr Hosp. 2015;32(1):50-4.

Joachim N, Mitchell P, Burlutsky G, Kifley A, Wang JJ. The Incidence and Progression of Age-Related Macular Degeneration over 15 Years: The Blue Mountains Eye Study. Ophthalmology. 2015;122(12):2482-9.

Khoo HE, Ng HS, Yap WS, Goh HJH, Yim HS. Nutrients for Prevention of Macular Degeneration and Eye-Related Diseases. Antioxidants. 2019;8(4):85.

Moeller SM, Parekh N, Tinker L, Ritenbaugh C, Blodi B, Wallace RB, et al.; CAREDS Research Study Group. Associations between intermediate age-related macular degeneration and lutein and zeaxanthin in the Carotenoids in Age-related Eye Disease Study (CAREDS): ancillary study of the Women's Health Initiative. Arch Ophthalmol. 2006;124(8):1151-62.

Murray IJ, Makridaki M, van der Veen RL, Carden D, Parry NR, Berendschot TT. Lutein supplementation over a one-year period in early AMD might have a mild beneficial effect on visual acuity: the CLEAR study. Invest Ophthalmol Vis Sci. 2013;54(3):1781-8.

Souied EH, Delcourt C, Querques G, Bassols A, Merle B, Zourdani A, et al. Nutritional AMD Treatment 2 (NAT-2) Study Group: Oral docosahexaenoic acid in the prevention of exudative age-related macular degeneration: the Nutritional AMD Treatment 2 study. Ophthalmology. 2013;120:1619-31.

Suzumura A, Terao R, Kaneko H. Protective Effects and Molecular Signaling of n-3 Fatty Acids on Oxidative Stress and Inflammation in Retinal Diseases. Antioxidants (Basel). 2020;9(10):920.

Thomas CJ, Mirza RG, Gill MK. Age-Related Macular Degeneration. Med Clin North Am. 2021;105(3):473-91.

Wong WL, Su X, Li X, Cheung CM, Klein R, Cheng CY, Wong TY. Global prevalence of age-related macular degeneration and disease burden projection for 2020 and 2040: a systematic review and meta-analysis. Lancet Glob Health. 2014;2(2):e106-16.

Abordaje del paciente
con trasplante de médula ósea

57

L. Cabañas Alite

 El trasplante de médula ósea (TMO) es un proceso utilizado para muchos tratamientos hematológicos, tras una quimioterapia de altas dosis, que consigue reconstituir el sistema inmunitario del paciente buscando restaurar la hematopoyesis normal del individuo. Este tratamiento implicará una sintomatología grave, con cambios en la ingesta y necesidades calóricas y proteicas de forma agresiva y directa.

El tratamiento quimioterapéutico se considera un factor significativo individual de reducción de ingesta en estas fases, mientras que el estado nutricional es un importante predictor del éxito del tratamiento. Se conoce que un mejor estado nutricional implica mayor calidad de vida, entendiendo este mejor estado posible con un buen nivel de masa muscular y que no haya un exceso de masa grasa. Para su evaluación, es importante no recurrir únicamente al peso, sino que también se recogen datos de cintura, cadera, perímetro de brazo o pliegue tricipital, o su combinación en diversos índices o medidas de evaluación directa de la masa muscular. En los últimos años también se ha venido utilizando la dinamometría como forma de evaluación de la calidad muscular.

Observar los síntomas y adaptar la alimentación a las necesidades calóricas y proteicas y la afectación de la ingesta es esencial para garantizar el mejor estado nutricional posible y, con este, el éxito en el procedimiento de un TMO.

INTRODUCCIÓN HISTÓRICA

El primer **trasplante de médula ósea** (TMO) lo realizó el Dr. Edward Donnall Thomas en 1956, antes incluso de que se conocieran los antígenos leucocitarios conocidos como HLA. Este TMO falló pero dio lugar a estudios que mostraron que era necesaria la compatibilidad de los antígenos citados anteriormente. En 1969 se realizó el primer TMO exitoso entre donador y receptor, sin que fueran necesariamente hermanos gemelos, descubriendo entre otros el uso del metrotexato en la prevención del rechazo y la enfermedad de injerto contra hospedador, de la que se hablará posteriormente. Por estos hallazgos y por resolver el enigma que suponía el rechazo de los trasplantes de órganos entre seres humanos, fue galardonado con el Premio Nobel de Medicina en 1990, junto con el Dr. Joseph Murray.

El primer TMO singénico se realizó en España el 22 de mayo de 1976, y el primer TMO alogénico fue el 12 de junio de 1976. De estos términos se podrá leer y entender también a continuación. Desde entonces, en España cada año se realizan más de 3.000 TMO, según datos de 2017 de la Organización Nacional de Trasplantes.

DEFINICIÓN Y ORIGEN DE LOS TRASPLANTES DE MÉDULA ÓSEA

La **hematopoyesis** es el proceso por el que se produce un crecimiento y la diferenciación de células sanguíneas. Su correcto funcionamiento se consigue mediante una estrecha regulación de la proliferación y diferenciación de células madre hematopoyéticas pluripotenciales, que se convierten en células sanguíneas maduras, que circularán por la sangre periférica: glóbulos rojos, blancos o plaquetas.

Por una serie de transformaciones malignas que afectan a un precursor hematopoyético precoz, un grupo células da lugar a estirpes inmaduras que no se diferencian y siguen proliferando de forma descontrolada. En consecuencia, se producirá una leucemia aguda, siendo la primera patología para la que se empezó a utilizar el procedimiento del TMO, precisamente por afectar al proceso hematopoyético normal. En este sentido, todas las células leucémicas proceden de un progenitor común con el mismo trastorno clonal que ha permitido su transformación maligna. Su proliferación neoplásica provoca una acumulación rápida, que reemplaza de forma progresiva la médula ósea, interrumpiendo la hematopoyesis normal y reduciendo la producción de las tres series hematológicas indicadas anteriormente, produciendo una **leucopenia** (en el caso de una disminución de leucocitos) o hasta una **pancitopenia**, cuando disminuyen las tres estirpes. El objetivo de un TMO es sustituir estos progenitores alterados para una normal reproducción de las células sanguíneas.

Sin tratamiento, las células de las leucemias agudas salen rápidamente a sangre e invaden otros tejidos, siendo las complicaciones clínicas más habituales la anemia, hemorragias o infecciones relacionadas con la leucopenia. Se clasifican como linfoides o mieloides según la estirpe células afectada.

En el caso de que parte de lo anterior se dé sin compromiso medular, existiendo una masa tumoral, se denominará **linfoma linfoblástico**. En estos casos, la célula hematopoyética abandonó la médula ósea, teniendo su origen en linfocitos anormales localizados en ganglios linfáticos, derivando de células del sistema inmunitario en diferente estadio de maduración, adquiriendo alteraciones genéticas específicas, siendo denominado **linfoma no Hodgkin**. En este caso, el TMO queda relegado a pacientes jóvenes con bajo grado de malignidad no curable con otras medidas previas. En un tipo de linfoma similar, los linfomas de células B o «células Hodgkin-Reed-Sternberg», también conocido como **linfoma de Hodgkin**, se plantea el TMO solo en pacientes con recidiva tras un tratamiento primario.

Todos los trastornos anteriores donde se usa el TMO tienen una cosa en común: vienen derivados de alteraciones en la médula ósea o en las estirpes derivadas de la producción medular. Por eso, el TMO fue concebido como propuesta de sustitución de un tejido afuncional o con algún error adquirido, especialmente enfocado al grupo anterior, las neoplasias hematológicas, lo cual no quiere decir que se utilice en la actualidad solo para aquellas, ya que también se emplea cada vez más en algunas patologías autoinmunitarias o esclerosis múltiple progresiva, pero sería cuestión para tratar en otro capítulo dado que aún son terapias emergentes. En este capítulo nos centraremos en su uso en patologías oncohematológicas.

Es un proceso, por tanto, utilizado para muchos tratamientos hematológicos descritos anteriormente, tras una quimioterapia de altas dosis que consigue reconstituir el sistema inmunitario del paciente, ya sea buscando un efecto antitumoral o aportando células sanas que ya no presenten la deficiencia en componentes vitales o una mutación, o simplemente restaurando la hematopoyesis normal del individuo.

Por lo anterior, el TMO se considera una terapia curativa, es decir, que busca la erradicación de la enfermedad en cualquiera de los casos. Se considera de alto riesgo nutricional, o lo que es lo mismo, que afectará de forma muy contundente y clara al estado nutricional de la persona implicada, de forma supeditada a un estrés metabólico inducido por la medicación.

Este TMO requiere un ingreso hospitalario con un importante carácter de aislamiento, dado que se va a producir una neutropenia límite y limitante.

Este ingreso tiene varias características:

- El paciente ingresa entre los 10 y 3 días previos al trasplante de médula ósea como tal, para someterse a una inducción de inmunosupresión completa. Estos días se conocen con una cuenta regresiva (−10, −9, −8... hasta el día del trasplante).
- El día del trasplante se conoce como el «Día 0». La Fundación Josep Carreras ha popularizado entre hispanohablantes que este mismo día se conozca como «cumplevida» en años posteriores.
- El ingreso durará al menos otros 7 a 21 días, conociéndose estos días de forma correlativa: +1, +2... hasta +14 o +21. Continuando el ejemplo anterior, un «cumplevida» se celebra en el día +365.

Esta numeración es importante, dado que existen algunas metas que siguen esta correlación: el día +100 o el día +180 tras el TMO supone que el riesgo de padecer una enfermedad de injerto contra hospedador (EICH), de las que se hablará posteriormente, es menor. En lo que a dietoterapia se refiere, son también los días entre los que se calcula que el riesgo de infecciones de origen alimentario es menor.

CLASIFICACIÓN DE LOS TRASPLANTES DE MÉDULA ÓSEA

Existen varios tipos de TMO:

- **Trasplante alogénico.** Quiere decir que la donación es de una persona distinta al receptor. Dentro de los trasplantes alogénicos el donante puede estar emparentado (p. ej., madre-hijo o hermano-hermana) o no emparentado (sin relación familiar). En el caso de que el donante sea un gemelo genéticamente idéntico, se denomina *singénico*, pero solo comprende un 1 % de los TMO alogénicos existentes.
- **Trasplante autólogo.** Quiere decir que la misma persona es a la vez donante y receptor/a. En este caso, el mayor riesgo histórico de este tipo de infusión celular es la contaminación de las células sanas con células neoplásicas, lo

que provocará una recidiva. Los nuevos procedimientos limitan este riesgo, consiguiéndose un riesgo cada vez menor.

- **Trasplantes de cordón umbilical**. Las células progenitoras pueden obtenerse con facilidad en el momento del parto y no requieren técnicas de extracción adicionales (únicamente almacenamiento e infusión), pero su uso debe tener en cuenta el volumen reducido en su captación, así como que la reconstitución hematopoyética es más lenta, lo que ocasiona una tasa de infección postrasplante más frecuente.

Si bien tanto en los trasplantes alogénicos como en los autólogos el riesgo nutricional es elevado, existen síntomas muy limitantes menos frecuentes en trasplantes autólogos, como es la mucositis. Las causas por las que estos síntomas son menos frecuentes aún se desconocen en su totalidad, pero es cierto que tiene que ver con que las enfermedades donde se puede utilizar un TMO autólogo son menos graves, por lo que la quimioterapia de inducción y consolidación también es menos dura. Esto no quiere decir que el TMO autólogo implique como tal un riesgo que no sea elevado.

Por otro lado, la **enfermedad de injerto contra hospedador** (EICH), también conocida como *enfermedad de injerto contra huésped*, solo se dará en los TMO alogénicos, precisamente porque son células ajenas al receptor. Precisamente por esta última razón serán más frecuentes las infecciones en los alotrasplantes.

TERAPIAS DE INDUCCIÓN Y CONSOLIDACIÓN: PARTE PREVIA

Como se indicó anteriormente, las neoplasias hematológicas como tal no van a implicar *per se* síntomas de impacto nutricional. Su tasa de desnutrición al inicio es relativamente pequeña en comparación con tumores sólidos, situándose entre el 9,5 y el 15 %. Sin embargo, cualquier paciente que vaya a enfrentarse a un TMO pasará por un proceso mieloablativo en dos fases: *inducción* (de esta leucopenia) y *consolidación* (de esta situación donde el sistema alterado se encuentra disminuido en cantidad), con un posterior *mantenimiento* si un ciclo de inducción-consolidación provocase una remisión completa.

Porque, hilando con lo anterior, el objetivo de estos **tratamientos de inducción y consolidación** es evitar en cualquier caso el TMO, provocando con la inducción una remisión completa de las células aberrantes. En caso de que no se produjera, o esta respuesta fuera solo parcial o tuviera una recaída, se plantearía el TMO.

Cuantos menos ciclos de inducción y consolidación, mejor para la calidad de vida y estado nutricional del paciente. Esto es porque cada uno de estos ciclos implicarán una sintomatología grave, con cambios en la ingesta de forma agresiva y directa. Los estudios que evalúan la ingesta antes y después de una de estas etapas señalan que la ingesta media pasa de 1.379-1.411 kcal, a 1.031-1.060 kcal diarias (una reducción de aproximadamente un 33-40 %), afectando especialmente a la ingesta proteica (con una toma inicial de 63,30-64,91 g/día, hasta 47,26-50,44 g/día, una reducción de aproximadamente un 25 %).

La razón de que esto se produzca no es solo por los síntomas. Tras el primer ciclo de consolidación se reduce la ingesta posterior de forma significativa durante los 28 días siguientes, con cambios en los niveles de grelina, favoreciendo que no aparezca apetito, sin afectar a los niveles de leptina, insulina o cortisol. La razón de esta consecuencia es desconocida; sin embargo, este período donde existe menos apetito es más frecuente o duradero cuando en un paciente concurren varias comorbilidades, siendo las más habituales donde ocurre la desnutrición proteica y el exceso de masa grasa. Esto último explicaría, como se indicará en el apartado siguiente, por qué las personas con mayor exceso de masa grasa son también quienes más peso total pierden en el proceso.

Por tanto, la quimioterapia se considera un factor significativo individual de reducción de ingesta en estas fases. Esta quimioterapia suele ser citarabina junto a una antraciclina (daunorrubicina o idarrubicina) en un régimen 7 + 3 (citarabina continuada durante siete días e infusiones de la antraciclina seleccionada los tres primeros días). Según el caso, se pueden incluir otros fármacos: midostaurin oral (en leucemias con mutación FLT3), gemtuzumab ozogamicina (por mutaciones leucémicas en CD33), etopósido o fludarabina si hay problemas de corazón, o cualquier otro fármaco o escala terapéutica novedosa si se trata de un ensayo clínico.

EVALUACIÓN DEL ESTADO NUTRICIONAL EN EL PACIENTE SOMETIDO A TRASPLANTE DE MÉDULA ÓSEA

El **estado nutricional** es un importante predictor del éxito del tratamiento. Se conoce que un mejor estado nutricional implica mayor calidad de vida antes, durante y tras el TMO, y que la recuperación posterior tras este proceso es mejor si se parte de un buen estado nutricional.

Estará definido por un nivel de masa muscular óptimo o no compatible con caquexia o sarcopenia, así como que sobre este tejido durante el proceso terapéutico hubiera existido la menor pérdida posible. También se podría definir un «buen estado nutricional» como aquel estado en el que no existe un exceso de masa grasa, o que en la progresión de la enfermedad y hasta el TMO se ha podido perder ese exceso de masa grasa existente. Por esta razón, es cada vez más habitual el uso de herramientas de evaluación nutricional que no son solo el peso, sino que también recogen datos de cintura, cadera, perímetro de brazo o pliegue tricipital, o su combinación en diversos índices, como cintura-cadera, cintura-altura o perímetro muscular de brazo, como herramientas mucho más relevantes para la valoración del estado nutricional que el IMC o el peso de forma aislada.

Otro parámetro relacionado con la evolución del estado nutricional en la que el peso total sí podría ser un parámetro útil es la **pérdida involuntaria de peso** (PPi), que suele afectar a la masa muscular, y se diferencia de una pérdida de peso voluntaria, deseable o mediada por un profesional que evalúa el estado nutricional precisamente por este carácter de «involuntario»: la cantidad de peso perdida de forma previa al TMO o durante el TMO es un indicador de peor tolerancia al tratamiento. Concretamente, se asocia una PPi superior al 10 % con menor tolerancia al tratamiento, recuperación más lenta, menor calidad de vida, peores sensaciones y menor supervivencia global.

La bibliografía actual refiere que la tendencia general durante un TMO es perder peso, aunque es muy variable según el estado nutricional de origen, ya que personas con exceso de masa grasa o exceso de IMC serán las que perderán más peso. Cuando se utilizan herramientas de composición corporal, se extrae que lo que más disminuye es la masa muscular, especialmente en un contexto de exceso de masa grasa. En estudios prospectivos donde se evalúa la masa muscular por tomografía computarizada se detecta que a menor masa muscular existe peor pronóstico para cualquier factor estudiado: se padecen más comorbilidades, peor estado general y mayor mortalidad por cualquier causa dos años más tarde. Por otro lado, los últimos análisis también destacan que el mejor predictor de deterioro general es la fuerza dinamométrica.

Las últimas revisiones sistemáticas sobre estudios de cohorte y ensayos clínicos en esta materia concluyen la relación entre IMC elevado y PPi durante el TMO, así como que una mayor PPi previa al TMO se relaciona con mayor mortalidad sin recaída y con mayor tasa de recaídas.

La intervención dietética en estos pacientes debe ser inmediata en el momento en el que se identifique un factor de riesgo para evitar el empeoramiento de los resultados y optimizar los resultados del trasplante, siendo estos factores de riesgo:

- Exceso de masa grasa en cualquier momento desde el diagnóstico, posiblemente mediado por la particularidad relacionada con la falta de apetito postinducción-consolidación señalada en el apartado anterior.
- Déficit de masa muscular durante el régimen de inducción-consolidación o sarcopenia medida por dinamometría, o empeoramiento de este dato de fuerza muscular en cualquier momento desde el diagnóstico.
- PPi mayor al 10 % en cualquier momento desde el diagnóstico.

Sobre el soporte nutricional artificial en el momento del TMO en pacientes hospitalizados, tras una revisión sobre las necesidades nutricionales de este tipo de pacientes en 2008, se concluye que es susceptible su uso, dejando la nutrición parenteral como último método de soporte, estableciendo como criterios para su uso:

- Imposibilidad para la alimentación por vía oral o fallo en la ingesta total de los requerimientos nutricionales mayor o igual al 60-70 % durante 72 horas.
- Pérdida de peso desde el inicio del TMO mayor al 10 %, sin indicar si se debiera tomar en cuenta el peso perdido durante las etapas de inducción o consolidación.
- IMC menor de 18,5 kg/m^2.

EFECTOS DEL TRASPLANTE DE MÉDULA ÓSEA EN EL ESTADO NUTRICIONAL

Las **recomendaciones dietéticas** para los pacientes sometidos a un TMO son de:

- Al menos 35 kcal/kg de peso al día, o más según el estado nutricional de origen.
- Entre 1,8 y 2,5 g de proteína por kg de peso.

Sin embargo, las indicaciones calóricas y proteicas no son las únicas para tener en cuenta durante un TMO. Sus efectos tóxicos pueden aparecer durante los primeros días de ingreso hospitalario y extenderse durante todo el ingreso, que puede durar entre 14 y 28 días, como se indicó anteriormente.

El síntoma más limitante durante un TMO es la mucositis, definiéndose en la clasificación NCI-CTCAA (versión 5) como un dolor moderado (grado 2) a intenso (grado 3), con la presencia de úlceras que o bien no interfieren con la ingesta oral (grado 2) o que sí lo hacen (grado 3). Un grado extremo (grado 4) requiere evitar la alimentación por vía oral. Su prevalencia es de un 42-46 % para grados 3 y 4 en regímenes con melfalán, carmustina, etopósido o citarabina. Una revisión narrativa sobre la materia plantea que para su prevención y tratamiento una ingesta proteica suficiente es necesaria, pudiendo aplicarse con resultados positivos en gravedad y duración suplementos de glutamina que aseguren esta ingesta proteica, miel o la aplicación de frío (crioterapia) en cuello a la altura de las molestias.

Otros síntomas esperables durante el TMO por el uso de fármacos son la diarrea en diferentes grados, especialmente frecuentes en II y III, así como los vómitos. Los síntomas durante el TMO pueden variar durante el propio ingreso del TMO, debiendo tenerse en cuenta al alta para ofrecer unas indicaciones adaptadas a la sintomatología que se presenta. Estudios observacionales realizados en España indican que entre el 28,6 y 85,6 % de los pacientes mantienen síntomas al alta hospitalaria que impiden una normal alimentación, siendo más frecuentes en mujeres que en hombres. Los más habituales al alta, son: saciedad precoz, náuseas, disgeusia o cambios en el sabor de alimentos, disfagia o dificultad para tragar y mucositis en grados leves.

Tanto durante el ingreso como al alta, observar la evolución de estos síntomas e implementar estrategias durante ambos momentos para optimizar la ingesta parece adecuado para prevenir la desnutrición y mejorar la calidad de vida de las personas afectadas. No existen unas indicaciones dietéticas concretas al alta hospitalaria, en cuanto al aspecto calórico y proteico. Deben mantenerse en cualquier caso en los valores más elevados que supongan evitar el deterioro de la masa muscular o ahondar en una pérdida de peso no deseable.

INDICACIONES DIETÉTICAS ESPECIALES EN PACIENTES TRAS UN TRASPLANTE DE MÉDULA ÓSEA

Los efectos tóxicos indicados en el apartado anterior pueden extenderse de forma variable hasta 100 o 180 días después del TMO, si bien actualmente existe poca información que evalúe la variabilidad de los síntomas y su duración tras este proceso. Por tanto, las **indicaciones dietéticas** tendrán que adaptarse a que estos síntomas puedan permanecer tras el alta hospitalaria, desde semanas a meses posteriores, con una mejora paulatina.

Por otro lado, es importante indicar unas medidas higiénicas y sanitarias óptimas para evitar infecciones de origen alimentario.

Las indicaciones que tendrían que seguir estos pacientes son, por tanto, sobre cuestiones relativas a la higiene de alimentos y a la prevención del consumo de toxinas en alimentos con gran contenido de agua, cuya invasión por hongos o bacterias es más probable, o manteniendo aspectos higiénicos y sanitarios básicos (p. ej., no consumir huevo crudo) similares a las recomendaciones que se harían para la población general, pero de manera más exigente.

Sin embargo, a estos pacientes de un tiempo a esta parte se les ha planteado una **dieta baja en carga microbiana**. Una pauta baja en carga microbiana o dieta neutropénica se basa en que el contenido de bacterias podría implicar un riesgo en pacientes con el sistema inmunitario deprimido, por el riesgo de contaminación. Existen diversos estudios que analizan esta cuestión, señalando que esta «dieta neutropénica» no tiene evidencia de mejor resultado o que evite un compromiso nutricional más allá de aplicar pautas de buena higiene, y que es una iniciativa que pudo tener sentido, pero las restricciones dietéticas como tales no tienen un impacto superior en la prevención de infecciones, ni en adultos ni en público infantil. La última revisión sistemática en la materia, a la fecha de publicación de este capítulo, revisó 13 estudios con 18.167 pacientes, indicando que un mejor estado nutricional previo a un TMO implicó menor tasa de infecciones, y que la educación alimentaria previa al TMO podría ser la clave para tener acceso a pautas más seguras, menos pérdida de peso, mejora de sintomatología, calidad de vida, etc., y se relacionaba con mejor supervivencia, independientemente de que el paciente siguiera o no indicaciones de «dieta neutropénica». Y es que este tipo de dieta, según esta revisión sistemática de 2017, no tuvo ninguna relación con las variables de mejora de supervivencia ni estado nutricional.

Las recomendaciones, además de adaptarse a los síntomas persistentes, deberían cumplir cuestiones relativas a la higiene de alimentos y prevención del consumo de toxinas alimentarias.

ENFERMEDAD DE INJERTO CONTRA HOSPEDADOR Y NUEVOS TRATAMIENTOS

La EICH es una complicación tras un TMO en la que las células aportadas por el donante reaccionan contra los tejidos del huésped u hospedador. Puede ser crónica si aparece tras los cien primeros días tras el TMO, o aguda si aparece entre los días +70 a +100.

Existen diferentes tipos de EICH:

- **Gastrointestinal.** Se caracteriza por diarreas profusas, dolor abdominal y edema. A nivel dietético genera compromiso alimentario mediado por los síntomas anteriores, también deshidratación, mucositis y náuseas. Requiere nutrición artificial.
- **Cutánea.** Se caracteriza por erupciones más o menos masivas. A nivel nutricional suele complicar la ingesta.
- **Hepática.** Se caracteriza por la presencia de ictericia y alteraciones en la función hepática. A nivel dietético y nutricional suele implicar cierta malabsorción proteica, así como síndrome de obstrucción sinusoidal.
- **Crónica.** Se caracteriza por un edema generalizado y osteoporosis. Clínicamente, suele implicar úlceras en boca y gastritis crónica, por lo que con la alimentación debe buscarse mitigar sus síntomas: reflujo, xerostomía y anorexia.

La aparición de esta EICH es muy variable, situándose entre el 7 % o hasta el 40 %, según diferentes estudios observacionales y diferentes herramientas clínicas para su prevención. Su tratamiento se basa en medicamentos que producen una inmunodepresión del sistema inmunitario, para evitar que sus células ataquen a células sanas. Actualmente, se está investigando en la reducción dirigida de células T vírgenes (que no han estado en contacto con antígenos) ya que parece que este riesgo de EICH disminuye considerablemente, situándose en datos de menos del 10 %, y en estos casos los síntomas parecen mucho menos graves.

Es importante no confundir este procedimiento de «limpieza» de las células T en una infusión con la novedosa terapia **CAR-T**, que es precisamente un tratamiento en el que las células T del paciente se modifican en laboratorio para que ataquen células tumorales concretas, incluyéndose un receptor especial que se una a una proteína concreta de las células a atacar, de ahí el nombre CAR, de las siglas de *Chimeric Antigen Receptor* (o receptor de antígeno quimérico, en castellano). Esta terapia CAR-T se ha autorizado en los últimos años para el tratamiento contra ciertos linfomas, mieloma múltiple y leucemias, utilizándose como alternativa tras haber usado previamente otros procedimientos, como el TMO. Por eso, es frecuente que los pacientes sometidos a CAR-T hayan pasado previamente por TMO. Los pacientes sometidos a CAR-T es muy probable que presenten náuseas en cualquier grado (58 %), anorexia (50 %), diarrea en cualquier grado (4-43 % en grado III), vómitos en cualquier grado (1-34 % en grado III), con un pico de síntomas entre la primera y segunda semana tras su administración. Sin embargo, se necesitan más estudios para verificar estas tendencias y prevalencias.

PUNTOS CLAVE

- El TMO se considera una terapia curativa de alto riesgo nutricional, afectando de forma grave y contundente al estado nutricional.
- Los ingresos hospitalarios para recibir terapias de inducción y consolidación o el propio TMO son largos, implicando un deterioro de la alimentación de forma directa por efectos en las hormonas que regulan el apetito, e impactando directamente en la capacidad de alimentarse por los síntomas que implican, desde náuseas, vómitos, saciedad precoz, diarrea o hasta una ulceración de la mucosa digestiva oral o posterior, conocida como mucositis.
- La evaluación nutricional debe contemplar aspectos de composición corporal, con especial énfasis en la masa muscular total y su mantenimiento. Otro parámetro importante es la fuerza dinamométrica para la detección precoz de sarcopenia.
- Durante el TMO, las necesidades nutricionales se sitúan en al menos 35 kcal/kg de peso y 2,5 g de proteína por kg de peso corporal.
- Tras un TMO, las indicaciones dietéticas deben contemplar una mejora del estado nutricional, aspectos de seguridad alimentaria y recomendaciones higiénicas y sanitarias, así como contemplar los efectos secundarios que se mantengan al alta, pero no es necesario pautas de «dieta neutropénica». La educación alimentaria anterior al TMO ayuda a que existe una mejor calidad de vida posterior el TMO, gracias a cumplir todo lo anterior.

BIBLIOGRAFÍA

Baumgartner A, Bargetzi A, Zueger N, Bargetzi M, Medinger M, Bounoure L, et al. Revisiting nutritional support for allogeneic hematologic stem cell transplantation—a systematic review. Bone Marrow Transplant. 2017;52:506-13.

Cabañas-Alite L, Soriano del Castillo JM, Merino-Torres JF, Catalá-Gregori AI, Sanz Caballer J, Piñana JL. Cambios en el estado nutricional, composición corporal y sintomatología asociada en pacientes hospitalizados sometidos a trasplante de médula ósea: estudio longitudinal prospectivo. Rev Esp Nutr Hum Diet. 2020;25(2):154-64. Disponible en: https://doi.org/10.14306/renhyd.25.2.1098 [última consulta: 19 de marzo de 2024].

De Defranchi RLB, Bordalejo A, Caueto I, Villar A, Navarro E. Evolution of nutritional status in patients with autologous and allogeneic hematopoietic stem cell transplant. Support Care Cancer. 2015;23(5):1341-7.

Deluche E, Girault S, Jesus P, Monzat S, Turlure P, Leobon S, et al. Assessment of the nutritional status of adult patients with acute myeloid leukemia during induction chemotherapy. Nutrition. 2017;41:120-5.

García-Gozalbo B, Cabañas-Alite L. A Narrative Review about Nutritional Management and Prevention of Oral Mucositis in Haematology and Oncology Cancer Patients Undergoing Antineoplastic Treatments. Nutrients. 2021;13(11):4075.

Gomes CC, Silva CCGD, Nascimento PRPD, Lemos TMAM, Marcadenti A, Markoski MM, et al. Nutritional status and appetite-regulating hormones in early treatment of acute lymphoblastic leukemia among children and adolescents: a cohort study. Sao Paulo Med J. 2020;138(2):118-25.

Gómez D, Jaime JC, eds. Hematología: La sangre y sus enfermedades. 3ª ed. México: McGraw-Hill Interamericana Editores; 2013. p. 249-51.

Kaushansky K. Hematopoyesis y factores de crecimiento hematopoyéticos. En: Schafer AI, Goldman L, eds. Tratado de Medicina Interna. 24ª ed. Barcelona: Elsevier España; 2013. p. 1026-8.

Malihi Z, Kandiah M, Chan YM, Esfandbod M, Vakili M, Hosseinzadeh M, et al. The effect of dietary intake changes on nutritional status in acute leukaemia patients after first induction chemotherapy. Eur J Cancer Care (Engl). 2015;24(4):542-52.

Martin-Salces M, de Paz R, Canales MA, Mesejo A, Hernandez-Navarro F. Nutritional recommendations in hematopoietic stem cell transplantation. Nutrition. 2008;24;769-75.

Nagayama T, Fujiwara SI, Kikuchi T, Onda K, Murahashi R, Nakashima H, et al. Impact of muscle mass loss assessed by computed tomography on the outcome of allogeneic stem cell transplantation. Leuk Lymphoma. 2022;63(7):1694-700.

National Cancer Institute (NCI). Common Terminology Criteria for Adverse Events (CTCAE), V5. Washington, DC: NIH, NCI; 2017. Disponible en: https://ctep.cancer.gov/protocoldevelopment/electronic_applications/docs/ctcae_v5_quick_reference_5x7.pdf [última consulta: 19 de marzo de 2024].

Price S, Kim Y. Body Composition Impacts Hematopoietic Stem Cell Transplant Outcomes in Both Autologous and Allogeneic Transplants: A Systematic Review. Nutr Cancer. 2022;74(8):2731-47.

Sonis S. Oral Mucositis. New York: Springer Healthcare Communications; 2021.

Teachey DT, Lacey SF, Shaw PA, Melenhorst JJ, Maude SL, Frey N, et al. Identification of Predictive Biomarkers for Cytokine Release Syndrome after Chimeric Antigen Receptor T-cell Therapy for Acute Lymphoblastic Leukemia. Cancer Discov. 2016;6(6):664-79.

Urbain P, Birlinger J, Ihorst G, Biesalski HK, Finke J, Bertz H. Body mass index and bioelectrical impedance phase angle as potentially modifiable nutritional markers are independent risk factors for outcome in allogeneic hematopoietic cell transplantation. Ann Hematol. 2013;92(1):111-9.

Wolfe HR, Sadeghi N, Agrawal D, Johnson DH, Gupta A. Things We Do For No Reason: Neutropenic Diet. J Hosp Med. 2018;13(8):573-6.

Zong LL, Yang J, Xue SL, Wu DP, Zhu XM, Ge YQ, Qiu QC. Observation of Nutritional Status Changes in Patients with Acute Leukemia During Chemotherapy. Zhongguo Shi Yan Xue Ye Xue Za Zhi. 2022;30(4):1028-33.

58

Interacciones nutrientes-fármacos

A. M. López-Sobaler y M. C. Lozano Estevan

La historia de las interacciones fármaco-nutriente se origina en civilizaciones antiguas como la egipcia, que reconocían alimentos, como el ajo, que influían en tratamientos. Este entendimiento ancestral resalta la dualidad de alimentos con funciones nutricionales y medicinales, estableciendo las bases para la comprensión contemporánea. Hipócrates, en la antigua Grecia, abordó las interacciones al aconsejar sobre el consumo de uvas y fármacos anticoagulantes. En la India antigua, el Ayurveda destacó cómo algunos cítricos podían potenciar el efecto de las plantas medicinales.

INTRODUCCIÓN

En el panorama actual, la atención a las interacciones entre fármacos y alimentos ha experimentado un notable aumento. Las **interacciones entre alimentos y fármacos** pueden manifestarse de diversas maneras, afectando tanto a la dieta, los nutrientes y el estado nutricional del paciente en respuesta a la actividad del fármaco, como también al impacto del tratamiento farmacológico en la alimentación y nutrición del individuo. En consecuencia, las implicaciones de estas interacciones abarcan tanto aspectos nutricionales como terapéuticos.

La similitud entre fármacos y alimentos no se limita solo a las vías de administración, sino que se extiende a procesos fisiológicos, como absorción, distribución, metabolismo y eliminación en el organismo. Esta afinidad aumenta la probabilidad de interacciones, una tendencia acentuada en años recientes debido al crecimiento del uso de fármacos, la variabilidad en patrones alimentarios y estados nutricionales, la diversidad en la composición de alimentos y el incremento en el consumo de suplementos nutricionales.

Aunque algunas interacciones entre fármacos y alimentos están rigurosamente documentadas, con comprensión detallada de sus mecanismos específicos, efectos y consecuencias, persisten casos donde estos aspectos no están completamente esclarecidos. En ocasiones, los datos disponibles resultan inconclusos o incluso contradictorios. Estas discrepancias encuentran su origen, en parte, en ensayos clínicos que, al abordar las interacciones, se han limitado a grupos reducidos de pacientes, con diferencias interindividuales que generan respuestas variadas. Esta complejidad subraya la necesidad de ampliar la investigación para lograr una comprensión más completa de las interacciones fármaco-alimento y garantizar una base sólida para la toma de decisiones clínicas.

TIPOS DE INTERACCIONES

Existen diversos criterios para clasificar las interacciones entre alimentos y fármacos. En la tabla 58-1 se muestra una propuesta atendiendo a diversos criterios.

Respecto a la clasificación según el sustrato afectado, y en el contexto de las interacciones alimento-medicamento, pueden surgir efectos imprevistos, como la potenciación de la toxicidad o la disminución de la eficacia farmacológica (ya sea aumentándola o disminuyéndola). Estas interacciones, especialmente críticas con fármacos de estrecho rango terapéutico o aquellos que requieren concentraciones plasmáticas específicas, se ven influenciadas por diversos factores de riesgo, como la polimedicación, las formulaciones galénicas, los hábitos alimentarios o la situación nutricional del paciente. Aunque algunas interacciones alimento-medicamento están claramente definidas, la incertidumbre persiste en otras debido a diferencias interindividuales o limitaciones en estudios clínicos.

Tabla 58-1. Tipos de interacciones

Criterio de clasificación	Descripción
Lugar de ocurrencia	Las interacciones pueden ocurrir tanto *in vitro* (entornos de laboratorio) como *in vivo* (en el organismo) y pueden manifestarse en diferentes órganos
Tiempo de aparición	Según el tiempo que transcurre antes de que aparezcan los efectos, que varía desde minutos hasta días
Mecanismo de interacción	*Fisicoquímicas*: estas interacciones ocurren durante la administración, afectando la biodisponibilidad de fármacos y nutrientes
	Farmacocinéticas: influyen en la disponibilidad de nutrientes o fármacos, afectando a la absorción, metabolismo, distribución o eliminación
	Farmacodinámicas: pueden potenciar o inhibir efectos farmacológicos, como el aumento al tomar suplementos de potasio junto con alimentos ricos en este mineral o la inhibición por la cafeína
Sustrato afectado	*Interacciones alimento-medicamento*: los alimentos, nutrientes o el estado nutricional afectan la respuesta del medicamento, alterando la respuesta farmacológica. Pueden aumentar, disminuir, retrasar o alterar cualitativamente la respuesta
	Interacciones medicamento-alimento: los medicamentos modifican la ingesta, absorción y uso de nutrientes, alterando el estado nutricional. Estas interacciones no se deben a deficiencias en la dieta y son más comunes en tratamientos crónicos y en pacientes malnutridos

Por otra parte, en el caso de las interacciones medicamento-alimento se ve afectado el aprovechamiento de los nutrientes, pudiendo aparecer déficit de vitaminas o minerales. Un ejemplo muy conocido de este tipo de interacciones es la deficiencia de vitamina B_6, que se puede producir por tratamiento prolongado con isoniacida. Este tipo de interacciones es más frecuente cuando se trata de fármacos de uso crónico.

Determinar una clasificación rigurosa en todos los casos no resulta siempre sencillo, ya que en algunas situaciones el efecto puede ser recíproco, afectando tanto al fármaco como a algún nutriente del alimento. Un ejemplo ilustrativo es la interacción entre las tetraciclinas y la leche: su ingestión conjunta conlleva una notable reducción en la absorción intestinal del antibiótico y también del calcio presente en la leche. Este fenómeno subraya la complejidad de las interacciones, donde la influencia puede manifestarse de manera bidireccional, afectando tanto a la eficacia del fármaco como a la disponibilidad de nutrientes esenciales.

ALTERACIONES NUTRICIONALES CAUSADAS POR LOS FÁRMACOS

Algunos fármacos tienen el potencial de alterar significativamente la asimilación de nutrientes y el estado nutricional del paciente, manifestándose en síntomas como anemia, diarrea y pérdida de peso. Esta modificación puede afectar a cualquier nutriente, siendo más críticas las consecuencias cuando se trata de nutrientes cuyo consumo es mínimo y que interactúan con fármacos de uso generalizado, como el calcio, los folatos, la piridoxina y la vitamina A.

En ciertas circunstancias, las náuseas, vómitos o diarrea aumentan las pérdidas de nutrientes y pueden atribuirse a los efectos secundarios de los fármacos.

Además, los fármacos pueden influir en la ingesta alimentaria, así como en la absorción, metabolismo y eliminación de nutrientes, impactando directamente en la salud nutricional del individuo.

Si bien las interacciones entre fármacos y nutrientes no siempre se manifiestan de manera clínica evidente, su relevancia se intensifica en casos de enfermedades crónicas, situaciones de malnutrición o en grupos de población más vulnerables, como los ancianos. La literatura científica respalda estas observaciones, resaltando la necesidad de una atención especializada y un monitoreo cuidadoso en contextos clínicos donde estas interacciones pueden tener consecuencias significativas para la salud a largo plazo.

Modificación de la ingesta de alimentos debido al tratamiento

Los fármacos tienen la capacidad de influir en la ingesta de alimentos, ya sea a través de cambios en el apetito, en el sentido del gusto o mediante la generación de molestias y lesiones en el tracto gastrointestinal, lo que se manifiesta con síntomas como náuseas, vómitos y otros trastornos. En algunos casos, la reducción de la ingesta es un resultado buscado del tratamiento farmacológico, mientras que en otros casos puede ser un efecto secundario no deseado.

Dentro de los fármacos que afectan la ingesta, se encuentran aquellos que actúan directamente en el centro del hambre, los que provocan hipogeusia

Tabla 58-2. Mecanismos por los que los fármacos disminuyen la ingesta de alimentos

Mecanismo	Fármacos
Supresión del apetito	• *Anfetaminas*: fentermina, anfepramona • *Antidepresivos*: bupropión, mirtazapina • *Antipsicóticos*: clozapina, olanzapina • *Inhibidores de la recaptación de serotonina*: fluoxetina, sertralina, paroxetina
Alteración del gusto	• *Diuréticos*: acetazolamida, furosemida, hidroclorotiazida • *Antihipertensivos*: captopril, hidralazina, nifedipina, propranolol • *Anticonvulsivos*: carbamacepina, fenitoína, valproato • *Antibióticos*: ampicilina, cefalosporinas, claritromicina, colchicina, metronidazol, penicilamina, sulfasalazina • *Antiinflamatorios no esteroideos*: ibuprofeno • *Antipsicóticos* • *Antiparkinsonianos*: levodopa • *Antihiperglucemiantes*: metformina • *Antiarrítmicos*: digoxina • *Antirreumáticos*: alopurinol, metotrexato • *Antagonistas de receptores de dopamina*: metoclopramida • *Antagonistas de los receptores de angiotensina II*: losartán • *Antagonistas de los receptores de dopamina*: risperidona
Efecto masa	• Fibra • Glucomanano
Inductores de vómito o náuseas	• *Antiinfecciosos*: claritromicina, metronidazol • *Antineoplásicos*: cisplatino, metotrexato • *Anticonvulsivos*: lamotrigina • *Antipsicóticos*: clozapina, olanzapina, risperidona

(disminución del sentido del gusto) o disgeusia (alteración del sabor). Además, fármacos que inducen náuseas y vómitos, ya sea como parte de su efecto terapéutico o como un efecto secundario, también contribuyen a la disminución de la ingesta.

En contraste, algunos fármacos tienen la capacidad de aumentar la ingesta de alimentos. Ejemplos de estos incluyen antihistamínicos, corticosteroides y ciertos fármacos psicótropos. Además, algunos fármacos pueden impulsar el deseo de consumir alimentos específicos; por ejemplo, los pacientes que toman diuréticos pueden experimentar un aumento en el deseo de alimentos salados.

La consecuencia de esta interacción es el rechazo a consumir algunos alimentos, y puede suponer una ingesta menor e insuficiente de energía y nutrientes.

En la tabla 58-2 se muestran algunos ejemplos de fármacos que pueden modificar, mediante diferentes mecanismos, la ingesta de alimentos.

Fármacos que afectan el apetito

La regulación del apetito a través de fármacos es un componente esencial en el tratamiento de diversas condiciones médicas, ya sea como indicación terapéutica específica o como un efecto secundario. Estos fármacos afectan los sistemas neuroquímicos y regiones cerebrales relacionadas con la saciedad y el hambre.

Un ejemplo es la fentermina y el dietilpropión. Estas sustancias estimulan el sistema nervioso central, generando una disminución del apetito.

El bupropión es un antidepresivo que, además de tratar la depresión, puede tener efectos secundarios que incluyen pérdida de peso y reducción del apetito.

La clozapina y la olanzapina, utilizadas en trastornos psicóticos, pueden tener impactos negativos en el apetito como efecto secundario.

La metformina, un fármaco para el tratamiento de la diabetes tipo 2, puede asociarse con pérdida de peso, y parece que uno de los mecanismos que lo explican es la disminución del apetito.

Fármacos que afectan al sentido del gusto

Los fármacos pueden manifestar diversos efectos en la percepción del gusto:

- La **ageusia**, que implica la pérdida total del sentido del gusto, es un fenómeno extremadamente poco común.
- La **hipogeusia**, caracterizada por una disminución en la sensación gustativa, está más vinculada con los tratamientos farmacológicos.
- La **disgeusia**, que representa una alteración en la percepción del gusto, generalmente se describe por los pacientes como sabores amargos o metálicos.

Fármacos que inducen el vómito

La influencia de los fármacos en la inducción de vómito o la generación de náuseas es un aspecto crucial que considerar en la farmacología clínica. Estos efectos pueden surgir por la acción directa sobre receptores cerebrales responsables del reflejo del vómito o debido a la irritación de la mucosa gástrica, siendo esencial comprender esta relación ya que impacta en la tolerancia del paciente al tratamiento y su calidad de vida.

En el contexto de la quimioterapia, un ejemplo destacado es el cisplatino, agente quimioterapéutico utilizado en el tratamiento del cáncer, conocido por causar náuseas y vómitos en muchos pacientes. Al tratar infecciones con antibióticos como la eritromicina, un macrólido, se pueden experimentar síntomas de náuseas debido a la irritación gástrica que puede provocar. Durante tratamientos de radioterapia abdominal, la irradiación de áreas específicas puede desencadenar náuseas.

Opioides, como la morfina, destacan entre los fármacos que pueden estimular los centros cerebrales responsables del vómito, y algunos fármacos para tratar la migraña, como el sumatriptán, pueden estar asociados con la aparición de náuseas. Este panorama subraya la importancia de considerar estos efectos secundarios al prescribir fármacos y monitorizar la respuesta del paciente para garantizar una gestión adecuada de los síntomas asociados a la ingesta de estos fármacos.

Modificación de la absorción de nutrientes

La mayoría de los fármacos se absorben en el intestino delgado, una región donde también tiene lugar la absorción de muchos nutrientes, lo que sugiere la posibilidad de interacciones en esta sección del tracto digestivo. El resultado de estas interacciones variará según la dosis del medicamento, el tipo y la cantidad de alimento ingerido, el momento de la ingesta, la presencia de patologías y la existencia previa o ausencia de desnutrición. La malabsorción de nutrientes inducida por fármacos puede manifestarse a través de cambios en la luz intestinal o en la mucosa gastrointestinal, o mediante una interacción específica entre un fármaco y un nutriente. Es importante destacar que el efecto puede depender del momento en que se toman tanto el fármaco como los alimentos. Además, algunos fármacos pueden actuar a través de más de un mecanismo (**Tabla 58-3**).

Tabla 58-3. Fármacos que influyen en la absorción de nutrientes

Mecanismo de interacción	Fármacos	Nutriente afectado
El fármaco influye en las secreciones gastrointestinales	Cimetidina, antidepresivos (tricíclicos, inhibidores de la monoaminooxidasa)	Vitamina B_{12}, sodio, potasio, magnesio
El fármaco produce daño o lesión en la mucosa intestinal	Antiinflamatorios no esteroideos (ibuprofeno, naproxeno, aspirina), quimioterapia (cisplatino), radioterapia, digoxina	Hierro, calcio, potasio, magnesio, proteínas, hidratos de carbono, grasas, vitaminas, minerales
El fármaco forma complejos y sustancias insolubles	Antibióticos (eritromicina), hidróxidos de magnesio, calcio y aluminio (antiácidos)	Grasas, vitaminas liposolubles (A, D, E, K), fósforo
El fármaco actúa sobre las secreciones gastrointestinales y algunas actividades enzimáticas	Colestiramina	Folato
Bloqueo de receptores específicos en la mucosa	Trihexifenidilo	Nutrientes varios (proteínas, grasas, hidratos de carbono)
El fármaco produce cambios en la mucosa intestinal	Metformina	Vitamina B_{12}
El fármaco modifica el pH intestinal	Omeprazol, esomeprazol, cimetidina, ranitidina	Calcio, hierro, magnesio, cinc

Fármacos que modifican el pH gastrointestinal

La modificación del pH intestinal por ciertos fármacos puede desempeñar un papel significativo en la biodisponibilidad de los nutrientes. Este fenómeno, especialmente asociado con modificadores del pH, como los antiácidos y los inhibidores de la bomba de protones (IBP), puede tener repercusiones en la absorción de minerales esenciales y otros nutrientes vitales.

Los antiácidos, destinados a neutralizar el ácido gástrico, alteran el equilibrio ácido-básico en el estómago. Este cambio en el pH puede influir en la absorción de minerales críticos, como el calcio y el hierro, que tienden a ser más solubles y absorbibles en ambientes ligeramente ácidos.

Un paciente que toma suplementos de hierro, como el sulfato ferroso, para abordar deficiencias nutricionales, si simultáneamente consume antiácidos, su capacidad para absorber el hierro puede verse comprometida. El cambio en el pH gastrointestinal reduce la solubilidad del hierro, llevando a una menor absorción y, potencialmente, exacerbando la deficiencia de hierro.

Ante esta interferencia se podría considerar la administración de suplementos de hierro en momentos separados de la ingesta de antiácidos, o explorar alternativas de fármacos que minimicen el impacto en la absorción de hierro.

Los IBP, como el omeprazol, son eficaces para reducir la producción de ácido estomacal. Sin embargo, esta acción puede afectar la absorción de nutrientes críticos que dependen de un entorno ácido para su óptima absorción. Es el caso del magnesio, esencial para diversas funciones biológicas, cuya absorción es óptima en ambientes ácidos. El uso prolongado de IBP puede disminuir la acidez estomacal, afectando así la absorción de magnesio. Esta deficiencia podría tener consecuencias negativas en la salud ósea, la función muscular y otros procesos metabólicos.

En pacientes con tratamientos crónicos de IBP, podría ser prudente la monitorización regular de los niveles de magnesio. Además, se podría evaluar la necesidad de ajustar la administración de estos fármacos o explorar terapias alternativas que minimicen el impacto en la absorción de magnesio.

Fármacos que forman complejos y sustancias insolubles

Las sales cálcicas ingeridas por vía oral y la presencia de grasas en los alimentos generan la formación de jabones insolubles, dando lugar a esteatorrea y malabsorción. Además, agentes quelantes como el EDTA-Na_2 y resinas intercambiadoras de iones pueden obstaculizar la absorción de ciertos minerales.

En el caso del uso crónico y abuso de algunos antiácidos, como los hidróxidos de magnesio, calcio y aluminio, se puede provocar un agotamiento de fósforo al precipitar el fosfato presente en la dieta. Los aceites minerales, como la vaselina líquida y el aceite de parafina, al no ser absorbidos, reducen la absorción de vitaminas liposolubles al disolverlas y eliminarlas en la excreción.

Asimismo, tratamientos prolongados con colestiramina pueden llevar a una disminución de los niveles de folato en suero y eritrocitos, posiblemente debido a su capacidad de unirse a la vitamina, reduciendo de esta manera su absorción. Similarmente, la sulfasalazina interfiere en la absorción de folato, contribuyendo a la disminución de los niveles de esta vitamina.

Fármacos que alteran la motilidad intestinal

Los laxantes y purgantes aumentan la motilidad intestinal, lo que puede afectar la absorción de ciertos nutrientes, como la glucosa, al reducir el tiempo de contacto entre los nutrientes y la mucosa. Además, se puede dificultar la absorción de vitaminas liposolubles. Algunos fármacos presentan como efecto secundario la producción de diarrea, tal es el caso de los antibióticos y algunos antirretrovirales.

Fármacos que influyen en las secreciones gastrointestinales

Algunos fármacos modifican las secreciones gastrointestinales lo que puede afectar a la actividad de algunas enzimas. La neomicina, el clofibrato y la colestiramina secuestran las sales biliares, impidiendo la absorción de grasas, vitaminas liposolubles y colesterol. En el caso de la cimetidina, al reducir la secreción de ácido y pepsina en el estómago, puede modificar la absorción de la vitamina B_{12} al interferir en su liberación de los alimentos.

Fármacos que producen daño o lesión en la mucosa intestinal

El fármaco induce modificaciones en la mucosa intestinal, afectando la estructura de las vellosidades intestinales y alterando la actividad de las enzimas del borde en cepillo, así como los sistemas de transporte vinculados a la absorción de nutrientes. Este fenómeno puede dar lugar a una malabsorción general o específica de ciertos nutrientes, siendo un ejemplo de ello el abuso constante de laxantes.

Elevadas dosis de neomicina (6 g) provocan cambios morfológicos en la mucosa del intestino delgado, contribuyendo a la malabsorción de macronutrientes, sodio, potasio y calcio. De manera similar, el triparanol ocasiona cambios que se han asociado con la malabsorción de proteínas, al igual que las tetraciclinas, que pueden generar malabsorción de proteínas mediante un efecto directo sobre la mucosa.

Fármacos que bloquean receptores específicos en la mucosa

La colchicina y el ácido *p*-aminosalicílico (a dosis elevadas) pueden afectar las funciones de transporte en el íleon, provocando esteatorrea y posiblemente malabsorción de vitamina B_{12}. La sulfasalacina, trimetoprim y pirimetamina son inhibidores competitivos del mecanismo de transporte del folato en la mucosa intestinal, contribuyendo así a su deficiencia.

A diferencia de los mencionados, el alopurinol potencia la absorción del hierro, bloqueando posiblemente los sistemas enzimáticos que controlan la absorción de este mineral. Este efecto ha sido asociado en algunos casos con hemosiderosis durante tratamientos con dicho fármaco. La carbamacepina y la primidona generan depleción de biotina al inhibir su captación en la mucosa intestinal, lo que puede conducir a deficiencias en este nutriente.

Por último, el orlistat, un inhibidor de la lipasa pancreática, actúa a nivel local impidiendo la hidrólisis de triglicéridos y su absorción. Este fármaco se utiliza de manera intencionada para aumentar la pérdida de peso.

Modificación del transporte de nutrientes

Esta circunstancia es poco común. Un caso ilustrativo es el ácido acetilsalicílico, que en dosis normales puede reducir las reservas de vitamina C en los leucocitos al afectar a sus receptores de membrana. Asimismo, el fenobarbital, la difenilhidantoína y la carbamacepina tienen la capacidad de desplazar a la biotina de la biotinidasa, lo que podría interferir en el transporte de esta vitamina en la circulación sanguínea y su eliminación a través de la función renal.

Modificación del metabolismo o actividad de los nutrientes

Este tipo de interacción suele ser más específico y generalmente conduce a situaciones de depleción o desnutrición de vitaminas. En algunos casos, el fármaco compite con la vitamina en las reacciones metabólicas en las que la vitamina desempeña un papel. En otras instancias, el fármaco forma un complejo con el nutriente, obstaculizando la capacidad del organismo para utilizarlo.

La fenitoína es motivo de especial preocupación porque promueve el catabolismo metabólico de la vitamina D en el hígado al interferir con la conversión hepática de colecalciferol en 25-OHD$_3$, lo que provoca una deficiencia de esta vitamina.

También se conoce el agonismo entre los anticoagulantes cumarínicos, como la warfarina y la vitamina K, siendo esta interacción uno de los efectos deseados.

Finalmente, y debido a la importancia de su acción farmacológica, una de las interacciones más estudiadas y conocidas es entre los inhibidores de la monoaminooxidasa (IMAO) (que están indicados, entre otros, en el tratamiento de la depresión y la enfermedad de Parkinson) y aminas presoras, como la tiramina. Estas últimas se encuentran en los alimentos (p. ej., queso añejo, embutidos, chocolate, bebidas fermentadas, etc.). Los IMAO inhiben el catabolismo de la tiramina y de otras aminas biógenas provenientes de la dieta, y al acumularse en el organismo causan un aumento de la constricción de los vasos sanguíneos y elevación de la presión arterial, con taquicardia, dolor torácico y cefaleas graves.

Modificación de la excreción urinaria de los nutrientes

Una de las vías en que los fármacos pueden ocasionar un aumento de la excreción de nutrientes es mediante la alteración de la unión del nutriente a las proteínas plasmáticas. Esto tiene como resultado el filtrado renal y posterior excreción del nutriente. Un ejemplo es la D-penicilamina, utilizada para tratar la intoxicación por metales pesados, la cisteinuria y la artritis reumatoide. Sin embargo, también puede formar quelatos con otros metales, como el cinc, lo que aumenta su eliminación a través de la orina. En el caso del EDTA, administrado por vía intravenosa para tratar la intoxicación por plomo, también provoca una excreción excesiva de cinc.

Los fármacos también pueden incrementar la eliminación de un nutriente al interferir en su reabsorción renal. En tratamientos crónicos con diuréticos, por ejemplo, puede producirse la depleción de potasio, magnesio y cinc. Esto ocurre con diuréticos orales, como la furosemida, el ácido etacrínico y el triamtereno, que generan hipercalciuria al reducir la reabsorción renal de calcio. Las tiazidas

Tabla 58-4. Efecto de los fármacos sobre los nutrientes

Nutriente	Absorción/digestión	Metabolismo	Eliminación
Vitamina B$_1$	(–) Antiácidos		
Vitamina B$_6$		(–) Anticonceptivos orales (–) Cicloserina (–) Levodopa (–) Penicilamina (–) Isoniazida	(–) Derivados de hidracina
Folato	(–) Colestiramina (–) Sulfasalazina (–) Anticonceptivos orales (–) Anticonvulsivos (–) Bicarbonato sódico	(–) Metotrexato (–) Pirimetamina (–) Trimetoprim (–) Pentamidina (–) Triamtereno (?) (–) Bactrim (–) Sulfasalazina (–) Anticonceptivos orales	
Vitamina B$_{12}$	(–) Cloruro de potasio (–) Cimetidina (–) Ácido p-aminosalicílico (–) Neomicina (–) Trifluoperazina (–) Fenformina y metformina (–) Colchicina		(+) Ácido p-aminosalicílico
Vitamina C		(–) Ácido acetilsalicílico	(–) Antipirina
Vitamina A	(–) Aceites minerales (–) Clofibrato y colestiramina		
Vitamina E	(–) Aceites minerales (–) Clofibrato y colestiramina		
Vitamina D	(–) Aceites minerales (–) Clofibrato y colestiramina	(–) Rifampicina (–) Fenitoína (–) Fenobarbital (+) Isoniazida	
Vitamina K	(–) Colestiramina (–) Laxantes y catárticos		
Hierro	(–) Tetraciclinas (+) Alopurinol (–) Clofibrato y colestiramina (–) Neomicina (–) Antiácidos		

(Continúa)

Nutriente	Absorción/digestión	Metabolismo	Eliminación
Tabla 58-4. Efecto de los fármacos sobre los nutrientes (*Cont.*)			
Calcio	(–) Tetraciclinas (–) Neomicina		(+/–) Diuréticos (–) Esteroides (+) Vitamina D (–) Furosemida, ácido etacrínico y triamtereno (–) Glucocorticoides
Magnesio			(–) Diuréticos (–) Cisplatino
Cinc	(–) Tetraciclinas		(–) Diuréticos (–) Penicilamina (–) Naproxeno
Cobre	(–) Isoniacida		(–) Penicilamina
Fósforo	(–) Hidróxidos de aluminio, magnesio y calcio		
Potasio	(–) Neomicina (–) Antiinflamatorios (–) Fenolftaleína		(–) Esteroides (+/–) Diuréticos
Sodio	(–) Antiinflamatorios		(+) Esteroides (–) Diuréticos

(+): disminuyen sus niveles o actividad en el organismo; (–): aumentan sus niveles o actividad en el organismo.
Tomada de: López-Sobaler y Requejo, 2015.

favorecen la pérdida de sodio en la orina, mientras que los diuréticos ahorradores de potasio promueven la pérdida de sodio, pero impiden la de potasio o magnesio.

Es común que los pacientes hipertensos utilicen diuréticos que pueden afectar su metabolismo mineral. Las pérdidas de potasio representan un riesgo significativo en estas condiciones y pueden complicarse cuando se emplean laxantes simultáneamente. También puede surgir hiponatremia en pacientes con alimentación por sonda, libre de sodio, que utilizan diuréticos. En pacientes ancianos, la confusión mental asociada con la depleción de sodio puede confundirse con senilidad y pasar desapercibida.

La administración de esteroides produce alteraciones en la excreción de los electrolitos, causando retención de sodio y fluidos, así como pérdida de potasio y calcio. Los glucocorticoides reducen la absorción del calcio y aumentan su eliminación tras 8-10 días de iniciar el tratamiento, por lo que, a largo plazo, reducen la masa ósea en adultos y retrasan el crecimiento en los niños. Esto supone la administración de calcio como agente profiláctico seguro. El cisplatino favorece la eliminación de magnesio, manifestándose normalmente el efecto tras el tercer ciclo de quimioterapia.

En la tabla 58-4 se muestra un resumen de los efectos de algunos fármacos sobre la absorción, digestión, metabolismo y eliminación de vitaminas y minerales.

MODIFICACIÓN DE LA RESPUESTA DEL FÁRMACO

En las interacciones entre alimentos y fármacos se identifican mecanismos farmacológicos comunes que pueden incidir en la absorción y metabolismo de estos fármacos. Estas interacciones no solo modifican la respuesta farmacológica cuantitativa y cualitativa, sino que también desempeñan un papel crucial en garantizar la eficacia y seguridad del tratamiento del paciente. Además, se considera la posibilidad de efectos inesperados en personas con un estado nutricional deficiente durante el tratamiento farmacológico. La malnutrición puede alterar la absorción, metabolismo y excreción de fármacos, afectando su actividad terapéutica.

La probabilidad de que una interacción alimento-medicamento tenga consecuencias es mayor en ciertos fármacos, especialmente aquellos con un estrecho margen terapéutico o que requieren mantener una concentración plasmática sostenida, como los antibióticos. En estos casos existe el riesgo de posibles efectos toxicológicos, lo que subraya la importancia de considerar cuidadosamente las interacciones alimentarias y medicamentosas.

Desde la administración de un medicamento, la liberación del principio activo es crucial, y esta etapa puede ser comparada con la digestión de los alimentos. La presencia de alimentos puede afectar factores como los movimientos gastrointestinales, el pH y las secreciones, creando posibles puntos de interacción alimento-medicamento. La absorción del principio activo es otro paso crítico, y la velocidad y eficacia de este proceso pueden variar a lo largo del tracto gastrointestinal. Aunque la boca y el esófago son lugares de paso, el estómago es fundamental y su ambiente puede ser influenciado por la presencia de alimentos.

Modificación de la absorción del fármaco

Las complejas interacciones entre los alimentos y los fármacos pueden modificar significativamente la absorción gastrointestinal de los fármacos, dando lugar a una variedad de efectos. Estos efectos se muestran de forma general en la tabla 58-5.

Modificación de la distribución del fármaco

El proceso de distribución de un fármaco en la circulación general marca el comienzo de su trayecto hacia los lugares específicos de acción, así como a aquellos destinados para su metabolismo y eliminación. Mientras los fármacos circulan predominantemente unidos a proteínas plasmáticas, es crucial señalar que únicamente la fracción libre posee actividad farmacológica, y también es la única capaz de ser metabolizada y posteriormente excretada. Las propiedades fisicoquímicas de los fármacos son determinantes en la proporción de unión a las proteínas plasmáticas. Aquí, los mecanismos de interacción pueden surgir por desplazamiento del fármaco debido a nutrientes o por déficit de proteínas plasmáticas a causa de una alimentación inadecuada, lo que provoca un aumento de la cantidad de fármaco libre disponible.

Tabla 58-5. Efectos de los alimentos sobre la absorción de los fármacos

Mecanismo de interacción	Ejemplo	Consecuencia
Formación de precipitados insolubles	La interacción entre las tetraciclinas y productos lácteos, formando un precipitado insoluble con el calcio presente en la leche	Reduce la concentración sérica de tetraciclina y oxitetraciclina hasta en un 50-60 %, comprometiendo la actividad terapéutica debido a una posible infradosificación
Aumento de la solubilidad del fármaco por componentes alimentarios	Las sales biliares estimuladas por la ingesta de alimentos ricos en grasas facilitan la disolución y absorción de fármacos liposolubles, como griseofulvina y halofantrina	Mejora la absorción de fármacos que son liposolubles
Modificaciones del pH gastrointestinal	Alteraciones en la estabilidad de los fármacos a pH ácido, afectando a medicamentos como la eritromicina base y la penicilina G	Se produce la degradación del fármaco en el estómago
Mecanismo redox	La interacción entre alimentos ricos en vitamina C y la absorción del hierro, facilitando la transformación del Fe^{3+} a Fe^{2+} debido a la capacidad reductora del ácido ascórbico	Mejora la absorción del hierro, siendo beneficioso en casos de deficiencia de hierro
Modificación del grado de disociación	El aumento del pH gástrico por antiácidos puede reducir la velocidad de absorción de la aspirina, un fármaco ácido débil	Se producen cambios en el grado de disociación pueden afectar la absorción y la velocidad de acción del fármaco
Retraso del vaciamiento gástrico	La presencia de alimentos ricos en grasas puede retrasar el vaciamiento gástrico, afectando su absorción. Es el caso de la levodopa utilizada en el tratamiento de la enfermedad de Parkinson	Influye en la rapidez con la que el fármaco alcanza el intestino delgado para su absorción
Aumento de la motilidad	Alimentos ricos en fibra, como cereales integrales, pueden aumentar la motilidad intestinal, afectando la absorción de fármacos	Acelera el tránsito de los fármacos a través del sistema digestivo
Estimulación de secreciones gastrointestinales	La cafeína en el café puede estimular la secreción gástrica, influyendo en la absorción de antiinflamatorios no esteroideos	Afecta la absorción y biodisponibilidad de los fármacos
Aclaramiento presistémico	Compuestos en el pomelo inhiben enzimas responsables del metabolismo de ciertos fármacos, aumentando sus niveles en el cuerpo	Puede afectar a la cantidad de fármaco disponible para su absorción sistémica

El papel de la alimentación en este proceso es de gran relevancia. Una ingesta baja en proteínas puede alterar la actividad terapéutica de los fármacos, especialmente aquellos con un rango terapéutico estrecho. Asimismo, una ingesta abundante tanto de grasas como de proteínas puede provocar desplazamientos de fármacos unidos a proteínas plasmáticas, generando interacciones competitivas con ácidos grasos o aminoácidos libres. Esta interacción puede provocar un incremento de la actividad y/o toxicidad de los fármacos, si bien la repercusión clínica puede variar significativamente entre diferentes tipos de fármacos.

Situaciones como el ayuno, que incrementa la liberación de ácidos grasos libres, o la desnutrición proteica, como en el Kwashiorkor, donde la síntesis de proteínas plasmáticas disminuye, también pueden afectar la proporción de fármaco libre en circulación. Estos escenarios pueden llevar a un aumento de la actividad del fármaco, pudiendo incluso provocar efectos tóxicos, como es el caso de la warfarina o la furosemida.

Adicionalmente, en pacientes obesos y ancianos, con un mayor porcentaje de grasa corporal, la distribución de sustancias liposolubles se ve condicionada. Esto no solo prolonga el tiempo de eliminación de dichas sustancias, sino que también puede incrementar la posibilidad de toxicidad. La monitorización del peso y los cambios en el contenido graso en pacientes obesos es esencial, ya que la movilización brusca de compuestos farmacológicos o sus metabolitos puede ocurrir, generando variaciones en la concentración de fármacos en circulación. Este fenómeno subraya la importancia de comprender la compleja interrelación entre la alimentación, la distribución de fármacos y la consecuente actividad terapéutica.

Modificación del metabolismo del fármaco

La interacción entre alimentos y fármacos puede ejercer notables influencias en el metabolismo de los fármacos. La composición de los alimentos puede alterar la actividad de las enzimas metabolizadoras en el hígado, influyendo en la biotransformación de los fármacos. Estos fenómenos destacan la complejidad de las interacciones entre alimentos y fármacos, especialmente en el contexto del metabolismo de los fármacos.

Como resultado de la interacción entre alimentos y fármacos, se pueden observar diversos impactos en el metabolismo, tales como:

- Reducción de la eficacia del fármaco en casos como los folatos y la fenitoína.
- Disminución de los efectos secundarios del medicamento, ejemplificado por la piridoxina e isoniacida.
- Potenciación de los efectos secundarios del fármaco, como se evidencia con la vitamina C y el etinilestradiol.

Además, es importante destacar que los alimentos contienen otras sustancias que también pueden influir en el metabolismo de los fármacos. Por ejemplo, los flavonoides presentes en frutas, especialmente en cítricos, y los indoles encontrados en vegetales, especialmente en verduras del género *Brassica*, son elementos que pueden tener impacto en las vías metabólicas de los fármacos. También se deben considerar algunos contaminantes, como los hidrocarburos policíclicos aromáticos, presentes en alimentos ahumados y a la brasa, y que actúan como

Tabla 58-6. Alimentos que se recomienda restringir cuando hay un tratamiento con inhibidores de la monoaminooxidasa

No deben consumirse	• Quesos curados • Extractos de carne • Carnes curadas o en conserva • Hígado y patés • Pescados ahumados o en salmuera, en conserva • Col fermentada (chucrut) • Habas (especialmente las vainas) • Salsa de soja y soja fermentada • Plátanos maduros • Aguacates • Frambuesas • Cacahuetes • Chianti y vermut, otros vinos • Cervezas • Refrescos edulcorados con ciclamato • Extractos de levadura, levadura de cerveza • Chocolate
Sin indicación sobre su restricción	• Leche fresca, yogur y quesos frescos • Carne y pescado frescos • Huevos • Setas • Sopas • Verduras • Frutas • Legumbres y féculas • Bebidas refrescantes sin ciclamato • Galletas y postres

Tomada de: López-Sobaler, 2023.

inductores enzimáticos, así como pesticidas organofosforados, metales pesados y monóxido de carbono, que pueden actuar como inhibidores enzimáticos.

Un caso de particular relevancia es la interacción entre fármacos IMAO y ciertas aminas, principalmente tiramina e histamina, presentes en algunos alimentos. El uso de IMAO potencia los efectos tanto de las aminas exógenas como de las endógenas. Los alimentos que pueden dar lugar a estas interacciones son principalmente los fermentados o curados. Los síntomas de esta interacción son análogos a los de las crisis hipertensivas y feocromocitoma (**Tabla 58-6**).

Modificación de la excreción del fármaco

Los mecanismos predominantes en este tipo de interacción incluyen la competencia por la unión a proteínas plasmáticas entre el fármaco y el nutriente, así como la interferencia del fármaco en la reabsorción renal del nutriente, provocando un aumento de su eliminación, como se observa con el uso común de diversos diuréticos.

Específicamente, algunos diuréticos, como la furosemida, disminuyen la reabsorción renal de electrolitos y minerales, como calcio, magnesio y cinc, dando

Tabla 58-7. Alimentos que pueden modificar la excreción de fármacos

Alimentos con residuo ácido	Alimentos con residuo básico
Cereales (maíz) Pan, bizcochos, galletas Pastas alimenticias	
Queso y requesón	Leche y yogur, nata
Huevos	
Manteca de cerdo, bacón	Mantequilla
Cebollas, levaduras	El resto
Ciruelas, ciruelas pasas, arándanos	El resto
Cacahuetes, nueces, avellanas	Almendras, castañas, coco
Lentejas	El resto
Carnes, aves, jamón, embutidos	
Pescados y mariscos	
	Vinos, colas
Chocolate, pasteles	
Efecto terapéutico	**Efecto terapéutico**
Potencian el efecto de fármacos de carácter ácido (aspirina, barbitúricos, metenamina, nitrofurantoína)	**Potencian el efecto de fármacos de carácter básico** (anfetamina, cafeína, quinidina, efedrina, antiácidos)

Adaptada de: López-Sobaler y Requejo, 2015.

lugar a un incremento en su excreción renal. Otros diuréticos, como las tiazidas y los diuréticos del asa, pueden propiciar la pérdida de sodio en la orina. Los diuréticos ahorradores de potasio, por su parte, facilitan la excreción de sodio en la orina, pero al mismo tiempo evitan la pérdida de potasio y magnesio.

La excreción renal constituye una vía fundamental para la eliminación de fármacos, donde la hidrosolubilidad del fármaco o su metabolito, junto con su estado libre en la circulación (no unido a proteínas plasmáticas), son factores cruciales. La cantidad de fármaco excretado también está influenciada por la acidez o alcalinidad de la orina, ya que el pH urinario puede modular la proporción de fármaco ionizado (hidrosoluble y excretable) frente al no ionizado (liposoluble y reabsorbible), como se detalló en la discusión sobre la absorción de fármacos.

La dieta desempeña un papel clave al tener la capacidad de modificar el pH urinario a través de los alimentos consumidos. Es importante destacar que la acidez o alcalinidad química de un alimento no necesariamente refleja su impacto fisiológico sobre la orina. Por ejemplo, un limón, aunque químicamente ácido, puede tener un efecto alcalinizante en la orina debido al carácter alcalino de sus cenizas (**Tabla 58-7**).

Las dietas de residuo ácido pueden favorecer la eliminación de fármacos de naturaleza básica, como las anfetaminas, quinidina, efedrina y pseudoefedrina, nicotina y antiácidos, al aumentar la fracción ionizada. En contraste, prolongan o potencian el efecto de fármacos ácidos, como el ácido acetilsalicílico, ácido nalidíxico, barbitúricos, metenamina y nitrofurantoína, al aumentar la fracción no ionizada. Lo contrario se observa con dietas de carácter alcalino.

Grupos de población con mayor riesgo de verse afectados por interacciones alimento-fármaco

Diversos grupos de población, debido a sus características particulares, exhiben un mayor riesgo y repercusión en las interacciones entre alimentos y fármacos.

- **Gestantes y lactantes**: durante el embarazo, las interacciones fármaco-nutriente deben ser cuidadosamente evaluadas debido a las mayores necesidades nutricionales de la madre y el feto. Los cambios fisiológicos durante el embarazo afectan las propiedades farmacocinéticas y farmacodinámicas, exigiendo una evaluación rigurosa de posibles interacciones para garantizar la seguridad. Las mujeres lactantes, con necesidades nutricionales elevadas, deben considerar la posible repercusión sobre el lactante cuando los fármacos se transfieren a la leche. Además, algunos fármacos pueden modificar la producción de leche.
- **Población infantil**: la infancia, un período de crecimiento con altas demandas nutricionales, requiere una vigilancia cuidadosa de las interacciones fármaco-nutriente que puedan afectar el estatus de nutrientes clave. El uso de antihistamínicos H_2 en niños puede modificar el pH intestinal, disminuyendo la absorción de hierro, calcio, fósforo, folato, vitamina B_{12}, tiamina y vitamina A. Además, considerando que el sistema digestivo y el metabolismo hepático están en desarrollo, la administración oral de fármacos a menudo implica su mezcla con alimentos para facilitar la ingesta, generando posibles interacciones en la absorción y metabolismo del fármaco.
- **Población geriátrica**: la población geriátrica, caracterizada por la polimedicación y cambios fisiológicos asociados al envejecimiento, enfrenta un aumento del riesgo de interacciones fármaco-dieta. La toma crónica de múltiples fármacos, la fisiología alterada debido al envejecimiento y la posible pérdida de memoria contribuyen a este riesgo. Además, el uso común de complementos dietéticos o plantas medicinales puede interferir con los fármacos.
- **Personas que modifican repentinamente sus hábitos alimentarios**: individuos que modifican abruptamente sus hábitos alimentarios durante un tratamiento farmacológico pueden experimentar interacciones asociadas a este cambio. Dieta para perder peso o transición a una alimentación vegana son ejemplos que pueden alterar la farmacocinética o farmacodinamia del fármaco, provocando efectos indeseables. Por ejemplo, en dietas hipocalóricas se puede reducir el metabolismo del fármaco y aumentar su concentración en sangre.
- **Pacientes con tratamiento crónico** con laxantes, antiácidos, antiinflamatorios no esteroideos, IMAO y anticonceptivos orales.

PUNTOS CLAVE

- Las interacciones entre alimentos y fármacos pueden afectar tanto a la dieta, los nutrientes y el estado nutricional del paciente en respuesta a la actividad del fármaco, como también al impacto del tratamiento farmacológico en la alimentación y nutrición del individuo. Las implicaciones de estas interacciones abarcan aspectos nutricionales y terapéuticos.
- La interacción entre fármacos y alimentos puede dar lugar al fracaso terapéutico del fármaco o a situaciones de desnutrición en el paciente. Por lo tanto, al abordar el estudio de la situación nutricional de un individuo o grupo, es esencial tener en cuenta sus hábitos alimentarios, así como el consumo de fármacos, alcohol y tabaco.
- Los fármacos pueden influir en la absorción, metabolismo y excreción de nutrientes, disminuyendo su biodisponibilidad en el tracto intestinal mediante la formación de quelatos, complejos insolubles, secuestro o arrastre. Además, pueden interferir en la conversión de las vitaminas a sus formas activas o competir con ellas en reacciones metabólicas específicas.
- En términos de la situación nutricional, los efectos de antibióticos, antiácidos, anticonceptivos orales, anticonvulsivos, barbitúricos y corticosteroides son especialmente relevantes. Los nutrientes más frecuentemente afectados por la interacción con estos fármacos incluyen folatos, cianocobalamina, vitamina B_6, vitamina D y vitamina K.
- Existen fármacos que presentan mayores riesgos en caso de interacción con la dieta o sus componentes, especialmente aquellos con un estrecho margen terapéutico o que requieren mantener una concentración plasmática constante.
- Los niños, ancianos, consumidores regulares de alcohol y/o tabaco, pacientes con enfermedades crónicas, aquellos que abusan de laxantes o antiácidos, personas con artritis crónica, tuberculosis, epilepsia o que reciben tratamiento con IMAO son los más susceptibles a experimentar interacciones entre nutrientes y fármacos.
- El farmacéutico, como profesional sanitario clave, desempeña un papel fundamental en la gestión de las interacciones entre alimentos y fármacos. Su conocimiento profundo de los fármacos y su capacitación en farmacología le permite asesorar sobre cómo los alimentos afectan la eficacia de los tratamientos y viceversa. Desde la recomendación de horarios de administración hasta la identificación de posibles interacciones, el farmacéutico se convierte en un aliado esencial para optimizar la terapia y garantizar la seguridad del paciente. Su intervención contribuye a maximizar los beneficios terapéuticos y minimizar riesgos, mejorando así la calidad de la atención sanitaria.

BIBLIOGRAFÍA

Bohorquez C, Mendoza X, De la Hoz J, Fontalvo K, Gravini M, Macias K, et al. Interacciones farmacológicas en unidad de cuidados intensivos: una revisión sistemática. Cuidado y Ocupación Humana 2021;10:58-70.

Brunton LL, Knollmann BC. Goodman & Gilman: Las bases farmacológicas de la terapéutica. 14ª ed. McGraw-Hill Medical; 2023.

CIMA. Centro de información de medicamentos. Disponible en: https://cima.aemps.es/cima/publico/home.html [última consulta: 1 de septiembre de 2023].

D'Alessandro C, Benedetti A, Di Paolo A, Giannese D, Cupisti A. Interactions between food and drugs, and nutritional status in renal patients: A Narrative Review. Nutrients. 2022;14(1):212.

García A, Campo C, Tur JA. Interacciones entre Alimentos y Medicamentos. Madrid: Editorial Médica Panamericana; 2023.

Grześk G, Rogowicz D, Wołowiec Ł, Ratajczak A, Gilewski W, Chudzińska M, et al. The Clinical significance of drug-food interactions of direct oral anticoagulants. Int J Mol Sci. 2021;22(16):8531.

Koni AA, Nazzal MA, Suwan BA, Sobuh SS, Abuhazeem NT, Salman AN, et al. A comprehensive evaluation of potentially significant drug-drug, drug-herb, and drug-food interactions among cancer patients receiving anticancer drugs. BMC Cancer. 2022;22(1):547.

Kuzuya M. Effect of drugs on nutritional status and drug-nutrition interactions in older patients. Geriatr Gerontol Int. 2023;23(7):465-77.

López-Sobaler AM. Interacciones nutrientes fármacos. Implicaciones. En: Ortega RM, ed. Nutrición Clínica y Salud Nutricional. Madrid: Editorial Médica Panamericana; 2023. p. 177-85.

López-Sobaler AM, Requejo AM. Interacciones nutrientes-fármacos. En: Ortega RM, Requejo AM, eds. Nutriguía. Manual de nutrición clínica. 2ª ed. Madrid: Editorial Médica Panamericana; 2015. p. 524-41.

Niederberger E, Parnham MJ. The Impact of Diet and Exercise on Drug Responses. Int J Mol Sci. 2021;22(14):7692.

Petric Z, Žuntar I, Putnik P, Bursać Kovačević D. Food-Drug Interactions with Fruit Juices. Foods. 2020;10(1):33.

Pronsky ZM, Crowe JP. Clínica: Interacciones entre los fármacos y los alimentos. En: Mahan LK, Escott-Stump S, Raymond JL, eds. Krause. Dietoterapia. 13ª ed. Barcelona: Elsevier Masson; 2012. p. 209-28.

Puga AM, Lopez-Oliva S, Trives C, Partearroyo T, Varela-Moreiras G. Effects of drugs and excipients on hydration status. Nutrients. 2019;11(3):669.

Raymond JL, Morrow K. Implicaciones nutricionales de algunos fármacos. En: Raymond JL, Morrow K, eds. Krause. Mahan. Dietoterapia. 15ª ed. Barcelona: Elsevier Masson; 2021. p. 1031-42.

Romero RM, Piñeiro G. Interacciones entre fármacos y nutrientes. En: Gil A, ed. Tratado de Nutrición. Tomo V: Nutrición y enfermedad. 3ª ed. Madrid: Editorial Médica Panamericana; 2017. p. 381-97.

Roy R, Marakkar S, Vayalil MP, Shahanaz A, Anil AP, Kunnathpeedikayil S, et al. Drug-food interactions in the era of molecular big data, machine intelligence, and personalized health. Recent Adv Food Nutr Agric. 2022;13(1):27-50.

Sánchez-Fuentes A, Rivera-Caravaca JM, López-Gálvez R, Marín F, Roldán V. Non-vitamin K antagonist oral anticoagulants and drug-food interactions: implications for clinical practice and potential role of probiotics and prebiotics. Front Cardiovasc Med. 2022;8:787235. Disponible en: https://www.frontiersin.org/articles/10.3389/fcvm.2021.787235/full [última consulta: 19 de marzo de 2024].

Stouras I, Papaioannou TG, Tsioufis K, Eliopoulos AG, Sanoudou D. The Challenge and importance of integrating drug-nutrient-genome interactions in personalized cardiovascular healthcare. J Pers Med. 2022;12(4):513.

Índice analítico

A

Acidemia, 413
Acidez alimentos, 448
Acidogenicidad alimentos, 437
Ácido(s)
  fólico, 450
  formiminoglutámico, 76
  grasos, 203, 230
    esenciales, 485
    omega-3, 220
    poliinsaturados, 379
    saturados, 379
    trans, 379
  metilmalónico, 72
  oleico, 379
  úrico, 354
Acné, 485
Actividad física, 48
  diabéticos, 380
  fumadores, 217
  menopausia, 164
Adolescencia, 114
  cambios
    físicos, 114
    psicosociales, 115
Agarre isométrico, 79
Ageusia, 612
Agua
  corporal total, medida, 60
  lactancia, 154
  personas mayores, 172
Albúmina, 65, 202
Alcohol, 132
  cáncer, 503
  consumo elevado, 206
  diabetes mellitus, 380
  fertilidad, 197
  insomnio, 200
Alcohol-deshidrogenasa hepática
    citosólica, 208
Alergias, 48
  alimentarias, 484
    insomnio, 200
Algas marinas, 231

Alimentación
  adolescentes, errores frecuentes, 118
  bebés primer año vida,
    errores frecuentes, 101
  complementaria, 99
  personas mayores
    recomendaciones, 174
    tópicos, 174
  rendimiento físico, 124
Alimentos
  acidez, 448
  acidogenicidad, 437
  anticariogénicos, 436, 447
  antioxidantes, 448
  buenos, 105, 283
  cariogénicos, 436, 447
  cariostáticos, 436, 447
  malos, 105, 283
  procesado, cáncer, 504
Alteraciones sensoriales, 168
Ambivalencia, 272
Amenorrea, 140
Aminoácidos
  enfermedad periodontal, 449
  lactante, 95
  neutros cadena larga, 202
Análisis clínicos, 65
Anemia, 457
  deficiencia ácido fólico, 461
  déficit cobre, 462
  ferropénica, 74, 457
  megaloblástica, 72, 459
  perniciosa, 459
  sideroblástica, 462
Anorexia nerviosa, 48, 540
Antibióticos, 611
Anticonceptivos orales, 141
Antidepresivos, 611
Antihistamínicos, 611
Antioxidantes
  asma bronquial, 555
  cáncer, 502
  cataratas, 581
  enfermedad coronaria, 471
  enfermedad periodontal, 452

Antipsicóticos, 611
Antropometría, 53
Apoyo social menopausia, 164
Aptitudes intelectuales, 110
AREDS, 593
AREDS2, 593
Artritis reumatoide, 518
Artrosis, 517
Ascitis, 307
Asma bronquial, 550
Atelectasias, 572
Autoeficacia, 272
Aversiones alimentarias, 49

B

Bactericidas enfermedad periodontal, 454
Bacteriostáticos enfermedad periodontal,
    452, 454
Batería corta desempeño físico, 83
Bebidas isotónicas, 132
Biodisponibilidad, 614
Bocio, 387
Bronquitis crónica, 568
Bulimia nerviosa, 540

C

Cafeína
    fertilidad, 197
    insomnio, 200
Café y té, cáncer, 501
Calcio osteoporosis, 424
Cálculos
    renales, dieta, 358
    urinarios, 354
Calidad vida, 78
Calorimetría
    directa, 29
    indirecta, 30
Cambios
    físicos adolescencia, 114
    psicosociales
        adolescencia, 115
        personas mayores, 168
Cáncer, 498, 612
Candida albicans, 487
Capacidad
    atención, 110
    fijación hierro, 74
    funcional, 78, 85
        pérdida, 170
Capacitación, 273
Carga glucémica, 191
Caries dental, 432
    composición alimentos, 436

Caries dental *(cont.)*
    factores
        implicados, 434
        nutricionales, 440
Carnes, cáncer, 499
Castillo Nutrición, 5, 6
Catabolitos nitrogenados, 64
Cataratas, 577
    patrones dietéticos, 584
Cefalea, 531
Cepillado dientes, 454
Ciclo menstrual, 140
Circunferencias
    brazo, 56
    cadera, 56
    cintura, 56
    craneal, 56
    cuello, 57
    pantorrilla, 57
Cistina, 354, 361
Citocinas, 570
Coach, 268
Coachee, 268
Coaching, 267
    nutricional, 267
        herramientas, 273
    salud, 268
Coagulación, trastornos, 65
Cociente respiratorio, 84
Coeficiente actividad física individual, 30
Coenzima Q, 453
Colelitiasis, 312
Colestasis, 308
Colesterol
    HDL, 68
    LDL, 68
    total, 68
Comidas, distribución durante día, 106
Comportamiento alimentario
    cambios, 270
    determinantes, 270
    teorías, 272
Composición corporal, 29, 190
Compuestos fenólicos, 453
Concentración hemoglobina corpuscular
    media, 67
Concienciación, 273
Consejero *(coach)*, 268
Consistencia
    miel, 333
    néctar, 333
    pudin, 334
Consumo
    máximo oxígeno, 84
    tabaco
        gestación, 222
        lactancia, 222
Contemplación, fase, 272

Control peso
artrosis, 518
dieta, 183
composición, 184
pautas, 187
factores influyentes, 181
fumadores, 217
gota, 523
menopausia, 164
osteoporosis, 424
COVID-19, 495
síndrome distrés respiratorio agudo, 566
Creatina, 127
Creatinina, 66
Crecimiento, 28
Cristalino, 577
Criterio fenotípico, 79
Cronobiología, 259
Cronodisrupción, 261
Crononutrición, 259, 261
Cronotipo, 260
Cuestionario frecuencia consumo
alimentos, 44

D

Deficiencia nutrientes, 65
Degeneración macular asociada edad, 588
forma
húmeda, 590
seca, 589
Deglución, 328
Dejar de fumar, cambios que se
producen, 223
Demencia, 170, 533
Densidad mineral ósea, 423
Densitometría, 60
Dependencia, 85
Depleción hierro, 76
Deporte buscando pérdida peso, 126
Deportista, gasto calórico, 125
Dermatitis atópica, 484
Desempeño físico, 81
Desgaste proteico energético, 348
Desinformación nutricional, 182
Desnutrición, 337, 490
paciente oncológico, 507
Deterioro
cognitivo, 85
fisiológico, 168
Diabetes
gestacional, 375, 382
mellitus, 373
ancianos, 382
tipo 1, 375
tipo 2, 375
Diálisis peritoneal, 352

Diarrea, 299, 610
Dientes, 445
cepillado, 454
Dieta(s), 43
acidificante, 360, 361
alcalinizante, 361
alternativas, 226
antes competición, 132
cetogénica, 237, 256
epilepsia, 529
después competición, 132
disfagia, 333
durante competición, 132
equilibrada, 3
infancia, 104
menopausia, 160
fertilidad, 191
mediterránea, 164, 256
asma bronquial, 557
degeneración macular asociada
edad, 595
occidental
asma bronquial, 557
paleo, 236
plant-based, 228
restrictivas, 111
túrmix, 333
valoración, 43
vegana, 235
vegetariana, 227, 256
Dietoterapia paciente oncológico, 512
Dinamometría, 79
Disbiosis, 448
Disfagia, 328
Disfunción tiroidea, 385
Disgeusia, 612
Dislipemias, 67
Distribución
comidas durante día, 106
total calórico, 107
Diuréticos, 611

E

Eastern Cooperative Oncology Group, 87
Ecuaciones OMS, 31
Educación nutricional, importancia, 286
Edulcorantes artificiales, cáncer, 504
Ejercicio físico, 203
cáncer, 499
Embarazo, 28, 145
Empatía, 269
Empoderamiento, 273
Encefalopatía
alcohólica, 310
hepática, 307
Encías, 451

Encuestas alimentarias, 46
Energía
  adolescencia, 116
  artritis reumatoide, 520
  colelitiasis, 314
  fibrosis quística, 338
  gestación, 146
  infancia, 108
  insuficiencia respiratoria, 561
  lactancia, 94, 153
  menopausia, 161
  mujer fértil, 135
  osteoporosis, 424
  personas mayores, 171
Enfermedad(es)
  almacenamiento
    cobre, 416
    glucógeno, 414
    hierro y electrolitos, 417
  cardiovasculares, 465
    estllo vida, 467
    influencia dieta, 468
  celíaca, 320
  crónicas frecuentes personas mayores, 168
  inflamatoria intestinal, 300
  injerto contra hospedador, 605
  metabolismo, 396
    ácidos orgánicos, 412
    aminoácidos, 408
    hidratos carbono, 398
    lípidos, 402
    porfirinas, 415
  neurológicas, 528
  Parkinson, 536
  periodontal, 445
    estadios, 446
  pulmonar, 337
    obstructiva crónica, 568
      dieta, 568
      evaluación estado nutricional, 569
      exacerbaciones, 570, 572
  renal crónica, 345
  reumáticas, 517
Enfisema pulmonar, 568
Entrevista motivacional, 268
Epigenética, 240
Epigenómica, 244
Epilepsia, 528
Ergoespirometría, 84
Eritropoyesis, 65
Esclerosis múltiple, 532
Escucha activa, 269
Especies reactivas oxígeno, 551, 590
Espermatozoides, 191
Estado
  funcional, 78
  nutricional, 43

Estreñimiento, 298
Estrés oxidativo
  asma bronquial, 551
  cataratas, 578
  enfermedad periodontal, 452
Estruvita, 354, 361
Estudio
  bioquímico, 64
  dietético, 43

F

Factor actividad, 30
Fármacos, 608
  absorción, 608
  distribución, 608
  eliminación, 608
  metabolismo, 608
  toxicidad, 621
  vías administración, 608
Fecundidad, 191
Feedback, 269
Fenilcetonuria, 408
Ferritina, 74
Fertilidad, 190
  dieta, 191
Fibra dietética
  asma bronquial, 556
  cáncer, 501
  colelitiasis, 314
  diabetes mellitus, 378
  enfermedades cardiovasculares, 470
  fibrosis quística, 339
  fumadores, 218
  menopausia, 161
  osteoporosis, 426
  personas mayores, 172
  psoriasis, 484
Fibrosis quística, 337
Fitoquímicos, 163, 256
  insuficiencia respiratoria, 564
Flavonoides, 555
Flúor, 434
Folato(s)
  eritrocitario, 72
  interacciones alimento-medicamento, 610
  sérico, 72
Fórmulas Harris y Benedict, 33
Fosfato, 354, 360
  cálcico, 354
Fracturas, 423
Fragilidad, 79
Fructosa, 378
Frutas y verduras
  asma bronquial, 555
  cáncer, 500

Fuerza
    agarre, 79
    muscular, 79
    presión mano, 79, 80
Fumador pasivo, 221
Función cognitiva, 85

G

Galactosemia, 398
Gasto
    actividad física, 28
    calórico deportista, 125
    energético, 28, 48
        medida, 29
        total, 50
    metabólico
        basal, 28
        reposo, 28, 34
Gastritis, 291
Genómica nutricional, 241
Gingivitis, 445
Glóbulos
    blancos, 64
    rojos, 64
Glucógeno, 399
Glucosa, 399
Gluten, 320
Gota, 522
Grasa(s). *Véase también* Lípidos
    adolescencia, 116
    asma bronquial, 554
    cáncer, 501
    colelitiasis, 316
    corporal, 58
    degeneración macular asociada edad, 592
    diabetes mellitus, 378
    enfermedades cardiovasculares, 469
    fibrosis quística, 339
    gestación, 147
    lactancia, 153
    monoinsaturadas y poliinsaturadas (omega-3), 191
    osteoporosis, 426
    psoriasis, 483
    saturadas, 191, 448
Guía Pequeños Cambios para Comer Mejor, 5
Guías alimentarias, 4, 49

H

Habilidades comunicativas, 268
Hábitos alimentarios, 45
    fumadores, 216

Hematocrito, 66
Hematopoyesis, 599
Hemodiálisis, 352
Hemoglobina, 65, 66
    corpuscular media, 67
Hemograma, 65
Hepatopatía, 303
    alcohólica, 309
Herpes simple, 486
Hidratos carbono
    adolescencia, 117
    alcohol, 211
    artritis reumatoide, 521
    caries dental, 437
    cataratas, 583
    colelitiasis, 314
    deportistas, 128
    diabetes mellitus, 377
    enfermedad periodontal, 448
    fibrosis quística, 339
    gestación, 147
    insomnio, 203
    lactancia, 95
    menopausia, 161
    osteoporosis, 425
    personas mayores, 172
Hidrodensitometría, 61
25-hidroxivitamina D, 74
Hierro
    capacidad fijación, 74
    depleción, 76
Hígado graso no alcohólico, 304
Hiperlactacidemia, 210
Hipertensión
    arterial, 474
    esencial, 474
    factores
        dietéticos, 477
        riesgo, 476
    secundaria, 474
Hipertiroidismo, 391
Hipogeusia, 612
Hipotiroidismo, 389
Hipoxemia, 560, 570
Holotranscobalamina II, 72
Homocisteína, 72

I

Imagen corporal, 141
Impedancia bioeléctrica, 60
Índice(s)
    alimentación saludable, 10
    Barthel, 85
        primarios, 65
        secundarios, 65

Índice(s) *(cont.)*
  inflamatorio dietético ajustado por
    energía, 558
  masa corporal, 55
  nutricional, 55
Infecciones, 492
Inflamación
  crónica, 342
  encías, 445
Ingesta(s)
  adecuada nutrientes, 15
  diarias recomendadas
    energía y vitaminas, 16
    proteínas y minerales, 18
  dietéticas referencia, 13, 14, 49
    energía, 26, 32
  líquidos, 358
  máxima tolerable, 20
  recomendada nutrientes, 15
  reducir riesgo enfermedades crónicas,
    20
Inmunidad, 490
Insomnio, 200
Insuficiencia
  pancreática, 337
  ponderal, 190
  renal, 345
  respiratoria, 560
Insulina, resistencia, 365
Interacciones
  alimento-medicamento, 608, 609
  medicamento-alimento, 609
Interleucinas, 551
Intolerancias alimentarias, 48
Irritación gástrica, 612

L

Lactancia, 29, 145
  artificial, 97
  materna, 152
    beneficios para madre y niño, 152
    importancia, 96
Lactante
  desarrollo fisiológico, 93
  energía, 94
  prematuro, 95
  requerimientos nutricionales, 94
Lácteos asma bronquial, 556
Leche materna, 145
  composición, 152
Lesión pulmonar aguda, 560
Leucocitos, 65
Lípidos. *Véase también* Grasa(s)
  alcohol, 211
  artritis reumatoide, 521
  capilares, 487

Lípidos *(cont.)*
  cataratas, 583
  enfermedad periodontal, 448
  lactancia, 95
  menopausia, 162
  personas mayores, 172
Líquidos y electrolitos deportistas, 131
Litiasis
  biliar, 312
  renal, 354
    tratamiento, 355
Lupus eritematoso, 486
Luteína, 591

M

Macronutrientes
  fumadores, 218
  inmunidad, 491
  insuficiencia respiratoria, 563
  menopausia, 161
  ovario poliquístico, 367
Mácula, 589
Magia, búsqueda, 284
Magnesio insomnio, 204
Malabsorción, 613
Malnutrición, 55
  caloricoproteica, 304
    intervenciones específicas, 574
  enfermedad
    pulmonar obstructiva crónica, 569
    renal crónica, 348
Masa
  muscular, 59, 79
  ósea, 423
    pico óptimo, 109
Melatonina, 453
Membrana Bruch, 590
Menopausia, 160, 423
  dieta equilibrada, 160
  estilo vida saludable, 160
  síntomas vasomotores, 160
Metabolismo, 396
Metabolitos anormales, 76
Meteorismo, 297
3-metil-histidina, 66
Método(s)
  agua doblemente marcada, 29
  dietéticos, 45
Microbioma, 429
Microbiota
  intestinal, 248
    funciones, 250
    inmunidad, 491
    interacción con alimentación, 252
    relación con salud, 252
  oral, 436

Micronutrientes
    cáncer, 502
    dieta vegetariana, 231
    fumadores, 218
    inmunidad, 491
    lactantes, 96
    ovario poliquístico, 368
Minerales
    adolescencia, 118
    alcohol, 213
    artritis reumatoide, 522
    asma bronquial, 553
    cataratas, 582
    colelitiasis, 316
    degeneración macular asociada edad, 592
    deportistas, 129
    diabetes mellitus, 380
    enfermedades cardiovasculares, 471
    enfermedad periodontal, 451
    fertilidad, 195
    fibrosis quística, 342
    fumadores, 219
    gestación, 149
    infancia, 109
    insomnio, 203
    insuficiencia respiratoria, 564
    lactancia, 154
    menopausia, 162
    osteoporosis, 427
    pelo, 488
    personas mayores, 173
    piel, 488
    uñas, 488
    valoración estado nutricional, 64
Mortalidad, factores dietéticos, 280
Motivación, 267
Muestras biológicas, 64
Mujer etapa fértil, 135
    energía y nutrientes, 135
    pautas alimentarias, 138

N

Náuseas, 610
Necesidades nutricionales personas
    mayores, 171
Neutrófilos, 72
Nitritos, cáncer, 503
Nitrosaminas, cáncer, 503
Nivel actividad física, 30
    categorías, 38
Nutrición
    artificial, 512
    clínica, 279
    consumo elevado alcohol, 206
    degeneración macular asociada edad,
        591

Nutrición *(cont.)*
    deportista, 124
    enfermedad pulmonar obstructiva
        crónica, 573
    enteral, 339
        COVID-19, 495
    «experto en», 285
    fumador, 216
    gestación, 145
    infancia, 104
    lactancia, 145
    menopausia, 160
    molecular, 240
    paciente oncológico, 507
    parenteral, 339
        COVID-19, 495
    personas
        físicamente activas, 124
        mayores, 167
    primer año vida, 93
Nutrientes
    antioxidantes, 218
    mujer etapa fértil, 135
Nutrigenética, 240, 242
Nutrigenómica, 241, 243

O

Obesidad, 55, 180, 190
    cáncer, 499
Objetivos nutricionales, 13, 22
    población española, 23
Orina, 64
Osteopenia, 423
Osteoporosis, 423
Ovario poliquístico, 364
Ovulación, 191
Oxalato, 354, 356, 357, 359

P

Parámetros
    hematológicos, 65
    urinarios, 76
Patología digestiva, 290
Pautas
    alimentarias fibrosis quística, 343
    después esfuerzo, 129
    dietéticas
        control peso, 187
        enfermedad periodontal, 447
        gestación y lactancia, 155
        globales, necesidad de, 287
        ovario poliquístico, 367
    durante ejercicios, 129
    nutricionales menopausia, 161

Pelo, 487
Pérdida
 funcionalidad, 79
 peso enfermedad pulmonar obstructiva
  crónica, 569
Permeabilidad intestinal, 292
Pescado, cáncer, 502
Peso, 53
 control. *Véase* CONTROL PESO
 deficitario, insomnio, 201
 ideal, 179
 óptimo para conseguir buenos
  rendimientos, 126
Pirámide Hidratación Saludable, 9
Piridoxina, 203, 621
Placa
 ateroma, 466
 bacteriana, 447
Plan acción, 272
 evaluación, 274
Plaquetas, 69
Plasma, 64
Pletismografía desplazamiento aire, 61
Pliegues cutáneos, 57
Polifenoles, 453
Polimorfismos un solo nucleótido, 241
Polioles, 438, 448
Potasio corporal, medida, 60
Prealbúmina, 65
Prebióticos, 255
Prediálisis, 352
Predisposición genética, 397
Preferencias alimentarias, 49
Preguntas poderosas, 269
Presión arterial, factores influyentes, 475
Prevención
 cáncer, 498
 enfermedades crónicas, 110
Probióticos, 255, 360
 enfermedad periodontal, 453
Productos lácteos, cáncer, 500
Programa DIAL, 49
Proteína(s), 65, 191
 adolescencia, 116
 alcohol, 211
 artritis reumatoide, 521
 cataratas, 584
 deportistas, 127
 diabetes mellitus, 378
 enfermedad periodontal, 449
 fibrosis quística, 339
 gestación, 148
 infancia, 109
 insomnio, 202
 lactancia, 95, 153
 menopausia, 162
 osteoporosis, 425
 personas mayores, 172

Proteína(s) *(cont.)*
 psoriasis, 483
 transportadora retinol, 66
Protoporfirina eritrocitaria, 74
Prueba(s)
 esfuerzo máximo, 84
 marcha 6 minutos, 82
 sobrecarga, 76
Psoriasis, 482
 alcohol, 483
 índice masa corporal, 483
 tabaco, 483
Purinas, 360

R

Raciones alimentos, 10
Radioterapia, 612
Rango distribución aceptable
  macronutrientes, 20
Rapport, 269
Ratio omega-6/omega-3, 230
Recaídas, 272
Recuento
 eritrocitario, 66
 leucocitario, 68
 plaquetario, 69
Reflujo gastroesofágico, 290
Registro consumo alimentos, 45
 validez, 48
Relación
 alimentación-salud, 281
  controversias y desconcierto, 282
 cintura/cadera, 57
 cintura/talla, 57
 nutrición-salud, 280
Rendimiento físico, alimentación, 124
Requerimientos
 estimados energía, 26
 medios energía
  población europea, 34
  población infantil, 35
 medios nutrientes, 15
 nutricionales, 14
  lactante, 94
Residuo ácido dieta, 429
Resistencia insulina, 365, 377
Restricciones, 106
 calóricas cáncer, 499
Retina, 589
 epitelio pigmentario, 589
Riesgo cardiovascular
 disminución, 111
 factores, 465
  aterogénicos, 466
  trombogénicos, 466
Rombo Alimentación, 5, 7, 10

S

Sacarosa, 378
Saliva, 446
Salud
  materna, 145
  neonatal, 145
  periodontal, 452
Sangre, 64
Sarcopenia, 79, 569, 571
Sepsis, 492
Serotonina, 201
Short Physical Performance Battery, 82
Sibilancias, 551
Síndrome
  dependencia alcohol, 206
  distrés respiratorio agudo, 560
  intestino irritable, 296
  ovario poliquístico, 364
  premenstrual, 140
  realimentación, 547
  Wernicke-Kórsakov, 212
  X, 376
Sistema
  catalasa-peroxidasa, 209
  inmunitario, 451, 490
  oxidativo microsomal etanol, 208
Situación
  nutricional, 48
  ponderal, 190
Sobrecarga, pruebas, 76
Sobrecrecimiento bacteriano, 293
Sobrepeso, 55, 180
  fertilidad, 190
  insomnio, 201
Soporte nutricional
  insuficiencia respiratoria aguda, 565
  paciente oncológico paliativo, 514
  trastornos conducta alimentaria, 547
Suero, 64
Suplementos
  calóricos-proteicos, 547
    cataratas, 585
    gestación y lactancia, 155
  nutricionales, 608

T

Tabaco
  enfermedad pulmonar obstructiva
    crónica, 568
  fertilidad, 197
Tablas composición nutricional, 49
Tejido(s)
  gingival, 446
  orales, 451
  óseo, 423

Terapia
  nutricional, 354
  renal sustitutiva, 346
Termogénesis, 28
  facultativa, 28
  obligatoria, 28
Test Pfeiffer, 85
Tetrayodotironina, 385
Tiempo protrombina, 69
Timed Up and Go, 82
Tiroxina, 385
Transferrina, 65, 74
  saturación, 74
Transitretina, 70
Trasplante médula ósea, 598
  alogénico, 600
  autólogo, 600
  cordón umbilical, 601
  efectos estado nutricional, 603
  evaluación estado nutricional, 602
  indicaciones dietéticas, 604
Trastornos
  coagulación, 65
  conducta alimentaria, 539
    carácter multifactorial, 544
    detección precoz, 543
    evaluación nutricional, 545
  consumo alcohol, 208
  por atracón, 540
Triglicéridos, 68
Triptófano, 201
Triyodotironina, 385
Trombocitopenia, 69
Trombocitosis, 69

U

Úlcera péptica, 292
Umbral inferior ingesta, 20
Uñas, 487
Urea, 66

V

Validez datos dietéticos, 49
Valores referencia, 65
Velocidad marcha, 81
Vesícula biliar, 313
VIH y sida, 493
  tratamiento antirretroviral, 495
Vitaminas
  acné, 486
  adolescencia, 117
  alcohol, 212
  antioxidantes, 453
  artritis reumatoide, 522

Vitaminas *(cont.)*
   asma bronquial, 552
   B_{12} sérica, 72
   cáncer, 502
   cataratas, 581
   colelitiasis, 317
   degeneración macular asociada edad, 593
   deportistas, 129
   dermatitis atópica, 485
   diabetes mellitus, 380
   dieta vegetariana, 234
   enfermedades cardiovasculares, 471
   enfermedad periodontal, 449
   fertilidad, 191
   fibrosis quística, 340
   fumadores, 218
   gestación, 148
   hidrosolubles, 64
   infancia, 109
   insomnio, 203
   insuficiencia respiratoria, 564
   interacciones alimento-medicamento, 610
   lactancia, 154

Vitaminas *(cont.)*
   menopausia, 162
   osteoporosis, 426
   pelo, 488
   personas mayores, 173
   piel, 488
   psoriasis, 484
   uñas, 488
Volumen
   corpuscular medio, 67
   espiratorio forzado primer segundo, 551
   niveles, 334
   plaquetario medio, 69
Vómitos, 610

Y

Yodo, 385
   deficiencia, 387
   exceso, 391

Z

Zeaxantina, 591